U0352229

家庭医学——巡诊医护与预防

FAMILY MEDICINE——AMBULATORY CARE AND PREVENTION

（第5版）

著　者　MARK B. MENGEL

L. PETER SCHWIEBERT

主　译　李小鹰

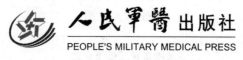

人民军医出版社

PEOPLE'S MILITARY MEDICAL PRESS

北　京

图书在版编目(CIP)数据

家庭医学——巡诊医护与预防:第5版/(美)麦格尔(Mengel,M. B.),(美)斯威波特(Schwiebert,L. P.)著者;李小鹰主译. —北京:人民军医出版社,2013.1
ISBN 978-7-5091-6374-0

Ⅰ.①家… Ⅱ.①麦… ②斯… ③李… Ⅲ.①家庭医学 Ⅳ.①R1

中国版本图书馆 CIP 数据核字(2012)第 306156 号

策划编辑:秦速励　　文字编辑:李丹阳　秦速励　　责任审读:陈晓平
出版发行:人民军医出版社　　　　　　经销:新华书店
通信地址:北京市 100036 信箱 188 分箱　　邮编:100036
质量反馈电话:(010)51927290;(010)51927283
邮购电话:(010)51927252
策划编辑电话:(010)51927300—8032
网址:www.pmmp.com.cn

印刷:北京天宇星印刷厂　　装订:恒兴印装有限公司
开本:850mm×1168mm　1/16
印张:48.5　字数:1402 千字
版、印次:2013 年 1 月第 5 版第 1 次印刷
印数:0001—2000
定价:220.00 元

内容提要

　　本书为欧美家庭医学经典畅销书,已经修订至第 5 版。内容包括 5 篇 105 章。第一篇常见主诉,内容包括一线医师面临的最常见急性及未分类问题,旨在使他们能迅速考虑可能的诊断与诊断路径,并根据循证医学经济有效地对这些问题最常见的病因进行处理。第二篇慢性病,每一章都提供了实用的慢性病患者随访策略,同时介绍了符合循证医学经济有效的临床治疗和重要的心理干预方法。第三篇精神疾病,简明扼要地介绍了如何有效鉴别与治疗精神紊乱。第四篇生殖健康,介绍家庭医生常见的生育期妇女健康问题,包括避孕、不孕不育以及胎儿和婴儿的医护问题。第五篇预防医学及健康促进,旨在帮助一线医护工作者如何预防患者发生重要疾病,介绍了简单实用的方法,包括如何咨询、免疫注射、筛查实验及药物预防。本书阅读方便,应用流程图使诊断路径和处理策略一目了然,每章都有要点和总结摘要,重要亮点 70 多处均有标出,适合全科医师、实习医师及年轻医师查阅。

| 著　者 | MARK B. MENGEL |
| | L. PETER SCHWIEBERT |

主　译　李小鹰

副主译　王家骥　成　蓓　曲　毅　宫桂花　付治卿

译　者（以汉语拼音为序）

白丽娟	陈　玲	陈　敏	成　蓓	丁英俊
杜　娟	付治卿	高　伟	葛　晶	郭唐猛
何荆贵	黄　葵	贾国栋	柯　丽	李小鹰
李云桥	刘　赟	刘佩文	梅春丽	孟　萍
庞　严	曲　毅	阮清源	陶　涛	万晶晶
王彩霞	王　超	王皓翔	王　桦	王家骥
王　敏	王　炜	王忠莉	徐秋梅	余贻汉
杨　彬	杨　雪	叶　梅	赵　晶	张存泰
张海峰	张　松	张　燕	张紫欢	周　仑
周　泉	周志衡	左君丽	宗文漪	

a LANGE clinical manual

Family Medicine
Ambulatory Care & Prevention

fifth edition

Edited by

Mark B. Mengel, MD, MPH
Vice-Chancellor, Regional Programs
University of Arkansas for Medical Sciences
Little Rock, Arkansas

L. Peter Schwiebert, MD
Professor, Residency Program
Department of Family and Preventive Medicine
University of Oklahoma Health Sciences Center
Oklahoma City, Oklahoma

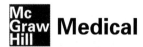 **Medical**

New York Chicago San Francisco Lisbon London Madrid Mexico City Milan
New Delhi San Juan Seoul Singapore Sydney Toronto

Marc Jay Altshuler, MD

Joshua H. Barash, MD

Heather Anne Bartoli, PA-C

David Berkson, MD, FAAFP

Shawn H. Blanchard, MD

Ted Boehm, MD

Douglas G. Browning, MD, ATC-L

Bryan Cairns, MD

William Edward Cayley, Jr. , MD, MD

Jason Chao, MD, MS

James C. Chesnutt, MD

Neal D. Clemenson, MD

Stephen W. Cobb, MD

Jennifer Cocohoba, PharmD

Brian R. Coleman, MD

Amy D. Crawford-Faucher, MD

Dan F. Criswell, MD

Michael A. Crouch, MD, MSPH

Andrea L. Darby-Stewart, MD

Kent W. Davidson, MD

D. Todd Detar, DO

Vanessa A. Diaz, MD, MS

Victor A. Diaz, Jr. , MD

Larry L. Dickey, MD, MSW, MPH

Philip M. Diller, MD, PhD

Carmelo DiSalvo, MD

Charles B. Eaton, MD, MS

Sarah R. Edmonson, MD, MS

Mari Egan, MD, MHPE

Robert Ellis, MD

Stephanie L. Evans, Pharm D, BCPS

Brooke Farley, PharmD, BCPS

Rhonda Faulkner, PhD

Jonathan D. Ference, PharmD, BCPS

Jeanne M. Ferrante, MD, MPH

Scott A. Fields, MD

Laura B. Frankenstein, MD

Judith Kerber Frazier, MD

Keith A. Frey, MD, MBA

Jennifer Gafford, PhD

Ronald H. Goldschmidt, MD

Meredith Ann, Goodwin, MD

Mar jorie Guthrie, MD

Gregg M. Hallbauer, DO, MCG
   (Clinical Gerontology)

Brian H. Halstater, MD

John G. Halvorsen, MD, MS

Richard J. Ham, MD

Mike D. Hardin, Jr. , MD

Laura Hargro, MD, MBA

Radhika R. Hariharan, MRCP(UK)

Suzanne Leonard Harrison, MD

John A. Heydt, MD

Allen L. Hixon, MD

David Holmes, MD

Felix Horng, MD, MBA

Mark K. Huntington, MD, PhD

May S. Jennings, MD

Andrew D. Jones, MD

Cathy Kamens, MD

Mitchell A. Kaminski, MD, MBA

Amanda J. Kaufman, MD

Nancy D. Kellogg, MD

Sanford R. Kimmel, MD

Fred Kobylarz, MD, MPH

Charles M. Kodner, MD

Geoffrey S. Kuhlman, MD, CAQSM, FAAFP

David C. Lanier, MD

Allen Robert Last, MD, MPH

Damon F. Lee, MD

Paul E. Lewis, MD, MPH

Tammy J. Lindsay, MD

Martin Stephen Lipsky, MD

Jonathan MacClements, MD

Diane J. Madlon-Kay, MD, MS

Megan Mahoney, MD

Arch G. Mainous III, PhD

Robert Mallin, MD

William T. Manard, MD

James P. McKenna, MD

Mark B. Mengel, MD, MPH

MichaelMichener, MD

Donald B. Middleton, MD

Julie A. Murphy, PharmD, BCPS

Ryan M. Niemiec, PsyD

Karen D. Novielli, MD

Tomas P. Owens, Jr, MD

Philip R. Palmer, MD

William G. Phillips, MD

Marjorie Shaw Phillips, MS, RPh, FASHP

Heather Pickett, DO

David C. Pole, MPH

Michael Polizzotto, MD

Mark C. Potter, MD

Brenda Powell, MD

Robert Glen Quattlebaum, MD

Kalyanakrishnan Ramakrishnan, MD

Goutham Rao, MD

Brian C. Reed, MD

Jeri R. Reid, MD

Kathryn Reilly, MD, MPH

Jose E. Rodr'ıguez, MD

John C. Rogers, MD, MPH, MEd

Montiel T. Rosenthal, MD

Michael P. Rowane, DO, MS, FAAFP, FAAO

George P. N. Samraj, MD

Ted C. Schaffer, MD

Richard O. Schamp, MD

F. David Schneider, MD, MSPH

L. Peter Schwiebert, MD

H. Russell Searight, PhD, MPH

Aamir Siddiqi, MD

Jeannette E. South-Paul, MD

Mark R. Stephan, MD

Nicole G. Stern, MD

Carol Stewart, MD, FAAFP

Daniel L. Stulberg, MD, FAAFP

JeffSusman, MD

Melissa A. Talamantes, MS

Michael P. Temporal, MD

William L. Toffler, MD

Terrence T. Truong, MD

Nancy Tyre, MD

Anthony F. Valdini, MD, MS

Kirsten R. Vitrikas, MD

H. Bruce Vogt, MD

Cynthia M. Waickus, MD, PhD

Linda L. Walker, MD, FAAFP

Jie Wang, MD

Lara Carson Weinstein, MD

Barry D. Weiss, MD

Stephen F. Wheeler, MD

LeRoy C. White, MD, JD

Lesley D. Wilkinson, MD

George R. Wilson, MD

Deborah Kay, Witt, MD

Aylin Yaman, MD

Hakan Yaman, MD, MS

Aleksandra Zgierska, MD, PhD

Robert C. Salinas, MD

James R. Barrett

Jeffrey L. Susman, MD

Honda A. Faulkher, PhD

Gabriel D. Paulian, MD

Frances Emily Biagioli, MD

Ted D. Epperly, MD

Dennis P. Lewis, MDH

Clark B. Smith, MD

Brooke E. Farley

目的

本书内容包括家庭医生或一线巡诊医疗人员所面临的最常见的主诉、问题、情况和疾病。这些从家庭医学、内科和儿科筛选出的常见问题按顺序分为五篇。书中介绍的循证医学资料包括推荐级别等均简明扼要，便于工作繁忙的一线医生查找记取，内容实用而有针对性如药物应用的起始剂量等，同时重点介绍了一线工作中行之有效的预防措施。

章节安排

大部分医学书都是按照器官系统编排，但本书则按照一线患者典型情况如常见症状和体征、需要随访的身体与精神疾病、生殖健康问题等撰写。

第一篇常见主诉，内容包括一线医生面临的最常见急性及未分类问题，旨在使他们能迅速考虑可能的诊断与诊断路径，并根据循证医学经济有效地对这些问题最常见的病因进行处理。第二篇慢性病，每一章都提供了实用的慢性病患者随访策略，同时介绍了符合循证医学经济有效的临床治疗和重要的心理干预方法。第三篇精神疾病，内容十分重要，因为临床一线所见的患者许多都有精神障碍或伴发于并存疾病治疗的精神紊乱。本篇简明扼要地介绍了如何有效鉴别与治疗精神紊乱问题。第四篇生殖健康，介绍家庭医生常见的生育期妇女健康问题，包括避孕、不孕不育及胎儿和婴儿的医护问题。第五篇预防医学及健康促进，旨在帮助一线医护工作者如何预防患者发生重要疾病，介绍了简单实用的方法，包括如何咨询、免疫注射、筛查实验及药物预防。旅行保健与围术期评估一章使本篇更为完善。

所有章节的作者既介绍了临床处理原则、循证医学依据、经济有效的处理方法、精神紊乱及其相关问题，又介绍了哪些问题存有争议，哪些药物治疗是合适的、可取的以及可替换的。

本书其他亮点包括：

- 阅读方便，诊治要点均用粗体字标出；
- 应用流程图，使诊断路径和处理策略一目了然；
- 强调经济有效和循证医学依据，推荐级别明确易懂；
- 每章都有关键点总结摘要；
- 重要亮点 70 多处均有标出；
- 目录细则使读者易于发现诊断、症状体征、评估与处理原则各个章节。

推荐级别分类方法

本版次所有作者均按要求应用了主要家庭医学杂志通用的推荐级别分类,推荐级别分为 A、B、C,基于下表所示的证据数量和质量,其中"基于患者的证据"是指来自患者的结果指标如患病率、死亡率、经费减少与生活质量,而"基于疾病的证据"是指能或不能反映患者结果的间接或替代终点指标。

推荐级别	推荐依据
A	公认的或高质量的基于患者的证据
B	未成公认或质量有限的基于患者的证据
C	公认的基于疾病的证据,惯用诊所常规,专家意见或病例总结

致　谢

　　首先,感谢使用本书的读者,我们已经收到来自医学生、住院医师和家庭医师的赞赏评价,认为《家庭医学》是一本快捷实用的参考书。特别感谢那些使我们得以修订本书许多章节的宝贵建议。其次,感谢这次第 5 版的作者,其中许多是前几版作者再次补充和修订原先内容,令人欣喜的是他们基本上都更新补充了推荐级别的内容。再次,感谢作者和 McGraw Hill 医学出版社员工的鼓励和支持,本书每 3 年更新一次,因为医学知识进展迅速,必须缩短更新的周期。最后,但并非不重要,需要感谢我们的配偶 Laura 和 Kathy 以及我们的孩子们 Sally、Kristin 和 Matt,感谢他们对这种短周期出版过程的支持和耐心。我们两人虽都尽力承担了家务,但我们的家庭都更值得特别感谢!

Mark B. Mengel,MD,MPH

L. Peter Schwiebert,MD

堪萨斯州小石城

俄克拉荷马州俄克拉荷马市

(李小鹰　译)

目　录

第四篇　生殖健康

第五篇　预防医学及健康促进

第一篇
常见主诉

第1章 腹 痛

Kalyanakrishnan Ramakrishnan,MD

要点

- 大部分腹痛是非外科原因,症状较轻,非特异性腹痛(NSAP)在儿童中最常见,达到了90%,慢性腹痛在消化道疾病中最常见。
- 在大多数情况下,通过适当的病史采集和阶梯式的体检即能够作出诊断。
- 妊娠期妇女出现腹痛应进行妊娠检查,妊娠期管理的重点是母亲和胎儿。
- 老年人腹痛的表现可能会因为并发疾病和服用药物而不明显,可能缺少典型的病史和体征。

一、定义

腹痛是腹部不适的一种主观感受。时程<6h称为急性腹痛。腹痛的原因可能是腔道梗阻(阑尾炎、胆囊炎、肾或输尿管绞痛、憩室炎),器官发炎(胰腺炎、肝炎),缺血(肠系膜缺血、缺血性结肠炎),肠功能紊乱及多种致病因素(应激性结肠综合征、非特异性腹痛)。

二、诊断

在美国,每年有250万人因腹痛去看医生,800万人因腹痛去急诊科就诊。大部分情况需要消化科医师会诊,20%～25%患者症状明显需要住院治疗,但大部分患者情况并不严重,如消化不良。表1-1列出了在成年、老年急性腹痛患者中的常见原因。儿童腹痛、泌尿系疾病、消化性溃疡、肠炎、胃食管反流表现为急性腹痛,便秘、乳糖不耐受、痛经、心理因素(继发疼痛、性虐待、恐学症)一般表现为慢性腹痛。

表 1-1

急性腹痛的病理学分布

诊断	>50 岁	<50 岁
肠梗阻	15%～30%	2%～6%
胆道疾病	15%～30%	2%～6%
恶性肿瘤	4%～13%	1%
消化性溃疡	5%～10%	2%～8%
憩室炎	5%～10%	<1%
脏器穿孔	4%～6%	1%
阑尾炎	3%～10%	15%～30%
疝	3%～4%	1%～2%
血管事件	2%～3%	<1%
非特异性腹痛	15%～30%	40%～50%

引自 Landry F. Evaluation of abdominal pain. In: *Emergency Clinical Guide*. http:// www.anisman.com/ecg/index.asp

A.**非特异性腹痛**:非特异性腹痛在急性腹痛中约占1/3(35%),90%以上的儿童腹痛表现为非特异性腹痛。老年人很少出现肠应激综合征。

B.**阑尾炎**:美国人口中阑尾炎发病率为7%(50岁以上人口中发病率为:男性2%,女性3%)。每年新发病率1.1‰。阑尾炎是孕期最常见的非产科的外科手术原因,在孕期3～6个月最为常见。在 18 岁以下和 50 岁以上患者中阑尾穿孔率更高。

C.胆结石：10%～20% 的 20～50 岁成年人患有胆结石，青春期、美洲土著民、年轻女性（发病率是男性的 2～6 倍）是危险因素。其他危险因素包括：妊娠、口服避孕药、激素代替疗法、体重快速下降、糖尿病、肝硬化、克罗恩病、久坐。

D.胰腺炎：美国每年胰腺炎新发病率接近 1/10 000。主要病因包括胆石病（40%），酗酒（40%），药物（类固醇、硫唑嘌呤、雌激素、利尿药），创伤，病毒感染和高钙血症。

E.憩室病：憩室病的发病率与年龄呈正相关，美国 40 岁以下人群发病率<5%，85 岁以上人群发病率达到 65%。发病率无性别差异。多数病例（70%）为偶然发现，15%～25% 憩室炎会进一步发展，5%～15% 患者会有出血。危险因素除了年龄外还有低纤维素饮食，过多摄入红肉、脂肪、酒精、咖啡因，久坐的生活习惯和肥胖。

F.肠系膜血管闭塞：肠系膜血管闭塞危险因素包括年龄（>60 岁）、动脉粥样硬化（栓子事件占 50%，以及血栓形成、血管收缩伴低血流状态）。虽然 5%～10% 患者是原发性的，但高凝状态、腹腔内感染败血症、门静脉高压症、肿瘤都能增加肠系膜血栓的风险。在老年人中，动脉硬化、休克、充血性心力衰竭、主动脉或髂动脉手术都会诱发缺血性结肠炎；在年轻人中，口服避孕药、血管炎、高凝状态是危险因素。

G.肠梗阻：大肠或小肠梗阻是老年人主要健康问题之一，大约占腹痛患者 12%，小肠梗阻危险因素：既往腹部手术粘连、赘生物、疝。大肠梗阻危险因素：结肠癌、憩室炎、乙状结肠扭转。

H.其他原因：其他常见但在此未讨论的包括消化不良（参见第 19 章），消化性溃疡病（参见第 82 章）和盆腔炎症（参见第 51 章）。

三、症状

合理的病史采集是正确诊断的基础，应正确记录各种病理特征，了解溃疡病、胆绞痛、憩室炎病史对诊断很有帮助，应记录使用药物和酒精的情况，酗酒可引起胰腺炎，呕血、食管破裂，自发性细菌性腹膜炎，非甾体消炎药、泼尼松、免疫抑制药会引起出血和穿孔。阿司匹林、非甾体消炎药、抗凝药会增加出血风险。老年人用药会引起恶心、呕吐、食欲减退、便秘并影响生命体征。月经史也很重要，正常妊娠就会有恶心、呕吐、便秘和尿频，并有腹部和骨盆不适。老年人认知缺损、听力和视力下降、症状不典型会影响病史的正确采集。腹痛与病因的关联性见表 1-2。

表 1-2

腹痛与病因的关联性

疼痛性质	器官/病理学
急性或慢性（持续数周、数月或数年）	急性:胆绞痛、肾绞痛、肠梗阻、消化性溃疡穿孔、破裂性动脉瘤、异位妊娠破裂 慢性:消化性溃疡、慢性胰腺炎、憩室病
发病	突发剧烈疼痛——消化性溃疡穿孔、急性胰腺炎、破裂性动脉瘤、阑尾炎穿孔、肾/输尿管绞痛
疼痛转移	阑尾炎:脐周转移至右下腹痛 输尿管绞痛:腰痛转移至腹股沟痛
反射性痛	胆绞痛:疼痛放散至背部及右肩胛骨 胰腺炎:疼痛放散至背部
疼痛性质	灼痛:消化性溃疡 绞痛:胆、肾、输尿管、肠绞痛（中空器官） 持续钝痛:实质器官（肝、脾、肾）

（续　表）

疼痛性质	器官/病理学
疼痛位置	上腹部:胃、肝、胰腺
	右季肋部:肝、胆系、结肠肝曲
	左季肋部:脾、胰尾、结肠脾曲
	脐周:胰腺、横结肠、小肠
	右髂窝:阑尾、盲肠、升结肠、回肠末端、右侧输卵管及卵巢、右输尿管
	左髂窝:左侧输卵管及卵巢、乙状结肠、左输尿管
	小腹:膀胱、子宫
	后背(肾角):右/左肾
缓解因素	抗酸药、食物:十二指肠溃疡
	坐位、前倾位:胰腺炎
	呕吐、抗酸药:胃溃疡
合并症状	食欲减退:胃溃疡、阑尾炎、腹膜炎
	黄疸:胆绞痛、胆囊炎、胰腺炎
	发热:阑尾炎、胆囊炎
	呕吐:肠梗阻、胰腺炎、肾绞痛、输尿管绞痛、胆绞痛、胃肠炎
	呕血/黑粪:消化性溃疡
	腹泻:胃肠炎、结肠炎
	便秘:肠梗阻、阑尾炎
	闭经:妊娠
	排尿困难:泌尿系感染
	血尿或烟色尿:肾或输尿管绞痛

A. 非特异性腹痛(NSAP)和肠应激综合征(IBS): 疼痛可能为绞痛或持续性,并因进食而加重,大部分患者病史较长,表现为复发性腹痛并且伴随排便缓解,大便频率和性状发生改变,腹部胀气、黏液便(Manning 标准)。发病过程中无体重下降、全身症状(发热、食欲减退、恶心、关节痛)或肠出血。

B. 阑尾炎: 阑尾炎会有食欲减退、脐周痛,伴恶心、右下腹痛,50%病例发生呕吐。转移性腹痛敏感性强,特异性高(接近 80%)。妊娠期间随着妊龄增加,疼痛点会明显提高。也可发生排便习惯改变、血尿/脓尿(盆腔阑尾炎占 20%),阑尾穿孔可引起广泛腹痛、发热和心动过速。

C. 胆石病: 超过 50%胆结石患者无症状出现。反复发作的右上腹痛,向后背或右肩胛骨放射,疼痛持续几小时后完全缓解提示为胆绞痛。胆囊炎疼痛严重而持续,伴有全身症状,并可能有黄疸。胆囊穿孔可导致胆汁性腹膜炎,引起全腹痛并有全身症状加重。总胆管结石可引起黄疸加重,并引起发热、寒战、疼痛——Charcot 三联征,

胆石肠梗阻表现为疼痛、腹胀、呕吐——小肠梗阻的特征。

D. 中上腹或弥散性腹痛: 屈曲位可缓解;如伴有胆结石,或有近期手术史或有创性操作史,1~3d 内有酗酒或戒酒者应考虑胰腺炎。疼痛同时会伴随恶心、呕吐、烦躁、激动。慢性胰腺炎可引起疼痛、吸收不良、腹泻(脂肪泻)、体重下降或糖尿病。

E. 憩室病: 大部分憩室无症状。憩室炎可引起严重的突发性左下腹痛、发热、食欲减退、恶心、呕吐和便秘。

F. 局部缺血性肠疾病: 表现为严重的局限性或弥散性腹痛(与体征不符),无法解释的腹胀或胃肠出血(血便、呕血)提示小肠梗死(证据评级 C)。慢性肠系膜缺血的老年患者(肠绞痛)表现为饭后 10~15min 反复性腹部痛性痉挛,1~3h 后逐渐缓解,可能发生胃肠胀气、间歇性呕吐、便秘、腹泻或严重的体重下降,1/2 患者会发生脂肪泻。缺血性肠病患者可能有心绞痛、跛行或短暂

性脑缺血发作病史。

G.肠梗阻:肠梗阻可引起绞痛、呕吐、腹胀、便秘。急性(小肠)梗阻先有腹痛后出现呕吐、腹胀、便秘。慢性(结肠)梗阻先有便秘后出现腹胀、疼痛、呕吐(C级证据)。

四、体征

应首先评估患者的生命体征(脉搏、呼吸、血压、氧饱和度、意识水平)。休克、苍白、出汗、晕厥提示严重腹部疾病。反跳痛、腹肌抵抗或强直提示外科情况。手术瘢痕提示肠粘连和梗阻。异常孔口提示疝气,直肠和阴道检查可评估盆腔情况。孕期腹肌抵抗、强直可能会因为腹壁牵拉而消失,因为增大的子宫阻断了炎症器官与壁腹膜的接触。孕期患者的腹部检查应左侧或右侧卧位,以避开增大子宫(表1-3)。

表 1-3

腹痛的体格检查

视诊	触诊	叩诊	听诊
腹部形状(舟状腹) 腹部4个象限呼吸动度是否一致 血管充盈、腹部波动、肠蠕动 疝(脐、腹股沟、股) 手术瘢痕 阴囊(睾丸、精索)	抵抗 实质器官硬度(肝、脾、肾、子宫、大动脉及其他可触及组织) 睾丸、附件(附睾、精索) 直肠或阴道检查	叩痛 游离液体(腹腔积液) 器官巨大症(肝、脾、肾,其他器官)	肠鸣音 血管杂音(肾)

A.非特异性腹痛:肠鸣音可能增加,双侧髂窝可能触及粪块。

B.阑尾炎:阑尾炎的有益发现包括腹肌抵抗、右下腹痛、反跳痛、叩击痛、腹肌紧张,非特异性体征包括 Rovsing 征阳性(左髂窝压痛),髂腰肌征阳性(疼痛向同侧臀部放散),闭孔肌试验阳性(右髋内旋疼痛)。

C.胆绞痛:当检查者手触患者胆囊时,深吸气时右上腹压痛加重(Murphy 征)。

D.胰腺炎:上腹部或脐周肌紧张、腹胀,或出现肠梗阻。出血性胰腺炎可能表现为进展性休克、昏迷或腹膜后出血,表现为肋腹部瘀斑(Grey Turner 征)或脐周瘀斑(Cullen 征)。

E.憩室炎:憩室炎可致局限性腹膜炎,这可能引起腹胀、肠梗阻,左髂窝可能有反跳痛。

F.肠系膜缺血:早期无显著腹部体征,大约1/2伴有肠绞痛的患者上腹部可闻及血管收缩期杂音。缺血性结肠炎常有左胁腹及左髂窝轻压痛和肌紧张。

G.肠梗阻:会有伴剧烈肠鸣音的腹胀。腹肌抵抗及板状腹、败血症、休克提示绞窄性肠梗阻,疝气则可在瘢痕及疝口触及包块。

五、实验室检查

以下检查与急性腹痛相关。而慢性腹痛检查则需因人而异。

腹壁疼痛

　　年轻人腹壁疼痛常继发于创伤、运动过度、上腹部或切口疝。老年人常继发于带状疱疹、疱疹后神经痛或软组织肿瘤(神经纤维瘤)。疼痛多起病隐匿,由最初锐痛转为钝痛,打喷嚏、咳嗽或抬举重物会因牵拉腹壁而加重症状,改变体位或热疗会缓解症状,Carnett 征(牵拉腹壁可引起腹痛)阳性提示可给予非甾体抗炎药(如口服布洛芬 400～600mg,3/d)、肌肉松弛药(如环苯扎珠 10mg,3/d;美索巴莫 1000mg,4/d)、抗抑郁药(如阿米替林),局部应用氯化乙烷或 0.025% 辣椒辣素膏,或局部封闭注射盐酸布比卡因 0.35% ＋曲安西龙 10～40mg(大部分有效)。

炎症性肠病

慢性腹痛在克罗恩病中比在溃疡性结肠炎更常见。有右下腹痛、发热、体重下降、慢性腹泻（黏液脓血便），并有肠外症状（关节痛、皮肤溃疡、视觉障碍）、皮肤改变（坏疽性脓皮症、结节性红斑）和眼部病变（虹膜炎），左下腹可触及包块（增大的回肠末端或盲肠）。贫血、低蛋白血症，C反应蛋白及血沉升高。钡剂造影及结肠镜可确诊。治疗方法：长期药物治疗，如5-氨基水杨酸、类固醇、免疫抑制药（如硫唑嘌呤、6-巯基嘌呤等）；如出现梗阻、瘘管或药物治疗无效者应手术治疗（右半结肠切除术）。

慢性腹痛

指疼痛持续3～6个月并影响患者正常生活。诊断首先要排除其他胃肠道疾病时，应检查血常规、血沉、生化、腹部X线片、腹部超声、结肠镜等，以除外多数严重疾病时。当初步诊断考虑是特殊疾病时，应考虑特殊检查（如ERCP、血管造影术）。在儿童，需首先做腹部及盆腔超声检查，以排除肠外疾病。

最佳治疗方案要结合疼痛的程度，使患者确信潜在的异常不可忽视，制定合适的目标，减少疼痛对生活的影响。疼痛管理早期应用多学科路径，包括心理评估和治疗、生物反馈、放松疗法。口服抗抑郁药（如阿米替林25～50mg，睡前服用）可作为辅助治疗。推荐找疼痛管理专家治疗。

复发性腹痛综合征

儿童疼痛定位模糊，多与饮食、活动或排便性状无关，不影响睡眠。有些报道有上腹部定位体征，可能出现苍白、恶心、头晕、头痛、疲劳。常有功能性肠病家族史。下列症状常提示病情严重：呕吐、远离中线区域的局部疼痛、排便习惯改变、阻碍生长、夜间发作、疼痛弥散、便失禁、全身症状、溃疡病和炎症性肠病家族史。对儿童腹痛，经验治疗（乳糖清除试验、减少果汁摄入、便秘时增加纤维素摄取）和行为心理管理是有意义的，告诉孩子和家长诊断和治疗的问题。症状日记可以让孩子在诊断的过程中发挥积极作用。让孩子保持正常生活规律是重要的，包括上学时的活动和饮食。

A.**血液检查**：急性腹痛者首先应进行血常规、生化（电解质、血糖、肝肾功能、淀粉酶和脂肪酶）、尿常规等实验室检查，老年人或使用高凝药物者应检查凝血功能。孕龄妇女进行妊娠试验。儿童应考虑特殊疾病，选择检查血常规、尿常规、尿培养、便隐血试验。骨盆痛或疑为阑尾炎者选择超声检查。怀疑消化道来源腹痛应行内镜检查。需手术的患者或可疑出血患者需要化验血型和交叉配血，发热患者需做血培养。手术前或怀疑心源性疼痛者需做心电图。

1. **血细胞计数** 贫血常见于消化道溃疡出血、动脉瘤破裂、炎症性肠病（常伴有血沉升高）、恶性肿瘤；血小板减少（血小板 $<50\times10^9/L$）可见于儿童过敏性紫癜；白细胞增多（白细胞 $>12\times10^9/L$）见于阑尾炎（敏感性91%，特异性21%）、

胆囊炎（敏感性78%，特异性11%）、憩室炎和肠局部缺血；白细胞增多亦见于妊娠中后期和分娩早期。

2. **血生化**

a. 胰腺炎常有低血钙、血清淀粉酶升高（敏感性74%，特异性50%）及脂肪酶升高。淀粉酶在胰腺炎早期（24h内）即升高，脂肪酶在症状发生后几天内升高。

b. 肠系膜缺血可见代谢性酸中毒（50%患者），血清及腹腔积液中淀粉酶、碱性磷酸（酯）酶、无机磷酸盐升高。

c. 阑尾炎患者中可见C反应蛋白（CRP）升高，而阑尾炎早期（症状发生后24h内）CRP可能在正常水平。

B.放射检查

1.X线　急性腹痛患者需要拍立位腹部X线平片、立位X线胸部平片,X线诊断特异性较差(<15%),大部分情况不影响临床诊断。

a.胸部X线平片:帮助检查气腹及心肺疾病。

b.腹部X线平片:分辨穿孔引起的膈下或腹膜后气体,肠梗阻(肠管扩张、气液平面),胆系气体(胆石性肠梗阻),钙沉着(如胆石症其敏感性10%~20%、肾或输尿管结石、阑尾粘连分离术、慢性胰腺炎钙化、主动脉瘤),异物和积气(如肠壁内气体提示缺血可能)。

2.超声　可检出胆结石(敏感性85%~90%)、泥沙样结石、胆囊壁增厚(>5mm可诊断)或胆囊周围积液(胆囊炎),若肝内或肝外胆管扩张,则提示胆道梗阻(C级证据)。

a.超声可检查胰腺炎、囊肿或肿瘤、腹腔积液、慢性肝病(脂肪肝或肝硬化)、妇科异常、肾或肾上腺疾病、急性阑尾炎(敏感性85%~90%、特异性92%~96%)。

b.多普勒超声:对肠系膜动脉狭窄或栓塞特异性强(92%~100%)。

3.CT　CT是急腹症最敏感的检查敏感性(胰腺炎65%~100%,阑尾炎96%~98%,胰腺肿瘤95%,高位肠梗阻86%~100%),尤其对肥胖患者更敏感。与X线平片相比,它可检测更少量的游离气体,是确定腹膜内和腹膜后脓肿、憩室炎、憩室并发症(如瘘管和窦道)诊断的首选检查项目。

C.放射性核素扫描

1.急性胆囊炎　患者胆囊管呈梗阻状态。诊断急性胆囊炎时,95%患者行锝标记的肝亚氨二醋酸扫描可见胆囊不显影。肝亚氨二醋酸扫描胆囊显影差(<15%)也见于胆囊运动障碍(C级证据)。

2.Meckel憩室　异位胃组织对放射性高锝酸钠浓聚可诊断憩室相关疾病。如憩室炎、出血(儿童中敏感性85%、特异性95%)。

D.其他检查

1.磁共振血流成像(MRA)　通过平扫或使用钆造影剂可发现腹腔动脉主干或肠系膜上动脉的明显狭窄或阻塞。肠系膜血管造影可显示血栓及栓子的位置,明确血管收缩或侧支循环情况。而且血管内造影导管为血管内使用血管扩张药或溶栓剂提供了通道。

2.钡灌肠或结肠镜　钡灌肠或结肠镜可诊断炎症性肠病、缺血性结肠炎,描记溃疡轮廓,发现增厚的肠壁、假息肉和狭窄。憩室炎造影灌肠首选水溶性造影剂(泛影葡胺),可显示憩室、漏出以及瘘管。

3.逆行胆管胰造影术(ERCP)　可诊断慢性胰腺炎,显示囊肿、腺体、导管疾病(狭窄、结石),并排除恶性肿瘤。

六、治疗

患者的病情稳定后,内科医师可询问详细病史、进行细致检查并制定治疗计划。因急性疼痛会引起不良后果,且无证据显示镇痛会耽误诊断和治疗。因此,镇痛药物应及时应用,不需等待明确诊断。

A.非特异性腹痛:建议密切随访,因为大部分患者是良性、自限性疾病,告知患者避免服用引起疼痛的食物,给予口服镇痛药,如盐酸双环胺20mg,4/d,或丙胺太林15mg,三餐前及睡前服用,避免使用麻醉性镇痛药。

B.肠易激综合征:治疗应避免焦虑和压力,提高食物纤维含量,避免加重或触发肠应激的食物,使用解痉药物,如盐酸双环胺。心理疗法也有一定作用。在腹泻的住院患者中,口服盐酸洛哌丁胺2~4mg或盐酸地芬诺酯,同时口服阿托品10~20mg,4/d是有效的。如症状不改善,则可增加服药频率,直至病情稳定。在女性患者中,腹泻型及便秘型肠易激综合征分别使用阿洛司琼1mg,1~2/d和替加色罗6mg,2/d。

C.阑尾炎:诊断评分系统(表1-4)用于预测阑尾炎的可能性,敏感性和特异性超过90%,使穿孔率和误手术率下降50%。阑尾切除术是早期的治疗方法,如果形成阑尾周围脓肿或复发性阑尾炎,腹腔镜探查术相比开放的阑尾切除术创伤更小且合并症(出血、伤口感染、腹内脓肿)更少。其他治疗包括使用镇痛药、静脉补液、抗生素治疗,内科治疗(肠道休息、镇痛药、静脉补液和抗生素)需一直持续到症状缓解、包块消散。

表 1-4

ALVARADO 急性阑尾炎诊断评分系统

特征	积分
转移性右下腹痛	1
恶心、呕吐	1
食欲减退	1
右髂窝触痛	2
发热（>37.3℃）	1
右髂窝反跳痛	1
白细胞增多（>10×10⁹/L）	2
中性粒细胞核左移>75%	1
总分	10

评分<4 分不提示阑尾炎，5~6 分提示与急性阑尾炎相关，7~8 分提示急性阑尾炎可能，9~10 急性阑尾炎可能性极大

D. 胆系疾病

1. 胆绞痛　大部分胆绞痛患者需口服镇痛药（二氢可待因酮/对乙酰氨基酚 5 ~ 7.5/500mg，如氢可酮和对乙酰氨基酚片，每 4 ~ 6 小时 1 次），补液 2~3d。

2. 胆囊炎　应静脉补液、肠道休息、静脉给予广谱抗生素（如头孢噻肟 2g，3/d）2~3d。择期行腹腔镜下胆囊切除术（6 周后）。

3. 不能耐受手术或有禁忌证患者　可给予熊去氧胆酸 600mg/d 溶解治疗，此法在年龄 1 岁以上患儿中成功率为 55%。评价胆囊功能首选胆囊造影，正常的胆囊功能是胆石溶解的必要条件。

E. 胰腺炎

1. 大部分患者禁食、静脉补液后病情好转，2~3d 后疼痛缓解，胆道疾病和胰腺炎均可使用硫酸吗啡 5 ~ 10mg，每 3 小时 1 次，最近研究认为，吗啡与引起或加重胰腺炎或胆囊炎无关联。

2. 胰腺炎缓解后，应清除胆结石并切除胆囊，避免饮酒。

3. 局部并发症，包括脓肿形成、假性囊肿、肠坏死、腹腔积液、脾静脉血栓形成、出血性胰腺炎者容易并发休克、呼吸衰竭、肾衰竭。白细胞增多（>16×10⁹/L），高血糖（>11.2mmol/L），肝酶升高（乳酸脱氢酶>350U/L，天冬氨酸转氨酶>250U/L），年龄>55 岁提示预后不良（Ranson 标准）。

4. 巨大假性囊肿需要外科会诊，考虑经皮或内部引流。药物疗法（如类固醇、硫唑嘌呤）需慎用，应纠正代谢异常（如高钙血症）避免复发或慢性期进展。

5. 慢性胰腺炎的疼痛处理很困难，可能需要长期使用麻醉药（长期酗酒者除外），或请放射科医师使用苯酚或乙醇行内脏神经阻滞。脂肪泻患者需限制脂肪摄入（20g/d），并给予胰酶制剂 Viokase（3 片随餐服用），如发生糖尿病，应给予治疗（参见第 74 章）。

F. 憩室炎

1. 轻症患者需口服环丙沙星 7 ~ 10d，500mg，2/d，甲硝唑 250mg，3/d。

2. 呕吐、腹膜炎、败血症患者需要住院治疗，给予禁食、静脉补液、抗生素。肠穿孔或梗阻、瘘管、疑似肿瘤、大量便血或药物治疗无效患者需行剖腹探查术、肠部分切除术。腹部或盆腔局限性脓肿者需请放射科医师在超声或 CT 引导下行经皮穿刺引流术。

G. 局部缺血性肠疾病：局部缺血性肠疾病需要住院治疗，给予镇静、鼻胃管引流、广谱抗生素治疗。或请介入放射科医师会诊，讨论是否可行选择性肠系膜动脉导管插入术，或导管给予血管扩张药或溶栓药。或请外科会诊行栓子切除术、部分肠切除或血管成形术。缺血性结肠炎患者如有腹部不适、发热、白细胞升高或脂肪泻、血便超过 2 周，应考虑外科治疗。

H. 小肠或结肠梗阻：需住院治疗，给予静脉补液、纠正水电解质代谢失衡、禁食、胃肠减压，药物灌肠促进排泄适合于粘连引起的小肠梗阻和不完全性结肠梗阻。肠镜减压适合于乙状结肠扭转，内科治疗无效、腹肌抵抗或强直提示肠缺血或难复性疝者，考虑请外科会诊。

（张海峰　译）

参考文献

[1]　Chan MY Tanc, chiu MT, et al. Alvarado score: an admission criterion in patients with right iliac fossa pain. Surgeon, 2003, 1: 39-41.

[2]　Dominitz JA, Sekijima JH, Watts M. Abdominal pain. http://www.uwgi.org/cme/cmeCourseCD/ch

06/CH06TXT. HTM.

［3］ Fishman MB, Aronson MD. History and physical examination in adults with abdominal pain. UpTo-Date 2006. http：// www. utdol. com/utd/content/ topic. do？ topicKey ＝ prigast/5211＆type ＝ A＆selectedTitle＝3～197.

［4］ Graff LG 4th, Robinson D. Abdominal pain and e-mergency department evaluation. Emerg Med Clin North Am,2001,19:123-136.

［5］ Kizer KW, Vassar MJ. Emergency department diagnosis of abdominal disorders in the elderly. Am J Emerg Med,1998,16:357-362.

［6］ Penner RM, Majumdar SR. Diagnostic approach to abdominal pain in adults. Up To Date 2006. http：// www. utdol. com/utd/content/topic. do？ topicKey ＝prigast/4946＆type＝A＆selectedTitle＝1～197.

［7］ Perry R. Acute abdomen in pregnancy. eMedicine Journal. 2002;3(5). http：// www. emedicine. com/ med/topic3522. htm.

［8］ Portis AJ, Sundaram CP. Diagnosis and initial management of kidney stones. Am Fam Physician,2001, 63:1329-1338.

第2章 异常宫颈涂片

Kathryn Reilly,MD,Neal D. Clemenson,MD

要点

- 大部分异常宫颈涂片和几乎所有宫颈不典型增生都是由人乳头状瘤病毒(human papilloma virus,HPV)感染引起。
- 很多异常宫颈涂片能随着 HPV 感染的清除而自动恢复正常。
- HPV 检测被广泛使用,在某些情况下可以协助做出决策。

一、定义

宫颈涂片检查,是宫颈和宫颈内脱落细胞的细胞学检查,是 1930 年由 Papanicolaou 开发的目前用于宫颈病变和宫颈癌筛查的工具。使用宫颈涂片后 1955~1992 年美国宫颈癌的死亡率下降了 74%;2005 年大约 10500 例宫颈癌新病例被确诊,其中 3900 例死于宫颈癌。

随着我们对宫颈疾病理解的加深、新的报告制度和新的诊断及治疗方法的改进,对异常宫颈涂片制订一套系统方案是非常重要的。关于宫颈涂片的使用频率和方法的建议可参阅第 102 章。

有几个系统是用于报告宫颈涂片结果的。其中贝塞斯达系统提供最完整的资料,并已被广泛采用;其在 2001 年更新的分类方法用于本章。在世界卫生组织及宫颈上皮瘤变(CIN)系统里提供了等价的分类法。由于这两个系统是不可互换的,所以临床医师熟悉他们各自实验室的系统至关重要。

HPV 感染非常普遍。至少 50%性生活活跃的男性和女性到 50 岁时会感染。他们中的大多感染会随着时间的推移而被清除。持续感染高危亚型,特别是 16 型和 18 型,与发展为宫颈癌相关联(OR 值高达 45)。然而,大多数持续性感染高危亚型的人并不发展为重度异型增生。

二、一般诊断

许多类型的宫颈和阴道异常可以通过宫颈涂片检查发现,其中包括以下方面。

A. **非典型鳞状上皮细胞(ASC)**:这些细胞进一步被分类为"不确定意义"细胞(简称 ASC-US)或"不能排除高度鳞状上皮内病变"细胞(简称 ASC-H)。ASC 可能是由感染引起的,包括 HPV 感染,但也可能出现在非感染的情况下;在许多情况下,这是由阴道上皮萎缩性改变引起的。根据贝塞斯达系统,高达 5%患者宫颈涂片检查可以诊断为 ASC。

B. **低度鳞状上皮内病变(简称 LSIL,轻度不典型增生,或 CIN 1)**:这些病变通常是由暂时的 HPV 感染造成。HPV 是一个小的 DNA 病毒,在上皮细胞的细胞核复制;某些类型的 HPV 被称为"高风险"的人乳头状瘤病毒,可能会通过整合到慢性感染的宿主 DNA 而导致恶变。感染 HPV 后会导致亚临床或者临床的尖锐湿疣(通过"低危险"亚型如 6 型或 11 型)或者导致阴户、阴道或者宫颈的其他损伤。HPV 感染通常通过性接触已感染的性伴侣(可能没有症状)引起,但同时也可以通过接触除生殖器外的其他受损部位引起。和其他性传播疾病一样,感染 HPV 的风险随着性交的次数及性伴侣患病风险而增加,而屏障避孕方式(如避孕套)的使用可降低患病风险。青少年 LSIL 患者,90% 在 3 年后恢复正常,即使感染高危险性的 HPV,81% 也会恢复至正常,只有 6% 的人发展为更严重的损害。成年妇女恢复到正常的概率是 50%~80%。

C. **高度鳞状上皮病变**:包括轻度及严重的异型增生(CIN 2 及 CIN 3)和宫颈癌原位癌(CIN 3)。它们代表慢性 HPV 感染,并且更可能进展为更严重的异型增生或癌症。22% CIN 2 和 14% CIN 3 将会进展为原位癌或侵袭性癌;43% 未经治疗的 CIN 2 及 32% 未经治疗的 CIN 3 会恢复正常。

D. **非典型腺细胞**:非典型腺细胞可能是由于宫颈内膜、子宫内膜或更为罕见的输卵管或卵巢的炎症或肿瘤形成导致的。它们可以被定性为宫颈内、子宫内的反应性改变或原位癌。

E. **弗兰克宫颈癌**:包括鳞状细胞癌和腺癌,非宫颈癌包括子宫内膜癌及阴道癌。其他癌变超出了本章讨论的范围。

F. **微生物**:包括细菌(如衣原体或加德纳菌)、真菌(如念珠菌)或原虫(如滴虫),可侵入或感染阴道或宫颈上皮。这种情况的发生可能不会导致黏膜的改变或者感染原会引起炎症反应并导致细胞变化。衣原体和滴虫感染是性传播疾病。多种性病可以共存。念珠菌感染通常由阴道正常菌群的改变引起,这种改变很可能由于抗生素通过改变宿主防御系统引起,或由其他知之甚少的原因引起。人类免疫缺陷病毒(HIV)感染或患糖尿病的妇女可能会出现频繁的或严重的念珠菌感染。阴道菌群的改变是引起细菌性阴道炎的原因,但导致改变的原因目前尚不清楚;一般认为,细菌性阴道炎不通过性传播。

三、症状

A. **ASC**:除非合并感染,ASC 和炎症通常是无症状的,但是部分患者会出血,特别是可能会出现性交后出血。经检查,宫颈可能会正常,或者红肿、糜烂、易碎,特别在合并感染的情况下。

B. **LSILs**:通常无症状。宫颈可能会正常或显示红肿,糜烂,易碎,或严重损伤。使用醋酸可确定肉眼难以看见的病变。

C. **HSILs**:通常无症状,但可能与出血有关;严重损伤可能导致阴道分泌物增加。宫颈可能会正常或显示红肿,糜烂,易碎,或严重损伤。使用醋酸可确定肉眼难以看见的病变。

D. **AGC**:可无症状或出现与潜在疾病相关的症状(如子宫内膜肿瘤伴随的不规则出血)。

E. **癌症**:可无症状,或可能导致出血或阴道分泌物增多。转移性疾病可能伴有腹胀,体重减轻,或其他与转移的部位和性质相关的症状。

F. **感染**:感染可能无症状或出现阴道分泌物增加,异味,发痒。征象包括阴道或宫颈分泌物或发炎。

四、实验室检查

A. **宫颈涂片**:报告应包括下列信息。

1. 标本量充足。不理想的涂片应重新涂;一个不理想的涂片可根据特殊发现和临床情况而决定重复治疗或随访。许多权威人士不再将单独宫颈内膜细胞缺乏作为不理想的涂片的指标,要根据临床判断决定是否需要对没有子宫内膜细胞的涂片进行重新涂片。

2. 报告应利用特定报告系统的术语指明所有上皮细胞异常。其他发现包括微生物或其他感染证据、活跃细胞的变化(如炎症)或子宫内膜细胞。

3. 报告可能包括关于治疗的教育标注和建议,随访,或两者兼而有之。此信息可能会有所帮助,但临床医师应根据情况和自己的临床判断确定患者的治疗方案。

B. **附加试验**

1. **醋酸试验** 把 5% 醋酸溶液放至宫颈 1min,这会导致宫颈内尖锐湿疣或发育不良的地区变成白色(醋酸白病变)。这些病变应使用阴道镜检查和活检加以评价。

2. **活检** 阴道镜广泛使用前,在异常涂片检查的患者对可疑地区或肉眼视为正常的区域进行随机宫颈活组织切片检查。随着阴道镜的应用,活检只与阴道镜联合应用。

3. **阴道镜检查** 由有经验的检验人员在立体放大倍率下进行宫颈检查,子宫内膜取样和异常区活检是对宫颈涂片检查异常患者进行评估的明确程序。

4. HPV 检测　可以确定是否有可能导致恶性肿瘤的一个类型的因素存在。这项技术现在已经广泛使用，是处理 ASC-US 的有效选择。如果宫颈液基涂片检查已经完成，结果是 ASC-US 时，可以进行 HPV 检查。另外，许多实验室会将样本保存一小段时间，从而可以对宫颈涂片异常的标本安排 HPV 检测。第三种选择是当采用传统涂片技术检查时，其结果为 ASC-US，让患者回头再行 HPV 检测。

五、治疗

许多策略已被建议用于治疗异常宫颈涂片的患者，特别是 ASC-US 患者。下面的策略主要基于 2001 年在美国阴道镜和宫颈病理协会倡议并发起的共识和指南。

A. ASC-US：根据患者及临床医师自身的倾向和可用资源，下列任何选择都是适当的。

1. 重复细胞学试验　每隔 4～6 个月重复宫颈涂片检查，直到 2 次连续涂片阴性，之后，应在 12 个月内再次检查。如果重复涂片显示 ASC-US 或存在更严重的异常，应进行阴道镜检查。如果妇女绝经后没有采用雌激素替代治疗，可以在用 1 个疗程阴道雌激素后（如共轭雌激素软膏，每隔 1 天 2g，共用 4 周）重复涂片检查。如果涂片仍然不正常，应考虑阴道镜检查。

2. 阴道镜检查　行阴道镜检查，如果没有 CIN，应在 12 个月内再次进行宫颈涂片检查。

3. HPV 检测　如果不是高风险的 HPV 感染，应在 12 个月内再次重复宫颈涂片。如果高风险的 HPV 阳性，应行阴道镜检查。

B. ASC-H：对于结果是 ASC-H 的妇女应使用阴道镜检查。

C. LSIL：目前推荐大多数 LSIL 妇女使用阴道镜。在青少年，ACOG 建议，每隔 6～12 个月重复涂片（如果是 ASC-US 或更严重的病变用阴道镜）或在 12 个月内行 HPV 检测（如果是高危类型的 HPV，则用阴道镜检查），而不是立即进行阴道镜检查。

D. HSIL：对于 HSIL 应使用阴道镜检查。

E. AGC：宫颈内其他异常的 AGC，应进行阴道镜检查。子宫内膜细胞异常的 AGC 应一开始就进行子宫内膜取样。女性年龄超过 35 岁或原因不明的阴道出血者应该进行子宫内膜取样和阴道镜检查。

F. **肿瘤**：肿瘤一般进行外科治疗；有必要转诊给有经验的妇科肿瘤医师。

G. **特异性阴道感染**：临床确诊的特异性阴道感染，应按第 31 章和第 64 章的描述治疗。如果该感染是性传播的，患者的性伴侣应进行治疗以防止再感染。如果活化细胞发生改变、炎症，或两者都出现，应当复查以排除感染。不推荐局部或全身性抗菌药物的经验性治疗。

H. **子宫内膜细胞**：在月经期间或之后不久采取宫颈涂片检查可以找到子宫内膜细胞，但如果在月经周期的后期或在绝经后妇女找到子宫内膜细胞，那么应考虑子宫内膜活检或其他方式子宫内膜取样。

I. **艾滋病毒（HIV）**：因为感染艾滋病毒的妇女存在更高的宫颈肿瘤的风险，有些临床医师进行更频繁的宫颈涂片检查。也有人建议每年以阴道镜检查代替宫颈涂片，但这种方法的实用性和成本还不清楚。

J. **妊娠**：在妊娠期间，ASC-US 和 LSIL 的处理相同，不同的是阴道镜应推迟到分娩后或进行检查，但不作宫颈取样。如果确定是 ASC-H 和 HSIL，则需无宫颈诊刮的阴道镜检查。如果一定要进行阴道镜检查，那么最佳时间可能是妊娠中期。

K. **青少年**：在大多数青少年，HPV 感染发生在性行为的最初几年。这些感染大部分是短暂的，2 年内能自行恢复。活跃感染高风险和低风险的 HPV 会导致宫颈细胞学发生 LSIL 变化。ACOG 建议，宫颈涂片为 ASC-US 或 LSIL 的青少年应进行监测；治疗青少年严重的病变时，应尽量减少对正常宫颈组织的破坏。

（王彩霞　庞　严　译）

参考文献

---

[1] ACOG Committee Opinion No. 330. Evaluation and management of abnormal cervical cytology and histology in the adolescent. Obstet Gynecol, 2006, 107: 963-968.

[2] ACOG Practice Bulletin No. 66. Management of abnormal cytology and histology. Obstet Gynecol, 2005,106:665-666.

[3] Apgar BS. Management of cervical cytologic abnormalities. Am Fam Physician, 2004, 70 (10): 1905-1916.

[4] Cohen DE. Primary care issues for HIV-infected patients. Infect Dis Clin North Am, 2007, 21 (1): 49-70.

[5] Guido R. Guidelines for screening and treatment of cervical disease in the adolescent. J Pediatr Adolesc Gynecol,2004,17(5):303-311.

[6] Walter LC. Screening for colorectal, breast and cervical cancer in the elderly, a review of the evidence. Am J Med,2005,118(10):1078-1086.

第3章 闭 经

Amanda J. Kaufman, MD

要点

- 原发性闭经,如果 13 岁时没有出现第二性征或第二性征发育正常但 15 岁仍无月经来潮者,应进行检查。
- 继发性闭经常见的原因是妊娠、多囊卵巢综合征(PCOS),应激(如热量不足或心理创伤)。
- 长期闭经时,应筛查骨质疏松症,如果存在,则需要治疗。

一、定义

闭经是指先前月经正常的妇女 3 个月无月经来潮,或第二性征正常发育的青少年但在 15 岁仍无月经来潮,或者 13 岁的青少年既无正常的性发育也无月经来潮。原发性闭经是指妇女从来没有月经来潮,而继发性闭经是指以前有月经来潮的女性月经停止。每年月经减少到少于 9 个周期的患者也应进行评估。由于乳房发育和月经初潮平均年龄有所下降,依据年龄界定原发性闭经已经改变。13~15 岁是北美目前的乳房发育和初潮平均年龄的标准差。正常月经依赖于下丘脑、垂体、卵巢卵泡和子宫内膜的共同作用及专门的月经流出道。任何激素中断或解剖学堵塞都会导致月经不正常。

二、一般诊断

3%~4% 的妇女闭经不是因为妊娠、哺乳或绝经。虽然引起闭经的原因很多,但多数是由多囊卵巢综合征(PCOS)、下丘脑性闭经、高泌乳素血症和卵巢功能不全引起。

A. 多囊卵巢综合征:PCOS 是闭经最常见的原因,是影响 5%~7% 绝经前妇女的内分泌疾病,在北美 75% 此类患者合并肥胖。PCOS 患者更容易出现月经稀少(76%),而不是闭经(24%)。

B. 低促性腺激素闭经:低促性腺激素闭经也称为下丘脑性闭经,有多方面的原因。原发性闭经,最常见的原因是生长及青春期延迟。继发性闭经通常是由于心理压力和躯体压力,包括过度剧烈运动或饮食热量不足及与减肥有关的疾病。慢性消耗性疾病,如不加控制的青少年糖尿病、终末期肾疾病、恶性肿瘤、艾滋病是不常见的原因。

C. 高泌乳素血症:原因很多(表 3-1),妊娠期和哺乳期催乳素的升高引起促性腺激素释放激素抑制是育龄妇女闭经最常见的原因。药物、长期甲状腺功能减退或催乳素瘤可以升高催乳素水平。在高泌乳素血症的妇女,垂体瘤的发病率为 50%~60%。垂体瘤的发生与催乳素的水平不相关。通常闭经患者的肿瘤比月经稀少患者的肿瘤更大。肿瘤的存在和催乳素水平相关性差的事实表明,无论催乳素水平持续升高与否,都应行磁共振成像(MRI)检查。

D. 高促性腺激素闭经:最常见于卵巢早衰(POF)。POF 影响 1%~5% 40 岁以下的妇女。其中 40% 被发现有自身免疫疾病,最常见的是自身免疫性甲状腺炎。从化疗或放疗原因获得的医源性 POF 有恢复的可能。30 岁以下患 POF 的妇女应进行核型分析,许多遗传条件可能导致 POF,包括脆性 X 染色体的携带者。特纳综合征(XO 核型)患者因卵巢发育不良可以表现为原发性闭经。

E. **解剖缺陷**:阴道可能被处女膜闭锁,阴道横膈,或宫颈狭窄阻塞。在原发性闭经者中,10% 被发现苗勒管发育不全,伴子宫或阴道不发育或部分发育。5% 原发性闭经患者被发现对雄激素不敏感,又称为睾丸女性化(46,XY 核型)。粘连综合征偶尔出现于产后子宫内膜炎,或子宫内膜刮除术形成宫腔粘连,造成月经流出道阻塞。

三、症状

详细的病史对缩小鉴别诊断范围来说至关重要,应包括以下内容。

A. **详细的青春期史及月经史**:包括最后一次月经时间,月经初潮年龄,阴毛生长和乳房发育情况。月经稀少并逐渐闭经是多囊卵巢综合征、性腺功能下降或高催乳素性闭经的特点。

B. **妇科和产科病史**:询问妇科和产科病史,特别是感染和感染过程。

C. **用药史(表 3-2)**:药物引起的高催乳素血症,使停口服避孕药后可能会出现长达 6 个月的闭经。

D. **家族史**:其中包括母亲和姐妹初潮情况及遗传病情况。

E. **饮食史**:过度运动及作为饮食失调症证据的体重波动情况。

F. **心理压力**:面临着战争暴力的女兵或公民一般有闭经。

G. **妊娠症状**:包括突然停经,恶心,疲劳症状,乳房胀痛等。

H. **溢乳**:乳房有乳白色分泌物,提示高泌乳素血症。

I. **雄激素过多症**:痤疮,多毛症和不孕高度提示多囊卵巢综合征的可能性。

J. **雌激素过少的症状**:潮热,阴道干燥,性欲减退,可能表明 POF 或更年期。POF 发生在 1%~5% 的妇女中。

K. **任何脑损伤的病史**:外伤、肿瘤、肺结核、梅毒、脑膜炎、结节病、盆腔辐射或自身免疫性疾病均可以影响中枢或卵巢激素的产生并导致 POF。艾滋病病毒与闭经相关联,虽然认为与中枢机制有关但具体机制未明。POF 在 1 型糖尿病、自身免疫性甲状腺炎和重症肌无力中较常见。

高泌乳素血症的病因见表 3-1、表 3-2。

表 3-1

高泌乳素血症的病因

生理因素	病理因素	药理因素
妊娠	下丘脑,垂体柄损伤	神经肽
哺乳	肿瘤	促甲状腺激素释放激素
应激	肉芽肿	催乳素释放多肽
睡眠	渗透	药物性高分泌
性交	拉特克囊肿	多巴胺受体阻断药
运动	放射	吩噻嗪:氯丙嗪,奋乃静
	创伤	丁酰苯:氟哌啶醇
	垂体	硫杂蒽类
	泌乳素	甲氧氯普胺
	肢端肥大症	多巴胺合成抑制药
	腺瘤(压迫)	α-甲基多巴
	特发性	儿茶酚胺

生理因素	病理因素	药理因素
	多激素型腺瘤	利血平
	淋巴细胞性垂体炎或蝶鞍旁的肿物	胆碱能受体激动药
	巨大前体泌乳素瘤	毒扁豆碱
	手术	抗高血压药
		柳胺苄心定
	全身功能紊乱	利血平
	慢性肾衰竭	维拉帕米
	多囊卵巢病	抗组胺药
	肝硬化	西咪替丁
	假孕	雷尼替丁
	癫痫发作	雌激素
	颅辐射	口服避孕药
	胸部－神经胸壁创伤、手术、带状疱疹	口服避孕药撤药
		抗癫痫药
		苯妥英钠
		麻醉药
		抗精神病药
		氯丙嗪
		丙嗪
		异丙嗪
		三氟拉嗪
		氟奋乃静
		布他哌嗪
		奋乃静
		硫乙拉嗪
		甲硫达嗪
		氟哌啶醇
		匹莫齐特
		氨砜噻吨
		吗茚酮
		阿片类药物及阿片受体拮抗剂
		海洛因
		美沙酮
		阿扑吗啡
		吗啡
		抗抑郁药
		三环类抗抑郁药
		氯米帕明
		阿米替林
		选择性血清素再摄取抑制药
		氟西汀

表 3-2
引起高泌乳素血症的药物

精神科药物
　　苯二氮
　　羟色胺再摄取抑制药(SSRIs)
　　三环类抗抑郁药
　　吩噻嗪
　　丁螺环酮
　　单胺氧化酶(MAO)抑制药
神经系统药物
　　舒马曲坦
　　丙戊酸
　　双氢麦角胺
激素药物
　　达那唑
　　雌激素
　　甲羟孕酮
　　口服避孕药
作用于胃肠道的药物
　　H_2 受体阻断药
心血管药物
　　阿替洛尔
　　维拉帕米
　　利血平
　　甲基多巴
草药制剂
　　胡芦巴种子
　　茴香
　　八角
毒品
　　安非他明
　　大麻

女运动员三重综合征

　　女运动员三重综合征包括闭经,饮食失调,骨质疏松症等。据报道,高达 62% 的女运动员存在饮食失调和闭经。体育运动(体操、花样滑冰、芭蕾)和耐力运动(长跑)增加了女运动员患三重综合征的风险。其他危险因素包括对体育追求完美的自尊心,应力性骨折及由于积极参与运动造成的社会孤立。摄入热量不足以应付运动所需会导致黄体生成素(LH)抑制或其脉冲释放障碍,进而导致闭经。解决的重点是纠正这一不足。

四、体征

通常是正常的,但根据病史的检查应该着重于以下几方面。

A. **生殖系统检查:** 15% 原发性闭经患者生殖系统检查是不正常的。如果患者或家长拒绝进行检查,行经腹超声检查以确认子宫是否存在是非常有意义的。

1. 阴道萎缩性改变及阴道干燥提示低雌激素状态。

2. 阴毛缺乏和腹股沟肿物(睾丸)是雄激素不敏感的征象。

3. 阴蒂肥大、秃头和声音增粗暗示雄激素过多。

4. 如果怀疑宫颈狭窄,可尝试用阴道超声轻柔的探查。进一步的检查需要考虑宫腔镜检查。

B. **乳房检查:** 正常乳房发育需要雌激素。溢乳表明血催乳素过多的状态。

C. **甲状腺检查:** 明确有无肿块、增大或触痛。

D. **肥胖、多毛、痤疮或黑棘皮病:** 可能出现在多囊卵巢综合征患者中。

E. **情绪恶化的迹象(抑郁症,焦虑)或任何严重的慢性疾病**

F. **视野缺损:** 提示垂体腺瘤。

G. **身材矮小、乳头间距大、颈蹼:** 是特纳综合征的特点。

H. **皮纹、水牛背、明显的向心性肥胖、容易挫伤、高血压、近端肌肉无力:** 是库欣综合征的特点。

五、实验室检查

除非从病史和查体得出明确的诊断,否则实验室检查将是必要的。检查步骤可以逐步进行(图 3-1),以避免不必要的检查。

A. **妊娠检查:** 通常要进行妊娠试验。

B. **促甲状腺激素的水平:** 在最近一项研究表明,只有 4.2% 闭经成年妇女存在异常促甲状腺激素水平,但是,由于治疗简便及甲状腺功能障碍对催乳素水平的影响,建议进行这一检测。

C. **血清催乳素水平测试:** 因为 7.5% 闭经患者与高催乳素血症有关。

D. **高催乳素血症:** 患者应进行磁共振成像(MRI),评价垂体腺瘤。如果纠正压力或热量不足后,下丘脑闭经依然存在,应考虑行 MRI,评估下丘脑或垂体疾病可能。

E. **促性腺激素水平**:FSH 持续大于 40mU/ml 提示 POF 或更年期。由于确诊 POF 意义重大,专家建议在初步评估时检查卵泡的水平。如果怀疑是 PCOS,检测 LH 水平可能是有用的,因为 LH:FSH 大于 2:1。

F. **雄激素测试**:(睾酮,雄烯二酮,硫酸脱氢表雄酮,17-羟孕酮)在闭经妇女若有雄激素过量的体征(男性化,多毛,痤疮),应做雄激素测试。

睾酮水平 > 200ng/dl 和硫酸脱氢表雄酮 > 700ng/dl 时,有必要行肾上腺 CT 检查及卵巢超声扫描检查,以排除肿瘤。17-羟孕酮水平升高可以帮助诊断成人型先天性肾上腺增生。睾丸激素水平可以区分米勒管发育不全导致的生殖器异常(正常的女性范围)或雄激素不敏感(正常男性范围或升高)。

1. 病史和体格检查。

2. 排除妊娠。

3. TSH,FSH 及催乳素。

异常的实验室检查	TSH升高	FSH升高	FSH正常或降低	催乳素升高
盆腔B超,睾酮水平,或对于有怀疑的诊断作核型分析	治疗甲状腺功能障碍	评价POF,核型,如果年龄<30岁或其他红斑作核型分析	考虑PCOS或下丘脑的原因	纠正潜在的原因或行MRI检查判断是否有腺瘤

图 3-1 评价妇女闭经的建议

FSH/LH:卵泡刺激素/黄体生成素;MRI:磁共振成像;PCOS:多囊卵巢综合征;
TSH:促甲状腺激素

G. **空腹血清胰岛素水平**:多囊卵巢综合征妇女的空腹血清胰岛素水平可能升高。

H. **染色体检查**:30 岁前患 POF 或出现特纳综合征的红斑应进行染色体检查。

I. **孕激素刺激试验**:方法是给予安宫黄体酮(孕酮),10mg/d,共用 7d。在随后 1 周内出现任何形式的流血则为试验结果阳性。最近的普查表明,该测试纠正雌激素水平效果很差并且延迟诊断过程,假阳性率很高:高达 20% 但月经稀少或闭经的妇女存在雌激素水平但无撤药性出血。假阴性率也很高,在多达 40% 由于压力、减肥、运动或高催乳素血症(此类患者雌激素生成通常降低)引起闭经的妇女和高达 50% 卵巢功能衰竭的妇女中出现撤药性出血。

J. **雌激素-孕激素刺激试验**:给予雌激素(雌二醇 1mg)21~25d,在最后 5~7d 给予孕激素(孕酮 10mg),从而刺激撤药性出血。如果没有发生出血,则表明存在解剖异常。

K. **宫腔镜检查**:推荐宫腔镜检查,用于评估解剖缺陷。

L. **骨密度检查**:任何女性闭经 6~12 个月,建议行骨密度检查。

M. **艾滋病病毒检测**:如果没有找到其他病因可考虑行艾滋病病毒检测。

六、治疗

必须建立在确诊的基础上,并且在恢复月经时,治疗雌激素缺乏有关症状的同时必须设法解决根本问题,在合适的时候应强调解决生育问题。

A. **高催乳素血症性闭经**

1. 如果药物治疗,甲状腺异常,或怀疑其他在表 3-1 中列出的病因,根本原因应该加以纠正并且 2~3 个月后复查催乳素水平。

2. 垂体腺瘤。如果确定是垂体腺瘤,治疗的目标是抑制催乳素,减小肿瘤的体积,防止复发,促进排卵。在缺乏具体条件的情况下,无论有无垂体瘤,多巴胺受体激动药是高泌乳素血症的首选治疗。

a. 溴隐亭:因为溴隐亭抑制催乳素的分泌,降低泌乳素水平,消除溢乳,并恢复月经和生育,因此是治疗高泌乳素血症的最常见的一线药物,月经通常在催乳素正常后 6~12 周出现。

b. 孕酮:如果一个女人无生育要求,没有溢乳,或者对溴隐亭不耐受,服用孕酮 10mg/d,每月 10 天,是非常有用的诱导月经的方法。孕酮不会影响催乳素瘤的大小或催乳激素的水平。

c. 在过去,治疗垂体腺瘤普遍采用蝶窦切除术。然而,这些肿瘤的复发很常见,因此溴隐亭通常用作微腺瘤和大腺瘤的一线治疗。微腺瘤生长缓慢,每年应监测催乳素水平,每 2～3 年应行神经影像学检查。

B. 性腺闭经(也称为下丘脑性闭经):当导致 GnRH 分泌减少的压力解除后,性腺闭经就解决了。在此期间,其他干预措施是很重要的。

1. 饮食调整,通过饮食调整来纠正热量不足并维持体重(至少 90% 的理想体重)是至关重要的。86% 能保持理想体重的患者 6 个月内会恢复月经。

2. 防止骨质流失,为口服避孕药患者补充雌激素直到建立正常的月经。一些研究发现,口服避孕药可防止进一步的骨质流失,提高脊柱骨密度,但不改善髋部骨密度。使用 $25\mu g$ 炔雌醇片的药效与 $35\mu g$ 的相当。

3. 应劝阻吸烟并摄入充足的钙($1.5g/d$)及维生素 D($800U/d$)以防止骨质流失。

4. 如果发现骨质疏松,就应开始行抑制骨质吸收治疗(如阿仑膦酸盐,$10mg/d$ 口服或每周口服 $70mg$)。二膦酸盐是孕期 C 类药物。

C. 促性腺激素亢进的 POF 闭经:需要激素替代治疗方案以维持骨量。患有 POF 的年轻妇女,为了防止骨质流失,每天需要比一般激素替代疗法更大剂量的雌激素。最初应补充钙和维生素 D,并进行双膦酸盐预防或治疗骨质疏松。如果发现一个基因异常的情况(脆性 X),应考虑咨询遗传科。

D. 正常促性腺激素闭经的 PCOS 患者可能需要多方面的治疗

1. 减少胰岛素抵抗,胰岛素增敏剂如二甲双胍已经被证明可以降低高胰岛素血症和修复排卵。口服二甲双胍(最多 $2550mg/d$)可以促进排卵。同时建议减肥。

2. 如果想要怀孕,PCOS 患者应使用促排卵药物(如克罗米酚)。

3. 如果不想怀孕,治疗目标应为中断高雌激素,从而最大限度地减少多毛症,同时使用孕激素对抗雌激素并引起撤药性出血。

4. 多囊卵巢综合征的妇女应检查空腹血糖看是否有糖尿病。

5. 螺内酯(醛固酮拮抗剂、雄性激素阻断剂)用于治疗多毛症。口服剂量为 $100mg$,$1～2/d$,通常有效。螺内酯与口服避孕药的作用机制不同,因此,联合用药能提高其疗效。

(王彩霞　庞　严　译)

参考文献

[1] Apgar B. Diagnosis and management of amenorrhea. Clin FamPract,2002,4(3):643-666.

[2] Barbieri R. Metformin for the treatment of polycystic ovary syndrome. Obstet Gynecol,2003,101:785-793.

[3] Helen C, et al. Effects of human immunodeficiency virus on protracted amenorrhea and ovarian dysfunction. Obstet Gynecol,2006,108:1423-1431.

[4] Larsen PR. Williams Textbook of Endocrinology. 10th ed. Philadelphia, PA:Saunders,2003.

[5] Martin V,Reid R. Amenorrhea. In: Rakel & Bope, eds. Conn's Current Therapy. 60th ed. Philadelphia, PA:Saunders,2008:1046-1049.

[6] Rotterdam ESHRE/ASRM Sponsored PCOS consensus workshop group consensus on diagnostic criteria and long-term health risks related to PCOS. Fertil Steril,2004,81:19-25.

[7] Speroff L,Fritz M. Clinical Gynecoogical Endocrinology and infertility. 7th ed. Philadelphia:Williams & Wilkins,2004.

[8] The Practice Committee of the American Society for Reproductive Medicine. Current evaluation of amenorrhea. Fertil Steril,2006,86(5 suppl):S148-S155.

第4章 贫 血

Gregg M. Hallbauer,DO, & Andrew D. Jones,MD

要点
- 贫血是疾病的主要标志之一,贫血是不正常的。应不断查找病因。
- 缺铁性贫血是最常见的原因。
- 虽然有些综合征与具体的症状和体征相关,但贫血通常是无症状的。
- 贫血通常可以用简单的实验室检查精确诊断,如血红蛋白,红细胞计数,铁蛋白和网织红细胞计数。
- 对成年人贫血进行评估时应常规行便隐血试验。所有 50 岁以上的成年人应行结肠镜检查。

一、定义

贫血是指血红蛋白(Hb)或血细胞比容(Hct)低于年龄相仿人群的标准。通常指成年男性 Hb<13g/dl,成年女性 Hb<12g/dl,孕妇 Hb<10g/dl,儿童 Hb<10.5g/dl。Hb 被认为是比 Hct 更好的评价贫血的指标。

二、常见诊断

A.缺铁性贫血

1. 营养/吸收 继发于摄入减少引起的缺铁

性贫血是世界上最常见的营养性贫血。然而,在发展中国家,由于营养缺乏引起的成年人缺铁性贫血是不常见的,因为正常生理情况下,这些营养缺乏至少 5 年才能导致缺铁性贫血。母乳喂养及不富含铁的配方奶喂养的新生儿是例外,可能在出生的第一年就会产生缺铁性贫血。12～24 个月龄的儿童在从铁强化配方牛奶过渡到牛奶和固体食物的过程中也可能会发生缺铁性贫血。因疾病造成的吸收不良,小肠切除或胃大部切除术只占缺铁性贫血病因的小部分。

喝牛奶导致的儿童贫血

儿童贫血的一个特殊类型,是由于过早牛奶喂养导致的缺铁性贫血。为防止这一情况,美国儿科学会建议:①母乳喂养 6～12 个月。②只用强化铁配方奶粉。③避免在婴儿出生第一年使用牛奶。④一开始进食的固体食物应为富含铁的谷物。6～12 个月龄高危儿(贫穷、黑种人、印第安人、阿拉斯加土著、来自发展中国家的移民、早产或低出生体重儿、主要摄取食物是非强化铁牛奶者)应常规补铁。

---

2. 失血 营养不良或吸收不良时,出血会导致缺铁性贫血。年轻妇女,大多数情况下是由于月经失血及妊娠期铁的需求增加。

胃肠道失血是失血的另一个常见原因;这往往是因为非甾体类消炎药的侵蚀作用。结肠肿瘤、憩室病和血管畸形是消化道出血的其他重要原因。罕见的失血原因包括慢性溶血、咯血等出　　血病症。

急性出血

　　急性出血是一种潜在威胁生命的贫血原因。急性严重失血既是低循环血容量问题，同时也出现低血红蛋白和低血细胞比容。急性出血可表现为轻微或无 Hb/Hct 降低，但仍然具很重要的临床意义。急性出血可能无症状，也可能出现严重休克，包括疲劳，头晕或意识改变，可能伴随月经过多，黑粪，便血，呕血，咯血。急性出血与立位晕厥（倾斜试验阳性）相关，应住院进行液体复苏，输血治疗并识别和处理出血的根本原因。

B. **维生素 B_{12} 缺乏**：占老年病人贫血的 5%～10%。

老年性贫血

　　贫血在年龄＞65 岁的老年人中很常见，占 8%～44%。9% 年龄＞65 岁的缺铁性贫血老年人有胃肠道恶性肿瘤。老年人的贫血症状和体征可能难以发现，可能表现为一个恶化的潜在医疗情况。虽然老年人的贫血评价与在这一章中所述的非常相似，但必须记住，低血红蛋白或血细胞比容值并不是年龄增大的结果，必须寻找导致贫血的原因。

---

　　1. **吸收不良**　维生素 B_{12} 缺乏通常由胃黏膜萎缩导致的吸收不良引起。难治性贫血或者内因子产生或分泌减少导致的维生素 B_{12} 吸收不良；质子泵抑制药治疗，或者幽门螺杆菌胃炎在恶性贫血的发展过程中也起一定作用。其他较少见的病因包括小肠过度增生；回肠吸收障碍；小肠的酸化作用；胰腺疾病；某些药物（如对乙酰氨基水杨酸、新霉素及氯化钾）。维生素 B_{12} 缺乏增加了胃癌或胃息肉发生的概率，这些被认为与维生素 B_{12} 吸收不良性胃炎相关。

　　2. **饮食**　动物产品是钴胺素的唯一来源，因此，很多年不吃肉、蛋、奶酪的素食者会逐渐发展成营养缺乏状态。

　　C. **叶酸缺乏**：叶酸缺乏是由于平衡饮食叶酸摄入量并不会大大超过每日营养需求且体内叶酸储存相对少，4 个月即会耗尽。因此，叶酸缺乏并不会发生在那些不消耗或者吸收足量叶酸者，而是发生于因为某些原因耗尽体内叶酸储存的患者身上。

　　1. **叶酸摄入减少**　当食物中缺乏足量新鲜蔬菜、坚果、发酵物及肝脏时会发生摄入减少。老年人、酗酒者或者食物烹调时间过长会导致摄入减少。

　　2. **吸收障碍**　胃肠道状况（如腹腔疾病导致的空肠萎缩）及药物（如苯妥英钠或柳氮磺吡啶）会导致叶酸吸收障碍。抗核苷酸合成药物包括某些化疗药，抗病毒药（如叠氮胸腺嘧啶及齐多夫定），叶酸拮抗药（如甲氨蝶呤），甲氧苄啶，氧化亚氮，扑米酮，苯巴比妥。服用甲氨蝶呤时应补充叶酸 1mg/d。

　　3. **需求增加**　妊娠期营养需求的增加及慢性溶血性贫血和剥脱性银屑病可能耗尽叶酸储备，从而导致需求增加。

　　D. **慢性疾病的贫血（ACD）**：高达 6% 的家庭医生收住入院的成年人患者 ACD，此类患者尽管有充足的储存铁，但把储存铁合成血红蛋白的能力降低。ACD 也可能具以下特征的潜在疾病加速，包括失血，溶血，吸收不良，营养不良，骨髓移植或由感染和药物造成的抑制。

自身免疫性溶血性贫血

　　自身免疫性溶血性贫血非常罕见,可以原发或继发于其他疾病,如系统性红斑狼疮,慢性淋巴细胞白血病,非霍奇金淋巴瘤,霍奇金病及癌症。药物,如 α-甲基多巴、青霉素、利福平、磺胺类、奎尼丁、氯磺丙脲可能引发免疫溶血,临床上与自身免疫性溶血性贫血很难区分。贫血可能发生迅速并危及生命,患者可出现心绞痛或充血性心力衰竭,1~3d 内发展为黄疸。血栓性血小板减少性紫癜是自身免疫性溶血性贫血的一种类型,患者可出现瘀斑、高热、神志改变或局部神经改变。

E. 溶血过程

1. **镰状细胞病**　是一种具有常染色体遗传特征的疾病;发生在 8%~10% 具有镰状细胞杂合子的美国黑人中,很少发生在地中海人、印度或沙特血统人。镰状细胞病发生在镰状细胞纯合子基因(HbSS)的人中,在美国影响约 2% 的黑种人。其他镰刀综合征,如镰刀-β-地中海贫血和镰刀 C 疾病,在美国很罕见。

2. **地中海贫血**　在地中海和亚洲人群中最常见。地中海贫血在非洲人和美洲黑种人中只有零星报道。

3. **遗传性椭圆形红细胞增多症和球形红细胞增多症**　是常染色体显性遗传疾病,影响全球 2 亿~3 亿人,但这些疾病在美国并不多见。红细胞膜的缺陷导致红细胞血管内溶血。

4. **葡萄糖-6-磷酸脱氢酶(G-6-PD)缺乏症**　是世界范围内最常见的导致溶血的疾病之一,影响 10% 美国黑人男性。G-6-PD 基因位于 X 染色体上,女性携带者很少受影响。

5. **丙酮酸激酶缺乏**　是另一个常见的红细胞酶缺乏症。由上述原因导致的血管内溶血会由于疾病、压力和 G-6-PD 缺乏症及某些药物造成恶化。

F. 骨髓缺陷

1. **再生障碍性贫血**　发生的原因是骨髓受侵犯导致红细胞合成缺陷。原因可能是骨髓肿瘤浸润或纤维化;与药物剂量相关,特异体质,药物过敏(如抗甲状腺药、黄金、化疗药物、齐多夫定、苯妥英和苯),辐射,自身免疫抑制(如系统性红斑狼疮)和感染,如结核病、非典型分枝杆菌感染、布氏菌病、甲型和乙型肝炎,少见于腮腺炎、风疹、传染性单核细胞增多症、流感及人类免疫缺陷病毒、细小病毒、真菌和寄生虫感染。

2. **骨髓增生异常综合征(MDS)**　每年每 10 万人中就有 1~10 人被确诊为 MDS,而且在老年男性更常见。MDS 是干细胞疾病造成的非正常造血祖细胞生成,导致白细胞、红细胞及血小板生成障碍。以前经过放疗或致突变化疗可能导致 MDS。

G. 妊娠贫血:可以与非妊娠贫血有同样的病因。孕期缺铁性贫血主要是因为血浆容量增加而没有血红蛋白量增加。

三、症状和体征

　　贫血时,这些可能是不存在的或含糊的。一些症状在某些特别的年龄组较常见,而一些病症也有典型症状和体征(表 4-1)。

表 4-1

常见贫血的表现

诊断	异常表现
铁缺乏	异食癖:食管憩室(Plummer-Vinson 综合征);黏膜和指甲床苍白;萎缩性舌炎,口角炎,唇干裂
维生素 B_{12} 缺乏	舌灼热感、酸痛,麻木、感觉异常;黄色皮肤;白癜风;舌炎;肝大;脾大;心理状态改变
溶血性贫血	发热,疼痛;黄疸;肝大;心脏扩大;杂音
叶酸缺乏	营养不良,腹泻,舌炎,唇干裂;无神经系统异常,但有轻度的心理状态改变
地中海贫血	骨骼畸形;生长障碍;肝脾大

四、实验室检查

一种用来诊断贫血的方法(使用血红蛋白,红细胞计数,网织红细胞计数)见图 4-1。如怀疑地中海贫血或骨髓障碍应行外周血涂片。

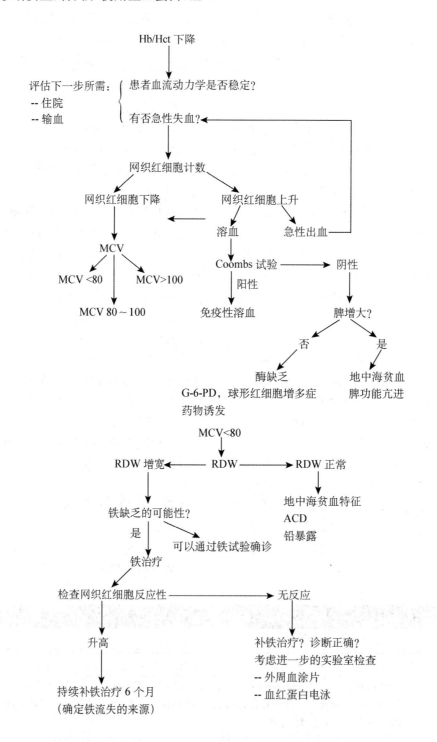

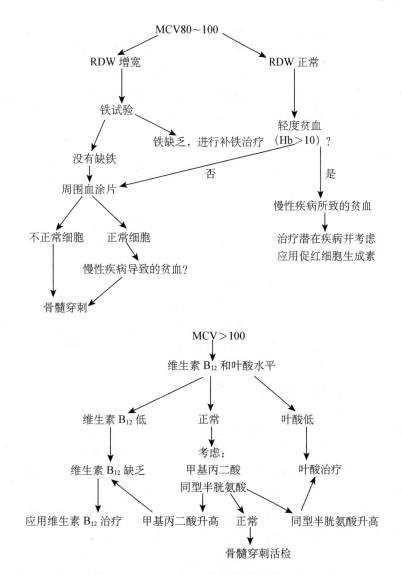

图 4-1 贫血的诊断和治疗流程

ACD:慢性病性贫血,G-6-PD:葡萄糖-6-磷酸脱氢酶,Hb/Hct:血红
蛋白/血细胞比容,MCV:平均红细胞体积,RDW:红细胞体积分布宽度

A. 缺铁性贫血:基本的诊断特征包括低血清铁蛋白(<20ng/ml 反映铁储存缺乏),低血清铁,高铁结合能力,骨髓铁储存缺乏后出现外周血红细胞小细胞低色素性贫血。血红蛋白和铁蛋白是缺铁性贫血诊断的最好检验指标。成年人贫血时,血清铁蛋白<15ng/ml 有 51.8% 的可能性表明为缺铁性贫血。血清铁蛋白>100ng/ml 表明储存铁充足,缺铁状态的可能性很小。正常红细胞分布宽度(RDW)能非常有效地排除具小细胞性贫血特征的缺铁性贫血。年龄>65 岁的缺铁性贫血患者需要行消化道内镜检查,以筛查恶性肿瘤,同样,年龄<65 岁的男性及非经期女性如果出现不能解释的缺铁性贫血也应进行此检查。小细胞性贫血的鉴别诊断包括地中海贫血、铁粒幼细胞性贫血、某些类型的缺铁性贫血及铅中毒。

B. 维生素 B₁₂ 和叶酸缺乏:维生素 B₁₂ 和叶酸缺乏导致巨幼细胞贫血(巨细胞症,外周血涂片见多叶核粒细胞),平均红细胞容积(MCV)升高(通常>110fl,但如果合并地中海贫血时 MCV 可以正常);高间接胆红素血症;乳酸脱氢酶升高;红细胞平均血红蛋白量(MCHC)正常(31~35g/dl),网织红细胞计数下降;可能出现白细胞及血小板计数下降。如果出现巨红细胞症,应检测血清维生素 B_{12} 和叶酸水平,如果这些是正常的,应考虑测量钴胺素代谢物(甲基丙二酸和同型半胱氨酸)水平。如果正常则可以排除维生素 B_{12} 或叶酸缺乏症。维生素 B_{12} 缺乏患者的血清叶酸通常正常或升高,除非合并叶酸缺乏。叶酸缺乏患者的血清同型半胱氨酸水平显著升高。如果维生素 B_{12}、叶酸及其代谢物正常,则应行骨髓活检排除 MDS 和恶性肿瘤,因为这些疾病也可表现为外周血巨幼细胞生成。

C.慢性病贫血(ACD):ACD 通常很轻,而不是逐步发展的,Hct 很少 $<25\%$,除非肾衰竭。ACD 的检查结果一般是正细胞正色素性红细胞,网织红细胞生成下降,血清铁低或正常;总铁结合能力低;红细胞体积分布宽度一般正常。网织红细胞铁储存通常充足,血清铁蛋白水平 $>50ng/ml$,骨髓铁正常或升高。在炎性疾病中,血清促红细胞生成素水平降低。骨髓细胞通常降低,伴随骨髓前体细胞下降。

D.溶血性贫血:溶血性贫血的主要诊断特点是网织红细胞显著增多。

1. 免疫性溶血　诊断基于 Coombs 试验,直接 Coombs 试验阳性表明存在红细胞表面抗体而间接 Coombs 试验阳性提示循环红细胞抗体的存在。由冷反应抗体导致的免疫性溶血患者可以找到冷凝集素。

2. 血管外溶血　血管外溶血者血清间接胆红素及乳酸脱氢酶水平升高,而结合珠蛋白下降。在持续性的严重溶血性贫血,有核红细胞可以进入血液循环。

E. 血红蛋白病

1. 镰状细胞贫血

a. Hb 水平通常在 $5\sim10g/dl$,中性粒细胞和血小板计数通常升高,血涂片显示镰状细胞、Howell-Jolly 小体、网织红细胞增加,通常白细胞及血小板数增加。

b. Hb 电泳显示红细胞包含 $85\%\sim95\%$ 的 Hb S,并且在纯合子 S 病没有 Hb A。Hb A_2 水平升高及地中海贫血家族史是镰刀状-β-地中海贫血的特征。

2. 地中海贫血　外周血涂片显示小细胞低色素性贫血伴嗜碱性点彩,可能会与缺铁性贫血混淆;缺铁性贫血的诊断通常还包括红细胞计数下降、RDW 增宽及血清铁下降,但 β-地中海贫血患者很少红细胞计数有正常或轻度下降,通常出现严重的小红细胞症,血清铁正常及 RDW 正常。β-地中海贫血患者 Hb 电泳显示 Hb A_2 及 Hb F 增加。

F.慢性肾病性贫血

1. 在肾小球滤过率达到 60ml/min 或以下时,贫血在患病率及严重性方面均增加。

2. 在慢性肾病性贫血,促红细胞生成素缺乏是贫血的主要原因,对其要做些检查排除缺铁和其他细胞系异常。

3. 当绝经前妇女或青春期前患者 Hb $<11g/dl$ 或成年男性及绝经后女性 Hb $<12g/dl$ 时,应开始建立贫血的相关检查。推荐的评价指标包括 Hb、RBC 计数、网织红细胞计数、铁试验及便隐血试验。

五、治疗

贫血的治疗强调病因学治疗。

A.缺铁性贫血:在儿童、青春期少年及育龄期妇女,如果病史、系统回顾及体格检查是阴性的,那么,进行铁试验是合理的。

1. 铁制剂,如硫酸亚铁、葡萄糖酸亚铁、富马酸亚铁、多糖铁复合物可以补充铁缺乏。通常剂量是 $100\sim200mg/d$ 元素铁(硫酸亚铁 325mg,3/d)。几天后网织红细胞会增多。进行补铁治疗后 Hb 应每 $2\sim3$ 周增加 1g/dl。一旦 Hb 纠正了,铁剂治疗还要持续 4 个月待贮存铁恢复正常。如果 4 周内还未见 Hb 上升 $1\sim2g$,那么可能存在铁吸收障碍、出血或不明的损伤。铁剂治疗还要持续 $4\sim6$ 个月待贮存铁恢复正常。有症状的患者或无症状的心脏病患者当 Hb $<10g/dl$ 时应考虑输血治疗。

2. 建议在妊娠期间补充含铁维生素,Hb $<10g/dl$ 时建议补充铁剂治疗。

3. 在儿童,铁治疗被替换为每日 1 次,元素铁剂量 3mg/kg 治疗 3 个月。铁疗法的不良反应有痉挛、恶心、便秘及腹泻。建议漱口,以防止牙齿被液体制剂染色。

4. 为了减少胃肠道不良反应,铁剂治疗应从每日 1 片开始,随餐服用,剂量应逐渐增加。富马酸亚铁和多糖铁很少会导致胃肠道反应,但比硫酸亚铁更贵。

5. 铁剂治疗无效通常是由于依从性差,但也可能是误诊(如 ACD 及地中海贫血),胃肠道持续失血或很少见的吸收障碍。

6. 静脉补铁治疗,在慢性出血,吸收不良,口服铁剂不能忍受或依从性差或血红蛋白水平<6g/dl 患者应静脉补铁治疗。

B. **维生素 B$_{12}$ 缺乏**:确诊难治性贫血患者缺乏维生素 B$_{12}$ 时应终身服用维生素 B$_{12}$ 治疗。第 1 周的肌内注射剂量是 1000μg/d,然后每周 1000μg,直到血液学指标正常,如果存在神经系统并发症,则至少持续 6 个月,然后终身每月 1000μg。口服 1000～2000μg/d 同样有效,但需要患者更大的依从性。滴鼻凝胶制剂也有,不是第一线治疗方法。

C. **叶酸缺乏**:治疗方法为口服叶酸 1mg/d。

D. **ACD**:除了针对潜在的疾病没有特别的治疗。对因肾衰竭患者或接受化疗而贫血的患者应考虑重组促红细胞生成素。添加剂不足使贫血状况恶化,但是,除非存在特殊缺乏,否则铁治疗、维生素 B$_{12}$ 和叶酸治疗都是无用的。

E. **溶血过程**

1. **镰状细胞疾病** 患者应根据疾控中心的建议接种肺炎链球菌、流感嗜血杆菌、B 型肝炎及流感疫苗。感染应及早积极治疗。2 个月至 5 岁的儿童是肺炎球菌感染的高危人群,应预防应用抗生素如(青霉素)。典型的方案是口服青霉素,125mg,2/d,直到 2～3 岁,然后 250mg,2/d。从 10 岁开始,因视网膜病变发生率较高,应每 1～2 年定期进行眼科检查。患者应长期保持叶酸补充治疗。

2. **溶血危象** 最常见的溶血状态需要治疗的疾病是镰状细胞危象。治疗包括休息、水化及镇痛。再障危象或溶血危象或妊娠晚期患者应预备输血。镰刀特征的患者并不需要进行治疗。

F. **慢性肾病**:应考虑重组红细胞刺激制剂。接受重组红细胞刺激制剂治疗的患者同时也需补充铁治疗。然而,由于会增加血栓的风险,应经常监测 Hb 水平,确保其不会超过 12g/dl。

(王彩霞 庞 严 译)

参考文献

[1] Dhaliwal G,Cornett P,Tierney LM. Hemolytic anemia. Am Fam Physician,2004,69(11):2599-2606.

[2] Gunn VL,Nechyba C. Harriet Lane Handbook. 16th ed. Mosby, ST. Louis, Baltimore, Boston, Chicago, 2002:284-285.

[3] Irwin JJ,Kirchner JT. Anemia in children. Am Fam Physician,2001,64(8):1379-1386.

[4] Killip S,Bennett JM,Chambers MD. Iron deficiency anemia. Am Fam Physician,2007,75(5):671-678.

[5] Nurko S. Anemia in chronic kidey disease:causes, diagnosis,treatment. Cleve Clin J Med,2006,73(3):289-297.

[6] Zlotkin S,Arthur P,Antwi KY,et al. Randomized, controlled trial of single versus 3-times-daily ferrous sulfate drops for treatment of anemia. Pediatrics, 2001,108:613-616.

第5章　踝关节损伤

Philip R. Palmer, MD

> 要点
> - 踝关节扭伤是体育休闲活动中最常见的损伤。
> - 40%的扭伤引起发病。
> - X线片能准确地诊断骨折。
> - 其他损伤,包括跟腱撕裂、第5跖骨近端骨折、舟骨骨折,都可能有类似踝关节扭伤的表现。

一、定义

踝关节损伤常见于经常运动的人群中,但很难评估踝关节疼痛。为了进行适当的鉴别诊断,了解组成和围绕踝关节的骨头、韧带和肌腱的结构是非常重要的(图5-1)。活动度往往在一个水平面:跖屈和背屈。因为踝穴前方增宽,背屈在一定程度上受限。真正的踝关节内翻和外翻非常少,大部分发生在距下关节。脚部的距下关节可以全方位的进行内翻、外翻、旋后和旋前。内踝(远端胫骨)和外踝(远端腓骨)通过踝穴向下延伸,保证了由很多块骨头组成的踝关节的重要的稳定性。

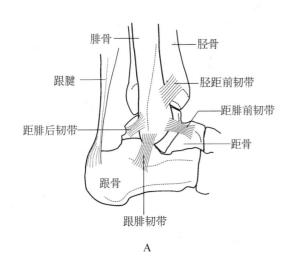

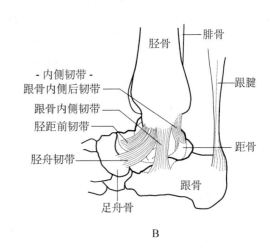

图5-1　踝关节韧带

A. 外侧观;B. 内侧观

韧带保障了内外侧的稳定性(阻抗内翻和外翻)。胫腓韧带行走于胫骨与腓骨之间,联合维护了踝关节的稳定性,各种肌腱缠绕关节是保证其稳定性的次要因素。

踝关节损伤包括踝关节的骨或软组织结构的外伤。扭伤指韧带撕裂,而劳损则是肌肉-肌腱单位撕裂。

挫伤是擦伤,腱鞘炎是肌腱及其鞘的炎症,骨折是指解剖学上的骨断裂。

二、常见诊断

踝关节损伤大约占所有运动损伤的 20%。

A. 扭伤: 扭伤占 85% 踝关节损伤,在篮球、排球、滑冰、足球运动员中最常见。大部分的踝关节扭伤是外侧副韧带损伤。小于 10% 的踝关节损伤是内侧副韧带扭伤,但比外侧扭伤更为严重。

B. 劳损: 劳损占 5% 踝关节损伤,往往见于冲击性运动,比如田径运动。肌肉-肌腱单位的使用过度,尤其是耐力跑、舞蹈、体操,也可以造成这种损伤。

C. 腱鞘炎: 腱鞘炎占 5% 踝关节损伤,最常见于跑步、跳跃或舞蹈的人。直接撞击或反复超负荷地过度使用关节和运动技巧错误可以导致这种损伤。

D. 骨折: 骨折占踝关节损伤<5%,在青春期前的儿童中,骨折比扭伤更为常见,因为韧带结构比骨头更强健。骨折在高速、高强度冲击的运动(比如橄榄球、足球、滑雪、曲棍球或滑板)中最常见。

1. 应力性骨折　最常发生于跑步、体操或跳舞时。

2. 远端腓骨的 Salter I 型和 II 型骨折　是儿童最常见的踝关节损伤(Salter 分型参见第 29章)。

E. 挫伤: 踝关节挫伤在踝关节损伤中<5%,常见于接触性运动,并且很少被发现。另外,这种情况也可能由不适合的鞋子或糟糕的场地引起。挫伤主要是需要被排除的诊断,因此不会进一步

讨论。

三、临床表现

A. 扭伤: 根据韧带受损的严重程度,扭伤可以表现为不同程度的疼痛、肿胀、行动不便和关节松弛。

1. 1 度扭伤　是轻度损伤,疼痛轻微,承重不受影响。受损韧带轻度压痛,表现为轻度肿胀。没有关节松弛。

2. 2 度扭伤　是比较严重的损伤,中度疼痛,承重受损伤导致跛行。表现为中度肿胀和压痛,肿胀可能蔓延至受损韧带区域以外,出现瘀斑,前抽屉试验的结果说明关节松弛程度,距骨倾斜试验可能也是阳性。

3. 3 度扭伤　是最重度的损伤,受伤运动员可能因为极度疼痛而不能承重。表现为显著的、弥漫性肿胀,严重的压痛和典型的瘀斑。前抽屉试验和距骨倾斜试验的结果说明关节松弛程度,尽管很多人因为极度疼痛和肿胀而不能承受这种压力试验(表 5-1)。

4. 高位踝关节扭伤　典型表现很像 2 度或 3度的外侧踝关节扭伤,有显著疼痛和肿胀,承重不能或者非常受限。挤压试验(同时紧压胫腓骨的远端 1/3)会出现踝关节疼痛。

B. 劳损: 劳损也表现为疼痛和肿胀,但通常只有活动时才出现明显的疼痛,肿胀往往也很轻微。疼痛的定位为劳损的诊断提供依据。

1. 步行时后部疼痛提示跟腱扭伤。

2. 内踝后部和下方疼痛提示胫骨后肌腱扭伤。

3. 胫骨前、踝关节和内踝疼痛提示胫骨前肌腱扭伤。

4. 外踝后部和下方疼痛提示腓骨腱扭伤。

5. 肌腱慢性炎症可以导致断裂。典型表现是在肌肉-肌腱控制的水平面上不能活动自如。例如,跟腱断裂的患者足部不能在有阻力的情况下跖屈。这些患者也会表现出腓肠肌挤压试验阳性,也就是挤压小腿腓肠肌,但不引起足跖屈(表5-1)。

表 5-1

踝关节损伤的检查方法

检查方法	表现
前抽屉试验:固定胫骨的同时握住足跟部向前用力,试图使跟骨、距骨前脱位	3～14mm 提示 2 度扭伤;＞15mm 提示 3 度扭伤
距骨倾斜试验:固定患者小腿的同时握住踝关节,用力内翻和外翻	踝关节跖屈 5°～10° 提示 2 度扭伤;＞10° 提示 3 度扭伤
腓肠肌挤压试验:患侧膝关节屈曲 90° 时挤压小腿中段部分	跟腱断裂者没有跖屈

C. **腱鞘炎**:受累肌腱疼痛和肿胀提示腱鞘炎,其他表现还包括触诊疼痛,肌腱增厚,受影响的肌肉群无力。典型表现为受损肌腱可闻及捻发音(也形容为"踏雪声")。

D. **骨折**:骨折往往导致活动能力立即丧失,患者主诉闻及骨擦音,中度至重度突然的疼痛和肿胀,局部压痛,急性骨折可能会出现捻发音和瘀斑。第 5 跖骨基底部撕脱性骨折与踝关节扭伤的机制和症状相似。隐匿性骨折有踝关节"扭伤"史并抵抗所有治疗,有过度行走后的钝痛和轻微肿胀,随活动而疼痛加重,休息后完全缓解。查体无阳性体征,除了腓骨远端(应力性骨折)或踝关节跖屈时踝穴(软骨骨折)局限性压痛。

四、实验室检查

不需要常规检查。以下情况应进行影像学检查。

A. **X 线检查**(渥太华足踝损伤鉴别诊断标准)(图 5-2)

1. X 线检查的指征是受伤后即刻和在急诊室内均不能负重行走 4 步以上,并伴有以下情况:

a. 踝关节:踝区疼痛以及在内、外踝尖或胫骨、腓骨远段 6cm 的后侧面有骨压痛。

b. 足:足中段疼痛以及舟骨或第 5 跖骨基底部骨压痛。

c. 研究显示,如果患者不符合以上情况,不需进行 X 线检查。

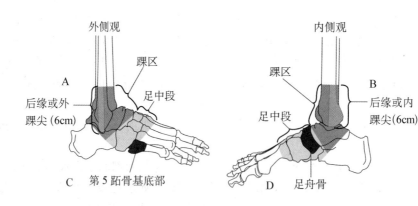

图 5-2　渥太华足踝损伤鉴别诊断标准
A. 外侧图;B. 内侧图

2. 为评价骨解剖学情况,合适的 X 线检查包括前后位、外侧位和踝穴位像。踝穴位像的拍摄方法是使足从正前后位内旋 15°。在观察有无软骨损伤或踝穴骨折时,斜位像也有用。

3. 比较受损和正常踝关节的前后位、外侧位和踝穴位像,有助辨别有无骨碎片和诊断儿童的 Salter-Harris 骨折。踝穴位和斜位像有助于发现软骨碎片。在损伤的最初 2～3 周内常规 X 线检查不能显示应力性骨折。

4. 应力位 X 线片：进行前抽屉试验和（或）距骨倾斜试验时，行 X 线检查的应用指征是查体时发现明显关节松弛，但不清楚扭伤的严重程度。应力位 X 线片最好在局麻情况下进行，且必须与未受损踝关节的应力像进行对比。前向半脱位≥3mm 提示距腓前韧带断裂，如果与正常踝关节相比距骨倾斜试验＞10°，说明踝关节不稳定。这些影像检查尚有争议，因为 X 线显示的松弛程度不一定与临床不稳定性相关。

B. 关节造影术

1. 关节造影术的目的是评估损伤程度，这种技术用于诊断跟腓撕裂（造影剂外渗提示诊断）。

2. 缺点包括昂贵，侵入性，造影剂过敏，损伤后数天内假阴性结果。如果可以行磁共振成像检查（MRI），通常就不需要这项操作。

C. CT 和 MRI：诊断软组织损伤的敏感性和特异性＞80%，推荐用于寻找软骨骨折的碎片和确定占关节面的比例。与关节造影术相比，CT 和 MRI 的预期价值更高，也更易被患者所接受。

D. 骨扫描：对于有相关症状但 X 线片无异常的患者，能协助诊断应力性骨折。

五、治疗

A. 扭伤

1. 紧急处理

a. 保护，休息，冰敷，加压包扎，抬高患肢，物理疗法和药物治疗（简称 PRICEMM）是治疗任何踝关节损伤的关键。冰敷减轻水肿，比热敷更能加速中度至重度的扭伤痊愈（B 级证据）。用半硬性护具（Aircast 踝部护具）或柔软的系带护具加压包扎有助于减少肿胀。这些护具能防止内翻和外翻，但允许背屈和跖屈。这种功能性治疗被推荐用于急性扭伤的固定。

b. 非类固醇类消炎药（NSAIDs）（如萘普生，440mg，2/d，随餐服用）和镇痛药（如醋氨酚，500~650mg，每隔 4~6h 服用 1 次）应该一直使用到水肿和疼痛消退。NSAIDs 类药物不仅减轻肿胀和疼痛，还缩短了恢复至正常活动的时间。

2. 康复期

a. 活动度（ROM）的训练应该在受伤 48h 内开始，在佩戴功能性护具时进行可耐受的承重锻炼。ROM 包括适度的跟腱伸展以彻底恢复背屈。

b. 增强训练。当疼痛和肿胀减退，并且活动度训练有进步的时候，就应该开始等长练习，对着固定物体练习四个活动面的活动（背屈，跖屈，内翻和外翻）。然后，进行同一活动面的渐进式抗阻训练（PRE），使用橡皮弹力管能更容易完成训练。足趾伸展和足跟、足趾走路练习也应该开始。

c. 本体感觉锻炼（平衡板/摆动板）应在患者能够无痛行走时开始。渐进性地在各种地面上行走（平板地板，平地，崎岖地）和单腿平衡训练可以帮助恢复本体感觉。

d. 功能锻炼。下一阶段为更动态的练习，混合了直线（向前和向后）和例如 8 字形线路模式的走路和慢跑。运动员可以交叉进行慢跑和奔跑，最后结合专项运动的训练来进一步增强踝关节的力量，以准备返回赛场。

3. 扭伤的预防

a. 功能训练、本体感觉练习和踝关节力量训练对于减少踝关节扭伤的发生和复发都很重要。注意腓骨肌（外翻）是预防踝关节外侧扭伤的一个关键。渐进性训练课程，尤其是混合了本体感觉练习的课程，有助于减少踝关节扭伤的风险（B 级证据）。

b. 在高危险性的运动中使用半硬性护具可以降低有受伤史的踝关节扭伤复发的风险。（A 级证据）同时，有证据表明护具的使用可以降低未受伤的踝关节扭伤的风险（B 级证据）。

B. 劳损：应该按照扭伤的方式处理。

C. 腱鞘炎

1. 初始治疗包括 PRICEMM，NSAIDs 类药物，必要时使用镇痛药。类固醇注射（如醋酸甲基氢化泼尼松 4mg，和同样剂量的 1%~2% 利多卡因）也会有效。对于跟腱炎、感染、在过去 4 周内接受过类似注射治疗或曾经接受过 3 次以上这类注射的患者，禁忌使用此种治疗。

2. 长期治疗包括应用短引线、非负重石膏 1~3 周，在石膏移除后进行活动度和渐进式抗阻训练 1~3 周。

3. 外科手术的指征是非手术治疗不能改善

的顽固性疼痛和行动受限,肌腱松解术和清创术可以帮助缓解这些情况。

D.骨折

1. 所有骨折的初始治疗都包括 PRICEMM, NSAIDs 类药物,以及必要时使用镇痛药。另外,应该使用后牙夹板,除非确定是稳定性骨折,否则不应允许负重。外科会诊的指征是不稳定性骨折、骨骺骨折和软骨骨折。

2. 大部分稳定性骨折的长期治疗包括使用中立位行走管型石膏 4~6 周,固定后的康复治疗包括活动度、渐进式抗阻、本体感觉和功能训练 2~4 周,与踝关节扭伤的治疗一样。

3. 第 5 跖骨基底部的撕脱性骨折和腓骨远端的小撕脱性骨折恢复非常好,一般来说按照踝关节扭伤的治疗方式就可以痊愈,不过恢复过程会稍微慢一些。

（赵　晶　王家骥　译）

参考文献

[1] Birrer RB. Ankle Injuries. In: Mengel, MD and Schwiebert, LP(eds): Family Medicine Ambulatory Care and Prevention, 4th ed, McGraw-Hill, 2005: 24-30.

[2] Gravlee JR, Van Durme DJ. Braces and splints for musculoskeletal conditions. Am Fam Physician, 2007,75(3):342-348.

[3] lvins D. Acute ankle sprain: An Update. Am Fam Physician, 2006,74(10):1714-1720.

[4] Nugent PJ. Ottawa ankle rules accurately assess injuries and reduce reliance on radiographs. J Fam Practice,2004,53(10):785-788.

[5] Safran MR, et al. Lateral ankle sprains: A comprehensive review. Med Sci Sports Exerc, 1999, 31 (7S):429-437.

[6] Stiell IG, et al. Implementation of the ottawa ankle rules. JAMA,1994,271:827-832.

[7] Thompson C, et al. Heat or ice for acute ankle sprain? J Fam Practice,2003,52(8):642-643.

[8] Veenema KR. Ankle sprain: Primary care evaluation and rehabilitation. J Musculoskel Med, 2000, 17: 563-576.

[9] Wolfe MW, et al. Management of ankle sprains. Am Fam Physician,2001,63(1):93-104.

第6章 手臂和肩部损伤

Brian R. Coleman, MD

要点
- 手臂、肩部的解剖学知识对正确诊断手臂、肩部损伤至关重要。
- 过度使用导致很多肩部损伤。
- 合适的病史询问和查体能对大部分的手臂和肩部损伤进行诊断,并指导进一步检查。

一、定义

肩部由四个关节组成(肱盂关节、肩锁关节、胸锁关节和肩胸关节),这些关节可以使肩部在多个平面方向上活动。髋关节是个稳定的关节,拥有深的髋臼;与之不同的是,肩部的臼窝浅,是个易于活动的关节。肱骨只有很小的骨性支持,由软组织、肌肉、韧带和关节囊悬挂在关节窝。

肱盂关节的稳定性是由韧带和关节囊的联合约束以及肌群和盂唇来维持的。肩部的静态稳定性靠关节表面和肩关节盂唇复合结构维系,动态稳定性靠肩部回旋肌群和肩胛回旋肌(斜方肌、前锯肌、菱形肌、肩胛提肌)维系。

肩部回旋肌由4块肌肉组成,这4块肌肉协助运动,并把肱骨头固定在肩盂上。肩胛下肌协助内旋,冈上肌协助外展,冈下肌和小圆肌协助外旋。

手臂和肩部损伤包括上肢的广泛性或局部性不适。这可能是由直接损伤(如肩锁损伤、肩关节脱位或半脱位、鹰嘴滑囊炎)导致,或是过度使用(如回旋肌群挤压或肩峰下滑囊炎、鹰嘴滑囊炎、内上髁炎或外上髁炎)所导致。肌腱单位的过度使用有几个发展阶段,最初是炎症(疼痛、肿胀、红斑、发热),然后是修复(增生与化脓),而且往往随着进一步的过度使用,发展成纤维化(其组织学的特点为肌腱单位的无序重组,这种改变使其易于变性,发展为狭窄性腱鞘炎,甚至撕裂)。另外老龄化也是退化性肌腱改变的易患因素。

二、常见诊断(表6-1)

手臂和肩部损伤在全科医疗中很常见,患者的年龄和活动水平都是影响这些损伤的原因(详见烧灼感/刺痛、胸廓出口综合征、急性臂丛神经炎)。

表 6-1

常见于臂与肩部损伤的鉴别诊断

损伤情况	危险因素	症状	体征	检查
肩锁损伤	男：女，5：1；16～30岁；肩部顶端直接打击（如足球、长曲棍球、摔跤）	肩关节前屈或内收时疼痛	肩锁触痛，无外表变形，交臂试验异常（表 6-2）为 1～2 度脱臼；锁骨移位（轻微向上移位为 3 度，明显向上或向下或向后移位并伴有神经血管或肌肉损伤为 4～6 度）	肩部正侧位 X 线片；不推荐应力性影像学检查，因为该检查对治疗没有任何影响
盂肱不稳定	过往脱臼史；青春期女性运动员，反复的过头举臂运动（如体操、游泳、网球、棒球投掷）	三角肌钝痛，感觉肩膀过顶、外展、伸展旋转时肩部要脱臼或疼痛加剧；反复活动（如投球）后出现"死臂"	异常理解试验、沟槽征阳性（表 6-2）	正侧位 X 线片结果往往是阴性，但可能显示关节盂缘前下骨折（Bankart 损伤）
脱位/半脱位	接触性运动（如足球，长曲棍球，橄榄球），手臂伸展位跌倒（如溜冰、滑雪、摩托车运动员）	疼痛，手臂外展不能，可能感觉异常	与未受伤的肩膀不对称（肱骨头凸出，肩峰与肱骨间有沟）	应行正侧位肩胛和腋窝侧位 X 线片检查，为发现 Bankart 损伤应该行复位术后 X 线检查
持续卡压/滑囊炎	反复的过头举臂运动（如投掷，球拍运动，游泳），过度使用（如木匠，画家，水管工），年龄＞40 岁	过顶运动时疼痛，夜晚加剧，前外侧肩部疼痛，可能放射至手肘	异常 Apley 试验、Neer 试验、Hawkins 试验、倒空罐试验、落臂试验（表 6-2）	正位与肩胛侧位 X 线片检查可以发现退化性改变，肩胛出口位或 Alexander 位可以显示肩峰下空隙，以评级肩峰卡压程度；MRI 检查对于发现部分或完全撕裂、肩袖退行性变、慢性肌腱炎具有 95% 的敏感性与特异性
粘连性关节囊炎	40～50 岁年龄段高发；肩部不稳定，更多影响非主控手臂，女性＞男性	从疼痛性活动不能进展至无痛性活动受限	三角肌萎缩，活动度减少，尤其外旋时	正侧位 X 线片有助于发现其他诊断（骨折或钙化）；关节造影有助诊断，但因其风险而有争议；MRI 为目前的诊断性检查
鹰嘴滑囊炎	直接挫伤（如溜冰、溜冰板、足球运动员）	肿胀/波动的手肘伸肌面，有或无痛	鹰嘴处波动/触痛或无痛性肿块	有外伤史或复发、对治疗反应不良的患者应行侧位 X 线片检查以发现骨刺或骨折
内上髁炎（高尔夫球肘）	高尔夫球手，小联盟投手	内肘/前臂疼痛；投掷控制力减弱	内上髁触痛	不需检查，除非表现不典型；X 线片检查可以发现骨折

（续　表）

损伤情况	危险因素	症状	体征	检查
外上髁炎（网球肘）	40～60 岁，发病率为内上髁炎的 7 倍，75％ 发生于主控手臂；木匠、画家、网球手或使用不良设备的人（抓握尺码错误，球拍重量不合适）	外侧肘/前臂疼痛（如接电话、开门、端起咖啡杯时），握力下降	外上髁触痛，以中指抗阻伸展时加剧	骨关节炎，关节内游离体；肌电图可见神经根病变/神经病变；如果考虑手术治疗，MRI 检查有助于发现软组织磨损或撕裂

烧灼感或刺痛

　　烧灼感或刺痛是伸展或压缩性臂丛损伤，由外力作用在扭转的仰伸或屈曲状态的颈部所致。这些损伤最常见于接触性运动（如足球、曲棍球、长曲棍球），男性更多见，也有可能由自行车或摩托车事故所致。

　　患者一般主诉手臂烧灼感或感觉异常，并在伤后数小时至数天内感觉手臂无力，但是没有颈部疼痛。应对患者的受损上肢进行简单而彻底的神经检查以及颈椎检查。主诉颈疼痛者则应考虑可能是颈椎损伤并进行治疗，包括固定和急诊评估。对于没有并发症的刺痛，不需要放射性检查；除非症状持续 2～3 周（5％～10％ 的患者会出现这种情况），否则肌电图也不用做。刺痛往往能自行缓解；在竞技运动中，如果没有颈部疼痛、无力或脑震荡，患者在刺痛缓解后可以继续从前的运动。

胸廓出口综合征

　　胸廓出口综合征由锁骨上区域与肩带骨处供应上肢的神经血管受压引起，多见于年轻人，尤其是女性，并与颈肋、糖尿病、甲状腺疾病、酗酒、肥胖有关。患者主诉颈部或肩部疼痛、麻木，波及整个上肢或前臂和手。过顶活动可能加剧症状。夜间痛与感觉异常很常见，但需与腕管综合征相鉴别。常用以下手法可以重现并诊断胸廓出口综合征：Adson 操作（手放两侧，颈部过伸并转向病侧）和 Wright 操作（手臂外展、外旋）。肋骨 X 线片可以排除颈肋或长横突；如果临床评估有所提示，做颈 MRI 有助于排除椎间盘疾病，胸部 X 线片可以评估肺尖肿块。胸廓出口综合征的治疗包括治疗潜在病因（如就颈肋的胸部手术进行会诊）。

急性臂丛神经炎

急性臂丛神经炎并不常见,叮与更常见的肩部疼痛原因混淆。臂丛神经炎多见于 20～60 岁的患者,男女的比例在 2:1 至 11.5:1。可能由病毒性或其他感染性病因引起。患者出现肩部或上肢剧烈的急性烧灼样疼痛,但没有明显的诱因;疼痛往往在数天至数周内消失,随之而来的是上臂无力。颈部和手臂的活动并不影响疼痛。臂丛神经炎必须与颈椎神经根病变(第 48 章)相鉴别,后者疼痛从颈部放射至手臂,可能与外伤或用力有关,并且因颈部活动而加剧。臂丛神经炎中,症状开始 3～4 周后肌电图与神经传导研究发现有多根神经的异常(臂丛);相反,颈椎神经根病变的特点为颈椎摄片发现骨赘与颈椎间隙缩窄,MRI 检查显示有突出的椎间盘组织压迫神经根。对急性臂丛神经炎的治疗:支持疗法,物理治疗维系肩部力量和稳定性,镇痛药镇痛,并且告知患者病情会逐渐改善,虽然比较慢。

A. **肩锁损伤**:很少见于骨骼尚未成熟者。

B. **盂肱关节不稳定**:是盂肱关节一个或多个方向上移动增加。广泛韧带松弛也可以导致不稳定,尤其常见于年轻的女性运动员和马方综合征患者。

C. **肩部的脱位与半脱位**:很常见,占所有脱位的 45%。盂肱关节脱位的 90% 为前脱位。如果有脱位史,而且年龄小于 25 岁且运动较多患者的复发率为 85%。

D. **肩袖卡压与肩峰下囊炎**:是连续的,最初为举臂时卡压,然后出现软组织水肿/炎症。在 25 岁以前,韧带松弛易行成卡压;25 岁以后,卡压往往与过度使用有关,常常导致 40 岁以后局部或全层肩袖撕裂。

E. **粘连性关节囊炎**:是盂肱关节周围的关节囊增厚和挛缩。

F. **鹰嘴滑囊炎**:是由急性或慢性肘外伤导致的表浅鹰嘴滑囊的炎症。

G. **内上髁炎**:是内上髁附着的肌腱和韧带的炎症。

H. **外上髁炎**:是由于前臂反复背屈、旋后、桡侧屈曲运动所导致的肘关节外侧疼痛。

三、症状(表 6-1)

关键点包括详细询问急性损伤过程,患者的职业、娱乐活动,有症状的部位、诱因,以及与肩部或手臂问题有关的任何症状。

A. **部位**

1. 放射至三角肌附着处的钝痛见于盂肱不稳定的患者。

2. 前外侧肩部疼痛,并可能放射至肘部者,可能为肩袖卡压或肩峰下囊炎。

3. 肘部外侧疼痛是外上髁炎的特征;肘部内侧疼痛则是内上髁炎的特征。

B. **诱因**

1. 肩部前屈、内收是肩锁关节损伤的特征。

2. 肩部过顶、外展和外旋时疼痛见于盂肱不稳定。

3. 肩部过顶活动时疼痛和疼痛夜间加剧提示肩袖卡压或肩峰下囊炎。

4. 对肘部的直接撞击引起的疼痛提示鹰嘴滑囊炎。

C. **相关症状**

1. 感觉肩膀过顶、外展、外旋时临界脱臼,以及反复肩部活动后出现"死臂"现象,都意味着盂肱关节不稳定。

2. 从痛性活动范围减少进展至相对无痛性活动受限考虑为粘连性关节囊炎。

3. 肘部伸肌肿胀提示鹰嘴滑囊炎。

4. 外上髁炎的患者主诉抓握能力下降。

四、体征(表 6-1)

对于手臂/肩部不适患者的检查应该包括视诊(寻找肩锁不对称或肩部脱位情况),触诊(有否局部触痛),检查活动范围或一些特殊操作(表 6-2)。

表 6-2

评估常见手臂或肩部损伤的手法试验

试验名称	操作手法	检查
摸背试验	患者用手(a)从头上、头后摸对侧肩胛,然后(b)从背后摸对侧肩胛	肩袖 (a)外展、外旋 (b)内收、内旋
Neer 试验	前臂伸展/前旋时,用力屈曲肩部(稳定肩胛骨的情况下)	肩峰下卡压
Hawkins 试验	手臂前抬 90°,用力内旋肩部	肩峰下卡压/肩袖肌腱炎
倒空罐子试验	肘部伸展,拇指指向下,手臂前屈,外展 90°,在检查者的阻力下试着抬高手臂	肩袖(冈上肌)无力
落臂试验	手臂被动外展后,尝试缓慢向身体侧面放下	肩袖撕裂/冈上肌功能障碍(90°后,手臂突然垂落)
交臂试验	患者举起手臂到 90°,然后主动内收,尝试触摸对侧肩膀	肩锁关节功能障碍
沟槽试验	手臂在身体侧面伸展并放松,检查者用力向下牵拉肱骨,观察肩峰外侧或下方的沟槽或凹陷	盂肱不稳定性
向前/后理解试验	患者手臂外展 90°,弯曲肘部,检查者外旋患者手臂并(a)向前或(b)向后施压于肱骨头	盂肱(a)向前和(b)向后不稳定
Yergason 试验	患者手臂在身体两侧,肘部屈曲 90°,拇指向上指,检查者拮抗患者力量使患者前臂后旋和肘部屈曲	二头肌肌腱炎(可能伴发,或者与肩袖肌腱炎难以鉴别)
椎间孔挤压试验	患者伸展颈部,检查者按住患者头顶向下压,并使之头部向肩臂痛侧旋转	颈神经根受压

五、实验室检查(表 6-1)

对于大部分手臂与肩部不适的患者而言,详细的病史与体检就可以明确诊断。是否进一步检查应取决于具体病例情况。

六、治疗

治疗要针对潜在病因,可以根据详细和有针对性的病史询问、体检和有选择性的检查来发现潜在病因。

A. 1~2 度肩锁关节损伤:往往经过数日休息和肩悬带便可以缓解。冰敷、镇痛药和早期活动范围锻炼很重要。3~6 度(严重)肩锁扭伤或脱位者需要矫形外科会诊,以决定是否需要手术(A 级证据)。

B. 盂肱不稳定的治疗:主要是物理治疗以强化肩袖。非甾体类抗炎药物(如口服布洛芬 600~

800mg,3/d,随餐服用,或萘普生 550mg,2/d,随餐服用)可以减轻疼痛与炎症,必要时使用。如果有复发脱位病史,需要矫形外科会诊决定是否需要手术重建(B 级证据)。

C. 肩袖损伤:很难治疗。最初的治疗包括休息,冰敷,使用非甾体类抗炎药,并推荐早期进行关于活动范围训练和强化训练的物理治疗。悬带能缓解不适,但会导致活动范围减小。如果完全撕裂,则需要手术;但对于局部撕裂,除非物理治疗失败,否则不进行手术(B 级证据)。

D. 肩峰下囊炎:治疗包括适当休息、冰敷、活动范围训练和关节囊注射。

E. 粘连性关节囊炎:常常可自行缓解,治疗上应针对改善症状。适度的活动范围训练、伸展和逐级抵抗训练是有效的。麻醉下的手法治疗需要转诊至矫形外科,而且该方法尚有很大的争议,可应用于上述治疗无效的顽固性病例。皮质类固醇注射(肩峰下和关节内)可以减轻疼痛,但是否对促进痊愈有效还未有定论(B级证据)。

F. 鹰嘴滑囊炎:治疗方案包括冰敷,NSAIDs和严密监测。阿司匹林仅用于肿胀导致剧痛和活动受限的情况。滑囊内抽出的液体应送检,行细胞计数、晶体和革兰染色检查。类固醇注射结果不一,而且只能用于没有感染的情况。

G. 内上髁炎:非手术治疗即可。休息,冰敷,NSAIDs和逐级伸展与力量锻炼(B级证据)。经过3~4周的保守治疗而无效时,可以使用局部类固醇注射。

H. 外上髁炎:非手术治疗,初期包括NSAIDs,活动后冰敷或每日冰敷3次,适宜的工作与运动技巧是很重要的,使用前臂护具或反作用力护具,为了取得正常范围活动无痛的目标,转诊进行物理治疗来进行伸展与力量锻炼。类固醇注射(1ml 倍他米松与3~5ml 布比卡因混合,在触痛最严重处按辐条轮状方式注射)用于2~3周非手术治疗疗效不佳的情况。经过6~12个月治疗,疗效不佳时应该考虑矫形外科转诊,以进行清创术与肌腱切断术。

肩峰下滑囊注射

首先要获得知情同意。

所需物品:40mg/ml 的曲安西龙 0.5~1ml,1% 利多卡因 3~4ml,混合于 5ml 的注射器,使用25G,针头。

操作:可以使用后外侧(从肩峰的后下方入针,进入肩峰与肱骨头之间的空隙,朝向着前方喙突)或外侧方法注射;外侧注射的操作如下:患者坐位,双臂放在身体两侧以使肱骨与肩峰分开,识别肩峰的边缘并做记号。用适宜的杀菌剂(如聚维酮碘)清洁注射点后,以轻微向上的角度从肩峰中点入针,进入肩峰与肱骨头之间的空隙。然后,在确保没有阻力的情况下,一边缓慢退出针头,一边推注液体。有时,注射液体会导致肩峰边缘的肿胀。如果需要,可以使用止血贴包扎。

(赵　晶　王家骥　译)

参考文献

[1] Chumbly EM, O'Connor FG, Nirschl RP. Evaluation of overuse elbow injuries. Am Fam Physician, 2000, 61:691.

[2] Ejnisman B, Andreoli CV, Soares BG, et al. Interventions for tears of the rotator cuff in adults. Cochrane Database Syst Rev, 2004.

[3] Miller JD, Pruitt S, McDonald TJ. Acute brachial plexus neuritis: an uncommon cause of shoulder pain. Am Fam Physician, 2000, 62:2067.

[4] Spencer EE Jr. Treatment of grade iii acromioclavicular joint injuries: a systematic review. Clin Orthop Relat Res, 2007, 455:38.

[5] Tallia AF, Cardone DA. Diagnostic and therapeutic injection of the shoulder region. Am Fam Physician, 2003, 67:1271.

[6] Woodward TW, Best TM. The painful shoulder: part I. Clinical evaluation. Am Fam Physician, 2000, 61:3079.

[7] Woodward TW, Best TM. The painful shoulder: part II. Acute and chronic disorders. Am Fam Physician, 2000, 61:3291.

第7章 叮 咬

Brenda Powell,MD

要点

- 哺乳动物咬伤导致的组织破坏和病原体侵入引起发病。
- 昆虫与蜘蛛咬伤导致的过敏性反应,毒素和病原体侵入引起发病。
- 治疗根据反应类型和感染的病原体来决定。

一、定义

哺乳动物咬伤是由人类或其他哺乳动物的牙齿造成的皮肤伤口,导致发病的原因包括机械性破坏与病原体进入,后者有口腔的需氧和厌氧菌群,以及乙肝病毒和狂犬病(一种致死的病毒性脑炎)病毒。

昆虫与蜘蛛的叮咬包括通过动物的某部分渗透受害者的皮肤,而宿主的反应取决于咬伤的类型。虱子、蚊子唾液、疥螨、膜翅目昆虫叮咬导致超敏反应。蜘蛛咬伤导致神经毒性和局部坏死,伴有出血和血栓形成。咬伤可以传播其他疾病(如蚊子传播疟疾和脑炎,扁虱传播莱姆病、落基山斑疹热,跳蚤传播瘟疫和斑疹伤寒症)。

二、常见诊断

美国每年大约有 100 万动物咬伤患者需要医疗救治。虱子和疥螨的患病率正逐渐增加。扁虱传播的疾病是美国最常见的媒介传播疾病。膜翅目昆虫叮咬所导致的死亡比其他任何一种有毒动物都要多(每年每 10 万人有 6 人死亡)。美国最主要的人类受叮咬伤的情况如下。

A. 哺乳动物:包括人类和其他哺乳动物(家养或野生)。大约 90% 是狗咬伤。

1. 人类咬伤在打斗中常见,往往是青少年和

30~35 岁酒精中毒的成年男性。被虐待的儿童,居住在为无家可归者设立的救助站的儿童,以及在智能发育迟缓的医疗机构居住或工作的人有很高的人类咬伤的危险。

2. 动物咬伤 75% 被认为是没有诱发因素的。60% 的狗咬伤是源于邻居的宠物,在这种咬伤中40% 是表浅伤。50% 狗咬伤受害者是 <15 岁的儿童。美国的狂犬病多见于没有预防接种的家养动物和野生动物,如臭鼬、浣熊、蝙蝠。

B. 昆虫:包括双翅目(蚊子、苍蝇与蚋),跳蚤与臭虫,膜翅目(蜜蜂、黄蜂、大黄蜂、胡蜂、蚂蚁),以及阴虱、头虱、体虱。温暖的季节里,蚊子在臭水中繁殖。跳蚤常见于草地、地毯、室内装饰物、地板裂缝和宠物床,尤其在温暖潮湿的季节;绝大部分跳蚤咬伤都发生在与猫狗接触的时候。臭虫夜间在哺乳动物和鸟类身上进食,可以 6~8 周不进食仍然存活在衣物、家具和床上。蜜蜂和黄蜂蜇伤常见于郊区和农村。火蚁咬伤在美国东南部是一个严重问题。阴虱往往通过密切的身体接触传播,而极少通过污染物散布。头虱常常通过交换使用帽子、梳子和刷子传播,也可以通过紧密的身体接触散布。与恶劣的卫生条件相关的学校内体虱流行极为稀少。

C. 蜘蛛类:包括导致疥疮的恙虫、恙螨、硬扁虱与软扁虱、棕色遁蛛及黑寡妇蜘蛛。疥疮(成熟

恙虫或卵)很容易通过人类接触进行传播,尤其是家庭或群居的环境,这些寄生恙虫钻入表皮并产卵。恙螨(秋螨)在美国南部和中西部很常见,多见于园丁、徒步旅行者和露营者。扁虱可通过与宠物、植物或洞穴动物(如老鼠)的接触传播,扁虱传播几种人类疾病。落基山斑疹热和扁虱传播的回归热在美国西部山区流行。扁虱咬伤导致的野兔病主要见于美国西部。莱姆病在新英格兰、纽约、威斯康辛的半林区地带流行,偶发于西部和中西部。棕色遁蛛和黑寡妇蜘蛛引起严重的发病,导致的死亡占所有毒性动物引起死亡的 5% 左右。棕色遁蛛多见于美国中南部,这些蜘蛛在野外和室内夜间活动,只在受打扰的时候咬人。黑寡妇蜘蛛在美国与加拿大全国都可见,其在室外接近地面的裂缝中生活,尤其是苍蝇出没的地方(如外屋)。

D. 其他:海洋毒性动物咬伤与蛇咬伤等较为少见的叮咬本章不讨论。

三、症状与体征

A. 哺乳动物咬伤:伤口可能是表浅的擦伤;刺破伤伤口有时候比较深;撕裂伤常常有碎片和软化边缘,或伤口可能有组织撕裂。应该检查伤口是否有可见的深层组织损伤、循环减少或大量出血、知觉减退、无力、活动受限和活动时疼痛。感染的表现在咬伤后数小时内逐渐明显。狂犬病开始时表现为咬伤处疼痛和麻木,接着出现发热、吞咽困难、咽喉痉挛(恐水病)、瘫痪、抽搐、死亡。

B. 昆虫叮咬:瘙痒是蚊子、跳蚤、臭虫、虱子、恙虫和扁虱咬伤的症状之一。

1. 蚊子咬伤的伤口表现为瘙痒,红色丘疹或小水疱。

2. 跳蚤和臭虫的伤口表现为瘙痒,红色丘疹或小水疱。多成片出现,或者在暴露部位呈线状分布,尤其是手腕、踝、腿(跳蚤),以及手、面部和颈部(臭虫)。

3. 膜翅目毒液导致的一般局部反应是发热、发红、压痛。局部的过敏反应是红色丘疹周围呈苍白的水肿和不同程度的局部肿胀。更严重的速发型超敏反应表现为全身荨麻疹(见第 62 章),发红,肿胀和过敏反应。迟发型超敏反应(血清病)出现于叮咬 10~14d 后,有发热、关节痛、全身乏

力。火蚁导致多发性丘疹,数小时后变为坏死性脓疱。

4. 虱子咬伤的伤口表现为瘙痒,红色丘疹或小水疱。瘙痒大约从受感染后 21d 开始。阴虱寄生于阴部和腋窝的毛发与皮肤处,但可以在身体各处活动,可见于睫毛、眉毛、发际线,尤其是儿童。头虱寄生于头皮上。衣物缝合处和床上用品的折叠处可以找到体虱。阴虱和头虱的卵紧握住皮肤上的毛发;因为毛发每 3d 生长 1mm,所以可以根据毛发上卵离皮肤的距离来判断是什么时候依附上的。这种信息对于判断卵是否意味一个治疗疗程后新的感染非常重要。

C. 蜘蛛类咬伤

1. 恙虫

a. 雌性恙虫在疥疮内的洞穴建在手腕、肘部、指蹼或擦烂区域,可以出现无数其他损害,包括红斑丘疹,结节,鳞状斑,抓痕和继发性脓疱。除了婴儿,疥疮并不感染头皮或面部。疥疮恙虫离开寄主后可存活 4d。

b. 沙螨咬伤的伤口表现为瘙痒,红色丘疹或小水疱。多成群出现,或者在暴露部位呈线状出现,尤其是手腕、踝和下肢。沙螨和苍蝇咬伤有中央点或可能是出血性小疱。

2. 蜱附着人体后数日,它的神经毒素可以导致上升的、进展性的瘫痪,与急性感染性多发性神经炎类似,伴有反射减弱。

a. 莱姆病由螺旋体属伯氏疏螺旋体导致,是美国最常见的媒介传播性疾病,常常以缓慢扩展的、环形皮损开始,至慢性游走性红斑,伴有局部淋巴结病和较轻的全身症状,出现疲惫、肌痛、关节痛、头痛,发热。早期的弥漫性疾病由多系统组成,淋巴结病、肌肉骨骼痛、关节炎发作、脑神经麻痹、脑膜炎、心脏传导缺陷或心包炎、心肌炎。晚期莱姆病多被视为关节肿大的慢性关节炎。可能累及神经系统。

b. 落基山斑疹热由立氏立克次体导致。患者出现发热、头痛、全身乏力和肌痛。皮疹是典型的红色斑疹,从四肢开始,逐渐变成紫癜,向躯干、手掌、足底蔓延。

c. 兔热病,土拉热弗朗西丝菌,典型症状是咬伤处疼痛和溃疡,急性炎症,有时向淋巴结引流,偶尔有严重咽部发炎伴有渗出物,结膜炎,肝

脾大,肺炎。

3. 蜘蛛

a. 棕色遁蛛咬伤常等到出现局部疼痛和开始瘙痒时才会被发现;6～12h 后成为出血性大疱,周围是硬结与红斑。皮肤和皮下坏死部位在数天内发展成为溃疡,需要 2～4 个月才能缓慢痊愈。全身症状包括头痛、发热、寒战、乏力、虚弱、恶心、呕吐、关节痛。全身毒性症状可能在咬伤1～3d 后出现,被称为"棕斜蛛咬中毒",包括麻疹样皮疹、心动过速、低血压、血管内凝血(瘀点、紫癜、出血倾向)和溶血。棕色遁蛛有 3～5cm 长的腿和 1～2cm 棕色毛茸茸的躯体,背部有小提琴样暗色的条纹。

b. 黑寡妇蜘蛛咬伤是轻刺,1～3h 后伤口出现严重的痉挛痛,扩展至身体附近部位。数小时内可出现疼痛、腹壁僵硬、肌肉痉挛、焦虑、虚弱、出汗、流涎、流泪、支气管黏液、恶心、呕吐和发热。毒蛛中毒有严重的肌肉痉挛、恶心和呕吐。皮损进展为一个苍白的中心伴有红蓝界线的中心。咬伤处附近的部位出现肌肉僵硬,颤抖和肌纤维震颤。胆碱能亢进(发热、流泪、鼻涕、心动过缓)和交感神经兴奋(高血压和快速性心律失常)的症状在接下来数小时内加剧,可能在 3d 内复发。黑寡妇蜘蛛有 1～2cm 光泽的黑色躯体,腹部有红色沙漏印。

四、实验室检查

A. 哺乳动物咬伤

1. 细菌培养与药敏试验。大于 1/3 的深层次人类咬伤伤口和较小部分动物咬伤会感染;擦伤很少到达这一阶段。即使是表面难以发现的手咬伤伤口也很容易感染。所以,以下类型的哺乳动物咬伤伤口推荐细菌培养与药敏试验:深刺伤、需要缝合的咬伤伤口、临床感染或需要入院治疗的伤口、手部全层咬伤。

2. 影像学检查。考虑骨髓炎时应行 X 线平片检查。受力伤,如打击牙齿导致的手部咬伤,需要 X 线摄片检查骨折和嵌入的牙齿碎片情况。

3. 荧光素标记抗体染色法。怀疑感染狂犬病的动物应被处死,将它的头送往实验室检查,以荧光素标记抗体染色法检测其脑部是否有狂犬病抗原。

B. 对可能的疥疮感染的检测:用 15 号手术刀片在瘙痒性损伤处(尤其洞底)轻刮,然后置入矿物油,在盖玻片下用显微镜观察样本,可找到疥疮羔虫、虫卵或者排泄物。

C. 对疑似扁虱传播疾病的检测

1. 在出现慢性游走性红斑的情况下,常规的抗体血清学检查并不必要,患者应接受抗生素治疗。否则,急性期和恢复期 IgM 和 IgG 的滴度会持续升高。

2. 螺旋菌可见于 70% 扁虱传播回归热的血涂片。

3. 落基山斑疹热和兔热病可以分别根据立氏立克次体和土拉热弗朗西丝菌的滴度来诊断。血清学检测在 2 周内都显示阳性。根据症状与体征就可以开始治疗。落基山斑疹热的初始实验室检查显示正常或轻度下降的白细胞、血小板减少、转氨酶升高、低钠。兔热病表现为白细胞和血沉正常或轻度升高。可以进行培养,但不常用,因为有实验室人员传播的危险。

D. 对棕色遁蛛咬伤有广泛病变的检测:如果考虑这种咬伤,检查血型和筛查凝血指标、全血细胞计数、电解质、尿素氮、肌酐和尿。

五、治疗

A. 哺乳动物咬伤

1. 人类咬伤与其他哺乳动物咬伤的伤口护理类似。

(1)彻底清洁很必要:在家里用肥皂和水、过氧化氢溶液或碘溶液反复冲洗伤口。在诊所,则是按压冲洗或纱布海绵(如果需要,可以局部麻醉)和 1% 苯甲烃铵或聚维酮碘溶液冲洗。全层咬伤的伤口边缘应清创,接着按压冲洗。

(2)包扎:一期闭合伤口如果患者在受伤 3～6h 内治疗且伤口看起来没有感染,狗咬伤以及面部的人类咬伤和其他动物咬伤的初步包扎可以考虑缝合或纱布包扎。避免皮下缝合。压力包扎应维持 24h,48h 内监测伤口是否有感染征象。

皮肤单层缝合应在 5～7d 后改为免缝胶带。

手部的咬伤不应马上包扎。咬伤的手应固定,从指尖到前臂中部,抬高。因为有感染的可能,伤口应在 24h 内复查。大约 5d 后,鼓励患处活动以减轻肿胀和僵硬。

其他咬伤伤口应由浸有抗生素成分的纱布包扎,隔日和4～7d后复诊,到时可以考虑改变和延迟一期闭合。

(3)必须向当地卫生部门报告动物咬伤和某些部位的人类咬伤。

2. 抗生素治疗

(1)指征:咬伤伤口感染需要抗生素治疗。这种手部咬伤的患者应入院接受静脉抗生素治疗。

猫咬伤、人类咬伤(C级证据)和出生8h以上的狗咬伤应考虑预防性使用抗生素。

对于缝合或者可能需要随诊延迟闭合的伤口、手部咬伤伤口(C级证据)、深刺伤、所有糖尿病患者或应用免疫抑制的咬伤患者来说,需要考虑抗生素治疗。

(2)可选择的药物和治疗计划:动物咬伤(尤其猫咬伤)可能被多杀巴斯德菌感染。人类咬伤比动物咬伤更容易感染,而且是多种微生物感染。通常有:金黄色葡萄球菌、链球菌、啮蚀艾肯菌、松脆类杆菌葡萄球菌和其他产酶微生物,在41%咬伤伤口感染中可以找到。单一使用一代头孢菌素无效,因为啮蚀艾肯菌和厌氧菌往往耐药。

阿莫西林与克拉维酸(力百汀)是咬伤感染的治疗(10d为1个疗程)或预防性(5d为1个疗程)口服药。成年人剂量是875mg,每12小时口服1次;儿童则是按照每日30～50mg/kg的剂量,分3次口服。

青霉素250mg每6小时口服1次(儿童每日30～50mg/kg),对于动物咬伤的伤口是恰当的初始治疗,但对于人类咬伤伤口则不适合。感染如果出现在24h内,提示巴斯德菌属感染,是青霉素的应用指征。

对青霉素过敏的患者有以下抗生素可选:对于成年人和8岁以上的儿童:红霉素(如琥乙红霉素,每6～8小时400mg)和盐酸四环素每6h 250mg,或者多西环素,每12小时100mg。其他的治疗可以是克林霉素＋氟喹诺酮类,或甲氧苄氨嘧啶-磺胺甲基异噁唑。对于禁忌使用四环素的<8岁的儿童:单独用红霉素,每日30～50mg/kg,分3次口服。

3. 以下情况有入院指征

a. 手部咬伤,除外非常表浅、看起来没有感染的情况。

b. 肌腱、关节囊、骨头、面部软骨咬伤。

c. 尽管使用抗生素但出现感染或者治疗延迟。

d. 严重的缺损或组织缺失,需要整形手术或植皮。

e. 门诊治疗很可能不依从。

4. 狂犬病暴露后预防

(1)指征(表7-1)。联系当地卫生部门,或疾病预防与控制中心的狂犬病研究部门。

(2)治疗。人狂犬病免疫球蛋白,每千克体重20个免疫单位,1/2肌内注射,1/2在伤口附近渗透,暴露后一直使用8d。治疗前先行狂犬病抗体滴度的血清学检查。主动免疫使用人二倍体细胞狂犬病疫苗,1ml肌内注射,在暴露当天,第3、7、14和28天使用。妊娠不是禁忌证。免疫抑制药,如皮质醇,应该尽量避免使用。

表 7-1

狂犬病暴露后预防

动物	动物情况	治疗
野生食肉动物(臭鼬、蝙蝠、浣熊)	已知	对动物行荧光狂犬病抗体检查。进行人狂犬病免疫球蛋白和人二倍体细胞狂犬病疫苗治疗。如果检查结果为阴性,停止人二倍体细胞狂犬病疫苗
	不清楚	假设是狂犬病。进行人狂犬病免疫球蛋白和人二倍体细胞狂犬病疫苗治疗

（续 表）

动物	动物情况	治疗
家养狗或猫	健康/已知	动物观察 10d。如果仍然健康,不需任何治疗
	狂犬病/怀疑狂犬病	对动物行荧光狂犬病抗体检查。进行人狂犬病免疫球蛋白和人二倍体细胞狂犬病疫苗治疗。如果检查结果为阴性,停止人二倍体细胞狂犬病疫苗
	不清楚	大部分地区的狂犬病风险都很低。咨询当地卫生部门
啮齿类动物	一般不清楚	很少需要预防。咨询当地卫生部门

5. 破伤风。破伤风应根据第 41 章列举的指征入院治疗。

B. **昆虫咬伤**:大部分的咬伤只需要对症治疗,如蚊子、苍蝇、跳蚤和臭虫。局部洗剂,如炉甘石或 0.5% 氢化可的松,冰敷可以缓解瘙痒。偶尔可以使用口服抗组胺药,如苯海拉明,成年人 25mg 3/d,能改善荨麻疹反应。其他的具体治疗如下。

1. 对于跳蚤和恙虫感染,应进行彻底的居室清洁,包括吸尘、衣物与床上用品清洗。

2. 由专业的灭虫师进行跳蚤和臭虫的扑灭。熏烟消毒后,宠物、儿童、孕妇应至少离开 4h。

3. 在咨询兽医后,有跳蚤的宠物应使用杀虫剂(如驱虫粉、马拉硫磷)。

4. 膜翅目

a. 如果有刺,应轻刮周围组织来去除,而不是挤压。

b. 局部疼痛和肿胀可以在患处用冰敷与蛋白酶(如生粉与水混合的糊)。

c. 局部的过敏性反应可以通过抬高来减轻肿胀。抗组胺药,如苯海拉明 25~50mg(儿童最多 1~2mg/kg),每 6~8 小时口服 1 次,以及泼尼松连续使用 3d,1mg/(kg·d),都比较有效。

d. 如果出现蜂窝织炎,应该在上述治疗中加上抗生素,如红霉素。

e. 急性超敏反应需立刻使用肾上腺素,1:1000,0.01ml/kg,最多 0.5ml,皮下注射,如果需要应在 5~10min 重复使用。应开始大量静脉补液,并且观察患者至少 6~8h,因为绝大部分的病情反弹或二相过敏反应在这段时间发生。如果需要,其他的过敏治疗措施也应就位。静脉用苯海拉明 50mg 进行 H_1 受体拮抗。支气管雾化剂用于缓解支气管痉挛,如沙丁胺醇 2.5mg(0.5ml 溶解于 5mg/ml 的溶液中)与 3ml 盐水混合。同时使用 H_2 受体阻滞药(如雷尼替丁 50mg,每 8h 静脉注射 1 次,或者西咪替丁 300mg 每 6 小时静脉注射 1 次)会有更多好处。

f. 对于膜翅目叮咬 10~14d 后出现的血清病,以泼尼松 1~2mg/(kg·d)分成数次口服使用,在 2 周内慢慢减少。

g. 预防。如果一个人曾因膜翅目叮咬而出现全身过敏反应或进展性严重局部反应,应随身携带可注射用肾上腺素,戴上医用可识别手环,避免在室外赤足行走或穿戴颜色鲜艳的衣物、花朵或香水。有过敏反应的患者可就诊过敏治疗专家进行毒液提取物的脱敏治疗。

5. 虱子

a. 头虱病应对干发局部使用杀疥螨药,保留 10min 后洗去(1% 扑灭司林;除虫菊杀虫剂是妊娠 B 类;也可以选择 1% 林旦,但不能用于小于 2 岁的儿童或孕妇)。治疗后,用浸醋或用 50% 水和醋漂洗过的毛巾包裹头发 30~60min,虱子的卵可能会松脱。再用梳子梳理头发,卵就会被清除。患者可以在 12h 后、接下来 2 周内每隔 2 天检查治疗是否失败(新的卵可见于接近皮肤处);如果治疗失败,就应使用二线药物,如马拉硫磷霜(A 级证据)。杀虫剂应远离眼睛;睫毛上应涂抹厚层的凡士林胶,每日 2 次,连续 8d。

b. 体虱病的患者洗热水澡、用热水(60℃)浆洗衣物和床单、加热干燥都有效(A 级证据)。

c. 阴虱病的治疗措施与头虱病相同(也就是说,1% 扑灭司林为首选,其次是 5% 扑灭司林,第三种选择是 1% 林旦)。治疗所有密切接触者是非常重要的。床上用品与衣物必须清洗和用加热干燥、或者干洗并用塑料袋包装72h（C级证据）。

6. 疥疮　家里所有人都应同时接受治疗，过去4d用的床单和衣物必须用热水洗。不能水洗的则干洗或用塑料袋包装5d（C级证据）。

a. 5%扑灭司林（氯菊酯霜），每人1盎司，从颈到足趾按摩至皮肤吸收（婴儿也需按摩头部）并保留8～14h，然后彻底洗净（A级证据）。

b. 较便宜但同样有效的治疗选择是1% γ-六氯化苯（林旦）霜，从颈往下擦在皮肤上，维持8～12h，然后用水和肥皂洗净。因为可能会全身吸收和出现神经毒性，小于2岁的儿童、孕妇与哺乳妇女、癫痫病和其他神经疾病患者、皮肤广泛发炎的患者不能使用。

c. 尽管消灭了恙虫，瘙痒和已造成的皮肤损害将持续数周。瘙痒可以用氢化可的松或0.1%曲安西龙霜治疗，可以加服抗组胺药。

d. 口服伊维菌素，一次用药200μg/kg对于根除疥疮即有效，但美国食品与药品管理局未批准作为常规用药。这种药物可以作为结痂性疥疮的用药（B级证据）。

7. 扁虱

a. 硬蜱应被清除。它用钝圆的钳紧抓皮肤，并缓慢持久地牵拉。如果没有彻底清除，应用皮肤活检钳去除。有时候需努力寻找才能发现一只附着的硬蜱。

b. 皮肤感染应用抗生素治疗（见第9章）。

c. 莱姆病的治疗时间长短取决于疾病阶段。

早期局限性莱姆病可以用多西环素治疗14～21d，100mg 2/d；或者用阿莫西林，250～500mg，3/d（儿童用量为每日20～40mg/kg）。

早期弥漫性的莱姆病需静脉治疗2～3周。可选择头孢曲松2g/d，头孢噻肟3g，2/d，氯霉素50mg/（kg·d），分成4次使用。这种疾病的传播风险很低（小于5%），即使是在高发性的地区；所以，在扁虱叮咬后预防性使用抗生素也许不经济实惠。

d. 落基山斑疹热应马上开始口服四环素（如果患者大于8岁），每日25～30mg/kg，分成4次服用，或者一次用氯霉素50mg/kg，接着改为每日50mg/kg，分成4次服用。待患者退热后，剂量可以减半，2～3d后停药。如果不进行治疗，8～15d后可能出现死亡。不经治疗的落基山斑疹热的病死亡是25%，治疗后的病死率为5%。

e. 兔热病的成年患者可以使用链霉素治疗，0.5g肌内注射，2/d，注射1周（C级证据）。

f. 扁虱传播的回归热的成年患者可以使用四环素治疗，500mg，4/d，口服，连用10d。

8. 蜘蛛咬伤

a. 被黑寡妇蜘蛛咬伤的患者如果出现症状，无论长幼，都是入院治疗的指征。棕色遁蛛咬伤的患者如有全身性症状或者实验室检查有血管内凝血和溶血，都需入院治疗。

b. 棕色遁蛛咬伤导致的局部损伤，良好的伤口护理很重要（C级证据）。被咬伤的四肢应夹板固定并抬高，坏死性溃疡应消毒包扎，也许还需局部使用抗生素，如磺胺嘧啶银。全身性抗生素，如琥乙红霉素，400mg口服，4/d，不作为常规使用。切除咬伤伤口是无效而且禁忌的。局部或全身用皮质醇类没有好处。以下治疗方案是实验性的：抗动物毒素、高压氧、氨苯砜（B级证据）。氨苯砜是一种多形核细胞抑制剂（剂量为50～200mg/d），可能有严重的不良反应。

c. 应用破伤风预防（C级证据）。

d. 黑寡妇蜘蛛咬伤的初始治疗包括冰敷和抬高患肢。葡萄糖酸钙溶于10%溶液（10ml，静脉注射5min以上）可以减轻肌肉痉挛（A级证据）。麻醉剂和地西泮以标准剂量用于缓解疼痛和肌肉痉挛。

e. 推荐抗蛇毒血清用于有明显症状的黑寡妇蜘蛛咬伤患者（B级证据）。在使用抗黑寡妇蜘蛛毒素之前，应先对马血清测试敏感性，可以与抗动物毒素一起检测。一支2.5安瓿抗黑寡妇蜘蛛毒素溶于10～15ml生理盐水，10～15min肌内注射或者静脉使用。

C. 预防

1. 乙肝　有人类咬伤的职业风险的人群，包括卫生部门和口腔卫生工作者、在智能发育迟缓的医疗机构工作的人应该接受乙肝疫苗接种。

2. 狂犬病　有动物咬伤风险的兽医工作者，以及到患狂犬病的狗很常见的地区旅游的人，应在受伤当天，第7、21和28天接受1ml人二倍体细胞狂犬病疫苗肌内注射。

3. 室外昆虫咬伤　可以通过以下方式预防：避开昆虫栖息地、用衣物遮盖皮肤、使用有效的昆虫防护剂，防护剂包含二乙甲苯酚胺（30％避蚊胺）。扑灭西林喷洒在衣物上可以避免蚊子和扁虱叮咬。

（赵 晶 王家骥 译）

参考文献

［1］ Blackman James. Spider bites. J Am Board Fam Prac,1995,8:4.

［2］ Bunzli W, et al. Current management of human bites. Pharmacotherapy,1998,18:227.

［3］ Depietropaola Daniel, et al. Diagnosis of lyme disease. Am Fam Physician,2006,72:2.

［4］ Dire DJ. Emergency management of dog and cat bite wounds. Emerg Med Clin North Am,1992,10:719.

［5］ Flinders David. Pediculosis and scabies. Am Fam Physician,2004,69:2.

［6］ Hogan DJ,Schachner L,Tanglertsampan C. Diagnosis and treatment of childhood scabies and pediculosis. Pediatr Clin North Am,1991,38:941.

［7］ Kelleher A,Gordon S. Management of bite wounds and infection in primary care. Cleve Clin J Med,1997,54:137.

［8］ Kemp E. Bites and stings of the arthropod kind. Postgrad Med,1998,103:88.

［9］ Norris R. Managing arthropod bites and stings. Physician Sports Med,1998,26(7):47.

第8章 乳腺肿块和其他乳腺疾病

Diane J. Madlon-Kay，MD，MS

要点

- 良性乳腺疾病几乎影响所有的女性。
- 30 岁以下的年轻女性不建议做乳腺 X 线检查。
- 家庭医生可以对乳腺肿块进行穿刺以确定是否是囊性病变。

一、定义

乳腺肿块是指乳腺的任何部位出现与周围乳腺组织不同的异常变化。正常的乳腺组织也可因囊样结构，而呈团块状。

二、常见诊断

A. **纤维囊性改变**：是最常见的良性乳腺病变。该病的发病率随着年龄增长而升高：近 25% 的绝经前期妇女及 50% 以上的绝经后妇女患有该病。肿块直径一般为 1mm 至大于 1cm 的巨囊。

B. **乳腺癌**：每 9 个妇女中有 1 人最终将发展成为乳腺癌，危险因素包括年龄、遗传因素和激素水平。

C. **纤维瘤**：纤维瘤多发于 25 岁以下年轻妇女及黑人妇女。

D. **乳腺炎**：多与哺乳相关，由于金黄色葡萄球菌或链球菌通过破损的皮肤或乳头进入乳腺组织引发。链球菌性感染通常导致蜂窝织炎，而金黄色葡萄球菌性感染导致脓肿形成。

男性乳房发育

男性乳房发育是指男性乳房的良性增大。临床可表现为无症状或疼痛，单侧或双侧。该病多发于青春发育期，成年人也可发生，50～80 岁是高发年龄。男性乳房发育症原因包括：先天性乳房发育（25%），青春期乳房发育（25%）、药物（10%～20%）、肝硬化或营养不良（8%），原发性性腺功能减退（8%）。

青春发育中晚期的男性乳房发育只需了解病史及体检，体检包括睾丸触诊，如果结果正常，只需定期复诊。大多数病例在一年内自愈而无需复诊。男性乳房发育非常常见，当触及无压痛的乳腺组织时，无须进行实验室检查。多数病例进行详细的病史采集了解与男性乳房发育相关的情况就足够了。如果体检时未发现异常，且血液生化检查肝、肾、甲状腺功能正常，则无需进一步的特殊检查。患者需在 6 个月内复查。如果患者在短期内乳房持续增大，且无明显的潜在原因，则需检查血清 β-人绒膜促性腺激素、睾酮、雌二醇、促黄体素、促卵泡素、催乳素，以明确病因。

多数患者除治疗原发的刺激因素外无需其他治疗。如果乳房发育引发严重的疼痛或尴尬时需要进行特殊治疗。有几种不同的给药方案，包括二氢睾酮、达那唑、克罗米酚、他莫昔芬、睾内酯。外科手术切除也可作为一种选择。

三、症状

A. 乳房肿块：是最常见的症状之一。偶然发现的肿块是 70%～80% 的乳腺癌患者的首要症状，也可能是唯一的症状。

B. 乳房疼痛：是纤维囊性病变最常见的症状。疼痛多为两侧，且分布于外上象限。疼痛特点是开始于经前 1 周，月经开始后缓解。疼痛缘于乳房肿胀，体积增大达 15%。

C. 乳头溢液：1/3 以上的乳腺炎患者乳头溢出黄色或棕绿色的液体。乳头溢液也是乳腺癌患者的第二大症状，50 岁以上妇女乳头溢液较年轻女性更应引起重视。如果溢液与肿块有关，则肿块需作为首要关注。自发的、反复的或持续性的溢液需进行手术探查。溢液的特征不能作为良恶性疾病的鉴别。然而，血性的、浆性的、血清血液性的或水性溢出需怀疑为恶性病变。

乳房疼痛

乳房疼痛是致使妇女就医的最常见乳腺症状。虽然乳房疼痛患者进行乳腺组织活检经常可以检出纤维囊性病变，但 50%～90% 的无症状女性也可能存在乳腺纤维囊性改变。

乳房疼痛通常与月经周期有关，但也可能无关或发生于经后。周期性的乳房疼痛通常是双侧的，且难以定位。患者通常主诉为乳房胀痛，放射至腋窝及手臂，且月经开始后缓解。周期性的乳房疼痛多发于年轻女性。非周期性的乳房疼痛多发于 40～50 岁女性，其疼痛多为单侧且描述为刺痛、灼痛，且定位明确。

大多数乳房疼痛的女性，如果体检与乳房 X 线检查均无病理改变，那么 60%～80% 可以自行缓解。进一步治疗方案见本章六、治疗。

四、体征

A. 乳腺肿块：理想情况下应在月经周期第 7～9 天进行乳腺肿块的检查。一般来说，乳腺囊性区域较不规则，容易移动，双侧均有，且位于外上象限。挤压通常导致压痛，甚至变形。

触诊时，癌性病变多为单一的、不规则或放射状的、较硬、无压痛、固定的，且与周围组织界限不清。

纤维瘤通常是有弹性的、光滑的、界线清楚、无压痛且可活动的。

B. 乳腺炎症：乳腺炎的特征为发炎、红肿、红疹、有压痛的硬块。

C. 乳房表面

1. 乳头回缩　乳腺癌容易导致纤维化。纤维组织的收缩可使皮肤凹陷、乳房改变、乳房变平或乳头偏向。

2. 皮肤水肿　乳腺癌时淋巴堵塞使皮肤增厚伴随毛孔增大，造成猪皮或橘皮样皮肤。

3. 静脉曲张　乳腺癌时可见单侧明显的静脉曲张。

五、实验室检查

妇女的多发性、双侧、分散的、无显著聚集的对称性乳房肿块无需进行诊断性检查。

A. 乳腺 X 线

1. 指征　30～35 岁女性，出现固定的或显著聚集的，或某一区域不对称的增厚，则需进行乳腺 X 线检查。乳腺肿块在 X 线中描述为包块，乳腺本身是广泛的结节，而包块是明显增大的、固定的或不对称的。

2. 禁忌证　由于年轻女性乳腺组织密度增高，小于 30 岁的年轻女性不建议行乳腺 X 线检查。大于 30 岁的女性，由于乳腺组织已发生脂肪移位，X 线检查更具有价值。

3. 功效　尽管全部乳腺癌中有 85% 是通过乳腺 X 线诊断的，但仍有 15% 的乳腺癌患者无异常影像。因此即使乳腺 X 线结果阴性，明显的包块仍应引起重视。组织活检是唯一能明确排除乳腺癌的方法。

4. 诊断建议　对于乳腺 X 线检查结果可以作出以下几种诊断建议：

- 更多的影像检查。
- 阴性。
- 发现良性肿块。
- 可能良性，建议短期内复诊。

- 怀疑异常。应该考虑进行活体组织检查。
- 高度怀疑恶性病变。

B. 其他影像技术：尽管超声检查不能作为乳腺癌的筛查工具，但却可以区分囊性病变和实质性病变。其他影像技术，包括温度记录法、图像透视、计算机断层扫描、磁共振成像或数字图像，只能作为实验性检查或已证明无明确帮助。

C. 可疑乳腺囊肿的抽吸术：针吸术可用于明确乳腺囊肿的性质。20G 或 22G 针连接 10ml 或 20ml 针筒用于针吸术。酒精消毒皮肤后，手指固定囊肿，针头直接插入囊肿。吸出液体的颜色通常由琥珀色至绿色。如果液体为血性，或包块仍可触及或在一个月内重新出现，则需进行活检。吸出的液体通常丢弃。

D. 乳腺活组织检查：无论其他临床或 X 线结果如何，明显乳房包块的细胞或组织学特征都应通过组织活检来确定。

1. 细针刺活检用于可疑的乳腺癌活检 正确的诊断需要正确的涂片与固定，以及有经验的病理医师。病理专家的假阴性率为 1.4%，而假阳性率接近 0%。

2. 切除活检

a. 切除活检用于体检或 X 线检查怀疑乳腺癌，而针吸术为良性，或乳房包块似癌而针刺活检和细胞学检查阴性的情况。

b. 通常用于局麻下的门诊患者，目的是切除整个肿块。

3. 切口活组织检查 用于以下情况：

a. 以确诊乳腺癌晚期。如果高度怀疑肿块为恶性，可用切口核心针技术（cutting-edge core needle）。

b. 评价肿块是否太大而不容易或不能完全切除。

E. 乳腺癌的遗传学检查：应全面地了解具有高遗传突变危险的妇女乳腺癌与卵巢癌的个人病史和家族史。而低遗传突变危险的女性无需进行遗传学检查。因为结果的不确定性与假阳性可能导致心理与社会问题。计算乳腺癌危险度的有效方法是由国际癌症学会建立的乳腺癌危险度评估工具，具体见 http：// www. cancer. gov/bcrisk-tool/。只有经过仔细的遗传背景咨询后，才能进行基因检查。

六、治疗

A. 纤维囊性改变

1. 一般措施

a. 支持治疗，包括着宽松、轻便服装及舒适的带支撑和衬里的文胸。

b. 饮食改变

- 咖啡因的摄入量。虽然限制咖啡因和其他甲基黄嘌呤饮食的研究结果并不一致，还是有一些报道显示，减少或不食这些物质可能会有效。
- 维生素 E 平行对照研究未发现维生素 E 对纤维囊性改变的保护作用。
- 月见草油因其副作用发生率低，不含激素而较常用，但是，功效并不确定。平均剂量为 3000mg/d，需持续至少 3～4 个月，为非处方药，每天的花费仅 1 美元不到。

2. 药物治疗（表 8-1） 开始治疗前，必须仔细评估妇女的症状。1 个月中只持续几天，且症状不重时，无需药物治疗。任何形式的治疗方案均需要持续 3～4 个月症状才可能有所改善。

表 8-1

乳腺纤维囊性变的药物治疗

药物	剂量	有效率(%)	不良反应
达那唑	100～400mg/d，口服 4～6 个月	60～90	有
口服避孕药（如 loestrin1/20）	1 片/日，口服 1～2 年	70～90	部分
醋酸甲羟孕酮	10mg，月经第 15～25 天口服 12 个月	85	部分
三苯氧胺	10～20mg/d，口服 4 个月	70～90	有
溴隐亭	1.25～5.0mg/d，口服 2～4 个月	50～80	有

尽管有其他药物可用于治疗纤维囊性改变，但只有达那唑是唯一被美国食品和药物管理局批准用于治疗纤维囊性改变的药物。由于达那唑治疗有明显的副作用，该药物必须在熟悉其药理作用的医生管理下使用。

3. 手术　以下患者可考虑皮下乳房切除假体植入术或双侧复位切除术：

a. 乳腺癌极高危险度女性（如母亲和姐姐患乳腺癌病史）。

b. 乳腺导管或小叶活检，结果为不典型增生的妇女。乳腺癌风险度升高近 5 倍。

c. 非手术治疗无效的乳房疼痛。

B. **乳腺癌**：治疗的目的是提供最大治愈或长期生存的机会。保持乳房的主要部分的同时能否达到这一目标尚有争议。目前很少进行传统的根治术，因为改良的根治术可达到与传统根治术类似的生存率。一些妇女选择乳房肿瘤切除术。

1. 手术。家庭医师有责任建议患者进行手术，该给患者个体化的建议使患者做出正确的选择。乳腺癌发生时组织中表达雌激素和孕激素受体，具体分期在手术中才能确定。

大多数妇女可以在手术后 3～6 周内进行假体植入。乳房再造术应在外科手术前进行讨论，因为再造术也可与切除术同时进行。

2. 化疗、激素治疗和放射治疗应在肿瘤科医师指导下进行。

3. 仔细和定期的复诊非常重要。病史和身体检查应包括胸部、骨骼、肝脏、胸壁及神经系统。建议每年进行乳房 X 线检查。

4. 社会和情感问题的讨论是至关重要的。美国癌症协会的康复计划对患者来说是一项宝贵资源。

C. **纤维腺瘤**：手术切除是首选的治疗方法，应保留尽可能多的正常乳腺组织。切除后，可以确保患者患癌症的风险不再增加。

D. **乳腺炎**：哺乳期妇女应鼓励继续哺乳。

1. 给予 10d 对金黄色葡萄球菌和链球菌有效的抗生素治疗。

（1）应使用耐青霉素酶合成青霉素，如双氯青霉素，500mg 每 6 小时口服 1 次。

（2）对于青霉素过敏的患者，可使用红霉素 500mg，每 6 小时 1 次。

2. 局部热敷。

3. 治疗 48h 后症状无缓解或肿块持续增大，表明乳房脓肿形成，需要切开引流。任何乳腺炎治疗 5d 仍无效或非哺乳期妇女患乳腺炎时必须考虑炎症性乳腺癌，需活检以明确诊断。

（周　泉　王家骥　译）

参考文献

[1] Bembo SA, Carlson HE. Gynecomastia. Its features, and when and how to treat it. Cleve Clin J Med, 2004, 71: 511.

[2] Klein S. Evaluation of palpable breast masses. Am Fam Physician, 2005, 71: 1731.

[3] Lucas JH, Cone DL. Breast cyst aspiration. Am Fam Physician, 2003, 68: 1983.

[4] Santen RJ, Mansel R. Benign breast disorders. N Engl J Med, 2005, 353: 275.

[5] Smith RL, Pruthi S, Fitzpatrick, LA. Evaluation and management of breast pain. Mayo Clin Proc, 2004, 79: 353.

第9章 蜂窝织炎和其他细菌性皮肤感染

Donald B. Middleton,MD

要点

- 大多数蜂窝织炎和其他皮肤感染是由抗甲氧西林金黄色葡萄球菌引起,或由对第一代头孢菌素和青霉素敏感的链球菌引起。
- 皮肤感染伴随微生物(如铜绿假单胞菌)感染者,通常提示潜在的菌血症。
- 住院治疗适合门诊治疗无效者、中毒者或具有高医疗风险情况者。

一、定义

表皮或深层及真皮或特化结构的细菌感染较常见。感染可能是由细菌经皮肤表面屏障的普通轻微破裂处侵入从而导致的一个原发性过程,也可能与其他器官系统因感染导致的淋巴或血源性扩散有关。导致感染的因素包括原发性皮肤疾病(如湿疹或银屑病),外伤(如皮肤擦伤、灼伤或蚊虫叮咬),免疫缺陷(如艾滋病、酒精中毒、多发性骨髓瘤或糖尿病),伤口污染(如来自污水、土壤或粪便),合并或先前存在病毒或真菌感染(如唇单纯疱疹或足癣),与皮肤邻近组织的细菌感染(如骨髓炎、牙脓肿、鼻窦炎),循环障碍(如水肿或淋巴水肿),菌血症(如性传播疾病或亚急性细菌性心内膜炎),瘙痒症(尿毒症),以及心理应激(神经性皮炎)。细菌外毒素可增加细菌侵入和促进细胞活素和淋巴因子的分泌,导致炎性发热和红斑。据报道,有超过100种不同的细菌病原体可引起皮肤感染,目前为止最常见的是金黄色葡萄球菌和链球菌。其他微生物感染的可能性取决于宿主特征(如年龄或免疫状态)、接种体来源(如人类或动物叮咬),以及损害形态学(如莱姆病游走性红斑)。

二、常见诊断

在初级医疗中,细菌性皮肤感染病例至少占流动门诊量的2%,在住院患者中是第28位的最常见诊断,每年大约超过3万人次。常见的细菌性皮肤感染如下。

A. **表面感染**:位于真皮上层乳头层。

1. 脓疱病(图9-1) 在儿童中流行,尤其是学龄前儿童。至少20%的儿童发作过1次或以上。夏末初秋是发病的高峰,此时由蚊虫叮咬所致的轻微损伤或擦伤均会促进感染。近距离人与人接触,由冬季皮肤干燥、荨麻疹、水痘、疥疮、虱病所致刮痕或癣均可导致感染并促进传播。脓疱病的流行性传播会偶尔发生在团体中,如摔跤队。潜在的慢性病症(如湿疹或维管束淤积性溃疡)会促进继发性感染。脓疱可并发于外科手术伤口。

2. 红癣(图9-2) 由棒状杆菌引起,感染年轻男性。在热带气候下,多达20%的男性患有这种常见的慢性感染。

B. **深部感染**:表皮及深入皮下脂肪层的真皮层。

1. 蜂窝织炎(图9-3) 由皮肤创伤引起或自发于年轻人、老年人、糖尿病患者、嗜酒者、水肿及免疫低下患者。周期性复发的蜂窝织炎在有潜在

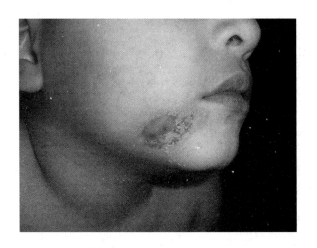

图 9-1　脓疱病

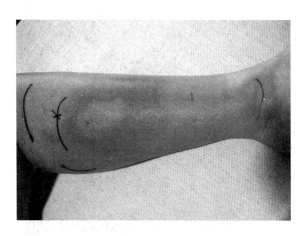

图 9-3　蜂窝织炎

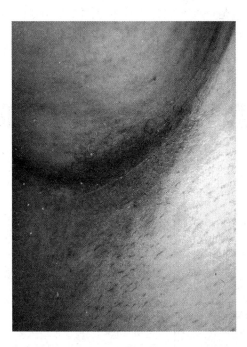

图 9-2　红癣

括挤压丘疹），均为重要病因。

3. 痈（图 9-4）　通常发生于因酒精中毒、糖尿病所致免疫缺陷者，或自己挤压疖疮者。

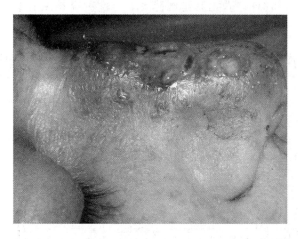

图 9-4　鼻痈

慢性皮肤病症（如淋巴水肿或湿疹）患者中常见。全年均可发生。具有许多亚型。如坏死性筋膜炎最常见于老年患者，其中有少部分患者患有糖尿病或黏液水肿。静脉药物滥用、恶性肿瘤、肛裂、痔疮、周围性血管疾病、穿透性创伤也容易感染此病。大多数病例为多种微生物感染引起，也可由葡萄球菌或链球菌导致。其他一些疾病如水痘，也可引发葡萄球菌筋膜炎。

2. 疖疮　在易出汗和易摩擦的区域发生，最常发生于成年人中。肥胖、免疫力低下及自残（包

4. 臁疮　是一种溃疡性脓皮病，发生于儿童或未妥善照顾的老年患者，通常由蚊虫叮咬或皮肤擦破引起。

5. 丹毒　常见于嗜酒者、糖尿病患者或免疫低下的宿主，但偶尔也可自发于学龄前儿童或老年人。大约 30% 的患者会复发。

C. 特化的皮肤结构感染：最初位于毛囊、皮脂腺囊肿或汗腺。

1. 毛囊炎（图 9-5）　发生于毛囊受损的潮湿区域。刮脸、紧身衣物摩擦皮肤，或浸泡在热水池可引发毛囊炎，通常与假单胞菌有关。

2. 皮脂腺脓肿　发生于因挤压或摩擦导致的反复性皮脂腺囊肿创伤者。

图 9-5 毛囊炎

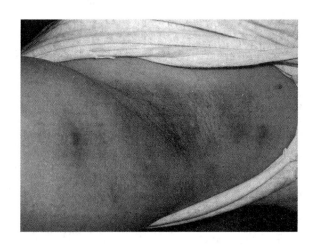

图 9-6 化脓性汗腺炎

3. 化脓性汗腺炎（图 9-6） 是一种汗腺感染，并不在青春期前发生，可由腋窝或腹股沟擦搓或搔抓引起，尤其是肥胖者。男性更容易患有肛周感染，而女性更易患有腋窝感染。

其他一些少见但重要的细菌性皮肤感染的诊断和治疗见表 9-1。

表 9-1

少见细菌性皮肤感染的诊断和治疗

皮肤感染名称	临床表现和诊断	治疗
炭疽（炭疽杆菌）	无痛的丘疹发展为囊泡，3～5d 内转变为溃疡 最佳诊断为硬化斑块的穿刺活组织检查	青霉素，环丙沙星，或强力霉素，治疗至少 10d
坏疽（梭状芽胞杆菌属产气荚膜杆菌）	伤口处有气体产生	清创，氧气，青霉素或氯洁霉素
类丹毒（猪红斑丹毒丝菌）	受到污染的动物或鱼类	红霉素或青霉素
杆菌性血管瘤病（汉赛罗克利马体细菌或五日热立克次体）	典型的 AIDS/HIV 患者并患有樱桃状血管瘤病变或化脓型肉芽肿样病变	红霉素或强力霉素，治疗 2 周
下疳样病变（性病性梅毒、软下疳、分枝杆菌感染）	溃疡性损伤（梅毒患者无痛感，而软下疳患者有疼痛感）	根据病因进行治疗
莱姆病（疏螺旋体）	蜱叮咬部位有≥5cm 的红色环形斑或靶形损伤；血源性扩散时损伤距离相似	强力霉素或阿莫西林，治疗 14～21d
甲沟炎或化脓性指头炎（葡萄球菌或链球菌）	红色、肿胀的指尖或甲床	温水浸泡；氯洁霉素或阿莫西林克拉维酸

三、症状

大多数列出的症状均适用于所有的感染形式。

A. **疼痛**：可能除了脓疱病、莱姆病和红癣外，大多数感染部位均有疼痛感。

B. **瘙痒症**：多发于脓疱病、蜂窝织炎、毛囊炎及红癣。擦搓或搔抓通常导致进一步的损伤并促进感染的播散。

C. **发热，寒战和萎靡不振**：可急性发生。发生这些症状时通常表明感染已侵入更深层的组织或血管,尤其是蜂窝织炎、丹毒或痈。病情严重的患者可能引发败血症或致死。丹毒极易导致高热。

四、体征(表 9-2)

感染的特征为触痛、红、肿、发热。大多数细菌性皮肤感染具有特定的临床表现,但是也有些感染的表现近似,需要区分开来,如过敏(如湿疹)、接触性皮炎(如毒葛)、昆虫刺伤、普通外伤,以及病毒或真菌感染。皮疹附近的红色条纹与感染性蜂窝织炎引起的淋巴道播散有关,分散的紫色或红色皮肤丘疹或斑点可能表明患者有潜在菌血症(如假单胞菌或淋病)。

表 9-2

常见细菌性皮肤感染的临床表现和治疗

感染种类	皮肤感染名称	临床表现	治疗
表面感染	脓疱病	链球菌感染表现为小疱,并可扩大至 1~2cm,有红晕及中央金黄色痂;葡萄球菌感染表现为大疱,伴有极小的周围红斑	抗青霉素酶青霉素、大环内酯,或第一代先锋霉素;对于 MRSA 采用强力霉素、甲氧苄啶/磺胺制剂、氯洁霉素或氟喹诺酮进行治疗;小面积或鼻腔携菌者采用局部药物;保持良好卫生(避免擦洗)
	红癣	微小的红褐色损伤,有鳞屑,尤其在生殖褶区域	红霉素治疗 14~21d
深部感染	蜂窝织炎	大多数分界不清楚有热感/红斑/触痛	先锋霉素、氟喹诺酮、阿莫西林克拉维酸、阿奇霉素、克拉霉素或氯洁霉素;支持治疗(肢体抬高、湿热浸泡以及使用镇痛药);住院治疗适用于病情严重者、免疫力低下者、革兰阴性者或混合需氧菌/厌氧菌引起的蜂窝织炎
	丹毒	分界清楚的红斑(70%涉及下肢),呈现中央橘皮征	青霉素或红霉素
	隔膜前眼眶蜂窝织炎	眼睑呈红色,肿胀,有触痛	阿莫西林克拉维酸或头孢呋辛治疗。外观出现病容时需住院治疗
	隔膜后眼眶蜂窝织炎	眼睑呈红色,肿胀,有触痛,同时眼球凸出,不良共轭凝视,眼球运动有疼痛感	使用点滴抗生素住院治疗
	坏死性筋膜炎	发作突然,开始时有疼痛感,并只有轻微的皮肤异常	联合用药
	疔疮	深度含脓的疖,有热感,触痛	住院治疗,采用手术清创术
	臁疮	颈、腋窝、臀部和大腿中较为典型深度溃疡性损伤,尤其是在儿童或缺乏照顾的老年人常见	湿热,避免挤压,病情反复者可采用切开引流 青霉素、先锋霉素;视病情采用抗假单胞菌抗生素

（续　表）

感染种类	皮肤感染名称	临床表现	治疗
特化的皮肤结构感染	痈	疖聚集成团状,具有多个化脓位点	住院治疗,静脉滴注抗葡萄球菌抗生素,必要时切开引流
	毛囊炎	红色圆顶状脓疱,包含毛囊	抗葡萄球菌抗生素(治疗假胞菌),采用保暖敷布,因热水浴池引起的毛囊炎者避免使用化妆品
	皮脂囊肿脓肿	有疼痛感,热结节,中央黑色尖点	诊所进行切开引流、包扎后观察 24h;必要时采用抗葡萄球菌抗生素 3～7d
	化脓性汗腺炎	腋窝或腹股沟处出现痈,可表现为急性/触痛至慢性引流病变	急性:抗链球菌或抗葡萄球菌抗生素,保暖敷布,局部使用异维甲酸,避免剃刮和使用除臭剂,外科转诊 慢性:使用四环素至少 3 个月

A. 表面感染

1. 链球菌性脓疱病　表现为小的囊泡伴随红晕,逐渐发展至 1～2cm,中间结痂。对吻损害发生于两个皮肤表面接触处。自体疫苗接种和多发性损害较为常见,尤其是在面部。传统上,葡萄球菌引起大疱类损害,周围伴随红斑,但是红斑通常由非大疱类损害产生。清漆样光泽表面通常遮盖了破裂的大疱。潜在的病毒或真菌性感染可以通过原发性损害的表现特征与脓疱病区分开来,如更小的水痘疱或环形的隆起边缘与中央消退的体癣。

2. 丹毒（图 9-7）　是一种暴发性蜂窝织炎,边缘隆起且界限分明,全身性发热。70% 的病例发生在下肢,但也可发生在前额、面部和腹部。中央橘皮样皮肤是其典型表现。

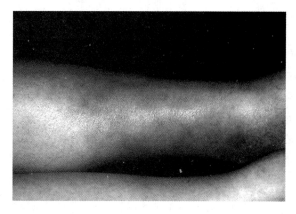

图 9-7　丹毒

3. 红癣　通常位于擦烂部位,尤其是生殖器,有时是足部,呈棕红色,有鳞屑。继发于极小棒状杆菌侵入机体,通常被误为念珠菌感染。

B. 深部感染

1. 蜂窝织炎　急性疼痛,发红,有热感。前缘无隆起但可以区分。中央外伤性损害可以引起向心分布的快速增生,导致淋巴管炎或淋巴结病。变态反应极少出现发热、疼痛或界限分明。感染时偶尔无疼痛感,并可蔓延至局部淋巴结、血液、筋膜或肌肉,严重时可致命。特殊的情况如下。

a. 头部蜂窝织炎:隔膜前眼眶蜂窝织炎和隔膜后眼眶蜂窝织炎,两者均可使眼睑发红及肿胀。前者仅局限于眼睑(图 9-8)。后者包括眼眶结构,呈现为不良共轭凝视、前垂、眼球运动有疼痛感。面颊出现浅蓝色变色及木质质地时表明患有面部蜂窝织炎或颧疽,通常继发于 B 型流感嗜血杆菌或肺炎球菌。

b. 手部蜂窝织炎:通常在刺伤后产生,如动物咬伤或异物入侵。猫狗咬伤通常可能发生多杀性巴斯德菌感染。在免疫力低下或糖尿病患者中,足部或腿部蜂窝织炎通常与骨髓炎共存。

c. 蜂窝织炎伴有肌肉僵硬紧绷者,可能存在皮下脓肿形成。

d. 坏死性筋膜炎引起的感染,在感染初期会有突然的剧烈疼痛,在 1～3d 由发绀和水肿发展为坏疽,某些细菌可能产生气体,造成触诊时皮下的劈啪声。

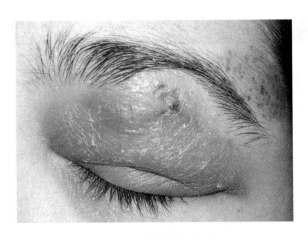

图 9-8　眶骨膜蜂窝织炎

2. 疖疮　是一种含脓的疖,位于局部深层,有发热及触痛感,常发于颈部、腋窝、臀部或大腿。

3. 痈　疖聚集成团块而形成痈,其感染部位会化脓。

C. 特化的皮肤结构感染

1. 毛囊炎　在毛囊部位出现红色圆顶状小脓疱,有急性或慢性之分。

2. 皮脂腺脓肿　皮脂囊肿处有隆起的疖,发热并有疼痛感。受损处中央的毛孔出现黑点,表明皮脂腺受到感染。

3. 化脓性汗腺炎　发生于腋窝或腹股沟部位,大汗腺感染产生痈,临床过程多变,可由急性、发红、触痛并有多个化脓部位的感染,演变为具抓痕的慢性渗出性病变。

五、实验室检查

大多数皮肤感染,如脓疱病或蜂窝织炎,可根据形态学特征和可能的病原体,凭经验进行治疗。细胞前导端组织培养(阳性反应率 10%~15%)、中部刮取培养(阳性反应率 15%~50%)或血液培养(阳性反应率更低)的效果有限。皮肤活体组织检查培养的价值也不大。

A. 在某些情况下,组织培养有一定效果

1. 血液培养　B 型流感嗜血杆菌感染患者中 80% 结果呈阳性,在眼部或面部肺炎球菌性蜂窝织炎中大约 20% 呈阳性。血液培养一般适用于中毒或免疫力低下患者、隔膜前或隔膜后眼眶蜂窝织炎患者、坏死性筋膜炎患者、糖尿病患者、面部蜂窝织炎患者、丘疹及斑疹并有发热者,以及治疗无效的患者。

2. 针吸活组织检查　切开脓肿中未破裂的大疱或脓可以得到较好的效果,尤其对于甲沟炎或疖,然而在大多数情况下不需要进行培养。对于病情严重的病人,革兰染色和培养有较大帮助。

3. 结膜组织培养　可适用于隔膜前或隔膜后蜂窝织炎。

4. 皮肤活体组织检查　可适用于非典型的损伤,如从硬结斑块中穿刺活组织检查是诊断炭疽脓疱的好方法。

5. 骨髓活组织切片检查　培养后可明确诊断是否有伴发的骨髓炎,在切片检查前需与整形外科会诊,如从一些开放性创伤的神经科患者凸出的断裂骨头中取出碎片进行培养。

B. 一些有帮助的特殊操作

1. X 线片　可检测出是否存在组织气体或异物,以及骨头、牙套或鼻窦感染。

2. 超声图　检测潜在脓肿或脓的积聚具有较好效果。

3. 磁共振成像或计算机 X 线断层扫描　能区分隔膜前或隔膜后蜂窝织炎。磁共振成像对于检测潜在的骨髓炎或脓肿形成具有帮助,尤其是糖尿病或免疫力低下的患者。

4. 骨扫描　在某些病例,如足部感染的糖尿病患者、四肢蜂窝织炎病情未好转者,或因挤压导致受伤者中,可以检测伴发的骨髓炎。

5. 伍德灯检查　用于红癣的检测诊断,受感染的皮肤呈现珊瑚红色。

六、治疗

治疗见表 9-1 至表 9-3。几乎所有的细菌性皮肤感染均需要一个 7~10d 的抗生素治疗疗程,(A 级证据)大多数可门诊治疗。通常情况下,炎症可以完全消退,但是常会复发。治疗取决于是否住院以及会诊结果。中毒患者、厌氧和非厌氧菌混合感染者、隔膜后蜂窝织炎者、坏死性筋膜炎者、革兰染色阴性菌蜂窝织炎者,尤其是受假单胞菌感染,以及不能得到足够康复条件的患者需住院治疗。不常见的损伤需专家会诊。隔膜前蜂窝织炎者、手部蜂窝织炎者、免疫力低下患者门诊治疗效果显著。

表 9-3

抗生素治疗皮肤感染(通常疗程为 7～14d)

药物(商品名)	给药途径*	儿童剂量 [mg/(kg·d)]*	成年人剂量 (g/d)△	服药间隔 (次/天)
青霉素类				
青霉素 G	IV	25 万～40 万 U	8 百万～24 百万 U	4
青霉素 V	po	25～50	1～2	4
阿莫西林	po	20～40	0.75～1.5	3
氨苄西林	po,IV,IM	25～200	1～12	4
阿莫西林克拉维酸(Augmentin)	po	20～40	0.75～1.5	3
乙氧萘青霉素	po,IV,IM	50～200	1～12	4
苯甲异噁唑青霉素	po,IV,IM	50～200	1～12	4
双氯青霉素	po	12.5～25	1～2	4
哌拉西林-三唑巴坦	IV	剂量取决于哌拉西林含量，100～300,12 岁以下者安全性有待确认	6～24	4～6
先锋霉素类				
针对革兰阳性球菌和某些革兰阴性试剂				
头孢羟氨苄(Duricef)	po	30	1～2	1～2
头孢氨苄(Keflex)	po	25～100	1～4	4
针对以上细菌且合并嗜血杆菌				
头孢克洛(Ceclor)	po	20～40	0.75～4	2～3
头孢罗齐(Cefzil)	po	15～30	0.5～2	1～2
头孢布坦(Cedax)	po	9	0.09～0.4	1
头孢呋辛酯(Ceftin)	po	20～30 或每次 125 或 250mg	0.5～1	2
洛拉卡比(Lorabid)	po	15～30	0.4～0.8	2
针对主要的革兰阴性试剂和大多数革兰阳性球菌				
头孢克肟(Lupin)	po	8	0.4	1
头孢泊肟(Vantin)	po	10	0.2～0.8	1～2
头孢曲松(Rocephin)	IV,IM	50～100	1～4	1～2
其他抗生素类				
红霉素	po,IV	30～50	1～2	3～4
克拉霉素(Biaxin)	po	15	0.5～1	2
阿奇霉素(Zithromax)	po	5～10	起始为 0.5 随后为 0.25	1
强力霉素	po	适用于 8 岁以上	200	2
氯洁霉素(Cleocin)	po,IV	10～40	0.6～2.7	3～4
甲硝哒唑(Flagyl)	po,IV	15～30	0.75～2	3
万古霉素(Vancocin)	IV	10～15	0.5～2	1～4
利奈唑胺(Zyvox)	po,IV	30	800～1200	2～3
甲氧苄啶/磺胺甲噁唑(Bactrim)	po,IV	糖浆剂 5ml/10kg(最大剂量 20ml)	320/1600	2
替加环素(Tygacil)	IV		起始为 0.1 随后为 0.05	2

（续　表）

药物（商品名）	给药途径[*]	儿童剂量 [kg/(kg·d)][*]	成年人剂量 (g/d)[△]	服药间隔 （次/天）
氟喹诺酮类（仅适用于 18 岁以上患者）				
环丙沙星（Cipro）	po，IV		0.5～1.5	2
加替沙星（Tequin）	po，IV		0.4	1
左氧氟沙星（Levaquin）	po，IV		0.25～0.75	1
洛米沙星（Maxaquin）	po		0.4	1
莫西沙星（Avelox）	po，IV		0.4	1
氧氟沙星（Floxin）	po，IV		0.4～0.8	2
局部试剂				
莫匹罗星（Bactroban）	局部			2～5
杆菌肽	局部			3～5
瑞他帕林（Altabax）	局部			2

po：口服；IV：静脉注射；IM：肌内注射；[△]肾衰竭者剂量需调整；[*]应小于成年人剂量

A. 表面感染

1. **脓疱病**　使用抗青霉素酶的青霉素、大环内酯类或者第一代头孢菌素治疗效果最佳。（A级证据）最近的研究表明，金黄色葡萄球菌噬菌体Ⅱ型是主要的致病菌。头孢氨苄对于所有的脓疱病治疗均较为理想，但也可采用其他可以清除链球菌和葡萄球菌的替代药物，如氯洁霉素、阿奇霉素、克拉霉素或阿莫西林克拉维酸。据报道链球菌可对红霉素产生抗药性。但是耐甲氧西林金黄色葡萄球菌（MRSA）更为常见，其某些株系可引起高达 50% 蜂窝织炎和皮肤脓肿。口服先锋霉素族抗生素无效的患者可考虑已感染 MRSA，应给予适当治疗（见下）。局部药物尤其是莫匹罗星软膏（百多邦）（A级证据）可每日 3 次，对于小范围的感染，也可考虑使用瑞他帕林（Altabax），均有较好疗效。六氯酚等药物疗效并不显著。治疗后，超过 90% 脓疱病病例可迅速见效，10d 内自发消退率为 60%。链球菌性脓疱病患者可伴发肾小球性肾炎，极少情况下伴发中毒性休克。在葡萄球菌感染后，可出现皮肤烫伤综合征，极少情况下出现中毒性休克。患者及家属在治疗后的数周内需警惕发生血尿症和脱皮。尽管需要保持良好的卫生，但擦洗会使感染扩散。局部使用莫匹罗星或口服利福平来清除鼻腔内的葡萄球菌或链球菌，对反复感染者效果较好。

2. **局部异维甲酸（视色素）**　适用于反复感染的区域，每日 1 次，同时口服强力霉素治疗，可以起预防作用，尤其适用于化脓性汗腺炎。

3. **丹毒**　可采用青霉素或先锋霉素族抗生素进行治疗，一般可在恰当治疗后的 24～48h 退热，但高达 30% 的病例会复发。

4. **红癣**　采用大环内酯类抗生素（红霉素治疗 14～21d）进行治疗，局部使用益康唑软膏，每日 2 次，但是可复发为无症状感染，并持续数年。

B. 深层感染：尽管蜂窝织炎的主要致病菌是兰斯菲尔德 A 型产脓链球菌和金黄色葡萄球菌（极少数是 C 型和 G 型），但其他的众多细菌也可引起蜂窝织炎，包括 B 型流感嗜血杆菌（新生儿颧疽）、肺炎链球菌（隔膜前或隔膜后眼眶蜂窝织炎）、口腔厌氧菌如消化链球菌（人咬伤）、土壤细菌如梭状芽胞杆菌（坏死性筋膜炎）、多杀性巴氏杆菌（猫咬伤）和大肠埃希菌（压疮）。

1. 在选择治疗蜂窝织炎的抗生素时，需要考虑可能的病因、花费及其副作用。使用先锋霉素、氟喹诺酮类、阿莫西林克拉维酸、阿奇霉素、克拉霉素或氯洁霉素进行治疗均有积极反应。最常使用的先锋霉素族抗生素为头孢氨苄、头孢羟氨、头孢克洛、头孢呋辛和头孢克肟，但是头孢克肟用于葡萄球菌治疗时无效。磺胺甲噁唑/甲氧苄啶或强力霉素可以控制耐甲氧西林金黄色葡萄球菌

（MRSA）。有零星报道指出，社区获得性 MRSA 对于其他经常使用的药物（如强力霉素、氯洁霉素、氟喹诺酮类、米诺环素和强力霉素）可产生耐药性。万古霉素可以安全有效治疗系统性MRSA（A 级证据）。对于链球菌所导致的感染，青霉素或头孢氨苄是可供选择的药物，而人工合成的青霉素如苯甲异噁唑青霉素对于葡萄球菌和链球菌均非常有效。疾病严重者或免疫力低下患者应首选广谱治疗，使用青霉素/β-内酰胺联合治疗，或采用第三代头孢菌素联合万古霉素治疗，根据细菌培养结果指导缩窄抗菌谱的治疗。尽管没有可供参考的随机对照实验，但在中度至重度蜂窝织炎成年人患者中进行的一项临床实验表明，静脉头孢唑啉合并口服丙磺舒治疗效果与静脉头孢曲松相同。对于长期住院治疗者，可以考虑采用口服先锋霉素或氟喹诺酮（19 岁以下儿童禁用）作为替代选择。

坏死性筋膜炎（食肉菌）：坏死性筋膜炎通常为受兰斯菲尔德 A 型链球菌单独感染或其他厌氧细菌混合感染。如果感染时有产气现象，应考虑感染梭状芽胞杆菌。坏死性筋膜炎患者应住院接受外科清创术治疗，同时静脉滴注氯洁霉素和青霉素（A 级证据）。

2. 支持疗法　包括肢体抬高、湿热浸泡以及使用镇痛药（如适当剂量的对乙酰氨基酚、阿司匹林或布洛芬），然而，一些非甾类抗炎药（NSAIDs）可能会延迟痊愈过程。具有潜在充血性心力衰竭者、淤积性溃疡者或糖尿病患者，其下肢的蜂窝织炎会经常复发，使用护腿长袜或包扎疗法具有一定帮助。高压氧对于常规的蜂窝织炎疗效有限，但是对于梭状芽胞杆菌感染具有一定疗效。

3. 痈　应给予全身性抗生素直接针对葡萄球菌进行治疗，如乙氧萘青霉素、头孢唑啉、氯洁霉素或万古霉素，切开引流并住院治疗。

4. 臁疮　可使用青霉素、先锋霉素或酌情使用抗假单胞菌抗生素进行治疗。

C. 特化的皮肤结构感染

1. 复发性毛囊炎　可以采用慢性局部抗生素进行预防性治疗。生理盐水敷布治疗会有适当帮助，同时应避免热水泡浴或化妆品。寻常须疮是胡须部位的一种深度毛囊炎，可采用生理盐水敷布，局部莫匹罗星、杆菌肽进行治疗，若难以治愈，可口服先锋霉素 7～10d。

2. 皮脂囊肿脓肿　单独使用切开、引流，或包扎足以进行治疗。也可考虑使用抗葡萄球菌抗生素（如头孢氨苄）3～7d，降低扩大蔓延的可能。

3. 化脓性汗腺炎　治疗方法可选用抗生素或热绷带，或转诊至外科切除，避免刮剃和使用除臭剂。也可每天使用局部异维 A 酸，或偶尔口服泼尼松 40～60mg/d，5～10d，以消除瘢痕形成。慢性感染可口服四环素类药物（如强力霉素）进行治疗，疗程至少为 3 个月。

（王皓翔　王家骥　译）

参考文献

[1]　Cox NH. Management of lower leg cellulitis. Clin Med，2002，2：23.

[2]　Stevens DL，et al. Practice guidelines for the diagnosis and management of skin and soft-tissue infections. Clin Infect Dis，2005，41：1373.

[3]　Stevens DL. Infections of the Skin，Muscle，and Soft Tissues. In：Kasper DL et al. Harrison's Principles of Internal Medicine. 16th ed. McGraw-Hill，2005：740.

[4]　Stulberg DL，et al. Common bacterial skin infections. AFP，2002，66：119.

[5]　Swartz MN，Pasternak MS. Cellulitis and subcutaneous tissue infections. In：Mandell GL，et al. Principles and Practice of Infectious Diseases. 6th ed. New York：Churchill Livingstone，2005，1172.

[6]　Swartz Mn. Cellulitis. NEJM，2004，350：904.

[7]　Tayal VS，et al. The effect of soft-tissue ultrasound on the management of cellulitis in the emergency department. Acad Emerg Med，2006，13：384.

第10章 胸 痛

George P. N. Samraj, MD

> **要点**
> - 大多数情况下,基层医院门诊发现的胸痛与胸壁和胃肠道疾病相关,没有生命危险。
> - 大多数胸痛可以在基层医疗机构治疗。
> - 冠心病(CAD)的误诊(约20%)常发生于急诊科(ED)和基层诊所。
> - 仔细而全面的病史询问与体格检查及危险因素评估与辅助检查(实验室检查,影像学检查)能发现一些潜在的重病,包括冠状动脉缺血与肺动脉血栓性疾病(PE)。

一、定义

胸痛(CP)是指颈部与上腹部之间的身体前面所感到的不适或疼痛。胸痛可分急性(<72h),亚急性(3天至1个月),慢性(超过1个月),或慢性胸痛急性发作。胸痛也是许多其他疾病的并发症,如心脏、肺、骨骼肌肉、上腹部胃肠道等疾病及心理性疾病。

二、常规诊断

胸痛是患者就诊的常见症状之一。由众多常见的非危及生命的疾病和危及生命的疾病引起,如心肌梗死,主动脉夹层,气胸,血胸,肺栓塞,食管破裂。

A. 胸壁疾病: 36%~38%胸痛的原因是胸壁疾病引起的(神经骨骼肌肉疾病),其中20%是肌肉疾病,13%是肋软骨炎,2%肋骨骨折,少于1%是由纤维囊性乳腺病,镰状红细胞性贫血,带状疱疹,胸壁擦伤或挫伤引起。迁延不愈的咳嗽与呕吐可能与胸壁疾病有关。胸壁疼痛通常是急性疼痛,且好发于青年男女,尤其是有过胸外伤或者是一些工作或休闲活动,如重复上肢活动,举重,运动幅度过大。

B. 胃肠道疾病: 胸痛的病因起源于胃肠道疾病的占20%~30%,包括胃食管反流性疾病和食管炎(13%),贲门失弛缓症和食管痉挛(4%),消化不良(1%~2%),消化性溃疡和胆囊疾病(各占1%),以及食管裂孔疝和其他一些食管动力障碍性疾病(各小于1%)。既往有消化性溃疡,消化不良,吸烟,服用非甾体抗炎药或胃刺激性药(如酒精、阿司匹林、红霉素、四环素、阿仑膦酸盐)等病史将增加胃肠道源性胸痛的可能性。患者通常对非甾体抗炎药和阿司匹林两种非处方药的认识较少,常导致与处方药产生的相似胃肠道疾病,因此临床医师开展有关这方面的咨询是明智的。

C. 心血管疾病(CV): 在胸痛的原因中,心血管疾病约占20%。最常见的心血管疾病包括心绞痛(10%),心肌梗死(2%~3%),不稳定型心绞痛(15%),心律失常(1%)和二尖瓣脱垂(2%)。主动脉夹层或主动脉瘤,心包炎,心脏压塞所占比例均少于1%。心脏疾病是美国男女死亡的首要原因,占所有死亡的29%。每年美国有超过百万人死于心肌梗死。既往有冠状动脉疾病史的老年患者和具有心血管危险因素(如高血压,血脂异常,吸烟和糖尿病)的人,心血管疾病引起胸痛的可能性增加。药物滥用尤其是可卡因被认为是急性胸痛(包括急性心肌梗死)的罪魁祸首,即使在传统的心血管危险因素的情况下也好发于青年人。连续使用可卡因1h,急性心肌梗死的发生率比未使用者增加24倍。

胸主动脉夹层/动脉瘤

　　胸主动脉夹层最常见的表现是胸痛。常表现突发急性剧烈疼痛,呈撕裂样、刀刺样胸痛,并放射到背部。在少数情况下胸主动脉夹层表现为胸前区不适和轻微的疼痛。主动脉弓夹层可表现颈部疼痛。危险因素包括高血压、烟草滥用、先天性主动脉或升主动脉疾病、动脉粥样硬化炎或主动脉胶原蛋白性疾病、妊娠、可卡因的使用等。体格检查可以发现焦虑、气喘的患者患有高血压或低血压,左右前臂血压不同,手臂缺如或其他如异常脉搏,主动脉关闭不全导致的粗糙的心脏杂音,以及少见的中风。

　　通过病史询问怀疑患者患有胸主动脉夹层/动脉瘤时,需要住院并考虑急诊心胸手术和影像学检查以求进一步明确诊断。

心包炎

　　心脏检查可发现心包摩擦音,心音低沉或遥远。肺部检查可发现胸腔积液的体征。适当的评价包括胸部X线(可显示心脏扩大,心肌炎有心包积液患者可表现为烧瓶状心影,但有时完全正常),心电图(在多达90%患者中可表现为低电压和ST段抬高异常),血细胞计数,心肌酶,C反应蛋白,红细胞沉降率(ESR),血培养。超声心动图在心包积液鉴别有很大的帮助。有时CT扫描,磁共振检查,放射性核素扫描有利于协助澄清病因及进行治疗。心包穿刺可起诊断和治疗的双重作用。一系列监测措施、潜在疾病的治疗、口服消炎药对心包炎的治疗是有益的。

　　D.心理原因:引起的胸痛占20%～30%,包括压力过大(8%),恐慌症和躯体性疾病(各＜1%)。多达75%的恐慌症患者入急诊科后表现出胸痛,同样情绪紧张也可能加重胃食管反流性疾病,心源性胸痛和哮喘。

　　E.肺部疾病:占胸痛的5%～10%,如支气管炎(2%)、心膜炎(1%～2%)、支气管肺炎(1%),以及肺炎、肺结节病、阻塞性肺气肿、肺栓塞、肺大疱破裂、气胸、哮喘和上呼吸道病毒感染(各＜1%)。支气管炎或支气管肺炎的诱因有慢性肺部疾病,无意识的呕吐反射,免疫缺陷疾病,神经肌肉疾病和胸廓畸形。肺炎往往易发生在有职业接触史或其他接触化学刺激物(如农业、工厂/铸造工作、清洁)的人员。青少年娱乐性鼻吸化学物品是肺炎的高危群体。深静脉血栓和肺栓塞的危险因素包括长期卧床不起,妊娠或近期分娩,盆腔或下肢外伤,高凝状态,使用雌激素和恶性肿瘤(见第23章、第42章)。

肺动脉栓塞(PE)

　　肺动脉栓塞表现为气促(活动或休息)、刺痛或沉闷的疼痛,并可并发心动过速、呼吸困难、呼吸急促,偶尔咯血、盗汗或头晕。随深吸气而加重的胸痛,休息不能缓解,这种胸痛呈尖锐性痛。

　　体格检查表现为呼吸急促、不连续啰音,偶尔有摩擦音(吸气末摩擦音)。与肺动脉栓塞有关的肺动脉高压可能会产生左心衰竭(双肺湿啰音)或心脏彩超、血管造影异常。临床评分系统(表10-1)可以判断肺动脉栓塞的风险和进一步检测的必要性,并应当在医院检查中大力提倡。

表 10-1

肺动脉栓塞评分系统

日内瓦评分系统	分数	韦尔斯评分系统	分数
既往有肺栓塞或深静脉血栓形成	+2	既往有肺栓塞或深静脉血栓形成	+1.5
心率>100/min	+1	心率>100/min	+1.5
近期手术史	+3	近期手术史或固定	+1.5
年龄		临床提示深静脉血栓形成	+3
60～79 岁	+1	其他比肺栓塞可能性小的诊断	+3
>80 岁	+2	咯血	+1
二氧化碳分压<4.8kPa(36mmHg)	+2	癌症	+1
4.8～5.19kPa(36～38.9mmHg)	+1		
<6.5kPa(48.7mmHg)	+4		
临床可能性		临床可能性	
低	0～4	低	0～1
中	5～8	中	2～6
高	>9	高	>7

F.严重的创伤(如心包压塞,张力气、血胸):也产生胸部疼痛,但这种创伤很少发生在办公室。

三、症状

详细的病史采集可以缩小胸部疼痛的鉴别诊断范围,并应判断疼痛的部位和程度,诱因,加剧/缓解的因素,伴随症状。

A.疼痛部位和程度

1. 缺血性心脏病 患者常主诉胸骨后紧缩或压迫性疼痛(或两者兼而有之)并可能向手臂或下颚、背部等部位放射(或两者兼而有之)。这可能因哭泣,恶心,呕吐,头晕,晕厥,盗汗等而诱发。

2. 二尖瓣脱垂(MVP) 常表现为突发性胸部不适/疼痛与心悸。

3. 胸膜性疼痛 常表现为尖锐针刺样疼痛,并局限于左或右半胸部,随呼吸和咳嗽而加剧。

4. 胸壁/肌肉疼痛 也呈尖锐性痛或隐痛,并可以局限在胸壁上的任何部位。

5. 胃肠道疼痛 可表现为胸骨后灼烧或压榨性疼痛(消化不良或胃食管反流性疾病)或胸骨后压迫性疼痛(贲门失弛缓症或食管痉挛)。贲门失弛缓症表现为胸骨后或胸前区疼痛。消化性溃疡和胰腺炎患者可出现上腹部疼痛,有时在背部。

6. 精神疾病 有些患者可出现胸前区疼痛。过度换气可出现伴有呼吸困难、四肢麻木和头晕等胸前区疼痛。抑郁症患者可出现持续或间歇性的与活动和进食无关的胸前区阵痛感。

B.诱因

C.加重/缓解疼痛的因素

1. 缺血性心脏病引起的疼痛可因活动或紧张而加重,休息、吸氧或含服硝酸盐类药物可缓解。

2. 手臂的活动或深呼吸可加重胸壁或肌肉组织拉伤引起的疼痛。胸膜疼痛可因深呼吸或咳嗽诱发和加重。

3. 胃肠道疼痛可因膳食(尤其是暴饮暴食)和仰卧位加剧,服用抑酸药、质子泵抑制药或 H_2 受体阻滞药而减轻。特别是胆囊疼痛,其典型特点是高脂肪食物诱发。

D.伴随症状

1. 缺血性心脏病可伴有恶心,呼吸困难,出汗,或突然出现严重的疲劳(特别是女性)。

2. 二尖瓣脱垂可伴有心悸(特别是仰卧时),头晕,呼吸困难,焦虑或头痛等症状。

3. 肺源性胸痛或心力衰竭可出现经常性咳嗽,发热且伴有刺激性或非刺激性咳嗽,可发生于支气管肺炎,肺炎患者特点为起病隐匿的咳嗽伴呼吸困难和偶尔发热。

4. 心肌缺血,胸主动脉夹层和肺动脉栓塞患者可出现晕厥和低血压等症状。

5. 心痛伴疲劳是贫血的表现。

6. 伴发心律失常:冠心病患者可出现心律失常(室性期前收缩、心房颤动)。新发的心房颤动和胸痛可考虑诊断为肺动脉栓塞。

7. 胃肠道性胸痛往往伴有夜间或早晨咳嗽、排气打嗝、声音嘶哑、口臭或吞咽疼痛。

8. 自我感觉呼吸困难,不能深呼吸,过度通气等症状常伴发于心因性胸痛,同时也可出现在其他躯体性疼痛(慢性头痛,腹及盆腔疼痛);恐慌症患者可提前出现此症状并伴有感觉异常,头晕,发抖,出汗和一种"厄运将到来的预感"。

E.**患者特点**:年龄、性别、种族、文化程度和共存的医疗条件在胸痛评估中有重要价值;如:年轻患者很少患有潜在的冠心病,妇女和老年人(大于 70 岁)更可能出现非典型临床症状。

F.**疼痛的部位与性质**

1. 缺血性疼痛倾向于部位不固定,波及范围大,难以描述(弥漫性非固定部位疼痛),而骨骼肌肉及筋膜性疼痛很容易描述和定位(可能指向一个手指)。

2. 牵涉痛可能跟随神经分布,有时难以定位。

3. 放射到双臂(左或右,左常多于右)、颈部、咽喉、下腭、牙齿、上肢、背部的疼痛强烈预示心肌缺血。

G.**起病时间和疼痛经过**

1. 突发性剧烈胸痛常发生于肺栓塞、胸主动脉夹层、气胸等;心肌缺血性疼痛(和食管疾病)通常是渐进性的,并随着时间的推移达到高峰。

2. 持续长时间(数天)但无渐进性的疼痛通常与功能性疾病有关。

3. 持续数秒的短暂性疼痛不太可能是缺血引起。同样缺血性疾病也不可能出现持久的疼痛,但可能在任何时候发生,如无规律性地在清晨频繁发生。

4. 天气变冷,情绪紧张,性行为通常被认为是心肌缺血的诱因。

四、体征

对所有胸痛患者体格检查的重要方面包括一般的外观和生命体征,触诊(胸部和上腹部),心肺听诊。

A.**一般的外观和生命体征**:急性心肌缺血(心绞痛或心肌梗死)和恐慌或焦虑症患者可能会出现焦虑,呼吸困难;缺血性心脏疾病也可能会导致高血压或低血压和发汗;恐慌或焦虑可能引起震颤。

B. **触诊**

1. 在胸壁疼痛患者中,对受累的肌肉和韧带的反向运动或触诊可再次引起疼痛,而在肋软骨交界处(特别是在第 3 肋骨和第 4 肋骨)的触诊可发现肋软骨胸壁疼痛。胸壁压榨性疼痛可发现心肌缺血患者。带状疱疹患者可出现皮疹和痛觉过敏,疼痛可能先于带状疱疹皮疹,异常的情况是带状疱疹引起的疼痛可能不伴有皮疹。

2. 上消化道疼痛患者可能出现中、上腹部触痛。

C. **听诊**

1. 缺血性心脏病患者心脏可听到也许是正常的或新的杂音或 S3,S4 奔马律。在二尖瓣脱垂患者中可听到典型的收缩中晚期咔嗒声和收缩晚期杂音。

2. 肺部听诊。

a. 胸膜性疼痛患者肺部可听到吸气末摩擦音,此音和一个人的手与橡胶摩擦所产生的声音是相似的。

b. 支气管肺炎患者肺部可听到局部啰音、羊鸣音和哮鸣音、鼾音等呼气相声音;这些声音可因咳嗽而减少或消失。

c. 肺炎患者双肺都可听到啰音。

五、实验室检查(图 10-1)

当胸部疼痛的常见原因极有可能通过病史及体格检查而确诊(如胸壁疼痛或肋软骨炎)后,没有必要开展进一步的检查,即可开始治疗。通过重点的病史询问及体格检查,患者胸痛的病因及程度仍不明确时,进一步检查是必要的,如缺血性心脏病和肺部疾病。

A.**血液检查**

1. 血细胞计数检查在细菌性支气管肺炎患者中可出现白细胞增多及核左移现象;在病毒性支气管肺炎患者中可出现淋巴细胞增多;在贫血患者中可出现血红蛋白减少。

2. 对比造影前后肾脏的代谢情况来评估肾

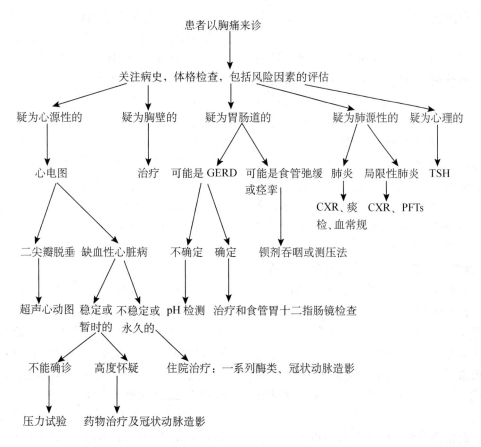

图 10-1　胸痛常见原因评估方法

功能。

3. 甲状腺功能亢进症患者促甲状腺激素水平可能低表达或不表达,这种情况可能导致患者处于焦虑状态。

4. 血液幽门螺杆菌检测可以揭示难治性消化不良的潜在病因。

B. 心电图(ECG): 通常在缺血性心脏病(IHD)患者中正常,但在急性缺血性心脏病患者中,ST 段抬高或降低可以协助决定是否需要住院。

C. 胸部 X 线检查: 有助于心脏和肺部疾病引起的胸部疼痛的诊断。

1. 心脏肥大可见于慢性心脏缺血引起的扩张性心肌病。

2. X 线表现为浸润性改变,可发生于支气管肺炎或肺炎。

a. 肺实变(细菌性肺炎)或弥漫性浸润(早期或非典型肺炎)可能发生,但其 X 线表现比临床症状迟数小时到数天,补液后会看得更清楚。

b. 弥漫浸润性改变也可见于肺炎。

c. 气胸。在张力性气胸,胸部 X 线片可能表明胸腔气体量增加,心脏边缘平坦,纵隔向对侧偏移,横膈向下移位。

d. 胸部 X 线片可出现肺水肿的迹象。

e. 胸部 X 线片可诊断肋骨骨折。

D. 运动负荷测试

1. **运动负荷心电图检测**　可发现心电图在运动状态下发生改变,休息时没有变化。快速的 ST 段变化($>2mm$),特别是在低负荷时(例如,布鲁斯协议$<6min$ 或年龄预测最大心率$<70\%$)则表示严重缺血性心脏病并需要实施冠状动脉造影。

2. **运动负荷超声心动图**　可类似于运动负荷心电图进行评价,但是在某些患者中,超声心动图是首选,包括女性和肥胖、乳房下垂、左心室肥厚者,或以前出现过心电图异常(如束支传导阻滞、心脏装有起搏器、患过心肌梗死)和单独使用心电图作为缺血的评价依据。除了心电图变化,负荷超声心动图能评价室壁运动异常和左心室射血分数。

3. 药物负荷测试 是患者无法达到足够的运动心率时的首选，这些患者可能患有严重关节炎、神经或血管疾病、肥胖、肺部疾病或单纯严重代谢失调。由此可见，药物负荷测试所用药物既有冠状动脉扩张药（如双嘧达莫、腺苷），又有增加心率药（如多巴酚丁胺）。药物负荷测试也会加重冠状动脉血流不足。由于血管扩张药具有优先扩张非狭窄冠状动脉循环的特点，因此腺苷或双嘧达莫通过优先分流流向非狭窄区而扩大运动状态下患者非狭窄区与狭窄区冠状动脉血流的差距。有种药物（如多巴酚丁胺）可以通过提高心率的方法来刺激非运动状态下患者的心脏活动。在负荷测试时向患者静脉内注射一种放射性核素（如铊、锝-甲氧乙腈）可以提供其心肌灌注信息。

E. **冠状动脉造影**（即冠状动脉解剖的描述）：是证实不正常的应激状态和指导治疗的金标准（即医疗与手术管理，包括支架置入术和冠状动脉搭桥术）。

F. **肺功能检查**（PFTs）：对于胸痛患者，PFTs有助于鉴别阻塞性或限制性肺疾病及其严重程度。

G. **胃肠道检查**：

1. 对于症状不典型的或心功能正常的胃食管反流性疾病患者，食管 pH 探针检查有助于证实诊断。

2. 对于众所周知的胃食管反流性疾病，食管胃十二指肠镜检查可以评估其并发症或疾病严重程度（如巴雷特食管、糜烂性食管炎），并能通过活检诊断是否患有胃癌和感染幽门螺杆菌。

3. 上消化道钡剂造影可检测食管固定解剖位置的损伤（食管括约肌环、肿瘤），也可以帮助检测运动障碍和食管裂孔疝病变；测压检测可提高运动障碍性疾病的灵敏度。

六、治疗

各种心脏血管和肺部疾病治疗应包括具体的管理措施，讨论生活方式的改变（戒烟、减压、饮食、睡眠卫生、降脂药，与疾病有关的一系列计划），并采取进一步行动。

A. **胸壁疼痛与肌肉拉伤**

1. 最初的治疗措施包括休息，避免加重损伤的活动，暖湿的绷带固定和局部冷敷。

2. 口服非甾体抗炎药（如布洛芬 600～800mg，随餐服用）可以减轻疼痛。

3. 对于禁止和无法实施上述治疗的局部（如触发点或肋软骨）疼痛，肌内注射镇痛药可以减轻疼痛（如局部麻醉药，0.5～1ml 布比卡因或1％～2％利多卡因注入触发点，或者 0.5～1ml 局部麻醉剂和 0.5ml 的丙酮化合物混合物 40ml 注入一个肋软骨连接点），尤其是肋间触发点注射，必须小心，以避免胸腔穿透。

B. **胃肠道疾病**（见第 19 章和第 82 章）

C. **心血管疾病**

1. 急性心绞痛、急性不稳定型心绞痛、逐渐加重的心绞痛或怀疑心肌梗死，这些都是急症，要求立即住院并密切监测，如检查心肌酶谱，吸氧，减缓疼痛，如没有禁忌证，需使用硝酸甘油、阿司匹林或其他抗凝药。除非我们通过风险因素识别或修改方法（如他汀类降脂小组的评估和管理）以及早期实验证明死亡率在下降。心肌缺血管理指的是 2007 年美国心脏协会制订的指南。

2. 慢性稳定型心绞痛治疗见第 77 章。

3. 二尖瓣脱垂（MVP）

a. 对于轻微症状者而言，合理解释诊断和适当地安慰就足够了。

b. 对那些心悸、焦虑或胸部疼痛的患者，规劝其尽量减少咖啡因或乙醇摄入量和 β-受体阻断药的使用（如阿替洛尔 25～50mg/d，根据症状和心率口服剂量逐渐上升）。

c. 二尖瓣脱垂患者不主张预防性心内膜炎治疗。

D. **精神疾病**：源于精神疾病的胸痛治疗需解决根本疾病（见第 89 章、第 92 章、第 94 章）。

E. **肺部疾病**

1. 支气管肺炎治疗见第 13 章。

2. 非甾体抗炎药对胸膜炎有效。刺激性肺量测定或每隔数小时做 10～20 次深呼吸，有助于防止肺不张或肋膜性疼痛夹板疗法中的继发性肺炎的发生。

3. 局限性肺炎治疗。

a. 肺功能正常的肺炎患者需要避免痰沉积，并定期检查症状或者肺功能。

　　b. 肺科医师通常会对肺功能异常的肺炎患者进行评估，并制定初次诊疗计划，这其中可能就会用到非甾体类口服药（如泼尼松，40～100mg/d）。

（王　敏　庞严　译）

参考文献

［1］　Lee TH, Goldman L. Evaluation of the patient with acute chest pain. New Engl J Med, 2000, 342(16): 1187-1195.

［2］　Nilsson S, Scheike M, Engblom D, et al. Chest pain and ischemic heart disease in primary care. Br J Gen Pract, 2003, 53: 378-382.

［3］　Swap C, Nagurney J. Value and limitations of chest pain history in the evaluation of patients with suspected acute coronary syndromes. JAMA, 2005, 294: 2623.

［4］　Chagnon I, et al. Comparison of two clinical prediction rules and implicit assessment among patients with suspected pulmonary embolism. Am J Med, 2002, 113(4): 269.

［5］　Kroenke K, Mangelsdorff AD. Common symptoms in ambulatory care: incidence, evaluation, therapy and outcome. Am J Med, 1989, 86(3): 262.

［6］　Mark DB. Risk stratification in patients with chest pain. Prim Care, 2001, 28(1): 99.

［7］　Schmermund A. Assessment of clinically silent atherosclerotic disease and established and novel risk factors for predicting myocardial infarction and cardiac death in healthy middle-aged subjects: rationale and design of the Heinz Nixdorf RECALL Study. Risk factors, evaluation of coronary calcium and lifestyle. Am Heart J, 2002, 144(2): 212.

［8］　Anderson, et al. ACC/AHA 2007 Guidelines for the Management of Patients With Unstable Angina/Non ST-Elevation Myocardial Infarction Executive Summary. J Am Coll Cardiol, 2007, 50: 652-726.

第11章 意识错乱

Robert C. Salinas, MD, & Heather Anne Bartoli, PA-C

要点
- 谵妄或急性意识错乱状态是一种综合征，必须找到潜在原因；它是真正的医疗急症。
- 谵妄可以由疾病、药物滥用、处方药、毒素或综合原因引起。
- 老年人和潜在痴呆者最容易出现谵妄。

一、定义

意识错乱是一个通用术语，用于描述广泛的认知损害，典型特征是定向障碍或对环境刺激的不适应的反应；可以突然（急性）起病或隐匿（缓慢）起病。痴呆和其他慢性意识错乱情况将在第73章讨论。本章主要讨论谵妄（急性意识错乱状态）的评估与治疗。谵妄是一组临床症状，包括急性起病，意识障碍、不能集中注意力和认知损害，常由一种或多种潜在的医疗相关原因诱发（表11-1）。

表 11-1

谵妄的 DSM-Ⅳ标准

- 意识障碍（即对环境的意识清晰度减低）和不能集中注意力、难以维持注意力集中或注意力转变
- 认知改变（如记忆缺失、定向障碍、语言障碍）或由于先前存在的或进展的痴呆而造成的知觉障碍
- 在较短的时间内进展（数小时至数日），并在一天当中波动
- 根据病史、查体或实验室检查，这种障碍是由特定的医疗情况、物质中毒、戒断综合征、多种原因或者其他原因（证据不足以确定特定原因，或者其他原因如感觉缺失）造成的直接生理学改变

二、常见诊断

一般认为，急诊入院的 65 岁及以上的老年患者中，35% 达到谵妄的诊断标准。另外，所有术后患者和住院治疗的老年患者都有出现谵妄的危险。谵妄会使住院时间延长，发病率和病死率升高，需要长期医疗照顾的可能性增加（B 级证据）。表 11-2 是关于诱发谵妄的危险因素；易患人群包括：①老年人，这是因为老年人的感觉和认知有所损害，有潜在慢性疾病，同时服用多种药物，以及对于注意力、学习和记忆至关重要的神经递质合成可能发生改变（如乙酰胆碱和多巴胺）。②酒精和违禁药品（如可卡因和迷幻剂）滥用者，这是因为药物可以引起神经递质如乙酰胆碱、血清素、γ-氨基丁酸失衡。③有潜在器质性脑部疾病（痴呆、帕金森病）者。④疾病晚期患者，这与药物（如阿片类制剂）使用，以及焦虑、抑郁、睡眠障碍者的疾病进展有关。

表 11-2	
谵妄的危险因素	
年龄	● 体内稳态降低
	● 视力、听力减退
	● 药代动力学以及药效动力学的年龄相关改变
	● 慢性疾病
	● 社会心理因素,如睡眠减少、感觉缺失、感觉负荷、丧失亲人、环境改变
	● 脑部疾病
患有痴呆	● 去甲肾上腺素能/胆碱能神经传递失衡
	● 炎症机制
	● 下丘脑-垂体-肾上腺轴异常
	● 昼夜节律扰乱
住院	● 变换环境
	● 甲状腺功能正常的病态综合征
	● 重病
	● 醒睡周期扰乱
	● 生理约束
	● 膀胱导管插入术
	● 新增使用药物
服用多种药物	● 药物相互作用
	● 叠加效应
手术因素	● 术中明显出血
	● 血流动力学不稳定
	● 相对于择期手术来说,急诊手术危险更大
	● 非心源性胸外科手术或主动脉瘤修复手术病史
药物滥用史	尤其是酒精、印度大麻、可卡因、迷幻药

图 11-1 说明了导致谵妄的易患因素和环境因素(医源性)之间复杂的相互关系,尤其是在医院的环境里。

A. 易患谵妄的情况

1. 一般医疗情况(表 11-3)

表 11-3	
导致谵妄全身疾病情况	
代谢障碍	低钠血症、低/高钾血症、甲状腺功能亢进或减退、贫血、高碳酸血症、低血糖或高血糖、脱水、营养不良、体温过低、中暑
神经疾病	头部外伤、脑血管意外、正常颅压脑积水、硬膜下血肿、脑膜炎、脑炎、脑脓肿、神经梅毒、癫痫发作(发作时与发作后状态)
肿瘤	原发性颅内肿瘤、脑转移瘤
心血管疾病	心肌梗死、慢性心力衰竭、心律失常、严重主动脉狭窄、高血压脑病
肺部疾病	肺炎、慢性阻塞性肺疾病恶化、呼吸衰竭
胃肠道疾病	粪便嵌塞、腹腔内感染、肝衰竭
尿道疾病	尿路感染、尿潴留

2. 药物中毒,最常见于印度大麻、可卡因或迷幻剂,这些是年轻人中最为常见的急性意识错乱状态的原因。

a. 物质戒断所致的谵妄最常见于大量使用酒精、镇静催眠药、抗焦虑药者。

b. 药物所致谵妄是由于接触了毒物(如一氧化碳、杀虫剂、工业溶剂)。

c. 处方药物(表 11-4)。在老年人中,必须考虑因处方药引起的谵妄,36% 使用处方药的患者会出现这种情况,那些药物中具有中枢作用的胆碱能性质。

表 11-4
可能导致谵妄的药物
典型抗胆碱能药物　阿托品　东莨菪碱
抗抑郁药　三环类:阿米替林、多虑平
镇吐药
抗组胺药　苯海拉明
抗帕金森病药
抗精神病药
解痉药　①胃肠道解痉药:盐酸双环胺、硫酸莨菪碱;　②尿道解痉药:奥昔布宁
肌肉松弛药
泼尼松龙
西咪替丁

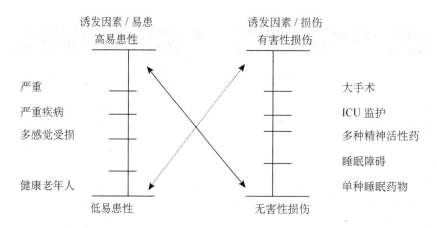

图 11-1 谵妄的多因素模式

对于高度易患性的患者(如严重痴呆、严重的潜在疾病、多感觉受损),谵妄相对隐匿起病(实线)。相反,低易患性的患者则较难发展为谵妄,而且需要多种诱发因素(虚线)

3. 环境改变(如转院或因为紧急住院治疗而搬到新的居住地)。

4. 器质性脑部疾病(阿尔茨海默病、血管性痴呆、Lewy 体痴呆、帕金森病)。

5. 抑郁。患有痴呆的门诊患者中有 1/3 以上合并抑郁,而在养老院的痴呆患者中合并抑郁的可能更多。

B. **类似谵妄的情况**:包括痴呆(第 73 章),抑郁(第 92 章)和其他精神疾病,年龄相关的记忆障碍(认知损害轻微),诈病和做作性精神障碍。

三、症状

对于谵妄的患者,从熟悉患者的照看者处了解其潜在的健康问题、药物使用(包括处方药、草药或天然物质、非处方药)和功能上独立的基础水平,这有助于找到可逆性原因。具体的病史如下。

1. 意识模糊状态的起病和病程(表 11-5 和表 11-6)有助于判断是否已经患有谵妄及其严重程度。

表 11-5

意识模糊评定方法(CAM)诊断公式*	
表现 1	急性起病、病程波动 这一表现往往可以通过家人或护士得知,而且对以下问题都是肯定性答案:患者的精神状态与平时相比是否有急性改变,异常行为在一天内是否波动,也就是说,有时出现有时消失,或者程度有时严重有时改善
表现 2	注意力障碍 这一表现体现在对以下问题都是肯定性答案:患者是否难以集中注意力,如易于分心,或者难以对聊天内容保持关注
表现 3	思维混乱 这一表现体现在对以下问题都是肯定性答案:患者的思维是否混乱,或者不连贯,如散漫、不相关的对话,思维不清晰、无逻辑,或话题之间不可预测的变更
表现 4	意识状态改变 这一表现体现在对以下问题的答案是除了"警醒"以外的其他答案:总体而言,你如何评价患者的意识程度:警醒(正常),警惕(高度警醒),嗜睡(打瞌睡但容易唤醒),昏睡(难以唤醒),昏迷(不能唤醒)

* 根据 CAM 诊断谵妄必须有表现 1 与表现 2,伴有表现 3 或表现 4

表 11-6

谵妄和痴呆的表现

鉴别点	谵妄	痴呆
起病	急性	隐匿
病程	急性病,通常数日至数周	慢性病,通常数年
是否可逆	通常可逆	通常不可逆,往往缓慢进展
定向力	早期定向障碍	病程晚期定向障碍,往往数月或数年后
稳定性	一天中随时变化	每日相对稳定(除非同时出现谵妄)
生理改变	明显生理改变	生理改变不是十分明显
意识	模糊、改变、意识波动	直至终末期才意识模糊
注意力持续时间	明显减短	无明显减短
醒睡周期	醒睡周期扰乱,以小时为单位改变	醒睡周期扰乱,日夜颠倒,但不是以小时为单位改变
心理运动改变	明显心理运动改变(亢进或减退)	心理运动改变通常出现较晚(除非同时抑郁发作)

2. 危险因素见表 11-2。

3. 慢性疾病见表 11-3。

4. 药物使用见表 11-4。

尤其是常用的抗胆碱能或导致电解质紊乱的处方药物。

四、体征

全身体检往往能提示谵妄的潜在起因,而且应包括以下内容。

A. 评估精神状态

1. 精神状态简易速检表(MMSE)(表 11-7)对于评估记忆丧失和认知损害有很高的敏感性和特异性;如果分界值设为≤23,MMSE 的敏感性是 87%、特异性 82%。MMSE 不能诊断痴呆或谵妄,而且应考虑被评估者听力、视力、身体残疾、年龄、教育程度和文化差异等因素来分析结果。

2. 意识模糊评定方法(CAM)(表 11-5)用于评估疑似谵妄的住院患者,其敏感度为 94%~100%,特异度为 90%~95%。这个方法需要大概 5min,阳性结论必有表现 1 与表现 2,伴有表现 3 或表现 4(A 级证据)。

3. 激越性意识模糊状态不伴有局灶体征,可能出现于头部外伤的情况。高度警醒可能是因为酒精戒断。一个兴奋、高度警醒、产生幻觉的患者可能存在安非他命、麦角酸二乙胺、可卡因或苯环利定中毒。

表 11-7

精神状态简易速检表(MMSE)举例

时间定向

"今天是几号?"

复述

"我将要说 3 个词,留意听,在我说完后复述出来。准备好了吗? 现在开始……

苹果(停顿)、硬币(停顿)、桌子(停顿)。现在向我复述这些词。"(重复最多 5 次,但仅对第一次试验评分)

命名

"这是什么"(指向铅笔或钢笔)

阅读

"请阅读下面这句话,并按照它说的做"(给受试者看这句话)

闭眼(让患者执行的内容)

B. 重要体征

1. 如果舒张压>120mmHg,考虑是否存在高血压脑病。

2. 如果收缩压<90mmHg,意识模糊可能是因为休克后的脑灌注受损。也应考虑是否存在药物过量、肾上腺皮质功能不全、低钠血症。

3. 心动过速提示败血症、震颤性谵妄、甲亢、低血糖或者患者激动、焦虑。

4. 发热提示感染、震颤性谵妄、脑血管炎症、脂肪栓塞综合征。体温过低的定义是体核温度(直肠或食管)<35℃,也可以导致意识模糊。

5. 气促提示缺氧。慢性阻塞性肺疾病患者的吸氧分数>0.28时,可能因高碳酸血症导致意识模糊。

C. 眼睛检查

1. 视盘水肿提示高血压脑病或脑内占位性变。

2. 瞳孔散大提示交感神经兴奋,常见于震颤性谵妄。针尖样瞳孔提示阿片类药物过量或应用收缩性滴眼液。

D. 其他结果

1. 肺部听诊发现双肺底湿啰音,提示肺水肿,可能伴有继发于心或肺部疾病的缺氧。

2. 急性意识模糊、共济失调、双侧第Ⅵ对脑神经麻痹、腹泻提示 Wernicke-Korsakoff 脑炎。

五、实验室检查

除非病史与体检中所发现的急性意识模糊原因很明确,否则应该进行进一步诊断性检查。

A. 初始检查:应包括全血细胞计数及分类、血沉、血清化学试验、血镁、血钙;血和尿液毒理学检查;尿液分析;胸部 X 线检查;心电图;血清药物水平(根据具体使用处方药情况进行)。

B. 腰椎穿刺术:对于可能有细菌或病毒性脑膜炎的谵妄患者,应考虑腰椎穿刺术。相对禁忌证包括患者临床状况迅速改善,以及可能有颅内大面积损伤导致的颅内压增高。

C. 脑电图:有助于发现部分复杂性癫痫、代谢性脑病或使用镇静药,对于疑有以上情况的患者应考虑脑电图检查。

D. CT 及 MRI:对于意识迟缓的患者应进行头部 CT 初始评估,以排除硬膜下血肿、硬膜外血肿、卒中、脑脓肿或肿瘤。如果怀疑急性脑梗死,应在 24~48h 后重复做 CT。磁共振成像和磁共振血管造影有助于排除慢性硬膜下血肿、局部血流异常或动脉瘤。

E. 其他:可以考虑的检查有动脉血气检查、血培养、血清血氨水平、肝功能、甲状腺功能、肾上腺皮质激素水平、抗核抗体、血清蛋白电泳、血清维生素 B_{12} 和叶酸水平、梅毒检查(VDRL)、血浆和尿液渗透压浓度、HIV 滴度、重金属和甲基福林的尿检测。

六、治疗

A. 一般原则:谵妄患者应住院治疗,以检查控制潜在病因。患有谵妄的晚期患者可以在家或在临终医院治疗,取决于患者和家人的意愿。治疗原则如下。

1. **支持性照顾** 包括安静的私人房间,摆放患者熟悉的物品,家人陪伴,以及维持正常的睡眠周期。

2. **药物治疗** 患者的激越和行为问题会对本人和其他人造成危险,因而需要精神安定药物进行镇静治疗。这种治疗的目的是控制危险行为,同时避免过度镇静。

a. 氟哌啶醇。最近的循证医学综述发现,小剂量的氟哌啶醇(0.25~2mg)肌内注射有助于控制紧急情况。在谵妄的潜在病因已经诊断并治疗的前提下,维持剂量的氟哌啶醇(0.25~0.5mg 口服,每日 2~3 次)有助于控制激越(A 级证据)。

b. 一些新上市的非典型精神安定药物也可以考虑用于维持治疗。这种情况下,利培酮(0.5mg 口服,每日 2 次,最多 4~6mg/d)有助于改善激越。

c. 使用抗胆碱能药物可能出现反常的生理反应,并且加剧锥体外系症状。

d. 苯二氮䓬类有助于改善酒精戒断所导致的谵妄。如果使用苯二氮䓬类,劳拉西泮是最常用的药,其半衰期较短。但是,这也可能加重先前患有痴呆的谵妄患者的激越。

e. 对于临终医院的患者,上述治疗有助于改善意识模糊;也可能需要镇痛、抗焦虑、抗抑郁治疗。但是,晚期患者也应该寻找是否有谵妄的可逆性潜在原因。

3. **沟通** 与家人进行关于可疑的病因和谵妄预后的沟通很重要,因为照料者可能在观察到患者认知损害造成的行为改变时会承受很大压力。

B. 特殊情况的治疗:见第 73 章和第 92 章。

C. 预防:对各个年龄段可能诱发谵妄的内在和外在原因的探讨有助于制定预防策略。可以通过尽量减少老年人多种药物治疗、严密监测老年人的药物使用、辨别前驱症状(如失眠、噩梦、短暂幻觉和焦虑)等手段来降低谵妄的发病率(B 级证据)。

(赵 晶 王家骥 译)

参考文献

[1] Inouye SK. Delirium in older people. N Engl J Med, 2006,354(11):1157-1165.

[2] Lonergan E,Britton AM,Luxenberg J,et al. Antipsychotics for delirium. Art. No:CD005594. doi:10. 1002/14651858. CD0005594. pub2.

[3] Lundstrom M,Edlund A,Karlsson S,et al. A multifactorial intervention program reduces the duration of delirium,length,of hospitalization,and mortality in delirious patients. J Am Geriatr Soc,2005,53(4): 622-628.

[4] Potter J, George J. The prevention, diagnosis, and management of delirium in older people:concise guidelines. Clin Med,2006,6(3):303-308.

[5] Weber JB,Coverdale JH,Kunik ME,et al. Delirium: current trends in prevention and treatment. Intern Med J,2004,34(3):115-121.

第12章　便　秘

Allen R. Last, MD, MPH, & Jonathan D. Ference, PharmD, BCPS

要点

- 对于不同的患者，便秘可以代表很多问题，但一般定义为肠蠕动减少或蠕动困难。
- 便血、结肠癌或炎性肠道疾病家族史、贫血、便隐血试验阳性、体重减轻、持续便秘、治疗无效、50岁以上患者新发便秘，都应接受诊断评估。
- 没有警示症状的患者可以进行生活方式改变的经验性治疗，如进食纤维、运动和水化，必要时使用药物。

一、定义

便秘是排便的客观困难或主观感觉困难，可以是排便频率减少，或难以排出粪便，或者两者皆有。一般来说，便秘的定义是每周不多于3次大便。即使多于3次，病人往往仍然主诉便秘，而且常常是排便过程的问题。美国胃肠学会慢性便秘工作组将便秘定义为"大便状况不满意，表现为排便频率减少、难以排出粪便，或者两者皆有。难以排便包括费劲、粪便蠕动艰难感、排便不尽、粪便干硬/糊状、排便时间延长、需要用手帮忙操作以排便。"慢性便秘指的是至少3个上述的表现持续12个月。

二、常用诊断

便秘在西方文化中很常见，15%的人在任何时候都主诉这些症状。在女性、老年人、非白种人、社会经济地位低、住在北方和农村地区的人群中多见。在美国，每年有250万人次就诊的门诊和9.2万人次住院是因为便秘。近5%的儿科就诊原因是便秘。

便秘可以分类为正常传输型便秘、慢传输型便秘和盆底功能障碍性便秘。

A. **正常传输型便秘**（也称为功能性便秘）：是最常见的便秘类型。这类患者排便频率正常但因为胃胀气、腹痛和大便干结仍然视为便秘。病因包括纤维摄入少、脱水、缺乏运动、动力障碍如肠易激综合征、排便反射抑制，正如之前所述的一些患儿出现肠道蠕动疼痛的情况。

B. **慢传输便秘**：常见于年轻女性，通常于青春期初期开始。与不便秘的人相比，这些患者很少出现高振幅蠕动波，从而导致肠道内容物不能有效前进。

C. **盆底功能障碍性便秘**：是因为肛门括约肌张力异常或者盆底和肌肉张力和收缩异常。正常情况下，大便在结肠末端聚集成形，但便秘患者不能松弛会阴和肛门括约肌而使大便正常通过。危险因素包括经产、会阴手术和过往有排便费劲史。

D. **便秘的诊断也应考虑继发性原因**（表12-1）：包括药源性（表12-2），解剖学梗阻（脱肛、肿瘤、术后瘢痕），代谢紊乱（甲状腺功能减退症、糖尿病和高血钙），肌病（淀粉样变性和硬皮病），神经疾病（帕金森病、多发性硬化、脑血管事件）和其他情况。新生儿出生48h内没有排便应考虑赫希施普龙病（先天性巨结肠）。这种情况常在初生婴儿中出现，但如果没有出现而在婴儿期发现，会伴有腹部胀气、细长粪便、发育停滞和胆汁性呕吐。体查发现直肠空虚。延迟诊断可导致出生2～3个月时小肠结肠炎（发热、腹泻隐血、腹胀）。

　　E. **粪便嵌塞**：发生于患者不能排出粪便时。延迟性和慢性便秘可导致嵌塞。多数出现于直肠，需手动操作以解除嵌塞（手指在直肠内挖或者剪切样活动）。高位嵌塞需灌肠以帮助松解。有时需要内镜以移除高位嵌塞。

表 12-1

便秘的继发性病因

药物作用	见表 12-2
机械性阻塞	结肠癌
	恶性肿瘤外部压迫
	狭窄
	直肠膨出
	术后改变
	巨结肠
	肛门裂
	炎性肠道疾病
代谢性疾病	糖尿病
	甲状腺功能减退症
	高钙血症
	低钾血症
	低镁血症
	尿毒症
	囊性纤维化病
	重金属中毒
肌病	淀粉样变性
	营养不良性肌强直
	硬皮病
神经系统疾病	帕金森病
	脊髓损伤或肿瘤
	脑血管意外
	自主神经病变
	赫希施普龙病
	多发性硬化
其他情况	焦虑
	抑郁
	躯体症状
	认知缺损
	卧床
	怀孕

表 12-2

与便秘相关的药物

	举例
非处方药	
肾上腺素受体激动药	麻黄碱
非类固醇类抗炎药	布洛芬、萘普生
抗酸药	氢氧化铝、碳酸钙
钙剂	碳酸钙/枸橼酸钙
铁剂	硫酸亚铁/葡萄糖酸亚铁
止泻药	洛哌丁胺、次水杨酸铋
处方药	
抗胆碱药	苯扎托平
抗组胺药	苯海拉明
抗抑郁药	三环抗抑郁剂、阿米替林
抗帕金森药	左旋多巴
钙离子通道阻断药	维拉帕米
解痉药	双环维林
抗精神病药	氯丙嗪
利尿药	呋塞米
阿片类药物	可待因、吗啡、羟可酮、氢可酮

三、症状

　　详细询问病史以排除继发性原因，在初始治疗无效时可以及时发现潜在的机制。便秘症状包括腹胀气和（或）腹痛、肠蠕动减少、排便费力、大便干结、排便次数减少、不能自主排便和阵发性恶心。详细的病史能发现关于肠蠕动的频率和连贯性是否费力或需要外部协助排便、曾尝试的治疗和是否有效。系统回顾有助于排除继发性病因。如果出现任何警示症状（表 12-3）应进行全面评估。

表 12-3

需要诊断性评估的警示症状或体征

1. 便血
2. 结肠癌家族史
3. 炎性肠病家族史
4. 贫血
5. 便隐血试验阳性
6. 体重减轻
7. 严重、持续性便秘，治疗无效
8. 50 岁以上患者新发便秘

四、体征

A. 腹部体查:听诊可闻及正常或减退的肠鸣音。触诊可及腹部肿块,一般在左下腹部,这很可能是粪便团块,或少见于肿瘤或肠套叠。应进行全面体查以排除固定包块。

B. 直肠检查:详细的直肠检查是临床评估最有用的部分。肛周皮肤应评价是否有瘢痕、裂隙、痔疮和瘘管。观察会阴放松状态和收缩状态以评价会阴下降度(1～3.5cm 为正常)。应行直肠指检以判断括约肌紧张性和排除嵌塞、狭窄、肿块。女性应评估直肠膨出是否为便秘的潜在原因。

五、实验室检查

A. 实验室检查:仅用于出现警示症状的情况,包括初始治疗无效,或者从病史和体查中发现有某种疾病。促甲状腺激素、血电解质、血钙、血糖、全血细胞计数和尿液分析对便秘患者有所帮助(C 级证据)。

B. 便隐血试验:是快速、价廉的结肠癌筛查检查,但假阳性和假阴性率较高。

C. 结肠影像学检查:X 线平片可以确诊粪便嵌塞,但对常规便秘用处不大。结肠镜或钡剂灌肠应用于 50 岁以上的患者或有警示症状的患者。

D. 专科检查:结肠运输功能试验可用于实验室评估正常和结肠影像学检查没有结构性异常的患者。正常的运输时间少于 72h。肛门直肠测压可测量直肠压力以诊断盆底功能障碍和赫希施普龙病。气囊排出试验(一个充满 50ml 水或空气的气囊)有助于发现排便障碍。排便造影(在 X 线透视下排出钡剂)可以评估直肠的排空功能(C

级证据)。

六、治疗

便秘的治疗应根据病史、体查和诊断性检查结果。治疗潜在病因或停用影响的药物可以改善便秘。如果没有警示症状时,可以尝试经验疗法。这种疗法主要包括非药物治疗,如生活方式改变,如果需要可以使用药物。

A. 改变生活方式:可以单用或者与药物治疗合用。合适的生活方式改变是维持正常肠道功能的基础。增加纤维摄入、水分摄入和保持身材是改善肠道功能的简单方法。

1. 肠道锻炼是简单的一线方法。应该指导患者尝试每天同一时间活动他们的肠道。最佳时间是醒后、进食后或体育活动后。大便日志有助于记录频率、硬度、大小和用力程度(C 级证据)。

2. 增加饮食纤维摄入量被认为是非药物治疗的主要方法。增加饮食纤维或纤维添加物既简单又便宜。每日的推荐饮食纤维摄入量是 20～30g,但大部分美国人摄入量为 5～10g。患者应每周增加纤维 5g/d,直至达到每日摄入推荐量(C 级证据)。

3. 应鼓励患者多进行体育活动,低活动水平可以增加 2 倍的便秘风险(C 级证据)。

4. 足够的水分摄入对于保持正常肠道蠕动也很重要。一般推荐每天摄入 1L 水有助于维持正常的排便频率(C 级证据)。

B. 在非药物治疗失败后应采用药物治疗(表 12-4):积极通便治疗可能掩盖潜在病因;如果是难治性便秘,应进行进一步评估。

表 12-4

常用泻药

泻药	通用名称	品牌名称	成年剂量	起效(h)
成形药物	糠	—	25g/d	12～72
	蚤草	欧车前亲水胶	12g 1～2/d	12～72
	甲基纤维素	Citrucel	19g 1～2/d	12～72
	聚卡波非	聚卡波非钙片剂,恺司尔	500mg/d	12～72
大便软化剂	磺琥辛酯钠	多库酯钠	100～200mg/d	24～72
	磺琥辛酯钙	多库酯钙	240mg/d	24～72
	磺琥辛酯钾	多库酯钾	100mg 1～2/d	24～72

（续 表）

泻药	通用名称	品牌名称	成年剂量	起效（h）
盐类泻药	硫酸镁	爱泼梭姆盐	1～2 茶匙 1～2/d	0.5～3
	氢氧化镁	镁乳	30～60ml/d	0.5～3
	枸橼酸镁	柠檬酸镁	200ml/d	0.5～3
	磷酸二氢钠	Fleets phospho-soda	最多 45ml/d	0.5～3
高渗性泻药	山梨醇	—	30～60ml/d	24～48
	乳果糖	Chronulac	30～60g/d	24～48
	聚乙二醇	克来特利	17g/d	0.5～4
刺激性泻药	比沙可啶	双醋苯啶	5mg 1～2/d	6～10
	番泻叶	Senokot	8.6mg 1～2/d	6～10
氯离子通道激动药	鲁比前列酮	Amitiza	24μg 每周 2 次,随餐服用	—

1. 散装成形剂药物包括蚤草（天然）、多羧钙和甲基纤维素（合成）通过从肠腔吸收水分增加粪便团块和软化大便硬度。一般来说患者可以耐受这些药物,但合成制剂可能因为它们不消化而导致腹胀减少和空虚。但是,蚤草比合成制剂更能有效地增加大便频率。应指导患者增加每日液体摄入量（2～3L 水）以维持足够的水化（B 级证据）。

2. 表面活化药物（大便软化剂）可以降低表面张力,使水能融入大便。尽管患者能耐受这些药物,但在增加大便频率方面没有蚤草有效,而且在治疗阿片制剂导致的便秘时单一用药无效。矿物质油不作为常规推荐,因为有误吸或者耗尽脂溶性维生素 A、维生素 D、维生素 E、维生素 K 的潜在危险（B 级证据）。

3. 容积性泻药通过渗透活动导致水分分泌进入肠腔。这些药物可能是盐类泻药［氢氧化镁（镁乳）或枸橼酸镁和磷酸二氢钠］或者高渗性泻药（乳果糖、山梨醇、聚乙二醇）。

a. 盐类泻药作用于肠腔内,不是全身吸收,但可能导致腔内电解质紊乱,低钾血症和钠超负荷。长期使用镁制剂可以导致高镁血症,尤其对于肾功能不全的患者。目前没有足够证据证明镁乳能有效治疗慢性便秘（B 级证据）。

b. 乳果糖和聚乙二醇是可选用的处方药,山梨醇是非处方药。这些药物很少全身吸收,可导致胃胀气和腹痛。大剂量使用高渗透性泻药常用于排空肠道以行内镜或手术治疗。甘油塞药在直肠内用药时局部有效。乳果糖和聚乙二醇有助于改善慢性便秘患者的大便频率和硬度（A 级证据）。

4. 刺激性泻药最常用于急性症状的缓解。番泻叶和比沙可啶在数小时内发挥作用,刺激结肠肌丛,增加动力。睡觉时使用有助于早晨肠道蠕动。刺激性泻药不应用于怀疑肠道梗阻的患者,而且目前没有研究支持常规用于治疗慢性便秘（B 级证据）。

5. 灌肠剂对于排空远端结肠和直肠很有用。有多种药物可供选择,但仅用温水就能满足多数需要。灌肠药通常是粪便嵌塞的治疗用药。

6. 替加色罗（泽马可）对于慢性便秘的患者改善大便频率和硬度很有效。但是食物与药物管理局要求泽马可的制造商撤回这种药物,因为它可能增加心脏病发作和卒中的危险。

7. 鲁比前列酮可能对于顽固性慢性便秘的成年患者有效。它激活小肠氯离子通道,增加小肠液分泌。还可以增加肠道蠕动频率并改善胀气症状。1/3 的患者出现恶心,但没有发现电解质紊乱病例。与食物一起服用可以减少恶心的概率（B 级证据）。

（赵 晶 王家骥 译）

参考文献

[1] American College of Gastroenterology Chronic Constipation Task Force. An evidence-based approach to the management of chronic constipation in North America. Am J Gastro,2005,100:S1-S22.

[2] Biggs WS,Drey WH. Evaluation and treatment of constipation in infants and children. Am Fam Physician,2006,73:469-477.

[3] Hsieh C. Treatment of constipation in older adults. Am Fam Physician,2005,72:2277-2284.

[4] Lembo A,Camilleri M. Chronic constipation. N Engl J Med,2003,349:1360-1368.

第13章 咳 嗽

David Holmes，MD

要点
- 急性咳嗽最常见的病因是病毒性上呼吸道感染。
- 慢性咳嗽最常见的病因有非吸烟者的鼻后引流物和吸烟者的烟草刺激及慢性支气管炎。此外支气管哮喘和胃食管反流性疾病也很常见。
- 咳嗽的治疗主要是针对病因，病毒感染者不主张使用抗生素。

一、定义

咳嗽是指突然一股突发性强气流通过声门，迫使关闭状态的声门立刻开放，始发于气道炎症、机械或化学因素对气道的刺激或邻近组织对气道的压迫。

病毒性上呼吸道感染引起的气道高反应需要7周时间才能恢复正常状态，因此咳嗽可分为急性咳嗽（持续少于3周），亚急性咳嗽（持续3～8周），慢性咳嗽（持续超过8周）。

二、常见诊断

在初诊病例中咳嗽是第五大常见主诉，美国每年约有3000万人因咳嗽就诊。在任何时刻约有18%的人有咳嗽症状。

A. 急性咳嗽：急性咳嗽的常见病因有：哮喘急性发作，急性支气管炎（通常是病毒性），吸入性病毒性上呼吸道感染（最常见的病因），刺激因素（如：烟草，大麻，过敏原，污染的空气，灰尘，二氧化硫，氮氧化物，氨水及臭氧），过敏性鼻炎，无并发症性肺炎，鼻窦炎/鼻后引流（PND）。

1. 哮喘发作 在美国，900万至1200万人患有哮喘，其中每年有4000～5000人因此病而死亡。哮喘发作的危险因素有过敏原的暴露（如：真菌，花粉，尘土，动物皮屑，化妆品），吸入性感染，刺激物的暴露（如：烟雾），特定药物（如：β受体阻断药，阿司匹林）和心理应激。

2. 急性支气管炎 急性支气管炎是基层医疗中病例最常见的诊断之一。高达95%的病因是病毒性的，由流感病毒（A型和B型），呼吸道合胞病毒，副流感病毒，冠状病毒和腺病毒感染所致；少见病因有结核分枝杆菌肺炎，百日咳杆菌和肺炎衣原体。急性支气管炎的危险因素包括暴露于病毒性上呼吸道感染者，吸烟，其他刺激物，既往有慢性阻塞性肺疾病（COPD），狼疮病史。

3. 吸入性肺炎 事实上每个人在生活中都会误吸一些吃的或喝的东西，但其随后的咳嗽反射具有保护呼吸道作用。更严重的吸入性肺炎危险因素包括年迈的或年幼（<3岁）的人群，或有气道损伤和吞咽反射受损。

4. 病毒性上呼吸道感染 病毒性上呼吸道感染是人群中最常见的疾病，全世界患病率高达35%。30%～50%的普通感冒是由鼻病毒引起的，其他致病微生物包括埃可病毒，柯萨奇病毒，流感病毒，呼吸道合胞病毒，副流感病毒，冠状病毒，腺病毒。上呼吸道感染的恶化因素有上呼吸道暴露于病毒性上呼吸道感染者，香烟烟雾和其他刺激物。

5. 刺激因素　香烟烟雾是最常见的攻击型刺激物；在美国 20%～25% 的吸烟者或被动吸烟者是咳嗽的高危人群。其他的刺激因素包括污染物和过敏原。

6. 过敏性鼻炎　7% 的北美人对尘螨、真菌、动物、花粉过敏，主要是儿童和青少年。过敏性鼻炎的危险因素包括哮喘，湿疹，荨麻疹，以及相关症状的家族史。

7. 无并发症肺炎　在美国每年有 400 万例肺炎患者，其中有 60 万例住院，7.5 万例死亡，在美国肺炎占常见死因中的第六位。肺炎的高危因素包括吸烟，慢性肺部疾病者，老年人，免疫力低下，肾或肝衰竭，糖尿病或恶性肿瘤者，以及在养老院或医院的人。患者的年龄可以帮助确定可能的致病微生物，<6 个月：沙眼衣原体，呼吸道合胞病毒，6 个月至 5 年：流感嗜血杆菌，年轻的成年人：肺炎链球菌，肺炎支原体，肺炎衣原体；老年人：肺炎链球菌，流感嗜血杆菌，卡他莫拉菌，嗜肺军团菌。

8. 鼻窦炎/后鼻引流　鼻窦炎/后鼻引流在美国是很常见的疾病，每年有 2500 万人就诊。15% 的鼻窦炎是由病毒感染所致，其他已知的病原微生物体包括肺炎链球菌（最常见的细菌病因），流感嗜血杆菌，支原体卡他炎，A 型溶血型链球菌，金黄色葡萄球菌和厌氧菌。鼻窦炎的风险因素包括上呼吸道疾病，过敏性鼻炎，鼻或鼻胃管插管，口腔感染，气压伤（深海潜水，空中旅行史），囊肿性纤维化，刺激，鼻息肉，肿瘤（导致管腔阻塞）。

B. **亚急性/慢性咳嗽（表 13-1）**：上呼吸道疾病引起的气道高反应是亚急性咳嗽的常见原因，需要 7 周才能恢复正常。慢性咳嗽，在美国不吸烟的成年人和儿童中发病率是 14% 至 23%，而吸烟者高得多。慢性咳嗽更常见于老年人，学龄儿童，暴露于空气污染城市地区的民众。90% 以上的慢性咳嗽（> 8 周）是由鼻后引流，哮喘，吸烟/慢性支气管炎和胃食管反流病（GERD）引起。通常慢性咳嗽由联合诊断得出。亚急性/慢性咳嗽鉴别诊断见表 13-1。

表 13-1

亚急性咳嗽和慢性咳嗽的鉴别诊断

鉴别诊断	病因/病理学	诱因/病史	体征	检查
胃食管反流性疾病	食管下段括约肌收缩力—过性下降→胃酸反流及胃内容物吸入增加→刺激和气道炎症	单纯性慢性咳嗽高达 75%；胃灼热，食管酸味感，喉咙痛，反胃，喉炎，发声困难，躺下后症状恶化，运动，咖啡因，酒精，酸性食物。因胃食管反流病而致慢性咳嗽见于 41% 的成年人	通常无体征表现，上腹部可能有压痛	24h pH 监测（如 3～6 个月治疗后症状未改善）；对慢性咳嗽患者行上消化道及胃镜检查评估胃食管反流性疾病的并发症
哮喘	因气道炎症（肥大细胞浸润呼吸道平滑肌细胞）或呼吸道高反应而导致气流受阻	在 50% 患者中，干咳是唯一的症状，过敏症和过敏史，家族病史，气喘，呼吸困难，胸闷，睡眠不安。症状因运动，冷空气，夜间，过敏原和呼吸道感染而加剧	双相呼气喘息和呼气相延长，呼吸窘迫，呼吸困难，呼吸急促，辅助呼吸肌使用	肺功能（支气管扩张剂使用前后），考虑乙酰甲胆碱激发试验，动脉血氧饱和度，痰液嗜酸性粒细胞检测（应该升高），并发鼻窦炎者行鼻窦 CT 检查

（续　表）

鉴别诊断	病因/病理学	诱因/病史	体征	检查
吸烟和其他环境刺激物	气道刺激	吸烟者,被动吸烟或暴露于其他刺激物者。咳嗽因一些特定环境而加重,如工作或家里;咳嗽＞3周出现在 14%～23% 的不吸烟者	通常无体征表现,可能出现气喘	胸部 X 线检查
鼻后引流(又称"上呼吸道咳嗽综合征")	鼻炎(过敏性和非过敏性)和鼻窦炎引起的鼻后引流,通常是吸气性的。慢性鼻窦炎的致病菌包括流感嗜血杆菌,肺炎链球菌和口腔厌氧菌	不吸烟者慢性咳嗽最常见的原因,持续性上呼吸道症状,季节性过敏史,喉咙异物下滴感/发痒,经常清洁喉咙,声音嘶哑,面部疼痛,牙痛。过敏:面红,眼睛发痒,流泪,发痒的上唇或无法解释的咳嗽,症状因鼻炎或鼻窦炎、躺下、过敏原、温度变化、怀孕而加重	红斑,鼻黏膜肿胀和鼻甲,鼻息肉,鼻中隔偏离,脓性鼻漏,鼻窦压痛,鹅卵石样咽/鼻后引流。过敏:鼻腔黏膜糜烂,结膜炎,流泪	鼻 CT
青少年-婴儿和儿童	血管畸形常发生于婴儿,哮喘好发于儿童。也常发生胃食管反流性疾病,呼吸道感染,心理性疾病。较少见的疾病有囊性纤维化,免疫学和真菌性疾病,Tourette 综合征,原发性纤毛运动障碍	哮鸣,呼吸窘迫,持续性上呼吸道症状	喘气,呼吸困难,气促	胸部 X 线(所有年龄段患者),吞钡(婴儿),肺功能检查(≥5 岁儿童),鼻窦 CT,24h pH 监测,汗水氯检测,HIV/CD4,痰培养,纤毛功能检测
嗜酸性粒细胞性支气管炎	嗜酸性气道炎症,类似哮喘,但没有气流阻塞或气道高反应。肥大细胞聚集在气道上皮内,不像在哮喘中肥大细胞浸润平滑肌细胞	咳嗽,但无哮鸣。暴露于过敏原和职业性化学制剂	通常无体征表现,双肺呼吸音清晰	痰嗜酸性粒细胞(应增多),胸部 X 线(应阴性)肺功能检查(应正常)
上呼吸道感染后气道高反应(又称"感染后咳嗽")	上呼吸道感染→炎症扩散→气道上皮细胞损伤→吸入刺激物受体而致气道高敏感性	近期上呼吸道感染;咳嗽通常在 3 周内消退,但也可能持续 7 周	通常无体征表现,可能出现哮鸣	无

（续 表）

鉴别诊断	病因/病理学	诱因/病史	体征	检查
血管紧张素转换酶抑制药（ACEIs）和其他药物	血管紧张素转换酶抑制药：机制尚不清楚，但它与对咳嗽受体敏感的缓激肽和前列腺素的积累有关。 β受体阻断剂→支气管痉挛 呋喃妥因→肺纤维化	5％服用血管紧张素转换酶抑制药诱发咳嗽。而此咳嗽发作通常是在 2 周后开始怀疑药物原因引发，也可能会延迟到 6 个月	通常无体征表现	无
慢性支气管炎和慢性阻塞性肺病	支气管炎，黏液过度分泌，清除分泌物的黏膜纤毛系统的清除能力下降	最常见的导致吸烟者慢性咳嗽的病因有：吸烟史，痰多（尤其是上午），气短，劳累性呼吸困难，喘息。慢性支气管炎的诊断为每年至少 3 个月咳嗽咳痰，且连续 2 年	弥漫性干啰音，哮鸣（特别是强迫呼气），湿啰音，呼气相延长或呼吸音遥远，目前认为双肺呼吸音可能清晰，无肺实变体征	胸部 X 线，脉搏血氧仪，肺功能检查（支气管扩张药治疗前后），动脉血气分析
癌症杀手（原发性肺癌，霍奇金淋巴瘤，转移癌）原发性（或不明原因）	机械性气道受压在咳嗽无法解释之前，确保诊断的正确和治疗的全面很重要	罕见于单独的咳嗽者；体重减轻，呼吸困难，咯血，吸烟史	体重减轻，恶病质，发热，呼吸困难	胸部 X 线，CT 扫描，MRI，支气管镜检及活检，痰细胞学检查
肺结核（TB）	被结核分枝杆菌感染的人是从空气中吸入活动性肺结核患者呼出的杆菌	结核病接触史，感染艾滋病，从高患病率国家而来的移民，流浪者，药物滥用，监狱服刑或养老院；疲劳，发热，盗汗，体重减轻，厌食，呼吸困难，咯血，胸痛	发热，肺尖部湿啰音，肺外脓毒症。肺结核可能涉及几乎所有的器官并在具体部位产生相应的体征（如经常性尿路感染，淋巴结肿大和脑膜炎）	结核菌素试验，胸部 X 线片，抗酸染色和痰培养（需要 2～6 周出现阳性结果）。肺外结核的测试：结核病史和体格检查

1. 大约 1000 万美国民众感染了结核病：到结核病流行国家旅行或移民的患者感染结核病风险将增加（拉丁美洲和加勒比地区，非洲，亚洲，东欧大多数国家和俄罗斯），非洲裔和拉美裔美国人也是高危人群。

2. 罕见的病因可以用一记忆符表示：咳嗽是"A CHEST BIZ"，即肺脓肿（Abscess），充血性心力衰竭（CHF），甲状腺功能亢进（Hyperthyroidism），外耳道刺激（External Auditory Canal Irritation，即阿诺德反射：耳垢或鼓室膜上的头发刺激咳嗽受体），结节病（Sarcoidasis），缝合（Suture，保留），气管塌陷（Tracheobronchial collapse），图雷特综合征（与咳嗽抽动），支气管扩张症（Bronchiectasis，由于炎症或梗阻/支气管不可逆的扩张），免疫缺陷和真菌疾病，喉敏感症（如癌症，喉气管软化）和 Zenker（下咽）憩室。

三、症状

仅通过病史 70％～80％的咳嗽患者可以诊断。咳嗽特点并不能为诊断提供可靠的证据，例如，突发性，连续性，喇叭音，刺耳的金属音，自我扩散和伴发症状，并在一天的特定时间出现。

A. 急性咳嗽

1. 哮喘发作（表 13-1）。

2. 急性支气管炎/慢性阻塞性肺病发作。根据上呼吸道疾病症状，干咳转变为咳痰。这发生在 90% 急性支气管炎患者。咳嗽持续 ≤3 周发生于 50% 的患者，大于 1 个月占 25%。其他症状包括气喘，疲劳，咯血，轻度呼吸困难。

3. 吸气时，突然出现顽固性咳嗽，可能与窒息，呕吐，气喘，气促，吞咽困难，急性焦虑等有关。

4. 病毒性上呼吸道疾病。病毒性上呼吸道疾病可表现鼻炎，不适，发冷，流鼻涕，发热，喉咙痛，打喷嚏，鼻塞（第 55 章）。

5. 刺激物除了引起咳嗽还可能有一些其他症状。接触刺激性化学气体可能引起头痛、头晕或昏睡。

6. 鼻炎（过敏）（表 13-1）。

7. 无并发症肺炎。症状包括发热，寒冷，胸痛，呼吸困难和肌肉痛，老年人也可能出现上述症状或主要表现为昏睡或谵妄。

8. 鼻窦炎/鼻后引流。鼻窦炎/鼻后引流并发于上呼吸道疾病症状持续 >10d，鼻塞，鼻后引流，面额性头痛和脓性鼻涕，发热罕见。

B. 亚急性/慢性咳嗽（表 13-1）：可能会导致胸部疼痛（胸壁、肋骨骨折），腹壁疼痛，失眠，咯血，小便失禁，晕厥，眼球血丝（结膜下出血），呼吸急促（气胸），头痛，社会孤立，焦虑，疲劳，肌肉酸痛和发声困难。

四、体征

急性或慢性咳嗽查体应着重于温度（温度越高往往表明细菌感染）；耳道[鼓膜上引发（阿诺德的反射）/耳垢]；鼻孔（水肿，排水，息肉，红斑）；鼻窦（压痛，可能提示鼻窦炎），口咽（鹅卵石样咽，提示鼻后引流）；颈部（淋巴结肿大，提示可能感染或癌症）；肺[局限性吸气性哮鸣音（异物或阻塞），弥漫性呼气性哮鸣音（支气管痉挛），双肺爆破音（肺水肿），羊鸣音，呼吸音降低（肺炎）或干啰音（非特异性），虽然这些体征并不排除肺部疾病；心脏（充血性心衰的 S3 音或杂音（瓣膜病）]。

A. 急性咳嗽

1. 哮喘发作（表 13-1）。

2. 急性支气管炎/慢性阻塞性肺病发作可能

出现干湿啰音或哮鸣音（特别是强迫呼气），但往往肺部纹理是清晰的。发热，咽结合膜热，颈部淋巴结肿大也可能出现。急性支气管炎需排除病毒性上呼吸道感染，哮喘，慢性支气管炎急性发作后方可诊断。

3. 吸气时可出现最小的局部喘息到严重呼吸困难。

4. 病毒性上呼吸道感染体查往往正常，但患者可出现清鼻涕，咽红肿，颈部淋巴结肿大，低热，双肺纹理清晰。

5. 刺激物（表 13-1）。

6. 鼻炎（过敏）见表 13-1。

7. 无并发症肺炎患者可出现发热，呼吸急促，缺氧，发绀和肺实变体征，或局部的湿啰音或干啰音。非典型肺炎可能很少或没有肺部体征。老年患者可出现精神状态的改变。

8. 鼻窦炎/鼻后引流（表 13-1）。

B. 亚急性/慢性咳嗽（表 13-1）。

五、实验室检查

根据病史和身体检查结果决定是否进行实验室检查（表 13-1）。如急性咳嗽患者的病因已明确，无需做进一步检查即开始治疗。对于病情危重，不典型或对标准治疗效果不佳的急性咳嗽患者需做进一步检查。

A. 血液检查

1. 白细胞（WBC）计数 有助于诊断细菌感染（中性粒细胞增加）或病毒感染（淋巴细胞增加）的发热患者。

2. 抗体滴度 有助于诊断真菌感染（曲菌，组织胞浆菌病，或球孢子菌病）。

3. 动脉血气分析 有助于评价严重哮喘，肺炎，慢性阻塞性肺病，其他肺部疾病患者的低氧血症。

4. 血清检查 例如，酶联免疫吸附试验（ELISA 法）有助于确诊疑似人类免疫缺陷病毒（HIV）感染。

5. B 型利钠肽（BNP） 是一种因心室肥大和压力超负荷而分泌的心脏神经激素，可协助鉴别诊断心源性和肺源性咳嗽。其测量值 >100pg/ml 提示慢性充血性心力衰竭，>480pg/ml 提示未来 6 个月内心脏病的发生率将提高近 30 倍。

由于样本保持活力<4h,此测试通常是在急诊室或住院进行。

　　B.肺功能测试(PFTs): 可鉴别阻塞性和限制性疾病(从哮喘,慢性阻塞性肺病到结节病,肺尘埃沉着病,囊性纤维化)。

　　1.支气管扩张药使用前后的测试与比较明确固定的可逆性疾病(如哮喘)。

　　2.吸入乙酰胆碱的支气管激发试验可以扩张可逆性阻塞性次级支气管,如怀疑有哮喘而肺功能正常或接近正常的患者。乙酰胆碱激发试验没有广泛普及,虽在排除哮喘其特异性达100%,但其灵敏度为60%~80%,因此其阳性结果并不能确诊为哮喘。

　　3.肺功能检查在5岁以下儿童难以实行,因此对这些患者的诊断是基于病史、检查以及对治疗的反应。

　　4.呼气峰流量(PEFR)测试有助于判断气流阻塞的严重程度和急性哮喘发作对治疗的反应。

　　C.X线检查/特殊影像学检查

　　1.胸部X线　有助于肺炎或误吸而致并发症(局部浸润),支气管扩张症,慢性阻塞性肺病(过度通气/膈肌变平),结核病(上叶浸润性纤维结节,空洞性病变,肺门淋巴结肿大,胸腔积液),结节病(肺门淋巴结肿大),肺水肿/充血性心力衰竭(血管充血,克利B线,肺门周围浸润,胸腔积液,心脏扩大)的评价。这个测试很简单,并取决于临床表现/之前准确的诊断,应规定尽早运用于咳嗽的评价。

　　2.吞钡　有助于慢性咳嗽的幼儿血管畸形的评价,如无名动脉的异常。

　　3.上消化道摄影　有助于评估患者的慢性咳嗽和胃食管反流性疾病的不良反应(裂孔疝或并发症,如溃疡和狭窄)。

　　4.CT或MRI　可以协助评估临床高度怀疑胸部多发性结节或新生物的患者。在CT或MRI成像之前要先行胸部X线检查。鼻窦CT是诊断慢性鼻窦炎的金标准,并应考虑到伴发慢性的鼻后引流、鼻窦炎反复发作或小儿哮喘。大约有50%患有哮喘的儿童有鼻窦炎影像学证据,研究显示鼻窦炎的治疗能降低支气管高反应性。因此,患有哮喘的儿童应评估是否并发鼻窦炎。

　　5.二维超声心动图　可以评价左室功能和疑似慢性充血性心力衰竭患者的射血分数。多深度采集扫描(MUGA)提供了比二维超声心动图更准确的射血分数,但其高额的价格限制了使用。

　　D.内镜

　　1.患者进行支气管镜检查的指征:①经常性咯血;②CT/MRI检查显示恶性;③慢性咳嗽和基于临床及化验检查评估结果为阴性。

　　2.鼻咽镜检查可帮助直视怀疑有咳嗽患者的鼻甲/窦开口,咽,喉等解剖结构,咳嗽可能起源于这些结构的问题(如慢性鼻窦炎)。

　　3.胃十二指肠超声检查可以用于评估胃食管反流性疾病的并发症(如食管炎,溃疡和狭窄,巴雷特食管和腺癌)。

　　E.其他检查

　　1.痰细胞学检查　对病史或CT/MRI检查提示恶性肿瘤很有帮助。

　　2.痰革兰染色　培养和涂片均可使用。嗜酸性粒细胞提示嗜酸性支气管炎。痰革兰染色可能有助于判断肺炎的原因。虽然痰培养对确定革兰阳性菌体没有帮助,但有助于查明革兰阴性菌,耐青霉素肺炎链球菌,分枝杆菌种(抗酸染色),真菌。

　　3.24h食管pH监测　对胃食管反流性疾病诊断的敏感性达92%,但它是有创伤性检查。因此应在经验性治疗失败后和对哮喘及鼻窦炎评价出现负面结果时才考虑。

　　4.脉搏血氧仪　可以方便、无创地进行动脉血氧饱和度评估,并有助于监测哮喘或慢性阻塞性肺病患者的严重程度或治疗反应。

　　5.纯化蛋白衍生物(PPD)皮肤试验　对肺结核的诊断很有帮助,应运用于所有慢性咳嗽患者,特别是有肺结核的高危患者。PPD试验需在48~72h后观看结果。直径≥5mm阳性,艾滋病病毒感染的个人和其他免疫功能低下者,≥10mm为高危人群,≥15mm考虑其他人群。如果PPD试验是阳性,则需要进行胸部X线检查。有症状的患者应实施呼吸道隔离,以等待痰涂片抗酸染色和结核分枝杆菌培养的结果。美国疾病控制和预防中心不再建议HIV感染者做PPD实验。

　　6.鼻腔涂片　有助于鉴别过敏性和感染性鼻炎(分别为嗜酸性粒细胞和白细胞增多)。

7. 皮肤过敏测试 可能有助于澄清过敏原在咳嗽中的作用,对评价重度、控制不佳而从脱敏疗法中受益的长期过敏症患者同样有用。

8. 鼻咽标本的聚合酶链反应 检测有助于诊断有临床先兆的百日咳。

9. 汗液中氯化物测试 在评估儿童咳嗽和有临床先兆的囊性纤维化疾病时是必要的(生长迟滞、肠胃功能紊乱和反复感染)。

六、治疗

据报道,针对病因治疗,其有效率达 80%~95%。大多数情况下,治疗措施包括水化,加湿,休息。通过广泛的调查发现,如果最初的诊断不清楚,经验性治疗是最好的治疗,因为这种治疗既可缓解痛苦又可诊断(图 13-1)。适当治疗很重要。在一项研究中,许多患者得到初诊医生正确诊断前已进行治疗,但此治疗不足以消除咳嗽。没有证据证明 β_2 受体激动剂(如沙丁胺醇)、白三烯抑制剂或吸入类固醇对儿童或成年人非气流阻塞的非特异性咳嗽有效。

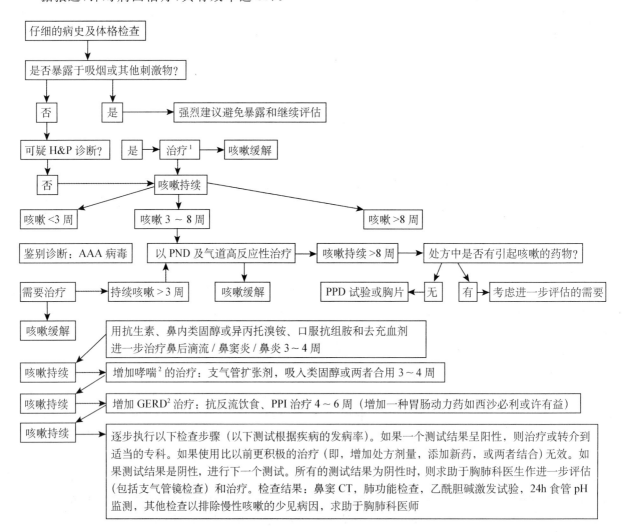

图 13-1 咳嗽诊疗程序

[1]停止服药,如血管紧张素转化酶抑制药,如果认为此药是咳嗽的原因。[2]对于存在两种(23%~42%)甚至三种(3%~15%)引起慢性咳嗽原因的高患病率患者,可以尝试按哮喘和胃食管反流病(GERD)的诊断性治疗,但并非取代治疗;PND 鼻后引流;PPI:质子泵抑制药

没有随机对照组与安慰剂组对比研究来评估处方药苯佐那酯的疗效。

大部分假定病毒来源的非处方咳嗽药并不比安慰剂效果好。但是,有证据表明,旧的镇静抗组胺药,减充血剂的组合药物对成人咳嗽有效,但对儿童无效。这些药物治疗应在1周内见效。而较新的镇静抗组胺药没有被证明对成人或儿童有效。

有些非处方药存在副作用,尤其对6岁以下的儿童,有些非处方药可能危及其生命。据报道,一些常用药的副作用有高血压,心动过速,中枢神经系统刺激征(兴奋、精神病、癫痫、失眠),心律失常及心肌梗死(伪麻黄碱);中枢神经系统抑郁症,抗胆碱能症状,心动过速,视物模糊,躁动,多动症,癫痫,尖端扭转型室速(氯苯那敏和溴苯那敏),嗜睡,惊厥,过度兴奋,肢体异常运动,昏迷(右美沙芬)。患者可以尝试非处方止咳或祛痰药(6岁以上),因为这些药有可能是有效的安慰剂。吃硬糖果可能有类似的效果。

A. 急性咳嗽

1. 哮喘急性发作(第68章)

2. 急性支气管炎/慢性阻塞性肺疾病发作(见第70章) 急性支气管炎的支持治疗包括休息,补液(3~4L/d,特别是发热时)和沙丁胺醇吸入(如果伴有支气管痉挛证据)。若没有支气管痉挛,则 β_2 受体激动药(如沙丁胺醇)效果不理想。患者预期咳嗽要持续10~14d。患者对门诊医生的满意度,并不取决于接受抗生素治疗,而是有效的医患沟通。患者应注意,抗生素可能不会有用,而且抗生素治疗有极大的风险和副作用。为了帮助患者了解自身的病毒性疾病,需将急性支气管炎称作"胸部感冒"。抗生素可考虑运用于严重慢性阻塞性肺病患者,免疫功能低下患者,慢性心力衰竭患者,老年人和那些病情危重或高热患者。美国胸科医师学会建议,如果咳嗽7d没有任何改善,考虑使用一种抗生素。

3. 吸入 大多数被吞异物可咳出或没有困难地通过胃十二指肠道。10%~20%(尤其是纽扣,电池)需要进行干预治疗(喉镜,支气管镜,食管胃镜),1%需要手术。手术切除应考虑异物远离幽门并且腹部平片显示异物局部固定大于5d不变。

4. 病毒性上呼吸道疾病(见第55章) 中枢性镇咳药(如可待因和右美沙芬)不建议使用在病毒性上呼吸道疾病引起的咳嗽,包括锌化物。但是一些证据表明,一些旧的镇静抗组胺药,减轻充血的药物和萘普生组合治疗成年人咳嗽有效,但对儿童无效。抗生素不能用于病毒性上呼吸道疾病,但如果咳嗽在1周后仍未改善,则应考虑其他诊断,如鼻窦炎,此时应考虑使用抗生素。

5. 刺激相关的咳嗽 避免致病原。鼓励戒烟。大约75%的人消除刺激因素后一个月内咳嗽停止(见第100章关于有效戒烟方法的建议)。

6. 鼻炎(过敏) 见第55章。

7. 无并发症肺炎

a. 抗生素:门诊治疗社区获得性肺炎的抗生素包括针对怀疑为肺炎球菌感染的大环内酯类(如红霉素,阿奇霉素,克拉霉素)、甲氧苄氨嘧啶、针对其他病原菌的阿莫西林克拉维酸。治疗一般应持续10~14d,用药2~3d症状有改善。

b. 支持治疗:包括解热/镇痛和水化。

c. 住院:可能是必要的,这取决于并发症、家庭的支持、疾病的严重程度。病情严重的指标包括年龄大于65岁的多发病,精神状态改变,缺氧(氧饱和度<90%或动脉血氧分压<60mmHg,在室内空气中),高二氧化碳血症(二氧化碳分压>45mmHg),酸中毒(动脉血 pH <7.35),低血压,败血症,多器官功能衰竭,贫血(血红蛋白<9g/dl),严重的白细胞减少或增多症(分别<4 000/mm³ 或 > 30 000/mm³),或在胸部 X 线片上表现多肺叶实变或大量的胸腔积液。

8. 鼻窦炎/鼻后引流 见第55章。

B. 亚急性/慢性咳嗽

1. 胃食管反流病(GERD):见第19章。应用4~6周的质子泵抑制药成功诊断和治疗了绝大多数与胃食管反流病有关的咳嗽患者。

2. 哮喘(第68章)。

3. 吸烟和其他环境刺激物。

4. 鼻后引流(PND):见第55章。抗组胺及去充血剂的结合剂对非吸烟患者的鼻后引流和慢性咳嗽成功治疗率大于50%。

5. 青少年:潜在疾病应接受治疗。如果咳嗽被认为是心理性,应考虑对儿童及家庭进行心理咨询。血管畸形的儿童,应转至血管外科。一般来说,药物治疗儿童非特异性咳嗽(<15 岁)是无效的,因此不建议使用。然而,高剂量的类固醇吸入对儿童慢性夜间咳嗽略有疗效。同时,两项 Cochrane 回归分析研究支持小于 7 岁患有慢性咳嗽的儿童使用抗生素。重要的是要与家长共同讨论关于他们对孩子病情的期望和担忧。同样对孩子的教育和使其恢复信心在咳嗽的诊疗中也很有价值。

6. 嗜酸性细胞性支气管炎(非哮喘性):如果过敏原或特定的职业暴露被确定是病因,则应该避免。吸入皮质类固醇已被证明是有效的,如果无效,则改口服类固醇。

7. 气道高反应:上呼吸道感染后引起的气道高反应持续时间长达 8 周,可不经治疗而自愈。严重咳嗽允许试用支气管扩张剂和抗组胺药,以及类固醇吸入。如果咳嗽仍持续,应使用类固醇口服剂和(或)异丙托溴铵吸入剂。

8. 血管紧张素转化酶(ACE)抑制药和其他药物:引发咳嗽的 ACE 抑制药和其他药物应该不再使用或换药(例如,替换 ACEI 为血管紧张素受体阻断药)。药物更改后咳嗽应在 4 周后消失。

9. 慢性支气管炎/慢性阻塞性肺病(见第 70 章):对慢性阻塞性肺病急性发作患者作 Cochrane 回归分析表明,不管使用何种抗生素治疗,其短期死亡率降低了 77%,治疗失败降低了 53%,脓痰降低了 44%。抗生素并不影响动脉血气和高峰流量。因此建议使用抗生素治疗中度或严重恶化慢性阻塞性肺病和咳脓性痰的咳嗽患者。沙美特罗已经证明可以减轻慢性阻塞性肺病患者咳嗽,咳痰,呼吸急促等症状。可待因和右美沙芬被建议用于缓解短期咳嗽症状。

10. 癌症:转诊到肿瘤科。

11. 特发性(或"无法解释"):如果病因学未确定,对成年人的选择限制为非特异性治疗,如美沙芬,吸入异丙托溴铵和(或)可待因。定期重新评估患者的新体征和症状是重要的,因为有可能潜伏某种疾病。

12. 肺结核

a. 潜伏性肺结核(PPD 试验阳性和正常胸部 X 线):口服异烟肼,300mg/d,共用 9 个月,同时口服维生素 B_6,25mg/d,以防止年龄超过 35 岁患者合并神经病变。

b. 活动性肺结核(PPD 试验阳性和胸部 X 线异常或抗酸杆菌培养/涂片阳性):按规定要报告当地卫生部门。呼吸道隔离和多药治疗(如口服异烟肼联合利福平、吡嗪酰胺、链霉素或乙胺丁醇)。由于多药耐药的产生,需咨询传染病专家关于药物筛选和监测方面的知识。治疗期间,需对年龄超过 35 岁或既往有药物/酒精滥用病史或肝脏疾病史的患者进行肝功能监测。

c. 为了确保患者的依从性和有效的治疗,并尽量减少耐药菌株的出现,应在整个治疗中实施监督服药治疗。

13. 不常见的原因。根据病因治疗。

14. 百日咳

a. 抗生素:抗生素不能改变这种疾病的进展,除非在疾病的早期阶段使用,但是能阻止传染,并把呼吸道隔离时间从 4 周降到 1 周。

b. 建议疗法

(1)大环内酯类抗生素:选择大环内酯类抗生素进行治疗,口服红霉素,成人 500mg/d,每日 4 次[儿童 40~50mg/(kg·d),分 4 次口服,最多至 2g/d],共 14d。副作用包括恶心,呕吐,腹泻,婴儿会出现幽门狭窄。阿奇霉素,成人第 1 天 500mg 和第 2 至 5 天 250g[儿童患者 10mg/(kg·d),共 5d]是有效的。这是年龄小于 1 个月婴儿最安全的治疗方法。克拉霉素 500mg,每日 2 次,共 7d[儿童 15mg/(kg·d),分 2 次口服]也有效。

(2)替代方案:口服甲氧苄氨嘧啶,成人每日 2 次(儿童 8mg TMP+SMX 40mg/d,分两次服用),共 14d 也有效。甲氧苄氨嘧啶只用于对大环内酯类抗生素过敏或耐药的患者,妊娠期或正在哺乳的妇女和小于 2 个月的婴儿禁用。

(3)住院。危重症患者建议住院,尤其是婴幼儿。

c. 家庭密切接触者,应使用抗生素以防止疾病传播。

d. 疫苗。青少年应接种破伤风,白喉,百日咳疫苗,而不是破伤风,白喉,百日咳的加强针。成人应接受一次破伤风,白喉,百日咳加强针,而不是接种破伤风,白喉,百日咳疫苗。

15. 难治性肺炎(第 20 章):当第一线治疗(即,大环内酯类,甲氧苄啶/磺胺甲基异噁唑,强力霉素)失败后,应给予氟喹诺酮类药物。

16. 心因性(习惯性咳嗽):保证测试结果正常可以减轻患者的焦虑,使患者容易接受诊断,减少咳嗽的症状。心理治疗适用于持久性心因性咳嗽,例如心理咨询,行为矫正和生物反馈。

(王　敏　庞　严　译)

参考文献

[1]　Bolser D. Cough suppressant and pharmacologic protussive therapy, ACCP evidence-based clinical practice guidelines. Chest,2006,129:238S-249S.

[2]　D'Urzo A, Jugovic P. Chronic cough: three most common causes. Can Fam Physician, 2002, 48: 1311.

[3]　Holmes R,Fadden C. Evaluation of the patient with chronic cough. Am Fam Physician,2004,69:2159-2166.

[4]　Irwin R,et al. Diagnosis and management of cough executive summary-ACCP evidence-based clinical practice guidelines. Chest,2006,129:1S-23S.

[5]　Poe RH, Kallay MC. Chronic cough and gastroesophageal reflux disease:experience with speciflc therapy for diagnosis and treatment. Chest,2003, 123:679.

[6]　Ram FS, Rodriquez-Roisin R, Granados-Navarrete A, et al. Antibiotics for exacerbations of chronic obstructive pulmonary disease. Cochrane Database Syst Rev,2006,(2):CD004403.

[7]　Schroeder K,Fahey T. Systematic review of randomized controlled trials of over the counter cough medicines for acute cough in adults. BMJ, 2002, 324:329.

第14章 皮炎和其他瘙痒性皮肤病

Jie Wang, MD, Aleksandra Zgierska, MD, PhD, William G. Phillips, MD, & Marjorie Shaw Phillips, MS, RPh, FASHP

要点
- 泛发性瘙痒症需要尽可能明确的诊断和治疗方案。
- 许多严重的全身性疾病会产生泛发性瘙痒,但没有皮肤表现。
- 慢性瘙痒症有多种心理学上的解释和影响。

一、定义

瘙痒症是一种使人感觉皮肤受到特殊的刺激产生痒的感觉,渴望擦搓或搔抓皮肤以求缓解。皮炎是一种皮肤炎症,而皮肤病则定义为任何有关皮肤的不以炎症为特征的疾病。本章将从以下几方面来介绍皮炎和瘙痒性皮肤病:①原发性皮肤病;②重要的内科或外科疾病的症状;③原发性心理障碍。

二、常见诊断

所有在初级保健服务就诊的患者中,大约15%因患有皮肤疾病或皮肤损害就诊,其中瘙痒性皮肤病占了极大比例。严重和慢性瘙患痒症可能严重影响生活质量,包括引起失眠/日间倦睡,焦虑,日常社会功能中精神涣散,以及自我尴尬。

A. 瘙痒性皮肤病

1. 特应性湿疹　见图 14-1。是一种慢性的炎性的瘙痒性皮肤疾病,在美国大约每 1000 个人中有 7～24 个人患有此种疾病。该病影响儿童和成年人,然而在婴儿期和童年期更为常见。在一半的受感染儿童中,疾病可持续至成人期。根据 PRACTALL Consensus 报道,与特应性皮炎产生和严重程度相关的危险因素包括父母特异质、暴露于气源性致敏原(宠物、螨和花粉)、食物过敏原致敏作用,以及婴儿期疾病的严重程度。

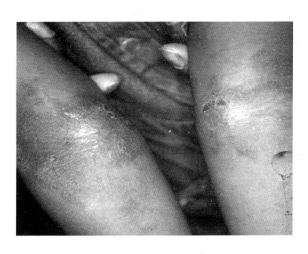

图 14-1　特应性皮炎

2. 接触性皮炎　见图 14-2。每年 1000 个工人中会有 1 个人受到感染,占职业病的 50%。高风险人群包括从事于制造业、食品加工、建筑、机床操作、印刷业、金属电镀和皮革加工。大部分的职业性接触性皮炎与刺激性物质有关,而 40% 的病例认为源于过敏。变应性接触性皮炎在幼儿中罕见,在深色皮肤的个体也较为少见。

3. 疥疮　见图 14-3。由疥螨引起,是一种极

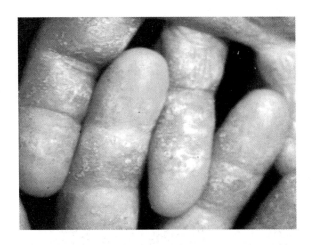

图 14-2　接触洗碗水后引起的接触性皮炎

为常见的瘙痒性感染,估计全球有 3 亿人受感染。受感染者不分性别和年龄,由近距离的皮肤接触传播。当多个家庭成员同时出现严重的瘙痒性皮疹时,应接受检查以确定是否患有疥疮。

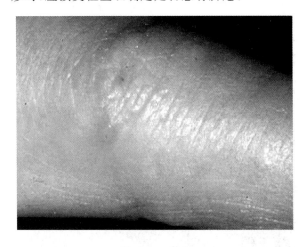

图 14-3　疥疮

4. **头虱(病)**　在美国每年感染 600 万至 1200 万人,特别是在学校或日间照料看护机构,该病的传播需要明显的头对头式的接触。头虱遍布于各个社会阶层和种族群体。阴虱病通常通过性行为传播,在性病诊所和学校医务室常可见到此类患者。体虱病相对于阴虱病或头虱病较少发生,通常见于恶劣的卫生环境、无家可归者或拥挤的场所。

5. **慢性单纯性苔藓**　见图 14-4。成年人比儿童较为常见,易感染中年妇女、特异质个体、有较大压力者。

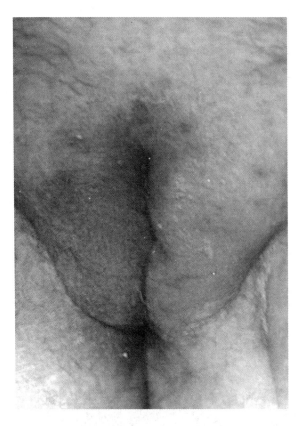

图 14-4　慢性单纯性苔藓

6. **扁平苔藓**　见图 14-5。典型出现于 40 岁年龄段人群,在大约 10% 的病例中,患者具有家族史。肝病(如丙型肝炎)、某些药物的使用也可以引起扁平苔藓,尤其是噻嗪类、卡托普利以及抗疟药。在小于 5 岁的儿童中罕见。

7. **干燥病(干性皮肤)**　在北方气候下为常见,特别是在室内取暖且温度相对较低的冬季。在老年人中普遍发生,但是也可感染年轻人和儿童。较常见于频繁使用肥皂洗澡的特异质个体、化学物质或溶剂暴露者,以及正在进行甲状腺功能减退症、抗雄激素或利尿治疗者。

8. **出汗障碍**　见图 14-6。在所有手部皮炎中占 5%～20%,春夏两季温暖气候下较常见,可能与压力有关。

9. **玫瑰糠疹**　见图 14-7。女性较男性常见,多发于 10～35 岁。寒冷季节易多发,部分患者有近期的上呼吸道病毒感染史,伴随疲劳、头痛、喉咙痛和发热。

10. **银屑病**　见图 14-8。欧洲血统者中有 2% 为银屑病患者,病因学推测与自身免疫有关,

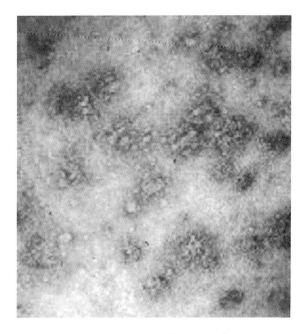

图 14-5 扁平苔藓

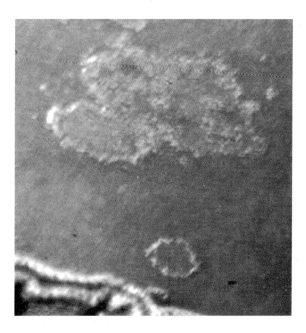

图 14-7 前驱斑玫瑰糠疹

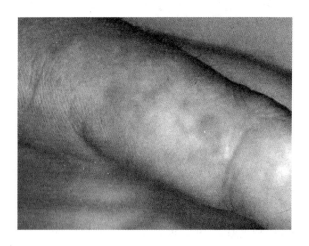

图 14-6 汗疱湿疹

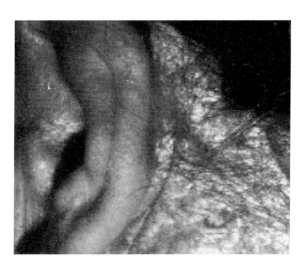

图 14-8 银屑病

40%的患者具有家族史。夏季、日光照射及休养有助于恢复损伤,而上呼吸道链球菌感染、皮肤创伤、压力和某些药物(如锂、β受体阻断药、血管紧张素转化酶抑制药及吲哚美辛)可使银屑病恶化。大约15%的受感染者有血清反应阴性的炎性关节炎,临床上类似类风湿关节炎。患有银屑病的患者中有2%可发生滴状银屑病,典型表现开始于30岁前,感染不分种族。

11. 皮肤真菌感染 常见的皮肤疾患,据估计10%~20%的人具有终身患病风险。头癣在3~8岁男孩中最为常见,具有传染性。体癣较常见于农民和宠物饲养者。股癣在年轻人和男性中的发生概率是其他人群的4倍。肥胖、热、潮湿、出汗以及皮肤发炎可使疾病易发。脚癣可感染大多数成年人(儿童极少感染)并在男性中居多。疾病的获得可能与易感因素有关。

12. 脂溢性皮炎 见图 14-9。是一种慢性炎性皮肤疾病,通常有家族性并且在成年男性中较常发生,可能与男性化(如多囊卵巢综合征和多毛症)、糖尿病、口炎性腹泻、帕金森病以及癫痫有关。脂溢性皮炎也可能是艾滋病典型症状前的早期表现之一。

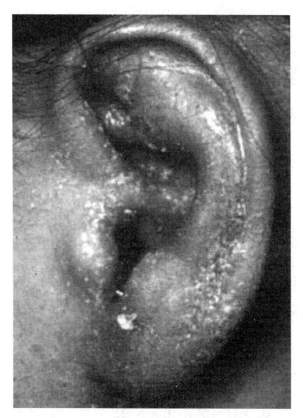

图 14-9 脂溢性皮炎

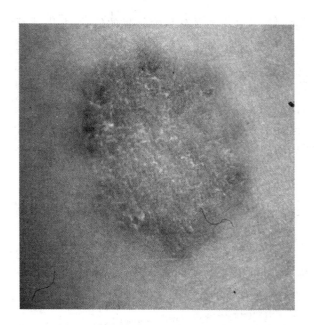

图 14-10 钱币状湿疹

13. 钱币状湿疹 见图 14-10。典型发生于年轻人,较少发生于儿童。其病因学尚不明确,哮喘或季节性过敏症者,低蛋白饮食者和老年人,可增加患此病的风险。

B. 瘙痒与全身性疾病

1. 瘙痒 在 $10\% \sim 50\%$ 的老年患者中可作为全身性疾病的主要症状。伴有瘙痒的全身性疾病包括甲状腺功能亢进、甲状腺功能减退、真性红细胞增多、铁缺乏、阻塞性胆道疾病、多发性骨髓瘤、人体免疫缺陷病毒、淋巴瘤、霍奇金病(高达 30% 的霍奇金病患者出现泛发性瘙痒)以及末期肾衰竭(高达 25% 的慢性肾衰竭患者有严重的瘙痒症状)。

2. 妊娠瘙痒性荨麻疹性丘疹及斑块 见图 14-11,简称 PUPP,是一种妊娠期最常见的皮肤疾病,通常发生于妊娠晚期。

C. 瘙痒和主要的心理问题

1. 寄生虫妄想症 见图 14-12。是一种带有皮肤症状的原发性精神疾病。患者会产生被昆

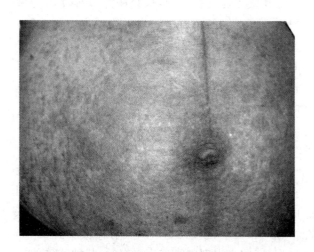

图 14-11 妊娠瘙痒性荨麻疹性丘疹及斑块

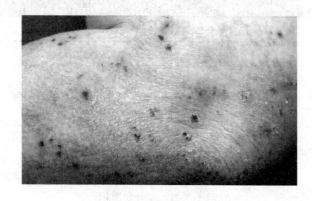

图 14-12 寄生虫妄想症

虫、螨虫、蠕虫或其他生物侵扰的幻觉,并因此感觉奇痒无比。寄生虫妄想症可视作原发性精神卫生疾病(精神分裂、精神病性抑郁症、疑病症、上瘾症,如酒精戒断综合征、安非他命和可卡因依赖)的症状。患者可同时伴随其他疾病(维生素 B_{12} 缺乏症、脑血管疾病、神经梅毒或多发性硬化),也可以由药物(糖皮质激素)副作用产生,或与药物有关的过敏反应。

2. 局部精神性瘙痒症 或局部性的发痒伴随随后的搔抓,在器官病理学上不能确认,可感染 9% 的瘙痒症患者。典型病例开始于 30~45 岁,在妇女中更为普遍(占 52%~92%)。抑郁、焦虑以及其他的精神卫生疾患对该病的病因学有重要作用。

三、症状

在瘙痒性皮肤病中,瘙痒的严重程度由轻微使人烦恼至剧烈不等。当患者表现出瘙痒症时,尤其是慢性且无常见皮肤病的典型特征(表 14-1)时,应该进行评估以确定是否患有系统性疾病或精神疾病(如焦虑/抑郁,强迫性障碍,躯体形式障碍)。

四、体征

A. 瘙痒性皮肤病:与许多皮肤疾病一样,大多数瘙痒性皮肤病可基于对皮肤损害的模式识别的基础上进行诊断。模式识别可以根据基本形态学、形状、大小、颜色、分布以及有无次要特征(如瘙痒)存在来识别皮肤疾病。有时,某种特殊的损害特征或损伤史有助于做出诊断。如:①玫瑰斑疹中的前驱斑;②慢性单纯性苔藓位于颈后典型分布;③虱病患者的虱或虱卵;④疥疮患者的螨虫卵或粪便;⑤接触性皮炎具有线性水疱或对称性损害。

1. 出汗障碍 表现为许多深在性小而密集的瘙痒性水疱,最常发生于手部和足部。这些急性损害通常持续 3~4 周后自行消退,通常伴有鳞屑状脱皮。出汗障碍可复发或发展为慢性损害包括苔藓化和龟裂。

2. 玫瑰糠疹 起始时常出现一个大的斑片(前驱斑),几天后出现更多的损害,并出现皮纹线或"圣诞树"样排列。这些椭圆形的损伤在边缘处常有一些鳞屑,需要 6~12 周才可自行消退。美国黑人可能出现面部或四肢的损害,而非典型的躯干性损害。

3. 妊娠瘙痒性荨麻疹性丘疹及斑块 表现为剧烈瘙痒性丘疹,常发生于妊娠腹部,靠近脐带部位并蔓延至大腿和四肢,很少波及面部和掌跖。损害通常在分娩 1 周内自行消退。

B. 系统性疾病:患者表现出的损害不具有原发性皮肤病的形态学(表 14-1)时,尤其是老年患者,应该警惕是否存在潜在的系统性疾病(如胆汁郁积、慢性肾衰竭、淋巴瘤、HIV、多发性骨髓瘤等)的特征。

C. 原发性精神疾病:寄生虫妄想症患者通常有"火柴盒"特征,即患者常用火柴盒或其他容器带来标本,如脱落掉的皮肤及碎屑,或昆虫躯体的一部分作为"证据"。

表 14-1

常见瘙痒性皮肤病的鉴别诊断

诊断	受感染部位	常见形态学
特异性湿疹	对称性——面颊/头皮/胸部/伸肌(婴儿);苔藓化褶皱/眼睑/口周(儿童);手部弯曲处/前臂/腕/脚部(青少年/成人)	增厚的干燥斑块
接触性皮炎	位于刺激性暴露处;表现为刺激物的形状(如手表带)	小疱(急性) 有硬皮,苔藓化(慢性)
疥疮	手指、手部、腕、腋窝、臀部、腹股沟的蹼间隙;面部/头皮(婴儿)	线性小疱,红斑丘疹苔藓化,表皮脱落

（续　表）

诊断	受感染部位	常见形态学
头虱	头皮、骨盆、阴部	在毛发高于皮肤 1/4 寸处有虱卵（头虱/阴虱） 表皮脱落（体虱）
慢性单纯型苔藓	后颈、肩、前臂、小腿、面颊、肛周	线性表皮脱落,结痂,瘢痕
扁平苔藓	腕弯曲处、头皮、躯干、踝、生殖器、颊黏膜	紫罗兰色平顶多边形斑块 颊黏膜有白色条纹（Wickham 纹）
干燥病	尤其在小腿	夸张的皮纹线,伴有表面龟裂的斑块
出汗障碍	手掌/蹼间隙（80％的患者） 足部（10％的患者） 足部和手部（10％的患者）	灼痛或瘙痒,随后出现的"木薯淀粉"状小疱
玫瑰糠疹	胸部和躯干	起初为丘疹鳞屑性的椭圆形鳞状,直径 2～10cm 粉红色"前驱斑",随后为"圣诞树"形,粉红色鳞 状椭圆形,背部有鲑肉色斑疹
银屑病	对称性——肘/膝盖/耳/头皮/脐/臀裂/生殖器/指甲	分界清楚的红色斑块,覆盖有灰白或银白色鳞屑; 蚀损斑/增厚的指甲 1～10mm,粉红色/红色丘疹伴有微小鳞屑（滴状）
体癣	四肢、脸部、躯干	扁平鳞屑状丘疹放射状散布为环形损伤,伴有隆起的鳞屑边缘和中央消退
脚癣	指（趾）间、足底	指（趾）间鳞屑/裂隙 鳞屑状跖面（噬鱼蝮蛇）泡状大疱
股癣	腹股沟襞	放射状展开的隆起边缘,伴随中央消退,有轻微鳞屑
脂溢性皮炎	头皮、鼻唇沟、上胸部、耳廓后皱褶、额眉、睫毛	偶尔干燥的鳞片,油脂状鳞屑,红斑扩散,渗出性裂缝
钱币状湿疹	四肢	钱币状红色斑块,直径 1～5cm,极少鳞屑
原发性精神疾病	面部/头皮/躯干/臂/腿	因搔抓、香烟或化学物导致的自我损伤,或锐利器具导致的表皮脱落,无潜基础皮肤疾病
局部精神性瘙痒症	局部损害（颈、躯干、四肢）	线性的表皮脱落,痂,瘢痕

五、实验室检查

A. **病史及体格检查**:通常有助于正确诊断常见的原发性皮肤病。以下的检查可有助于确认某个特定的诊断。

1. 显微镜检查

a. 矿物油:对于疑似疥疮,应在疑似螨虫洞穴刮取鳞屑滴加矿物油进行显微镜检查,如有螨虫卵或粪便的存在可确认诊断。

b. 氢氧化钾:利用氢氧化钾对癣进行显微镜检查是一项经典测试。刮取皮肤碎屑置于载玻片上,滴加 1～2 滴 10％～20％氢氧化钾,轻微加热以溶解细胞质。菌丝和孢子是癣的典型特征。

2. 伍德灯检查　有助于头癣的鉴别诊断,从而与其他疾病区分开来。在伍德灯下,头癣的某些结构可发出明亮的黄绿色荧光。而与癣类似的由微细棒状杆菌引起的红癣则发出红色荧光。

3. 皮肤接触试验　是一种用于过敏性接触性皮炎的典型测试。含有可疑变应原的斑贴附着在皮肤上 48h 后移除,20min 后观察斑贴处的皮肤反应。

4. 活组织检查

a. 如果一个类似湿疹的损害累及乳头并且经简单治疗后并未消退,应采用活组织检查来确定是否患有乳头乳晕湿疹样癌。95%以上乳头乳晕湿疹样癌患者可能同时患有乳癌。

b. 对于糠疹患者,应考虑采用血清学试验或活组织检查来排除患有梅毒的可能性。

c. 当诊断结果存在疑问,应始终考虑进行活组织检查。

B. 附加检查:如对常见的原发性瘙痒性皮肤病的诊断存在疑问,并且上述检验不能确认诊断,应考虑进行附加检查。在缺乏可靠确诊因素(如局部损害、近期旅行、与具有相似损害者的接触以及职业暴露)、老年患者或疑似潜在系统性疾病患者时,可做进一步的检查,包括甲状腺刺激激素、胆红素、碱性磷酸酶、血液尿素氮、肌酐、全血计数、艾滋病病毒检验以及X线胸片,以帮助诊断。

六、治疗

治疗目标包括:①恰当地治疗导致瘙痒症的疾病;②症状缓解;③必要时美容改善。

A. 常规治疗

1. 非药物治疗(C级证据) 包括以下的几种或所有:

a. 沐浴:每天最多一次,每次5~10min,使用不烫的温水。

b. 使用温和洁肤皂:(如 Alpha-keri,Cetaphil,Dove,Nivea Cream,Oilatum,Purpose,Basis)或者不含皂剂的清洁剂(如 Ceatphil Lotiom,Aquanil lotion,SFC lotion, Lowila,Avecno cleansing),以及仅在特定的身体部位(如腋窝、生殖器足部等)使用肥皂。

c. 拍打法:当皮肤干燥时拍打而非摩擦。

d. 使用润肤剂:在浸浴时使用润肤剂数分钟。润肤剂可包括乳液(最少闭塞效果)、乳霜(最可接受的外观)或软膏(最大闭塞效果,同时有油性)。添加剂如尿素(如 Carmol,Aqua Care,Ureacin)或乳酸(如 Lac-Hydrin,Penecare)对降低干燥度和皮肤保湿。

e. 加湿器:用于寒冷季节。

f. 浸润干燥的瘙痒部位:使用冷却的胶状燕麦粉(Avceno)或碳酸氢钠溶液。

g. 剪指甲:对于不能控制擦搓搔抓者,在入睡时穿戴棉手套并剪指甲。

h. 避免已知的刺激物:如酒精、咖啡因、胶鞋、染色短袜、化妆品、发胶剂及珠宝首饰。

2. 药物治疗 对于症状或损害较为严重的患者,当非药物治疗难以治愈时,下面的一种或多种药物联合使用可能有帮助。

a. 局部药物

(1)皮质类固醇类:(C级证据)(表14-2)

局部皮质类固醇类药物的效力和副作用取决于诸多因素,包括类固醇效力(范围由1至7,1为效力最高)、媒介物效力(软膏>乳膏>洗液)、解剖面积(对于某个试剂,脸部和腹股沟处的渗透度最高,掌跖处的渗透度最低)以及损害厚度(增厚的斑块比较薄的损害更难治疗)。

常规来说,应最先选择效力最低的药物和媒介物治疗损伤,同时制剂应尽可能在短期使用。例如,对于儿科患者或擦烂损伤患者,应给予6~7级(效力最低)的皮质类固醇类药物;对于掌跖处增厚损害者,应局部给予1~2级(效力最高)药物。

局部皮质甾类的副作用主要局限于使用部位,包括皮肤萎缩、毛细血管扩张、萎缩纹、色素减退、红斑痤疮、粉刺或口周皮炎。药物治疗的体表面积比例越大、时间越长,或类固醇效力越高,产生全身性副作用(如白内障、青光眼、儿童生长抑制、库欣综合征、下丘脑-垂体-肾上腺抑制、骨质疏松症等)的风险就越大。

(2)局部抗组胺药(如苯海拉明)或局部多塞平(三环抗忧郁药)用于受感染部位,3~4/d(多塞平不超过8d),可有助于缓解瘙痒症。然而,这类药物可能引起过敏性接触性皮炎。

b. 口服药物

(1)抗组胺药:抗组胺药在瘙痒治疗中的主要作用是镇静(C级证据)。这类药物可作为局部治疗的短期辅助治疗。较新的第二代抗组胺药镇静作用更少,同时与传统镇静类药物相比,对瘙痒症的控制效力也较低。

表 14-2

皮肤病的局部类固醇治疗

产品类名	剂量*	商品名	价格†
最低效力			
氢化可的松(乳膏,软膏,洗液)0.5%～2.5%	1～4/d	Generic	$-$ $
2.5%乳膏		Hytone,Synacort 等	$ $-$ $ $
0.5%～1%浓度时无需处方			
地塞米松(局部喷雾剂)0.01%	2～4/d	Aeroseb-Dex‡	$ $ $
低效力			
倍他米松戊酸酯(乳膏)0.01%	1～3/d	Valisone Reduced Strength	$ $ $ $
氟轻松(乳膏,软膏)0.01%	2～4/d	Generic,Flurosyn	$-$ $ $
		Synalar	$ $
丙酮缩氟氢羟龙（乳膏,‡软膏,‡洗液）0.025%	2～3/d	Cordran,Cordran SP	$ $ $ $
曲安奈德(乳膏,软膏,洗液,气雾剂)0.025%	3～4/d	Generic	$
高效力(适用于急性、自限性皮肤病;避免用于脸部)			
氟轻松(乳膏)0.2%	2～4/d	Synalar-HP	$ $ $ $
氟轻松(乳膏,凝胶,软膏,溶液)0.05%	2～4/d	Generic	$ $ $
		Lidex,Lidex-E	$ $ $ $
氯氟舒松(乳膏,软膏,溶液)0.1%	1～3/d	Halog,Halog-E	$ $ $ $
曲安奈德(乳膏,软膏)0.5%	2～4/d	Generic	$
		Aristocort,Aristocort A,Kenalog	$ $ $ $

　*普通成人剂量,应告知患者谨慎使用于皮肤,温和擦搓;†药剂师购买 15g 软膏或乳膏的平均批发价格:$:<2 美元;$ $:2～5 美元;$ $ $:5～10 美元;$ $ $ $:10～20 美元;$ $ $ $ $:>20 美元;‡可作为 58g 喷雾剂

　　第一代抗组胺药:具有镇静作用,伴有警醒状态减低及精神运动失调。第一代抗组胺药如羟嗪(成人:每 6～8 小时口服 25～100mg;12 岁以上儿童:成人剂量,但起始时使用低剂量;6～12 岁儿童:每 6～8 小时口服 12.5～25mg;6 岁以下儿童:每天 2mg/kg,分 3～4 次服用)和苯海拉明(非处方药为 Benadryl,必要时成人:每 4～6 小时口服 25～50mg,每天最多不超过 400mg;12 岁以上儿童:成人剂量,但起始时使用低剂量,每天最多不超过 300mg;6～12 岁儿童:每 4～6 小时口服 12.5～25mg,每天最多不超过 37.5mg;不推荐用于婴儿或新生儿)。

　　第二代抗组胺药:更少的镇静作用,并且比传统镇静类药物对瘙痒的控制效力低。比如氯雷他定(非处方药为 Claritin;成人和 6 岁以上儿童:10mg,口服,每日 1 次;2～6 岁儿童:5mg,口服,每日 1 次)、非索非那定(成人和 12 岁以上儿童:180mg,口服,每日 1 次,或 60mg,口服,每日 2

次;6～11 岁儿童:30mg,口服,每日 2 次;6 个月至 5 岁儿童:15～30mg,口服,每日 2 次)以及西替立嗪(成人和 6 岁以上儿童:5～10mg,口服,每日 1 次;2～6 岁儿童:2.5～5mg,口服,每日 1 次;12～24 个月婴儿:2.5mg,口服,每日 1～2 次,每天最多不超过 5mg;6～12 个月婴儿:2.5mg,口服,每日 1 次)。

　　三环抗抑郁药:具有抗组胺和镇定的功效,有助于减轻瘙痒和促进睡眠(如多塞平,成人:10mg口服,每日 1 次,临睡前服用,可逐渐加大至 25mg;未获准适用于儿童)。三环抗抑郁药对于正在接受其他镇定药物治疗者、老年人、心脏传导缺陷者、前列腺肥大者,应谨慎使用。

　　(2)口服皮质类固醇类(C 级证据):适于急性疾病发作者,或经以上治疗仍难以治愈的瘙痒性伤害患者,可给予泼尼松短期大剂量使用(服用 4～5d,平均 40～60mg/d,无需减量即可停药),必要时也可长期使用(开始 1～3d 60mg/d,随后

逐渐减量）。短期大剂量疗法能最大限度降低长期口服类固醇治疗产生的并发副作用，如生长障碍、骨质疏松、白内障以及免疫抑制。全身性皮质甾类治疗用于儿童时尤其应谨慎使用。

B. 特殊皮肤病的治疗

1. **异位性皮炎（异位性湿疹）**

a. 治疗方法基于常规使用润肤剂及注意皮肤保湿，以及避免接触刺激物和特异的触发因素（C 级证据）。

b. 对于轻度突破性症状，在前面所述的治疗基础上，可以施加低度至中度效力的类固醇；（C 级证据）对于患持久性或严重突破性症状者，可使用较高效力的类固醇（表 14-2）。

c. 口服抗组胺药，尤其是第一代镇定药，可在短期内作为局部治疗的辅助疗法，有效缓解瘙痒症状。

d. 局部免疫抑制药、他克莫司、吡美莫司，与中度效力的局部皮质类固醇类效果基本相同，可用于糖皮质激素无效或禁忌情况下，作为中度至重度特异性皮炎的第二线治疗用药（C 级证据）。这类药物通常的副作用包括皮肤灼烧、红斑以及瘙痒，但通常表现轻微，并在治疗开始数天后自限性消退。他克莫司和吡美莫司并不会引起皮肤萎缩，但具有"黑框警示"，可能与罕见的恶性肿瘤病例（如皮肤癌和淋巴瘤）有一定联系。因此，目前的推荐（C 级证据）使用方法是避免局部他克莫司和吡美莫司的长期连续使用，并仅限于异位性皮炎感染部位使用。他克莫司的使用剂量：成人可局部使用 0.03% 或 0.1% 的软膏涂薄层于感染部位，每天 2 次；2 岁以上儿童可局部使用 0.03% 的软膏薄层于感染部位，每天 2 次。吡美莫司的使用剂量：成人可局部使用 1% 的软膏于感染部位，每天 2 次；2 岁及以上儿童使用 1% 的软膏，每天 2 次。他克莫司和吡美莫司均未获批准用于 2 岁以下儿童。

e. 治疗依从性较好但是疗效较差的患者，通常须经皮肤科医师进行评估，考虑使用紫外光照射疗法或口服免疫抑制剂（如环孢菌素）进行治疗。

2. **接触性皮炎**　识别并移去刺激物是最好的治疗方法。目前有证据支持的治疗药物包括含二甲聚硅氧烷成分的防护乳膏、短期使用含高脂的润肤霜，以及使用棉内衬及密闭手套来预防和治疗刺激性接触性皮炎（B 级证据）。使用含聚合氯化铝成分的防护乳膏进行治疗效果不显著（B 级证据）。急性接触性皮炎（哭泣、水肿、水疱损伤）患者使用浸泡于醋酸铝溶液（用冷水稀释醋酸铝至 1∶40 浓度）的敷料治疗，每日 4～6 次，效果最佳。慢性接触性皮炎（干燥、鳞屑、增厚损害）患者可采用润肤剂治疗和局部皮质类固醇类（表 14-2）进行治疗。

3. **疥疮和虱**　治疗详见第 7 章。

4. **慢性单纯性苔藓**　治疗包括潜在情感障碍治疗（第 89 章，第 92 章和第 94 章），以及对患者进行教育以控制瘙痒－搔抓的恶性循环。此外，采用局部和全身性抗瘙痒药物以及常规治疗可以缓解症状。

5. **扁平苔藓**　应采用常规治疗及局部皮质类固醇类（表 14-2）治疗。类固醇凝胶（如 0.05% 醋酸氟轻松，每日 2 次）可有效治疗口内损伤。

6. **干燥病**　去除恶化疾病的因素（如某些药物）是治疗的重要组成部分。良好的皮肤保湿和润滑可以缓解症状。

7. **出汗障碍**　非药物治疗包括使用温和的洁面乳和肥皂替代品、穿戴防护手套，以及避免已知的手部刺激物。醋酸铝溶液可有助于改善大疱损害。中度和高度效力局部皮质类固醇类可用于疾病突然发作时（表 14-2）。口服类固醇可用于出现严重或急性症状时。持续或难以治愈的出汗障碍应转介至皮肤科使用补骨脂素加紫外线或低剂量的甲氨蝶呤进行治疗。

8. **玫瑰糠疹**　并无特效疗法。口服抗组胺药以及使用 Aveeno 沐浴可减少瘙痒。治疗时应消除患者的恐惧，疾病为良性自限性，通常持续 6～8 周。

9. **银屑病**　银屑病损害的治疗目标是减少表皮细胞更替，包括局部药物、全身性药物及光线治疗。

a. 局部治疗

（1）润肤剂（如 Desitin 软膏或 A&D 软膏，3/d）可长期应用于感染部位。

（2）角质软化剂，如水杨酸（如水杨酸肥皂），每日使用，可带来有限的改善，但同时也可使发炎的皮肤感到不适。

（3）轻度至中度效力的局部类固醇软膏（表 14-2）是治疗的重要组成部分之一（C 级证据），但长期使用可导致局部皮肤萎缩。

（4）焦油制剂（如 Eastar 用于感染部位，睡前将凝胶置于感染部位，持续 5min 后拍打组织以去除多余的凝胶）亦可应用（C 级证据）。

（5）卡泊三烯（Dovonex）是一种维生素 D 衍生物，可局部治疗轻度至中度银屑病（C 级证据），具有抑制表皮细胞体外增殖的作用，用于躯干或四肢的银屑病斑块处，每日 2 次。使用时应避免封闭或接触脸部和腹股沟，以免引起刺激。局部卡泊三烯与中度至高度效力局部类固醇具有同样疗效，但可能需要 6～8 周才可初步见效。当大剂量（每周超过 100mg）使用卡泊三烯时需考虑其吸收问题。卡泊三烯不适于血钙过多者或维生素 D 中毒者。

b. 泛发性银屑病或银屑病性关节炎者，以及急性发作或需要特殊治疗者，需要转介至皮肤科进行治疗。对于需要特殊治疗的局部银屑病患者，以及使用局部皮质类固醇类、卡泊三烯或煤焦油制剂未见好转者，应咨询皮肤科医师意见。

10. 皮肤真菌感染

a. 头癣及须癣：治疗见第 32 章。

b. 体癣：表面及局部损害可使用局部抗真菌药物进行治疗（C 级证据），每天 1～2 次，1～2 周开始见效。这类药物包括克霉唑、益康唑、酮康唑、咪康唑以及特比萘芬。更广泛的损害或经局部治疗无改善者，应口服药物治疗 2～4 周（如超微粉化灰黄霉素，成人：375mg/d；2 岁及以上儿童：每天 5～10mg/kg，分 1～2 次口服）（C 级证据）。

c. 脚癣：脚癣可用局部抗真菌试剂治疗，但有时需要同时口服抗真菌药物 4～8 周（如超微粉化灰黄霉素，成人：250mg 每日 3 次；2 岁及以上儿童：每天 5～10mg/kg，分成 1～2 次）（C 级证据）。

11. 脂溢性皮炎

a. 传统疗法：对成人头皮部位的脂溢性皮炎采用洗发剂进行治疗，每周 2～3 次。洗发剂中含有下列其中一种成分：水杨酸（如 X-Seb T 或 Sebulex）、二硫化硒（如 Selsun 或 Excel）、煤焦油（如 DHS Tar、Neutrogena T-Gel 或 Polytar），或吡硫嗡锌（如 DHS Zinc、Danex 或 Sebulon）（C 级证据）。使用后，应将洗发水置于头发或头皮至少 5min 以确保其到达皮肤。对于严重成年患者，可使用局部类固醇洗液如 2.5% 氢化可的松于头皮处按摩，每日 1～2 次。

b. 突发病例或顽固病例：可以使用抗真菌试剂进行治疗（如 2% 酮康唑洗发剂于受感染的头皮或胡须处，每日使用，至少 1 个月；2% 酮康唑乳膏局部用于受感染的部位，每日 2 次，疗程 4 周或直至症状消除为止；2% 酮康唑凝胶局部用于受感染的部位，每日 1 次，疗程 2 周。对于头皮鳞屑可使用 2% 水杨酸洗发剂进行治疗。对于干性头皮不能耐受每日使用洗发剂者，可使用花生油/矿物油/皮质类固醇类制剂（Derma Smoothe/FS）进行治疗。

c. 面部脂溢性皮炎：使用 1% 甲硝哒唑凝胶，疗效较好（C 级证据）。1% 吡美莫司乳膏对于中度至重度面部脂溢性皮炎也具有较好疗效，且耐受良好（FDA"黑框警示"）。

d. 婴儿脂溢性皮炎：通常采用保守性治疗，首先使用温和非药用洗发剂（如婴儿洗发水，每周两次）进行治疗。对于治疗未见效者，再使用煤焦油进行治疗。由于类固醇可经皮肤显著吸收，因此应尽可能避免使用局部类固醇。

12. 钱币型湿疹　同特异性皮炎的治疗。

（王皓翔　王家骥　译）

参考文献

[1] Akdis CA, Akdis M, Bieber T, et al. Diagnosis and treatment of atopic dermatitis in children and adults: European Academy of Allergology and Clinical Immunology/American Academy of Allergy, Asthma and Immunology/PRACTALL consensus report. Allergy, 2006, 61(8): 969-987.

[2] Fleischer AB, Jr. Black box warning for topical calcineurin inhibitors and the death of common sense. Dermatol Online J, 2006, 12(6): 2.

[3] Saary J, Qureshi R, Palda V, et al. A systematic review of contact dermatitis treatment and prevention. J Am Acad Dermatol, 2005, 53(5): 845.

[4] Wollina U, Hansel G, Koch A, et al. Topical pimecrolimus for skin disease other than atopic dermatitis. Expert Opin Pharmacother, 2006, 7(14): 1967-1975.

第15章　皮肤肿瘤

Daniel L. Stulberg，MD，& Douglas G. Browning，MD，ATC-L

要点

- 对于任何表现不明的损害，都应该进行活组织检查，以排除恶性肿瘤的可能。
- 慢性阳光照射，是导致皮肤肿瘤的可预防的首要原因。
- 有皮肤肿瘤疾病史的人应该接受定期皮肤检查，以评估任何可疑的病变。
- 光化性角化病是一种原位鳞状细胞癌，并与其他部位的基底或鳞状细胞癌有关。
- 恶性黑素瘤是一种皮肤恶性肿瘤，可迅速转移，预后极差。

一、定义

肿瘤意味着新生物。皮肤肿瘤发生于皮肤或皮下细胞开始异常增殖时。这类肿瘤极为常见，可属于良性病变、癌前病变或恶性病变。肿瘤可发生于表皮层（如软垂疣、角化棘皮瘤、脂溢性角化病、基底和鳞状细胞癌、恶性黑素瘤、痣、光化性角化病）、真皮层（如皮脂腺增生、皮肤纤维瘤、生脓性肉芽肿、樱桃状血管瘤、表皮囊肿），或皮下层（如脂肪瘤）。

二、常见诊断

在向初级保健医师咨询皮肤问题的患者中，大约20%被诊断为皮肤肿瘤或癌变。

A. 斑状病变

1. 痣　是黑色素细胞在表皮、真皮或真皮-表皮交界处的异常积聚。大约1%的婴儿在出生时有1个或多个痣。痣的形态可为平面状（斑点）或隆起，性质可为良性、非典型、结构不良或痣恶变为恶性黑素瘤。痣的数量在青春期增加，30岁时平均为20～40个。痣在白种人中高发，日光照射可以增加其数目。

2. 雀斑和着色斑　为色素沉着斑状病变，日光照射可促发色斑。雀斑最常见于浅肤色的儿童或年轻人。在老年人中，着色斑较常出现于日光照射部位，被称为老年斑。

3. 先天痣　可在大约1%的人群中发生。

4. 家族性非典型性痣和黑素瘤综合征（FAMMS）　即发育不良性痣综合征或非典型痣综合征，是一种家族性的常染色体显性综合征，患者多痣（斑块或丘疹），其大小和数量随年龄增长而增加（图15-1）。如果有1个一级亲属患有皮肤恶性黑素瘤，FAMMS的发生风险为15%，如果有2个一级亲属均患有皮肤恶性黑素瘤，FAMMS的发生风险接近100%。

5. 恶性黑素瘤　仅占皮肤癌病的2%～3%，但却造成超过2/3的皮肤癌死亡率。发达国家和近赤道地区恶性黑素瘤的发生率最高。透过破损臭氧层的紫外光的较强照射，可能使恶性黑素瘤的发生率上升，但阳光照射与基底和鳞状细胞癌的关联更为密切。日光的照射强度比照射的持续时间对恶性黑素瘤的影响更大（如20岁以前具有灼热阳光晒斑史的个体患恶性黑素瘤的风险加倍）。其他的危险因素包括先天痣、FAMMS以及恶性黑素瘤疾病史。恶性黑素瘤4种组织学亚型的相对发病率如下：表浅蔓延型（70%）、恶性小痣

于中老年人,男女发病率相等(图 15-2)。

4. **疣**　可发生于任何年龄,但是更常见于儿童和年轻人。在免疫力低下的患者,疣的发生率、严重程度和患病率均较高。

5. **角化棘皮瘤**　曾被认为是一种鳞状细胞瘤,为良性,易发生于年长者,可能与日光照射有关(图 15-3)。

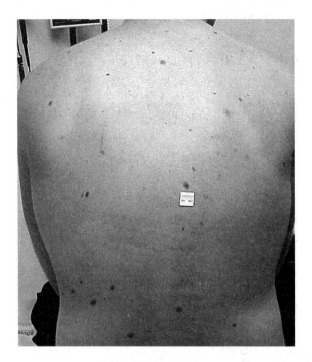

图 15-1　家族性非典型性痣和黑素瘤综合征:多发的斑点及丘疹损害,颜色及大小不一

型(12%)、结节型(10%)、肢端色斑型(8%)。

B. 丘疹病变

1. **痣**　可为斑状或丘疹,详见之前的描述。

2. **樱桃状血管瘤**　扩张的毛细血管和毛细血管后微静脉,发生于高达 50% 的成年人,开始于成人期,并随年龄增长而增加(图 15-2)。

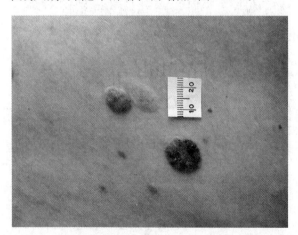

图 15-2　多发斑块樱桃状血管瘤。较晚期的病灶可隆起或呈息肉状。一些疣状不规则色素沉着的脂溢性角化病也可与年龄有关

3. **脂溢性角化病**　(皮脂溢或老年疣)常见

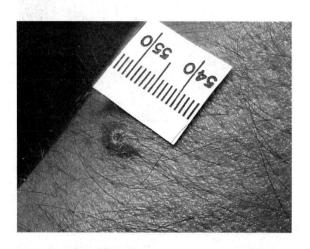

图 15-3　角化棘皮瘤伴有隆起边缘和中部角质栓

6. **化脓性肉芽肿**　与皮肤刺激、损害或妊娠有关,由脆性血管和上皮组织的增殖引起,常见于新生儿脐部和孕妇牙龈处(图 15-4)。

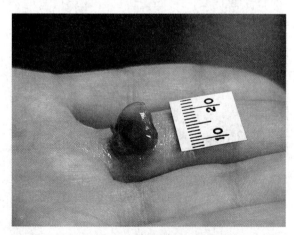

图 15-4　化脓性肉芽肿伴有脆弱毛细血管和上皮细胞的过度生长,质地脆弱,反光

7. **光化性角化病**　过去曾被认为是癌变前皮肤损害。现在被认为是原位鳞状细胞癌。好发于日光照射部位,常见于浅肤色中年人及有慢性日光暴露历史的老年人。患光化性角化病的个体

发生皮肤鳞状细胞癌的终身危险大约为 20%（图 15-5）。

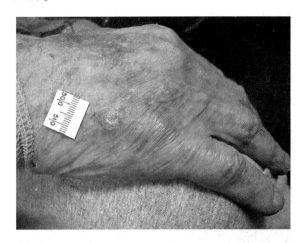

图 15-5　光化性角化病，皮角隆起伴有扩散的隆起状红斑，并向鳞状细胞癌发展

8. **基底细胞癌**　是最常见的皮肤癌，最常发生于日光照射部位，但其他部位也可发生。根据美国癌症协会统计，2007 年在美国有 100 万个基底和鳞状细胞癌病例被诊断（图 15-6）。

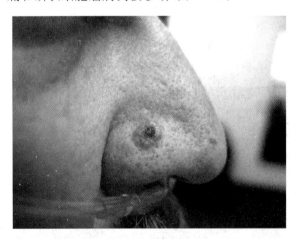

图 15-6　基底细胞癌。与角化棘皮瘤在外观上相似，都有隆起边缘，但具有毛细血管扩张和中央溃疡

9. **鳞状细胞癌**　通常发生于身体受日光照射部位。皮肤白皙者、免疫紊乱者、户外工作者及暴露于烃类如煤烟、煤焦油和润滑油者发病率较高（图 15-5）。

10. **软垂疣或皮赘**　可为单发或多发，发生于 25% 的人中，年龄增长和肥胖可增加病灶，好发于颈部、腋窝以及乳房下部。

C. 结节病变

1. **脂肪瘤**　皮下被薄膜覆盖的脂肪细胞瘤，发生率为 1/1000，在 80% 的病例中为单发，但也可多发，尤其是在年轻男性中（图 15-7）。

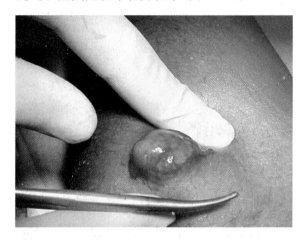

图 15-7　脂肪瘤，从一个较小切口处钝器剥离后可见被膜

2. **皮肤纤维瘤**　皮下瘢痕组织，可因对创伤、蚊虫叮咬及毛囊炎的反应超过正常范围而形成。多发性患者可能与自身免疫疾病有关（图 15-8）。

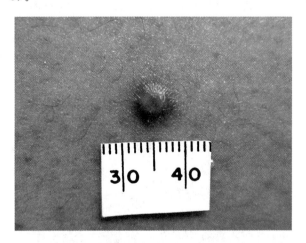

图 15-8　皮肤纤维瘤典型表现为色素沉着，有时隆起

3. **表皮囊肿**　囊肿平滑呈珍珠色，类似大型黑头粉刺。多发性表皮囊肿与腺瘤性息肉加德纳综合征有关。

4. **皮脂腺增生**　皮脂腺增大，最常见于中年人和老年人（图 15-9）。

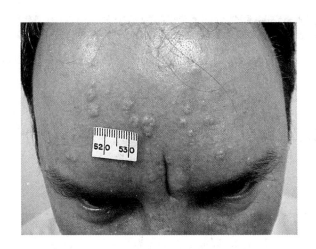

图 15-9 皮脂腺增生,常见于前额和脸部,与早期基底细胞癌在外形上相似,但常为多发性

三、症状

皮肤肿瘤通常无临床症状,可能的症状包括:

A. 外观改变或损形。

B. 局部刺激来自衣物(衣领、胸罩、腰带)摩擦、首饰、皮肤皱襞或刮剃创伤。

C. 过度焦虑可改变病灶大小及数量、出现局部不适、出血、渗液或溃疡时。

四、体征

A. **疣的一般类型**:可单发或多发。

1. *扁平疣* 1～3mm 病灶,表面光滑肉色,常见于脸部、颈部、手部和小腿,线性分布。

2. *甲周疣* 表面粗糙,发于邻近指甲的部位,有时可延伸至指甲下方。

3. *跖疣* 增厚并聚集形成病灶,多位于足跟或趾球,将表面角质削去后可露出极小的出血点。

4. 生殖疣(尖锐湿疣或性病湿疣) 柔软潮湿,略微隆起,菜花样病灶,见于生殖器处或肛门周围,单发或多发。

B. **恶性黑素瘤**:可由先前存在的痣发展而来或作为一个新的病灶而出现。美国癌症协会提出的 ABCD 引导有助于患者及医师对可疑特征进行诊断,见表 15-1(C 级证据)。家族性非典型性痣和黑素瘤综合征(FAMMS)痣与普通痣有所不同,表现为大小(5～10mm;普通痣小于 6mm)、形状和轮廓(边缘不规则且边界不清楚;普通痣为对称规则的边缘)、颜色(病灶中掺杂棕色、黑色或红色;普通痣则为较单一的棕黄色、棕色或黑色)。先天痣的分类可根据其大小分为小、中、大,并对应于不同的恶性程度,见表 15-2。

C. **表皮囊肿**:发炎时可有波动感和触痛(图 15-10)。

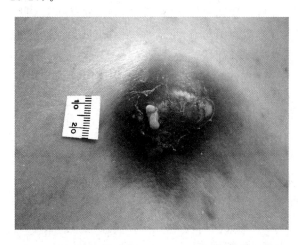

图 15-10 表皮囊肿,感染时可发炎并有疼痛感,需要切开引流

表 15-1	
可疑病灶特征可参考美国癌症协会 ABCD 指引并做进一步评估	
A. 不对称性	病灶一分为二时两边不对称
B. 边缘	外观上边缘层次不齐或呈蔓延状
C. 颜色	美国国旗色(红、白和蓝)及黑色
D. 直径	大于 6mm(大约是橡皮擦大小)
E. (美国癌症协会指南并未采用,但是常被使用)扩大或演变	病灶随时间推移而生长变大

表 15-2

先天痣

	大小	恶性潜能	治疗
小	<1.5cm	青春期前恶性潜能低或极少	临床随访。如有需要可在青春期前进行预防性切除
中	1.5～19.9cm	随病灶于表皮或深层的浸润深度不同而改变	可进行活组织检查；如病灶位于表皮则进行临床随访；如位于真皮层则需切除
大	>20cm 或超过 5％体表面积	高达 7％	尽早预防性切除。半数的恶性黑素瘤可在 3～5 岁发生，临床不能确切的随访

五、实验室检查

在大多数情况下，体格检查可以清楚病灶的性质，无需进一步检验。有经验的临床医师使用手持放大镜进行皮肤镜学检查可以提高精确度以区分良性痣和恶性痣（A 级证据）。对于可疑病灶应进行活组织检查（见第 41 章关于剔除刮取活组织检查及病灶切除）。这些病灶包括：

1. 基于临床表现或病史，临床医师认定可疑的病灶。

2. 病灶伴有病因未明的触痛、瘙痒、出血或溃疡。

3. 病灶出现新近生长物、溃疡或表现出基底细胞癌、鳞状细胞癌或恶性黑素瘤的可能特征。

六、治疗

A. 良性肿瘤

1. 痣　通常无需治疗，除非需要改善外观或进行诊断，大多通过剔除、刮取或切除性活检可较容易除去。

a. 刮削切除：适于隆起的病灶，以及切除时无需考虑切除深度的病灶。

b. 穿刺活检：是一种获取全层诊断标本的简单方法，但不规则、较大及囊肿病灶宜切除。

c. 切除性活检：适用于棘手的皮肤病灶的完全全层切除。

2. 脂溢性角化病　可通过冷冻手术或局部麻醉后刮削切除。

3. 疣

a. 普通疣：可通过多种方法进行治疗。开始时使用非处方水杨酸溶液，或使用"去疣棒"敷抹器（每天 1 次）及胶带（每 2～3 天 1 次）治疗较为谨慎，在大约 60％的情况下均可见效。疗程可能需要数周至数月，是最温和且便宜的疗法之一，无需密切观察（A 级证据）。在使用药物前，将疣体浸透 10～15min 以清除病灶部位的死皮或剥皮，药物后进行封闭，可提高疗效。诊室冷冻疗法使用液氮、压缩一氧化氮或液体制冷剂具有相似效果。家庭非处方冷冻治疗系统（Wartner）可能会使疗效减半。念珠菌抗原混合 10％利多卡因注射入疣的基部可产生免疫反应使疣消退。每周在诊室使用二氯乙酸或三氯乙酸进行治疗，与咨询专科医师使用二硝基氯苯引起的致敏疗效相同。可以采用更加激进的治疗，如电干燥法、刮除术或激光来除疣，但并不保证能使疣消退的程度增加，并会伴随手术副作用。儿童患者中进行的一项小型试验表明，治疗期间每周使用管道胶带封闭病灶并除去坏死的皮肤，2 个月内除疣的有效率达85％。扁平疣通常数目众多，好发于脸部或前额，由于炎症数量不一以及色素沉着的程度不同，使用冷冻手术、二氯乙酸或非处方水杨酸治疗较为困难，可使用咪喹莫特 5％乳膏（Aldara）每天使用或隔天使用数周可见效。也可使用维生素 A 酸乳膏或洗液（0.025％，0.05％或 0.1％）作为替代药物，1～2/d，使炎症减轻，但可能需要数周才可消退。5％氟尿嘧啶（Efudex）乳膏，1～2/d，疗程 3～5周，也可有效治疗。

b. 甲周疣：患处邻近甲床，治疗时需谨慎。可以使用冷冻手术，但需注意避免甲床和表面神经受到伤害作为选择的。对于普通疣也可使用局部角质层分离剂作为替代疗法，直至疣消退为止。偶尔需采用钝器剥离才可根除疣。

c. 跖疣：可引起脚部疼痛。局部角质层分离剂对于常见疣有效，但是治疗通常需要数周。削去病灶可以减轻"在鞋子里的岩石上行走"的疼痛感。推荐的治疗方法同普通疣，但冷冻手术或切除疣往往会临时性导致疼痛和行走不便。

d. 肛门生殖器疣（尖锐湿疣或性病湿疣）：治疗见第 31 章。

4. 着色斑　不会对健康造成损害，无需通过局部或手术除去，因除去后依旧可复发。日常使用防晒霜可以减少额外损害的发生。使用含有对苯二酸的乳膏漂白皮肤可以淡化着色斑，温和的冷冻疗法可以选择性破坏与角化细胞有关的黑素细胞、减少色素沉着，并有望减少对其他组织的破坏。

5. 樱桃状血管瘤　通常无需处理，也可局部麻醉后，选用电灼或刮削切除。

6. 皮脂腺增生　无需治疗，除需改善外观者。个别的病灶可通过刮除或光烧灼除去，但是可能会留下凹痕或凹口。当病灶发展严重，扩大或变形时，口服异维甲酸（女性可口服抗雄激素物质）可有助于临时改善外观。

7. 软垂疣（"皮赘"）　去除方法有液氮冷冻手术、电外科手术或采用锋利的虹膜剪切除。

8. 皮肤纤维瘤　无需治疗，除非不能确定诊断结果，病灶可表现出反复损伤的症状及令人不悦的外观。可通过冷冻疗法减少色素沉着以及病灶隆起的部分。因皮肤纤维瘤侵入组织较深，如需切除应采用全层切除方式。

9. 角化棘皮瘤　尽管角化棘皮瘤为良性且大多数会最终自发消退，但仍推荐对其进行切除或破坏以防止病情过久最终形成瘢痕。对于小的病灶可采用电干燥法刮除术。对于较大的病灶可采用手术切除，也可采用局部氟尿嘧啶或咪喹莫特，或者病灶内注射氟尿嘧啶、甲氨蝶呤、干扰素α-2 或异维甲酸。

10. 化脓性肉芽肿　刮削切除可用于诊断和排除无黑色素性恶性黑素瘤。治疗可采用电干燥法以及完全刮除，或局部使用硝酸银。

11. 表皮（皮脂）囊肿　如囊肿毗连或未被完全切除时可复发。传统的切除方法为通过下至被膜的切口，在其周围采用钝器剥离完整移去囊肿。较新的技术为通过更小的切口至囊肿处，挤压内含物并内翻和移去囊肿壁。囊肿壁如因病灶脆弱不能被完整移除，可采用刮除或使用钳除去。如果囊肿受感染，应锐利地切开引流，随后用纱布条包扎，在随访中进行适当的护理干预。

12. 脂肪瘤　通常无需治疗，除非其阻碍相邻肌肉的运动，此时可通过简单手术切除或脂肪抽吸术除去。

B. **癌前病变**：需进行治疗以防止恶性变。病人需接受相关教育，如日晒防护（如保护暴露部位）、使用防晒系数为 15 或以上的防晒霜、在上午 10 时至下午 4 时间避免日光暴露、定期进行皮肤自我检查，避免参加晒黑沙龙。

1. 光化性角化病　未经治疗的光化性角化病可由原位期开始发展为鳞状细胞癌。如果病灶数量有限，可采用冷冻疗法或电干燥法刮除术。广泛病灶的部位采用 5％局部氟尿嘧啶（Efudex）每日 2 次至产生显著炎症为止。脸部和唇部的治疗大约需要 2 周，对较厚的皮肤进行治疗大约需要 4 周或更多时间。咪喹莫特 5％软膏（Aldara）局部使用 8h，每周 2 次，使用 16 周（A 级证据），对于大部分病灶具有疗效，其余病灶的治疗同上。必要时可使用局部类固醇类药物减轻治疗后的炎症。维生素 A 酸（0.05％或 0.1％）乳膏每日使用，适用于温和光化性损伤患者。皮肤摩擦和化学脱皮也具有疗效，但需由接受过训练且经验丰富的医师进行治疗。

2. 家族性非典型性痣和黑素瘤综合征　需要进行频繁检查，只要出现可疑病灶即应进行活组织检查和躯体影像（系列照片）。

C. **恶性病变**

1. 基底细胞癌　未经治疗的基底细胞癌生长缓慢，但如果不予以治疗，可侵入邻近的软组织、骨和软骨。去除方法取决于病变大小、位置以及医师偏好。对于小的病灶的治疗方法通常包括切除和电干燥法刮除术。冷冻手术或局部 5％咪喹莫特（Aldara）可有助于治疗表浅病灶，但治愈率相对较低。极个别情况下，患者不能忍受上述治疗时可进行放射方法。刮削活组织检查是确定诊断的最简单方法。小的基底细胞癌可由初级保健医师使用电干燥法刮除术，穿刺或椭圆形切除以获得病灶的清晰边缘。此时，应通过病理学从各个方面加以鉴定。通常在通过刮削活检确定诊断后进行电干燥法刮除术。该方法可对各方向进行刮除,有助于检测和去除临床症状不明显的亚临床感染蔓延。较大的基底细胞癌、复发的基底细胞癌以及位于敏感结构如眼部和耳部的基底细胞癌需转诊至专家进行手术去除,如受过莫氏显微图像手术训练的皮肤科医师或整形外科医师。

2. 鳞状细胞癌　蔓延最常见为局部伸长,较少为转移。表浅型鳞状细胞癌可采用电干燥法刮除术进行治疗。对大多数病灶宜采用切除术治疗,对大的病灶或邻近敏感结构的病灶,采用莫氏显微图像手术进行治疗。在慢性溃疡、灼伤或瘢痕组织中发生的鳞状细胞癌或黏膜内的鳞状瘤发生转移的可能性较高,患者需转诊至专科医师进行治疗。

3. 恶性黑素瘤　具有快速蔓延和早期转移的趋势。预后、病灶边缘的复发再切除,以及进一步治疗基于初次切除的肿瘤细胞浸润的布雷斯洛法厚度决定。深度超过 1cm 时需进行 2cm 的边缘再切除,由经验丰富的外科医师进行预防性淋巴结活组织检查,并定期随访以防止疾病复发(A级证据)。

4. 先天痣　根据其大小和成分诊断其恶性潜能。见表 15-2 参考治疗。对于大的先天性病灶,宜转诊至经验丰富的整形外科医师进行治疗。

(王皓翔　王家骥　译)

参考文献

[1] American Cancer Society Web site. www. Cancer. org.

[2] Bafounta ML. Is dermoscopy(epiluminescence microscopy)useful for the diagnosis of melanoma? Results of a meta-analysis using techniques adapted to the evaluation of diagnostic tests. Arch Dermatol, 2001,137(10):1343-1350.

[3] Habif TP. Clinical Dermatology:Clinical Dermatology:A Color Guide to Diagnosis and Therapy. 4th ed. St Louis,MO:Mosby,2004.

[4] Johnson TM,Sondak VK,Bichakjian CK,et al. The role of sentinel lymph node biopsy for melanoma:evidence assessment. J Am Acad Dermatol,2006,54(1):19-27.

[5] Luba MC,Bangs SA,Mohler AM,et al. Common benign skin tumors. Am Fam Physician,2003,67:729.

[6] Szeimies RM,Gerritsen MJ,Ortonne JP,et al. Imiquimod 5% cream for the treatment of actinic keratosis:results from a phase III,randomized,double-blind,vehicle-controlled,clinical trial with histology. J Am Acad Dermatol,2004,51(4):547-555.

[7] Townsend CM. Sabiston Textbook of Surgery. 17th ed. Philadelphia,PA:Saunder,2004.

第16章 腹 泻

Laura Hargro, MD, & Jeanne M. Ferrante, MD

> 要点
> - 大部分急性腹泻发作是自限性的。
> - 完整的病史对准确评估患者是至关重要的。
> - 通常仅仅需要支持治疗。

一、定义

腹泻是指 24h 内排便次数增加（3 次或以上）或粪便稠度减低（变软或变稀）。

A. 急性腹泻：有症状病程在 14d 以内的为急性腹泻。病因包括（表 16-1）：

1. 病毒感染（如轮状病毒、肠道腺病毒、诺如/诺瓦克病毒）。

2. 以产肠毒素（大肠埃希菌/金黄色葡萄球菌/蜡样芽胞杆菌/产气荚膜梭菌/难辨梭菌）为特征的细菌感染或炎症[沙门菌/志贺菌/弯曲杆菌属小肠炎耶尔森菌/产志贺毒素的大肠埃希菌 O157：H7(STEC)]。

3. 寄生虫感染（如蓝氏甲第鞭毛虫，隐孢子虫）。

4. 药物性腹泻（如咖啡因，酒精，其他处方药和非处方药）。

5. 水源被化学药品污染（如铜，乙二醇，苯乙烷）。

6. 各种非感染性腹泻（如肠易激惹综合征；粪便阻塞致矛盾性腹泻；严重性肠病；大量摄入乳糖、果糖或人造甜味剂）。

表 16-1

急性感染性腹泻的病因

细菌	病毒	寄生/原生生物
大肠埃希菌（产毒性，侵袭性，出血性）	肠道腺病毒（40,41 型）	痢疾阿米巴
弯曲杆菌、沙门菌	轮状病毒	蓝氏贾第鞭毛虫
志贺杆菌	诺瓦克病毒	隐孢子虫
弧菌霍乱和其他弧菌	杯状病毒	微孢子虫
难辨梭菌	星状病毒	等孢子球虫
产气单胞菌	巨细胞病毒	环孢子虫
邻单胞菌		
耶尔森菌		

摘自 Gadewar S, Fasano A. Current concepts in the evaluation, diagnosis, and management of acute infectious diarrhea. Curr Opin Pharmacol, 2005, 5：559-565.

B. 慢性腹泻：症状持续超过 14d 者定义为持续性腹泻，症状持续超过 1 个月则称作慢性腹泻。慢性腹泻可被分为：

1. 水样 由以下原因所致：

渗透性因素：粪便渗透压差＞50mOsm/kg，禁食后大便量减少，如含镁泻药、乳糖酶缺乏症等。

分泌性因素：粪便渗透压差＜50mOsm/kg，内源性——禁食后大便量无减少，如良性肿瘤、胃泌素瘤，外源性——异常原因去除后大便量减少，如刺激性泻药、药物、毒素。

胃肠动力失常：如肠易激惹综合征、糖尿病、甲状腺、硬皮病。

2. 炎症 由感染（可能与发热、嗜酸细胞增多症，如寄生虫杀虫剂）、炎性肠病（合并发热、便血，如溃疡性结肠炎）、肿瘤、局部缺血或放射的原因所致。

3. 脂肪 由于吸收不良（如乳糜泻）或消化不良（如胰腺分泌不足）。

二、诊断

腹泻是就诊患者常见的症状之一。美国每年有 21.1 亿～37.5 亿例腹泻疾病，导致了 7.3 亿次门诊就诊、＞90 万次住院和 6000 人死亡。前往世界上欠发达地区（如墨西哥、拉丁美洲、非洲、中东地区和亚洲）的旅行者中有高达 55％ 的人可能患旅行者腹泻（见第 104 章）。慢性腹泻的发病率估计约 5％，直接导致医疗花费为每年 52.4 亿美元，丧失劳动力或生产力低下造成的间接损失每年超过 13.6 亿美元。其他原因引起的腹泻见性传播性直肠炎和结肠缺血。

A. 急性腹泻：大多数急性腹泻是感染引起的，通常在摄入被污染的水或食物后发生，或发生在人与人直接接触后。潜在的感染因素包括高龄、近期住院史、免疫系统受损、人类免疫缺陷病毒感染、器官移植后免疫移植治疗、长期泼尼松治疗、癌症化疗、免疫球蛋白 A 缺乏症或胃切除病史。其他的危险因素包括前往发展中国家旅行、

参与日间照顾、居住在公共机构附近（护理机构、精神疾病治疗中心、监狱）、胃液酸度减低（服用 H_2 受体阻断药或质子泵抑制药者）和某些职业（农民、食品加工者、健康护理人员或其他提供日间照料者）。常见的原因包括（D 级证据）：

1. 病毒（占急性感染性腹泻的 70％～80％）诺瓦病毒感染是最常见的病因，常见于冬季，可能是通过气溶胶或粪-口途径传播。常发生在 3 个月龄到 2 岁的儿童。肠道腺病毒位列其次。诺瓦克病毒（诺如病毒的一种）可通过污染的水、沙拉和贝类传播，是暴发性腹泻最常见的原因，尤其是在游船上。

2. 细菌（占急性腹泻的 10％～20％）危险因素包括食用加工好后又经过冷藏的食品，如奶油冻、点心和加工过的肉类（金黄色葡萄球菌）；以及生的、未经加工的肉（沙门菌、耶尔森菌、STEC）或海鲜（弧菌属、邻单胞菌属）；冷藏不当的食物（牙样芽胞杆菌属，产气荚膜杆菌）、未消毒的牛奶、果汁、软乳酪或未加热的熟肉制品（单核细胞增多性李斯特菌）。难辨梭菌引起大约 20％ 抗生素相关性腹泻。导致难辨梭菌感染最常见的抗生素是克林霉素，头孢菌素类和过去 8 周内服用过青霉素及其衍生物。

3. 寄生虫（占急性腹泻的 ＜10％）寄生虫感染在普通人群中少见（贾第鞭毛虫，隐孢子虫，痢疾阿米巴），但在日间看护中心的儿童、精神卫生中心或护理中心的患者、免疫抑制者或暴露于未处理的水（如湖水或溪水）的人群中较多见。内变形虫可在高达 30％ 的男同性恋中发现。

4. 药物 常见的药物包括泻药、抗溃疡药、抗生素、心血管药物、非类固醇类抗炎药、抗帕金森药物、秋水仙碱以及过量摄入咖啡因和酒精。任何新加的药物或药物剂量改变均可能引起腹泻。

5. 海鲜消化不良综合征 能引起旅行者腹泻，包括致腹泻性贝类中毒、肉毒鱼类中毒和鲭鱼毒素中毒。

性传播直肠炎

性传播直肠炎能引起直肠疼痛,粪便量少的血性腹泻和里急后重。疱疹病毒、淋病、衣原体和梅毒是可能的病因。男同性恋和肛交接受方易患此病。诊断依赖于直肠拭子 PCR 检验或培养。治疗包括用于性传播疾病的抗病毒药或抗生素。

结肠缺血

结肠缺血引起的腹泻较少,但其危险性较高。腹泻同时可能伴有轻到中度腹痛或低位肠段出血。危险因素包括:冠心病、高血压、慢性肾衰竭、心律失常病史、近期主动脉或心脏旁路移植术、血管病(如 STEC,巨细胞病毒)、凝血障碍病(蛋白 C 和蛋白 S 缺乏症)、药物治疗(如血管活性药物,口服避孕药)、毒品(如可卡因)、长跑、主要心血管事件之前的低血压、结肠阻塞性病变(如癌症)。诊断依赖于结肠镜或血管造影。大多数病例 48h 内可自行缓解,无需特殊治疗。症状严重或持续的患者需要住院治疗,维持肠道休息状态(禁食 48～72h),经静脉补液,给予广谱抗生素。有腹膜体征、对药物治疗无反应者需要手术治疗。

B. 慢性腹泻:鉴别诊断范围非常广泛(表 16-2)。

1. 大多数成人慢性腹泻的原因

a. 肠易激综合征(IBS):是由胃肠动力异常、内脏感觉异常改变、心理因素综合作用引起的综合征。美国人群的发病率 20%,但仅 10%～20% IBS 患者寻求治疗。超过 50% 的患者在 35 岁以前发病,女性的患病率大约是男性的 2 倍。

b. 乳糖不耐受症:该病与遗传有关,由儿童期后肠内正常乳糖酶活性减低所致。常见于 75%～90% 美国黑种人、亚洲人、印裔美国人、地中海人和犹太人;与之相比,北欧和中欧后裔的发病率<5%。继发性乳糖不耐受可能由于肠黏膜受损(如感染、腹泻、乳糜泻)或黏膜表面减少(如肠切除术)引起,原发病治愈后可能会马上逆转。

c. 特发性炎症性肠病:以胃肠道任何部位的全黏膜层、局灶性、不对称性炎症为特征,每万人中有 5～10 人发病,常发生于欧洲后裔,特别是犹太人中。在青春期和成年早期发病。溃疡性结肠炎是弥漫性、持续性、累及直肠和结肠黏膜浅层的炎症,每万人中 2～7 人患病。15～35 岁发病,在 70 岁时有第二个小的发病高峰。溃疡性结肠炎在犹太人中更常见,大约 10% 的患者有阳性家族史。偶尔也见于急性感染后。

d. 吸收不良综合征、乳糜泻:一种由摄取面筋诱发的小肠自身免疫性炎症性疾病,比原先想象的更常见,发病率为每 120～300 人中 1 例。约 75% 新发成年患者为女性。在有遗传风险的人群(如有乳糜泻家族史或 1 型糖尿病个人史)以及不明原因慢性腹泻、贫血、疲劳或体重减轻的人群中应考虑乳糜泻。

e. 慢性传染病(通常是寄生虫感染):危险因素包括前往地方病流行区旅行,包括俄罗斯(贾第鞭毛虫)、秘鲁、海地(环孢子虫)、泰国(弯曲杆菌)、尼泊尔(环孢子虫和弯曲杆菌)或其他任何发展中国家(内变形虫)及饮用湖水或溪水(贾第鞭毛虫)。免疫力低下者和老年人可能在弯曲杆菌和沙门菌感染后患持续性腹泻。难辨梭菌感染复发(占 20%)的危险因素包括间断使用抗生素、肾衰竭和女性。其他罕见的细菌学病因包括气单胞菌(未处理的水)、邻单胞菌(海外旅行,未加工的贝类,未处理的水)、耶尔森菌(污染的湖水或溪水、牛奶或冰淇淋)、结核杆菌(前往发展中国家旅行)、布雷腹泻病毒(未消毒的牛奶或水)(C 级证据)。

表 16-2

根据大便特征分类的慢性腹泻的鉴别诊断

水样腹泻	脂肪泻	炎性腹泻
渗透性腹泻	吸收不良综合征	炎性肠病
Mg^{2+}，PO_4^{3-}，SO_4^{2-} 摄入	黏膜病	溃疡性结肠炎
糖类吸收不良	短肠综合征	克罗恩病
分泌性腹泻	肠切除术后腹泻	憩室炎
滥用泻药(非渗透性泻药)	肠系膜动脉缺血	溃疡性空肠回肠炎
先天综合征	消化不良	感染性疾病
细菌毒素	胰腺功能不全	致溃疡病毒感染
回肠胆汁酸吸收不良	胆酸缺乏症	巨细胞病毒
炎性肠病		单纯疱疹病毒
溃疡性结肠炎		缺血性结肠炎
克罗恩病		放射性结肠炎
镜下结肠炎(淋巴细胞性和胶原性)		肿瘤
憩室炎		结肠癌
血管炎		淋巴瘤
药物和毒物		
肠运动功能紊乱		
迷走神经切断后腹泻		
交感神经切断后腹泻		
糖尿病自主神经病变		
甲状腺功能亢进症		
肠易激综合征		
神经内分泌肿瘤		
胃泌素瘤		
血管活性肠肽瘤		
生长抑素瘤		
肥大细胞增多症		
类癌综合征		
甲状腺髓样癌		
肿瘤		
结肠癌		
淋巴瘤		
绒毛状腺瘤		
艾迪生病		
传染性分泌性腹泻		
特发性分泌性腹泻		

摘自 Schiller LR. Chronic diarrhea. Gastroenterology，2004，127：287-293.

2. 引起儿童慢性腹泻的常见原因

a. 感染后腹泻(婴儿难治性腹泻)：感染后腹泻的特点是因胃肠炎住院 7d 后腹泻持续、体重不增加。危险因素包括新生儿或小婴儿、非白种人、入院前应用抗生素或止泻药、既往有腹泻史、住院之前腹泻病程较长、初发肠炎时严重腹泻、体重减轻了 10%、低尿素氮和初发的细菌源性肠炎。

b. 原发性乳糖酶缺乏症：这一缺乏症可能在 3~5 岁表现出来。继发性乳糖不耐受症发生在 50% 以上急性或慢性腹泻的患儿(尤其是轮状病毒)，与贾第虫病、炎症性肠病和艾滋病吸收不良综合征一样相当常见。

c. 对牛奶和大豆蛋白过敏：牛奶过敏症是婴儿最常见的过敏性疾病，发病率在 0.3%～7.0%。30%～50% 对牛奶过敏的婴儿也对大豆蛋白过敏。大部分患儿在其生命的第二年获得耐受。

d. 乳糜泻。

e. 慢性非特异性腹泻：慢性非特异性腹泻（儿童肠易激综合征和幼童的腹泻）见于 6 个月到 2 岁儿童。虽然此类腹泻原因不明，但常见于急性感染或胃肠炎后。该病是自限性的，通常在 4 岁之前自愈。儿童慢性腹泻较少见的原因包括免疫缺陷、艾滋病、内分泌紊乱（如甲亢、肾上腺皮质功能不全、糖尿病）、IBS、囊性纤维化和结构性疾病（如先天性巨结肠病）。难辨梭菌假膜性肠炎罕见，但这种病非常严重，有时甚至是致命的。它可由抗生素诱发，引起大量腹泻、脱水、腹痛、发热、电解质紊乱、低蛋白血症和白细胞增多。

三、症状

完整的病史对指导腹泻患者评估和治疗非常关键。重要的问题包括疾病何时、如何发生（突发的或逐渐发生的、腹泻持续的时间），大便的特征（频次、总量、含水量、是否带血、黏液、脓性分泌物、是否含脂肪较多），脱水的症状（口渴、嗜睡、直立性头晕、尿量减少），出现痢疾（发热、里急后重、大便带血、脓液或二者兼有）和相关症状（恶心、呕吐、腹部绞痛、腹胀、便秘、肠胃胀气或嗳气、头痛、肌痛）（A 级证据）。其他情况在慢性腹泻诊断时可能有帮助，如血清阴性脊柱关节病（炎症性肠病），自身免疫性疾病如糖尿病或甲状腺功能紊乱（慢性胃肠动力失常性腹泻，乳糜泻）和免疫力低下（感染）。患者将被询问是否大便失禁，特别是大便量较少时，因为评价大便失禁应该区别于腹泻。既往胃肠道或胆道手术史也可能是慢性腹泻的原因。当前所应用的药物，包括非处方药、营养补充剂、违禁药品、酒精和咖啡因都应该全部描述。近 8 周抗生素应用的问题、新加用的或剂量增加的药物、缓泻药的使用都应该特别关注。

A. 病毒性腹泻：通常是自限性的、大便量多，含水量大，不带血，持续 1～2d 到 1 周不等。可能有恶心、呕吐、头痛、低热、腹绞痛等不适。可出现脱水，尤其在儿童更易发生。

B. 细菌性腹泻

1. 由金黄色葡萄球菌和蜡样芽胞杆菌造成的食物中毒可在暴露的 1～6h 内引起症状。产气荚膜杆菌在 8～16h 内引起症状。这些症状是突发的、一般持续 2～24h。恶心和呕吐随腹部痉挛的程度而变化。通常无发热、严重腹痛、头痛、心神不宁、肌痛、持续时间较长的恶心和呕吐。

2. 大多数细菌性腹泻发病过程较平缓，常在 16h 后引起症状，持续 1～7d。典型的旅行者腹泻常在到达异地后 3～7d 发病（见第 104 章）。通常会出现侵袭性疾病的发热、里急后重、黏液脓血便等。STEC 引起的出血性腹泻不伴高热或白细胞增多。严重的病例可导致溶血性尿毒症综合征（出血性腹泻、血小板减少症、溶血性贫血、肾衰竭）。Reiter 综合征（关节炎、结膜炎、尿道炎或宫颈炎）是弯曲杆菌、沙门菌、志贺菌、耶尔森菌感染的并发症，特别是在 HLA-B27 阳性患者中。弯曲杆菌也可能与吉兰-巴雷综合征（周围神经脱髓鞘病变引起进行性上升性软瘫）相关。目前关于感染的文献很多，包括侵袭性胃肠炎和以慢性胃肠炎主述的旅行者腹泻、感染后 IBS 发作。难辨梭菌感染发生在应用抗生素数天到 8 周。水样腹泻和腹绞痛是其典型特征。在严重的病例，可出现出血性腹泻、发热和腹痛。通常无恶心或呕吐。

C. 寄生虫性腹泻

1. 蓝氏贾第鞭毛虫引起水样腹泻，有时可能带黏液。可出现恶心、厌食、腹绞痛、腹部胀气，脂肪泻、体重减轻。

2. 隐孢子虫引起的腹泻持续时间较长，可有疲劳、腹胀和腹痛。常无发热。

3. 内变形虫导致的腹泻临床表现多样，可从无症状携带到严重的出血性腹泻，后者难与溃疡性结肠炎所致者区别。常有腹绞痛，黏液血便和心神不宁。严重者可发生肠出血、梗阻、扩张或穿孔。全身播散时可引起肝脓肿。

D. 慢性腹泻：水样粪便提示渗透性或分泌性腹泻。肉眼可见的血便提示炎症性肠病或恶性病变。气味难闻、颜色浅淡、粪渣漂浮或含未消化食物的大便提示消化不良。

1. 罗马 Ⅱ 标准有助于区分肠易激惹综合征和器官病变。如果近 12 个月内有 12 周或更长时间的腹部疼痛或以下三条中的两条者就可能诊断:排便后症状减轻、发病时粪便频次、性状改变。在可以提供准确腹痛病史的较大儿童,可以应用罗马Ⅱ标准。然而,6~18个月大的孩子可以6~12次含食物颗粒的松散的、喷射性排便起病。生长发育正常,无结构或代谢异常可以解释症状。

2.乳糖不耐受症患者症状的严重程度随乳糖负荷和同一时间进食的其他食物而变,可能为腹泻、腹胀、肠痉挛、腹部不适、腹部胀气和腹鸣。儿童常可见呕吐及营养不良。

3.克罗恩病的典型症状为腹泻、腹痛和体重减轻。溃疡性结肠炎的临床表现变化多样,从偶尔直肠出血到水样和出血性腹泻,伴下腹部绞痛和体重减轻。

4.乳糜泻可能出现以下一系列症状:腹泻、便秘、消化不良、胃食管反流、腹胀、嗳气、疲劳、体重减轻、精神抑郁、纤维肌痛样综合征、口疮性口炎、脱发和骨痛。婴儿常出现生长障碍、腹泻、腹部膨胀、发育延迟,偶尔会有严重营养障碍。年龄大点儿的儿童可能会出现身高较低或牙釉质发育不良。

四、体征

体格检查是评价容量和营养状况最主要的手段。其他临床体征在腹泻病因的鉴别诊断时可能是重要线索。

A.**生命体征**:发热超过38.5℃提示急性炎症性腹泻。收缩压随体位变化(直立时降低10mmHg)和脉搏(增加20/min)说明处于脱水状态。儿童急性体重变化是评价是否脱水的最佳指标;其他的测量指标包括皮肤黏膜干燥、毛细血管充盈时间缩短、少泪和精神状态的改变。慢性腹泻时,体重减轻和生长障碍提示吸收不良、炎性肠病、感染和肿瘤。

B.**皮肤**:特征性皮肤改变可在较少见病因所致的慢性腹泻中出现,如类癌综合征(面红,毛细管扩张)、乳糜泻(疱疹样皮炎)、肥大细胞增多症(荨麻疹、线状毛细管扩张症)和艾迪生病(色素沉着症)。

C.**口腔**:口疮性口腔溃疡和口腔炎可出现在炎性肠病和乳糜泻。

D.**甲状腺**:结节或肿块提示甲状腺髓样癌或甲状腺腺瘤。

E.**心脏**:右心杂音可出现在类癌综合征。严重动脉粥样硬化或周围血管病可出现肠缺血。

F.**腹部检查**:腹部检查可评价腹胀(肠易激综合征、传染病)、血管杂音(结肠缺血)、腹壁紧张度(肠易激综合征、炎性肠病、传染病、缺血)、肿块(肿瘤)和肝脾增大(淀粉样变性)。

G.**直肠检查**:应评价括约肌张力(大便失禁)和柔软度(直肠炎)。出现瘘管、无痛肛裂或肛周脓肿可能提示克罗恩病。儿童和老年人粪便嵌塞提示溢泻。

H.**四肢**:水肿和杵状指提示吸收不良。关节炎可能在炎性肠病、惠普尔病和某些肠道感染中出现。

I.**淋巴结肿大**:淋巴结肿大提示淋巴瘤或其他肿瘤。

五、实验室检查

A.**急性腹泻**(图16-1):实验室检查仅需在痢疾患者、年龄小于3个月或大于70岁的患者中进行,免疫力低下、持续性腹泻或处于传染病传播危险状态者(如食品公司的食品加工者、保健护理人员、住院医师、日间看护中心或其他社会机构的雇员,如精神病医院、监狱或护理中心)。修订的3天法则拒绝对住院少于3d的低危患者进行常规粪便培养,规定仅做难辨梭菌毒素检验(B级证据)。

B.**慢性腹泻**(图16-2):病史、体格检查、常规实验室检查和大便量分析的结果应该可以指导下一步行特异的、确诊性检查,并据此进行经验性治疗试验。

1.全血细胞记数可显示贫血(失血、吸收不良)或白细胞增多(感染)。

2.生化检查可能有助于判断水、电解质平衡和营养状态(吸收不良)。

3.TSH和组织谷氨酰胺转移酶抗体(乳糜泻)应该检测。

4.含适量脂肪(每日80~100g脂肪)的常规饮食状态下收集48h大便量有助于鉴别腹泻是渗透性、分泌性、炎性或脂肪性。粪便分析应该包括重量、电解质、计算渗透压差($290-2[Na^+ + K^+]$)、

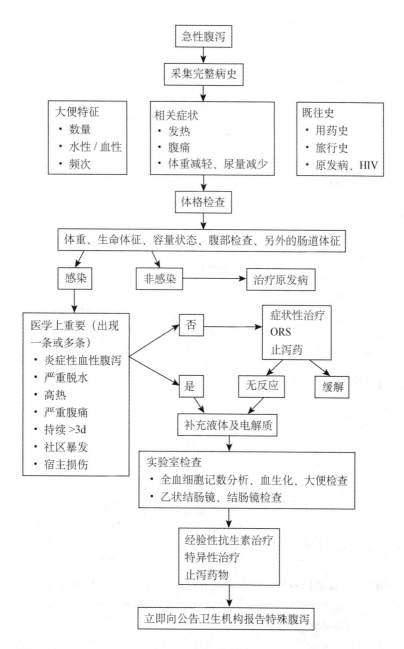

图 16-1 急性感染性腹泻诊断和治疗流程(摘自 Gadewar S,Fasano A. Current concepts in the evaluation,diagnosis,and management of acute infectious diarrhea. Curr Opin Pharmacol, 2005, 5：559-565.)

pH、隐血、大便白细胞含量(或乳铁蛋白)、脂肪含量和浓度、泻药分析。

六、急性和慢性腹泻的治疗

治疗包括支持性治疗和病因治疗,而病因应由详细的病史、体格检查、适当的实验室检查来确定(图 16-1 和图 16-2)。

A. 补液

1. 健康成年人患轻中度急性腹泻时,口服含糖或淀粉产品,如碳酸饮料,果汁或含盐运动饮料,就足够了(A 级证据)。但这不适用于婴幼儿,因为这些饮品含糖类较多,而钾钠含量不足。

2. 在较大的儿童或轻中度腹泻患儿中,WHO 推荐配制或应用商业销售的口服补液盐

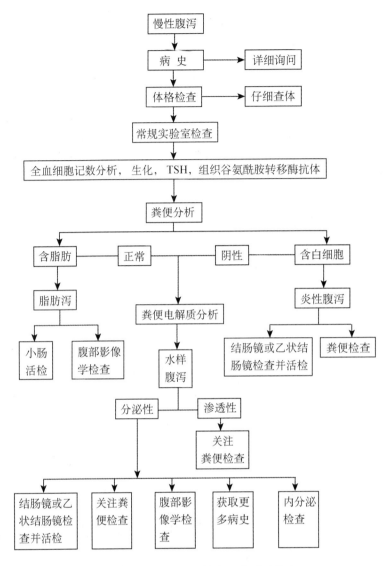

图 16-2　美国胃肠病学协会评估慢性腹泻指南（摘自 Headstrom PD,
Surawicz CM. Chronic diarrhea. Clin GastroenterolHepatol,2005,
3:734-737.）

（ORS）如 Pedialyte,Rehydralyte,Infalyte,Natur-alyte 或 Resol,并认为缓解腹泻症状和恢复体重优于静脉补液。Cochrane 等的研究结果显示,低渗透压的 ORS 与 WHO 标准 ORS 相比有以下优点:静脉液体输注减少,大便量减少,呕吐减少,降低了发生低钠血症的风险。WHO 最近根据 Cochrane 等的研究结果重新修改了 ORS 配方,使其渗透压从 311 降至 245(A 级证据)。用 7 茶匙糖和 1 茶匙盐溶解到 1L 瓶装水中可自制 ORS。米粉制成的 ORS 比标准 ORS 减少了粪便量,将 2 杯水、1/4 茶匙盐混合在半杯干的婴儿米粉半成品中即可。轻到中度脱水者,2～4h 内可给予 50～100ml/kg,小于 2 岁的儿童每次大便后再额外给 50～100ml,2～10 岁的儿童每次大便后再加 100～200ml,10 岁以上的儿童和成人不受限制。

3. 严重脱水伴精神萎靡或经口摄食量不能维持进行性失水时,应该给予静脉补液〔儿童:0.9%生理盐水或林格液 20～40ml/(kg·h);成人:每 1～2 小时给 D5 乳酸林格液或 D5 0.9%生理盐水 1L〕4～6h 直到补液充分(儿童通过体重恢复、成人通过临床症状缓解来判断)。此时患者可恢复平常饮食,而以 ORS 为补充。

B. 饮食

1. **儿童** 应该继续选择平常喜欢的、适合他们年龄的饮食。如果发生呕吐,经常添加可耐受的小份食物或 ORS 可能有益。应该坚持哺乳喂养。配方奶喂养的婴儿一旦充分水化后应立即恢复平常的配方饮食。

2. **成年人** 应该鼓励多吃西红柿、米饭、麦类、面条、咸饼干、香蕉、煮熟的蔬菜和汤。应该避免食用奶制品、咖啡和酒类。

3. **慢性腹泻患者** 禁食可鉴别渗透性腹泻(禁食可缓解)和某些分泌性腹泻。对慢性腹泻有益的饮食治疗包括肠易激综合征患者多进食高纤维饮食,乳糖不耐受者避免乳糖,乳糜泻者避免小麦、大麦和黑麦。感染后腹泻的儿童,应该给予大豆为基础、不含乳糖的配方奶粉或半基本饮食。

C. 症状治疗

1. **水样、非血性腹泻的成年患者** 可考虑给予胃肠动力抑制剂。但幼儿和痢疾患者应避免使用(B 级证据)。一线治疗通常是阿片衍生物,如洛哌丁胺(易蒙停)或含阿托品的苯乙哌啶(复方苯乙哌啶片),在每次腹泻排便后使用,一天不能超过 8 片(A 级证据)。

2. **慢性腹泻患者** 体积形成因子(车前子或甲基纤维素)可用来增加大便体积和稠度,但并不能减少大便的重量。这时阿片可能是必需的(如鸦片酊,每 4～6 小时 6 滴,或可待因,每 4～6 小时 15～30mg)。

D. 抗生素治疗(表 16-3)

1. **经验性治疗**

a. 旅行者腹泻的治疗(见第 104 章)。

b. 持续性腹泻,特别是有旅行史或曾经暴露于未经处理的水(如湖水、溪水或井水),而其他检查阴性的患者,应该假定为贾第虫病,并给予经验性治疗。

c. 经验性治疗也可用于以下患者:痢疾、脓毒血症、高危患者(小于 3 个月的婴儿,70 岁以上的老年人和免疫抑制患者)在获得一次大便标本后。

d. 慢性腹泻患者,如果怀疑小肠细菌过度繁殖可考虑应用广谱抗生素治疗(由肠内容物郁积所致,如糖尿病引起的肠道低动力、胃部分切除术后,或因克罗恩病造成部分肠梗阻的患者)。

2. **特殊抗生素治疗** 其他抗感染治疗应该基于特异的致病微生物。抗生素或肠动力抑制剂应避免用于肠出血性产志贺毒大肠埃希菌 O157：H7(STEC),因为他们可能增加毒素的释放和患溶血性尿毒症综合征的风险。

表 16-3

特殊病原的抗生素治疗

病原体	抗生素的选择	可替代药物
气单胞菌/邻单胞菌	环丙沙星 500mg po bid×3d	复方新诺明 DS po bid×3d
弯曲菌属	阿奇霉素 500mg po qd×3d 或环丙沙星 500mg po bid	硬脂酸红霉素 500mg qid po×5d
难辨梭菌	甲硝唑 500mg po tid 或 250mg qid×10～14d	万古霉素 125mg po qid×10～14d,替考拉宁 400mg po bid×10d
隐孢子虫‡	硝唑尼特 500mg po bid×3d	HIV 免疫缺陷者：抗反转录病毒 硝唑尼特 500mg po bid×14d
环孢子虫	复方新诺明 DS po bid×7～10d	AIDS 患者：复方新诺明† qid×10d,之后 1 片 po 3 周
溶组织内阿米巴	甲硝唑 500-750mg po tid×10d 或替硝唑 2g po qd×3d,随后给予双碘喹啉 650mg po tid×20d 或巴龙霉素 500mg po tid×7d	替硝唑 1g po q12h×3d 或奥硝唑 500mg po q12h×5d,随后双碘喹啉 650mg po tid×20d 或巴龙霉素 500mg tid×7d

（续　表）

病原体	抗生素的选择	可替代药物
大肠埃希菌（除致肠出血性菌）	喹诺酮 po bid×3d*	阿奇霉素 500mg×1d，然后 250mg qd×4d（儿童 5～10mg/(kg·d) in 1dose）；利福昔明 200mg tid×3d[†]
贾第鞭毛虫	替硝唑 2g po×1d 或硝唑尼特 500mg po bid×3d	甲硝唑 500～750mg po tid×5d，巴龙霉素 500mg qid×7d
等孢子球虫	复方新诺明 DS 1 片 po bid×10d；AIDS 患者：复方新诺明 DS qid×10d，之后 bid×3 周	（乙胺嘧啶 75mg po qd＋叶醛酸 10mg po qd）×14d；环丙沙星 500mg bid×7d
单核细胞增生李斯特菌	氨苄西林 50mg/kg IV q6h	复方新诺明 20mg/(kg·d) IV 分次 q6～8h
微孢子虫[‡]	丙硫咪唑 400mg bid×3 wks；儿童剂量：15mg/kg qd 分为 2/d×7d	
沙门菌 Nontyphi 种	环丙沙星 500mg bid×5～7d	阿奇霉素 1g po×1d，然后 500mg qd×6d；头孢曲松钠 100mg/(kg·d)
志贺杆菌	氟喹诺酮 po bid×3d*	复方新诺明 bid×3d[†]；阿奇霉素 500mg×1d，之后 250mg×4d；头孢曲松钠 50～75mg/(kg·d)×2～5d
霍乱弧菌（主要治疗为补液）	阿奇霉素 1g po×1d	环丙沙星 1g po×1d
耶尔森菌（除非很严重，否则无需治疗）	强力霉素 100mg bid IV ＋[妥布霉素或庆大霉素 5mg/(kg·d) qd]	复方新诺明或氟喹诺酮类

　* 环丙沙星 500mg bid，氧氟沙星 300mg bid，左氧氟沙星 500mg qd，或诺氟沙星 400mg bid。儿童和孕妇避免服用氟奎诺酮类药物。[†] 复方新诺明和强力霉素由于出现广泛耐药而不再推荐使用。利福昔明建议用于 12 岁以上者，不用于志贺菌感染。[‡] 仅用于脓毒症、高龄或免疫力低的患者

E. 益生菌

1. 益生菌包括乳酸菌或酵母菌，能减少 33% 抗生素诱发的腹泻（非旅行者腹泻），而且在儿童和成年人同样有效（A 级证据）。这些产品是非处方药（如 Culturelle），在药房的维生素或腹泻区可以找到。在抗生素治疗期间，推荐的服用剂量是成人每天 3～4 次，每次 50 亿～100 亿活菌（儿童剂量减半）。

2. 然而，在治疗急性、感染性腹泻时，益生菌可能是使水化治疗缩短病程到 30～48h 的有益助手（A 级证据）。在病毒性腹泻的疗效最显著，侵袭性或细菌性腹泻的效果较差。儿童患者中乳酸菌已证实可减少急性腹泻病程 1d，可缩短轮状病脱落毒时间，但是在疾病最初 2.5d 内给药效果最强。剂量至少是每天 100 亿集落形成单位（B 级证据）。

F. 治疗慢性腹泻的其他药物：考来烯胺经验性治疗试验（胆汁酸腹泻、回肠切除、迷走神经切断或胆囊切除后）和胰酶（胰腺功能减退）可能是诊断性和治疗性的。在乳糖不耐受症中乳糖酶胶囊可能有益。

（付治卿　李小鹰　译）

参考文献

[1] Gadewar S, Fasano A. Current concepts in the evaluation, diagnosis and management of actue infectious diarrhea. Curr Opin Pharmacol, 2005, 5: 559-565.

[2] Headstrom PD, Surawicz CM. Chronic diarrhea. Clin Gastroenterol Hepatol, 2005, 3: 734-737.

[3] Juarez J, Abramo TJ. Diarrhea in the recent traveler. Pediatr Emerg Care, 2006, 22: 602-608.

[4] Keating JP. Chronic diarrhea. Pediatr Rev, 2005, 26: 5-14.

第17章 眩 晕

Diane J. Madlon-Kay, MD, MS

> **要点**
> - 周围前庭功能失调是眩晕最常见的病因。
> - 直接询问病史与体格检查可以排除少见但严重的眩晕病因。
> - 治疗方法有限，但大多数患者的症状可以自行缓解。

一、定义

眩晕是一个不精确的概念，经常被患者用于描述如乏力眼花、头晕或轻度不稳定感的症状。

二、诊断

19%以上的病例头晕的确切病因并不清楚，头晕的不同诊断可以分为三种类型。

　　A. **周围前庭病症**：占病例的44%以上，包括前庭神经元炎、良性体位性眩晕、梅尼埃病（耳性眩晕）、听神经瘤、中耳炎；这些患者是在前庭神经通路中有功能异常，而不是在脑干的起始部。有时问题也发生于迷走神经的末端，也就是内耳的迷路。

> 听神经瘤：典型的听神经瘤表现为单侧的耳鸣及听力丧失，少数患者最初表现为眩晕，症状进展缓慢，随着肿瘤的生长，伴随出现面神经无力和共济失调。

　　B. **系统性疾病**：例如心脏疾患、药源性疾病、代谢异常、贫血、感染、精神性疾患都可以导致眩晕。20%~30%的眩晕是由于心理疾患导致的。任何器官的功能异常几乎都可导致眩晕。空间定位取决于足够的触觉、中央整合以及合适的动力反应间复杂的相互作用。

　　C. **中枢神经系统疾病**：例如卒中、短暂性缺血发作、偏头痛、多发性硬化，占所有眩晕患者的5%。任何破坏前庭器与脑组织之间联系通路的疾病均可导致眩晕。一般来说，冲动沿第Ⅷ对脑神经上传至脑干的前庭神经核，从脑干再传达至小脑和大脑皮质。

> 中枢神经系统疾病：例如卒中，可以导致眩晕。但是，眩晕几乎总是伴随其他的中枢神经系统症状，例如颜面麻木、轻偏瘫或者复视。发音困难、颜面麻木、轻偏瘫或者复视可以通过查体发现。

三、症状

眩晕可以分为四种基本类型：眩晕、昏厥前（期）、平衡失调以及头晕。每一类型的症状在这一节进行阐述。关于眩晕类型在表 17-1 中有详细描述。

表 17-1

眩晕的种类

	眩晕	昏厥前期	平衡失调	头晕
感觉 暂时的特征	旋转的 可以是断续或连续的	头昏目眩,感觉要晕倒 典型发作持续数秒至 数小时	不稳,行走时失去平衡 经常存在,尽管强烈程 度有些波动	模糊的,可能有漂浮的感觉 通常在数天或数周的大部分 时间都存在,甚至数年
模拟试验	Dix-Hallpike 动作	体位血压测量	Romberg 试验,一前一 后排列的步态	过度换气
鉴别诊断	外周病因 　前庭神经元炎 　良性体位性眩晕 　耳性眩晕病 　听神经纤维瘤 　中耳炎 　运动病 　药物原因 中枢病因 　卒中 　短暂脑缺血发作 　多发性硬化症 　基底动脉偏头痛 　颞叶癫痫发作	心律失常 血管迷走神经反射 直立性低血压 贫血 主动脉瓣狭窄 低心输出量状态 颈动脉窦高敏反应 低血糖 低血氧	多种感觉缺失 改变了的视觉输入 老年人的初级平衡失调 帕金森综合征 小脑疾病 额叶(精神性)运动不能 使用毒品	焦虑 抑郁 过度换气 惊恐性障碍

A.**有眩晕的主诉**：如一种旋转、旋压的感觉，伴随恶心、呕吐、出汗以及难以保持平衡，提示周围前庭功能失调。患者可能同时合并听觉症状，例如听觉减退、耳鸣、耳痛。有些特殊的症状在下述描述。

1. 前庭神经炎或急性迷路炎　常是严重眩晕急性发作数天后于数周逐渐缓解，之前常伴有病毒性疾病史。

2. 良性体位性眩晕　眩晕的发作主要与体位相关，可以伴有恶心，患者甚至常常因睡眠中翻身而诱发眩晕而醒来。尽管这种症状是自限性的，但其过程常是多变的。

3. 梅尼埃病　这种眩晕的发作是突发的、间断的。症状发作常常是数小时而不是数天，伴随恶心和呕吐。发作间期可以是数周或数月，期间无任何症状。在症状发作时典型症状可伴有间断的听力下降，耳鸣及耳闷。随时间延长，病情反复发作，病侧耳可伴有不可逆的听力下降及耳鸣。

B.**昏厥前期**：头晕眼花伴随马上就要晕倒的感觉，但没有真正的意识丧失，是短暂的。

C.**平衡失调**：是保持平衡困难，常伴有不稳定步态。如果问患者"你是头晕还是步态不稳?"患者主要回答是后者。

D.**头晕**：常常是含糊或漂浮的感觉，患者常描述不清楚。这种感觉大部分时间都存在，常伴有躯体症状，如头痛或腹痛。

四、体征

1. Dix-Hallpike（Nylen-Barany）动作可以帮助鉴别外周和中枢前庭疾病。患者坐在检查床旁边突然躺下,头向后、向一侧倾斜 45°,重复这个动作两次,一次头的位置偏向对侧,一次在中间位置。患者的眼睛保持张开以便观察眩晕的发展以及症状的发生、过程、眼震的方向。如表 17-2 所示,这个动作可以鉴别周围性还是中枢性眩晕(C级证据)。

2. 检查中耳可以鉴别中耳炎以及浆液性耳炎。

3. 如果病史提示眩晕可能与失血、脱水等容量减少有关时体位性血压测量可能有助诊断。当站立时收缩压下降 20mmHg、舒张压下降10mmHg、心率提高 20/min 都是正常的。如果站立诱发血压下降及心率提高过多,从而诱发症状,很有可能低血容量是症状的诱发因素。

4. 如果病史提示站立不稳,对平衡及步态应进行检查。静息的平衡可以行 Romberg 试验。步态检查可以要求患者从椅子上不靠手扶而站立,并步行 10ft(1ft=0.3048m)再转回。同时还应进行肌肉力量、协调、反射、本体感受的检查。体态也应检查。当患者膝盖弯曲,弯腰及蹲立时体态不稳定。当站立在患者后面可以轻敲患者胸部看患者向后倾倒的可能性(nudge 试验)。视野和视力灵敏度检查可以发现视力缺损。

5. 如果病史提示可能有心理因素,可以让患者用一纸袋离嘴 6in(1in=0.0254m)用力大口呼气 3min,这个动作可以使口角及四肢末端麻木,并有近似头晕的发作。

五、实验室检查

1. 疑诊周围前庭病症的患者很少需要进行实验室检查。病症进展及反复发作的需要进行听力学的检查包括纯音听力图检测、语声鉴别试验和鼓室测压法。这类患者还应进行眼球震颤电描记法检查前庭功能(表 17-2)。

可能因全身系统性疾病引起的头晕应根据病史与体格检查来确定实验室检查项目。一些筛查性检查如全血细胞计数、电解质等,常很少有帮助价值。

2. 用钆增强剂的磁共振影像学检查对听神经瘤特别敏感,是目前的金标准检查(C级证据)。

表 17-2
通过位置性试验鉴别周围性还是中枢性眩晕

	周围性	中枢性
时间(等待眩晕或眼球震颤)	3～10s	没有或马上
易疲劳性(重复以减轻体征和症状)	是的	没有
眼球震颤方向	固定的	变化的
体征和症状的严重程度	严重的	轻微的

六、治疗

A.周围前庭病症:这种眩晕的症状对患者常常是可怕、令人恐惧的。医生应理解并支持患者缓解压力,因为这大部分的眩晕诱因无严重的健康威胁。

1. 严重眩晕的初始治疗应包括让患者在暗室内平躺,避免头部运动。当严重的恶心及眩晕消退后尽快动员患者活动以避免劳动能力的丧失。

2. 药物治疗可以使症状缓解。抗组胺类是最常用的处方药,通过阻滞前庭终末器官受体和抑制迷走神经的兴奋发挥作用。患者应服药数周然后逐渐停药。主要的副作用是口干及镇静作用。通常推荐的药物是氯苯甲嗪,25mg,每 4～6 小时口服 1 次,以及苯海拉明,50mg,每 4～6 小时口服 1 次(C级证据)。

3. 前庭训练可以缓解运动诱发的眩晕症状、无力以及功能障碍(B级证据)。

4. 耳石复位治疗一次后可以缓解 80% 以上的良性体位性眩晕患者的症状(A级证据)。

5. 如果其他的医学方法不能有效地缓解严重眩晕症状,可以推荐外科手术。外科手术操作包括切开前庭神经、修复内耳瘘管、迷路切除术、淋巴分流旁路术的置入。可能导致一侧的耳聋。

B.系统性疾病:系统性疾病导致的眩晕的治疗要求根据特殊的病因治疗。

C.中枢神经系统疾病:中枢神经系统疾病导致的眩晕对上述描述的症状很关键,治疗潜在的中枢神经系统疾病是最关键的。

(张　燕　译)

参考文献

［1］ Chawla N,Olshaker JS. Diagnosis and management of dizziness and vertigo. Med Clin N Am,2006,90: 291-304.

［2］ Kanagalingman J,Hajioff D,Bennett S. Vertigo. BMJ,2005,330:523.

［3］ Labuguen RH. Initial evaluation of vertigo. Am Fam Physician. 2006,73:244-251.

［4］ Yardley L,Donovan-Hall M,Smith HE,et al. Effectiveness of primary care-based vestibular rehabilitation for chronic dizziness. Ann Intern Med,2004, 141:598-605.

第18章 痛 经

Suzanne Leonard Harrison,MD

要点

- 痛经是妇科最常见的症状,据估计 90%的女性一生中至少发生过一次。
- 痛经能引起生活质量显著下降。它是青春期女生短期缺课的主要原因,也是成年女性缺勤的常见原因。
- 如果痛经对非甾体类药物(NSAIDs)或口服避孕药(OCPs)的一线治疗无反应,那么就应考虑潜在的病因(如继发性闭经)。

一、定义

痛经是指经期疼痛,常被描述为盆腔痉挛痛,可向后背和股部放射。不适通常在经血出现前开始,持续 1~2d。应该区别原发性痛经和继发性痛经。前者常于青春期起病,患者盆腔解剖结构正常;而后者痛经继发于盆腔器官病变(表 18-1)。

表 18-1

原发性和继发性痛经的鉴别

	原发性痛经	继发性痛经
起始	月经初潮后 6~12 个月发病	25 岁后起病,任何时间均可发病
持续时间	月经出现即开始盆腔疼痛,持续 1~3d	疼痛不局限于经期,持续时间和强度不同于已有的原发性痛经
相关症状	可能伴随下背部、股部疼痛及腹泻、头痛、恶心和呕吐	可有其他的妇科症状,如性交痛,异常子宫出血,盆腔压迫感,不孕
体格检查	体格检查非常正常	盆腔异常,依赖于继发性痛经的病因

痛经女性经血中前列腺素水平增加,特别是在经期前 2d。前列腺素可引起子宫收缩和疼痛。痛经女性体内的血管加压素水平也增高,可增强子宫收缩的强度和增加继发于血管收缩后的缺血性疼痛。女性经期疼痛可增加子宫基底部张力和子宫肌层收缩压力。被诊断为痛经的女性,子宫收缩更加频繁而毫无规律。白三烯、血栓烷和前列环素水平的改变可能与之有关,其在严重的痛经患者可引起子宫过强收缩和血管收缩。

二、诊断

A. **原发性痛经**:在 40%~70%经期女性中可见。在青少年中的发病率最高,估计可高达 90%。据报道,15%的青春期女性为严重痛经,常导致多种活动的缺席,包括缺课。未生育和月经过多是痛经的危险因素。行为危险因素包括吸烟和试图减体重(不依赖于体重指数)。精神健康危险因素包括抑郁、焦虑和社会支持网的中断等。

B.**继发性痛经**:有以下一些病因:

1. 子宫内膜异位症　发生在<10%的育龄女性,在慢性盆腔痛和不孕症女性中更常见。该病常在25～35岁被诊断。子宫内膜异位症由生长在子宫腔被覆黏膜以外和子宫肌层的子宫内膜灶引起。

2. 平滑肌瘤(子宫肌瘤)　最常见的妇科肿瘤,黑种人女性更常见。20%的女性在40岁时患子宫肌瘤,尽管大部分患者是无症状的。

3. 据观察,在子宫腺肌病35岁以后发病率显著增高,是由生长在子宫肌层的内膜组织引起的。15%患子宫腺肌病同时患子宫内膜异位症。

4. 盆腔炎性疾病(PID)(第51章)。

5. 无激素宫内避孕器(IUDs)。

6. 子宫内膜息肉。

7. 痛经的解剖原因包括先天异常(双角子宫或有隔子宫)、宫颈狭窄和无孔处女膜。

三、症状

A.**原发性痛经**:常在月经初潮后6～12个月起病,随排卵开始。不适感与行经密切相关,经常伴有腹泻、疼痛、疲劳、恶心和呕吐。疼痛在出血开始之前或开始时出现,持续8～72h,在经期的前2d常向下背部和股部内侧和前侧放射。患偏头痛的女性在经期前或经期中头痛的发生率更高。

B.**继发性痛经**:疼痛并不总是局限于经期,可能在初潮之后更早发生(1个或2个周期),也可能在25岁之后发病。常在女性育龄期较晚的时间发病,或作为原有的原发性痛经在时间和强度上的改动。如果一位患者有性交困难、月经过多、排便困难、经期之间出血、性交后出血、月经周期不规律,那么应该评估继发性痛经的原因。

1. 子宫内膜异位症常为深部痛,在经期前几天开始,可持续整个周期,可伴有性交痛、不孕、血尿、单侧痛或异常子宫出血。但并非所有患子宫内膜异位症的女性均有痛经或慢性盆腔痛。

2. 大多数平滑肌瘤(子宫肌瘤)是无症状的。因肿瘤的位置和大小不同,患者可能有盆腔压迫感、腹胀、月经过多或子宫出血等不同的症状。

3. 子宫腺肌病通常有严重的痛经和月经过多,仅一部分患者无症状。

四、体征

A.**原发性痛经**:体格检查常是正常的。经期触诊子宫常是柔软的。

B.**继发性痛经**

1. 子宫内膜异位症常在阴道后穹窿后部和阴道前壁有明显的结节,双手触诊子宫柔软固定。体格检查可能是正常的。

2. 如果子宫不规则增大或有结节常怀疑平滑肌瘤。

3. 子宫腺肌病常有对称增大的子宫。

4. PID(第51章)。

五、实验室检查

A.**原发性痛经**:病史常有提示作用,体格检查正常,无需做实验室检查来评估。并不是所有女性都要盆腔检查,仅在有性活动史者或存在与原发性痛经不一致的症状时才需进行。如果月经过多,至少需要查血红蛋白水平评估是否存在小细胞性贫血。

B.**继发性痛经**:需进行以下工作:

1. 如果症状和体征提示盆腔炎性疾病,或患者有患性传播疾病的风险时,应该做淋球菌和衣原体培养。

2. 盆腔超声有助于诊断子宫肌瘤、肿物、子宫内膜瘤或卵巢囊肿。3期或4期子宫内膜异位症有时需要高分辨率超声才能诊断。

3. 如果怀疑子宫异常,可行子宫输卵管造影。

4. 如果其他检查不能诊断继发性痛经的病因时,为确诊子宫内膜异位症需做腹腔镜检查。

5. 在持续子宫内膜异位症和血尿的患者,有必要行尿液检查。

六、治疗

A.**痛经的药物治疗方法**:见图18-1,表18-2。

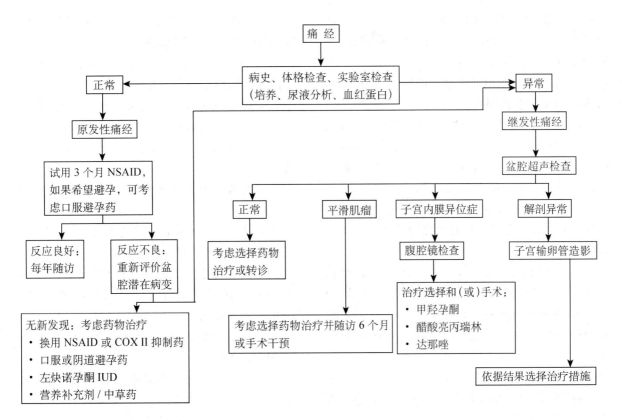

图 18-1 痛经的评估和治疗
NSAID:非甾体类抗炎药;COX:环氧合酶;IUD:宫内避孕器

表 18-2

痛经的药物治疗

药物*	剂量(mg)
NSAIDs	
布洛芬	400~600mg,q6h
酮洛芬	50mg,q8h
萘普深钠	500~550mg,随后 275mg q6h
双氯芬酸	50mg,q8h
吲哚美辛	25~50mg,q8h
口服避孕药	每日 1 片
达那唑	100~200mg,bid
亮丙瑞林	3.75mg 静脉注射,每月 1 次
营养补充剂	
硫胺素	100mg/d
Omega-3 脂肪酸	2g/d

* 在给药之前详细阅读全部处方信息

1. 在 70%~90% 的患者中,前列腺素合成酶抑制剂(如 NSAIDs)在缓解原发性痛经症状方面非常有效,除非有禁忌证,否则应作为一线治疗。

NSAIDs 抑制子宫内膜前列腺素生成,而不影响子宫内膜的发育,同时在中枢神经系统水平也有直接的镇痛作用。在行经前数小时开始服用,持续 1~3d。NSAIDs 的花费收益比平衡,而且服用方便,患者应该优先选择适合自己的药物。禁忌证包括胃肠道症状、支气管痉挛和液体潴留,但副作用通常轻微且发生率小于 5%(A 级证据)。

2. 环氧合酶Ⅱ(COXⅡ)抑制药与传统的 NSAIDs 相比并未显示出疗效改善。出于对心血管系统的安全考虑,一些患者被迫撤药(B 级证据)。

3. 口服避孕药抑制了经血量和前列腺素的释放,而非合成;是通过使子宫内膜发育不良而发挥效果。OCPs 在大部分患者均有效,非常适合期望应用激素避孕的患者。可应用复合、长周期和仅含孕酮的药剂。在治疗痛经方面,避孕贴剂的疗效弱于口服避孕药。如果联合应用 NSAIDs 和口服避孕药仍不能缓解严重痛经的话,需要继续对潜在的盆腔疾病进行重新排查(B 级证据)。

4. 左炔诺孕酮宫内避孕器在放置第一年明显引起月经过多,减少 50% 痛经发病率,治疗子宫内膜异位症有效(B 级证据)。

5. 醋酸甲羟孕酮可引起排卵停止,常用于子宫内膜异位症患者(B 级证据)。

6. 阴道内放置依托孕烯和炔雌醇雌二醇化合物避孕环或口服标准避孕药左炔诺孕酮和炔雌醇减少痛经的发生。与口服避孕药相比,阴道避孕环的全身副作用更少(B 级证据)。

7. 达那唑或醋酸亮丙瑞林可用于由子宫内膜异位症和不局限于经期慢性盆腔痛引起的继发性闭经(B 级证据)。

8. 钙离子通道阻滞药可减弱子宫肌层活动,通过减少子宫收缩而缓解痛经症状(C 级证据)。

9. 硝酸甘油酯对严重痛经有帮助,特别是在行经的前 6h 服用效果更好。常伴发头痛(C 级证据)。

10. 其他补充性药物,如维生素 B_1、维生素 B_6、维生素 E 和 omega-3 脂肪酸在治疗痛经方面也有效(B 级证据)。

11. 中草药制剂可用于治疗经期疼痛。一种日本草药 Toki-shakuyakusan 已被证明有效,尽管剂量还不明确。排卵功能和生育能力似乎不受影响(B 级证据)。

B. 痛经治疗的非药物方法

1. 低脂素食可缩短痛经的时间并减弱其强度(B 级证据)。

2. 运动刺激内啡肽的释放,与非特异性镇痛作用一致,但推荐作为痛经治疗方法的证据尚不足(C 级证据)。

3. 痛经的物理治疗,可与药物治疗联用,并且常在未服药的患者中减轻症状。

a. 加热垫或加热器可减轻经期疼痛,似乎与 NSAIDs 疗效相当(B 级证据)。

b. 针灸和指压在一些患者中证明有效。一项研究证明针压同布洛芬等效(B 级证据)。

c. 经皮电神经刺激对某些顽固性痛经有效 (TENS)(B 级证据)。

d. 处理并未证明对治疗痛经有效(C 级证据)。

C. 对其他治疗措施无反应的患者可选择手术治疗

1. 子宫切除术有时用于治疗难治性痛经,常用来治疗子宫肌瘤(B 级证据)。

2. 腹腔镜下子宫骶骨神经消融(LUNA)和骶前神经切除术仅用于非常严重的病例,副作用较多(C 级证据)。

3. 子宫内膜消融有时用于严重痛经和月经过多的治疗。

(付治卿   李小鹰   译)

参考文献

[1] Berek JS. Berek & Novak's Gynecology. 14th ed. Philadelphia, PA: LippincottWilliams & Wilkins, 2007.

[2] Darwood MY. Primary dysmenorrhea. Obstet Gynecol, 2006, 108(2): 428-441.

[3] French L. Dysmenorrhea. Am Fam Physician, 2005, 71(2): 285-291.

[4] Proctor M, Farquhar C. Diagnosis and management of dysmenorrhoea. BMJ, 2006, 332: 1134-1138.

[5] Scott J, Gibbs RS, Karlan BY, et al. Danforth's Obstetrics & Gynecology. 9th ed. Philadelphia, PA: Lippincott Williams & Wilkins, 2003.

第19章 消化不良

Kalyanakrishnan Ramakrishnan，MD

要点

- 患消化不良的大部分患者无器质性异常(非溃疡性消化不良)。
- 无警示症状的患者应该行幽门螺杆菌检查,如果结果为阳性需给予治疗("检验和治疗"策略)。
- 非溃疡性消化不良的患者可以用质子泵抑制药(PPI),组胺-2受体阻滞药(H_2受体阻滞药),促动力药治疗。

一、定义

消化不良定义为近4周来有超过25%的时间出现上消化道疼痛或不适症状。以上腹部不适或疼痛为特征,伴上腹部沉闷或饱胀,嗳气、反酸、腹胀、早饱、烧心、食物不耐受、恶心或呕吐。下段肠道的功能未受影响。

二、诊断

消化不良是常见的主诉,总人群的发生率为20%～30%。占全科医疗咨询的2%～5%。常见的病因包括:

A. 药物:阿司匹林、非甾体类抗炎药(NSAIDs)、类固醇、二磷酸盐类、铁剂、红霉素、四环素、乙醇和钾补充剂可引起上腹部不适。

B. 非溃疡性消化不良(NUD):这一疾病占消化不良患者总数的60%以上。NUD的发病与年龄相关;大约70%的NUD患者年龄小于40岁,相反仅40%的NUD患者年龄大于60岁。NUD的确切原因尚未明确。NUD与幽门螺杆菌感染的关系还未确立。

C. 消化性溃疡(PUD):PUD包括胃和十二指肠溃疡、胃炎和十二指肠炎,占消化不良患者的

20%～30%。NUD和PUD总共占全部消化不良的50%～80%。十二指肠溃疡的男性患病率为女性的2倍。发病高峰为男性45～64岁,女性55岁。胃溃疡的发病率低于十二指肠溃疡,随着年龄的增长发病率增高。既往有PUD、Hp感染、NSAID应用史、男性和吸烟等因素增加了上消化道内镜检查发现胃或十二指肠溃疡的风险。

D. 胃食管反流病(GERD):GERD占消化不良患者的5%～15%。

E. 胃、食管或胰腺的癌症:不到2%的消化不良患者患有癌症。其发生率随年龄增高而增加。毒素(如亚硝胺类或多环芳烃)、遗传因素、恶性贫血和萎缩性胃炎与胃癌有关。

F. 胆囊炎或胆石症、肠易激综合征:见第1章。

G. 其他原因:卓-艾综合征、慢性胰腺炎、吸收功能障碍、腹部绞痛和冠心病为罕见病因。

三、症状

尽管消化不良的症状特异性低,但也有助于疾病的诊断(图19-1)。

1. 烧心、反酸、吞咽疼痛和胸痛提示胃食管反流。

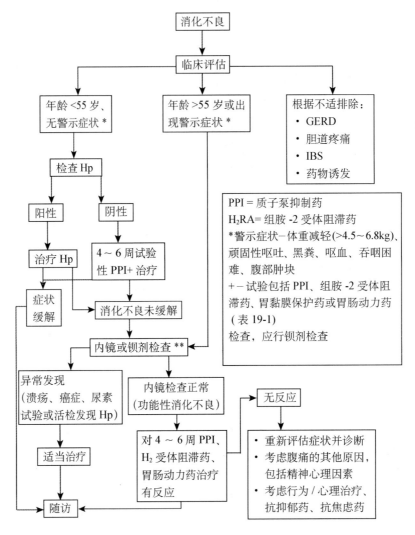

图 19-1 消化不良的治疗

2. 警示症状 警示症状包括年龄大于 55 岁、不明原因的体重减轻(≥10～15 磅,1 磅=0.454kg)、顽固性呕吐、黑粪、呕血、吞咽困难,一旦出现应立即仔细检查,通常需行内镜检查(B 级证据)。

3. 不能区别是特异性疾病还是 NUD 的症状。包括制酸剂或进食可缓解、夜间痛、食物不耐受(如不耐受脂肪含量高的食物)、疼痛持续时间(进餐后 1h 内疼痛),厌食。

4. 可以确定为 PUD 并发症的症状 包括 PUD 引起的并发症或消化不良的其他特殊原因:

a. 呕血、黑粪或二者均有,提示胃肠道出血。

b. 头晕(特别是坐位或站立时头晕)或晕厥提示可能严重失血。

c. 顽固性呕吐是幽门梗阻的症状。

d. 疼痛向背部放射提示穿透性溃疡、腹部动脉瘤破裂、胰腺炎或胰腺癌。

e. 疼痛向肩背部放射可能是由于腹膜腔内的横膈受到脓、血或游离气体的刺激。

四、体征

通常体格检查在明确消化不良的病因方面作用不大。在简单的病例,腹部检查通常仅有上腹部轻到中度压痛。以下体征可能有助于明确 PUD 并发症或严重系统性疾病。

1. 不明原因心动过速(脉搏≥120min)或直立性低血压(直立后血压降低≥20mmHg)提示消化道出血引起严重失血。

2. 腹部反跳痛或肌紧张提示腹膜受到刺激。

腹腔内脏穿孔、出血或感染可引起腹膜刺激。

3.黄疸提示胰腺癌或胆石症引起胆道梗阻。

4.上腹部可触及的包块提示肝脏、胃或胰腺的恶性肿瘤。

五、实验室检查

通常实验室检查包括在无警示症状的患者中检查 Hp 感染。被称为"检查和治疗"策略(图 19-1)。

A.可能有用的检查

1.Hp 检查　包括非侵袭性检查(血清检验、尿素呼气试验、尿或粪抗原检验)或侵袭性检查(快速尿素试验或上消化道内镜检查时取活检)。尽管尿素呼吸试验为首选检查,血清学检查仍是最容易进行、花费最少的(B 级证据)。

2.上消化道造影　上消化道造影是非侵袭性的,花费也较低。在检测胃和十二指肠溃疡方面敏感性较高(80%～90%)。疾病越严重精确度越高。钡剂双重对比技术提高了十二指肠溃疡的诊断准确率。GERD 患者尽管存在食管反流和动力异常,但仅能检测到严重的食管炎。食管裂孔疝的存在与 GERD 无关。

3.上消化道内镜检查　上消化道内镜检查是明确食管、胃、十二指肠病变的金标准,也是 55 岁以上不明原因消化不良或出现警示症状患者查明病因的选择(A 级证据)。上消化道内镜检查优于上消化道钡剂检查是因为可以更直接地看到病变,并可以取活检。另外,也可做 Hp 感染的检查。

4.食管内 pH 监测　大多数医生认为这一检查是诊断 GERD 的最佳方法(A 级证据)。结合可引起症状的饮食,24h 食管内 pH 监测诊断 GERD 的灵敏度为 87%～93%,特异性为 92%～97%。

5.闪烁显像术　闪烁显像术的最佳用途是监测胃排空延迟。GERD 和胃排空延迟可用 ^{99m}铊硫黄胶体检测,尽管食管内 pH 监测对诊断反流更好。

B.进一步检查的指征：在严重系统性疾病、出血、穿孔、上消化道梗阻症状或有癌症征象的患者应立即开始诊断性检查。

1.经过经验性治疗后持续存在的症状需要内镜或上消化道摄影进一步检查。

2.经验治疗后消化不良症状复发的患者,

应该做特异性诊断。

表 19-1	
治疗消化不良的药物	
药物	剂量/服药频率
H₂ 受体阻滞药	
甲氰咪胍	400mg 2/d
法莫替丁	20mg 1～2/d
尼沙替丁	150mg 2/d
雷尼替丁	150mg 2/d
质子泵抑制药	
埃索美拉唑	20～40mg 1/d
兰索拉唑	15～30mg 1/d
奥美拉唑	20mg 2/d
泮托拉唑	40mg 1/d
雷贝拉唑	20mg 1/d
黏膜保护药	
硫糖铝	1g 4/d
米索前列醇	100～200μg 2～4/d
胃肠动力药	
甲氧氯普胺	10～15mg 饭前和睡前 30min

六、治疗

图 19-1 列出了消化不良患者"检查和治疗"策略。

对于年龄小于 55 岁、无警示症状、PUD 并发症或严重系统性疾病的消化不良患者,一个实用的方法是给予 H₂ 受体阻滞药或 PPI 的经验治疗(药物、剂量和服药频次见表 19-1)和检查有无 Hp 感染(B 级证据)。如果 Hp 检验为阳性,那么应给予治疗(第 82 章)。Helidac(水杨酸铋-甲硝唑-四环素)加一种 PPI 或 Prevpac(阿莫西林-克拉霉素-兰索拉唑)14d,二者治疗 Hp 感染均有效(有效率 80%～90%)(A 级证据)。应建议患者停用致溃疡的药物(如乙醇或 NSAIDs)并戒烟(C 级证据)。如 NSAIDs 必需服用,那么需同时服用 PPI、H₂ 受体阻滞药或胃黏膜保护药(表 19-1)或考虑换为 COX-2 抑制药(如塞来昔布)(C 级证据)。

对于年龄大于 55 岁的消化不良患者,经验性治疗的同时应行内镜检查明确诊断。如果症状加重或治疗后仍持续存在,那么需要对该患者的病情进行进一步评估。

消化不良的病因明确后,采用以下治疗措施可能有帮助:

1. NUD　目前治疗 NUD 的最佳措施还不明确。值得庆幸的是,绝大部分患者的腹部不适在数周内可缓解。确诊 Hp 感染后,针对性治疗可缓解消化不良的症状(B 级证据)。在以腹痛、恶心或腹胀为主要症状的 Hp 阴性患者,可给予 4～6 周的 PPI、H_2 受体阻滞药或胃肠动力药(图 19-1)(A 级证据)。有明显的躯体不适、焦虑或抑郁的患者很可能存在引起上述症状的心理疾病,这些患者可能会从行为疗法、抗抑郁或抗焦虑药物治疗中获益(B 级证据)。

2. PUD(见第 82 章)。

3. GERD　中等症状 GERD 患者可能得益于减轻反流的措施,包括减轻体重、避免平卧或餐后弯腰动作、减少大餐和睡前零食、抬高床头 4～8in(1in＝0.0254m)、修改食谱(避免咖啡因、巧克力、胡椒薄荷及多脂肪食物),并且戒烟酒(C 级证据)。见儿童 GERD。

a. 主要症状为烧心或反酸的患者应选择 PPI、H_2 受体阻滞药或胃肠动力药(表 19-1)(A 级证据)。

b. 不能耐受治疗药物(包括依从性差)、发展为巴雷特食管、抗酸治疗后反流症状持续存在、或存在与 GERD 相关的严重哮喘或吸入性肺炎的严重食管炎患者应该考虑抗反流手术治疗(C 级证据)。

4. 胃癌或胰腺癌　胃癌或胰腺癌的一级处理为手术治疗。目前外科手术提供了治愈的唯一机会;化疗和放疗还是试验性的。

儿童 GERD

　　胃食管反流在婴儿相当常见,其特征是反流同时体重正常增长,发病高峰在 1～4 个月龄,通常在 1 岁可缓解。"快乐的吐奶者"可由父母应用增稠食物、低过敏原配方和餐后直立体位等方法进行谨慎的治疗。出现反流和警示症状的婴儿,如呼吸问题(喉鸣、哮喘、咳嗽)、身高、体重增加不良或易怒,须进一步评估。这些儿童的鉴别诊断中应考虑 GERD。在较大的儿童和青少年,GERD 常表现为胃灼热、反流或下部胸痛。患食管闭锁修补后、神经系统损伤/发育延迟、支气管肺发育不良、哮喘或囊肿性纤维化的婴幼儿和儿童发生 GERD 的风险增加。儿童胃肠专科医师可指导进行 GERD 的诊治。药物治疗包括 H_2 受体阻滞药和 PPI。胃肠动力药可能有一定的作用。

（付治卿　李小鹰　译）

参考文献

[1] American Gastroenterological Association medical position statement. Evaluation of dyspepsia. Gastroenterology,2005,129:1753-1755.

[2] Institute for Clinical Systems Improvement(ICSI). Initial Management of Dyspepsia and GERD. Bloomington, MN: Institute for Clinical Systems Improvement(ICSI), 2006. http: // www. guideline. gov/summary/summary. aspx? ss＝15&doc id＝9658. Jung AD. Gastroesophageal reflux in infants and children. Am Fam Physician,2001,64:1853-1860.

[3] Manes G, Menchise A, de Nucci C, et al. Empirical prescribing for dyspepsia: randomized controlled trial of test and treat versus omeprazole treatment. BMJ,2003,326:1118.

[4] Rudolph CD, Mazur LJ, Liptak GS, et al. Guidelines for evaluation and treatment of gastroesophageal reflux in infants and children: Recommendations of the North American Society for Pediatric Gastroenterology and Nutrition. J Pediatr Gastroenterol Nutr,2001,32(suppl 2):S1-S31.

[5] Talley NJ, Vakil MB, Moayyedi P. American Gastroenterological Association technical review on the evaluation of dyspepsia. Gastroenterology, 2005,129:1756-1780.

[6] Veldhuyzen van Zanten SJ, Flook N, Chiba N, et al. An evidence-based approach to the management of uninvestigated dyspepsia in the era of Helicobacter pylori. CMAJ,2000,162:S3-S23.

第20章 呼吸困难

Mark R. Stephan, MD, James C. Chesnutt, MD, Scott A. Fields, MD, & William L. Toffler, MD

要点

- 呼吸困难主要由心脏或肺功能障碍引起。
- 病史和体格检查能揭示大多数患者呼吸困难的原因。
- 气道情况、呼吸功能及循环功能检测应该作为呼吸困难是否会危及生命的首要筛查指标,随后行进一步诊断试验查明病因。

一、定义

呼吸困难是一种由于困难呼吸(气短)引起的一种不舒服的主观感受。呼吸生理调节依靠从外周及中枢化学感受器(由 PO_2、PCO_2 和 pH 调节)和压力感受器(存在于心脏、肺、血管和胸腔)传入感觉冲动,这些感觉冲动由脊髓腔内的神经中枢控制,同时也接受更高一级包括来自大脑皮质的大脑中枢控制。呼吸困难的感觉与传入冲动失调、中枢呼吸动力以及外周通气条件有关。呼吸困难的性质和强度的程度不同不但可以由于某种生理功能障碍引起,而且也可以由于某种心理、社会和环境因素引起。

二、诊断

呼吸困难是就诊患者寻求紧急医疗处置的一种很常见的主诉。内科急诊入院患者主诉气短的占 $16\% \sim 25\%$。70% 的晚期癌症患者有呼吸困难症状,其中 $1/4$ 的患者存在中重度的呼吸困难症状。引起呼吸困难的最常见原因是该患者存在心脏或呼吸功能障碍(见下"威胁生命的呼吸困难原因")。

威胁生命的呼吸困难原因

1. 心肌梗死
2. 室性心动过速
3. 哮喘持续状态
4. 过敏性喉头水肿
5. 张力性气胸
6. 细菌性会厌炎
7. 肺栓塞
8. 一氧化碳中毒
9. 吉兰-巴雷综合征
10. 糖尿病酮症酸中毒

A.肺源性呼吸困难

1. 由阻塞性肺疾病导致,包括儿科患者(哮喘,细支气管炎,支气管炎),成年哮喘患者,有慢性吸烟史成年患者(慢性支气管炎合并肺水肿)。

2. 由限制性肺疾病导致,这类患者通常有职业暴露史(石棉、煤、铍、二氧化硅、铀、石棉粉尘、细粒粉尘、真菌),急性脊柱侧凸,病态肥胖和妊娠患者(不断增长的子宫限制肺扩张)。胸壁创伤或吸烟引起的气胸。

3. 急性肺炎也会引起呼吸困难,包括那些免疫力低下的患者(例如由于艾滋病免疫力低下引起的卡氏肺囊虫性肺炎),婴幼儿,高龄老年患者和那些有限制吸气危险因素的患者(如酗酒、卒中或吞咽功能障碍病史患者)。

B.心源性呼吸困难:心源性呼吸困难的危险因素包括以下几个方面:瓣膜性心脏病,充血性心力衰竭,缺血性心血管病(心绞痛,心肌梗死,跛行,卒中),心血管疾病等危症(糖尿病,高胆固醇血症,重度吸烟患者),严重冠心病家族史患者(例如40～50岁心肌梗死患者的直系亲属),心律失常患者(例如病态窦房结综合征、心房颤动、室性心动过速),以上这些心脏疾病都可能引起呼吸困难。

C.心肺混合性呼吸困难:心肺混合性呼吸困难的危险因素包括以下几个方面:高凝血症,限制活动,大手术及外伤,恶性肿瘤,妊娠和口服避孕药(肺栓塞),病态肥胖症和长期卧床患者。

D.非心肺源性呼吸困难

1. 少见的神经肌肉相关疾病(帕金森病,进行性脊髓病性肌萎缩,吉兰-巴雷综合征)能引起呼吸困难,这是由于呼吸肌麻痹或功能失调。

2. 临床上以下全身性疾病也会引起呼吸困难:贫血,甲状腺毒症,糖尿病酮症酸中毒,代谢性酸中毒和一氧化碳中毒。

3. 患者有某种精神性疾病也会引起呼吸困难,兴奋躁狂,抑郁症或癔症,过度疼痛或过度换气患者都会引起呼吸困难。

4. 上呼吸道原因引起的呼吸困难,这类患者常见于儿童(扁桃体肥大,喉炎,会厌炎或异物梗阻),酗酒、有卒中或吞咽功能障碍病史患者。

三、症状(表 20-1)

评价患者呼吸困难的严重程度,起病(急性或慢性),描述性质,这些症状和体征能很好地帮助鉴别呼吸困难的原因。大量研究显示不同呼吸困难性质的描述与不同生理性发病原因相关。

四、体征(表 20-1)

为了快速而准确地鉴别急性和危及生命的呼吸困难原因,应该迅速判断患者的生命体征。同时,心肺方面的检查有助于鉴别出呼吸困难的原因。

A.生命体征:应该首先确认患者的呼吸频率、体温、脉搏、血压。呼吸频率增快(≥20/min)可以帮助识别呼吸困难,但并不是一个特异性症状。发热(体温≥38.5℃)和呼吸道感染有关。脉搏增快(≥100/min)可能和肺栓塞、节律障碍或者代谢失调有关。

B.重要的检查

1. 肺相关检查　包括肺的听诊和叩诊,了解是否有干湿性啰音、哮鸣音、呼吸音的降低、支气管呼吸音或者叩诊浊音。检查口腔、鼻腔、胸壁和四肢末端排除气道是否有梗阻,这些检查包括胸壁前后径、胸壁畸形和杵状指。鼻翼扇动、胸壁凹陷和肌肉紧缩常常揭示有急性呼吸性窘迫。

2. 心脏相关检查　包括心律评估、异常心音(S_3 和 S_4)、心脏杂音、摩擦音、颈静脉怒张、下肢水肿、异常脉搏和双下肺啰音的出现。

3. 其他非心肺相关检查　如果呼吸困难的患者很虚弱,有震颤、步态问题,或者其他肌肉或神经系统方面的主诉,应该进行一个全面系统的神经系统检查,包括步态测试、神经反射性检查、感觉、肌肉张力、语调及协调性检查等。

表 20-1

呼吸困难的一般检查表

发病因素	症状	体征
肺源性	-胸部紧迫感(支气管痉挛)	-呼吸急促/心动过速
阻塞性	-空气缺乏(低氧血症)	-啰音/干啰音/哮鸣音
限制性	-呼吸费力(COPD,RLD)	-鼻翼扇动,胸壁胸壁凹陷和肌肉紧缩(更加严重)
肺炎	-活动后咳嗽/哮鸣(哮喘)	-口唇发绀或杵状指
	-每日咳痰(COPD)	-胸壁前后径增加
	-咳嗽,脓痰(黑色或铁锈色)	-脊柱侧凸或胸壁畸形
	-空气缺乏(低氧血症)	-发热(体温≥38.5℃)
	-胸膜炎性胸痛	-呼吸急促,口唇发绀
	-寒战,僵直	-粗湿啰音,叩诊浊音,支气管呼吸音
心源性	-心绞痛样胸部压迫感/疼痛感,心悸	-心动过速,心律失常
	-端坐呼吸,劳力性呼吸困难,疲乏	-异常心音(杂音、摩擦音、奔马律)
		-心脏扩大,颈静脉怒张
		-压缩性水肿
		-双下肺细湿啰音和呼吸音减低
心肺混合源性	-空气缺乏(低氧血症、PE)	-呼吸急促,心动过速,口唇发绀
	-胸膜炎性胸痛,晕厥	-腓肠肌压痛,水肿,霍夫曼征阳性(PE)
	-沉重呼吸(顺应性减低)	-肥胖症(顺应性减低)
非心肺源性	-呼吸费力	-呼吸急促,心动过速
神经肌肉	-疲乏,虚弱,震颤,活动障碍(神经肌肉的衰弱)	-异常的肌肉紧张度,张力,步态或反射性(神经肌肉性疾病)
系统性疾病	-多尿症,烦渴,多食(DM)	-苍面色白(贫血)
心理性	-头痛,意识错乱,眩晕(CO)	-一氧化碳中毒
	-焦虑,抑郁,痛苦(心理因素)	-通气过度
	-吞咽困难,呕吐,流涎,喉部溃疡,声嘶(会厌炎)	-呼吸急促,吸气性喘鸣,高热(会厌炎)
上呼吸道梗阻	-过敏性接触:食物,猫,药物,蜂蜇(过敏反应/喉头/水肿)	-口唇发绀,荨麻疹(血管性水肿)
	-打鼾,睡眠性呼吸暂停,日间疲劳(OSAS)	-扁桃体肥大,鼻塞,肥胖症,粗脖子(OSAS)

AP:前后(位)的;CO:一氧化碳;COPD:慢性阻塞性肺疾病;DM:糖尿病;JVD:颈静脉怒张;OLD:阻塞性肺疾病;OSAS:阻塞性睡眠呼吸暂停综合征;PE:肺栓塞;RLD:限制性肺疾病

五、实验室检查

应该在患者病史及体格检查的基础上,快速明确患者病因是否需要紧急处理。对于呼吸困难患者应该实施分步检诊措施"ABC＋D",这一简便的诊断程序可以减少患者的花费和痛苦。对于一位急性病重患者,我们应该首先快速评估是否危及生命的病情—气道(Airway)、呼吸(Breathing)及循环(Circulation)评估。随后进一步诊断(Diagnostic)实验查明病因。

A. **气道**:最大呼气流速(PEFR)≤150L/min(正常值,400～500L/min),常提示是一个肺源性疾病,患者有着严重的气道阻塞需要住院治疗。PEFR很容易测量,只需要一个手提式的最大流量计对比患者基础值就可以得出结论,同时可以帮助制定哮喘和慢性阻塞性肺疾病的治疗计划。

B. **呼吸**

1. 血氧定量法　可以使用一个快速而又准确的血氧仪测量。低氧血症患者 PO_2≤90%,应该抽血查动脉血气分析,这可以提供准确的氧合水平、CO_2 水平和 pH 等指标,(正常值:pH=7.40,PCO_2=40mmHg,PO_2=90～100mmHg)。动脉血气分析可以帮助诊断急性呼吸困难和了解呼吸困难的原因。

2. 胸部 X 线检查　是接下来应该做的。这一检查能够帮助我们诊断是浸润、渗出、气胸或是充血性心力衰竭(例如肺血管充血或是心脏扩大),或者肺部疾病(例如纤维化或是肿瘤)。

C. **循环**:心电图检查是必要的,可以鉴别心律失常、缺血,还能帮助诊断肺栓塞、心包炎等其他心脏疾病。心电图检查应该与血压结合起来评估患者灌注情况。

D. **诊断实验**:进一步的诊断实验在上述基础上进行,可以查明异常症状体征出现的原因。

1. 心源性方面

a. BNP(脑利钠肽):在合并有呼吸困难症状的充血性心力衰竭患者中是一个有效的评估指标。BNP≤100pg/ml 基本不考虑充血性心力衰竭。BNP 在 100～500pg/ml,需要进一步临床及实验室检查证实。BNP≥500 pg/ml,高度怀疑充血性心力衰竭。

b. 其他有价值的心源性实验室检查:包括超声心动图、心脏介入、心电监护、运动踏板测验等,这些检查要在发现心电图异常或常规检查有不好解释的症状。运动实验有助于诊断运动诱发的哮喘。

2. 肺源性方面　这些实验能评估可能存在的肺部疾病。肺量测定法能有效评估患者肺部疾病。肺限制性疾病用力肺活量(FVC)降低,同时一秒用力呼气量(FEV_1)和最大呼气中期流量($FEV_{25\%～75\%}$)降低。FEV_1 和 FVC 的比率会正常或升高。在肺阻塞性疾病患者中,FVC、FEV_1、

FEV_1 和 FVC 的比率或 $FEV_{25\%～75\%}$ 都可能降低。在混合两种因素疾病这些值都会降低。

3. 心肺混合性　肺栓塞会引起胸膜炎性胸痛、呼吸困难、心动过速和低氧血症。下面几项实验能帮助确诊。

a. D-二聚体:阴性预测值对于排除深部静脉血栓形成(DVT)和肺栓塞(PE)很有意义:D-二聚体值较低对于 DVT 和 PE 有很高的阴性预测意义,特别是联系临床可以基本排除深部静脉血栓形成的可能性,D-二聚体值较高没有特异性(第23 章)。

b. 胸部计算机断层扫描(CT):在很多医院是诊断和排除肺栓塞的首选检查。

c. 通气/血流比值(V/Q)检查,常用于那些CT 扫描不能确诊而又怀疑是肺栓塞的患者。所得到的结果并不是结论性的有待于肺血管造影检查来确诊。

d. 静脉超声检查,这是一种侵袭性的检查,可以通过查找 DVT 来推断 PE 的发生(第 23章)。

4. 非心肺方面的检查

a. 全血细胞计数能够鉴别出贫血或者潜在的感染。贫血导致携氧能力减低同时减少氧输送。

b. 血糖:基础检测糖尿病的方法,在一些疑难病例中促甲状腺激素可以很好评估患者代谢状态,甲状腺毒症增加血氧的需要量。血糖异常增高会引起酮症酸中毒。肾功能异常和电解质异常会导致呼吸困难。

c. 一氧化碳水平(正常值≤2%)可能来自烟尘或是还没有熄灭的火炉。在吸烟者中一氧化碳水平可升高,但≤10%,然而携氧能力降低。一氧化碳和血红蛋白的结合能力较氧气高 200 倍,能够极大破坏组织细胞。尽管动脉血气水平相对正常,但致命的一氧化碳水平可能会出现(≥50%)。

d. 神经病学测验或头颅成像技术对于呼吸困难的病因诊断也很有意义,在神经病学测验正常患者可不考虑头颅成像技术。

六、治疗

一旦呼吸困难诊断成立,治疗措施应该包括如何增加氧气供应和如何减轻呼吸困难的症状。

治疗有关特殊用药问题请参考以下章节,哮喘(第68 章),慢性阻塞性肺疾病(第 70 章),充血性心力衰竭(第 72 章),咳嗽(第 13 章),缺血性心脏病(第 77 章),哮鸣(第 65 章)。

当我们不清楚呼吸困难的原因或者是处于严重疾病,例如癌症和 COPD 的终末阶段,药物治疗目的在于减轻呼吸困难症状。

A. 氧气:经由鼻导管给予患者 1～4L/min 的氧气供应能够缓解或减轻急性低氧血症,不论患者开始的血氧饱和度是多少;在 COPD 患者中,氧气治疗抑制呼吸动力从而导致二氧化碳潴留,这类患者不恰当的氧疗会抑制呼吸。

B. 支气管扩张药:β 受体激动药和抗胆碱能类药物单独或联合应用都能很好缓解 COPD 患者的症状。

C. 静脉激素类药物:不能缓解急性呼吸困难患者的症状,延长使用口服激素会引发肌无力。吸入性激素制剂的使用能够改善哮喘和 COPD 患者气道高反应性,吸入性激素制剂的使用能够减轻呼吸困难的症状,减少住院率。

D. 肺疾病康复措施:能够缓解 COPD 患者呼吸困难的症状。

E. 类罂粟碱类药物:一项可卡因类药物的研究发现,有很强证据显示类罂粟碱类药物能缓解呼吸困难症状,能够改善癌症患者以及急性 COPD 患者的活动耐力。

1. 直接释放的制剂(例如羟氢可待酮)比缓释剂型(例如盐酸羟考酮控释片剂)更有效。

2. 便秘是一个较严重的副作用。

3. 研究发现类罂粟碱药物对急性呼吸困难

作用较差,不会引起终末患者的早期死亡。

F. 抗焦虑剂:在终末阶段 COPD 患者和癌症患者中,口服丁螺环酮(例如 BUSPAR 5～10mg,3/d)或者劳拉西泮(例如 ATIVAN 0.5～2mg,每 4 小时 1 次)能够减轻对呼吸困难的焦虑而不是呼吸困难本身。

G. 非药物治疗方法:使用风扇,开窗通风,认知疗法,压力控制,加强营养以及情绪支持都对于缓解呼吸困难症状有益处。

(陶　涛　译)

参考文献

[1] Legrand SB, et al. Opioids, respiratory function, and dyspnea. Am J Hospice Palliat Care,2003,20:57.

[2] Mueller C, Scholer A, Laule-Kilian K, et al. Use of B-type natriuretic peptide in the evaluation and management of acute dyspnea. N Engl J Med,2004,350:647-654.

[3] Segal JB, Eng J, Tamariz LJ, et al. Review of the evidence on diagnosis of deep venous thrombosis and pulmonary embolism. Ann Fam Med, 2007, 5:63-73.

[4] Lacasse Y, Goldstein R, Lasserson TJ, et al. Pulmonary rehabilitation for COPD. Cochrane Database Syst Rev,2006,(2)CD003793.

[5] Barr RG, Bourbeau J, Camargo CA, et al. Tiotropium for stable COPD. Cochrane Database SystRev,2005,(2)CD002876.

[6] Sestini P, Renzoni E, Robinson S, et al. Short-acting beta-2 agonists for stable COPD. Cochrane Database Syst Rev,2002,(2)CD001495.

第21章 女性排尿困难

L. Peter Schwiebert

要点
- 排尿困难的女性应根据既往的危险因素，进行相关的鉴别诊断和病情评估。
- 尿常规或尿白细胞酶法检验是诊断尿路感染最重要的检查方法。
- 研究发现，对于急性无并发症尿路感染可以经验性应用针对大肠埃希菌的抗菌治疗。

一、定义

排尿困难是指各种因素引起的排尿不适，常常由泌尿系细菌感染（UTI）引起，在非复杂性泌尿系感染中，80%～85%的病原菌为大肠埃希菌，5%～10%的病原菌为葡萄球菌，5%～10%的病原菌为变形杆菌，以上细菌还易引起复发性和难治性泌尿系感染。其他病原菌还包括沙门菌、铜绿假单胞菌、克雷伯杆菌、肠球菌和其他肠杆菌属。

其他引起排尿困难的病因包括：

1. 膀胱和尿道刺激（例如间质性膀胱炎）。

2. 尿道外伤，泡沫浴或饮食因素。

3. 阴道萎缩（例如绝经或其他雌激素水平低下）。

4. 尿道炎，通常由性传播疾病（STDs）引起，病原菌包括沙眼衣原体、淋球菌、阴道毛滴虫或单纯疱疹病毒（HSV）感染。

5. 精神性排尿困难（通常是躯体性疾病的一部分，或抑郁、慢性疼痛、性虐待等）。

二、常见诊断

在家庭医生门诊中，5%～15%的患者有排尿困难的相关临床症状。在美国大约25%的女性每年至少出现一次急性排尿困难。患有泌尿系感染的患者超过700万，至少50%的女性在一生中会患有这类疾病，其中25%患者遭受反复泌尿系感染的折磨。

1. 急性膀胱炎（占25%～35%的病例）可能既往有膀胱炎、性交、应用膜片或杀菌剂避孕、阴道冲洗，有憋尿的情况更容易患病。伴有并发症的泌尿系感染的危险因素包括：妊娠、留置导尿、2周内进行过尿道器械操作、泌尿道畸形或结石、近期全身应用抗生素、免疫抑制状态（例如糖尿病血糖控制不良的患者）。

2. 外阴阴道炎（占21%～38%的病例）在大学女生中比泌尿系感染更易引起排尿困难。

3. 伴有急性或亚急性肾盂肾炎（高达30%的病例）。就诊的女性包括：发病已经达7d以上，社会地位低，在市区急诊就诊，怀孕妇女，反复发作的泌尿系感染（过去一年中发作3次以上），12岁前有泌尿系感染的病史，经过规范的抗生素治疗后7d内再次发作的患者，或者有其他引起细菌性泌尿系感染危险因素的患者。伴有轻度泌尿系感染症状的女性约有1/3会有隐匿的或亚临床肾盂肾炎。

4. 有以下病史的患者可能会出现不伴脓尿的排尿困难（15%～30%）。这些病史包括：尿道损伤、未进行激素替代治疗的绝经期妇女、有物理或化学刺激（例如冲洗，进食柑橘、乙醇、含咖啡因的碳酸饮料、糖或辛辣的食物）。间质性膀胱炎的患者中 90％是女性(70 万妇女受到影响),这些女性的发病中位年龄是 40 岁,并有儿童期或成人期泌尿系感染的病史。

5. 尿道炎(3％～10％)。对于近期有新的性伴侣、多个性伴侣、性伴侣有尿道炎的女性应怀疑此病。30％～50％的非淋菌性尿道炎是由沙眼衣原体引起,其他病原包括尿素颗粒和阴道毛滴虫。

三、症状

这些症状一般是突发性的,患者多描述为"内部"原因引起的排尿困难(例如耻骨上疼痛),而不是皮肤表面的刺痛(例如"外部"因素引起的疼痛)。

A. 排尿困难

1. 排尿困难是急性细菌性膀胱炎的主要症状,其他症状包括尿频、轻度厌食、恶心、夜尿增多、尿急、每次排尿量少、尿失禁和耻骨上疼痛。新近的荟萃分析发现 4 个因素与泌尿系统感染显著相关,包括尿频、血尿、排尿困难和腰背部疼痛,该研究还发现 4 个因素(例如,无排尿困难或背痛,无阴道分泌物增多或阴道炎病史)可使泌尿系感染诊断的可能性降低。如果女性患者有一个或一个以上的泌尿系感染症状,则其患有该病的可能性为 50％,若同时伴有以上 8 个症状之一的患者,患有该病的可能性会超过 90％。

2. 伴有尿道炎的排尿困难发作一般是一个断续、渐进的过程,其特征为"体内"不适。尿频,尿急症状的加重通常代表不伴脓尿的排尿困难。

3. 由"外部"因素引起排尿困难的患者,或排尿时有外阴灼烧感的患者,多数患有外阴阴道炎。

B. 阴道分泌物增多

1. 排尿困难并伴有宫颈炎引起的阴道分泌物增多,通常表明存在尿路感染。

2. 患有外阴阴道炎的患者多有阴道分泌物增多、异味、伴瘙痒的主诉。

C. 疼痛:患有泌尿系感染,特别是肾盂肾炎的患者有腰背部、腹部的局限性疼痛和全身症状,例如发热、寒战、出汗、头痛、恶心、呕吐、全身乏力和虚脱。

D. 间质性膀胱炎:特点包括持续性骨盆或会阴部疼痛,排尿后可以短暂缓解,持续出现尿急、尿频,每日排尿 16～40 次。应排除是否有放疗、结核或者化学性膀胱炎的病史。

四、体征

A. 急性细菌性膀胱炎

1. 局限于膀胱的泌尿系感染很少出现发热。

2. 只有 10％的患者会出现耻骨上压痛。如病人出现耻骨上压痛时应高度怀疑膀胱炎。

B. 外阴阴道炎:详见第 64 章。

C. 肾盂肾炎:患者通常会出现发热(38～39℃),肋脊角叩痛和心动过速。

D. 不伴脓尿的排尿困难:通常不会出现以上体征,但骨盆检查会出现尿道周围或外阴的刺激症状。

E. 尿道炎:通常与黏液性宫颈炎的发生有关。

五、实验室检查(图 21-1)

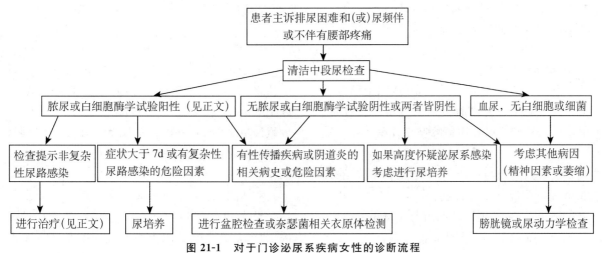

图 21-1　对于门诊泌尿系疾病女性的诊断流程

A. **中段尿检测**：大多数门诊都可以进行清洁中段尿检测，排尿困难的患者应常规进行该检测。菌尿的定义为：出现临床症状，同时尿液中含同种致病菌量$\geq 100/ml$。95％的急性膀胱炎患者可以出现脓尿（离心尿每高倍视野中 5 个白细胞），同时尿液中细菌数$\geq 10^5/ml$，也有 70％以上的脓尿患者尿液中的细菌数量为 $10^2 \sim 10^5/ml$。白细胞酶法检验的敏感性和特异性分别为 75％和 95％。因此，当无条件进行尿液镜检时，该检验是一个很好的替代方法。多达 60％急性膀胱炎女性会出现镜下血尿，但是没有镜下血尿也不能排除该病。20％患有间质性膀胱炎的女性会出现血尿，但不伴有菌尿或脓尿。

B. **细菌培养**（图 21-1）

1. 以下情况应当进行尿培养。

a. 怀疑有急性细菌性膀胱炎，但临床表现和尿常规不支持该诊断。

b. 患者有上尿道或复杂性泌尿系感染的症状和体征。

c. 完成复杂性泌尿系感染相关治疗后的 2～4d。

d. 患者自服抗生素治疗后。

2. 怀疑有尿道炎的患者，应该进行尿道和宫颈的奈瑟球菌和沙眼衣原体的培养。

C. **其他检查**：间质性膀胱炎的确诊检查为膀胱镜。（例如肾小球出血、溃疡，排除肿瘤），尿动力学检测可以发现膀胱容积减小，例如$\leq 350ml$，或尿急情况下排尿$<150ml$。

六、治疗

对于女性排尿困难的治疗，应当根据临床症状和相关实验室检查来确定。对于符合急性无并发症的细菌性膀胱炎的患者，可以仅仅根据尿常规来进行针对大肠埃希菌的抗生素治疗。

A. **急性无并发症的细菌性膀胱炎**（表 21-1）

表 21-1

门诊治疗女性泌尿系感染推荐的抗生素

药物	剂量（mg）
甲氧苄氨嘧啶＋磺胺甲氧噁唑（TMP＋SMX）*	160/800，2/d
甲氧苄氨嘧啶（TMP）+	100，2/d，或 200，1/d
呋喃妥因+	100，4/d
环丙沙星+,++,§	250，2/d
氧氟沙星+,§	200，2/d
磷霉素+,§	3000，每日 1 次

* 使用前应详细了解药物的特性，适用于无磺胺类药物过敏史的患者（3d 或 10～14d 的疗程），适用于产生耐药可能性低的患者；+ 适用于磺胺类药物过敏的短期疗程治疗（3d）的患者；++ 适用于门诊口服治疗的肾盂肾炎患者（500mg 口服，2/d，连续 7d）；§ 相对价格较贵

1. **短期抗生素治疗**

a. 短期治疗（3d）的效果与 5d 或以上治疗的效果相同。对于没有磺胺类药物过敏的女性，应用甲氧苄氨嘧啶＋磺胺甲氧噁唑复合制剂是一线治疗方法，每天 2 次，每次 1 粒。然而，5％～15％的大肠埃希菌对该药耐药，如果近期曾住院治疗，或 6 个月内曾经使用过该药，或过去的一年内反复出现泌尿系感染，则该药的耐药比例还将升高。此时，给予 3d 的喹诺酮类药物治疗是一个很好的选择。

b. 如果患者对磺胺类药物过敏，可以选择以下药物：甲氧苄氨嘧啶 100mg 口服，2/d；呋喃妥因 100mg 口服，4/d；环丙沙星 250mg 口服，2/d；氧氟沙星 200mg 口服，2/d，或者磷霉素 3g 口服。所有药物都应连续口服 3d，除外磷霉素为单次口服。

2. **反复发作的泌尿系感染** 对于一年发作 1～2 次的女性可以给予短期治疗。对于在过去的 12 个月有 3 次或以上发作或 6 个月内有 2 次以上发作的女性应当考虑给予预防性治疗。

a. 研究发现减少泌尿系感染复发的方法包括：经常排空膀胱（特别是性交后），停用薄膜式避孕药，应用越橘莓汁（≥300ml/d）酸化尿液或口服维生素 C。

b. 因为 85% 患有反复发作的泌尿系感染女性会在性交后 24h 内出现症状，所以性交后使用抗生素（每次性交后口服一次）也许有效。可选的药物包括：甲氧苄氨嘧啶＋磺胺甲氧噁唑复合剂 1 粒，呋喃妥因 50～100mg，磺胺甲氧噁唑 500mg。

c. 如果性交后用药无效，建议长期预防用药。推荐方案包括：甲氧苄氨嘧啶＋磺胺甲氧噁唑复合剂，每晚 1 次或每周 3 次，每次 1 粒；甲氧苄氨嘧啶 100mg 每晚睡前 1 次；诺氟沙星，200mg 每周 3 次，睡前服用。停药后应当观察 3～6 个月来确认患者是否已经治愈，对于复发的患者应延长预防治疗的时间（1～2 年）。

B. 外阴阴道炎（详见第 64 章）

C. 肾盂肾炎

1. 伴有发热的患者应入院给予静脉抗生素治疗，症状轻微（体温≤38.3℃，无恶心、呕吐症状，能够耐受口服药物）的患者可在密切随访下进行门诊治疗。最近研究发现，环丙沙星口服 500mg 每天 2 次治疗 7d 的疗法，在控制临床症状方面优于甲氧苄氨嘧啶＋磺胺甲氧噁唑复合剂的标准 2 周治疗。

2. 伴有并发症的泌尿系感染的患者患有亚临床性肾盂肾炎的风险较高，应当给予 10～14d 的标准治疗（表 21-1）。

D. 不伴脓尿的排尿困难

1. 可通过详细的病史询问发现危险因素。

2. 绝经后妇女会因为雌激素水平下降而产生症状，通过雌激素替代治疗可以缓解（第 78 章）。

3. 其他有效的治疗：洗热水澡，避免酸性食物（例如，咖啡、果汁饮料、番茄类食物、巧克力）、酒精、人造甜蜜素、碳酸饮料。多饮水（饮用水最佳）来稀释尿液，8 盎司约 250ml 水中放入 1 汤匙小苏打饮用，或口服解痉剂，例如，非那吡啶100～200mg，3/d，或莨菪碱 0.125～0.25mg，每 4 小时 1 次。

4. 对于间质性膀胱炎患者，治疗药物很多，但没有足够的安慰剂对照试验验证其疗效（虽然在一些开放标签的试验中证实有效）。这些药物包括三环类抗抑郁药物（例如，阿米替林或丙咪嗪，25～100mg，睡前口服），抗组胺药物（例如，西咪替丁 300mg 口服，2/d，或安泰乐 25～75mg，睡前口服）。

a. 唯一被美国食品药品管理局（FDA）推荐的用于治疗间质性膀胱炎的药物是戊糖多硫酸钠（例如，爱泌罗），100mg，口服，每日 3 次。28% 的女性（与服用安慰剂相比）给予戊糖多硫酸钠治疗后，尿急、尿痛等症状明显缓解，但尿频、夜尿增多，每次排尿减少症状无明显缓解。患者一般在服药 3～6 个月后开始起效，同时会有腹泻、消化不良、头痛、皮疹和腹痛等不良反应。

b. 不能耐受口服药治疗和症状较重的患者可以转诊到相关科室进行膀胱内注射二甲基亚砜（DMSO）治疗。50%～90% 的患者对二甲基亚砜治疗有效，停止治疗后 40% 以上的患者复发。

E. 尿道炎：对于高危患者，在等待培养结果时，可以针对沙眼衣原体和奈瑟球菌进行经验性治疗。根据以上两种病原体，可以选择使用头孢曲松（例如，罗氏芬）250mg 肌注 1 次，强力霉素 100mg 口服，每天 2 次，连用 7d。对于奈瑟球菌感染的患者，可以应用头孢克肟 400mg、环丙沙星 250mg、氧氟沙星 400mg 一次口服来替代头孢曲松。对于沙眼衣原体感染的患者，可以应用阿奇霉素 1g，一次口服；红霉素 500mg 或琥乙红霉素 800mg 口服，每日 4 次，连用 7d。妊娠期与哺乳期妇女应给予头孢曲松加红霉素联合治疗（另请参考无症状性菌尿的治疗）。

无症状菌尿

　　无症状菌尿(ASB)常见于5%～10%的妊娠期妇女,性生活活跃、糖尿病、多个性伴侣或社会地位较低的女性发病率有上升趋势。20%～35%出现无症状菌尿的妇女最终发展为泌尿系感染。美国妇产科学院建议所有妊娠妇女都应在初次和第三孕期产前检查时进行尿培养。

　　对于患有泌尿系感染的妊娠妇女,推荐使用的抗生素包括:呋喃妥英100mg口服,每隔12h,连用7d。头孢菌素(如头孢氨苄)250～500mg口服,每日4次,连用7d。治疗结束后应当进行尿培养,同时在剩下妊娠期中每月进行尿培养。对于曾经有肾盂肾炎的患者,应当考虑预防性应用呋喃妥因。

　　对于患有症状性泌尿系感染老年妇女的治疗可以参考正文。对于无症状菌尿的老年女性,目前没有证据证实治疗可以减少罹患肾脏疾病的风险。同时,治疗反而会增加费用,产生药物相互作用,并增加耐药菌产生的可能。

（王　炜　译）

参考文献

[1] Bent S, Saint S. The optimal use of diagnostic testing in women with acute uncomplicated cystitis. Am J Med,2002,113(1 A):20S.

[2] Bent S, et al. Does this woman have an acute uncomplicated urinary tract infection? JAMA,2002,287:2701.

[3] Bremnor JD,Sadovsky R. Evaluation of dysuria in adults. Am Fam Physician,2002,65:1589.

[4] Katchman EA,Milo G,Paul M, et al. Three-day vs longer duration of antibiotic treatment for cystitis in women:systematic review and meta-analysis. Am J Med,2005,118:11.

[5] Nicolle LE. Urinary tract infection:traditional pharmacologic therapies. Dis Mon,2003,49:111.

[6] Rosamilia A. Painful bladder syndrome/interstitial cystitis. Best Pract Res Clin Obstet Gynecol,2005,19:843.

第22章 耳 痛

David Berkson，Carmelo DiSalvo

要点

- 大多数引起耳痛的病因都是良性的，很容易在门诊进行诊治。
- 多数耳痛的发生并不是由耳朵自身引起的。牵涉痛可能是病因，提示可能存在如癌症或非耳源性疾病的严重问题。
- 不明原因的耳痛，或耳痛经过适当治疗后不能缓解时，应将患者转诊到耳鼻喉科专科医生。

一、定义

耳痛是由耳朵或其周围组织引起的疼痛或不适。耳痛可以是原发性的，疼痛来源于耳郭、外耳道、中耳以及内耳，也可以由支配头颈部的神经牵涉痛引起。耳的神经支配较复杂，有来自三叉神经的感觉支、面神经、迷走神经、舌咽神经，以及来自颈丛的耳大神经和枕小神经分支。

二、常见诊断

耳痛最常见来源于中耳或外耳道病变。

A.急性中耳炎（AOM）：常在冬天发病，与上呼吸道感染发病的高峰时间一致。高发于6个月到7岁的儿童。美国人与爱斯基摩人患中耳炎的概率比其他种族高。患有唐氏综合征和腭裂的儿童更容易患中耳炎。儿童发生急性中耳炎的危险因素包括托儿所和接触二手烟。其他危险因素包括中耳炎的家族史、非母乳喂养、咽鼓管功能障碍和腺样体肥大。

B.外耳炎：是外耳道产生的炎症，常累及耳郭和（或）鼓膜。外耳炎的发生通常有两个因素：病原体和表面皮肤破损。外耳炎在夏天的发病率比天气凉爽时高10～20倍，特别是在湖泊或泳池内游泳后。患有糖尿病或免疫系统障碍疾病的患者更容易发病，并发展为侵袭性疾病。局部外伤后应用棉花止血或用手抓挠是最容易引起该病的危险因素。其他危险因素包括但不限于外耳道的潮湿和阻塞，皮肤的角化异常（例如，银屑病，过敏和脂溢性皮炎）。

C.气压病：通常继发于未增压飞行器的高空飞行后或便携式水下呼吸器潜水后。急性上呼吸道感染和过敏体质的患者更容易患有该病。

D.直接创伤：多发生于青年男性，通常有打架或车祸史。军人或矿工会因为距离爆破现场过近而出现创伤，远足、登山以及户外工作的人容易因冻伤而引起损伤。

E.牵涉性耳痛

1. 以下情况容易发生颞颌关节功能障碍：①牙齿咬合不正或义齿装配不良；②磨牙症（夜间磨牙）；③下颌骨外伤；④退行性颞颌关节病，好发于30～40岁女性。

2. 口腔疾病，例如脓肿，好发于口腔卫生差的个体。

3. 有长期吸烟、酗酒、浆液性中耳炎（成人）、华裔、吞咽困难和咯血史的患者更易罹患耳鼻喉的肿瘤。

三、症状

A.疼痛

1. 严重的深部疼痛或耳朵疼痛会干扰正常的活动和睡眠,多提示急性中耳炎。

2. 中度疼痛,特别是患侧卧位或下颌骨活动时疼痛,多提示外耳炎。

3. 在数小时内因为压力增大而引起中度到重度疼痛,多考虑气压病。

4. 观察到的外伤引起的疼痛可直接诊断,冻伤引起的疼痛多为烧灼样,并持续数小时。

5. 牵涉痛的性质由病因决定(表 22-1)。

B.耳鸣:提示可能为气压伤,也可能是更加严重的疾病。

C.听力丧失:单侧发病提示渗出或其他病原引起的听力丧失,需要进一步检查。

D.耳漏

1. 脓性、无恶臭的耳道分泌物多见于急性中耳炎引起的鼓膜破裂。穿孔多发生于鼓环附近,因此应仔细检查整个鼓膜。

2. 血性,浆液性,有恶臭的分泌物,多提示外伤伴或不伴感染。

E.瘙痒:多发生于外耳道炎或轻微外伤。

F.牵涉痛(表 22-1)

G.相关症状

1. 发热、头晕、恶心和呕吐多发生于急性中耳炎。

2. 患有急性中耳炎婴儿的家长会发现孩子哭闹、进食减少、拉自己的耳朵。

四、体征

对于耳痛的患者应着重针对患者的体征和相关危险因素进行体格检查,同时应当进行外耳、耳道和鼓膜的系统性检查,这样可以发现引起牵涉痛的发病原因(表 22-1)。

A.外耳

1. 外耳炎可以引起受累的相关外耳出现红斑和结痂。

2. 外耳炎可以引起外耳活动性疼痛和耳屏压痛。

3. 在直接损伤中,找到外耳损伤的部位即可明确诊断。冻伤起初可以表现为耳郭皮肤发白,

而后发红,有时候发紫。应同时对耳郭后面进行检查以免漏诊。

B.外耳道

1. 患有外耳炎的患者外耳道发红、水肿,通常会排出脓性液体。如果发现孢子或黑色物质,通常意味着真菌感染。如果排出的脓液呈绿色,则多代表铜绿假单胞菌感染。

2. 外耳道的直接损伤包括割伤、擦伤或血肿。

C.鼓膜

1. 正常鼓膜呈珍珠色,局部为透明组织,在传音时会出现震动。当患者只有鼓膜变红,且没有充气式耳镜下的鼓膜运动障碍时,不能诊断为急性中耳炎。因为鼓膜发红也可能由血管充血引起(例如,婴儿或儿童哭泣时)。当进行充气式耳镜操作时,应当选择形状与大小合适的器械,这样可以保证耳镜在外耳道的位置正确。

2. 急性中耳炎的诊断依据包括:①有急性发作的症状和体征;②中耳有分泌物;③有中耳感染的症状和体征。充气式耳镜是诊断急性分泌性中耳炎的主要方法。通过与鼓膜切开术进行比较后,以下症状的阳性预测值可以达到 90%:鼓膜不透明、突出、运动度下降。当伴有中耳分泌物的时候可以在鼓膜后出现气液平面。

3. 耳胆脂瘤(珍珠瘤)表现为鼓膜后白色或黄色鳞屑和(或)鼓膜后碎屑。当鼓膜出现穿孔或内陷时,应当高度怀疑鼓膜上有碎屑,并且该碎屑一般很难清除。严重的并发症包括中枢神经系统感染和血栓形成。发生气压伤以后鼓膜先呈现红色,而后呈现蓝色或黄色。若阻塞持续发生,则可以在鼓膜上看到气泡或气液平面。其他气压伤的临床表现包括:鼓膜破裂,内耳耳膜,卵圆窗或圆窗的破裂。可能表现为耳漏,鼓室积血和(或)眩晕。

五、实验室检查

通过详细的体格检查和相关病史的询问可以发现耳痛的病因。以下实验室检查有助于发现病因:

1.鼓室测压是一种在不同空气压力下测量中耳导抗的方法。该测量方法是对急性中耳炎患者随访检查的有效方法。特别是用来检测急性分泌

性中耳炎的治疗效果,详见第 35 章。

2.急性中耳炎患者,特别是儿童会出现白细胞计数升高,核左移。除非患有急性中耳炎患者出现毒血症状,一般不常规进行全血细胞计数。

3.当怀疑存在颅底隐性骨折或颅内损伤时,应进行 X 线摄片或 CT 检查。在处理耳痛患者时,如果怀疑有感染,进行 CT 检查可以发现存在于中耳和乳突的感染灶。增强 MRI 有助于诊断软组织、耳周损伤,第Ⅶ和Ⅷ对脑神经以及桥脑小脑角部位的疾病。

4.牵涉痛见表 22-1。

表 22-1

引起牵涉性耳痛的疾病

病因	机制	症状	体征	实验室检查	治疗	备注
颞颌关节功能障碍	关节内结构紊乱,咬合不正,义齿装配不良,磨牙病	深部疼痛,进食后加重	触痛,关节摩擦音	无	非甾体类抗炎药,开口锻炼,热敷,软食,若 3~4 周后无缓解则转诊	
牙齿疾病	感染,牙齿脓肿引起的神经压迫,磨牙阻生	进食后引起钝痛或刺痛牙齿对冷食敏感	龋齿,牙齿触痛,牙龈发红或坏死	无	转诊口腔科,镇痛,抗生素治疗	
头颈部肿瘤	神经的牵拉或感染	声嘶,吞咽困难,肿块疼痛或压迫逐渐明显	鼻咽或口咽部肿瘤	CT,MRI	切除,活检,进一步治疗	
鼻窦或咽部感染	感染引起神经的激惹症状	眼窝或前额痛,咽喉痛	鼻窦压痛,鼻塞,分泌性咽炎	链球菌筛查,进一步鼻窦检查	详见第 55 和第 57 章	
颈动脉瘤	疼痛与耳神经同路传导	咽痛,吞咽困难	颈动脉叉压痛	颈动脉造影	局部类固醇及热敷治疗	与主动脉瘤和主动脉夹层鉴别
颞动脉炎	胶原血管病伴感染	感染动脉周围疼痛,体重下降,发热,咀嚼暂停	压痛,颞动脉硬化	血沉,颞动脉活检	长期类固醇最低剂量维持治疗	防止失明,应用红细胞沉降率监测疾病
三叉,舌咽或蝶腭神经痛	神经压迫	咀嚼或进食冷饮诱发刺痛	诱发点在鼻咽部	无	可以选择多种神经镇痛药,外科治疗或神经消融术	药物易产生明显副作用,应当注意避免
胃食管反流	反酸引起神经刺激	夜间或进食刺激性食物后加重	无	pH 检测,胃肠道检查	饮食以及生活习惯改变 H_2 受体阻滞药,质子泵抑制药,详见第 19 章和第 82 章	注意长期服用质子泵抑制药的副作用

六、治疗

A.中耳炎

1. 急性中耳炎　临床上大多数抗生素对该病治疗都有效。主要根据常见病原微生物的种类来选择抗生素。阿莫西林通常被用作一线用药。当患者病情严重（中到重度耳痛或者体温≥39.0℃）时,需要选择能够覆盖β-内酰胺酶阳性菌的抗生素(例如,流感嗜血杆菌,卡他莫拉菌)。治疗包括初始使用高剂量的阿莫西林-克拉维酸(90mg/kg 阿莫西林和 6.4mg/kg 克拉维酸,每日分 2 次使用)。根据现有的且有争议的资料显示,目前没有其他治疗急性中耳炎的补充或替代药物的建议。

a. 抗生素的选择:中耳分泌物分离出的最常见细菌是:肺炎链球菌(50%),流感嗜血杆菌(30%),卡他莫拉菌(25%)。其中,最重要的病原菌是肺炎链球菌,如不进行积极治疗则容易发展为侵袭性疾病。耐药的肺炎链球菌很常见,其机制是青霉素结合蛋白的改变而不是产生了β-内酰胺酶,因此,对于高耐药的细菌来说,提高药物剂量可以减轻细菌的耐药性,并不需要添加β-内酰胺酶抑制药(例如,克拉维酸)。详情可以参照当地耐药菌的抗生素治疗推荐表。急性中耳炎还可以由病毒、非典型流感嗜血杆菌、卡他莫拉菌等引起,但这些病原体所引起的疾病多为自限性,且不易发展为侵袭性疾病。详见表 22-2。

表 22-2

急性中耳炎初始治疗,48~72h 观察治疗后,或 48~72h 治疗无效后的抗生素使用建议

体温≥39.0℃和(或)出现严重的耳痛	初次诊断后即开始进行抗生素治疗		明确诊断后给予 48~72h 观察治疗无效		明确诊断后给予抗生素 48~72h 治疗无效	
	推荐治疗	青霉素过敏的替代治疗	推荐治疗	青霉素过敏的替代治疗	推荐治疗	青霉素过敏的替代治疗
无以上症状	阿莫西林 80～90mg/(kg·d)	非Ⅰ型:头孢地尼,头孢呋辛,头孢泊肟Ⅰ型:阿奇霉素,克拉霉素	阿莫西林 80～90mg/(kg·d)		阿莫西林-克拉维酸阿莫西林 90mg/(kg·d)克拉维酸 6.4mg/(kg·d)	非Ⅰ型:头孢曲松 3dⅠ型:克林霉素
有以上症状	阿莫西林-克拉维酸阿莫西林 90mg/(kg·d)克拉维酸 6.4mg/(kg·d)	头孢曲松,1d 或 3d	阿莫西林-克拉维酸阿莫西林 90mg/(kg·d)克拉维酸 6.4mg/(kg·d)	头孢曲松,1d 或 3d	头孢曲松 1d 或 3d	鼓膜穿刺,克林霉素

摘自 the AAP/AAFP Clinical Practice Guideline, Subcommittee on Management of Acute Otitis Media: Diagnosis and Management of Acute Otitis Media. *Pediatrics.* May 2004; 113: 1451-1465.

b. 减充血药/抗组胺药:目前并没有 A 类或 B 类证据能证明该类药物可以缩短病程,但可以有效控制症状(药物剂量参考第 55 章)。一个基于系统回顾分析提示,应用该类药物治疗急性分泌性中耳炎,不但没有统计学或临床意义,且与未治疗的患者相比,应用其治疗的患者中超过11%出现了药物不良作用。无论是否使用抗生素治疗,都应积极的妥善处理耳痛。详见表 22-3 耳痛的治疗。

c. 宣教:应当告诉患有急性中耳炎的儿童家长,完成足够疗程抗生素治疗和持续门诊随诊的重要性,同时应当教育家长尽早发现侵袭性疾病出现的体征(例如,极度烦躁,嗜睡,疼痛加重或持续发热)。临床医生应当鼓励患者脱离引起该疾病的危险因素,包括暴露于吸烟环境和拥挤的托儿所环境(每间房屋超过 6 人)。

表 22-3

急性中耳炎耳痛的治疗

处理方式	意见
对乙酰氨基酚,布洛芬	有效治疗轻到中度疼痛,容易获得,为急性中耳炎控制疼痛的主要药物
家庭治疗(无对照试验直接证明其有效)	疗效有限
转移注意力	
外用热油或冷油	
外用苯佐卡因	可选药物,应用于大于 5 岁的患者,其疗效好于对乙酰氨基酚
天然药物	应用于大于 6 岁的患者,其疗效与丁卡因或安替比林滴剂(麻醉剂)相似
顺势疗法	无相关对照试验证明其镇痛效果
含有可待因或类似物的麻醉镇痛药	对中到重度疼痛有效,需要处方,有呼吸抑制,精神改变,胃肠不适或便秘的风险
鼓膜穿刺/鼓膜切开	需要技术支持,可能出现相关手术风险

摘自 the AAP/AAFP Clinical Practice Guideline, Subcommittee on Management of Acute Otitis Media: Diagnosis and management of Acute Otitis Media. Pediatrics. May 2004; 113: 1451-1465.

d. 随访

(1)如果发热或疼痛症状在 48～72h 没有任何缓解,此时应当重新分析病情。调整口服抗生素,并连续使用 10d,或短期静脉或肌内使用抗生素(表 22-2)。如果症状仍未缓解,则应当将患者转诊到耳鼻喉专科,行鼓膜穿刺抽液术,对抽出的液体进行培养,同时予以治疗。此时患者可能需要入院行静脉抗生素治疗。

(2)对于有耳道分泌物的患者,应当每 4～6 周进行一次随访,渗出症状一般需要 3 个月的时间才能消失,此时如果没有急性中耳炎的症状,则不需要使用抗生素治疗,渗出症状持续大于 3 个月的患者应当转诊到耳鼻喉专科医生处治疗。

2. 婴儿急性中耳炎

a. 年龄小于 2 个月的婴儿出现发热,无论病因(例如,急性中耳炎)是否明确都应入院治疗。2～6 个月的婴儿出现急性中耳炎伴发热,可以在经验丰富的医师指导下门诊治疗。大于 6 个月的婴儿如果病情简单,且没有其他阳性体征(例如,鼓膜穿孔,颅面畸形,复发或慢性感染,免疫抑制),则可以在门诊完成抗生素足疗程的治疗。临床对照试验发现,在急诊室对发生急性中耳炎的婴儿进行观察治疗,可减少抗生素不必要的使用。该类病人将来可用观察治疗来替代常规的抗生素治疗(表 22-4)。无其他并发症的患者,应在 4 周内到门诊随诊。

表 22-4

初始抗生素治疗或儿童急性中耳炎观察治疗的准则

年龄	诊断明确	诊断不明确
≤6 个月	抗菌治疗	抗菌治疗
6 个月到 2 岁	抗菌治疗	若病情严重,行抗菌治疗;若病情不严重,则可以选择观察治疗*
≥2 岁	若病情不严重,则可以选择观察治疗*	观察治疗*

* 观察治疗需要在门诊严密随诊的情况下才可以选择,如果病情持续或加重,则应进行抗菌治疗。病情不严重是指轻度疼痛且 24h 内体温≤39.0℃。病情严重是指中到重度耳痛,或者体温≥39.0℃。明确的急性中耳炎的诊断应满足以下几点:①急性发作;②中耳有分泌物;③中耳炎的症状和体征

b. 可以为婴儿注射多价肺炎球菌疫苗,该疫苗可减少急性中耳炎的发病率,同时可减少侵袭性肺炎球菌疾病的发生。

3. 反复发作性急性中耳炎

a. 反复发作的定义为:6 个月内发病 3 次,或 12 个月内发病 4 次或以上。应当同时治疗可能

引起该病复发的相关疾病。这些疾病包括:腺体肥大、过敏、免疫缺陷、鼻中隔偏曲、鼻窦炎。

b. 鼓膜穿刺置管。该操作可迅速提高患者听力,建议用来治疗复发性中耳炎。对于这类患者来说,外科治疗在保存听力方面并不优于抗生素预防治疗或间隔治疗。但对这些数据的解释还存在争议。与在9～11岁行鼓膜置管术的儿童相比,对年龄小于3岁的持续出现中耳分泌物的儿童进行鼓膜置管术,并未取得更好的疗效。

c. 预防性使用抗生素包括:阿莫西林,每日睡前25mg/kg。磺胺异噁唑,每日睡前75mg/kg。甲氧苄氨嘧啶-磺胺甲基异噁唑,每日睡前25mg/kg。

B. 外耳炎

1. 急性外耳炎通常由多种病原体感染引起,包括铜绿假单胞菌,金黄色葡萄球菌或二者兼有。

2. 2006年美国耳鼻喉头颈外科学会对急性外耳炎制定了第一个有明确的循证学依据的诊疗指南。

a. 评估疼痛,根据疼痛程度选择镇痛治疗。

b. 区分由急性外耳炎或其他因素引起的耳痛。

c. 评估患者是否有其他病史,例如鼓膜缺损,鼓膜穿刺置管,免疫缺陷或先前有放疗的病史。

d. 非复杂性急性外耳炎的患者在治疗前进行局部准备。

e. 除有耳道外蜂窝织炎的扩散,糖尿病,免疫缺陷或其他外用药物使用禁忌证外,应避免全身使用抗生素,口服抗生素不良反应较大,且疗效不如滴耳液。

f. 外用抗生素治疗急性外耳炎应当基于有效、副作用少、依从性好、费用低的原则,并且应当给患者详细说明用法。

g. 当耳道阻塞时,可以多做一些局部准备。包括洗耳器冲洗耳道,耳内放置棉条,或同时进行两项操作。

h. 当患者有鼓膜破裂或鼓膜内置管时,应当选用无毒性的外用药物治疗。喹诺酮类滴耳液符合该要求,且不会造成听力下降。

i. 如果经过初始治疗48～72h后,病情无缓解,则需重新对急性外耳炎进行确诊,并排除其他病因。可能与以下因素:依从性差,误诊,病原因素,宿主因素,或滴耳液过敏有关。

j. 不推荐用耳蜡来治疗急性外耳炎,因为疗效不确定,同时有可能造成烧伤或鼓膜破裂等不良反应。

k. 诊断为急性外耳炎的患者应在7～10d内避免进行可能接触到水的运动。

关于应用外用药物治疗急性外耳炎的荟萃分析发现:无论应用何种外用药物,经过7～10d的初始治疗后65%～90%患者的病情得到缓解。无论应用抗生素还是抑菌药,喹诺酮或非喹诺酮类药物,类固醇药物加抗生素或单用抗生素治疗,其疗效没有明显统计学差异。抗生素与类固醇药物合用的效果优于只用类固醇类滴耳液。急性外耳炎的症状缓解一般需要治疗7～10d。虽然临床指南对治疗有帮助,但实际治疗时应当以具体情况来做相应处理。

3. 坏死性外耳炎过去被称为恶性外耳感染,是耳郭周围深部软组织的严重感染。患有坏死性外耳炎的患者应当入院予以静脉抗生素治疗,抗生素的选择应当尽量覆盖假单胞菌。经过足疗程治疗后,耳痛或头痛症状仍无缓解的患者都应当考虑是否发生坏死性外耳炎。此外,若疼痛与临床症状不符,和(或)发现骨软骨关节处新生肉芽组织时,提示应当进行进一步检查。患有糖尿病或免疫缺陷疾病的患者,罹患此病的可能性明显升高。

C. 气压伤

1. 急性期可以给予减充血药(例如,伪麻黄碱,30～60mg,每4～6小时1次)和镇痛药(例如,对乙酰氨基酚,325～650mg,每4～6小时1次,或可待因30～60mg,每4～6小时1次)。

2. 持续期可以给予口服长效减充血药,例如,缓释伪麻黄碱,120mg,每日1～2次。或外用减轻充血的鼻喷剂,例如,苯肾上腺素在乘飞机或潜水前半小时在双侧鼻孔各喷两喷,每喷间隔5min。应告知用鼻喷剂的患者,用药不可连续超过3d或间断用药,以免产生药物性鼻炎。为了防止复发,应告知患者在潜水或乘坐飞机时平衡中耳内与周围环境气压的方法。例如反复吞咽或在阻塞鼻腔的条件下用力用鼻呼气。

D. 直接外伤

1. 外耳的擦伤或小裂伤按照一般皮肤外伤处理。

2. 外耳血肿应当进行穿刺抽液,并加压包扎,以免形成菜花样外耳。

3. 外伤引起的鼓膜穿孔,应当保持耳道的干燥,若数周后穿孔仍然没有愈合,则应当转诊到专科医生。

E. 牵涉性耳痛(表 22-1)

（王　炜　译）

参考文献

[1] American Academy of Pediatrics, Subcommittee on Management of Acute Otitis Media. Diagnosis and management of acute otitis media. Pediatrics, 2004, 113(5):1451-1465.

[2] Flynn CA, Griffin GH, Schultz JK. Decongestants and antihistamines for acute otitis media in children. Cochrane Database Syst Rev, 2004, (3): CD001727.

[3] Onusko E. Tympanometry. Am Fam Physician, 2004,70(9):1713-1720.

[4] Paradise JL, Feldman HM, Campbell TF, et al. Tympanostomy tubes and developmental outcomes at 9 to 11 years of age. N Engl J Med, 2007, 356 (3):248-261.

[5] Rosenfeld RM, Brown L, Cannon CR, et al. American Academy of Otolaryngology-Head and Neck Surgery Foundation. Clinical practice guideline: acute otitis externa. Otolaryngol Head Neck Surg, 2006,134(4 Suppl):S4-S23.

[6] Spiro DM, Tay KY, Arnold DH, et al. Wait-and-see prescription for the treatment of acute otitis media: a randomized controlled trial. JAMA, 2006, 296 (10):1235-1241.

第23章 水 肿

Joshua H. Barash

要点
● 水肿是一种全科门诊常见的主诉,经常是一些严重疾病的临床表现。
● 通过仔细检查水肿的部位,详细询问病史和适当的辅助检查来寻找水肿的原因。
● 许多非药物治疗也能够有效地控制水肿。

一、定义

水肿是指人体组织内体液过度聚集。引起水肿的因素包括:①毛细血管压力升高,例如,充血性心力衰竭(CHF)、深静脉血栓(DVT)、静脉功能不全、怀孕或药物因素;②血浆蛋白降低,例如,肾病综合征、皮肤破损、肝功能衰竭、严重的营养不良;③毛细血管渗透性增加,例如,过敏反应、细菌感染、烧伤、长时间缺血、特发性水肿;④淋巴管阻塞,例如,由癌细胞引起的局部淋巴管阻塞或广泛的淋巴管阻塞。

二、常见诊断

水肿是门诊常见的主诉,也是许多严重疾病的临床表现。

A.双下肢水肿

1. 双下肢水肿多由全身性疾病引起(CHF、肝病、静脉功能不全)。引起充血性心力衰竭的危险因素包括冠心病、急性心肌梗死、瓣膜病、过度饮酒(酒精性心脏病)、高血压。引起肝病的危险因素包括酗酒、乙肝、丙肝的病史。引起静脉功能不全的危险因素包括深静脉血栓、先天性瓣膜关闭不全病史、任何破坏或损害深静脉瓣膜的疾病。

2. 某些药物(表23-1),以及甲状腺功能亢进或甲状腺功能减退,也可以导致双下肢水肿。脂

肪水肿(由于脂肪在皮下组织的异常聚集而引起的腿肿)容易被误诊为淋巴水肿。该症状通常不侵犯双脚,且发病的几乎都是年轻女性。

表 23-1

导致周围性水肿的药物

抗抑郁药
　单胺氧化酶抑制药
抗高血压药
　钙离子通道阻断药
　直接的血管舒张药
　β受体阻断药
　中枢降压药
　抗交感神经药
治疗糖尿病药
　胰岛素增敏药,例如罗格列酮
其他药
　激素类
　皮质类固醇
　雌激素/孕激素
　睾酮
　非甾体类抗炎药(NSAIDs)

B.单侧下肢水肿

1. 最常见的原因是急性发作的深静脉血栓或淋巴性水肿。引起深静脉血栓的危险因素包括制动、恶性肿瘤、近期腿部外伤、手术和高凝状态。

引起淋巴性水肿的危险因素包括任何引起淋巴管阻塞的疾病,例如,恶性肿瘤、感染、手术、外伤或辐射暴露。

2. 其他引起单侧下肢水肿的原因包括:蜂窝织炎、骨髓炎、烧伤和外伤(腓肠肌断裂、骨筋膜室综合征或软组织损伤)。

C. **上肢水肿**:比较罕见,最常见的原因是上

腔静脉综合征,多由恶性疾病引起。

D. **特发性水肿**(激素相关性水肿):几乎只发生于经期女性,发病年龄多在 20～30 岁。症状将持续整个经期,似乎是由激素调节引起的。

三、症状(图 23-1)

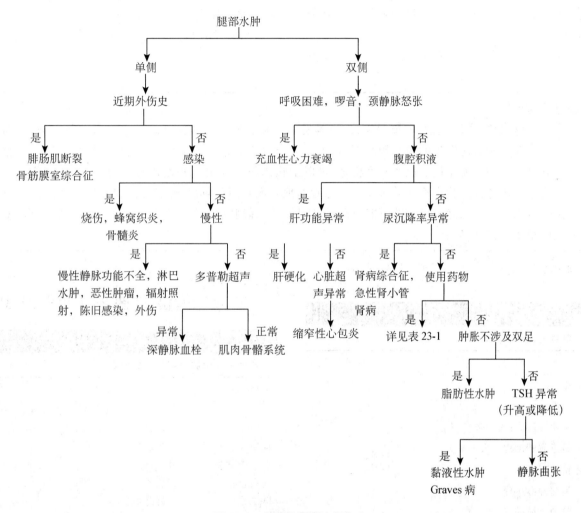

图 23-1 水肿的鉴别诊断方法

A. **双下肢水肿**:充血性心力衰竭引起的症状包括:劳累性呼吸困难、端坐呼吸、阵发性呼吸困难。若只有腹胀而没有肺部症状,则多见于肝脏疾病(例如肝硬化)。睡眠呼吸暂停可以导致肺动脉高压,其症状表现为大声打鼾,伴侣发现患者有呼吸暂停的症状,或白天困倦。

B. **单侧下肢水肿**:询问其过去史,多提示慢性疾病包括:陈旧性外伤,手术,辐射暴露,陈旧性感染。若是新近的损伤多提示腓肠肌断裂或骨筋

膜室综合征。外伤(例如刺伤)后,出现局部的红肿、疼痛,多提示蜂窝织炎。新近的感染多提示有烧伤,根据发现的相关危险因素可以提示深静脉血栓。

C. **特发性水肿**:也就是激素相关性水肿,患者会出现白天体重增加,晚上手、乳房、腹部和腿部的肿胀,晚上平卧休息后会出现水肿部位转移,夜尿增多使得体重下降。

四、体征(图 23-1)

1. 双下肢凹陷性水肿伴颈静脉怒张,双肺细湿啰音,喘息提示 CHF(第 72 章)。

2. 双下肢水肿伴腹腔积液,但没有肺部体征的患者多提示肝脏疾病。

3. 慢性皮肤改变(淤积性皮炎,硬结,溃疡),但不伴有肺部症状的患者,多提示慢性静脉功能不全。

4. Kaposi-Stemmar 征(不能将足背第二足趾根部的皮肤捏起)提示有淋巴性水肿。

5. 单侧水肿伴有压痛,可以触及条索状物,Homan 征(足部背屈出现小腿疼痛)阳性提示急性深静脉血栓。

6. 皮肤发热的红斑可能提示存在蜂窝织炎或骨髓炎。

7. 水肿不侵及双足,多提示脂肪性水肿,应与淋巴性水肿鉴别。

8. 颈部周长≥43.18cm 提示睡眠呼吸暂停。

深静脉血栓

深静脉血栓(DVT)如果不能早期诊治,其发病率和病死率会非常高。虽然临床上无法确诊,但通过寻找深静脉血栓发生的独立预测因素,可以初步估计深静脉血栓发生的可能性(表 23-2)。结合独立预测因素和相关非侵入性实验室检查,可以给临床医生提供一些治疗意见,例如是否需要抗凝治疗或进一步进行实验室检查。假如一个患者的独立危险因素较低,而且超声检查结果为阴性就可以排除该患者患有深静脉血栓的可能。膝关节以下的深静脉血栓如果没有扩散到大腿,则形成栓塞的风险很小(每年≤1%)。

表 23-2

深静脉血栓的临床评估*

临床特征	评分
病史	
患有癌症	1
麻木,近期打过石膏	1
最近有制动史或大手术史	1
体格检查	
沿深静脉压痛	1
整个下肢肿胀	1
双下肢周长相差 3cm 以上	1
凹陷性水肿	1
浅静脉出现侧支循环	1
临床评估	
有其他疾病的可能	—2

*预测静脉血栓形成的可能性,3 分以上为高危,1～2 分为中危,0 分或以下为低危。摘自 Wells PS,et al. Value of assessment of pretest probability of deep vein thrombosis in clinical management. Lancet,1997,350;1795.

五、实验室检查(图 23-1 和表 23-3)

表 23-3

评价周围性水肿原因的相关检查

试验	使用指征
尿液分析	肾小球肾炎、急性肾小管坏死、肾病综合征
促甲状腺激素	甲亢、甲减
肝功能试验	肝硬化
前白蛋白	营养不良
D-二聚体	深静脉血栓
胸部 X 线片	充血性心力衰竭、肺癌
骨扫描	骨髓炎
超声	深静脉血栓、腘窝囊肿
CAT 扫描	肿瘤、肝硬化
超声心动图	限制性心包炎、充血性心力衰竭

医生进行相关的病史询问和体格检查后,一般不需要更多的实验室检查就可以诊断。

1. 出现腹腔积液但不伴有肺部症状的患者,若肝功能异常,多提示肝脏疾病或肝硬化。

2. 考虑有心脏疾病时,应进行心电图、心脏超声和胸片的检查,当患者出现呼吸困难时,BNP(脑钠肽)检查可以提早发现心力衰竭,同时心脏超声还可以发现肺动脉高压。

3. 排除由心脏、肝脏或药物副作用引起的水肿后,进行促甲状腺素(TSH)检查可以发现甲亢或甲减等甲状腺疾病。

4. 尿常规出现蛋白则提示肾脏疾病,例如肾病综合征或肾小球肾炎。

5. 患者出现单侧下肢水肿,且有深静脉血栓的相关危险因素,应进行以下检查:

a. 静脉多普勒超声可以明确诊断。超声的敏感性和特异性随患者相关预测因素的增多而升高。对于有症状的患者,其敏感性达到93%,特异性达到98%。对于无症状的患者,其敏感性下降到59%,特异性达到98%。

b. 血浆 D-二聚体检查的敏感性高,但特异性低。D-二聚体阴性,超声阴性且相关危险因素低的患者可以排除深静脉血栓,由于 D-二聚体检查的特异性低,当患者出现阳性时,需要进一步进行其他非侵入性检查来协助诊断。

c. 超声阻抗血流图通过大腿加压袖带来测量腿部血流量,当患者患有深静脉血栓时,该检查会出现异常影像。

d. 在诊断不明确时,可行静脉造影(敏感性和特异性几乎100%)来明确诊断。

六、治疗

引起水肿的特异性疾病应予以治疗(第72章关于充血性心力衰竭,第84章关于慢性肾衰,第71章关于肝硬化)。以下方法用于治疗本章介绍的其他原因的水肿。

1. 有静脉曲张和静脉瓣膜功能不全的患者,可用长度达到膝盖的弹力袜来增加静脉回流,白天定时抬高患肢可以预防水肿。理想状况下应将患肢抬到高于心脏水平,效果会更好。女性应避免使用过紧的腰带,因为腰带会降低大腿表浅静脉的血液回流。最后,尽可能减少站立的时间。在保健食品店可以买到七叶树籽提取物(300mg或七叶皂苷 50mg,每天 2 次),该药已被证实有效。

2. 对于特发性水肿(激素相关性水肿)的患者,使用利尿药会加重水肿。因为长期应用利尿药可引起醛固酮的分泌增加,从而加重水肿。血管紧张素转换酶抑制药可以抑制醛固酮的分泌,减少钠、水潴留,从而减轻水肿。常用药物包括卡托普利 25～50mg,口服,每日 2～3 次。限钠同样可以减轻特发性水肿,如果利尿药停用时间已经≥4 周,但水肿没有消退,则可使用螺内酯,开始时每天 50～100mg,最多可以增加到 100mg,每日 4 次。

3. 如果患者服用的药物有引起水肿的可能,则应停药观察,必要时应更换用药。

4. 有深静脉血栓的患者,应给予肝素抗凝来稳定斑块,之后口服抗凝药物双香豆素。

a. 急性深静脉血栓一般应用低分子肝素治疗,例如依诺肝素。经典治疗方案为依诺肝素 1mg/kg,每天 2 次,皮下注射,持续治疗直到 INR 保持在 2～3,后给予口服双香豆素。低分子肝素的优点有:安全有效,每天 2 次,且不需要监测部分凝血活酶时间(PTT)。

b. 对于初发的、原因明确(例如,手术或外伤)的深静脉血栓患者,应口服抗凝药双香豆素 3 个月。对于复发的或病因不明确的患者通常需要使用 6 个月或更长的时间(例如,血清狼疮抗凝物阳性)。

(王 炜 译)

参考文献

[1] Cho S, Atwood JE. Peripheral edema. Am J Med, 2002,113:580.

[2] Ely J,et al. Approach to leg edema of unclear etiology. J Am Board Fam Med,2006,19:148.

[3] O'Brien JG, et al. Treatment of edema. Am Fam Physician,2005,71:2111.

[4] Rose BD. Approach to the adult with edema. In: Rose BD, ed. Up To Date. Wellesley, Mass. UpToDate,2006. Accessed April 2007.

[5] Wells PS,et al. Value of assessment of pretest probability of deep vein thrombosis in clinical management. Lancet,1997,350:1795.

第24章 遗 尿

Kalyanakrishnan Ramakrishnan

要点

- 原发性单纯性遗尿［儿童夜间遗尿不伴下尿路症状(LUTS)，也没有膀胱功能障碍］是遗尿最常见的形式。
- 当遗尿还未对孩子身心产生影响时，家长应帮助孩子恢复信心，避免因遗尿对孩子进行责备、羞辱或惩罚。当遗尿对孩子造成了严重影响时，可以给予药物治疗和(或)警示治疗法。
- 对于态度积极的家庭，年龄稍大的孩子给予警示治疗是一种治疗单纯性夜间遗尿的有效方法。
- 对于单纯性遗尿伴夜间多尿的患者，膀胱容量正常，或不适宜进行警示治疗，或警示治疗无效的儿童来说，应用去氨加压素是最有效的治疗方法。

一、定义

遗尿(原发性夜间尿失禁)是指年龄大于 5 岁的儿童，反复的自发性排尿到床上或衣服上，至少每周 2 次，连续出现 3 个月。

1. 原发性单纯性遗尿是指儿童出现尿床，除了夜间不能自主控制排尿，并无其他症状。

2. 继发性单纯性遗尿是指儿童至少自主控制排尿 6 个月以上，又反复出现无法控制排尿的情况。

3. 非单纯性遗尿是指出现尿床，并伴有尿急、尿频、尿紧张、尿闭、尿痛，慢性便秘或大便失禁。

4. 年龄在 5 岁以上的儿童，清醒或睡眠情况下，不自主或有意的尿在衣服上，则被称为日间尿失禁或遗尿，过去的日间遗尿这个术语已经废弃。

二、常见诊断

据估计，在美国有 500 万～700 万的儿童患有原发性遗尿，80％为单纯性的，5％有器质性原因。

A. 原发性单纯性遗尿的危险因素

1. 家族史　父母一方患该病的儿童，其患病的可能性提高了 5～7 倍，父母双方都患有该病的儿童，该病的可能性提高 11 倍以上。

2. 发育迟缓　在发育迟缓的儿童中，有6.7％的 4～6 岁儿童会出现遗尿，2.8％的 11～12 岁的儿童出现遗尿(每年有 15％的儿童自愈)。这些孩子表现为中枢神经系统发育迟缓，语言和行为发育迟缓。

3. 男性　男孩患病率是女孩的 3 倍。

4. 深睡眠　出现异常深度睡眠的孩子易患遗尿。

5. 膀胱功能　膀胱容积小或不易储尿。

6. 夜间抗利尿激素(ADH)分泌不足

B. 日间遗尿的危险因素：有 20％的遗尿儿童会出现日间遗尿，危险因素包括：便秘、尿路感染、心理压力(家庭不健全或虐待)、镰状细胞病、阻塞性睡眠呼吸暂停(OSA)、慢性肾衰竭和糖尿病。

三、症状

对遗尿的孩子进行病情评估的时候，关键问题的回答有助于评估孩子发病的病因并给予相关治疗(表 24-1)。

表 24-1

遗尿儿童的重要病史

问题	意义/建议
区分原发或继发性遗尿:	
您的孩子有没有不尿床的时候?	"从来没有"提示原发性遗尿
区分非复杂性与复杂性遗尿:	
您的孩子会在白天尿裤吗?	"是的"详见日间尿失禁和遗尿
您的孩子出现过尿痛吗?	尿路感染
您的孩子多长时间排便一次?	"不经常"提示便秘
您的孩子有排便困难吗?	便秘
您的孩子有排便在裤子里吗?	大便失禁
区分膀胱功能障碍和夜尿增多:	
您的孩子每天排尿几次?(频率)	每天 7 次以上提示:膀胱功能异常
您的孩子有尿急吗?(紧急)	阳性提示膀胱功能障碍
您的孩子有排尿不净感吗?	阳性提示膀胱功能障碍
您的孩子每周会出现几个晚上尿床?	"大多数晚上"提示膀胱功能障碍
	"1 到 2 个晚上"提示夜尿增多
您的孩子每晚尿床一次以上吗?	阳性提示膀胱功能障碍
您的孩子每次尿床的量很多还是很少?	"量很大"提示夜尿增多
	"量很小"提示膀胱功能障碍
判断家长如何处理孩子尿床:	
尿床:您怎么样处理孩子晚上尿床?	注意引出家长已经做出的处理方法,警惕孩子是否被惩罚或羞辱

摘自 Thiedke CC. Nocturnal enuresis. *Am Fam Physician*. 2003;67:1499-1506,1509-1510.

四、体征

大多数到全科门诊治疗遗尿的儿童,其体格检查都是正常的。评价的重点应当放在可能引起该病的其他疾病或潜在的影响因素。

A. 血压

B. 生长曲线:发育迟缓,血压升高,或二者皆有提示肾脏疾病。

C. 腹部和生殖器检查:可以发现肾脏或膀胱增大,粪便污染多提示大便失禁,生殖器异常(尿道下裂,尿道狭窄,输尿管异位)。

D. 神经系统检查:包括步态、肌力、肌张力、感觉、反射、直肠张力(可发现潜在的神经疾病)。

E. 观察排尿过程中的开始和尿流中断过程:判断有无神经疾病或尿道狭窄。

五、实验室检查

门诊就诊的大多数儿童体检是正常的。在这些患者中,有意义的实验室检查包括尿常规和膀胱容量检测。通过测定残余尿量来估算膀胱容

量,正常的膀胱容量为年龄＋2(盎司,1 盎司＝28.35ml)。正常膀胱的残余尿量小于膀胱最大容量的 10%。

A. 体格检查、尿常规、残余尿量检测:均正常的儿童不需要进一步检查。

B. 进一步检查:体格检查,尿常规异常或两者均异常的儿童需要进一步检查。

1. 尿常规,尿比重(尿比重≤1.005 常见于尿崩症,急性肾小管坏死,肾盂肾炎。饮水后尿比重仍维持 1.010 提示慢性肾脏疾病。尿比重≥1.035 见于脱水,充血性心力衰竭,肝衰竭和休克);糖尿提示糖尿病或肾糖阈降低(例如怀孕)。

蛋白尿可以为良性或潜在的相关疾病(详见第 53 章)。血尿多提示膀胱炎或泌尿系结石,需要进一步检查(详见第 36 章)。白细胞尿伴脓尿,排除标本污染,多提示泌尿系感染,这也是引起多症状性遗尿的病因(详见第 21 章),应当进行抗生素治疗。

2. 血细胞计数,血生化检查,对诊断慢性肾功能不全、镰状细胞病有帮助。

3. 影像学：肾脏、膀胱超声或膀胱尿道造影对诊断儿童膀胱输尿管反流引起的泌尿系感染有帮助。当神经检查异常时可进行腰骶脊柱磁共振成像检查（例如，脊柱神经管闭合不全）。

4. 尿流动力学检查。测量残余尿量、膀胱功能检查可用来评估排尿功能障碍。

六、治疗

7 岁以下的儿童不建议进行治疗。除非遗尿对儿童造成精神压力，同时儿童必须理解并认为遗尿是一种影响自己生活的疾病，并愿意参与治疗。父母的参与对治疗成功非常重要。教育或告知家长该病可以自愈十分重要，引起遗尿的其他疾病应得到及时治疗。通便治疗和肠道功能训练对大便失禁相关性尿失禁有效；有睡眠呼吸暂停的儿童可行上呼吸道矫形术；心理治疗或家庭治疗可用来治疗心因性遗尿症。对于患有功能性排尿障碍，且愿意积极参与治疗的儿童，可以择使用生物反馈治疗。由感染引起的遗尿应当给予抗生素治疗。

A. 非药物治疗（疗程 3～6 个月）

1. 改善生活方式对单纯性遗尿有效，包括：

a. 教育孩子夜间起床上厕所，可以用闹钟或家长叫醒的方法。

b. 改善如厕环境，如设置床边便盆。

c. 调整饮水方式，每天上午饮用全天水量的 40%，下午早些时候饮用 40%，晚上饮用 20%。睡前避免过多饮水或饮用含咖啡因的饮料。

d. 鼓励孩子睡前排尿。

e. 停用尿片或尿垫，这样可以锻炼孩子感觉尿湿的能力。

f. 清晨让孩子清理床铺，但不要用惩罚的态度对孩子。批评和惩罚可以引起心理问题。

g. 用记日记或表格的方法来记录孩子的治疗过程。

h. 正强化治疗（例如，让孩子在日历上没有尿床的日期贴上自己喜欢的贴片）。

2. 行为调节治疗可能对白天排尿频繁的孩子有效。大多数或几乎每晚都遗尿的孩子，或每晚遗尿次数≥1 次的孩子可能有膀胱容量减低，并对警示治疗有效。

a. 遗尿警示治疗（表 24-2）。将微型晶体管报警器安装到患者的床和内衣里。当患者出现最先几滴尿液时，报警器就开始报警（通过声音、震动等），最终形成条件反射。对积极参与治疗家庭中的大龄儿童非常有效，治愈率接近 50%。

表 24-2

遗尿的干预治疗

干预方式	机　制	剂量/用法	副作用/建议	效果
不尿床的训练计划	定时排尿来排空膀胱	父母在孩子入睡 3h 将其叫醒	无副作用 安全，不需要尿床后再处理	单用效果不详，与警示治疗结合有效率达 75%
遗尿警示治疗*	报警装置在尿床时被激活，叫醒孩子进行排尿	每晚叫醒，治疗 2～3 个月	打扰孩子和家人夜间休息	复发率 20%，是最有效的干预方法 初次治愈率 75%～84%，停用后复发率 15%～30%
去氨加压素*	血管加压素的类似物，通过对远曲小管进行水重吸收和尿液浓缩来减少排尿	每晚每鼻一喷，20μg（10μg），口服 0.2～0.6mg，每日临睡前	头痛、腹部不适、恶心、鼻塞、鼻出血、视觉障碍、纳差。禁忌证包括习惯性多饮、高血压、心脏病、囊性纤维化	初始治愈率 86%，停药后复发率 94%，与丙哌维林合用有效率为 97%，与抗胆碱药物合用治疗儿童不稳定膀胱

（续　表）

干预方式	机　制	剂量/用法	副作用/建议	效果
丙咪嗪	增加膀胱容量,引起膀胱逼尿肌的收缩	初始剂量 25mg,每晚 1 次,无效的儿童可加量到 50mg,≥12 岁可加到 75mg	疲乏、嗜睡、烦躁、抑郁、睡眠障碍、胃肠道不适,罕见副作用包括癫痫、心律失常、用药过量当心成年人癫痫	4～6 个月的有效率达到 40%～60%,复发率达到 50%,儿童至少出现连续 14 到 28d 没有出现遗尿后,才可逐渐减药
奥昔布宁 奥昔布宁透皮控释贴片*	抗胆碱,解痉作用,缓解膀胱逼尿肌持续收缩	2.5～5mg,2～3/d 每周 2 次,每次 1 贴	口干、视物模糊、头痛、恶心、头晕、胃肠不适、心动过速可用来治疗多症状性遗尿	停药后可复发;病例报道对患者有益,前瞻性双盲试验显示与安慰剂相比无益处
托特罗定		1～2mg,2/d		
丙哌维林		0.4mg/kg,2/d		详见以上丙哌维林数据
吲哚美辛	抑制一氧化氮和前列腺素的合成,减少尿量,抑制膀胱和尿道收缩	50mg,每晚 1 次,2～3 周	恶心、呕吐、胃部不适、肾功能不全、短期使用副作用少	比安慰剂相比有效,具体疗程仍在研究中

* 与最大努力程度相关

b. 夜间警示(表 24-2),可以将报警器设置在儿童入睡后 3h,提醒孩子去排尿。

3. 自我催眠或催眠后暗示治疗可让孩子晚上起床使用卫生间。据报道对 5 岁以上儿童的治愈率为 77%。

B. 药物治疗(表 24-2)

1. 去氨加压素(DDAVP)通过增加远曲小管和集合管对水的重吸收来减少尿量。60%～70% 的儿童治疗有效,大多数(80%)停药后会复发。有鼻喷剂和片剂,对有遗尿家族史、无频繁尿床史,且膀胱容量正常的单纯性遗尿或夜尿增多的儿童疗效最好。也适用于家庭不愿参与或无法配合非药物治疗的儿童。

2. 抗胆碱类药物。例如,三环类抗抑郁药物丙咪嗪或奥昔布宁可以减轻尿道逼尿肌张力,增加膀胱容量,减少尿频尿急。其对尿急、逼尿肌张力过高引起的膀胱容量受限、日间尿失禁和遗尿,以及去氨加压素治疗不敏感的儿童有较好的疗效。副作用包括口干、视物模糊、头痛、恶心、头晕、胃肠道不适和心动过速。

C. 随访:定期随访对解决问题和疑虑、鼓励家长和孩子至关重要。对用药的孩子进行指导,推荐的随访时间是治疗结束后 2 周,或每月随访,连续 3 个月。

（王　炜　译）

参考文献

[1] Canadian Pediatric Society position statement(CP 2005-2002). Management of primary nocturnal enuresis. Paediatr Child Health,2005,10:611-614.

[2] Makari J, Rushton HG. Nocturnal enuresis. Am Fam Physician,2006,73:1611-1613.

[3] Neveus T, von Gontard A, Hoebeke P, et al. The standardization of terminology of lower urinary tract function in children and adolescents: report from the standardisation committee of the international children's continence society. J Urol,2006, 176:314-324.

[4] Thiedke CC. Nocturnal enuresis. Am Fam Physician,2003,67:1499-1506,1509-1510.

第25章　发育迟缓

Cathy Kamens

> 要点
> - 每次门诊体检都应对儿童的发育指标进行测量并在标准发育表格上进行记录。
> - 仔细的病史询问、体格检查和相关实验室检查是诊断和治疗儿童发育迟缓的基础。
> - 提供热量和多途径联合治疗是治疗儿童发育迟缓的关键。

一、定义

发育迟缓(FTT)是指婴儿或儿童体重降低,或体重增加无法达到生长量表标准的一个描述性诊断。发育迟缓本身不是一种疾病,而是一个由某种疾病所导致的症状或体征。每次门诊体检都应对婴儿或儿童的体重、身长(卧位测量,2岁以下)或身高(直立,2岁以上)和头围进行详细的测量。这些数据应绘制在标准发育曲线表当中(该曲线表可以通过访问疾病预防与控制中心网站www.cdc.gov/growthcharts)获得。每次都应对发育的情况进行评估,了解生长速度和生长百分比的变化情况。体重应该与身长(或身高)、头围进行比较,明确是否存在发育不均衡。目前没有发育迟缓诊断标准的共识,但对以下情况都应该进行相关检查。

1.体重或身高低于同年龄组第5个百分位的儿童。

2.生长迟缓横跨两个主要百分位的儿童。

3.该身高对应的体重低于第5个百分位的儿童。

二、一般诊断

儿童发育迟缓的发生率为3%～10%。一般在婴幼儿时期就可以发现。对于全科医师来说及时发现儿童是否存在发育迟缓十分重要。由于孩子的父母很难发现轻微发育速度缓慢——发育迟缓的特征。

A. 病因:发育迟缓的鉴别诊断很多,详见表25-1,但病因可分为以下4类,且这些病因常常会合并出现。

1.热量摄入不足,例如喂养方式错误或机械喂养困难。

2.由胃肠道疾病引起的吸收障碍。

3.热量利用障碍,例如一些代谢性或先天性疾病。

4.代谢需要量增多,例如一些代谢性疾病,肺血管病或肾疾病。

表 25-1

发育迟缓的临床表现、鉴别诊断以及相关实验室检查

病因	病史	体征	实验室检查
社会心理因素			
母乳喂养问题	乳头疼痛,泌乳不足或无乳	无症状的发育迟缓乳头破裂	无
喂养方式错误	喂养量不足,配方错误或饮用过多果汁	无症状的发育迟缓	无
婴儿的行为改变	拒绝奶瓶,烦躁 未重视婴儿的症状	冷漠,少动,微笑与发声减少	无
虐待或忽视	产妇抑郁症或精神病,父母滥用药物,"混乱"的家庭,家庭暴力	儿童卫生状况差,存在不同愈合程度的外伤或特征性损伤	无
经济条件差	无家可归,接受公共援助或救济食品	无症状的发育迟缓卫生条件差	无
胃肠道因素			
胃食管反流	频繁出现打嗝	呕吐,咳嗽,气喘	食管 pH 检查
颅面异常	鼻腔反流	体格检查可以发现	无
唇/腭裂	窒息,单侧流涕	腭裂和小颌畸形	
后鼻孔闭锁			
小颌畸形			
吸收不良	腹泻,腹痛,大便恶臭	腹胀,脱水,脂肪便	乳糖耐受实验,粪便 pH 测定,电解质测定,汗液试验,粪便脂肪检测,空肠活检,抗肌内膜抗体检测
乳糜泻			
对乳糖,牛奶不耐受,胰腺功能不全			
炎症性肠病	腹痛,腹泻,黑粪	粪便隐血试验阳性,发热	粪便隐血试验,血沉,钡剂灌肠
胆道疾病	陶土样便	黄疸,肝大	肝功能,腹部超声,肝活检
胆道闭锁			
肝硬化			
梗阻疾病	呕吐	腹胀	电解质检测
幽门狭窄	或餐后喷射样呕吐	腹部肿块(橄榄样)	腹部 X 线平片
肠转位不良		脱水	腹部超声
先天性巨结肠			
肾脏疾病			
肾小管性酸中毒	多尿,呕吐	呼吸急促,肌力下降	肾脏超声 电解质,血气
慢性肾衰竭	精神萎靡,皮肤瘙痒,多尿,烦渴	皮肤苍白,水肿脱水,烦躁	尿常规,电解质,血尿素氮,肌酐 肾脏超声
尿崩症			
心肺疾病			
先天性心脏病	气促,口唇发绀	发绀,心脏杂音	X 线胸片,心电图,心脏超声
充血性心力衰竭	呼吸急促,水肿口唇发绀	发绀,啰音,水肿	X 线胸片,心脏超声
哮喘	咳嗽,呼吸急促	呼吸急促,喘鸣	肺功能检查

（续　表）

病因	病史	体征	实验室检查
支气管肺发育不良	早产儿或呼吸系统病史	呼吸急促	肺功能检测
囊性纤维化		回缩	血氧饱和度
呼吸道解剖异常	频繁的呼吸道感染	呼吸急促,喘息	肺功能
气管食管瘘	进食缓慢呛咳	喘鸣	汗液试验
血管悬吊		胃管插管困难	X线胸片
睡眠呼吸暂停	肺炎病史		食管钡剂
	打鼾,用口呼吸	腺扁桃体肥大	
内分泌系统			睡眠监测
甲状腺疾病	皮肤干燥或潮湿	烦躁或动作缓慢	血清甲状腺素
	怕冷或怕热	皮温升高或降低	促甲状腺素
糖尿病	多饮,多食,多尿	嗜睡,Kussmaul	尿常规,血糖
		呼吸	pH
肾上腺疾病	肥胖,睡眠不良	高血压或低血压	尿皮质醇,血浆
		糖尿病	促肾上腺皮质激素
甲状旁腺疾病	肌肉疼痛,痉挛	手足抽搐	血钙,甲状旁腺素
	腹痛	白内障	
垂体疾病	可以不存在相关病史	前额突出	
生长激素分泌不足		腹部增大	生长激素激发试验
神经系统			
发育异常	有发育延迟的病史	可以正常或畸形	无
脑积水	烦躁,嗜睡,呕吐	头围增大,前囟突出,头皮静脉扩张	头部CT或MRI
神经肌肉疾病	运动神经发育迟缓	痉挛,肌张力减低	头部CT或MRI
脑麻痹		小头畸形	
脑出血	头痛,呕吐,头部外伤史	颈部僵硬,偏瘫	头部CT或MRI
感染			
泌尿系感染	发热,烦躁	发热,耻骨上压痛	尿常规,尿培养
感染性腹泻	腹泻,黑粪	腹胀,腹痛,发热	粪培养,粪内找虫卵,寄生虫
鹅口疮	拒食	口腔黏膜白斑	无
复发性扁桃体炎	咽喉痛,口臭,用口呼吸	扁桃体肥大,颈部淋巴结肿大	咽拭子培养
结核	在高危地区旅行或与高危人群接触	淋巴结肿大	PPD试验,胸片
人类免疫缺陷病毒	产妇有感染该病的高危病史	发热,淋巴结肿大	HIV抗体检测
肝炎	产妇有感染该病的高危病史	黄疸,肝大	肝功能检查肝炎血清学检查
免疫低下	频繁感染	淋巴结肿大	全血细胞检查IgG,IgM,IgA定量
先天性疾病			
先天性代谢异常	嗜睡	可以正常	新生儿筛检

（续　表）

病因	病史	体征	实验室检查
染色体异常			
特纳综合征	高龄产妇病史	发育畸形包括：颈部短平,肘	染色体检查
唐氏综合征	颈部皮肤松散	外翻,内眦赘皮,掌心只有	
	手肿	一条很深的横纹	
骨骼发育不良	阳性家族史	四肢短小,三叉手	骨盆,腰椎,四肢摄片
	孕妇有饮酒或滥用		
先天性综合征	药物史	对称性发育迟缓,睑裂变窄,	无
胎儿酒精综合征	儿童有发育迟缓史	内眦赘皮,上颌骨发育不	
		良,小颌畸形	
其他			
恶性疾病	发热,疲劳	淋巴结肿大,肿瘤	全血细胞,血沉
药物或毒物中毒	暴露含铅的油漆		血铅,毒物筛查
铅中毒,误食	用药错误	可以正常	
营养不良,缺铁	单用母乳喂养	皮肤苍白	全血细胞检查
缺锌	未及时添加辅食	皮炎	
维生素 D 缺乏	单用母乳喂养	前囟增大	X 线,血钙,碱性
（佝偻病）	阳光照射不足	骨骼畸形	磷酸酶检测
结缔组织病	发热,关节痛,肌痛	关节炎,红斑	血沉,血常规
		肌炎	抗核抗体
正常变异			
家族性身材短小	家族史	对称性发育迟缓,体格检查	骨龄 X 线检测
		正常	
体质性生长延迟	家族史	对称性发育迟缓,体格检查	骨龄 X 线检测
		正常	
		进入青春期延迟	
宫内发育迟缓	出生孕龄小或早产	肝脾大	病毒抗体滴度检测
		脉络膜视网膜炎	尿巨细胞病毒检测

B. 发育迟缓应当与以下正常变异进行鉴别： 下列的生长障碍多为对称性。

1. 家族性身材矮小。这些家庭的孩子出现生长缓慢是基于儿童生长潜力的生理性调节,大约有 25％的正常婴儿会在出生后 2 年内出现该症状。计算双亲的平均身高有利于估算儿童的生长潜力。

> 父母平均身高的计算：
> 女孩：$\dfrac{父亲身高＋母亲身高－13cm}{2}$　　男孩：$\dfrac{父亲身高＋母亲身高＋13cm}{2}$

以下情况可以诊断家族性身材矮小：

a. 身高与体重成比例下降。

b. 骨龄与实际年龄一致。

c. 有身材矮小的家族史。

d. 儿童的年生长率保持正常,没有进一步的下降。

2. 体质性生长延迟是指出生后 3 年内出现生长缓慢,然后稳定地按照一个新的生长曲线进

行直到青春期,此时会再次出现一个生长高峰。在以下的情况下可能会出现体质性生长延迟:

a. 体重和身高成比例下降。

b. 骨龄比实际年龄小,骨骼的成熟要延迟2～3年。

c. 父母或兄弟姐妹有类似的发育史。

d. 详细检查后没有发现因摄入不足,或其他原因引起的发育迟缓。

3. 宫内发育迟缓是由于孕前因素而非遗传因素引起的胎儿在子宫内发育异常。

a. 若初生儿体重低于第五个百分位或体重低于 2500g 即可诊断。

b. 这类婴儿中许多在出生后 6 个月内与同龄正常婴儿发育水平一致,但在出生几年内生长速度较慢。

c. 在严密随访下,这些婴儿体重有明显的增加,低体重儿应当在 4 个月内体重增加 2 倍,1 岁时体重增加 3 倍。

d. 由早产导致的极低体重儿(体重低于 1500g)应根据极低体重儿生长曲线图进行随访,并根据胎龄重新计算产后年龄。

三、病史

对于发育不良的儿童应详细询问病史,包括以下几个方面(表 25-1):

A. **喂养史**:询问内容包括母乳喂养方式,乳汁是否分泌不足或无乳,哺乳的频率,哺乳量,配方奶的选择,哺乳的时间和质量,哺乳的技术,个人的宗教信仰和饮食习惯。

B. **饮食史**:询问过去 24～72h 的饮食情况。

C. **既往的用药史**:询问出生体重,产前和分娩情况,疾病史和住院史。

D. **发育史**:询问具有重要意义的发育史,开始说话的时间,自主行为的产生时间,个性形成的时间。

E. **社会史**:询问家庭居住情况,经济是否拮据,家庭是否压力大,父母的就业情况,父母是否存在滥用药物,以及是否存在家庭暴力或家庭虐待。

F. **家族史**:询问家庭的精神疾病史(尤其是否有产妇抑郁症史),儿童相关疾病,精神发育迟滞,遗传异常等疾病的病史,父母或兄弟姐妹是否存

在发育迟缓的病史,计算父母平均身高。

G. **系统回顾**:询问是否出现过呕吐、溢乳、窒息、腹泻、呼吸困难和呼吸急促。

四、体征(表 25-1)

详细的体格检查能够发现相关的体征,以此为线索找出发育迟缓的病因。其内容包括以下几个方面。

1. 精确地测量并记录身高、体重和头围。测量和记录不准确可能会导致误诊,因此诊断的第一步应该是重新测量数据并进行记录。

2. 一般情况和生命体征。

3. 畸形或组织结构异常。

4. 忽视或虐待的体征。

5. 对心血管系统、呼吸系统和消化系统进行检查,同时进行口咽部和淋巴结的检查。

6. 神经系统检查。

此外,生长方式也可以为诊断提供相关帮助。

a. 对于不对称的发育迟缓,头围减小多由社会心理因素或全身性疾病引起,但严重的发育迟缓还可引起身高下降。

b. 对称的发育迟缓,其体重、身高和头围是成比例的,可能是正常的变异或原发性中枢神经系统疾病。

c. 单独的身材矮小,其体重减轻,很可能是由内分泌或遗传疾病引起。

五、实验室检查(表 25-1)

对于发育迟缓的诊断没有常规的实验室检查,在所进行的实验室检查中,只有不到 1% 的检查结果能够提供有用的信息。应根据病史和体征以及营养干预治疗的效果来选择检查。

六、治疗

发育迟缓应早发现、早治疗。根据用药史、家族史、社会史和引起心理疾病的危险因素来进行个体化治疗,理想的治疗方法是多途径的联合治疗。治疗目标如下。

1. 发现并治疗相关疾病。

2. 摄入高热量的食物使患儿加速生长,达到发育正常的标准。

a. 给予高热量的浓缩配方食物,或每餐添加

稻谷类辅食,使儿童每日热量摄入达到推荐值的150%。需要加速生长患儿的热量需求(kcal/kg)。推荐的日摄入量＝[年龄×该年龄理想中位体重(kg)]/实际体重。

b. 儿童还需要补充各种维生素、铁和锌等微量元素。

3. 根据儿童的年龄或发育障碍的程度来进行密切的随访,每隔几周来门诊随访,检查儿童体重是否增加,一般数月后儿童才能达到正常生长曲线的基线。

4. 应用多种方法对家庭进行教育和支持,治疗小组成员包括全科医师、专科医师、营养师、社工、语言治疗师、职业治疗师、心理学家和社会服务机构。治疗计划应当切实可行,同时应兼顾民族文化差异以及家庭生活习惯。

5. 除了以下情况,很少需要入院治疗:

a. 有证据显示儿童遭受虐待或忽视,或有其他危险因素。

b. 儿童有重度营养不良或生命体征不稳定。

c. 门诊治疗的疗效不佳。

七、预后

对于发育迟缓的儿童来说,该病会对他们的躯体、意识、行为和发育造成长期的影响,这些影响会随着危险因素的增加而增强,也会随着年龄的增长而减弱。目前还不清楚病情的严重程度和患病时间是否影响预后,很难明确哪些病因对发育迟缓产生的长期影响。

(王　炜　译)

参考文献

[1] Corbett SS,Drewett RF. To what extent is failure to thrive in infancy associated with poorer cognitive development? A review and meta-analysis. J Child Psychol Psychiatry,2004,45(3):641-654.

[2] Jolley CD. Failure to thrive. Curr Probl Pediatr Adolesc Health Care,2003,33:183-206.

[3] Krugman SD, Dubowitz H. Failure to thrive. Am Fam Physician,2003,68(5):879-884.

[4] Rudolph CD, et al. Failure to thrive. In: Rudolph AM, Rudolph CD, eds. Rudolph's Pediatrics. 21st ed. New York,NY:McGraw-Hill,2003:7-12.

[5] Samuels RC,Cohen LE. Understanding growth patterns in short stature. Contemp Pediatr, 2001, 18(6):94-112.

第26章 疲 劳

Anthony F. Vaidini

要点
- 疲劳的时间越长越容易引起心理问题。
- 询问病史和体格检查比盲目的实验室检查更有助于揭示疲劳的原因。
- 导致疲劳的原因有很多,包括躯体性、精神性、生理性(例如,睡眠缺乏)或混合性。混合性因素比单一因素更为常见,这也可能解释疲劳很难消除的原因。
- 仅仅发现了一个异常状况并不意味着疲劳的问题就"解决"了。首先,产生疲劳主诉的原因很多,其次,异常可能已经治疗并解决,但患者仍有疲劳的主诉。
- 大多数有疲劳主诉的患者都伴有抑郁。

一、定义

疲劳是患者主观感到劳累、疲乏或精力不振。

二、一般诊断

在基层门诊的常见症状中,疲劳占第 7 位。每年大约有 1000 万人因此进行门诊咨询。很多研究显示疲劳的发病率是 10%～20%,一组调查显示全科门诊中有 6.7% 的患者主诉疲劳。相对于未确诊患者,被诊断为疲劳的患者就医和住院的次数会增加,这将导致更多的医药开支,诊断出新的疾病,其中精神因素引起的疾病比例会上升。几乎每一种躯体性和精神性疾病都会引起疲劳,下面将用于评价疲劳患者的 4 种分类列出来。

1. 生理性疲劳是由劳累过度、睡眠不足或特定的生理性应激反应引起,例如怀孕。身心健康的人在遭受压力时也可以产生生理性疲劳,与男性相比,女性人群在一天中、一生中工作时间更长,这也部分说明了为什么女性比男性更容易因为疲劳而就诊。睡眠不规律或睡眠不足(例如,照顾儿童的父母)、节食、运动过量或不足、工作交替或工作时间过长的人发生生理性疲劳的风险增加。

2. 躯体性疲劳的原因包括感染、内分泌失调、心血管疾病、贫血和药物(处方药、非处方药、嗜酒或其他药物的滥用);少见的原因包括癌症、结缔组织病、其他一些导致躯体性疲劳的疾病。

3. 心理疾病包括抑郁、焦虑、应激和情绪适应等都可以导致生理性疲劳。嗜酒者的子女患抑郁症和生理性疲劳的概率增加。

4. "混合"性疲劳常被忽视,包括 2 个或以上的疲劳类型同时出现。

三、症状(表 26-1)

1. 躯体性因素引起的疲劳通常持续 1 个月或以下。精神性因素引起的疲劳一般持续 3 个月或以上。

2. 发热、寒战、出汗和明显的体重减轻与感染和癌症相关。

表 26-1

区别精神性疲劳与躯体性疲劳的特征

特征	精神性	躯体性
病程	慢性	急性
原始问题	欲望	能力
诱因	与压力相关	与压力无关
昼夜规律	清晨加重	午夜加重
发病形式	时轻时重	逐渐加重
活动产生的影响	缓解	加重
相关症状	多样，无特异性	少，有特异性
先决问题	功能性	器质性
家庭因素	压力性	支持性
临床表现	抑郁/焦虑	疾病
家族史	心理/嗜酒	无
安慰剂效应	有	无
休息	不能缓解/恶化	可以缓解
适应能力下降	否	是

经作者允许摘自 Katerndahl DA. Differentiation of physical and psychological fatigue. *Fam Pract Res J*, 1993,13:82.

3. 病史特点：进行内分泌与心血管的系统回顾可以区分精神性、躯体性和混合性疲劳。回顾睡眠、工作和旅行情况，结合患者的躯体功能情况有助于寻找疲劳原因。疲劳应该与虚弱和过度嗜睡进行区别，后者可能源于神经肌肉疾病（例如，肌无力）或睡眠障碍（例如，阻塞性睡眠呼吸暂停，发作性睡病）。区别躯体性和精神性疲劳的可靠特征是疲劳的持续时间，即躯体性或生理性因素多引起急性疲劳，而慢性疲劳多与精神性或混合性因素相关。据报道 69%～80% 的抑郁症初诊患者，与躯体症状相关的主诉只有 1 个，与躯体症状相关的主诉有 5 个以上是重症抑郁的一个独立预测因子。

4. 慢性疲劳综合征（CFS）：是一个特征性的诊断。国际慢性疲劳综合征研究小组于 1994 年对 1988 年的定义进行了重新修订。新的定义为：疲劳持续时间 6 个月或以上，排除其他疾病，并且至少有 4 个以上特异性症状的临床表现（图 26-1）。在慢性疲劳综合征的症状和体征中，Komaroff 和 Buchwald 发现了以下各种症状的出现概率：低热（60%～95%）、肌痛（20%～95%）、睡眠障碍（15%～90%）、认知功能受损（50%～85%）、抑郁（70%～85%）、头痛（35%～85%）、咽炎（50%～75%）、焦虑（50%～70%）、虚弱（40%～70%）、活动后疲倦（50%～60%）、关节痛（40%～50%）、淋巴结痛（30%～40%）。尽管慢性疲劳综合征可能与"轻度或重度"的免疫异常、病毒感染（例如，EB 病毒、人疱疹病毒 6 型、反转录病毒等）相关，但产生慢性疲劳综合征的真正病因不明。2003 年国际慢性疲劳综合征研究小组针对 1994 年修订时的一些含糊的概念进行了明确定义，研究小组推荐使用一些标准化工具来量化主要的症状和失能。

a. 慢性原发性疲劳。并不是所有慢性疲劳症状患者都满足慢性疲劳综合征的诊断标准，通过临床评估后，许多人虽然出现了 6 个月或更长时间的疲劳症状，但是他们仍不符合慢性疲劳综合征的诊断标准，这些患者我们称之为"慢性原发性疲劳"。

b. 许多病程超过 1 年的疲劳患者都有严重的精神问题。

抑郁是引起疲劳的一种常见的精神问题，但是许多医生都不愿轻易作出抑郁的诊断。这时应用抑郁量表（例如，Beck 表）可能有帮助。详见第 92 章。

四、体征

引起急性疲劳的躯体性原因（如啰音、水肿、充血性心力衰竭）。

不要忽略由于感染（例如，淋巴结肿大或体温升高）、结缔组织病（例如，关节外表现）和癌症所引起的轻微改变。

五、实验室检查（图 26-2）

根据体征进行的实验室检查比单独根据疲劳主诉所进行的实验室筛查更有意义。医生应对实验室检查的结果进行复查，同时应注意超过 1 年的实验室检查结果是不可靠的。

A. 一级检查：因为导致躯体性疲劳的最常见的原因是感染（病毒感染最常见）、内分泌因素（甲状腺疾病和糖尿病）和心血管病，所以一级实验室检查应该包括以下内容。

1. 血常规及分类、血沉、尿常规和生化系列（例如 SMA-23）。

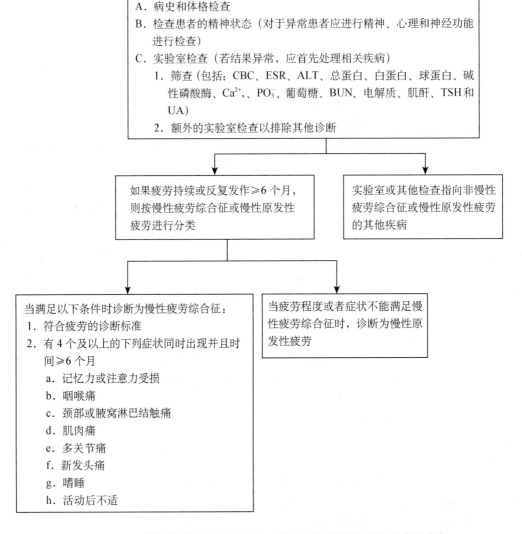

图 26-1   国际慢性疲劳综合征研究小组建议对无法解释的慢性疲劳的分类

ALT:谷丙转氨酶;BUN:血尿素氮;CBC:全血细胞计数;ESR:红细胞沉降率;PO_3^-:磷酸根;
TSH:促甲状腺激素;UA:尿酸

2. 甲状腺功能。

3. 育龄妇女应进行早孕检测。

4. 对年龄/性别进行相关肿瘤指标筛查(US-PHS 工作指南),虽然检查结果很少能解释疲劳的原因,但这样可使患者和医生更加了解病情,应作为全面评估病情的一部分。

B.二级检查:诊断意义较小,但可作为评估病情的依据,包括以下检查:

1.X 线胸片可以帮助诊断淋巴结肿大、充血性心力衰竭、肺部感染和肿瘤。

2. 心电图可以诊断无症状的心肌梗死或心肌缺血。

3. 血清学检查(RF、ANA、anti-Ro、anti-La)可发现结缔组织病引起的疲劳。

4. 药物筛查(包括乙醇)有时也会有意义。

5. 在特定人群或多发地区,应进行 HCV 抗体、人免疫缺陷病毒、结核菌素皮试、莱姆滴度测试以及 VDRL 的检测。

C. 三级检查:可以发现一些导致疲劳的少见疾病,这些病往往都会有特定的征象(例如,艾迪

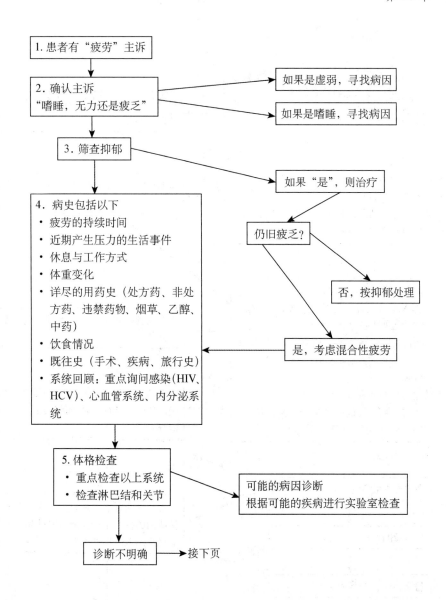

图 26-2　对疲劳患者的评估流程(1)

ANA:抗核抗体;CHF:充血性心力衰竭;HIV:人免疫缺陷病毒;HCV:丙型肝炎病毒;PPD:结核纯蛋白衍生物;VDRL:性病实验室检查

生病、多发性硬化症、重症肌无力和中毒)。因为这些疾病罕见,所以最后才考虑。

　　D.**异常的实验室结果** 治疗的前提是实验室结果异常,并确定是否是疲劳的病因。如果特定的实验室结果恢复正常,应重新进行检查以明确疲劳的原因。

六、治疗

　　A.**病因明确**:针对躯体性、精神性因素进行治疗。

B.病因不明

　　1. **行为治疗**　尽管有严密的随访,但许多慢性疲劳的原因仍不明确。在这种情况下认知行为治疗和分级运动康复计划较为有效。此外,小组治疗会给患者带来安慰,这种模式应在那些经过特定治疗后效果不佳的患者中推广。

　　2. **药物治疗**　药物治疗对于病因不明的疲劳疗效有限。这些方案包括维生素、甲状腺激素替代物(针对亚临床性的甲状腺功能减退)、生长激素、安非他命、帕吗啉、莫待芬和氢化可的松等。

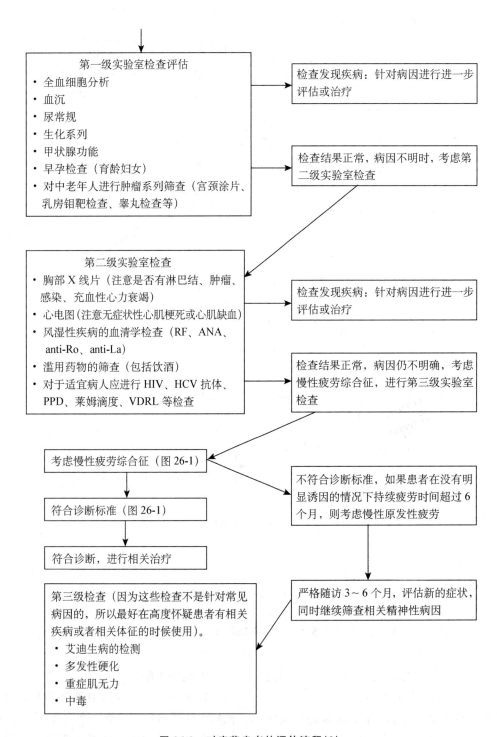

图 26-2　对疲劳患者的评估流程(2)

对原因不明的疲劳患者药物治疗的效果不明确。对于无明显原因引起的抑郁或纤维肌痛患者,应进行 2 个月的实验性抗抑郁治疗。

3. 饮食治疗　饮食治疗的效果并不明确。虽然疲劳与患者体重指数＞40 相关,但并没有资料能够证实减肥可有效减轻肥胖患者的疲劳感。然而,通过均衡营养饮食来达到并维持理想体重是保持健康的好方法,并对疲劳患者可能有帮助。

4. 药物补充治疗(CAM)　通过对药物补充治疗的研究,尚未发现有效的依据。应用药物补充治疗的疲劳患者也没有报道不良反应。药物补充治疗目前还有待观察。

5. 随访 目前还不清楚疲劳患者应该随访的时间。在寻找病因的阶段,每 2 个月进行一次随诊有助于加强医患关系。在后期可减少到一年 2 次,这样做让患者知道自己仍被别人关心,这样的心理状态有帮于治疗。在每次的随诊过程中,应进行躯体、环境和精神症状与体征的回顾。医生的支持、复查和随诊,对于原因不明的疲劳患者治疗来说十分重要。

人们对以"疲劳"主诉的自然病程进行了一系列的研究,对 73 个疲劳患者和 72 个非疲劳患者应用活力积分指数 Rand 进行重新评估,一年后 41% 的疲劳患者症状消失,15 个非疲劳的患者出现疲劳症状。对于诊断为躯体性或精神性疲劳的患者来说,其症状改善情况没有明显差异。诊断为慢性疲劳综合征的患者病情也可以出现改善,但完全缓解的人比一般疲劳患者要少许多。

(王 炜 曲 毅 译)

参考文献

[1] Komaroff AL, Buchwald D. Symptoms and signs of chronic fatigue syndrome. Rev Infect Dis, 1991, 13 (Suppl 1): S8-11.

[2] Kroenke K, Wood Dr, Mangelsdorff AD, et al. Chronic fatigue in primary care. Prevalence, patient characteristics and outcome. JAMA, 1988, 260: 929-934.

[3] Fukada K, Strauss SE, Hickie I, et al. The chronic fatigue syndrome: A comprehensive approach to its definition and study. Ann Intern Med, 1994, 121: 953-959.

[4] Reeves WC, Lloyd A, Vernon SD, et al. and the International Chronic Fatigue Syndrome Study Group. Identification of ambiguities in the 1994 chronic fatigue syndrome research case definition and recommendations for resolution. http: // www. biomedcentral. com/1472-6963/3/25. Accessed September 15, 2008.

[5] Whiting P, Gagnall AM, Sowden AJ, et al. Interventions for the treatment and management of the Chronic Fatigue Syndrome. JAMA, 2001, 286: 1360-1368.

第27章 水、电解质代谢紊乱与酸碱失衡

Lara Carson Weinstein，Marc Jay Altshuler

要点

- 在急诊室，水、电解质代谢紊乱和酸碱失衡多在确诊的慢性病患者进行生化系列检查时发现。这些经常由于近期更换药物，或患有未诊断出的内分泌疾病或发生了急性胃肠疾病。
- 水、电解质平衡失调在老年患者中相当常见。
- 原发性甲状旁腺功能亢进是门诊高钙血症的主要病因，其多在进行常规体检时发现血钙升高而确诊。

一、定义和常见诊断

A. 由于液体在胃肠道（例如，呕吐、腹泻）、皮肤（例如，出汗、发热）、肾脏（例如，利尿、肾间质疾病）的丢失和第三间隙的聚集（例如，药物过量导致的血管扩张、胰腺炎），引起的有效循环容量减少，间质容量扩大导致水肿。在门诊，水肿最常见的原因是充血性心力衰竭，还可见于肝硬化、肾衰竭和肾病综合征。

1. 低钠血症 血钠≤135mmol/L，可分为渗透压型和容量型。大多数低钠血症是低渗型的。

a. 低渗高血容量性低钠血症常见于充血性心力衰竭、肝脏疾病、慢性肾衰竭或妊娠。

b. 低渗正常血容量性低钠血症常见于甲状腺功能减退、原发性多饮和肾上腺皮质功能不全。然而最常见的病因是抗利尿激素分泌异常综合征（SIADH）。导致 SIADH 的病因有，肿瘤（例如，小细胞肺癌）、肺病（例如，军团菌肺炎）、中枢神经系统疾病（例如，外伤、感染、肿瘤）或药物〔例如，5-羟色胺再摄取抑制药（SSRIs）、三环类药物、卡马西平、二甲双胍类、茶碱类等〕。

c. 低渗低容量性低钠血症是由有效循环血量减少引起，多见于门诊长期应用利尿药的患者，还可以由肾功能丧失（例如，渗透性利尿、尿崩症）、消化道失液（例如，腹泻、呕吐）、严重烧伤或隐性失水（例如，肠梗阻、胰腺炎、腹膜炎）等引起。

d. 高渗低钠血症典型的病因是严重的血糖升高。

e. 等渗低钠血症的病因是高三酰甘油血症或异型蛋白血症（假性低钠血症）或经尿道前列腺切除后综合征，因手术中大量使用不含钠的冲洗液（例如，甘氨酸）被机体吸收而导致稀释性低钠血症。

2. 高钠血症 血钠≥145mmol/L，大多数由失水引起，偶尔由原发性血钠升高引起。导致高钠血症的危险因素有高龄、口渴中枢受损和药物引起的肾性尿崩症（例如，锂剂）。

3. 低钾血症 血钾≤3.5mmol/L，因使用利尿药和消化道丢失（例如，大量腹泻、泻药引起的饮食障碍和呕吐）引起，还可由促进钾离子向膜内转运的药物引起，包括 β_2 拟副交感神经激动药、茶碱和胰岛素。罕见的病因包括原发或继发的醛固酮增多症、Ⅰ型或Ⅱ型肾小管酸中毒。

4. 高钾血症 血钾≥5mmol/L，病因包括肾脏分泌钾离子障碍或药物引起的钾离子向细胞外转运。高钾还可见于使用影响排钾的药物（例如，

保钾利尿药、血管紧张素转化酶抑制药、非甾体类抗炎药)的慢性肾衰竭患者。也可以见于肾上腺皮质功能不全、酸中毒、未经控制的糖尿病或过度补钾。假性高钾血症是由血样本溶血引起的。

5. **低钙血症** 血清钙≤8mg/dl(离子钙≤4mg/dl),病因包括慢性肾衰竭、急性胰腺炎、广泛的成骨细胞转移瘤。甲状旁腺功能减退症或因甲状腺或甲状旁腺手术后的"骨饥饿综合征"、维生素 D 缺乏、酒精中毒和低体重新生儿。

6. **高钙血症** 血清钙≥10mg/dl(离子钙≥5.6mg/dl),病因包括原发性甲状旁腺功能亢进,90％以上的高钙血症由恶性疾病引起,在老年妇女中原发性甲状旁腺功能亢进的发病率为 1/500。罕见病因包括结节病、甲状腺功能亢进、锂剂应用和乳-碱综合征。

B. 导致原发性酸碱失衡的常见病因见图 27-1。

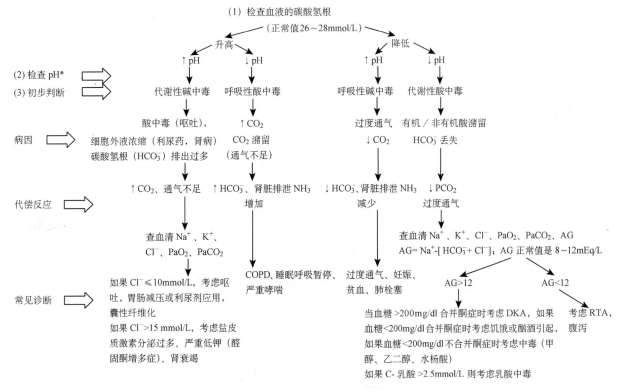

* 以下情况考虑混合因素:①血清碳酸氢根与 PCO_2 不相关;②pH 正常或接近正常

图 27-1 酸碱失衡概述

AG:阴离子间隙;COPD:慢性阻塞性肺疾病;DKA:糖尿病酮症酸中毒;ECF:细胞外液;RTA:肾小管酸中毒

二、症状

水、电解质和酸碱平衡失衡的程度与症状的轻重无紧密联系。与实验室检查相比,根据症状诊断该病缺乏特异性和灵敏性。当水、电解质和酸碱平衡失衡迅速发展出现明显的症状,包括嗜睡、疲劳/虚弱或烦躁。

1. 严重的低钠血症、高钠血症或低钙血症可引起癫痫。

2. 高钾血症可以引起严重的肌无力。

3. 高钙血症的症状比较复杂,包括厌食、恶心、呕吐、便秘、肾结石、意识模糊和多尿。

4. 呼吸性碱中毒/过度通气的症状包括烦躁、感觉异常、肌肉痉挛和头晕目眩。

5. 呕吐可以引起代谢性碱中毒。

三、体征

与实验室相比,水、电解质和酸碱平衡失衡的体征缺乏特异性和敏感性。与之相关的体征包括以下方面。

A.痉挛、肌肉抽搐和反射亢进可见于慢性高钠血症。

B.面部叩击征(Chvostek 征)阳性(在耳前叩击面神经时引起面部肌肉抽搐)见于低钙血症。

C.异常的软组织钙化常见于高钙血症。

D.焦虑或呼吸急促常见于呼吸性碱中毒或代谢性酸中毒。

四、实验室检查

应当根据危险因素/症状/体征来选择相关的实验室检查,这样就可以明确水、电解质和酸碱失衡的种类(图 27-1 至图 27-4)。

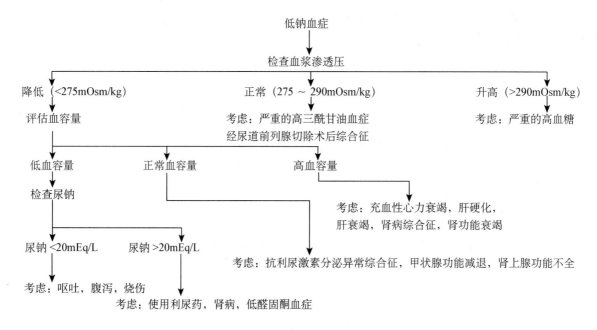

图 27-2 低钠血症,抗利尿激素分泌异常综合征诊断流程

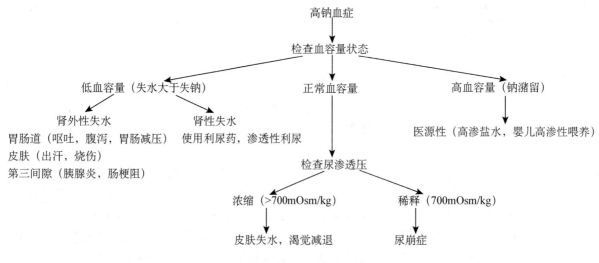

图 27-3 高钠血症的诊断流程

A.对于高钾或低钾血症的患者,应进行以下检查:血电解质、血肌酐、血尿素氮、血糖、动脉血气分析(ABG)、尿钠、尿钾、尿氯、尿肌酐和心电图。

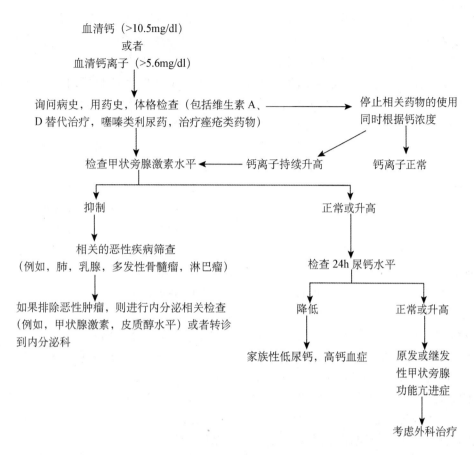

图 27-4　高钙血症的诊治流程

1. 低钾血症患者的心电图会出现 T 波低平或倒置、U 波、ST 段压低;同时应当进行尿钾及酸碱平衡的检测。

2. 高钾血症患者的心电图会出现 T 波高尖、QRS 波群增宽,最终出现室颤。

B. 对于低钙血症的患者,应进行血清游离钙、磷、镁、氯离子以及甲状旁腺激素、25-羟维生素 D 的检测。

C. 伴呼吸性碱中毒的患者,其心电图会因低碳酸血症而产生 ST 段下移。

五、治疗

治疗的原则是纠正水、电解质和酸碱失衡的同时消除病因。

A. 低钠血症

1. 对低钠血症患者补液时应小心,对于长时间低钠(例如,低钠的持续时间≥48h)的患者应避免过度积极的纠正血钠,以免产生由渗透性脱髓鞘综合征(ODS)引起的低钠性脑水肿。对于慢性轻度低钠伴血容量不足的患者应在医院内接受补液治疗,治疗应用 0.9% 的生理盐水,维持血清钠离子升高速度在 0.5mEq/(L·h)。24h 血钠升高不超过 10~12mEq/L。

2. 重度急性低钠血症伴明显的神经症状(例如,癫痫)的患者应当立即住院,给予 3% 的盐水静脉补液 3~4h,使血钠浓度以 1~2mEq/(L·h)回升,24h 后血钠最多升高 10~12mEq/L。

3. 在治疗充血性心力衰竭伴低钠血症时,限盐、限水,同时应用血管紧张素转化酶抑制药可以起到良好的疗效。

4. 抗利尿激素分泌异常综合征的治疗原则是:严格限水(每天 1000~1500ml)的同时,积极治疗病因。

B. 高钠血症

1. 一般治疗原则包括补液治疗,对于低血容量血症的患者应住院治疗,给予 0.9% 生理盐水静脉输入,直到患者血流动力学状态稳定。

a. 缺水量可以应用以下公式计算。

缺水量＝人体含水量×(血浆钠离子/140－1)

人体水含量:0.6(儿童);0.6(成年男性);0.5(成年女性);0.5(老年男性);0.45(老年女性)。

　　b. 最初24h补液量应小于总补液量的50%,剩下的液体在随后的1~2d补完。为了防止脑水肿的发生,血钠浓度下降速度应当维持在0.5~1mEq/(L·h)。24h内下降速度应当维持在10~12mEq/(L·h)。为防止复发,还应给患者每日正常需要量的液体。

2. 中枢性尿崩症应给予去氨加压素治疗。初始剂量为5μg/d,滴鼻。

3. 肾性尿崩以对症、支持治疗为主。

C.低钾血症

1. 应用噻嗪类或襻利尿药治疗的病人每日需要补充钾离子20~60mEq。

　　a. 应鼓励患者尽量从食物中补充钾离子。

　　b. 如果患者仍持续低钾,则考虑补钾治疗(例如,氯化钾),初始剂量20mEq/d,或者应用保钾利尿药(例如,螺内酯)。开始时应每周监测血钾,之后每2~4周监测一次,直到血钾稳定。对于肾功能不全的患者,应适当增加监测频率。

2. 中到重度低钾(≤3.0mEq/L)患者应当立即入院治疗。

D.高钾血症

1. 轻度高钾血症(≤6.0mEq/L),可在门诊治疗对肾功能不全的患者限制每日钾摄入量,并重新询问用药史。

2. 重度高钾血症(≥6.0mEq/L)伴心电图改变、肾功能不全或酸中毒需要住院治疗。有心电图改变的患者可静脉应用葡萄糖酸钙,稳定心肌细胞。胰岛素、葡萄糖或β₂激动药可以迅速降低血钾。聚苯乙烯磺酸钠(Kayexalate)可以降低体内总钾水平。

E.低钙血症

门诊治疗轻度低钙血症(钙离子3.2~3.9mg/dl),主要是口服补钙(例如,碳酸钙1~2g/d)。

1. 维生素D补充治疗包括维生素D_2(麦角钙化醇)或维生素D类似物(骨化三醇),剂量应当个体化,同时应维持血液25-羟基维生素D在32ng/dl以上,保持骨质健康。

　　a. 严重缺乏维生素D的患者,前3周每日给予5万U维生素D,此后每周给予一次5000U维生素D。当体内维生素D补足后就可以开始维持量治疗,治疗方案包括800U/d维生素D或每月1~2次5000U维生素D治疗。

　　b. 对于维生素D代谢障碍的患者,(例如,慢性肾功能不全或甲状旁腺功能减退)应用骨化三醇治疗有效,0.25~2μg/d,同时应咨询内分泌科和肾脏科医师,并严密监测血钙水平,避免发生高钙血症。

2. 维生素D治疗需要进行严密监测,避免发生高尿钙、高钙血症和肾脏毒性。

3. 血钙低于3.2mg/dl或出现神经肌肉激惹症状的患者(Chvostek征或腕痉挛)应当入院治疗。

F.高钙血症

1. 血清钙明显升高(>13mg/dl)伴相关症状的患者应立刻入院治疗。初始治疗包括积极的补液恢复血容量,之后给予速尿和其他治疗(包括,降钙素、二膦酸盐)。

2. 病因明确的轻度高钙血症(<13mg/dl)患者(例如,肿瘤)可以在门诊进行补液和襻利尿药治疗。

3. 患有原发性甲状旁腺功能亢进且无症状的患者,如果肾功能与骨质正常,且血钙轻度升高,可以在严密监测血钙的前提下进行门诊药物治疗。

4. 对于原发性甲状旁腺功能亢进的患者,如果伴有肾结石,持续血钙升高,高尿钙,骨质疏松,肌酐清除率下降,年龄≤50岁,患者附近医疗资源缺乏或患者要求的情况下,可以将患者转诊到外科进行相关手术。

G.代谢性酸中毒与碱中毒

1. 代谢性酸中毒治疗包括:给予营养和补液来治疗乙醇或饥饿引起的酮症(需要入院治疗),排除药物因素,治疗糖尿病、腹泻或解除其他引起乳酸酸中毒的因素。对于肾小管性酸中毒建议咨询肾内科医师,同时,机体会通过过度通气来降低二氧化碳分压。

2. 代谢性碱中毒的治疗方法因病而异。例如,停止使用引起相关疾病的药物(例如,利尿剂),利用补液治疗(需要入院治疗)来补充因呕吐引起的胃肠道失液。对于肾衰竭的患者应咨询肾内科医师,对于皮质激素分泌过多(例如库欣综合征、原发性醛固酮增多症)的患者应积极治疗原发病,同时,机体会通过减少通气量来增加二氧化碳分压。

H. 呼吸性酸中毒: 治疗原则包括纠正和稳定呼吸、循环系统的紊乱,同时增加通气量,解除支气管痉挛,治疗充血性心力衰竭,机体会通过增加肾脏排氨的形式来增加 HCO_3^- 的浓度。

I. 呼吸性碱中毒: 治疗原则主要是积极治疗基础疾病,例如,患者因焦虑引起过度通气而导致相关症状,可以通过重复呼吸(例如,将纸袋扣于面部进行呼吸)来缓解临床症状。机体会通过减少肾脏排氨的形式来降低 HCO_3^- 的浓度。

(王　炜　曲　毅　译)

参考文献

[1] Carroll MF, Schade DS. A Practical approach tohypocalcaemia. Am Fam Physician, 2003, 67: 1959-1966.

[2] Goh KP. Management of hyponatremia. Am Fam Physician, 2004, 69: 2387-2394.

[3] Higdon ML, Higdon JA. Treatment of oncologic emergencies. Am Fam Physician, 2006, 74: 1873-1880.

[4] Hollander-Rodriguez JC. Hyperkalemia. Am Fam Physician, 2006, 73: 283-290.

[5] Lin M, Liu SJ, Lim IT. Disorders of water imbalance. Emerg Med Clin N Am, 2005, 23: 749-770.

[6] Lynman D. Undiagnosed vitamin D deficiency in the hospital patient. Am Fam Physician, 2005, 71: 299-304.

[7] Sarko J. Bone and mineral metabolism. Emerg Med Clin N Am, 2005, 23: 703-721.

[8] Schaefer TJ, Wolford RW. Disorders of potassium. Emerg Med Clin N Am, 2005, 23: 723-747.

[9] Taniergra ED. Hyperparathyroidism. Am Fam Physician, 2004, 69: 333-339.

[10] Whittier WL, Rutecki, GW. Primer on clinical acid-base problem solving. Dis Mon, 2004, 50: 117-162.

第28章 足 痛

James R. Barrett, Kent W. Davidson

要点

- 应积极寻找引起足痛的原因,比如鞋子不合脚,去除诱因后可以减少足痛的复发。
- 应力性骨折是引起足痛的常见病因。早期 X 线检查阴性仍不能完全排除应力性骨折。
- 以下 4 种损伤应进行早期诊断以降低发病率,提高治疗效果:跟腱断裂、跖跗关节损伤,第 5 跖骨和舟状骨骨折。

一、定义

足部有 26 块骨头和 55 个关节,是一个支撑人体体重和减震的平台,也是躯体移动的一个强大的杠杆。足痛多由运动过度、外伤或退行性变引起,影响因素还包括足形;足弓过高(弓形足)或平足(扁平足);足部畸形(例如,蹞外翻);鞋子不合适;体重超重;全身性疾病(例如,糖尿病、骨质疏松)。足和足踝有许多附属骨,很容与骨折混淆。

二、一般诊断

由于足部每天都要承受全身的重量,因而每年人群中 18% 的人受到足部疾病的困扰。随着年龄的增长,发病率还会上升。诊断可从以下 3 个部位进行考虑:前足,中足和后足(图 28-1)。

A. 前足:前足包括足趾和跖骨,是最容易引起足痛的部位,其发病率为 2%～10%。大多由鞋子不合脚引起(例如足尖部位太紧或高跟鞋),

还有足部畸形(蹞外翻,鼓槌样足趾)、劳损、退行性变。通常引起足趾疾病的因素还包括老茧或鸡眼(4.5%)、跖疣(2%)、甲真菌病(10%)、嵌甲(3%～5%)、趾骨骨折和周围神经病变。引起跖骨疾病的因素包括跖骨囊肿(趾外翻畸形)(1.8%)、跖骨强直(2%)、跖骨疼痛、Morton(交叉)神经瘤、骨折(压力性和第 5 跖骨)和籽骨炎。

B. 中足:中足疼痛不常见,但可以引起残疾,多由退行性变、外伤或畸形引起。中足包括楔状骨,骰骨和舟状骨,引起中足疾病的原因包括扭伤、骨关节炎、跗骨骨折、跖骨纤维瘤、胫骨后功能障碍、跗骨桥(详见跖跗关节损伤和跗舟状骨骨折)。

C. 后足:后足疼痛是第二常见的足部疼痛部位,发病率为 1%。通常影响后足的跟骨和距骨,包括足底筋膜炎(0.4%),跟骨应力性骨折,跟腱末端病,滑囊炎。后足疾病多由劳损或过度承重引起(参看跟腱断裂)。

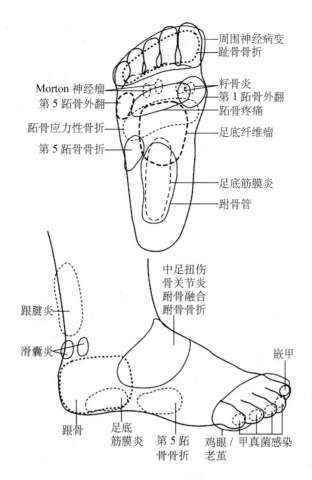

图 28-1　足痛的定位

跖跗关节损伤

跖跗关节损伤是一种由于扭伤引起的跖跗关节的严重损伤,且容易发生漏诊。跖跗关节的疼痛,肿胀且足尖无法承重是诊断该病的线索。在承重条件下进行足部 X 线检查,可以发现在第 1 和第 2 跖骨之间出现骨撕脱,或第 1 跖骨与第 1 和第 2 楔状骨之间的解剖异常,有时需要进行足部 CT 检查来确诊。患有该病的患者应石膏固定,避免足部承重,同时转诊到骨科专科门诊。

跗骨舟状骨骨折

跗骨舟状骨骨折很容易误诊,患者通常只有足中部或足弓中部轻微的疼痛。由于跗骨舟状骨骨折易发生骨折不愈合,早期诊断十分重要。体格检查可发现舟状骨压痛和跳跃痛,普通的足部 X 线平片通常无阳性发现,需要进行骨扫描、CT 或磁共振检查协助诊断。对于没有位移的骨折可给予石膏固定,并避免承重 6~8 周;如骨折发生位移,则需要向专科医师进行咨询。

跟腱断裂

跟腱断裂可引起足跟的急性疼痛,体格检查可以发现足跟后肿胀和淤血,跟腱无法触及,无法正常行走,Thompson 试验阳性(挤压腓肠肌不出现跖屈),通常需手术治疗或转诊到骨科专科门诊。

三、症状

详见表 28-1 至表 28-3 和图 28-1。

四、体征

详见表 28-1 至表 28-3 和图 28-1。

五、实验室检查

详见表 28-1 至表 28-3。

A.**实验室检查**：一般不需要对足部疼痛进行实验室检查。非创伤性、对称性足部肿胀疼痛多由系统性关节炎引起（例如类风湿关节炎，系统性红斑狼疮），对于这种患者应当进行血沉、血常规、类风湿因子、抗核抗体和尿酸检测。由于周围神经病变引起的疼痛应进行血常规（例如恶性贫血，铅中毒）、全面的代谢功能（例如糖尿病、肾病、肝病）、促甲状腺素（TSH）、维生素 B_{12} 等相关检测，同时根据病史还可以进行尿重金属筛查和血清蛋白电泳（多发性骨髓瘤）等检查。

B.**影像学检查**：若存在以下情况应进行足部 X 线检查。①存在足部畸形；②怀疑有骨折；③足部外伤；④诊断不明确。通常应进行直立后-前位斜位和侧位的摄片。锝骨扫描可以用来检测 X 线无法发现的应力性骨折。骨扫描诊断应力性骨折的敏感性很高，但特异性低。MRI 检查可用来诊断应力性骨折和软组织损伤（例如韧带和肌腱的疾病），其敏感性和特异性都很高，但费用比骨扫描要高。当地的经验和一些诊疗程序可能会影响医生对磁共振和骨扫描的选择。当 X 线检查为阴性，临床症状又高度怀疑骨病时，可行 CT 检查，例如跗骨骨折。

C.**肌电图和神经传导速度**：在诊断神经源性疼痛时，可应用这两项检查，尤其是无法找出相关病因或明确诊断时。这些检查通常由神经科或康复科医师实施，并可从解剖方面来定位神经病变或鉴别单神经病变和多神经病变。

六、一般治疗原则

详见表 28-1 至表 28-3，图 28-1 至图 28-4。

1.选择大小合适的鞋子可以预防甚至缓解许多足部相关的疾病，好鞋子的特征应当包括鞋头宽敞，有足弓的支持，鞋跟低，同时鞋跟底面有结实的缓冲垫。

2.治疗足部疼痛和感染的方法包括针对性休息、冰敷、使用药物。针对性休息是指避免进行引起发病部位疼痛的活动，在愈合过程中，不要做可能诱发疼痛的活动或选择轻负重的活动（例如，游泳和骑车）。对乙酰氨基酚（500～1000mg，口服，每日 4 次）可以镇痛。非甾体类抗炎药（例如，布洛芬 400～800mg，口服，每日 3 次。萘普生 250～500mg，口服，每日 2 次）可以应用于疼痛和感染。慢性神经源性疼痛可使用阿米替林 10～100mg，睡前口服。加巴喷丁 300～800mg，口服，每日 2～4 次。应当从小剂量开始，缓慢加量直到疼痛缓解，使副作用最小。也可以用普瑞巴林和度洛西汀来治疗慢性神经源性疼痛。

3.伸展运动是治疗足部疼痛的常用方法（尤其是足底筋膜炎和跟腱末端病），包括伸展足底筋膜和脚后跟肌腱（腓肠肌和比目鱼肌）。伸展足底筋膜的方法为：取坐位，握住前足，向足背方向拉伸 10s 后放松，每天重复 3～5 次。足后跟肌腱的伸展方法为：取站立位，面朝墙，一只脚离墙 24in（1in＝2.54cm），另一只脚离墙 48～60in，患者向前向墙靠，双手对墙做出"推墙"的动作，双足跟不能离开地面，后面一条腿的膝关节伸直，前面一条腿的膝关节微屈，保持这个姿势10～20s，重复 3～5 次，换脚重复该动作。

表 28-1

前足疼痛的诊断和治疗

诊断	症状	体征	检查	治疗
鸡眼/老茧	病灶处压痛	骨头突出处皮肤增厚（老茧）或趾间病灶处压痛（鸡眼）	无	削掉老茧 * 垫子包扎 § 穿宽头鞋

（续　表）

诊断	症状	体征	检查	治疗
跖疣	病灶处压痛	增厚的皮肤或突起阻断皮纹，病灶中心有血管，挤压病灶时出现疼痛	无常规检查，可行活检	观察治疗(部分 6～12 个月可自愈，跖疣去除
甲真菌病(指甲的真菌感染)	指甲增厚，有时伴疼痛	指甲增厚，脱色，有时指甲变脆	KOH 刮除，真菌培养	修剪或削薄指甲，穿宽头鞋，口服抗菌药，拔甲
嵌甲	疼痛，肿胀，甲周渗出	甲周肿胀，发红，偶尔出现渗出	无	拔除嵌甲＋ 如果出现蜂窝织炎，则应用抗生素
趾骨骨折	外伤后急性疼痛，肿胀	趾骨压痛，肿胀，足趾活动时疼痛	X 线	无位移的骨折:同邻近足趾进行固定，穿硬底鞋 有位移的骨折:转诊到专科门诊
周围神经疾病	刺痛，烧灼痛或起源于足部的疼痛沿袜套状分布扩散	足趾的浅感觉，震动觉和温度觉减退，整个足部会出现感觉异常，足部肌力下降，跟腱反射消失	肌电图神经传导速度排除其他疾病的检查	诊断病治疗潜在的其他疾病，可选用阿米替林、加巴喷丁或普瑞巴林和度洛西汀
姆趾或小趾骨内翻	第 1 或第 5 跖趾关节(MTP)骨质隆起处疼痛	骨性 MTP 疼痛伴外翻第 1 MTP 畸形或内翻，第五 MTP 畸形	X 线骨角畸形第 1,2 跖骨夹角 ≥15° 第 4、5 夹角 ≥10°	穿宽头鞋，姆跖内翻保护垫，应用对乙酰氨基酚或非甾体类抗炎药，足弓矫正支持，保守治疗 6～12 个月后仍有疼痛则行手术切除治疗
跖骨强直	运动后疼痛肿胀，尤其是足趾离地时	第 1 跖骨的运动障碍，外展第 1 跖骨时引起疼痛	X 线示退行性骨刺第 1(MTP)关节间隙消失	垫子包扎§ 应用对乙酰氨基酚或非甾体类抗炎药，硬底鞋，保守治疗 6～12 个月后仍有疼痛，则行外科治疗
趾骨疼痛	跖骨头疼痛	跖骨头压痛	X 线排除骨折，关节炎	针对性休息，垫子包扎§ 应用对乙酰氨基酚或非甾体类抗炎药
Morton(交叉)神经瘤	跖骨头间疼痛，足趾刺痛麻木，抽筋	挤压跖骨头出现疼痛，偶尔出现敲击痛，发胀，跖骨头间现软组织肿块	无	穿宽头鞋，交叉神经瘤注射＋＋ 如果持续疼痛最好转诊至专科医师行切除术
跖骨应力性骨折	活动后出现足部肿胀，特别是足趾离地时	跖骨剧烈压痛，偶尔出现肿胀和淤血	X 线可能为阴性，骨膜反应，可能存在骨折线和骨性老茧，诊断不明确时可行骨扫描或 MRI	针对性休息 垫子包扎§ 应用短腿可拆除石膏托，硬底鞋或短腿可行走石膏 4～8 周，第五跖骨应力性骨折一般愈合时间较长，应当转诊到整形科外科

（续　表）

诊断	症状	体征	检查	治疗
第五跖骨骨折	足外侧疼痛	第五跖骨触痛，足外侧肿胀	X线可用来诊断撕脱性骨折和Jones骨折（图28-2）	撕脱性骨折：应用小腿可行走石膏或充气箍4～6周。Jones骨折：应用零负重短腿石膏到老茧形成（3～6周）再用短腿石膏（3～6周），3个月后骨折仍未愈合，骨折位移，应力性骨折或患者要求时可以转诊到整形外科
籽骨炎	当足趾离地时出现蹈趾或足部（第一MTP）疼痛	第一MTP足底侧近关节的疼痛	X线可以排除籽骨骨折	垫子包扎§ 针对性休息，应用非甾体类抗炎药

　　＊削除老茧：用肥皂清洗双足，在适宜温度的肥皂水中浸泡双足10～15min，擦干双脚，用15号刀片平行于老茧的皮肤，从上到下反复轻柔的削掉老茧。用手背将患者的足部向反方向推，以避免足部出现移动或颤动。反复进行，直到出现皮纹或老茧被削掉。确保老茧的周边组织也被削掉，不应只削掉中间组织。糖尿病患者很容易在老茧旁边出现溃疡，若老茧下有波动感或出现青紫，则应将其一同切除，防止发生溃疡扩散或形成感染。

　　＋拔出嵌甲：需要10ml注射器，25号46mm的针头，10ml不含肾上腺素的利多卡因，酒精棉球，无痛碘，Penrose引流管，2个止血钳，起甲器，指甲分离器（可以用Beaver刀片，尖头剪刀，甲钳，或15号刀片），棉签，三联抗生素软膏，4英寸×4英寸（1英寸＝2.54厘米）的棉垫，纱布（可以用管状绷带、敷贴、弹性绷带）。

　　操作前先取得患者的同意，应用10ml不含肾上腺素的利多卡因进行趾根神经丛阻滞，应当向内、外、上、下方均匀麻醉（图28-3）。用无痛碘对手术区域消毒，然后铺巾，应用止血带（Penrose引流管，止血钳）在近端止血，减少手术范围内的出血，同时手术后立即松开。用止血钳（钝性分离）或起甲器将指甲撬起（通常先撬起指甲的1/4～1/3），一直撬到甲根（图28-4），用Beaver刀片（第61号），箭头剪刀，甲钳或解剖刀（第15号）将需要拔除的指甲从甲床分离，用止血钳将指甲从甲床撕脱，然后从开始分离的地方将指甲掀起，连同嵌甲一起拔除。用棉签清扫指甲根部与皮肤接触的地方，保证指甲被清除干净。必要时用止血钳将剩余的指甲夹除。用抗生素软膏涂抹甲床，再用4英寸×4英寸的棉垫覆盖，用纱布、管状绷带，敷贴，或自我粘缠外科绷带包扎，建议患者24h换药一次，直到伤口愈合，没有渗出或出血。嘱咐患者2～3d避免负重，24h后就可以清洗创面，安排3～5d后门诊随访，检查愈合情况。

　　＋＋Morton神经瘤注射，需要1ml针管，0.5ml不含肾上腺素的利多卡因，0.5ml曲安奈德（40mg/ml），局部清凉剂（可选），酒精棉球，无痛碘棉球，敷贴。

　　事先取得患者的同意，取坐位，用神经瘤任意一边的跖骨头来作为局部注射的标记。注射部位是足背距跖骨头之间的空隙，距跖骨头近端0.5cm。抽取1ml由0.5ml利多卡因和0.5ml曲安奈德（20mg）混合而成的液体，用酒精或无痛碘仔细地对注射部位进行消毒，为了达到局部麻醉的效果，可在注射部位涂抹清凉剂（例如氯乙烷）。从足背进针点垂直皮肤进针，将混合液完全注射到软组织里面，拔出针管，在进针部位消毒，贴上敷贴，告知患者2周内尽量避免负重活动。

　　§垫子包扎：需要高密度黏性泡沫材料，毡布（防摩擦绒布），剪刀。

　　用垫子包扎后可以减轻承重点和感染部位的压力，一般来说垫子会被包扎在病灶区来减轻那里承受的压力，有黏性的一面粘在鞋底内，对于老茧所用的垫子可以剪成圆环状，将老茧正对圆环的空心处。用于鸡眼的垫子应刚好将引起摩擦的部位隔开，避免继续摩擦而引起鸡眼增大。

　　№跖疣去除：有两种方法可以去除跖疣：应用水杨酸或液氮，所有的方法操作前都需要对跖疣的组织进行清创，应用15号解剖刀，将增厚的组织剔除，直到出现创面出血（达到跖疣中心毛细血管床）。

　　50％水杨酸贴的用法：用一块2英寸×2英寸厚1/8的发泡棉胶，在中间剪开一个比跖疣直径稍大的洞（或一个不含药物成分的类似棉垫）。将发泡棉胶盖在跖疣上（让有黏性的一面朝足底）将跖疣对准棉胶的洞。在洞里填满水杨酸膏剂，再往上面盖一层可粘贴绷带，然后用胶带或弹性绷带在足部严密的缠绕一圈，同时避免过紧而影响血液循环。制动3～5d后去掉绷带和已经坏死的皮肤。如果跖疣没有消除，可以在1～2周后再操作一次。

　　液氮法：可应用棉签或喷嘴把液氮擦到跖疣上，让跖疣变白，且变白的区域要略大于跖疣直径，约大于1/8in，同时跖疣的颜色需要 15s 才能恢复。每一个跖疣重复该操作 3 次,告知患者回去后可能出现瘙痒或水疱,5～7d 后蜕皮,如果跖疣没有消失,可以隔 1～2 周后再进行一次操作,直到跖疣消失

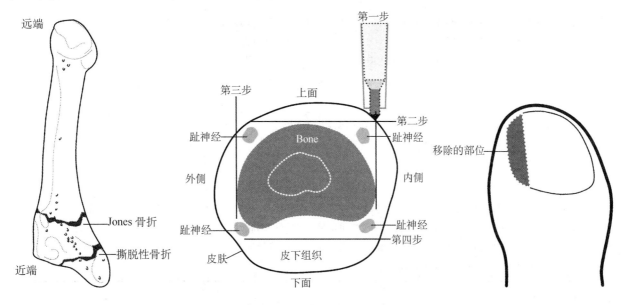

图 28-2　第 5 跖骨骨折　　　　图 28-3　趾神经阻滞　　　　图 28-4　足趾嵌甲

用氯乙烷在穿刺点局部麻醉,应用 25 号 46mm 针头的针管从趾跟内部进针,直到触及骨头,回抽,在骨头上注射少许,径直进针,而后一边退针,一边将 1～2ml 利多卡因均匀注射,向上下左右重复该麻醉操作。5min 后麻醉起效再开始操作

表 28-2				
中足疼痛的评价和治疗				
诊断	症状	体征	检查	治疗
中足疼痛	肿胀,疼痛,整个中足过度屈曲	弥漫性中足触痛	X 线检查排除跖跗骨损伤	针对性休息,对乙酰氨基酚或非甾体类抗炎药,带足弓垫支持的鞋,如果存在跖跗骨损伤就转诊到专科门诊
骨关节炎	中足疼痛,僵硬	弥漫性触痛,偶尔肿胀,有骨性突出	X 线检查可出现骨刺,关节间隙消失用,实验室检查排除其他原因的关节炎	对乙酰氨基酚或非甾体类抗炎药,带足弓垫支持的鞋
足底纤维瘤	足底疼痛	足底结节	无症状,活检诊断	无治疗,切除后高复发,切除后瘢痕引起疼痛

（续　表）

诊断	症状	体征	检查	治疗
胫骨后功能障碍	有扭伤病史,足弓消失,疼痛向内踝后下方传导	内踝肿胀,非对称性平足,无法用足趾走路,内旋和外旋受限,内踝后下方触痛	怀疑破裂应进行 MRI 检查(内旋或外旋无力,触及不到肌腱)	针对性休息,足弓支持(处方或非处方)保守治疗 6～12 周无效后行手术治疗
跗骨融合	中足隐痛,频繁扭伤脚踝,运动后腿下部疼痛	足内旋或外旋受限,中足或脚踝压痛	X 线片示距舟骨,或距跟骨骨桥,若高度怀疑,且 X 线片阴性可行 CT 检查	足弓支持保守治疗 6～12 周无效后行手术治疗
跗管综合征	足底麻木或烧灼痛,走路时或睡醒时加重	Tinel 征阳性(在踝下外侧和内侧叩击胫骨后神经时足底麻刺感)	周围神经病的实验室检查,如肌电图、神经传导速度	非甾体类抗炎药,足弓支持,理疗 1～2 个月无效或非手术治疗 2～6 个月后疼痛加重

表 28-3

后足疼痛的诊断与治疗

诊断	症状	体征	检查	治疗
足底筋膜炎	足跟下部感觉迟钝,疼痛不止,特别是醒来时	跟骨结节与足弓压痛	X 线片能发现跟骨应力性骨折,跟骨骨刺并不一定引起疼痛(10%～27% 的骨刺患者无疼痛)	用力伸展足底筋膜和跟腱,用 NSAID 药,足跟杯状鞋垫,足弓支持,夜间夹板,理疗 2～3 个月无效后转诊到专科,足底筋膜注射*,6～12 个月保守治疗无效后转诊到专科门诊
跟骨应力性骨折	行走后足跟疼痛,肿胀,可以看见瘀斑	跟骨挤压痛	X 线片可发现应力反应,还可行骨扫描或 MRI	针对性休息,短腿可拆卸石膏托,或用短腿可行走石膏 4～8 周
跟腱炎	足后跟活动相关性疼痛和肿胀	跟腱肿胀,压痛(近肌腱连接处 2～6cm)跖屈困难	无	针对性休息,抬足跟,硝酸甘油软膏,伸展跟腱,以上治疗 1 个月没有效果时,给予理疗
滑囊炎(根骨表面或跟骨后)	脚踝后部靠近跟腱附着点疼痛肿胀	脚踝后压痛,局部红肿 Haglund 畸形(跟骨后畸形的骨性突出)	无	详见跟腱炎

　　* 足底筋膜注射需要 3ml 注射器,1ml 不含肾上腺素的利多卡因。1ml 布比卡因(可选),1ml 醋酸曲安奈德(40mg/ml),局部清凉剂(可选),乙醇棉球,无痛碘棉球,敷贴。

　　首先获得患者同意,告知可能发生过敏或足底筋膜断裂的可能,嘱卧位,以跟骨结节作为标记物,标记出注射部位,通常结节位于足底足跟部压痛最明显的部位。抽取 3ml 由 1ml 利多卡因、1ml 布比卡因、1ml 醋酸曲安奈德组成的混合液,应用乙醇或无痛碘棉球对跟骨内侧进行严格消毒,为达到局部麻醉,可在注射部位给予局部清凉剂(例如,氯乙烷),在距足底向上 1cm,足跟向前 3cm 处,以跟骨结节为标记点(注射部位在结节远端),将混合物注入,拔针,消毒,贴敷贴,嘱患者限制负重活动 2 周

4. 矫形,可以用来治疗很多种足病。

a. 非处方性(OTC)足弓鞋垫可以作为足底筋膜炎、跖骨内翻、胫骨后功能障碍的初始治疗,非处方性跖骨内翻保护罩,由帆布或硅胶制成,可以保护跖骨内翻的突起部位。

b. 足跟增高垫,由木头、帆布或弹性塑料制成,可用于跟腱炎和滑囊炎。

c. 治疗足底筋膜炎强化型夜间夹板,可在商店买到。或用玻璃纤维夹板,将脚踝维持在 $80°\sim90°$,夹板应当覆盖足底、足跟、脚踝后部和小腿后部,同时用绷带将后部夹板固定。

d. 如果这些器械对治疗没有帮助,则将患者转诊到专科或矫形科医师,订做个体化器械。

e. 短腿可拆除石膏托(Cam 行走靴)可应用于大多数足部应力性骨折。

5. 全身抗真菌治疗可应用于甲真菌感染。但药物价格昂贵,需要治疗至少 3 个月,感染复发率高(完全治愈率≤50%),需要用药 6 周和 3 个月时监测肝功能(使用特比萘芬还要监测血常规)。一般全身抗真菌的口服药包括特比萘芬,250mg/d(连用 3 个月);伊曲康唑 200mg,每日 2 次,连用 1 周,每月重复,连用 3 个月。外用 8% 环吡酮胺涂甲可以治疗甲真菌感染,用法是每天涂甲,连用 48 周,但起效甚微;也有 5%～8% 的患者完全治愈。

6. 全身应用抗生素用于治疗足部感染,例如,蜂窝织炎(第 9 章)。

(王 炜 译)

参考文献

[1] AAFP Home Study. Leawood, Kansas: American Academy of Family Physicians, July 2003.

[2] Cole C, Seto C, Gazewood J. Plantar fasciitis: evidence-based review of diagnosis and therapy. Am Fam Physician, 2005, 72: 2237-2242.

[3] Corris EE, Lombardo JA. Tarsal navicular stress fractures. Am Fam Physician, 2003, 67(1): 85-90.

[4] Greene WB, Griffin LY, eds. Essentials of Musculoskeletal Care. 3rd ed. Rosemont, IL: American Academy of Orthopaedic Surgeons, 2005: 574-709.

[5] Pommering T, Kluchurosky L, Hall S. Ankle and foot injuries in pediatric and adult athletes. Prim Care Office Pract, 2005, 32: 133-161.

第29章 骨 折

Ted C. Schaffer

要点

- 外伤后应尽量避免骨折部位的移动,直到获得 X 线检查的结果。
- 骨折的标志性症状是疼痛。虽然疼痛的剧烈程度与骨折的严重程度相关性不强,但仅有异常的 X 线检查结果而无疼痛症状的情况下,鲜有骨折发生的可能。
- 当 X 线检查结果为阴性,但临床高度怀疑为骨折时,MRI(高灵敏度/特异性,费用高)或骨扫描(费用低,低特异性)可以提供更多的信息。

一、定义

骨折是指骨的连续性完全的或不完全的中断。骨折的原因由直接创伤造成,长期反复外力引起(应力性骨折),或骨结构异常导致(骨质疏松或骨肿瘤)。

二、诊断

在所有来诊所就诊的患者中,骨骼肌肉损伤占 3%~5%,其中一部分可能由潜在的骨折所致的。骨折应与扭伤(连接骨与关节的韧带损伤)、劳损(骨相关肌腱的受伤)和挫伤(软组织的损伤)进行鉴别。骨折相关的情况还包括脱位(两个关节表面连续性完全丧失)和半脱位(连续性部分损失)。多达 1% 的新生儿可能在出生时发生锁骨骨折。青少年中长骨骨折的发生率较高,包括手臂扣骨折、锁骨骨折、生长板受损。常见的成年人骨折包括手指、掌指、腕关节以及距小腿关节、跗骨和脚趾的骨折。老年人骨质疏松性骨折的风险较大,如脊柱、骨盆和手腕骨折。

三、症状

1.疼痛是骨折发生的重要标志,然而,患者很少会将疼痛与骨折联系在一起。儿童骺板疼痛往往是由骨折造成,而不是关节扭伤。关节受到压力时,生长板往往是最薄弱的环节。

2.缺乏运动可能会造成骨折,其中关节面处的骨折最为常见。

3.由于疼痛或软组织肿胀导致的运动功能丧失往往会引起患者的注意。

四、体征

1.骨折部位压痛。如果某一部位出现 X 线骨折征象但无压痛,则骨折的诊断受到质疑。

2.损伤部位可出现明显的肿胀和畸形。畸形可以表现为骨折部位明显成角,甚至出现骨与骨的断离。

3.骨的反常活动。需要留心关节的上下方是否出现异常活动,以明确邻近部位是否受到影响。

五、实验室检查

1. X 线检查可以明确绝大多数的骨折,因此,在怀疑骨折的情况下必须进行该检查。至少应拍摄正、侧位片,无移位骨折在单一摄片上可能无法显现。青少年在 X 线摄片时应对照对侧正常肢体,健侧及患侧的对比将有助于医生区分正常骨骺生长板与骨折线。

2. 大多数骨折尤其是远端骨折需要固定一段时间。

　a. 圆筒形的模具已用于多数长骨骨折,包括手腕和脚踝的骨折,然而,新的数据显示,使用合身且可移动的夹板可以改善骨折部位的功能,同时降低模具相关并发症的发生,这已成为儿童腕部扣性骨折的研究重点。

　b. 固定的时间将取决于几个因素,包括年龄和骨折部位。临床指南提出对儿童进行 3 周、成年人进行 6 周的固定是比较合适的。

　c. 当初步诊断怀疑骨折但 X 线检查结果为阴性时,应对该部位固定 7～14d 后,复查 X 线以寻找新的骨折线。如果要尽快明确骨折的诊断,那么就需要进行骨扫描或磁共振成像(MRI)。MRI 检查费比骨扫描更贵,但它的敏感性和特异性更高,使其成为在 X 线检查结果阴性,需尽快明确诊断后进行治疗时医生的首选。骨扫描敏感性较高,相对 MRI 特异性较差。

六、治疗

A. 潜在的骨折治疗原则

1. 医生处理时应假设骨折已经发生,除非 X 线检查证明并非如此。

2. 夹板应用于受伤的部位,以减少骨折部位的移动。此过程能够减轻疼痛,预防组织损伤加重。

3. 即刻冰敷 20～30min 能减少肿胀并缓解疼痛。冰敷不应直接接触皮肤,冰敷疗法可以每隔 90min 重复进行。

4. 大多数脱位患者在 X 线检查前不应进行复位治疗。除非有明确的证据表明出现大血管损伤,复位治疗可缓解出血,复位才可以在 X 线检查前进行。当患者出现剧烈疼痛,而复位治疗又比较容易时(如前肩或手指脱臼),医生也可在 X 线检查前进行复位。

B. 可在门诊处理的特殊类型骨折

1. 手指骨折

　a. 远端指骨骨折通常为挤压伤,需进行固定和保护治疗。伸肌腱受伤时,会出现槌状指畸形(第33章)。

　b. 中节与近端指骨骨折,如无移位、成角或

旋转时可进行门诊处理。成角骨折在 X 线下非常明显,这是由手部内侧肌肉牵拉附着于骨造成的。旋转可通过患者手指弯曲来评估,该手指是否保持平行而不交叉。无移位骨折应在手指屈肌面应用夹板,持续 2～4 周,保持近端指间关节 30°～50°弯曲和远端指间关节 10°～20°弯曲。

　c. 近端指间关节脱位常伴有伸展过度性损伤,造成中节指骨关节背脱位。这种情况通常较容易复位,轻柔地牵引及拉伸即可,随后在手指屈面应用夹板固定 2～4 周。

2. 掌骨骨折

　a. 第 5 掌骨颈部骨折通常发生在拳击一个人或墙面后。需要应用一个中前臂至指尖的尺侧沟形夹板固定 3～6 周,同时保持掌指骨关节屈曲 90°。

　b. 在成角小于 30°、没有旋转的情况下,第 4 和第 5 掌骨骨干骨折可以采用尺侧沟形夹板治疗。

　c. 第 1,第 2 和第 3 掌骨骨折一般需要整形外科介入治疗。治疗后成角会影响手的功能。

3. 手腕和手臂骨折

　a. 舟骨骨折是最常见的手腕骨折。涉及远端舟状骨(5%)或中段舟状骨(80%)的骨折血供良好,可使用长臂(肘关节以上)或短臂(前臂近端)模具固定;其中拇指必须与指间关节固定在同一水平,持续 8～12 周。近端舟骨骨折因血供较差,可能造成骨不连,故需骨科治疗。

　b. 成年人无移位远端桡骨骨折可以用短臂模具固定,模具应从掌骨至前臂近端,拇指允许自由活动,持续 6 周。

　c. 儿童常见生长板上方的桡骨无移位骨折。患者应使用短臂模具或安装夹板,持续 3～4 周。固定应该从前臂近端至掌骨顶部。

　d. 近肘处近端桡骨头骨折可能由倒地时手掌支撑造成。除 X 线示桡骨头移位,骨折可以使用沿尺侧从掌骨到近端肱骨的长臂夹板,同时弯曲手肘成 90°。夹板应每 3～4 周进行维护,患者尤其是老年人应进行早期肘部运动。

　e. 肱骨头骨折多发生于老年人摔倒时手臂呈伸展状或以腕侧支撑。80%的近端肱骨骨折有轻微的移位。即使肱骨轴受到影响,也应给予患者肩悬带治疗 1～2 周后,除去肩悬带,并帮助患

者进行关节活动。肱骨头骨折的老年患者固定后缺乏关节运动是治疗的主要危险因素。如果骨折近端和远端移位≥1cm，需进行骨科治疗。

4. 锁骨骨折

a. 80%左右的锁骨骨折为中段锁骨骨折，较容易处理。可用八字绷带或锁骨带治疗。持续时间儿童为3~6周，成年人为6周。应用上述治疗可能会引起皮肤组织损伤，但骨折通常愈合良好。

b. 远端骨折的发生率约15%，但较中段锁骨骨折要复杂得多。如果骨折无移位，最初的处理和治疗是相同的，可由全科医师完成。然而，治疗可能引起产生剧痛的肩锁关节炎，且骨折发生移位的可能性明显增高，此时必须请骨科医师切除远端锁骨。

c. 近端骨折发生率在5%，但仍应仔细评估。由于损伤接近颈部大血管，医生应仔细检查有无血管损伤，并建议骨科会诊。

5. 单纯躯干骨骨折

a. 老年人往往受到轻微外伤即会造成肋骨骨折。青壮年和儿童，需要较大的冲击才会发生肋骨骨折。首先需行胸部X线检查以排除气胸和肺挫伤。在骨折不存在移位的情况下，肋骨骨折比较容易治疗。

(1)镇痛是治疗的重中之重。口服麻醉药(如可待因，每天4次，每次30mg)和非甾体抗炎药物(如布洛芬，每天3次，每次600mg)有较好的疗效，但如果患者出现剧烈疼痛，应考虑肋间神经阻滞。尽量避免肋骨保护带的使用，可能会导致肺不张，并增加肺炎的发病风险。

(2)多根肋骨骨折(3根或更多)应住院治疗，因为其导致肺挫伤和肺不张的危险性增加。对于老年患者而言，单一的肋骨骨折偶尔也可以导致肺损伤。

b. 腰椎压缩性骨折多见于老年患者，与骨质疏松症以及轻微外伤相关。压缩性骨折可见于T_4到L_5椎骨，但神经系统的危害极少见。治疗的目的是缓解疼痛，对骨折部位进行几天的固定，穿着支撑腰骶服装方可下床。

c. 对于老年患者，无移位的骨盆骨折又是一大问题。因为即使轻微骨折也可能并发出血。治疗的目的是减轻痛苦，可使用支撑装置行走，如助行器或拐杖，直到疼痛完全缓解。

6. 距小腿关节骨折

a. 当脚踝突然扭转，胫骨圆顶下方腓骨由于韧带牵拉撕脱造成骨折。治疗应用后腿夹板5~7d直至肿胀消退，再使用可行走的短腿模具治疗4~6周。气动脚踝(例如，Aircast公司的距小腿关节支撑装置)可作为模具的替代品，帮助防止脚踝内/外翻的发生。在儿童，腓骨远端骺板压痛应被视为萨尔特Ⅰ型骨折(图29-1)，而不是简单的脚踝扭伤。治疗方法包括使用可行走的短腿模具或步行靴3~4周。

b. 当腓骨骨折发生在胫骨穹隆以上时，韧带不稳定性加剧，因为韧带联合和骨间筋膜都会涉及。对于这种情况可能需要手术治疗。

7. 足和足趾骨折

a. 第2，第3和第4跖骨骨折一般是由于过度使用而造成的应力性骨折。通常，起初的X线检查结果多为阴性，但在2~4周后复查可见正在愈合的骨痂。治疗的重点是休息，同时穿着硬底鞋2~4周，直到疼痛消退。教育患者对预防再发损伤很重要。

b. 第5跖骨骨折在茎突尖端1.5cm以内是较易治疗的。这属于撕脱伤，注意休息，穿着硬底鞋即可达到治疗效果。第5跖骨远端骨折可能造成骨不连，往往需要手术干预，最好请有经验的医生进行治疗。

c. 足趾骨折也是较为常见的，通常只需要与相邻足趾一并固定1~2周使症状缓解即可。治疗时，应把一小块纱布或棉布放在足趾之间，以防止皮肤破溃。

C. 小儿骨折的特征

1. 因小儿骨头生长愈合较成年人迅速，故模具或夹板固定骨折的时间一般为成年人的1/3~1/2。

2. 小儿骨折的萨尔特-哈里斯分型(图29-1)

a. X线片表现正常且通过骺板的骨折临床诊断为萨尔特Ⅰ型骨折，往往预后良好。萨尔特Ⅱ型骨折通过干骺端，但仍属稳定形骨折。萨尔特Ⅰ型和Ⅱ型骨折如同其他普通骨折一样，仅需用模具或夹板固定数周即可。

b. 萨尔特Ⅲ型和Ⅳ型骨折都造成骨骺损伤，

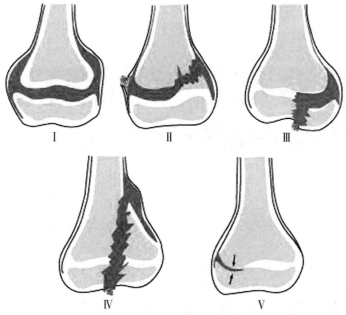

图 29-1 儿童骨骺骨折的萨尔特-哈里斯分型

(摘自 Doherty GM, Way LW. Current Surgical Diagnosis &
Treatment. 12th ed. Appleton & Lange,2006.)

而萨尔特 V 型骨折更是由于挤压伤及生长板,会
造成十分严重的问题,当损伤涉及身体的长骨时,
问题更加棘手。

c. 应提醒生长板受伤儿童的家长,孩子可能
会出现生长发育异常。这些生长发育异常在萨尔
特 I 型和 II 型骨折中相当罕见,除非骨折伤及股
骨远端或胫骨。

d. 在儿童时期,生长板的触痛往往提示骨损
伤,而非韧带扭伤。因为在这个年龄段,韧带比骨
骼更加强韧。骨折往往根据部位不同采取相应的
模具固定。常见生长板骨折包括距小腿关节和手
腕关节。

D. **需要转诊的骨折类型:**全科医生必须知道
哪些骨折损伤应该交由骨科医师处理,以减少或
避免并发症的风险。医师可参照下列情况:

a. 开放性骨折会增加感染的风险,尤其是骨
髓炎及骨折骨不连。

b. 神经血管损伤应紧急转给有资质的骨科
医师处理。

c. 不稳定性骨折。骨的连接在没有外力的
情况不能维持稳定,通常需要行切开复位内固定
手术。

d. 关节内骨折会造成长期创伤性关节炎的

风险增加,往往需要开放式的外科手术使骨的对
线、对位完好。

e. 累及骨骺的长骨生长板受伤(萨尔特 III、
IV 或 V 型骨折)会导致并发症风险的增加,因此患
者可能需要一个长期骨科处理计划。

(张紫欢 译)

参考文献

[1] Eiff MP, Hatch RL, Calmbach WL. Fractures Man-
agement for Primary Care. 2nd ed. Saunders,2003.

[2] Griffin LY, ed. Essentials of Musculoskeletal Care.
3rd ed. American Academy of OrthopaedicSur-
geons,2005.

[3] Leggit JC, Meko CJ. Acute finger injuries:part III.
Fractures,dislocations and thumb injuries. Am Fam
Physician,2006,73:827-834.

[4] Plint AC, Perry JJ, Carrell R, et al. A randomized
controlled trial of removable splinting versus casting
for wrist buckle fractures in children. Pediatrics,
2006,117:691-697.

[5] Simon RR, Sharman SC, Koenigsknecht SJ. Emer-
gency Orthopedics:The Extremities. 5th ed.
McGraw-Hill,2007.

第30章 消化道出血

May S. Jennings

要点

- 对消化道出血患者最初的血流动力学评估以及恰当的病情分级与其预后密切相关。
- 如得到适当的支持治疗,80%的消化道出血得以控制。
- 改善生活方式和药物的应用可以使上消化道出血的风险降至最低。

一、定义

消化道出血是指在消化道内任何部位的失血,包括有症状的出血及隐性出血。

二、诊断

在美国消化道出血发生率为1‰,导致每年30万人次需住院治疗。虽然医学技术不断进步,但消化道出血的死亡率仍保持在10%左右。

A.上消化道出血:是指出血部位在屈氏韧带以上的消化道出血。

1.50%的上消化道出血是由于消化性溃疡引起的。危险因素包括非甾体类抗炎药的应用、酒精、幽门螺杆菌的感染以及胃酸的过量分泌。

2.胃炎侵袭胃黏膜下层及黏膜层而引起出血。与之相关的有非甾体类抗炎药物、酒精以及应激。

3.食管炎常见于老年患者,并与药物造成的损伤有关。

4.食管-贲门黏膜撕裂综合征多与酒精的摄入有关,5%～15%的患者会出现上消化道出血的症状。

5.食管-胃底静脉曲张是由肝硬化引起门静脉高压所致。值得注意的是由静脉曲张导致出血的死亡率高达30%。

B.下消化道出血:是指出血部位在屈氏韧带以下的肠道出血。

1.憩室病是老年人最常见的下消化道出血原因。在美国60岁以上的人群有50%患有憩室炎。

2.血管曲张是引起老年人下消化道出血的第二大原因。1/4的老年人有盲肠或右半结肠的血管曲张。

3.结肠炎会引起消化道的出血。结肠炎可由感染、炎症、放疗及局部缺血引起。

4.消化道的新生物及息肉多引起隐性出血。

5.内痔、外痔在粪便较硬和排便过度用力之后均可引起出血,一般极少引起严重的下消化道出血。

6.肛裂多在排便时疼痛明显,且粪中带血,在下消化道出血中的出血量较少。

C.儿童的上消化道出血:在门诊中极其罕见;有临床意义的下消化道出血也不多见。

1.Meckel憩室是小儿消化道出血最常见的原因。其属于小肠先天畸形,可导致上、下消化道出血。

2.肠套叠是引起小儿下消化道出血的第二大原因。由于一段肠管进入邻近肠管所致。

3.幼年息肉多为良性,可能与家族性息肉病有关。

4. 结肠炎由感染、炎症及过敏引起的,炎症性肠病多见于儿童及青年人。

5. 肛裂及直肠异物经常会引起儿童少量的直肠出血。

三、症状

A.出血史

1. 呕血是指血液从消化道内呕出。在采集病史时,呕血需要与咯血及鼻咽部出血相鉴别。

2. 黑粪及柏油样便提示上消化道出血。

3. 便血是指从直肠排出血液,85％的便血是由下消化道出血所引起。当出血来源于上消化道时,粪便会出现非常刺鼻的气味。

4. 胶冻样便是由血液、消化道黏液及粪便构成,多见于肠套叠及急性结肠炎。

B.一般病史:事实上,一般病史并不能帮助诊断消化道出血的部位,尤其是在上消化道出血时。若仅根据病史,临床医师诊断的正确率仅有40％。下面所列的就是这些病史的重要特点。

1. 困倦、头晕及晕厥。新近病史中有血流动力学不稳定的患者需要引起一定的注意。

2. 腹痛。上消化道出血时,疼痛位置与消化性溃疡以及胃炎的部位是一致的。下消化道出血时,成年人结肠炎与小儿 Meckel 憩室与疼痛位置也是接近的。当患者出现腹部剧痛时,需考虑胃肠道穿孔的可能。

3. 咳嗽、呕吐及干呕发生时,建议考虑食管-贲门黏膜撕裂综合征。

4. 大便的数量。了解 24～48h 大便的次数有助于判断出血的程度。

5. 消化道既往出血史。这一点并不能协助诊断,因为只有 30％的患者知道血管曲张会在其他部位引起出血。

6. 动脉粥样硬化疾病。动脉粥样硬化诸如冠状动脉粥样硬化及周围小血管粥样硬化均可以使缺血性结肠炎的发生率明显上升。这一病史的特点包括饭后出现腹痛及下消化道出血后出现腹痛。

7. 药物。如非甾体类抗炎药物、华法林及酒精。非甾体类抗炎药物的应用使得成年人发生上消化道出血的风险增加 3 倍,而老年人达到 5 倍。

8. 体重减轻提示癌肿的可能性。短期内体重明显减轻伴有大便性状的改变往往提示结肠癌的可能。

少见的危重情况

儿童出现呕吐、腹痛以及便血时要考虑肠套叠的可能。

有主动脉瘤修补术或主动脉分流术病史的患者,当出现上消化道出血时,要考虑到威胁生命的主动脉肠瘘的可能,瘘道较多发生在十二指肠。

四、体征

同一般病史那样,患者的体征往往也不能确定消化道出血的位置。

A.生命体征:静息状态下,患者的心率上升 20/min、收缩压下降 20mmHg 表明患者的血流动力学不稳定,有急性失血,同时意味着失血量已达机体血容量的 20％,属临床的紧急状态。其他低容量性休克的体征,如收缩压较平时下降 40mmHg,患者应被紧急救治。β 受体阻滞药会掩盖血流动力学不稳定引起的心动过速。

B.精神状态的改变:精神状态的改变是危险的征兆,多由低血容量性休克造成。

C.腹部检查

1. 严重的触痛或者腹膜体征的出现,要考虑到消化道穿孔的可能。

2. 当腹部触诊疼痛不确切,可考虑缺血性结肠炎。

D.直肠指检:所有消化道出血的患者必须进行直肠指检。

1. 指检必须明确有无肿块、痔疮及肛裂。

2. 观察指检带出的粪便是否带血或呈黑色,若无明显出血征象,需进行粪便隐血试验。

a. 当进食含铁丰富的食物或服用水杨酸铋剂时,粪便可能呈黑色。

b. 番茄、樱桃及素食都会引起粪便隐血试验的假阳性。

c.急性出血后的粪便隐血试验可能持续呈阳性达 3 周。

E.任何慢性肝病的合并症：如肝掌、蜘蛛痣、水母头征、腹水、黄疸以及脾大都应考虑静脉曲张出血的可能。

F.鼻胃管：不管先前病史如何，鼻胃管的放置有助于鉴别上、下消化道出血。亮红色血液以及咖啡色样液体提示上消化道出血。对于明确或怀疑有食管静脉曲张的患者，仍需放置鼻胃管。不推荐对鼻胃管的汲取物进行隐血试验。

五、实验室检查

A.内镜检查：是进一步评估大多数消化道出血首选的方法。除了确定出血部位外，内镜还能结扎曲张的血管，活检疑似组织以明确是否有幽门螺杆菌感染，对病变部位进行硬化、烧灼疗法及摘除息肉组织。

1.当患者有便血及血流动力学不稳定的情况，胃镜检查应在肠镜检查前进行。

2.40 岁以上的患者有隐性出血的情况（粪便隐血试验呈弱阳性而无症状），是进行结肠镜检查的指征。若结肠镜检查呈阴性，除非患者有缺铁性贫血，其他检查可能也无法达到预期的效果。

3.年龄小于 40 岁的患者有小量的直肠出血，直肠镜或乙状结肠镜检查将有助于发现病因。

4.资料显示，上消化道出血的患者在起病 24h 内行胃镜检查可以改善预后。或许是与自愈相比，早期干预措施使 20% 的出血患者提前得到了治愈。

B.血液学检查

1.在急性失血早期，血红蛋白及血细胞比容可能仍在正常范围，但该项检查还是必需的。如没有血液系统疾病，较低的血细胞比容以及红细胞平均容积表明患者有慢性失血。

2.当血尿素氮与血肌酐的比率≥36 时，提示可能有上消化道出血。

3.检查凝血酶原时间、部分凝血活酶时间及血小板计数，对凝血功能异常及血小板异常引起出血的诊断有很大帮助。

C.心电图：对于成年人而言，尤其是有冠状动脉病史的患者，推荐进行心电图检查。此外，有冠状动脉病史以及老年患者，尤其是血流动力学不稳定者，需排除心肌梗死的可能。

D.洗胃：相对于内镜检查，钡剂以及洗胃的方法对于明确出血原因帮助不大。

E.红细胞锝扫描：能够明确下消化道出血的部位，但结果并不可靠。这项检查在 Meckel 憩室的诊断上还是可行的。

F.血管造影术：是一种高灵敏性的检查手段，优点还在于操作过程中还能进行相关治疗，但操作的风险以及不能对慢性失血进行定位是其弊端。

六、治疗

1.由于血流动力学障碍出现相应症状、体征和（或）出现黑粪者均需要入院治疗。老年患者由于机体的储备不足以及基础疾病较多，也应接受入院治疗。入院患者可及时得到静脉补液，必要时输注红细胞、血浆以及血小板。同时，通过完善的相关检查明确出血部位，进行针对性治疗。当内科治疗无法控制患者出血时，才考虑手术治疗。

2.门诊患者是指那些没有达到入院指征的患者，比如仅粪便隐血阳性者。

3.一旦出血部位明确，出血得到控制，相应的预防措施可以减少复发。

4.预后。各种消化道出血中，80% 的患者在恰当的支持治疗下可以自愈，甚至 60% 的静脉曲张患者在没有积极治疗的情况下也能自愈。70% 消化道出血导致的死亡是由于多种疾病共同造成的（表 30-1）。

表 30-1

提示消化道出血患者预后不良的因素 *

- 年龄≥60 岁
- 合并疾病≥3 种

心血管、肺部、肾脏或肝脏疾病

- 药物应用：应用华法林、皮质激素
- 症状、体征：有黑粪、血流动力学不稳定、鼻胃管抽吸见血
- 实验室检查

肝功能异常、凝血酶原时间延长、白蛋白缺乏、血小板减少、白细胞增多、肌酐升高、血红蛋白≤10mg/dl、心电图异常

---

* 临床预后不良是指再出血与死亡的风险增加

（张紫欢　曲　毅　译）

参考文献

[1] Farrell JJ,Friedman LS. Gastrointestinal bleeding in the elderly. Gastroenterol Clin, 2001, 30 (2): 377-407.

[2] Leung AK. Lower gastrointestinal bleeding in children. Pediatr Emerg Care,2002,18(4):319-323.

[3] Manning-Dimmitt LL,Dimmitt SG,Wilson GR. Diagnosis of gastrointestinal bleeding in adults. Am Fam Physician,2005,71:1339-1346.

[4] Pianka JD, Affronti J. Management principles of gastrointestinal bleeding. Prim Care, 2001, 28 (3): 557-575.

第31章　生殖器疾病

Tom'as P. Owens,Jr. ,MD

要点

- 诊断生殖器疾病时,患者的性取向或性行为史十分重要。
- 大多数生殖器疾病可以通过仔细询问病史和体格检查得以诊断,少数需要实验室检查。
- 当考虑患者的生殖器疾病是经性传播时,须检测人免疫缺陷病毒。

一、定义

生殖器疾病是指所有的外生殖器获得性异常。

二、诊断

2004 年全美非卧床患者医疗护理调查显示皮肤和皮下组织疾病患者占全部就诊患者的 5.2%,而泌尿生殖系统疾病患者则占 4.6%。

A.溃疡性病损

1. 单纯疱疹病毒 1 型和 2 型(HSV-1 和 HSV-2)。HSV-2 抗体存在于 3% 的修女和 70%~80% 的妓女,这说明它与性行为成正比。HSV-1 出现于 90% 的人群,可以引起生殖器疱疹,不过发生率较低。

2. 一期梅毒(梅毒性溃疡),美国从 1991 年到 2000 年,病例报告数下降了 90%,但从 2000 年至 2005 年上升了 9.5%,黑种人、西班牙人以及美国南部发病率最高。2002~2005 年,发病率在 3.1~3.2/100000。最近 4 年男同性恋中该病的发病率猛增,去年是 10 年来首次出现女性患病人数的增长。

B.疣样/乳头状瘤的病损

1. 尖锐湿疣由人乳头状瘤病毒引起,多为 6 和 11 血清型,是最常见的性传播疾病,但也可以通过非性方式传播。湿疣最常发生于生殖期,常与其他性传播疾病(STDs)有关,怀孕、人免疫缺陷病毒(HIV)、使用糖皮质激素可能使该病迅速进展。

2. 二期梅毒:梅毒湿疣。

3. 传染性软疣的生殖器损害与性传播有关,但这并非唯一原因。HIV 感染与病损的数目和大小有关。

4. 阴茎珍珠样丘疹发生于超过 30% 的男性,目前还不知道易感的危险因素。

C.瘙痒症

1. 阴茎头炎最常发生于未行包皮环切术的糖尿病患者和卫生状况不佳者,包皮垢和外源性接触刺激物易沉积于此。

2. 红癣是一种慢性细菌感染,常发生于肥胖的深肤色男性。

3. 阴虱只发生于人类,最常见于年轻人,极具传染性,通过性交或共用衣物、毛巾或床上用品传播。阴虱喜好潮湿环境,很少侵入邻近皮肤,罕见于面毛。

4. 外阴营养不良/硬化萎缩苔藓(LSA)病因不明,常见于绝经后妇女,各年龄组均可发生。在男性极少见,被称为干燥(闭塞)性龟头炎(BXO),常见于中年糖尿病患者,各年龄组均可发生。

D.囊性病变:前庭大腺囊肿或炎症发生于下

阴道前庭,发生率占妇科门诊全部新病例的2%,通常发生于初潮后和绝经前,与性传播疾病无关。其他生殖器疾病另行讨论,包括银屑病、脂溢性皮炎、疥疮、股癣、过敏性/接触性皮炎(见第14章);睾丸扭转、附睾-睾丸炎、精子囊肿/附睾囊肿/精索静脉曲张(见第56章);毛囊炎(见第9章);尿道炎(见第61章);阴道炎、宫颈炎和衣原体感染(见第51章和第64章)。有些生殖器疾病相对少见,也不在此讨论,包括阴茎癌、阴茎的鲍恩样丘疹病、外阴上皮细胞瘤、睾丸癌、性病淋巴肉芽肿、腹股沟肉芽肿、扁平苔藓、固定性药疹、Queyrat增生性红斑、Peyronie病、阴茎/外阴外伤、人工阴茎、阴茎异常勃起。

三、症状

A.溃疡性病损

1. HSV-1 或 HSV-2

a. 潜伏期 2～14d,初次感染与病毒血症有关,表现出发热、全身肌痛、抑郁、头痛和乏力,起病后3～4d为高峰期。2～3周后出现腹股沟疼痛、骨盆深部淋巴结病,常伴随阴道或尿道排出物的烧灼痛和瘙痒以及排尿困难。

b. 出疹前1～2d的前驱症状为烧灼性或刀刺性疼痛。直接的局部炎症改变和细胞溶解可以解释复发的绝大多数症状,鲜有全身性症状。

2. 梅毒湿疣是无痛的,除非继发感染。患者因局部病损或伴随的淋巴结病就诊。

B.疣样/乳头状瘤的病损

1. 尖锐湿疣的潜伏期从数周到数年,无疼痛,在最初几年间易复发。偶有患者主诉为尿道湿疣引起的血尿。

2. 梅毒湿疣出疹早期表现为全身肌痛、发热、寒战和关节痛,但其本身不引起疼痛。在未经治疗的一期梅毒之后6～24周出现,偶与梅毒性溃疡同时发生。

3. 传染性软疣进展较慢,至少2～3个月,偶见瘙痒。

4. 阴茎珍珠样丘疹不引起症状,但会使一些患者感到焦虑。

C.瘙痒性病变

1. 阴茎头炎在性交时、性交后或者包皮垢过多时引起瘙痒和烧灼痛。病情越重,排尿越困难

和疼痛越严重。

2. 抗真菌治疗后瘙痒和为时甚久的皮疹是红癣的常见表现。

3. 阴虱感染表现为瘙痒,程度剧烈者较少,有些患者可在阴毛上找到阴虱。

4. LSA 和 BXO 可使患者感到不同程度的瘙痒,并关注病变部位的外观。

D.囊性病变:小的前庭大腺囊肿通常没有症状,较大者可致不适、瘙痒,有时引起性交困难。继发感染有时导致剧烈的疼痛、排尿困难和外阴分泌物。全身性症状少见。

四、体征

A.溃疡性病损

1. HSV-1 或 HSV-2 最初为红斑性丘疹,随后数小时到数天在男性阴茎头、阴茎远端(有时在近端)或阴囊出现成簇的小囊泡。整个女阴均可涉及。脓疱、糜烂或溃疡发生2～4周结痂愈合,遗留部分色素过少或色素沉着,只有继发感染才会遗留瘢痕。原发感染比复发感染病损数目更多(图31-1)。

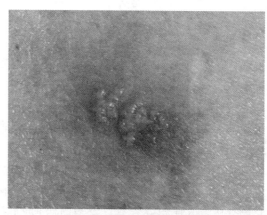

图 31-1　直径 1～3mm 的小囊泡紧密成簇,在较大的红斑基底上形成分叶的不规则斑块,2d 时表现为疱疹性病变

2. 与梅毒感染者的分泌物直接接触后10～90d,初次感染梅毒螺旋体会在接种部位导致梅毒性溃疡。梅毒性溃疡是单个圆形、牛肉红的溃疡,边缘隆起,基底有黄绿色渗出液。出现于男性阴茎包皮,冠状沟、体或基底,以及女性的宫颈和阴道(此处患者很少发现)、外阴或阴蒂。生殖器以外的梅毒性溃疡见于嘴唇、乳房、手指和大腿。多

发性下疳可见于 HIV 感染者。

　　B.疣样/乳头状瘤的病损

　　1.尖锐湿疣是肤色或粉红色肉质赘生物,局限、湿润柔软、丝状或圆锥形的突出物从葡萄状融合为菜花状成簇生长于潮湿的表面(图 31-2)。在较干燥表面可以有角化,呈扁平疣状。免疫抑制者肛门部可以发生较大病损。

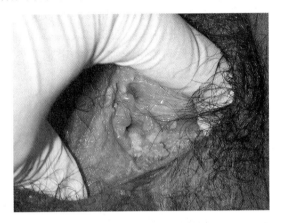

　　图 31-2　紧邻阴唇系带尾部的大阴唇上有一个桃色菜花样病变。单个圆锥形的粉色病损也出现于尿道右侧、右侧大阴唇和左侧小阴唇

　　2.梅毒扁平湿疣是湿润柔软、平顶的肤色或淡粉红色丘疹、疣、小瘤或斑块,可以融合。可以发生于体表的任何部位,但好发于肛门生殖器区和擦伤处。

　　3.传染性软疣是直径 2～8mm 的珍珠样白色丘疹或小瘤,多为圆形或卵圆形,顶部有脐形凹陷(图 31-3)。这些丘疹在局部成簇生长,好发于生殖器区、颈部和躯干,可以发展为脓疱和小的结痂或者斑块。大面积或者数目较多的病损,尤其是出现在面部,应怀疑 HIV。

　　4.阴茎珍珠样丘疹组织学上是血管纤维瘤,首发于青春期前后,表现为稀疏的、圆锥形白色或淡粉红色大小不一的成簇丘疹,多数在阴茎冠形成平行线,也可出现在龟头包皮沟。

　　C.瘙痒性病损

　　1.红斑、包皮垢过多、扁平的灰白色"空洞"或红斑性丘疹提示龟头炎(图 31-4);糜烂、细鱼鳞样改变和显著的包皮水肿提示龟头包皮炎。如果存在包茎(包皮末梢挛缩),就只能看到水肿而看

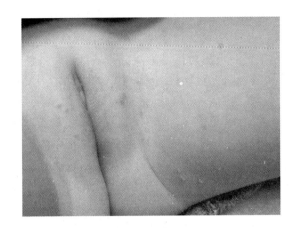

　　图 31-3　发生于幼女的脐状、火山顶样的褐色病变。大腿内侧的病变成对,透亮,像皮赘。研究表明这些病变不是经性传播的

不到龟头。在未行包皮环切术的男性,包茎可以是龟头炎的原因或并发症,或二者兼而有之。包皮收缩会引起包皮嵌顿,压迫龟头和邻近龟头的体部,使其缺血,后者导致肿胀和急性疼痛。任何不能通过治疗解决的丘疹、斑块或皮肤白化都可能是恶性肿瘤的线索。

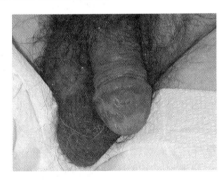

　　图 31-4　清除包皮垢和碎屑后的不规则红斑。局部抗真菌治疗使这些病损消失,排除 Bowenoid 病

　　2.红癣为边界清楚、边缘不规则状斑片,开始呈红色,随后变成褐色,好发于腹股沟(在大腿内侧到阴囊或外阴)。

　　3.阴虱。灰白色形体较小的幼卵贴附于毛干,棕灰色的成虫,大小相似(1～2mm),可见于阴虱感染的毛囊皮肤周围。入侵后皮肤可见丘疹,苔藓,抓痕。

　　4.外阴营养不良/硬化萎缩苔藓(LSA)病变形式多样,从非特异性皮肤变薄,到多个部位出现

不规则珍珠/象牙白色或粉红色/红色(较不常见)丘疹或多个点斑,它们最终可能会合并成涉及整个阴部的白色斑块。增生性营养不良,白斑,并认为是不常见的癌前病变,外阴癌较少见。在干燥闭锁性龟头炎(BXO),先是有一个白色的硬化组织环在包皮的尖端或口(导致包茎),但不伴炎症变化。外阴干皱(萎缩,干瘪的皮肤或黏膜)与黑色素减少,毛细血管扩张,继而老年人外阴闭锁,在后期造成纤维硬化,现在妇科学已废弃该术语。

D.囊性病变:前庭大腺囊肿是充满弹性的、柔软、有抵抗压力的隆起,在较低的阴道前庭(入口的外面),如果感染,囊肿是红色,非常疼痛。

五、实验室检查

A.溃疡性病损:原发性 HSV-1 和 HSV-2、梅毒、软下疳应考虑检测衣原体,淋病和 HIV,在 3~6 个月重新测试。此外,原发性 HSV-1 或 HSV-2 应考虑检测梅毒。

软下疳

软下疳是一种高度传染性疾病,自 1987 年以来稳步下降,2005 年仅 17 例。它是由杜克雷嗜血杆菌引起,革兰阴性球杆菌属。偶尔离散疫情暴发发生,通常发生在中美、加勒比和东南亚移民。因为诊断的困难,漏诊是常见的,多达 10% 的软下疳患者可能同时感染梅毒或单纯疱疹病毒。这种疾病可能对艾滋病病毒传播有重要作用,起初在异性恋者中发现。软下疳时疼痛,生殖器丘疹是单个或多个圆形,椭圆形或尖,平,非硬结的边界,匐行性溃疡。溃疡可以融合变大。区域淋巴结肿大是典型的。诊断软下疳是根据临床观察,并排除其他如梅毒溃疡性进程和疱疹。梅毒 1 周后的快速血浆反应素(RPR)的检测比初发梅毒的 RPR 检测可靠。革兰染色为球杆菌的集落群检测是不可靠的,培养困难且价格昂贵。市售聚合酶链反应测试可以使用,但没有一个获得美国食品和药品管理局的认可。软下疳的患者应该治疗,可选用药物包括:阿奇霉素,1g 口服,每天 1 次;或头孢曲松,250mg,肌内注射,每天 1 次;或红霉素 500mg 口服,每日 4 次,连续 7d,或环丙沙星,500mg 口服,每天 2 次,连续 3d。环丙沙星不应给儿童或孕妇/哺乳期患者。对环丙沙星和红霉素在全球已经有耐药,男性和艾滋病患者对治疗更可能耐药,如果症状 7d 不消除,可能需要重新治疗或更长的疗程。

---

1. **实验室检查** 很少检测 HSV-1 或 HSV-2,但在某些情况下或诊断不明确,检测 HSV-1 或 HSV-2 是势在必行的,如分娩前的初发感染或在法医学案件中。

a. 涂片染色检查:取材、涂片、固定后镀银染色,进行姬姆或赖特染色,然后检测多核细胞胞核内嗜酸性包涵体,如结果阳性被认为是疱疹病毒(单纯或带状疱疹)。

b. 病毒培养是昂贵的,必须培养 7d 后才知道结果。本方法无法检测亚临床型、潜伏性生殖器疱疹。

c. 显微病理学和电子显微镜可以使用,但很少有必要。

2. **一期梅毒**

a. 暗视野显微镜检查:收集病变部位分泌物,制片后利用暗视野显微镜检查能发现密螺旋体聚集和扭结,但临床医生很少应用,因为如果软下疳已用局部抗生素治疗,密螺旋体聚集和扭结可能无法看到。

b. 快速血浆反应素(RPR)和性病研究试验室试验(VDRL),这些非螺旋体抗原血清试验,梅毒患者感染 1 周后呈阳性反应。经过治疗 1 年后可转为阴性,但可能一小部分患者终身会维持在低滴度阳性。

c. 梅毒螺旋体抗原血清试验:如荧光螺旋体抗体吸收试验(FTA-ABS)或梅毒螺旋体血凝试验(TPHA),梅毒患者感染 2 周后检测呈阳性,梅毒螺旋体抗原血清试验终身保持弱阳性。

B.疣样/乳头状瘤的病损:尖锐湿疣、梅毒扁平湿疣或传染性软疣患者应考虑检测衣原体、淋病和 HIV。此外,尖锐湿疣患者应考虑检测梅毒。

1. 尖锐湿疣根据典型临床表现即可诊断。

a. 有时,诊断需要活检证实。

b. 亚临床病变可通过醋酸白试验诊断,用5%醋酸(白醋)湿敷5min,病灶稍隆起,局部变白者为阳性,可通过放大4～10倍放大镜观察到。注意发白区界限不清或不规则提示为假阳性。

2. 梅毒扁平湿疣患者快速血浆反应素(RPR)和性病研究试验室试验(VDRL)一直是阳性,荧光螺旋体抗体吸收试验(FTA-ABS)来确诊是必要的。

3. 传染性软疣病变表现为帽针头至半球状丘疹,发现嗜酸性包涵体即软疣小体就可确诊。显微镜观察,很少有必要。

4. 阴茎珍珠样丘疹不需要实验室检查,病理切片可发现丰富的毛细血管网。

C. 瘙痒病变

1. 龟头炎是一种临床诊断,但是阴茎头隆起部位的活检是需要的,活检可在手术室使用表浅穿刺针在局部麻醉下进行。

2. 红癣皮损皮肤在 Wood 光下显珊瑚红荧光,皮损刮片检查可能显示革兰染色阳性,该菌属棒状杆菌属。

3. 阴虱入侵后虱子和虱卵在显微镜可见。直接性接触感染的阴虱患者应考虑检测衣原体、淋病、梅毒、艾滋病毒。

4. 外阴营养不良活检是必需的,硬化萎缩苔藓(LSA)/干燥闭锁性龟头炎(BXO)可通过活检与白斑、白癜风、扁平苔藓或癌相区别。这可在手术室局部麻醉下使用穿刺针在病变周边活检或完整切除(如果病变直径<1cm)。

5. 囊性病变。前庭大腺囊肿的诊断是根据典型的临床表现,当蜂窝织炎存在时要考虑进行分泌物培养。

六、治疗

A. 溃疡性病损

1. HSV-1 或 HSV-2 感染病变在 24h 内病毒排放达到峰值,到第 5 天减少,然而,病毒排放会在一些没有症状的人群中间歇性发作。疱疹一般是自限的,多年来复发减少了。治疗无法根除 HSV-1 或 HSV-2,也不影响停药后复发的严重程度或比率。症状出现后立即开始治疗可显著改善临床症状。

a. 原发性感染,选择口服药物有阿昔洛韦,400mg,或泛昔洛韦,250mg,每天 3 次,或伐乃洛韦 1g,每天 2 次,连续 7～10d。目前还不清楚是否更大剂量(如阿昔洛韦,400mg,每日 5 次)治疗口腔炎,咽炎,或直肠炎的必要性。

b. 复发性感染

(1)发作治疗可推荐口服阿昔洛韦,200mg,5/d,或 400mg,3/d,或 800mg,2/d,连续 5d,或泛昔洛韦 125mg 或伐乃洛韦,500mg,每天 2 次,或 1000mg,1/d,连续 5d。

(2)抑制治疗方案包括口服阿昔洛韦,400mg,或泛昔洛韦,250mg,2/d,或伐乃洛韦,500mg 或 1g,1/d,连续 1 年,在停药期评估是否需要继续治疗。

c. 关于复发的潜力,在症状改善多年后,没有病变患者也可通过病毒排放传播,因此安全套的使用是重要的。

2. 一期梅毒治疗首选苄星西林 G,每周 240万 U,分两侧臀部肌内注射,2～3 次,合并艾滋病毒感染患者推荐另外的剂量。对青霉素过敏者推荐强力霉素,口服 100mg,2/d,连续 2 周。如果依从性好,应考虑青霉素脱敏。头孢曲松剂量和有效性还没有明确规定。阿奇霉素不应该使用,通常无效。

B. 疣样的/乳头状瘤的病损

1. 尖锐湿疣在 6～15 个月可自发消退,除了免疫较差的人。但多数临床医生会选择用药治疗以避免持续生长。治疗只去除疣不能清除病毒,可以保持数月到几年。复发在第 1 年常见,即使在疣完全切除后。另外建议对当时诊断疣的妇女进行巴氏涂片。重组疫苗对人乳头状瘤病毒6,11,16 和 18 型(Gardasil,默克公司)是有效的,2006 年 6 月被批准用于 9～26 岁的女性。但该疫苗不是用于治疗的。

a. 常用有效的治疗方法

(1)冷冻治疗:包括液态氮气、冷冻探针、喷雾,用棉签涂抹在病灶的周围不超过 1mm,直至发白,其中大部分在 24～72h 脱落,留下个浅溃疡。

(2)80%～90%三氯乙酸外擦疣体上数秒钟,病变变白,用滑石粉或碳酸氢钠中和未反应的酸。

如需要治疗每周可重复。

（3）5％咪喹莫特（Aldara）霜睡前外擦患者肛门，晨起洗掉，每周 3 次，持续长达 16 周。

（4）鬼臼树脂，10％～25％复方安息香酊，可用于治疗疣。每次用药总量不应超过 0.5ml 或每次用药疣体面积少于 10cm²，为避免药物中毒应在 4h 洗掉药物，每周可重复治疗，怀孕期间禁用。

（5）普达非洛乙醇溶液，0.5％的溶液进行自我治疗，每日 2 次，应用 3d 之后，停用 4d。治疗可重复最多 4 个周期，怀孕禁用。应教导患者哪些病变需要治疗和如何应用药物。

（6）电干燥法或电烙术禁用于肛门病变或心脏起搏器患者。

（7）外科手术切剃/剪刀切除或刮除。

b. 替代疗法

（1）当疣非常广泛或耐受其他疗法时，二氧化碳激光器是必要的。

（2）干扰素 α-2b 可以被注入病变基底部，每周 3 次，持续 3 周，根据需要重复。这种药物是极其昂贵的，使用应限于顽固病例。

2. 二期梅毒治疗，这期非常具有传染性，治疗方法同一期梅毒治疗。

3. 传染性软疣在几周到几个月自发缓解，也可行冷冻疗法，刮除或电灼。

4. 阴茎珍珠样丘疹上述方法均可使用。

C. **瘙痒病变**

1. 龟头炎

a. 包皮应当尽可能保持收缩。

b. 龟头在淋浴和排尿后应充分干燥，保持清洁。

c. 念珠菌二重感染应局部应用咪唑乳膏（酮康唑，布康唑，克霉唑，益康唑，咪康唑，异康唑，噻康唑，特康唑），环吡酮，或制霉菌素霜，每天 2 次外擦，或氟康唑，150mg，口服单剂量。酮康唑和伊曲康唑可能有效，但存在较高的潜在毒性。特比萘芬不应作为念珠菌治疗的起始药物。

d. 龟头和包皮应在性交后用肥皂和水清洗并彻底干燥。

e. 如果包茎持续生长或患者存在耐药性，包皮环切术是必需的，因为慢性龟头炎是一种癌前阴茎变化的可能的前兆。

2. 红癣的治疗抗菌肥皂沐浴是有效的。益康唑乳膏外擦，每天 2 次，7～10d，或红霉素口服，每次 250mg，4/d，持续 14d，对治疗病原体（棒状杆菌）也有效。

3. 1％林旦洗发水应用 4min 或 1％扑灭司林乳膏冲洗或虫菊酯-胡椒基丁醚应用 10min，然后彻底洗掉是治疗阴虱的有效的治疗方法。对于儿童和妊娠期及哺乳期妇女应避免接触林旦。扑灭司林潜在的毒性比林旦小。

4. 外阴营养不良/LSA 和 BXO

a. 当切片显示上皮内瘤变，激光治疗或常规手术切除是需要的。

b. LSA/BXO 患者，局部外用睾酮不再推荐使用。高效的类固醇（如 0.05％氯倍他索）应小心擦拭患处 1 个月，每天 2 次，然后每天 1 次，2～3 周，随后外擦低效类固醇（0.1％曲安奈德或 0.1％倍他米松戊酸酯）每天 2 次，持续数周。0.1％他克莫司软膏和 1％吡美莫司外擦，2/d，也是有效的。白斑需要密切随访，氟尿嘧啶局部通常不用。

D. **囊性病变**：前庭大腺囊肿/炎症。

a. 热湿的敷料或坐浴可促进囊肿自发排干。

b. 脓肿切开引流是最有效的。

c. 造口术推荐用于复发治疗。

d. 抗生素治疗是没有必要的，除非有相关的蜂窝织炎，一般由葡萄球菌、链球菌、大肠埃希菌或厌氧菌造成。

（李云桥　柯　丽　译）

参考文献

[1] Wolff K，Fitzpatrick TB，et al. Fitzpatrick's Color Atlas and Synopsis of Clinical Dermatology. 5th ed. McGraw-Hill，2005.

[2] Gilbert DN，Moellering RC，Sande MA. The Sanford Guide to Antimicrobial Therapy. 37th ed. Antimicrobial Therapy，2007.

[3] Guidelines for Treatment of Sexually Transmitted Diseases，2006. Morb Mortal Wkly Rep. 2006，55：RR-11. http：// www. cdc. gov/mmwr/preview/ mmwrhtml/rr5511a1. htm.

[4] National Center for Health Statistics. National Ambulatory Medical Care Survey（NAMCS）：2004

Summary. Advance Data from Vital and Health Statistics No. 374. National Center for Health Statistics, Centers for Disease Control and Prevention. http：// www. cdc. gov/mmwr/preview/mmwrhtml/ mm5453a1. htm. Accessed June 23,2006.

[5]　Pickering LK, ed. Red Book：2006 Report of the Committee on Infectious Diseases. 27th ed. American Academy of Pediatrics,2006.

第32章　毛发与甲疾病

Amy D. Crawford-Faucher, MD

要点

- 95％就诊于初级保健医生的脱发患者是可以治疗的。
- 女性男性化型多毛症需要激素检测评估。
- 只有50％的甲营养不良是真菌感染，准确的诊断是合理治疗的关键。
- 黑色素瘤和转移癌有时表现为甲的疾病。

一、定义

　　人类毛囊会长出两种类型毛发中：毫毛是一种纤细、低色素、几乎看不见的毛发；终毛是一种粗糙、通常有颜色的另一种毛发。毛囊周期有3个阶段：生长期（头发生长），退行期（过渡）和静止期（停止）。毛发逐渐成熟并在静止期后脱落。头皮毛囊2～8年可以长出很长的头发，然后停留在"静止期"达2～3个月。毛发异常增长或脱落通常并不具有危害性，但能提示系统性疾病，并可能引起明显的情绪消沉。

　　A. **秃头症（脱发）**：可能是局部的，片状的，分散的或全部的。通常是因为化学或物理因素，感染或免疫介导的炎症反应损坏了毛囊。代谢性疾病，许多药物和生理压力也可以减缓或破坏正常的头发生长周期而导致脱发。如果毛囊被保留下来，将有再生的潜力，此时脱发属非瘢痕型，如果毛囊被损坏了，将是瘢痕型。

　　B. **女性多毛症**：是毛发呈典型男性分布的过度增长，这是因为卵巢、肾上腺或外源性药物产生了过多的雄性激素［睾酮和其前体硫酸脱氢表雄酮及其前体和17-羟孕酮（17-OHP）］。这些激素作用于女性雄激素敏感性毛囊（主要在面部、胸部、上背部、下腹部和大腿内侧），长出终毛而不是毫毛。女性多毛症可能孤立存在或与其他提示雄激素过多的男性化症状和体征一起出现。一般多毛症是指毛发生长过多，可能是扩散型的，并对雄激素不敏感。

　　C. **正常甲解剖**：包括由死角蛋白组成的甲下面的血管和高度神经支配的甲床。甲床近端由能从中长出新甲的基质组成。甲周表皮皱褶从近端或侧旁包绕甲，产生甲皱褶。异常甲源于外伤、感染、全身疾病、先天原因或正常的变异。损坏基质能造成永久性甲生长异常。甲疾病的准确诊断对于有效的治疗和潜在的严重系统性疾病的快速评估是必要的。

二、常见诊断

　　A. **秃头症（表32-1）**：在男性常见秃顶能有效治疗之前，办公室一族中大约每2000人就有1个是因为某种形式的脱发去咨询家庭医生的，当今这个比例可能更高。非瘢痕性脱发中95％及以上首先被初级保健医生发现。下面列出了6个最常见和最重要的原因。

表 32-1

秃头症的诊断及病因学分类

瘢痕性秃头

肿瘤:局部或转移

痣样:皮脂腺痣,表皮痣

物理或化学:烧伤,冷冻,外伤,辐射,酸,碱

感染:细菌,真菌,原虫,病毒,结核菌

先天性或发育:皮肤发育不全,达里耶疾病,隐性 X-连锁鱼鳞病,毛发角化萎缩病

皮肤病相关:扁平苔藓,糖尿病性脂质渐进性坏死,瘢痕性类天疱疮,毛囊炎性脱发

全身性疾病:红斑性狼疮,结节病,硬皮病,皮肌炎,淀粉样变性

非瘢痕性秃头

药物引起的:抗代谢药物,抗凝血药,β受体阻断药,抗抑郁药,锂,左旋多巴

先天性:外胚层发育不良,头发轴紊乱

传染病:二期梅毒,头癣,人类免疫缺陷病毒感染

中毒:砷,硼酸,铊,维生素 A

营养:神经性厌食,消瘦,恶性营养不良,"崩溃"的饮食,缺乏铁或锌

外伤性:拔毛,牵引,摩擦,化学,热

内分泌:甲状腺功能亢进或减退症,垂体功能减退,甲状旁腺功能亢进或减退症

免疫:斑秃

遗传或发育:男性和女性秃顶(雄激素性脱发)

辐射诱导:X 线脱毛

生理:静止期脱发(产后,术后,发热性疾病,严重的心理压力,青春期)

1. **雄激素性脱发**　包括男性脱发和女性脱发,比所有其他脱发原因的总和都常见。在某种程度上,影响了近 3/4 的男性和 1/3 以上的女性。50 岁男性 1/2 以上会脱发。在遗传易感人群,雄激素逐渐将终毛毛囊变成毫毛毛囊,最终终毛毛囊萎缩。雄激素性脱发是由一对显性,性别限制性的常染色体基因控制,可能是因为多基因修饰因子导致了常染色体基因的不完全表达。

2. **外伤性脱发**　相对常见于仰卧睡姿婴儿的头枕部,及对毛囊有持续牵引力的个性发型者(扎紧辫子,戴卷发器者)。经常强迫性地拔头发(拔毛癖)也能导致外伤性脱发。

3. **感染性脱发**　主要原因是头癣,影响多达 4% 的儿童,但在成年人不常见。过度的炎症反应可损伤毛囊。

4. **生理性脱发**　又称静止期脱发,为弥散性脱发,此情况常常发生在产后 2～3 个月,或在停服避孕药、皮质类固醇药或严重的疾病或压力之后。当异常大量的毛囊(25%～45%)突然出现生长期终止,从毛发生长期进入静止期,脱发就开始了。后大量静止期头发同时脱落。

5. **斑秃**　有 0.1% 的人口患病率,一生中每个人的患病风险接近 2%。男女之间没有差异。超过 50% 的病例在 40 岁出现,且有家族倾向。斑秃往往与其他自身免疫性疾病相联系,如恶性贫血、白癜风、桥本甲状腺炎、过敏性皮炎及唐氏综合征。虽然大多数病例最终自愈,但青春期前发病的患者,会反复发作或对治疗不敏感,预后差。

6. **系统进展性疾病引起的脱发**　包括甲状腺疾病、其他内分泌疾病及营养不良引起的脱发。这些疾病要么减慢头发生长的速度,要么改变毛囊生长期和静止期之间的平衡。

B. **女性多毛症**(表 32-2):影响了 10% 的女性。

1. **特发性多毛症**　最常见于地中海血统的妇女,可能是毛囊对循环正常水平的雄性激素敏感性增加。特发性多毛症是一种排除性的诊断。

2. **多囊卵巢综合征(PCOS)**　是最常见的雄激素过多引起的多毛症,影响了 6%～8% 的生育期女性。

表 32-2

过多毛和多毛症的病因

毛过多	多毛症
先天性	多囊卵巢综合征
家族性	先天性肾上腺皮质增生症
青春期	肾上腺或卵巢肿瘤
绝经	库欣综合征
肢端肥大症	
赫尔利综合征	
迟发性皮肤卟啉症	
多发性硬化症	
脑炎	

3. 成年人发病型类固醇 21-羟化酶缺乏症病因尚不清楚,但种族背景明显不同。该疾病在北欧妇女中不常见,但在德系犹太人,拉美裔和欧洲中部地区人群中有更高的发病率。

4. 库欣综合征 是女性多毛症少见的原因。

5. 卵巢或肾上腺肿瘤 是少见的多毛症的原因。

6. 药物 引起的女性多毛症和一般多毛症见表 32-3。

表 32-3

药物引起的女性多毛症和一般多毛症

女性多毛症	一般多毛症
米诺地尔(妇女的前臂和腿部)	合成代谢类固醇
环孢素	● 达那唑
皮质类固醇	● 灭吐灵
二氮嗪	● 爱道美
链霉素	孕激素类
干扰素	利血平
乙酰唑胺	吩噻嗪
吩噻嗪	睾酮
苯妥英钠	
补骨脂素	

C.甲疾病:最常见的甲疾病如下。

1. 甲真菌病 是甲真菌感染,在甲疾病中占了一半,影响多达 20% 的成年人,儿童患病比例要小得多。趾甲患病较指甲患病更为普遍。长期、反复的足部潮湿,并且一直呆在更衣室也可能会受传染。

2. 甲沟炎 在甲周近端或侧部感染,是由于局部的急性外伤,例如"倒刺",并长期反复暴露于潮湿环境,如洗碗碟的人群或游泳者。

3. 直接创伤的甲和指尖 可造成甲下血肿,甲床血管破裂,血液聚集在甲床与甲板之间的潜在空间内。

4. 内生甲 也很常见,最常发生在大跚趾甲的内侧边缘。不合适的鞋子、甲营养不良、甲真菌感染都是其易患的条件。

5. 甲颜色异常 可能有多种不同的原因引起(表 32-4)。

6. 系统性疾病可以表现为甲疾病 斑秃、慢性缺氧、缺铁性贫血、锌缺乏、低钙血症均可引起甲畸形。

表 32-4

甲颜色异常的原因

白色(白甲病)
真菌
物理应力/轻度创伤(横向线条或斑点,和甲一起生长)
甲床损伤(横向线,不随甲生长)
重金属中毒(如砷)(横向线)
肝病(全白色甲)
肾衰竭和尿毒症(半白,半粉红色的甲)
特发性(点和线)
先天性

棕色/黑色
黑皮肤的人都有的线状
痣(仅限于甲)
黑色素瘤(可"超出"甲出现在甲周)
真菌
银屑病或斑秃
氯喹(蓝色)
奎纳克林(蓝色)
几种化疗药物
重金属中毒

黄色
真菌
非假单胞菌
银屑病(通常不统一)
斑秃(通常不统一)
淋巴水肿
艾滋病
艾迪生病

（续 表）

绿色
铜绿假单胞菌感染

蓝色
米诺环素
多柔比星（褐色）
Wilson病
褐黄病（灰蓝色）

红色
达里耶疾病（纵向条纹）

三、症状

评价脱发应包括头发脱落的时间、主要的生活变化、身体创伤、药物摄入及头发护理习惯、对于女性多毛症、始动因素、相关的症状和体征、药物使用、人种、家庭成员都是重要的。

绝大多数脱发、女性多毛症、一般多毛症都无明显局部症状。外伤或感染过程，如头癣可能会导致瘙痒和疼痛。由雄激素过多引起的妇女多毛症通常在青春期后期男性化和月经不规则时发作。先天性的多毛症多毛体征比较轻微，月经正常，没有男性化的迹象。多毛症和PCOS妇女往往有月经稀少与不孕的病史。许多患者对自己的脱发或过度生长有心理困扰。

疼痛是任何甲内生长患者常见的主诉，不管是急性甲沟炎患者还是慢性甲沟炎患者。甲真菌病和甲其他感染性疾病可能是无痛的。明显的甲下搏动性疼痛是甲下血肿的特点，在指尖和甲挤压伤后几个小时到一天内出现。

四、体征

女性多毛症中，女性男性化的体征需要细心发觉，包括不同程度的阴蒂增大，囊肿性痤疮，乳房变小，声音深沉，性欲增高，肌肉增大，汗水发臭，月经减少，一过性毛发减少和秃头。对脱发有帮助的临床线索是毛孔的出现，表明是一种非瘢痕的（潜在可逆）过程。下列局部的征象将快速鉴别脱发、女性多毛症、甲异常。

A. **雄激素性脱发**

1. 男性秃顶最常见的特点是额颞头发减少（呈"M"形），伴有头顶大量脱发。

2. 女性秃顶主要是弥漫性脱发或秃顶。有时，部分变得很明显，但沿额发际线的头发还存在。

B. **外伤性脱发**：通常显示片状脱发，但也可能是弥散的。局部破坏伴有不同程度变短的头发表明是机械损伤。

C. **感染性脱发**：由头癣引起的感染性脱发表现为不相连的部分头发片状脱落及叠加鳞片状发炎皮肤的损害。较少见的一种皮癣菌造成的秃发表现为深的，化脓性毛囊炎。重症真菌感染或蜂窝织炎时，化脓和炎症可造成破坏和结痂。二期梅毒与此相反，导致头皮上弥漫性、虫蚀样外观。

D. **生理性脱发**：被认为是一种急性、弥漫性，但可逆的头发稀疏。出现时，横向甲凹陷（博氏线）意味着亚急性生理伤害。

E. **斑秃**：特点是突然发病的界限清楚的脱发。留下光滑、无毛、无炎症皮肤、周围伴有易掉的头发。"惊叹号"头发很短，深色，干粗，在皮面呈刷样末梢，有时可见于斑秃的边缘。可以有头发的完全脱落（全秃）或者身体毛发全脱（普秃），尽管这较其他类型的脱发不常见。凹点性指甲可见于多达1/3的患者。

F. **系统性疾病**：如甲状腺疾病，除了弥漫性脱发和毛发细化，还出现相关的特异征象。

G. **PCOS患者**：可以与肥胖相关。

H. **肾上腺或卵巢肿瘤的发生**：与青春期多年后头发生长迅速及其他男性化体征相关。

黑色素瘤/癌和甲

恶性黑色素瘤可在甲上呈现新的色素沉着纵向线，尤其是"出现在"近端甲皱褶或整个甲。

鳞状细胞癌、黑色素瘤或少数的转移性癌可以表现为甲沟炎，对通常的治疗方法不敏感。进行甲床活检对诊断这些癌症是必要的。

I. **甲真菌病**

1. 末梢甲真菌病会导致甲变成白色、黄色或褐色，甲变厚，甲下碎片在远端指尖聚集。

2. 浅白色甲真菌病引起甲变软，变糙及碎屑改变。

3. 近端甲真菌病最少见，为红色毛癣菌感染近端甲皱褶，感染新生成的甲板，并移向远端。

J. **急性甲沟炎**：以沿甲近端或侧边出现明显红斑，压痛，波动感为表现形式。慢性甲沟炎往往涉及许多甲而较少出现红斑。受影响的甲会间歇性疼痛，尤其是接触水后。近端甲褶水肿，但很少有波动感。

K. **甲下血肿**：引起甲疼痛敏感，因为血液的聚集可能出现部分或完全的红蓝色、紫色或黑色。如果甲床关键部分受到影响，甲可能会部分或完全脱落（甲剥离）。

L. **内生甲**：在甲长入邻近甲床的侧面，内生甲作为异物会导致炎症和感染。对于慢性炎症，肉芽组织生长会覆盖已受影响的甲。这个部位非常疼痛，可能还会有波动感。

M. **系统性疾病**：可以表现为特定的甲异常。牛皮癣大多会造成甲深陷，但也可能导致甲脱落（甲剥离），变色，甲下因碎片堆积而增厚。这些发现可能会与甲真菌病混淆。通常病态的甲与典型的皮肤症状一起出现，但它可能是这种疾病的唯一标志。斑秃引起甲浅的蚀损斑，并伴有进展性的混浊。慢性低氧血症引起的杵状指是一种甲褶近端皮肤慢性和永久性的肿大表现。有时，杵状指是一种正常的变异。成年人勺状（凹）甲可出现在缺铁性贫血，横向凹陷（博氏线）可能表明锌缺乏或生理压力，而发白的甲出现在低钙血症患者中。

N. **甲弯曲、肥厚或分裂**：可能源于反复的甲外伤，例如穿紧鞋，但病因并不总是很明确。

五、实验室检测

A. 大多数的脱发可以根据全面的个人病史和仔细的体检作出诊断。辅助检测可能在某些情况下有用。

1. 拉或拔头发试验需要 10～20 群邻近分组的头发。正常情况下，不超过 20% 的头发被拔掉，但在静止期脱发和雄激素性脱发活动期，40% 以上的头发将能被连根拔起。

2. 温热氢氧化钾（KOH）预处理头发最初用于诊断头癣。很少需要做头发干真菌培养。Wood 光检查仅仅对由孢子植物引起的头癣感染患者中的 5%～10% 有帮助。

3. 一张毛发图可以对至少 50 根抱紧的毛发进行微观分析，以决定头发结构和静止期毛囊的比例。这些毛发通过使用止血钳来移除。静止期头发为小的、未染色的、卵形灯泡样结构，且无内部根鞘。生长期毛发为较大的、拉长的、色素灯泡样结构，形状像一个扫帚的底部，含有一个狭窄的内部根鞘。在静止期脱发中 20%～60% 患者的头发将是静止期的头发。生长期出现萎缩灯泡样结构是雄激素性脱发患者的典型表现。

4. 头发计数是数天失去了所有头发的实际数量。每天掉发 100 根被认为是正常的。计数升高是静止期脱发的典型表现。

5. 头皮活检通常用于起因不明的病例，分别基于毛囊淋巴细胞浸润和抗体沉积的程度，可能有助于确定斑秃及红斑性狼疮患者的预后。

6. 内分泌功能障碍的评估可能包括甲状腺检查（例如，促甲状腺激素）。雄激素性脱发的妇女应与多毛妇女一样接受同样评估。

7. 除了秃顶妇女，血液的、血清学的、风湿病的以及血液化学的测试，应在仅仅怀疑是全身性疾病时进行，对于秃顶妇女，全血液细胞计数、抗核抗体试验、铁蛋白水平检测应常规执行。

B. 伴有轻度头发生长，正常月经和生育相关的多毛症而没有其他男性化征象的妇女，可能有特发性多毛，不需要更多的实验室评估。然而，PCOS 相关的评估可能仍然是合理的。伴有更多的重要症状/体征，实验室测试可以帮助检测严重的全身性疾病；流程式的分析方法是最好的（图 32-1）。

1. 伴有月经不规则者，应检测甲状腺功能、催乳素、17-OHP、睾酮；如果这些是正常的，多囊卵巢综合征和无排卵是可能的。对于怀疑多囊卵巢综合征者，应进行血糖和血脂检查，也要考虑测量血清胰岛素的水平。

2. 伴有男性化体征者，睾酮、硫酸脱氢表雄酮和 17-OHP 水平用于初步筛查卵巢或肾上腺肿瘤。这些激素在 PCOS 者中可以正常或轻度增加，明显升高分别表明卵巢或肾上腺肿瘤。男性化也需要肾上腺或卵巢的影像学检查（CT 或 MRI）。

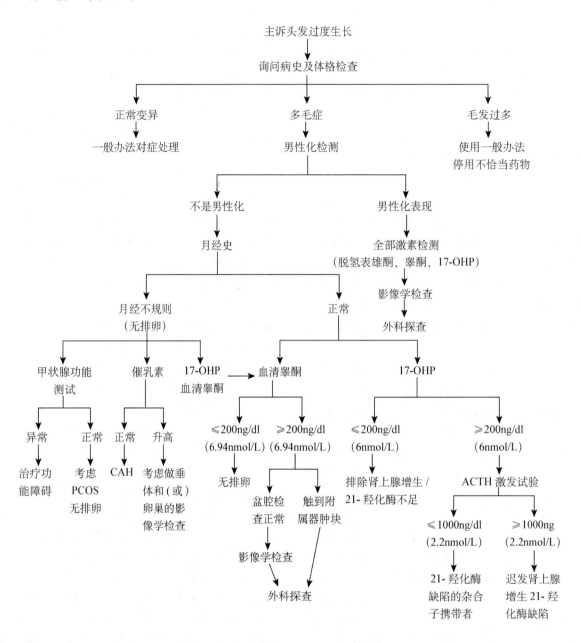

图 32-1 多毛评价方法

ACTH:促肾上腺皮质激素;CAH:先天性肾上腺增生症;PCOS:多囊卵巢综合征;17-OHP:17α-羟孕酮

C. 许多甲疾病可以通过仔细询问病史和体格检查,包括寻找其他系统性疾病的征象来诊断。试验主要是确认甲真菌病的诊断。

1. 氢氧化钾染色和真菌培养:对诊断甲真菌病是必要的,因为只有 50% 的营养不良性甲实际是真菌性。虽然门诊的测试结果还存在,诊断的标准仍然是氢氧化钾染色,培养,或两者兼而有之。受影响的甲和甲床应采样,用 15 号刀片或锋利刮匙获得受影响甲的多个不同部位的碎片。特定种类的测试,一般没有必要,因为目前的治疗对大多数真菌都有效。

2. 当诊断不明确时,建议通过活检来诊断肿瘤、炎症性疾病、感染性疾病。甲床、甲周皮或基质可以活检。如甲基质活检造成永久性甲营养不良,转诊到皮肤科通常是必要的。

六、治疗

A.斑秃:治疗目标是最大限度地减缓脱发和促进头发再生。没有"灵丹妙药",并且任何改善可能是很微弱的。可能需要终身治疗以防止进一步的脱发。

1. 雄激素性脱发

a. 米诺地尔(落健):是一种主要的药物,其增加变薄头皮上头发新生的机制还不清楚。早晚各用 1ml 作用于患处。

(1)米诺地尔对自然衰退脱发无效,对脱发时间≤5 年者,顶点秃头≤10cm 及许多还不确定毛发类型的患者(毫毛和终毛之间的类型)最有效。

(2)约 40％的男性报告治疗 1 年后出现头发再生。

(3)米诺地尔配成 2％和 5％的溶液。两个双盲安慰剂对照随机试验比较 5％和 2％米诺地尔与安慰剂的疗效。一个试验只针对女性,另一试验只针对男性。在这两个研究中,局部刺激性随着浓度升高而增大,但 5％的溶液明显比 2％溶液或安慰剂有效,并于耐受性良好(A 级证据)。女性的主要副作用是面部和手臂出现多毛,在持续使用 1 年后一般会消失。

b. 非那雄胺(保法止):是唯一批准治疗秃头的口服药物。剂量为 1mg/d,可以抑制毛囊 5α-还原酶减低睾酮的作用。结果可能会很慢,但在治疗 2 年后,2/3 的人出现头发生长增加。一个开放标记试验比较了非那雄胺与 5％米诺地尔的疗效,发现非那雄胺可能更有效。像米诺地尔一样,非那雄胺必须长期服用,以保持头发的生长。一项研究发现,最常见的副作用是性功能障碍,影响了 4％的男性(安慰剂组有 2％受影响)。

非那雄胺不适用于绝经后妇女脱发,事实上对于生育年龄的妇女应谨慎,因为该药物理论上可导致男性胎儿生殖器畸形。

c. 口服避孕药:不用来治疗妇女的雄激素性脱发,但孕酮有轻度的雄激素的作用(如诺孕酯、炔诺酮、去氧孕烯和炔诺醇双乙酸钠),可以帮助防止脱发恶化。

d. 其他疗法:可改善雄激素性秃发。口服螺内酯,50～200mg/d,作为妇女的辅助治疗可能有好处,在男性患者中,联合治疗(例如,非那雄胺和

米诺地尔)似乎是较单独使用者,有更好的疗效。其他 5α-还原酶抑制剂正在研究中,安全性需要考虑,因为相对治疗前列腺增生症(BPH)而言,治疗头发再生需要更高的剂量。

e. 外科方法:包括头发移植,仍然是男性的选择,但对于女性患者,治疗结果一般较差,因为其脱发通常是弥散性的。

2. 外伤性脱发　需要避免诱发性动作。拔毛癖很难治疗,心理辅导和抗抑郁药的联合治疗可能有效。

3. 头癣　需要系统治疗,因为外用抗真菌药物不能渗透发干。目前只有灰黄霉素被美国食品和药品管理局(FDA)批准应用于儿童,特比萘芬(兰美抒)、伊曲康唑(斯皮仁诺)、氟康唑(大扶康)均已用于儿童和成年人。一份荟萃分析比较了特比萘芬和灰黄霉素治疗头癣的疗效,发现 2～4 周的特比萘芬与 6～8 周的灰黄霉素具有同样的效果。在 3 周疗程后,以下剂量似乎具有相同的效果:特比萘芬 250mg/d(如果体重 20～40kg,125mg/d;如果≤20kg,62.5mg/d),氟康唑 6mg/(kg·d),伊曲康唑 5mg/(kg·d)(在儿童中,10～20kg 体重者,伊曲康唑,每隔 1 天 100mg,30～50kg 者,100mg/d 和 200mg/d 交替使用,大于 50kg 者,200mg/d)。

4. 静止期脱发　鼓动励患者并使其树立头发正常生长的信心很重要。

5. 斑秃　其治疗仍然需要进一步的改进。

a. 病灶内类固醇注射:是病情不严重患者的首选治疗(受影响的头皮≤50％)。使用曲安缩松(康宁克通)5～10mg/ml;0.1ml,每个病灶内多点注射,达到每个月最大剂量 20～30mg。应用米诺地尔,一种中效类固醇,或两者间隔使用也许可以加快疗效。

b. 严重患者(受影响的头皮≥50％):可以联合治疗,包括局部免疫疗法、蒽酚、局部或全身性类固醇疗法。治疗严重斑秃最好是找经验丰富的医生处理。

B.女性多毛症:可以通过脱毛、抑制雄性激素或两者联合的方法得到控制。

1. 脱毛

a. 机械脱毛:包括剃须、拔除和打蜡。这些技术相对便宜,但保持期很短(剃须 2～3d,拔除 2 周,

打蜡 8 周），可能有疼痛，而且往往不被女性接受。

 b. 非处方药化学脱毛：可以有 2 周的无毛期，对局部皮肤的刺激比较常见。

 c. 电解技术：由经过专门培训的技术人员操作。永久脱毛的效果取决于操作者和所采用的技术。电解很费时，且需要多个周期。

 d. 激光治疗：是越来越受欢迎的脱毛方式。激光直接向毛囊发射特定波长的光；吸收的能量损失，有时完全破坏毛囊。传统上，激光对深色头发和浅色的皮肤效果最好，因为色素最易吸收该热量。激光技术进步使激光治疗对所有类型的头发和皮肤都有效；Nd-YAG 激光是一种流行的类型。永久不复发通常需要间隔数周进行 3～6 次处理。

 e. 盐酸依氟鸟氨酸：是一种外用头发生长调节剂，可有效处理女性面部多余毛发。在相应部位每天规律使用盐酸依氟鸟氨酸 2 次，4～8 周后通常有明显的效果。往往由初级保健医师开处方，与其他脱发方式（如激光治疗或激素治疗）联合使用效果更好。

 2. 几种激素疗法　已证明在抑制雄激素时有效。除了二甲双胍，这些药物没有被 FDA 批准用于治疗女性多毛症，他们标有怀孕级别 D 或 X 类，可靠的避孕是治疗的一个重要组成部分。

 a. 口服避孕药：有轻度雄激素的作用，可以减少 50%～75% 的头发生长。已证实对伴有多囊卵巢综合征的患者，具有其他的益处，并经常与其他药物同时使用。

 b. 螺内酯：抑制睾丸激素的产生并通过 5α-还原酶抑制毛囊的吸收。

 c. 氟他胺（Eulexin）：抗雄激素药物，口服 250mg，每天 2～3 次。每个月检测肝功能（共 4

个月，然后定期监测）是必要的。

 d. 非那雄胺（Proscar）：抗雄激素药物，每日口服剂量为 5mg。疗效缓慢，可能会推迟 1 年及以上。

 e. 二甲双胍（格华止）：胰岛素增敏剂，能减少 PCOS 女性游离睾酮水平伴有轻度脱发的作用。二甲双胍治疗方案，包括 500～1000mg 口服，2/d，或 850mg 3/d。曲格列酮（Rezulin）有中度脱发，在美国不再使用。

 f. 促性腺激素释放激素拮抗剂：是有效的治疗方法，通常由经验丰富的内分泌或妇科医生使用。亮丙瑞林（Lupron）每个月 3.75mg 肌内注射，直至 6 个月。可用于重症或抵抗性多毛症，其副作用要求细致的风险收益分析。环丙孕酮是一种孕激素，作为一种促性腺激素释放激素受体阻断剂，不在美国上市，但在其他国家通常作为维持治疗的联合口服避孕药（黛安）使用。

 g. 地塞米松（每晚 0.5mg）或泼尼松（5～10mg/d）：可能对先天性肾上腺增生会有所帮助，但因为不敏感、严重多毛症、明显的副作用，限于经验丰富的医生使用。

 C. 甲疾病：根据病因进行治疗。

 1. 口服抗真菌药物仍然是治疗甲真菌病的主要方式，因为局部药物一般不能渗透甲。有数据表明，外用阿莫罗芬（罗每乐）可能有效，特别是与口服治疗联合用药时。但是，它不在美国上市。一份荟萃分析比较了所有口服的疗效，发现无论连续治疗还是冲击治疗，特比萘芬（疗霉舒）是皮肤真菌感染最有效的药物，其次是伊曲康唑（斯皮仁诺）。氟康唑（大扶康）的治愈率较低。治疗方案的对比见表 32-5。

表 32-5

抗真菌治疗甲真菌病

连续治疗	剂量	检测
特比萘芬（兰美抒）	250mg/d,6 周（指甲），12（趾甲）	每 4～6 周 CBC、AST、ALT 在基线
伊曲康唑（斯皮仁诺）	200mg/d,6 周（指甲），12（趾甲）	每 4～6 周 AST 和 ALT 在基线
冲击疗法		
伊曲康唑（斯皮仁诺）	200mg,每天 2 次，每个月连续 7d，重复 2～3 个月（指甲）和 3～4 个月（趾甲）	无建议
氟康唑（大扶康）	150mg,每周 1 次，共 6～9 个月，直到甲有改善	无建议

CBC：全血细胞计数；ALT：丙氨酸氨基转移酶键；AST：天冬氨酸氨基转移酶

经作者同意，转载自 Rodgers P,Bassler M. Treating onychomycosis. Am Fam Physician,2001,63：663-672,677-678.

2. 甲下血肿对立即引流,减轻压力反应最好。任何加热的探头,如电刀,甚至一个回形针的尖端(加热至红热),在甲血肿处按下,形成一个小孔。血液会因适度的压力流出,几乎立即缓解疼痛。

3. 轻度发炎的内生甲可以连续用温水浸泡处理,用棉签撬起甲角,避开长出来的发炎组织,如果有双重感染需要口服抗生素。应该劝告患者以直跨方式修剪甲,这样可防止切削甲角过短,并避免穿狭窄的尖头鞋。如果用这些方法不能解决内生甲,应切除甲中间 1/3 部分(见第 28 章)。

4. 急性甲沟炎通常需要切开及任何聚集液体的引流。沿甲褶波动最明显的部位可用一个小刀片切开引流(11 号刀片或 15 号刀片),或轻轻分开甲褶和甲板,通过不切割皮肤的方式引流。冲洗切口以及频繁的温水浸泡,以保持伤口开放。除了局部引流和浸泡没有效果的情况下,通常不必服用抗生素。尽管耐甲氧西林金黄色葡萄球菌在一些社区流行,但是磺胺甲基异噁唑-甲氧苄啶(复方新诺明)或克林霉素(氯林可霉素)仍是合理的选择。

5. 慢性甲沟炎的治疗更困难,因为几个甲都受到了影响,切开引流通常不作为首选。治疗方法包括避免长期暴露于潮湿环境(或不能避免暴露时穿棉内衬橡胶手套),并使用 1∶1 醋水浸泡。一个小型随机研究发现外用类固醇比口服抗真菌剂有更高的治愈率。表明念珠菌感染可能不是慢性甲沟炎的主要致病原因。炎症区域或流出物可以进行培养,以便特异性治疗。如葡萄球菌属和假单胞菌也被检测出,则要求口服抗生素。治疗

失败应及时查明潜在的全身性疾病,如银屑病。

6. 潜在系统性疾病的甲改变,如银屑病、脱发,可能通过治疗该疾病而改善,但甲还没有特效的治疗。杵状指通常是永久性的改变。

(郭唐猛　译)

参考文献

[1]　Hordinsky MK. Medical treatment of noncicatricial alopecia. Semin Cutan Med Surg, 2006, 25(1): 51-55.

[2]　Lucky AW, Piacquadio DJ, Ditre CM, et al. Treatment of Alopecia: comparing concentrations of minoxidil. A randomized, placebo-controlled trial of 5% and 2% topical minoxidil solutions in the treatment offemale pattern hair loss. J Am Acad Dermatol, 2004, 50(4): 541-553.

[3]　Olsen EA, Dunlap FE, Funicella T, et al. A randomized clinical trial of 5% topical minoxidil versus 2% topical minoxidil and placebo in the treatment of androgenetic alopecia in men. J Am Acad Dermatol, 2002, 47(3): 377-385.

[4]　Roberts BJ, Friedlander SF. Tinea capitis: a treatment update. Pediatr Ann, 2005, 34(3): 191-200.

[5]　Roberts DT, Taylor WD, Boyle J. Guidelines for treatment of onychomycosis. Br J Dermatol, 2003, 148(3): 402-410.

[6]　Tosti A, Piraccini BM, Ghetti E, et al. Topical steroids versus systemic antifungals in the treatment of chronic paronychia: an open, randomized double-blind and double dummy study. J Am Acad Dermatol, 2002, 47(1): 73-76.

第33章 手腕部主诉

Ted Boehm,MD,& Nicole G. Stern,MD

要点
- 过度使用所造成的损害是常见的。
- 不应忽视骨折和肌腱损伤。
- 还应常规记录神经血管检查结果。
- 检查对侧面,用于比较。

一、定义

手腕部是由 28 块骨、无数个关节及 19 个内在肌和外附肌组成。在表面解剖学上被分成背侧、桡侧、掌侧和尺侧面。手掌被分成拇指、中掌和小鱼际区;包括小拇指肌肉在内的鱼际区,代表的是拇指近端的区域,手掌对侧面则是小鱼际。总之,与其结构密切相关的手腕部独一无二的解剖学,对其功能和娱乐活动多方面的变异性来说,是必需的。无论是手腕部的急性或慢性损伤都能使其功能减弱。手腕部常见的主诉包括疼痛、麻木、针刺感、不稳定、疲乏、皮肤脱色、寒冷、肿胀和骨性畸形。这些症状通常是由于使用过度、创伤、神经受压和潜在的系统性疾病,如糖尿病、甲状腺功能减退和类风湿关节炎造成的。在手腕部常见鉴别诊断和处理上,这个章节提供了一种方法。

二、常见诊断

手腕部损伤在一些特定的职业、爱好和体育运动中是特别常见的。发病率难以评估。然而,来自罗切斯特大学体育医学运动中心的一项研究显示:在体育医学调查的 3431 个案例中,手部损伤的发病率占 5%。因此,掌握哪些特殊检验可用于临床可以帮助检查者准确诊断受伤患者的情况。通过理解手腕部的功能解剖学(图 33-1),初级保健者能达到详细的诊断和特异性的治疗。

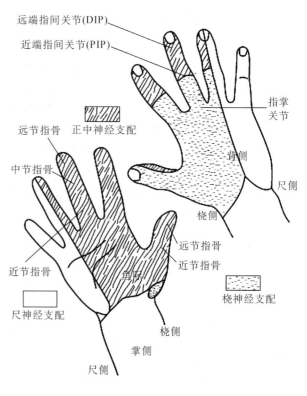

图 33-1 手部感觉分布

A.**肌腱损伤**：包括肌腱断裂或肌腱炎,在运动员和工业工人中尤其常见的。

1. 纽扣花畸形(图 33-2)　特别见于那些从事身体接触项目或球类项目的运动员。

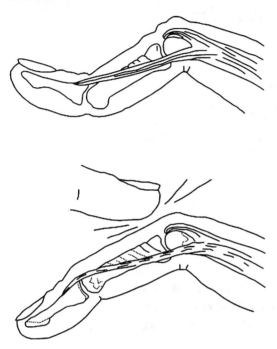

图 33-2　中央腱索断裂和侧索掌侧偏移引起鹅颈样畸形,压痛点试验激发中节指骨底部以上疼痛

2. 槌状畸形(图 33-3)　常见于那些从事击打或抓球的运动员,由于受到轴式打击的末端指骨迫使远端指间关节屈曲,导致远端指骨撕脱性骨折,常伴随末端伸肌腱断裂。

3. 运动衫指　当运动员阻挡对方球员拉拽时发生。在一项研究中,足球和橄榄球选手运动衫指的 75% 案例与环指有关。涉及的结构损伤是屈指伸肌腱的撕脱伤,伴或不伴随撕脱性骨折。

4. 扳机指(图 33-4)(狭窄性腱鞘炎)　经常在运动员握球拍、高尔夫球棍或球棒时,远端手掌或掌指屈褶上受到持续的直接压力所致。

5. 狭窄性肌腱滑膜炎　常发生在从事重复性的腕部运动的运动员或工业工人,包括桡尺侧偏斜以及屈曲和外展。与狭窄性肌腱滑膜炎相关的体育运动和活动最常见于墙球运动、高尔夫球和钓鱼。

B.**扭伤和挫伤**：是运动(尤其是篮球、足球和滑雪)中最常见的损伤,可能占手、手指以及腕部

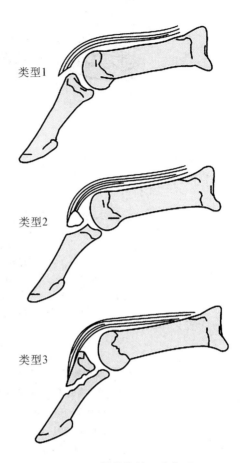

类型1

类型2

类型3

图 33-3　槌状指的 3 种类型

损伤中的大多数。文献报道占与运动相关损伤的 3%～9%。

1. 鹅颈样畸形(图 33-5)　偶见于从事身体接触项目或非接触项目的运动员。慢性鹅颈样畸形也出现在患有炎性关节炎,如类风湿关节炎或痛风患者中。

2. 拇指掌指关节尺侧副韧带损伤　常见于足球、滑雪和摔跤运动员试图用手阻止摔倒时。损伤机制通常与拇指掌指关节用力桡屈有关。

3. 三角纤维软骨复合体撕裂伤　常见于篮球和体操运动,起因于运动员的腕部承受突然或持续的身体重量,同时有或没有腕部过度的旋转。

C.**Bennett 骨折,舟状骨骨折和拳击手骨折**：是初级医疗机构最见到的骨折。此外,不应该忽视舟月骨分离。

1. Bennett 骨折　最常见于足球运动员和那些需要运动员猛烈捏-握的运动中,如壁球,曲棍球

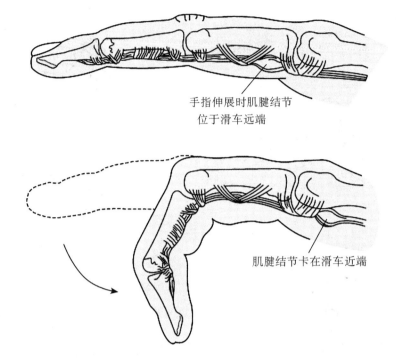

图 33-4　掌指关节纤维鞘炎症时由屈肌腱收缩引发的扳机指(经作者允许,摘自 Greene WB(ed). Essentials of Musculoskeletal Care. Edition 2. Rosemont, IL: American Academy of Orthopaedic Surgeons;2001.)

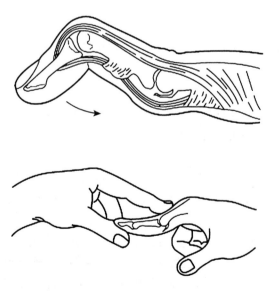

图 33-5　掌板破裂引起鹅颈样畸形,压力试验显示伸展异常增加

或斗牛。

2.舟状骨骨折　约占所有手腕骨折的 2/3。损伤常是在跌倒手撑地时腕过度伸展所致。

3.舟月骨分离(图 33-6 和图 33-7)　也通常在跌倒手撑地时发生。

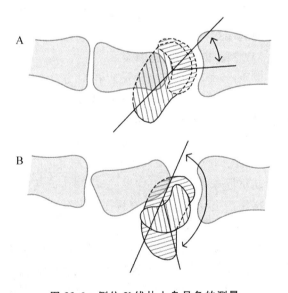

图 33-6　侧位 X 线片上舟月角的测量

(A)正常的舟月角 30°～60°;(B)舟骨和月骨垂直性半脱位时,舟月角异常,>60°

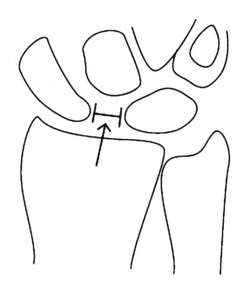

图 33-7 舟状骨和月骨之间的距离大于 3mm,有时被称为 Terry Thomas 征或 David Letterman 征

4.拳击手骨折 是在击打一个物体时第 5 掌骨发生的骨折。

D.腱鞘囊肿:在所有神经节损伤中,背侧和掌侧腕部腱鞘囊肿是手腕部大多数软组织损伤中最常见的,发生原因尚不明确,但可能在那些腕管综合征、既往嵌入性腕损伤或体操运动员中易发生。

E.关节炎:手尤其是拇指容易发生骨关节炎;腕掌(CMC)关节炎在女性中是非常常见的,尤其是那些从事重复性活动的女性(如女裁缝),也在女性和男性外伤后发生。

F.神经卡压病:通常见于工作场所或其他要求重复性手动的场合中。

1.腕管综合征 被认为是最常见的神经卡压症,见于需要连续打字的职业或运动员中,但也可能在妊娠妇女、糖尿病、甲状腺功能减退或肢端肥大的患者中出现。大约有 50% 的患者有双侧腕管综合征。

2.手部尺神经病 又称尺管综合征,见于自行车和从事球拍运动的需要持续性握力的运动员。当炎症、钩状骨或豆状骨的外伤性骨折引起尺神经持续性受压,进而发生损伤。

3.桡神经受压 也被称为手铐神经病,常见于网球和其他使用球拍的运动中,由于运动员持续做屈曲、旋前和旋后的动作而发生。

三、症状(表 33-1)

详细的病史,包括职业、活动、用手习惯和急性损伤时的致伤机械,在诊断手腕部主诉中是关键的。在腕关节疼痛的病例中,详细的病史能够使诊断的准确性达到 70%。此外,特定区域如背侧、掌侧、桡侧或尺侧的定位体征能够帮助缩小鉴别诊断。

表 33-1

手腕部常见主诉的鉴别诊断和处理

	诊断	症状	体征	检查	治疗
肌腱损伤	纽扣花畸形	PIP 突然猛烈屈曲之后引起疼痛	肿胀 PIP 屈曲和 DIP 过伸(图 33-2) 中节指骨端以上直接按压出现压痛	前后位和侧位 X 线检查,排除撕脱性骨折	PIP 充分伸展后夹板/固定 6~8 周,运动员 4~6 周或更长时间 骨折需外科手术
	棒槌样畸形	强有力的轴向打击引起 DIP 猛烈屈曲后出现疼痛	DIP 压痛 不能主动伸直远节指骨(图 33-3)	X 线检查排除骨折	DIP 伸展夹板 6~8 周,夜间夹板 3~4 周,然后依据损伤的严重程度决定是否终止

（续　表）

	诊断	症状	体征	检查	治疗
	运动衫指（屈指伸肌腱破裂或撕脱伤）	DIP 在最大挛缩时突然屈曲，引起屈肌面疼痛	患者不能屈曲 DIP 在 FDP 收缩的区域中，PIP 肿胀或手掌疼痛	X 线片排除骨折	早期手术修补插入肌腱如果是慢性损伤，则非手术治疗
	扳机指（手指屈肌腱鞘炎）	远端手掌结节，"抓住"或"触发"手指	远端手掌屈肌腱结节增厚导致手指不能顺利伸直或屈曲（图 33-4）	不需要使用 X 线片除非考虑肿瘤	腱鞘内皮质醇激素注射（表 33-2）A1 滑车外科减压术
	狭窄性腱鞘炎	桡骨茎突附近或以上疼痛、肿胀	桡骨茎突上压痛、肿胀（首先在背伸肌间隔出现炎症）；握拳尺偏试验阳性	X 线片排除骨病理学改变	拇指人字夹板固定拇指/腕关节NSAIDs如果非手术治疗失败，考虑类固醇激素注射和（或）外科减压术
扭伤	鹅颈样畸形	PIP 疼痛，慢性疾病中常见的畸形，见于风湿性关节炎	PIP 触痛，PIP 伸展过度和屈曲畸形（图 33-5）	X 线片显示畸形	如果急性损伤，以及在慢性病例中如果畸形引起残疾，可以行软骨板开放固定
	拇指 MCP 尺侧副韧带扭伤（猎场看守人或滑雪者拇指）	穿过拇指 MCP 的外展力量引起关节疼痛	拇指 MCP 压痛，猎场看守人试验阳性	X 线片排除撕脱性骨折如果平片阴性，行MRI 检查	Ⅰ/Ⅱ级行拇指人字形石膏固定 2～4 周，然后拇指人字形夹板固定 2～4 周或更长时间
	三角纤维软骨复合体（TFCC）撕裂伤	在尺侧移位伴有旋前、旋后时的期间，TFCC 尺背侧面疼痛	腕部猛烈被动旋前、旋后时疼痛；尺骨背侧半脱位，常伴有引起疼痛的"咔嗒声"	X 线片排除桡尺骨关节炎或其他的骨病理学改变；磁共振关节造影片	中性夹板，NSAIDs，休息；顽固性症状考虑外科手术
骨折	Bennett 骨折	拇指屈曲时，远端遭受冲击暴力后出现疼痛，拇指基底部肿胀	拇指尖放入掌心时，拇指掌骨基底部向上、向后移位	X 线片显示拇指掌骨基底部斜形骨折和脱臼（如果有）	无移位拇指人字形石膏固定 3～4 周，然后使用夹板；脱臼/移位性骨折需要外科手术治疗
	手舟骨骨折	跌倒时压在伸展的手上，出现桡侧面疼痛	桡腕区域内解剖学上鼻烟窝或掌面触痛	X 线片：需要观察手舟骨的纵向面。骨扫描/MRI 常用于确定性诊断	未移位骨折：短臂 TS 石膏或夹板固定 4～6 周中端/近端骨折：长臂 TS 石膏固定 6 周，然后短臂 TS 石膏固定 4～14 周，直至 X 线上闭合移位骨折：长臂 TS 石膏或夹板，在手外科中提及

（续　表）

	诊断	症状	体征	检查	治疗
	舟月骨分离	腕部背、桡侧疼痛,握力下降和关节响动	在舟月骨关节处,解剖学上的鼻烟壶或腕背部触痛	X线(前后位和侧位):舟月角≥60°(图33-6)或舟月骨间隙≥3mm(Terry Thomas征或 David Letter-man征(图33-7)	固定,在手外科中提及
神经节	腱鞘囊肿	经常发生于腱鞘;疼痛或肿块	在腕部桡背侧以上或屈肌/伸肌以上,出现可触痛或无触痛的可移动的软组织包块	X线片排除骨病理学现象;需要行动脉造影排除绕动脉瘤或创伤性假性动脉瘤	如果无症状观察;中性腕夹板,吸引,注射(表33-2)或切除
关节炎	腕掌(CMC)拇指关节炎	挤压和紧握活动拇指基底部时疼痛,轻弹拇指时疼痛放射至手臂	腕掌关节掌侧或桡侧面以上触痛;研磨试验阳性	X线片显示腕掌关节间隙缺失,腕掌关节软骨下硬化,骨刺,半脱位或脱臼	TS夹板固定3~6周;注射(表33-2);如果非手术治疗失败,分送到手外科
神经病	腕管综合征	在腕掌和手出现麻木,针刺感,疼痛;晨起、重复性使用、寒冷和颜色变化时加重	在正中神经分布的区域中肿胀、虚弱、失去感觉(图33-1);提内尔试验阳性;椎间孔挤压试验	X线检查排除骨病理学改变;神经传导速度研究(NCVs)显示终端感觉潜伏期延长;如果想排除颈部病变需行颈椎X线神经椎间孔狭窄	改善环境、夜间中性腕夹板、NSAIDs;如果非手术治疗失败,可以注射(表33-2)和(或)外科腕管松解术
	尺神经病	第4和第5手指麻木和针刺感、疼痛和衰弱(图33-1)	肿胀、虚弱、感觉缺失;尺侧提内尔试验阳性	X线检查排除骨病理学改变(如钩骨骨折);NCVs 和 Allen 试验	固定、冷冻疗法、NSAIDs;难治性病例外科减压术
	桡神经受压	腕和拇指背桡侧以上疼痛/麻木/针刺感	肿胀、虚弱、感觉缺失;桡侧提内尔试验阳性	X线检查排除骨病理学改变;NCVs和两点辨别觉试验	固定、NSAIDs、现代化的矫正器械;难治性病例外科减压术和神经迁移

DIP:远端指间关节;FDP:指深屈肌;MCP:掌指关节;MRI:磁共振成像;NSAIDs:非甾体类抗炎药;PIP:近端指间关节;RA:类风湿关节炎

四、体征(表 33-1)

运用相关的解剖学知识和一套系统性处理方法：首先视诊(畸形、皮肤颜色变化和水肿)、随后通过触诊(压痛)，活动幅度(主动、被动、不稳定性检查)、神经血管检查(图 33-1 至图 33-7)和特异性激发试验。

1. **握拳尺偏试验**　这个试验用于诊断狭窄性肌腱滑膜炎，它是一种拇长伸肌、拇短伸肌和拇长展肌的炎症。患者拇指屈曲握于掌心内，检查者将腕关节被动尺偏，能够引起患者疼痛即为试验阳性。

2. **猎场看守人试验**　这个试验用于诊断拇指掌指关节尺侧副韧带损伤。在进行这项试验前，应该行 X 线检查排除骨折。如果已经发生骨折，则不能做此试验。排除骨折以后，检查者一手握住患者的拇指掌骨，另一手握住患者的拇指近节指骨。温柔地桡屈拇指掌指关节，目的是压迫尺侧副韧带。在一种完全破裂(被称为 Stener 损伤)时，尺侧副韧带表现为松弛状态。在临床应激试验检查中，拇指完全伸展或俯曲 30°时，如果尺侧副韧带终端没有感觉，即可以诊断为 Stener 损伤。Stener 损伤不应该被忽视，因为这种损伤在断裂的尺侧副韧带及其插入位点之间夹有拇内收肌腱膜，进而阻止韧带愈合。

3. **研磨试验**　这个试验对诊断腕掌关节炎有帮助。检查者一手握住患者的腕关节，另一手握住患者的拇指掌骨。然后，检查者轴向压迫拇指，轻柔地从一边旋转到另一边。阳性试验将会产生疼痛和捻发音，有时出现关节的不稳定。

4. **沃森试验**　这个试验用于评价舟月骨分离。当检查者移动患者腕关节从尺侧向桡侧侧屈时，将舟状骨结节紧压于掌面。在舟月骨不稳定或分离时出现响声或疼痛。

5. **提内尔试验**　这个试验是用于激发腕管综合征，当检查者在远端掌皱褶中线远侧以上叩诊时，如果患者在正中神经分布的区域出现感觉异常即为阳性。在覆盖桡神经或尺神经的远端皱褶叩诊时，则可能帮助诊断尺神经或桡神经病。

6. **腕掌屈试验**　这是用于检查腕管综合征的另一个试验。最大限度地屈曲腕关节，如果在1～2min 出现感觉异常即为阳性。

7. **Allen 试验**　这个试验用于排除血管病，如小鱼际捶打综合征(尺动脉损伤)或雷诺病(见于胶原血管疾病)。患者将手放在膝或桌子上，检查者用一个拇指按压桡动脉，另一拇指压迫尺动脉。接着，患者握拳或松手 3 次，然后打开手掌，松开桡动脉观察手掌颜色恢复的速度。重复该试验，这次去松开尺动脉。

8. **椎间孔挤压试验**　这个试验试图引起神经孔狭窄，可能或不可能产生臂神经根疼痛，麻木或针刺感。患者在检查桌上直立坐位，检查者提供轻微的轴负荷至于头顶，而患者被动伸直颈部，然后倾斜头部到另一边。阳性试验可能表示颈椎间盘突出或颈椎病(骨关节炎)。

9. **两点辨别**　使用两个消毒的大头针，同时刺手部麻木区域的皮肤。在不同的区域，这两个大头针是分开的，正常指尖两点辨别距离是 2～8mm。

五、实验室检查(表 33-1)

A. **X 线**：在诊断手腕部主诉时，体格检查后，最初的评价经常通过一种简易的 X 线片获得。手指 X 线应该行前后位、侧位和斜位摄片。在审阅腕关节片评估可能存在的舟状骨或周月骨损伤时，应该拍握拳或尺偏位。如果周月骨关节间隙超过 3mm，内科医师应该警惕周月骨分离直到排除(Terry Thomas 征或 David Letterman 征)。在腱损伤中，在审阅 X 线片时，排除撕脱性骨折是非常必要的。

B. **其他影像学检查**：MRI 是非常有益于排除骨骼、肌肉和肌腱的其他型损伤。也特别有助于评价三角纤维软骨复合体(TFCC)撕裂伤。应行 MR 关节造影来评估 TFCC 撕裂伤。染色有助于描绘出其他检查不能直观看到的 TFCC 微小损伤的轮廓。CT 扫描通过功能重建也有益于评估手腕部微小骨折，在 X 线上，由于腕骨和手骨的重叠影像，这些骨折很难被发现。

六、治疗(表 33-1)

A. **治疗方法**：大部分手腕部损伤的治疗涉及下列所述的一种或更多方式。非甾体类抗炎药(如口服布洛芬，与食物同时服用 600～800mg，每天 3 次,或萘普生,与食物同时服用 500mg,每天 2 次)根据情况维持 2 周或更长时间,要警惕肾和胃肠道毒性;固定;注射(表 33-2);外科治疗。

表 33-2

手腕部注射剂

	诊断	设备	麻醉药	皮质醇	注射技术
肌腱损伤	腕管综合征	25～30 刻度,一个 3ml 注射器和 1.5in 的穿刺针	1%利多卡因 2～3ml 或 0.25%～0.5% 布比卡因	1ml 倍他米松(倍他美松)或 40mg/ml 甲泼尼龙	瞄准第 4 手指,在腕掌侧皱褶近端即掌长肌腱尺侧端,呈 30°插入穿刺针
	第1腕掌关节炎	25～30 刻度,一个 3ml 注射器和 1in 的穿刺针	1%利多卡因 0.5ml 或 0.25%～0.5% 布比卡因	0.25～0.5ml 倍他米松或甲泼尼龙	在拇指伸肌尺侧面即第 1 掌骨伸肌面近端插入穿刺针
	狭窄性腱鞘炎	25～27 刻度,一个 5ml 注射器和 1.5in 的穿刺针	1%利多卡因 2ml 或 0.25%～0.5%布比卡因	1ml 倍他米松或甲泼尼龙	插入穿刺针进入第 1 伸肌间隔,离桡骨茎突最近(不要进入肌腱)
	腱鞘囊肿	18 刻度,一个 20～30ml 注射器和 1～1.5in 的穿刺针	1%利多卡因 1～2ml 或 0.25%～0.5%布比卡因	1ml 倍他米松或甲泼尼龙	插入穿刺针进入囊肿,抽出囊液,使用止血钳去固定穿刺针,更换注射器,然后注射
	扳机指	25～30 刻度,一个 3ml 注射器和 1～1.5in 的穿刺针	1%利多卡因 0.5～1ml 或 0.25%～0.5%布比卡因	0.5ml 倍他米松或甲泼尼龙	在掌侧面以上远离掌骨头,呈 30°插入穿刺针,然后朝向结节,几乎平行于皮肤,直向进针

B.棒槌样畸形:所有棒槌样损伤应使用各种远端指间关节牵引夹板固定(维持时间见表 33-1)。监测这类患者的血管顺应性十分重要,对于理想的预后来说,这是必不可少的。所有棒槌样畸形的夹板可以达到相似的结果。

C.运动衫指:所有已经被证实或怀疑的运动衫指损伤应该转诊至矫形外科。

D.第 5 掌骨拳击手骨折:夹板固定之后,采用或不采用复位术,40°～50°或角度更小的掌骨颈均能愈合。不复位、≤30°的掌骨柄也能愈合。然而,这不应该阻止内科医生尝试复位。

E.手舟骨骨折:由于存在缺血性坏死的风险,怀疑手舟骨骨折的患者应该被积极治疗。舟骨疼痛和 X 线结果阴性的患者应该密切观察,直到 2～3 周得到 X 线随访结果。有时,在最初损伤之后的 4 周之内手舟骨骨折在 X 线上不能看到。因此,在这个部位内持续性疼痛而且 X 线结果阴性应该考虑骨扫描、CT 扫描或磁共振显像进行进一步评估。

F.腕管综合征:如果腕管综合征的症状轻微而且持续时间短,应该采用非手术治疗。在工作场所或在家里,患者应该进行符合人体工程学的纠正,以免进一步损伤。在夜间,正中腕夹板能够减轻夜间和清晨的症状。有时 NSAIDs 有助于缓解疼痛,但如果非手术治疗失败,患者经常需要局部皮质醇注射。在难治性病例中,可能需要在关节镜下或直视下进行腕管松解术。

（成　蓓　梅春丽　译）

参考文献

[1]　Daniels J,Zook E,Lynch J. Hand and wrist injuries:

part I. Nonemergent evaluation. Am FamPhysician,
2004,69(8):1941-1948.

［2］ Eiff MP, Hatch RL, Calmbach WL. Fracture Management for Primary Care. Philadelphia,PA:Elsevier Science,2003.

［3］ Leggit JC, Meko CJ. Acute finger injuries:part I. Tendons and ligaments. Am Fam Physician, 2006, 73(5):810-816.

［4］ Leggit JC, Meko CJ. Acute finger injuries:part II.

Fractures,dislocations,and thumb injuries. Am Fam Physician,2006,73(5):827-834.

［5］ Rettig AC. Tests and treatments of hand,wrist,and elbow overuse syndromes:20 Clinical pearls. J Musculoskel Med,2003,20:136.

［6］ Tallia AF,Cardone DA. Diagnostic and therapeutic injection of the wrist and hand region. Am Fam Physician,2003,67:745.

第34章 头 痛

Dan F. Criswell, MD, & Stephen W. Cobb, MD

要点

- 在初级医疗机构中,大多数头痛是良性而且能治疗的。
- 将患者的症状和体征作为焦点密切注意,会使临床医生警惕头痛的更严重病因。
- 当病史明确是原发性头痛时,没有必要使用神经影像评估头痛,仔细的神经病学检查是常见的。

一、定义

头痛是一种出现在头部、颈部或两者都有的疼痛或不舒服的感觉。原发性头痛是可反复发生的、有多种因素参与的良性头痛;三叉神经的血清素受体在炎症和血管舒张中扮演了重要角色,这些有助于偏头痛的疼痛发生。继发性头痛起源于某种特定条件(如动脉瘤、感染、炎症或肿瘤)引起的一种潜在病理改变。

二、常见诊断

大多数人在其一生中均会经历一种头痛发作。每年患病率高达90%,这些患病者中有一小部分正在进行医学鉴定。目前,头痛仍然是初级保健医院就诊者中第二常见的疼痛综合征。有许多头痛分类体系。根据国际头痛学会系统调查,在初级保健院中最常见的原发性头痛是偏头痛、紧张性头痛、丛集性头痛和镇痛药反跳性头痛。在初级医疗机构中,继发性头痛占头痛比例不到10%,但其中包括一些重要的可治疗的和威胁生命的病例。

A. **发作性偏头痛**:每年,偏头痛影响18.2%美国女性和6.5%男性。1999年,美国患病人数达到2790万。这个症状初始发作通常在青春期和青年人中。发病率高峰在30~39岁,大约在4个女性中影响1人,10个男性中影响1人。研究发现,偏头痛与家族史密切相关。估计仅51%女性和41%男性偏头痛患者,被明确诊断。超过60%的偏头痛患者,仅被初级保健医生当做头痛而给予治疗。通常,偏头痛被误诊为窦性头痛。一项研究显示,88%诊断为"窦性头痛"的患者实际上符合偏头痛的标准。

B. **紧张性头痛(TTH)**:也被称为肌肉收缩性头痛。发病方式多种多样,能在任何年龄发作。不到一半的患者有头痛的阳性家族史;在慢性TTH患者和情绪失调者之间存在正相关。在初级医疗机构中,一旦被诊断为最常见的头痛,但偏头痛的精确定义已经可以辨别既往被认为是紧张型的偏头痛患者。"混合性头痛"是包括偏头痛和TTH的另一种常见综合征,事实上可能是一种变异性偏头痛或两种不同的头痛类型。

C. **丛集性头痛**:尽管在初级医疗机构不是常见的,但在一般人群中(终身患病率大约为0.1%),丛集性头痛被认为是原发性头痛症的最常见类型之一。男性比女性更易患病,发病初始年龄在30~50岁,与吸烟正相关。

D. **镇痛药反跳性头痛**:发病率1%,主要发生在有潜在偏头痛的中年女性。有趣的是,内服药通常会导致头痛症状的发生,尤其在长期慢性每日头痛发作和使用镇痛药的环境中。所有目前可以买到的避孕药与过度使用或反跳性头痛有关。与反跳性头痛相关的最常见药物包括对乙酰氨基酚、麦角生物碱类、阿片类药物、布他比妥、非甾体类抗炎药物和 Midrin。

E. 继发性头痛：在初级医疗机构中，不到 0.4% 头痛是来自严重的颅内疾病。在初级医疗机构中，规律性头痛包括那些伴有肿瘤、感染（如脑膜炎、化脓性鼻窦炎、脓肿）、颞动脉炎、急性青光眼和脑动脉瘤的头痛。

三、症状

区分头痛类型主要是基于患者的病史。重点应放在起病情况、疼痛的性质和程度、频率、激发因素和伴随的症状。患者通常经历不止一种头痛类型；避免误诊，同时判定疼痛的类型也非常重要。头痛日记能帮助评估发作性头痛。使用标准化的问诊如五项偏头痛功能残疾评分（MIDAS）调查表能够定量头痛对生活质量的影响，进而促进头痛功能残疾的标准化（表 34-1）。

A. 偏头痛：发作性头痛被分为有先兆的（经典型）或无先兆的（普通型）偏头痛。相关的症状可以包括前驱症状（不明症状如味觉或情绪）、先兆（视觉或单侧感觉症状）、甚至或局部的神经病学缺陷（复杂性偏头痛）。先兆通常是老套的，视觉盲点是最常见的。90% 的偏头痛患者没有先兆或前驱症状的表现。鼻塞、恶心和呕吐可能是突出症状。

表 34-1

MIDAS 调查表

提示：请回答在过去的 3 个月中你经历过的所有有关头痛的如下问题。在每个问题旁边的方格处写下你的答案。如果在过去的 3 个月中，你没有从事此活动，写 0。完成所有 5 个方格后，请按 Tab 键去计算你的 MIDAS 得分。

1　在过去的 3 个月中，你有多少天因为头痛而没有上班或上学？　　　　　　　　　　　　□ 天

2　在过去的 3 个月中，你有多少天因为头痛而使工作或学习的效率下降一半或更多？（不要包括你计算在问题 1 中没有上班或上学的天数）　　　　　　　　　　　　□ 天

3　在过去的 3 个月中，你有多少天因为头痛而没有做家务劳动？　　　　　　　　　　　　□ 天

4　在过去的 3 个月中，你有多少天因为头痛而使做家务劳动的效率下降一半或更多？（不要包括你计算在问题 3 中没有做家务劳动的天数）　　　　　　　　　　　　□ 天

5　在过去的 3 个月中，你有多少天因为头痛而没有参加家庭、社会或闲暇活动？　　　　　　　　　　　　□ 天

　　　　　　　　你的得分：_____　　　　　　　　　　　　总计：□ 天

A　在过去的 3 个月中，你多少天有一次头痛？（如果一次头痛持续时间超过一天，计为每天）

B　在一个 0～10 的刻度中，平均起来，这些头痛的程度如何？（0＝根本没有疼痛，10＝疼痛难忍）

级别	定义	得分
Ⅰ	极轻微的或稀有的残疾	0～5
Ⅱ	轻度或不常见的残疾	6～10
Ⅲ	中度残疾	11～20
Ⅳ	重度残疾	21 以上

> **诊断标准:无先兆的发作性偏头痛**
>
> 至少发作时包括以下 5 点:
>
> - 头痛持续 4～72h
>
> 至少有以下两项:
>
> - 单侧定位
> - 搏动的性质(搏动的)
> - 中至重度(抑制或阻止日常活动)
> - 爬楼梯或类似活动时加重
>
> 至少以下一项:
>
> - 恶心、呕吐或两者都有
> - 畏光、恐声或两者都有
> - 记忆:POUNDing—搏动的(P)性质;持续时间 4～72h(O);单向(U)定位;恶心(N)或呕吐;功能丧失的(D)程度

B. TTH:起源于头骨枕骨或头顶区域的疼痛,演变成带状样分布。尽管最初是双侧的,但有时也发生单侧的紧张性头痛。疼痛性质通常不是搏动性的,而是钝性的。有时伴有恶心症状。持续时间可以是数小时至数天。

> **诊断标准:发作性 TTH**
>
> A. 至少以前 10 次头痛发作出现了以下 B-D 的情况。头痛<180d(如果≥180d,并且存在 B-D,那么就是慢性 TTH)。
>
> B. 头痛持续 30min 到 7d。
>
> C. 至少疼痛性质满足以下两点:
>
> 1. 非搏动性-压迫性或紧缩性
> 2. 弱或中等强度,没有影响活动
> 3. 双侧定位
> 4. 日常体育活动没有加重
>
> D. 符合以下两点:
>
> 1. 没有恶心或呕吐
> 2. 无畏光或恐声

C. 丛集性头痛:这种头痛在起病以后迅速达到峰值,然后暂时发展为"丛集期"超过数周至数月。疼痛周期长度不一。在性质上,疼痛是尖锐的、剧烈痛,持续 15～180min。通常是单侧定位的,在眼窝、眼窝上或颞区。副交感神经过度活动(流泪和同侧鼻漏)是常见的。

D. 镇痛药反跳性头痛:因为头痛可能由服药或撤药引起,因此,密切观察头痛和服药史,可以发现关联性。

> **诊断标准:镇痛药反跳性头痛**
>
> 1. 头痛每个月≥15d
> 2. 每个月服用麦角胺类或全身性镇痛药超过 15 次,超过 3 个月后发作
> 3. 撤药治疗后消失

E. **继发性头痛**：使人烦恼的头痛症状应该引发搜寻包括下述的一系列潜在原因。见下文有关使人烦恼的头痛的"SNOOP"记忆。

1. 头痛，新近持续发生的，妨碍睡眠或渐进性加重几周以上（暗示可能存在颅内肿瘤或感染）。

2. 头痛是突然的、爆炸性的，并且非常严重（如"我一身中最糟糕的头痛"），暗示颅内出血。

3. 用力时出现头痛（考虑出血性动脉瘤、颅内压增高或动脉夹层）。用力性头痛也可能是一种原发性头痛。

4. 在昏昏欲睡或精神混乱的患者中出现的头痛（考虑败血症、创伤等）。

5. 在老年人中新出现的头痛（考虑颞动脉炎、青光眼、脑血管事件等）。

6. 在肥胖的女性中出现持续的中度或剧烈头痛（考虑脑假性肿瘤）。

令人烦恼的"SNOOP"记忆

S—全身性症状或体征（发热、体重减轻）。全身性疾病（癌症、自身免疫性疾病）

N—神经症状或体征

O—突然起病

O—老年人发病

P—改变模式。

四、体征

包括仔细的神经系统、耳科、眼科和头颈部评估的全面体格检查，是必要的。生命体征可以显示发热或高血压。尽管有几个体格检查结果在原发性头痛中是共有的，但这些检查经常是正常的。

A. **偏头痛**：这可能仅仅有疼痛行为的证据（如避光和声音），也可能有局部神经缺陷，如轻偏瘫或视野障碍。

B. **紧张**：体格检查可以显示颈后和枕区以上肌肉紧张或"触发点"。颈部检查可能对引起紧张性头痛的潜在原因提供线索，例如颈椎关节炎（如僵硬、关节活动度减少或活动时有捻发音）、炎症性过程（如触发点或结节），或传染性病因（如淋巴结病）。

C. **丛集性头痛**：可能存在畏光、流泪、鼻塞或霍纳综合征。在检查期间，患者可能不能坐着不动。

D. **继发性头痛**：使人烦恼的头痛体征见以下所述：

1. 发热可能暗示脑膜炎、化脓性鼻窦炎、耳炎、口腔内脓肿等。

2. 落枕可能暗示在脑脊液中有感染或血。

3. 局部神经系统缺陷或血压升高（收缩压≥200mmHg 或舒张压≥120mmHg）可能暗示颅内压增高、出血或急进性高血压。

4. 颞动脉可触及并有触痛暗示颞动脉炎。

5. 视盘水肿暗示颅内压增高。

五、实验室检查

对于大多数慢性的、再发性头痛和低风险的患者（如年轻患者：①先前有头痛或有头痛家族史；②在评估中症状改善；③没有以上提及的"使人烦恼的"症状或体征；④被警惕和重视的；⑤没有局部神经系统体征），诊断性检查是没有必要的。对于这些患者，重复性病史采集和过去的体格检查，以及观察治疗反应，就是最好的诊断工具。接下来的检查应该用于非低风险标准的患者。

A. **放射学评估**

1. 头骨平片　很少用于评估头痛。

2. 计算机断层扫描（CT）　在严重和剧烈的头痛患者中，可以帮助评估鼻窦炎或诊断蛛网膜下腔或脑实质出血。需要监护的急性患者最容易通过 CT 检出，尽管常规 CT 扫描不能排除急性出血。如果临床高度怀疑，应行腰椎穿刺术（LP）。

3. 磁共振成像（MRI）　通常用于慢性头痛，

比 CT 能提供更多的信息。MRI 特征性表现已经能够描述偏头痛、三叉神经痛和颞下颌关节功能障碍。在证实有外伤史的亚急性硬膜外血肿时，操作程序也优于 CT，并且是有用的去进一步评估 CT 识别的损害特征。在后窝，MRI 有出色的分辨率。大多数原发性头痛患者的检查结果不显著。

B.LP 的目的：①确定脑脊液中有或无血细胞或炎性细胞；②在有落枕的患者中发现出血或感染；③通过液体培养基决定引起感染的生物。尽管 LP 操作简单而且容易获得，但它是一种侵入性的、令人不舒服的操作程序，因此在常规头痛评价中并不采用。除非排除质量效应，当怀疑颅内压增高时，不应该行 LP。在假性脑瘤的患者中，LP 开放压也可增加。

C. 血液分析：在评估头痛时，全血细胞计数很少有用或有决定性意义，除非在发热的患者中。在新出现头痛的老年患者中，红细胞沉降率被用于支持颞动脉炎的诊断。

D. 其他：放射性核素成像和血管造影术，与 CT 扫描比较，对识别或排除颅内疾病少有帮助，

对于正常的 CT 扫描和脑脊液发现强烈暗示颅内损害的少数病人来说，应该考虑其他方法。MRI 主要用于这些研究。磁共振血管造影术有益于证实微动脉瘤。颞动脉炎应该通过动脉活检来明确。当临床上强烈怀疑时，这些操作不应该延误治疗。尽管对治疗反应差的慢性头痛患者来说，它可能有助于排除发作性疾病，但脑电扫描术不是常规用于新发的头痛患者。

六、治疗

A. 发作性偏头痛（包括/未包括先兆）

1. 一般措施　包括患者教育、避免劳累和缓解生活压力。饮食选择不会增加偏头痛的频率、持续时间和严重程度。规律补充维生素 B_2（400mg/d）可以减少偏头痛的频率和程度。替代疗法经常用于偏头痛患者，其中包括有氧锻炼、生物反馈、渐进性的自我放松、沉思、按摩疗法或针灸。有关偏头痛研究最广泛的植物是被称为甘菊的野花（艾菊属银胶据次碱），对急性期的治疗或预防效果适中（表 34-2）。

表 34-2

偏头痛再发的预防

类别	药物	片剂(mg)	口服剂量/最大	注意事项
β受体阻断药	普萘洛尔（心得安） 纳多洛尔（康加尔多）	10/20/40/80； 80/120/160-LA 20mg	20～40mg，2～3/d 20～160mg	β受体阻断药是一线预防药物，慎用于哮喘、COPD、心动过缓
三环类抗抑郁药	阿米替林（依拉维） 去甲替林（盐酸地昔帕明） 丙米嗪（托法尼）	25/50/75/100/125 25/50/75/100 25/50/75/100	25～150mg，HS 25～75mg，HS 25～150mg，HS	镇静的/血清素能性的/抗胆碱能性的
钙离子通道阻断药	维拉帕米（卡兰） 地尔硫䓬（盐酸地尔硫䓬缓释胶囊剂）	120,180,240,360 SR 30,60,90,120（60,90,120 SR）	40～160mg，2～3/d 30～90mg，2～3/d	如果β受体阻断药不耐受或有禁忌（哮喘、CHF、心动过缓）
抗癫痫药物（AEDs）	双丙戊酸钠（双丙戊酸钠缓释片） 托吡酯（妥泰） 卡马西平（得理多） 赛加宾	125,250,500 25,100,200 200 2,4,12,16,20	25～500mg，2/d 50～200mg，2/d 200～400mg，2/d 4～16mg，1/d	

（续 表）

类别	药物	片剂(mg)		口服剂量/最大	注意事项
麦角	美西麦角（马来酸美西麦角）	2,2～3/d		3～4/d,最大剂量16mg	由于报道的包括腹膜后和心肺纤维化不良反应,不经常使用
草药	黑叶母菌	125		1片2/d	有效,但要考虑产品可靠性
抗组胺药	赛庚啶（盐酸赛庚啶）	4,2mg/5ml		2～4mg,3/d	在儿童型偏头痛是有用的
其他制剂	氟西汀（百忧解） 可乐定（氯压定）	20 0.1,0.2		20mg/d 0.1～0.2mg,2～3/d	SSRI-中度有效 中枢α阻滞;镇静;可能有效
化合产物	乙酰氨基/butalb/咖啡因(Fioricet) 乙酰氨基/dichlor alphea isometheptine (Midrin)	325/50/40 325/100/65	T T	1～2片口服,4h 1次,每日最大剂量6片发作服用2片,30min 1次,每日最大剂量5片	也可用30mg可待因 轻度至中度紧张性偏头痛有效
普通镇痛药/NSAIDs	阿司匹林 布洛芬（美林）	325 200～800	T T	1～2片口服,4h 1次.每日最大剂量4g 1片,8h 1次	胃肠道不适,胃炎,溃疡
止吐药	氯丙嗪 异丙嗪（非那根） 丙氯拉嗪	10,25 12.5/25 5,10,25	T,RS,IM T,RS,IM IV T,RS,IM IV	25mg 口服,4～6h 1次,高压氧 12.5～25mg 口服,4～6h 1次 5～10mg,6h 1次	使用50～100mg,6～8h 1次 25mg 直肠灌入12h 1次,5～10mg静脉注射
麻醉镇痛药	可待因（泰诺林♯3） 羟考酮±对乙酰氨基酚（氢可酮和对乙酰氨基酚片剂） 酒石酸布托菲诺（酒石酸布托菲诺鼻喷剂）	300/30 5g 或 7.5/500 1mg	T T IN	1～2mg,4h 1次 1～2mg,6h 1次 1mg,IN,1h 内重复,然后3～4h 1次	
镇静催眠药	司可巴比妥（速可眠） 三唑仑（海乐神）	100 0.125,0.25	T,IM T	单次剂量100 单次剂量1～2片	镇静—"失眠性"头痛 缺乏疗效数据

CHF:充血性心力衰竭;COPD:慢性阻塞性肺疾病;HS:睡眠时间（就寝时间）;SSRI:选择性5-羟色胺再吸收抑制药;IM:肌内注射;IN:鼻内给药;NSAIDs:非甾体类抗炎药;RS:直肠栓剂;SC:皮下注射;T:片剂

2. 急性治疗 适用于1个月内偏头痛的发作2～4次。在保留正常功能和患者症状程度的基础上,最有效的方法是个体化和层次化的给药。通过特异性受体作用的避孕药（如曲坦类药物）应该应用于始发即是中度至重度的患者。曲坦类药物应该用于偏头痛发作时,或尽可能在前驱/耳期。麦角生物碱类是曲坦类药物的一类较好替代物;药物禁忌证相似。如果曲坦类或麦角胺类没有或有禁忌证,救护性治疗,如单一的镇痛药可以

尝试。救护性治疗也包括联合药物、镇静药、止吐药和麻醉药。这些常常有效,但很少允许用于功能正常的患者。

以下特异性药物经常被使用（表34-3和表34-4）。

a. 曲坦类:是主要影响5-羟色胺1B/1D受体的一类选择性血清学受体拮抗剂。在偏头痛的治疗中,已经证实非常有效,成功率接近70%。可用的曲坦类很多,在给药方式（口服片剂、口服肠

溶片、注射药、鼻内)、起效方式和持续时间上有很大差异。在怀疑冠状动脉、脑血管或外周血管疾病的患者中,由于曲坦类引起血管痉挛,应该谨慎使用。禁用于基底部或复杂性偏头痛。应该限制给药每周 2 次,而且在服用一种麦角生物碱类 24h 内,不应该使用曲坦类。

b. 麦角生物碱类:也是血清素受体,但是少选择性的。估计这些药物在 90% 胃肠外给药、80% 直肠给药和 50% 口服给药患者中 2h 内起效。也用于舌下和鼻内给药。由于麦角胺类药剂可以导致依赖性和反跳性头痛,因此,使用不应该超过每周 2d。

c. 联合药物:通常对乙酰氨基酚、布他比妥和咖啡因联合用于偏头痛;然而,没有研究证实布他比妥的有效性。

d. 单一镇痛药:是有效的。阿司匹林、布洛芬、萘普生钠和托芬那酸均证实有效。当 NSAIDs 有禁忌证时,对乙酰氨基酚中度有效的。

e. 止吐药:通过口服、肌内注射或直肠栓剂给药,可以用于偏头痛伴随的恶心和胃潴留症状。可以单独使用或者作为麻醉药物的辅助治疗。

f. 在急性发作的过程中,麻醉镇痛药如可待因或羟考酮是有效的,但使用时必须权衡习惯性和反跳性头痛的风险。

表 34-3

用于急性偏头痛的药物

类别	药物	片剂(mg)	组成	剂量(片剂除非有其他特别类型)	注意事项
5-羟色胺受体激动药	佐米曲普坦(佐米格)	2.5,5.0	T/DT	1 次 1 片口服,2h 内可重复使用	
	舒马普坦(琥珀酸舒马普坦注射剂)	25,50,100	T/SC/IN	1 次 1 片口服,2h 内可重复使用	1h 内可重复皮下注射(6mg),皮下注射和鼻内给药适用于清晨偏头痛
	利扎曲普坦(苯磺酸利扎曲普坦)	5,10	T/DT	1 次 1 片口服,2h 内可重复使用	慎与普萘洛尔使用,使用 5mg 剂量
	那拉曲坦(盐酸那拉曲坦)	2.5	T	1 次 1 片口服,4h 内可重复使用	半衰期长
	阿莫曲普坦(Axert)	6.25,12.5	T	1 次 1 片口服,2h 内可重复使用	
	夫罗曲坦(Frova)	2.5	T	1 次 1 片口服,2h 内可重复使用	半衰期长,用于月经性偏头痛优先考虑 40mg 的剂量
	依来曲普坦(Relpax)	20,40	T	1 次 1 片口服,2h 内可重复使用	
	麦角生物碱类	双氢麦角胺 45	1	IV/IM	每次 1mg,IV/IM,1h 内可重复使用 1 次
	麦角胺/咖啡因	1/100 片剂,2/200 栓剂	T/RS	1~2 片口服或直肠给药,30min 后可重复使用	

表 34-4

偏头痛急性发作自我用药的推荐选项

证据级别	治疗(给药途径)	注释
A	对乙酰氨基酚＋阿司匹林＋咖啡因(口服)	NNT3.9(3.2～3.9)
A	阿司匹林(口服)	NNT3.5～5.5
A	阿司匹林＋甲氧氯普胺(口服)	NNT3.2(2.6～4.0)
A	布托菲诺(鼻内给药)	滥用/依赖性和反跳风险
A	双氢麦角胺(鼻内给药)	NNT2.5(1.9～3.7)
A	布洛芬(口服)	NNT7.5(4.5～22)
A	5-羟色胺受体激动药(口服)	NNT2.7～5.4
A	舒马普坦(鼻内给药)	NNT3.4(2.9～4.1)
A	舒马普坦(皮下给药)	NNT2.0(1.8～2.2)
B	对乙酰氨基酚(口服)	NNT5.2(3.3～13)
B	对乙酰氨基酚＋可待因(口服)	滥用/依赖性和反跳风险
B	易美汀化合物(口服)	有限的临床试验
D	布他比妥化合物(口服)	没有临床试验和反跳风险
D	麦角胺(口服)	相矛盾的证据

需要治疗的所有数目(NNT)是指在 2h、95％的可信区间内观察头痛反应(减少头痛严重性从"严重"或"中度"到"轻度"或"没有"

经作者同意,摘自 Polizzotto MJ. Evaluation and treatment of the adult patient with migraine. J Fam Pract,2002,51:2. Table 3,p. 164.

3. 预防性治疗(表 34-2 和表 34-5) 是指每个月超过 3 次或 4 次发作或头痛发生是可预知的(如同月经)。有效的药物包括以下几种:

表 34-5

偏头痛预防治疗的推荐选项

证据级别	治疗(给药途径)	注释
A	阿米替林	NNT2.3～5.0
A	α-正丙基戊酸钠二聚物	NNT2.1～2.9
A	普萘洛尔	NNT2.3～5.0
B	赖诺普利	以 1 级 1b 研究为基础
B	萘普生钠	反跳性头痛风险
B	维生素 B$_2$	NNT2.8
D	维拉帕米	有限、不足的质量试验

需要治疗的数目(NNT)是指与基线比较,头痛频率减少 50％

经作者同意,摘自 Polizzotto MJ. Evaluation and treatment of the adult patient with migraine. J Fam Pract,2002,51:2. Table 4,p. 165.

a.β受体阻断剂:是最重要预防偏头痛的药物。每日剂量 1 次或 2 次可改善血管顺应性。

b. 三环类抗抑郁药物:也已经证实是有用的,可能是因为 5-羟色胺的效应。通常用于抑郁症的足量是没有必要的。

c. 钙离子通道阻断剂:不像用于预防的β受体阻断剂一样有效。事实上,硝苯地平可能增加头痛。

d. 抗癫痫药(AEDs):更常用于抑制偏头痛。丙戊酸钠的使用经验是最鼓舞人心的。托吡酯、卡马西平和噻加宾也可能有效。抗癫痫药通常比其他药物更昂贵,而且要求监测副作用(如肝功能异常)。

e. 其他药物:ACE 抑制剂(赖诺普利)或 ARBs 是合理的二线药物。选择性 5-羟色胺再摄取抑制剂(SSRIs)在预防的效果上与安慰剂类似。普萘洛尔、丙戊酸和阿米替林在儿童偏头痛中是有效的预防用药。氟桂利嗪是有效的,但在美国很难得到。

f. 随访和教育:在急性头痛中,患者教育不是非常有效。

B. TTH

1. 常规治疗 建立一种支持性的、合作性的医患关系是必要。教育、观察家庭和生活事件、考虑环境和情绪触发因素、心理咨询既能帮助减少头痛频率又能增加应对技能。头痛日记、生物反馈、控制压力、肌肉松弛技术、运动计划和饮食变化可能也是有帮助的。治疗精神方面的合并症（见第 89、92 和 94 章）有助于成功地治疗头痛。

慢性紧张性头痛的患者可能受益于一种多学科方法，如使用药物和非药物治疗，包括个体/家庭疗法和物理疗法。

2. 使用保守的、肌肉松弛药（如环苯扎林，10mg，3/d，使用 21d；氯唑沙宗，500～750mg，3/d；美索巴莫，1000～1500mg，4/d；地西泮，5mg，2～3/d）有助于辅助治疗。麻醉镇痛药应该避免使用。

3. 预防治疗 药物用于偏头痛预防（β受体阻断剂和三环类抗抑郁药，单独或联合使用）已近证实在频繁、复发和慢性 TTH 中是有效的。

4. 随访

a. 大部分急性头痛患者因为这种主诉仅在其初级保健医生处就诊 1 次。早期随访被推荐用于新发生的头痛患者，目的是评估治疗效果、重新确认病史和体格检查的发现。回顾头痛日记、必然因素和生活应激源可以帮助患者识别/避免，进而减少头痛天数。

b. 对于慢性疼痛主诉（如慢性 TTH），临床医师低估规律随访时间表的治疗价值，经常是每月随访 1 次。

C. 丛集性头痛

1. 急性发作的治疗包括：①通过面罩以 7～10L/min 的速度吸入 100％氧气；②吸入麦角胺，每 5 分钟 1 喷，每天最大量 5 喷；③硝苯地平，10～20mg，每 6～8 小时重复使用（不与麦角胺同时使用）。

2. 预防 一旦丛集性头痛发作，预防是可取的。有效的口服治疗（单独或联合）包括：①美西麦角，2～8mg/d；②锂，300mg，3/d（每周监测血药浓度以避免毒性）；③泼尼松，40～60mg/d，使用 5d，然后隔 10～14d 逐渐减量；④钙离子通道阻断剂，如硝苯地平，10～20mg，3/d；吲哚美辛，25mg 口服，3/d，用于良性的发作性偏头痛非常

有效，本质上与丛集性头痛类似。

D. 镇痛药反跳性头痛

1. 那些长期服用麻醉性镇痛药的患者需要住院戒毒治疗，一方面治疗头痛，另一方面治疗药物依赖。对于非麻醉性制剂，使用麦角胺（DHE 1mg SQ 挽救剧烈头痛）治疗反跳性头痛和阻止激发物，在 3 个月内能使症状显著改善。阿米替林不影响反跳性头痛的频率和严重程度，但可改善生活质量。泼尼松（使用 6d 以上从 60mg 逐渐减为 20mg）或那拉曲坦（Amerge 2.5mg，口服，2/d，服用 6d）可以减少对 DHE 的需求，但不影响头痛频率和严重程度。

2. 严重慢性偏头痛和要求戒毒治疗的药物相关性头痛应与头痛专家合作处理。

3. 对于这些患者，持续性、与知识渊博的医师一对一的交流是必要的。

E. 继发性头痛：无论是内科还是神经外科的潜在性疾病的治疗，是最好的方法。

（成 蓓 梅春丽 译）

参考文献

[1] Bigal ME, Sheftell FD, Rapoport AM, et al. Chronic daily headache: identification of factors associated with induction and transformation. Headache, 2002, 42(7):575-581.

[2] Crawford P, Simmons M. What dietary modifications are indicated for migraines? J Fam Prac, 2006, 55(1):62-66.

[3] Lipton RB, Stewart WF, Diamond S, et al. Prevalence and burden of migraine in the United States: data from the American Migraine Study II. Headache, 2001, 41:646-657.

[4] McPherson V, Leach L. What is the best treatment for analgesic rebound headaches? J Fam Prac, 2005, 54(3):265-282.

[5] Polizzotto MJ. Evaluation and treatment of the adult patient with migraine. J Fam Prac, 2002, 51(2):161-167.

[6] Tepper SJ, Rapoport A, Sheftell F. The pathophysiology of migraine. Neurology, 2001, 7(5):279-286.

第35章　听力缺失

Robert C. Salinas, MD, & Heather Anne Bartoli, PA-C

要点
- 听力缺失分为感音神经性、传导性、混合性以及中枢性听力缺失。
- 突聋是一种医疗急症,需要耳鼻咽喉科医师立即处理。
- 对于听力缺失,要根据其病因进行治疗,包括改变环境变化、辅助听力设备、有效的药物或手术治疗以及助听器。

一、定义

听力缺失可以定义为人体对声音的感知能力下降。声音的强度用分贝来计量,它是一种对数单位,在听力曲线图上的基准为0。我们通常将听力做如下分类:正常听力(1～20dB),轻度听力缺失(20～40dB),中度听力缺失(40～60dB),重度听力缺失(60～80dB)以及极重度听力缺失(>80dB)(美国言语听力协会,2007年)。

听力缺失是在基层医疗单位中很常见的疾病,可以被分为感音神经性(由于耳蜗或者第Ⅷ对脑神经受损引起的)、传导性(由于外耳或者中耳受损导致声波不能到达内耳引起的)、混合性(感音神经性和传导性听力缺失两者兼有)以及中枢性(由于靠近耳蜗的听神经通路受损引起)听力缺失。听力缺失还可以进一步分为先天性和后天获得性。表35-1比较完整地罗列了引起听力缺失的病因(侧栏介绍了听神经瘤和突聋)。

听神经瘤

95％的听神经瘤是原发性的,剩余的5％多发生于多发性神经纤维瘤的患者,这些患者的肿瘤更有侵袭力,并有恶变的倾向。最常见的症状是耳鸣和进行性听力减退,大约50％的患者还伴有平衡失调。

听力检测发现纯音测听的结果出现不对称的高频感音神经性的听力缺失。约5％的患者是正常的听力曲线图。磁共振(MRI)可以检测出颞骨内几毫米大小的听神经瘤。听神经瘤的治疗首选手术,但是由于其进展缓慢,对于老年性或者伴发其他系统疾病的患者,也可选择密切观察。

> **突聋**
>
> 　　突聋是一种突然发生的,在几小时或者几天内发现的感音神经性听力缺失。其听力缺失的程度可以从轻度到听力完全缺失,以单侧耳多见。突聋的病因包括颞骨的局部病变(如听神经瘤、小脑动脉前下支的动脉瘤等),全身性疾病(如巨球蛋白血症、白血病、红细胞增多症、镰状细胞病、梅毒、细菌感染、耳毒性药物、腮腺炎、多发性硬化症等),耳气压伤或者头部外伤。突聋属于一种医疗急症,需要由耳鼻咽喉科医师及时处理。突聋的预后取决于及时的治疗,包括明确的病因治疗、支持和经验治疗等(如糖皮质激素、扩血管剂、抗凝血剂、卧床休息、镇静以及低钠饮食)。

二、常规诊断(表 35-1)

　　美国大约 1500 万人有听力受损,约 200 万人属于功能性的。在美国老年人口中,听力缺失已经成为继高血压,关节炎之后的第三大常见的慢性疾病,随着年龄增长,发病率也逐渐上升,80 岁以上的老年人,约 64％有听力缺失。大约 15％的学龄儿童有 16dB 的听力缺失。耳聋或者极重度听力缺失的发病率约 1/2000。这些听力障碍中,至少 90％继发于可治愈的中耳疾病。

表 35-1

听力缺失的常见病因

传导性	感音神经性
耵聍栓塞	遗传因素 *
胆脂瘤	Alport 综合征
囊肿	Usher 综合征
外生骨疣	Waardenburg 综合征
咽鼓管功能障碍	梅尼埃病
异物	多发性硬化症
鼓室积血	噪声
听小骨畸形	耳毒性
听骨链中断	老年性听力缺失
外耳道炎	结节病
中耳炎	原发性突聋
耳硬化症	梅毒
耳部手术	外伤
外伤	血管因素
破裂穿孔的鼓膜	偏头痛
颞骨骨折	
肿瘤	
鼓膜穿孔	
鼓膜萎缩	
鼓室硬化症	

　*已明确多种遗传性综合征可引起听力缺损;常见因素都已在表格中列举

　　A.**感音神经性的听力缺失**:超过 90％的听力缺失属于感音神经性的,其常见病因包括老年性耳聋、听觉损害、耳毒性聋以及梅尼埃病。

　　1.**老年性耳聋**　是美国最常见的一种听力缺失,与年龄相关,可能从中年开始发病。

　　2.**听觉损害(包括噪声性听力缺失)**　可能因长期暴露于过度嘈杂的环境中或者急性声损害(比如枪击声或者鞭炮声)而引起。

　　a.大约 3 千万美国人在过度嘈杂的环境中工作。这些人中大约 17％具有不同程度的听力缺失,噪声性听力缺失逐渐成为一种最常见的职业病。

　　b.男性发病率高于女性。可能因为职业性噪声暴露,服兵役和娱乐射击。

　　c.噪声暴露并不局限于工作场所。在儿童和青少年中也发现有噪声性听力缺失。

　　3.**耳毒性聋**　主要是使用药物引起的,这是儿童听力缺失的主要原因。但是目前尚未发现耳毒性与药物的血浆浓度之间的相关性。肌酐清除率的降低,年龄的增长,特殊的药物种类比如氨基糖苷类(尤其是注射用药)以及药物治疗超过 14d 都会增加耳毒性。环境暴露以及工作地点暴露并不常见。吸烟的人群中听力缺失患病率是不吸烟者的 1.69 倍。

　　4.**梅尼埃病**　可以发生在任何年龄段,但它是 40～60 岁的人群听力缺失的最常见类型。

　　5.**先天性感音神经性听力缺失**　是一种严重的听力缺失,它是出生时常见的异常情况之一。200 个儿童中有 1 个伴有不同程度的先天性感音神经性听力缺失,其中 1/3～3/4 是由遗传因素造成的。目前已发现超过 70 种综合征被证实有听力缺失的遗传基础。有先天性听力缺失家族史、低体重儿、颅面部异常等,可导致听力缺失的综合征(Usher 综合征,Waardenburg 综合征等),宫内感染(如弓形虫、梅毒、巨细胞病毒、风疹等)、高胆红素血症、待在新生儿重症监护室的时间延长以及阿氏评分较低的新生儿罹患先天性感音神经性听力缺失的风险会增高。

B.传导性听力缺失:这种听力缺失通常是中耳和外耳的异常引起的,一般具有机械性的原因(如鼓膜穿孔,中耳积液,外耳道炎,耵聍栓塞)。

1. 阻塞　这类听力缺失常常由于外耳道被耵聍或者异物(如蜡笔,食物或者玩具)阻塞造成。在产生耵聍较多或者自洁功能下降的人中,耵聍有时会在外耳道蓄积。到 30～40 岁时,外耳道的体毛会变粗变长,继而引起耵聍自洁效果降低。外耳道炎引起的水肿也会造成外耳道阻塞。

2. 耳硬化症　一种渐进性的骨化,使镫骨固定于卵圆窗,从而减弱声音向耳蜗传导,罹患此疾病的成人中 50% 有听力减退。耳硬化症是通过伴有变异的常染色体显性遗传,好发于 20～30 岁的妇女,在白种人中的发病率是黑种人的 10 倍。

3. 中耳炎(化脓性或者是分泌性)　一种鼓室内积液,是 5 岁以下,有耳部反复感染病史的儿童听力缺失的最常见的原因。

C.中枢性听力缺失:可能是由脱髓鞘性病变、局部缺血、新生物或者血肿引起。

三、症状

A.听觉敏感度下降

1. 老年性听力缺失只有在疾病的晚期才会引起听觉敏感度下降,表现为在噪声比较大,或比较拥挤,或比较空旷的地方,或在电话里交谈时出现理解困难。很多患者抱怨在声音较大的噪声环境或者对别人的喃喃自语听不清。

2. 患有噪声性听力缺失的患者首先会注意到许多声音消失了,但是他们往往到听别人讲话困难的时候才会去咨询医生,其实这已经是一个晚期症状了。

3. 患有传导性听力缺失的患者在嘈杂的房间里听到的谈话比在安静的房间里更清楚。有耵聍栓塞的患者更容易出现听觉敏感度下降。

B.发病时间/初始症状可能提示特殊的病因

1. 噪声性听力缺失在患者刚离开工作场所不久时表现最为显著,当患者离开这份工作之后,听

力会有所好转。

2. 在耳毒性听力缺失患者中,使用耳毒性药物与出现症状之间会有短暂的相关性。

3. 耵聍栓塞的患者往往在洗澡或者游泳之后,有水滴封闭了外耳道而突然出现听力缺失的症状。

4. 与老年性相关的听力缺失病程往往是渐进性,而且累及双侧耳。

C.相关症状

1. 耳毒性听力缺失患者可能出现眩晕、走路不稳、恶心以及平衡失调。

2. 老年性听力缺失、噪声性听力缺失以及耳硬化症患者可能出现高调性耳鸣。

3. 由于耵聍栓塞、中耳炎或外耳道炎引起听力缺失的患者可能会出现疼痛、不适或者痒感。

4. 耵聍栓塞的患者如果耵聍接触到了鼓膜,可能会出现慢性咳嗽。把耵聍清除后,咳嗽就会消失。

5. 梅尼埃病患者单侧性波动的听力缺失常常伴有眩晕、耳鸣以及耳闷胀感。

6. 由于听力缺失造成的隔绝和压抑会引起行为改变,比如恐惧、愤怒、抑郁、颓废、窘迫或者焦虑。中年以上的听力缺失患者患抑郁症的概率是一般人群的两倍。

四、体征

A.耳镜检查

1. 耵聍栓塞或者外耳道异物很容易被发现。

2. 可看到与外耳道炎或者中耳炎(第 22 章)相一致的体征。

3. 耳硬化症的患者中耳内侧壁鼓岬会透出红色。

B.音叉检查

1. Weber 试验是将振动的音叉(C512)的柄部放在患者前额中线处。感音神经功能正常,没有传导性听力缺失的患者,两只耳朵听到的声音是一样的。若 Weber 试验偏向一侧,则表示这一侧有传导性听力缺失或者对侧有感音神经性听力缺失。

2. Rinne 试验用来评价气导和骨导时间的长短。将振动的 C512 音叉柄部置于乳突位置,直到患者听不到声音,记录时间,然后立即将音叉移

置于外耳道口外侧 1cm 外,看患者是否还能听到声音。无听力缺失的患者气导持续的时间长于骨导。两个位置听到声音时间长短一致则提示是混合性听力缺失。如果气导的时间比较久,则说明听力正常或者存在感音神经性听力缺失。如果骨导的时间比较久,则说明存在传导性听力缺失。

C.生长发育中的重大事件:婴幼儿的监护人员必须熟悉正常言语和听力发展中的重大事件。有任何与正常言语和听力发展不一致的情况发生时,都应该警觉地去看医生,考虑做听力检查。

1. 从出生到 3 个月大时,婴儿对较大的声音有惊吓反射。在这个年龄,常常可以用熟悉的声音对他们进行安抚。

2. 在大约 6 个月的时候,婴儿可以对声音进行定位,而大约在 9 个月的时候,他们会对自己的名字有反应,并能模仿环境中的声音。

3. 婴儿在 12 个月左右常常可以学说第一个有意义的词语,在 24 个月以前,差不多可以会说 20 个词语。

五、实验室检查

A.听力检测:用来检测听力的阈值(如患者在 50% 的时间内能做出正确感知的声音强度)。这个实验通常检测纯音气导的阈值,偶尔检测骨导阈值。

1. 指征

a. 对刚会走路的小孩,学龄前儿童以及学龄儿童或者在他们有听力丧失风险的情况下进行听力筛查是需要的,被要求的,甚至是强制性的(美国言语听力协会)。

b. 对有听力缺失的成年人进行听力筛查则属自愿,但是推荐 50 岁以前,每 10 年检查 1 次,50 岁以后每 3 年检查 1 次(B 级证据)(美国言语听力协会)。

c. 听力检查适用于所有听力缺失的患者,除了那些在治疗后就可恢复正常的外耳道异物或者急性感染引起听力缺失的患者。

d. 对于积极配合检查的患者,应该在耳毒性药物治疗 3d 以内进行听力测试。根据个人情况应该考虑一系列的听力检查。

e. 如果患者的条件允许,治疗后应每年随访一次。

2. 检查结果

a. 感音神经性听力缺失低频阈值比高频阈值低

(1)患有老年性耳聋的患者在 8000Hz 的听力缺失比在 4000Hz 更明显,常常被描述成光滑的,像滑雪道一样倾斜的曲线,而且往往是双侧发病。单凭听力曲线并不能区分听力缺失是由年老,噪声还是耳毒性药物引起的。

(2)经典的噪声引起的听力缺失在听力曲线上表现为高频听力缺失,4000Hz 时缺失最为明显,而在 8000Hz 时有所好转。听力曲线至少应该在最后一次有意义的噪声暴露 14h 之后进行测定,以尽量减少临时阈值对永久阈值的干扰。

b. 传导性听力缺失会引起低频(125～500Hz)而不是高频听力缺失。患有传导性听力缺失的患者骨导检测会出现正常的听力曲线。

c. 混合性听力缺失的听力曲线具有感音神经性和传导性两种听力缺失的特征。

B.鼓室测压法:鼓室测压法是一种简单的,可靠的,能迅速在临床开展的检测。它可以用来评估鼓膜和咽鼓管的功能。将一个小探针放入外耳道,从探针发出固定的音调。当外耳道的压力人为改变时,就可用电子设备检测鼓膜的顺应性。

1. 指征　当耳镜检查结果可疑或者难以确定时(尤其是儿童),鼓室导抗图作为耳部疾病的一种筛查式检测,对于明确耳镜检查的诊断很有帮助。

2. 检查结果(图 35-1)　一般来说,鼓室导抗图可以提供鼓膜是否有积液,鼓膜的活动度以及外耳道体积等相关信息。它们通常被分为 A 型、B 型或 C 型鼓室导抗图。当鼓膜两侧压力相等时,其顺应性最大。当顺应性正常时,会存在一个阻抗峰。A 型鼓室导抗图描述的是鼓膜正常的顺应性。B 型鼓室导抗图看起来是平坦的,因为检测不到阻抗峰。这时常常因为中耳积液,鼓膜仅有一点或者完全没有活动度。B 型导抗图也可以是有使鼓膜两侧压力均等的置管或者穿孔。C 型鼓室导抗图在负压区间有导抗峰,说明鼓膜内陷或者咽鼓管功能不良。

C.耳声发射(OAE)和(或)听性脑干反应(ABR):没有听力筛查,先天性听力缺失至少在

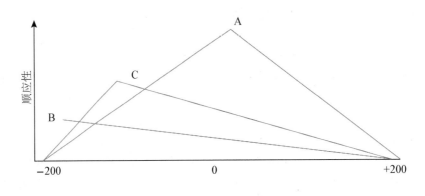

图 35-1 鼓室导抗图

（A）A 型鼓室导抗图，鼓膜顺应性正常；（B）B 型导抗图，无阻抗峰；（C）C
型导抗图，在负压区间有阻抗峰

两岁半以后才能确诊，因此会影响其言语，语言以及认知发育。据估计，如果仅仅采用基本的风险筛查，高达 42% 的有听觉缺陷的人会被漏掉。没有通过这种筛查的人群再给予第二种筛查以确定检查结果，并安排医学随访和听力学评估。这些评估至少在 3 个月大才能进行。美国已有超过 30 个州强制要求新生儿进行 OAE 和（或）ABR 筛查（B 级证据）。

六、治疗

A. 常规要点/预防措施：以下介绍预防或尽量减少听力缺失的一些有效的措施。

1. 对于听力缺失，要根据其病因进行治疗，包括改变环境、辅助听力设备、有效的药物或手术治疗以及佩戴助听器。

2. 改变环境以及使用助听设备对感音神经性和传导性听力缺失都是有好处的。改变环境最重要的方法就是尽量减少背景噪声。

3. 医生应该尽量减少耳毒性药物的应用，并仔细指导患者应用这些药物。

4. 在家里或者工作场所接触噪声的人应该接受在噪声中如何进行听觉防护的相关教育，并使用一些保护听觉的装置，如耳套或者耳塞。

B. 感音神经性听力缺失

1. 老年性听力缺失 疑似老年性听力缺失的患者应该与听力学家联系，以进一步检查来明确诊断，并进行康复治疗。将手弯曲放在耳后，集中注意力，降低环境噪声，在好的照明条件下看着讲话者，理解他的手势，以及学习唇语都可以改善老年性听力缺失患者的沟通效果。助听器或者其他辅助装置也是有用的。心理学家认为尤其对于年老的患者是很有用的。如果不治疗，患者将会变得与社会隔离，并且抑郁。

2. 噪声性听力缺失 患有这种听力缺失的患者应该找耳鼻喉科医师就诊，鉴别不对称的听力缺失，迅速进展的听力缺失，永久性的听阈位移或者偶然发现的低频听力缺失。有听力缺失的患者如果听阈大于 25dB，就要准备佩戴助听器。

3. 耳毒性听力缺失 对于耳毒性听力缺失的患者，尽早移除耳毒性的因素将会降低永久性听力缺失的可能性。听力损害有可能是永久性的（由药物如汞、砷、铅或者氨基糖苷类引起），也可能是暂时的（由药物如阿司匹林、奎宁或者利尿药引起）。实质性听力的恢复可能会延缓，经常是不完全性恢复。因此有必要由听力学家随访评估耳毒性后遗症。

C. 传导性听力缺失

1. 外耳道的异物或者耵聍一般都可以加或不加耵聍软化剂冲洗，或者单用耵聍软化剂，或者用镊子、吸引器或挖耳勺手动移除等方法清除。如果有楔形的物品在外耳道，则需要耳鼻喉科医师处理，因为尝试移除有可能会损伤鼓膜或骨性结构。

a. 加几滴软化剂冲洗，会很快将坚硬的耵聍软化。在使用软化剂之后 20min 左右就可以冲洗外耳道。使用 35～37.8℃ 的水可以避免眩晕。

b. 对于植物类的异物（比如干豆类）禁用水冲洗，因为它可以发胀。像这种情况应该用乙醇。

鼓膜穿孔是外耳道冲洗的绝对禁忌。

　　c. 耳烛（热疗）是一种家庭疗法，应该提醒患者避免使用这种方法，因为它可能引起外耳道堵塞、局部烧伤或者鼓膜穿孔。

　　2. 外耳道炎或者中耳炎应该用合适的药物治疗（第 22 章）；中耳感染控制，渗液消退以后，听力可恢复正常，这大概需要 3 个月的时间。

　　3. 耳硬化症的患者通过镫骨底板切除术可得到良好的效果，应该到耳鼻喉科医师处就诊。

（张　松　译）

参考文献

---

［1］　Bogardus ST Jr，Yueh B，Shekelle PG. Screening and management of adult hearing lossin primary care：clinical applications. JAMA，2003，289(15)：1986.

［2］　Daniel E. Noise and hearing loss：a review. J Sch Health，2007，77(5)：225-231.

［3］　El Dib RP，Verbeek J，Atallah AN，Andriolo RB，Soares BGO. Interventions to promote the wearing of hearing protection. Art No. ：CD005234. DOI：10. 1002/14651858. CD005234. pub2：2006.

［4］　Isaacson JE，Vora NM. Differential diagnosis and treatment of hearing loss. Am Fam Physician，2003，68：1125.

［5］　McCarter DF，Courtney U，Pollart SM. Cerumen impaction. Am Fam Physician，2007，75：1523-1528，1530.

［6］　Onusko E. Tympanometry. Am Fam Physician，2004，70(9)：1713-1720.

［7］　Wrightson AS. Universal newborn hearing screening. Am Fam Physician，2007，75(9)：1349-1352.

［8］　Yueh B，et al. Screening and management of adult hearing loss in primary care：scientific review. JAMA，2003，289(15)：1976.

第36章　血　尿

Cynthia M. Waickus, MD, PhD

> **要点**
> - 血尿是一种在儿童和成年人的尿液分析中常见的结果,它可能标志着良性状态,也可能是一种危害生命的疾病的症状。
> - 镜下血尿应通过重复测试和尿液显微镜检查以确认。
> - 评价血尿的首要步骤是区分肾小球和非肾小球性血尿。

一、定义

血尿是在尿液中存在红细胞数量异常,可能肉眼可见或者显微镜下可见(只有尿检方能查见)。在连续三个新鲜排泄的清洁中段尿标本中有两个通过离心获得尿沉渣在显微镜下观察,红细胞≥3个/高倍视野(成年人)或者红细胞≥5个/高倍视野(儿童)认为是有临床意义的。

二、常见诊断

血尿的病因学和病理生理学各不相同。大规模人群研究确定在成年人中镜下血尿发生率在$0.16\%\sim21\%$,一些研究报告血尿在妇女和老年人中发生率较高。血尿的原因可分为肾小球或非肾小球性血尿,这对于预后和后来的评估是重要的,如涉及肾小球源性的证据可排除泌尿外科检查的需要。

A.非肾小球的原因

1. 感染　膀胱炎、尿道炎、肾盂肾炎和前列腺炎;感染性病因是血尿最常见的原因,占肉眼和镜下血尿的$30\%\sim35\%$。肾结核和埃及血吸虫是罕见的原因,但去过病区旅行的人必须考虑。

2. 结石　肾结石和尿路结石(主要是草酸钙和磷酸钙),发生率大约为总人口的5.2%,在男性、白人和老年人中发生率较高。大多数肾结石患者出现肉眼血尿。

3. 肿瘤

(1)肾肿瘤:肾细胞癌,起源于肾皮质,占所有原发肾肿瘤的$80\%\sim85\%$。移行细胞癌,起源于肾盂,是第二个最常见的原发性肾肿瘤(8%)。肾肿瘤的发生主要是60岁以后,40岁以前发生很罕见。肾肿瘤的危险因素包括:吸烟、毒素暴露(镉、石棉和石油副产物)、肥胖、男性、获得性肾囊肿、滥用镇痛药肾病和遗传易感性。血尿发生表示肿瘤已经侵入了肾收集系统。肾母细胞瘤(Wilms瘤)是儿童中最常见的肾肿瘤。

(2)膀胱癌是泌尿系统中最常见的恶性肿瘤,主要发生在60岁以上男性中。暴露于用于染料、油漆、铝工业、纺织和橡胶工业中的化学制品(芳香胺)环境中,以及吸烟是膀胱癌的主要危险因素。

(3)前列腺癌是最常见的非皮肤源性的癌症,是导致美国男子死亡的第三大病因。年龄是最重要的危险因素;40岁以前发现前列腺癌是罕见的。黑种人中发生较白种人常见,并且它具有很强的遗传组成部分。虽然血尿并不是常见的首要表现,但一旦出现血尿应考虑到前列腺癌。

(4)良性肿瘤和息肉:良性前列腺增生症

（BPH）以及膀胱和输尿管的异常良性赘生物（息肉）可能会导致血尿。这些情况下细胞增殖与易出血的脆性新生血管形成相关。

4. 基因遗传疾病 多囊性肾病（每 400～2000 个活产婴儿中出现 1 例），髓质囊性肾脏疾病（活产婴儿中发病率为 0.13/万），镰状细胞病的特质常常以血尿作为临床表现。

5. 血管疾病 泌尿道的动静脉畸形或瘘出现的典型症状为肉眼血尿。心房颤动或动脉粥样硬化疾病患者的血栓或粥样硬化栓子导致肾梗死，表现为急性发作恶心、呕吐、腰腹部疼痛、发热和肉眼或镜下血尿（33%～50% 的患者）。

6. 机械 狭窄（输尿管和尿道）、孤立性肾囊肿、泌尿道异物可能出现血尿。

7. 抗凝治疗 常规使用香豆素（华法林）应该不会造成任何肉眼或镜下血尿，除非存在潜在的异常，而这些患者应与其他出现血尿的患者以相同的方式进行评估。抗凝治疗患者血尿的发生率与一般人群相同。

8. 继发泌尿道创伤的血尿是直接的细胞和血管损害引起的 运动性血尿是一种良性、短期出现的情况（1 周之内消失），是排他性诊断。它发生在非接触式的体育活动，可能是短暂肾缺血造成的，并且报告中发生在 30% 以上的长跑运动员中。将运动性血尿与肌红蛋白尿（横纹肌溶解症所造成的）和血红蛋白尿进行区分是很重要的。

B. 肾小球原因：肾小球性血尿的原因（肾炎）包括以下几个方面。

1. IgA 肾病是原发性肾小球肾炎最常见的原因，它是由于异常的 IgA 免疫球蛋白在肾脏沉积。在二三十岁时有一个发病高峰，较常见于男性、亚洲人和白种人。在 40%～50% 的病例中主诉为肉眼血尿，而 30%～40% 的病例表现为镜下血尿与蛋白尿。

2. 薄基底膜肾病（良性家族性血尿）是一种常见的无症状血尿的原因。它的病理特征是弥漫性肾小球基底膜变薄，临床表现为持续性镜下血尿。这是一个常染色体显性遗传的家族性疾病，且具有完全良性的预后，患者终其一生保持正常的肾功能。

3. 遗传性肾炎（Alport 综合征）是一种罕见的（1/5000 人）、X 染色体异常疾病，它可导致慢性肾炎发展到终末期肾病。它出现在生命早期（10 岁以前），并经常与神经性听力损失和视物困难相联系。

4. 急性间质性肾炎是导致急性肾衰竭的一个重要原因，是由免疫介导的肾小管间质损伤引起。

（1）药物（71% 的病例）：虽然任何药物都有可能导致肾脏的过敏反应，最常见的药物是：抗菌药物（青霉素、头孢菌素类、磺胺类、喹诺酮类、利福平）、利尿药、非甾体类抗炎药（NSAIDs）、抗癫痫药物和别嘌醇。

（2）感染（15% 的病例）：细菌（链球菌、军团菌、支原体、梅毒）、病毒 [巨细胞病毒（CMV）、非洲淋巴细胞瘤病毒（EBV）、艾滋病、乙型肝炎]、真菌（组织胞质菌病）和寄生虫（弓形虫病、钩端螺旋体病）。

（3）自身免疫性疾病：大多数自身免疫性疾病最终导致慢性间质性肾炎 [干燥综合征、系统性红斑狼疮（SLE）、结节病、Wegener 肉芽肿]。

三、症状

A. 伴随排尿困难、尿频/尿急的症状，是感染性疾病的经典预示 [泌尿道感染（UTI）、膀胱炎、尿道炎、前列腺炎]，但也可能由膀胱癌引起。肾小球出血很少出现尿液中血液凝块。

B. 单侧腰痛放射到腹股沟，是肾脏或输尿管阻塞病因的典型提示（结石、血块、狭窄、肿瘤）。

C. 单侧无放射性腰痛，但伴随发热、排尿困难和尿频/尿急提示肾盂肾炎。疼痛不是肾小球疾病的指示。

D. 老年男性的前列腺梗阻 [良性前列腺增生症（BPH）、前列腺癌] 可表现为排尿等待、滴沥，伴随或不伴随泌尿系感染的其他症状。

E. 主诉最近体重增加、水肿、面部肿胀、尿量减少或少尿提示肾小球的原因。

F. 主诉近期上呼吸道症状、咽喉痛可能暗示肾小球肾炎（链球菌感染后肾小球肾炎或 IgA 肾病），也可能有主诉皮疹、发热、关节痛。

G. 肉眼血尿可以是上述任何诊断的主要症状（良性原因到恶性肿瘤都有可能）。尿液中低至 1ml/L 的血液可能造成明显的颜色变化，颜色的变化并不一定反映血液损失量。

H.膀胱癌最常见的症状是间歇性、无痛、肉眼血尿,典型表现在排尿时。

四、体征

虽然往往缺乏临床体征,但是与患者既往史中所出现的症状和主诉一样,体格检查中所见可能有助于区分肾小球和非肾小球性血尿。

A.生命体征:发热通常提示是感染或炎症引起的,血压升高和体重增加提示肾小球损伤,而体重减轻为恶性肿瘤的体征。

B.肾盂肾炎或肾结石可表现肋脊角压痛。

C.直肠指检发现质地坚硬、肿大的前列腺通常会提示良性前列腺增生,也可能是前列腺癌。触痛、温热、肿大、"潮湿"感觉的前列腺可为诊断前列腺炎增加临床证据(第61章)。

D.如果怀疑局部外伤引起血尿,则进行外生殖器和尿道/尿道口检查。

五、实验室检查(图36-1)

没有研究支持血尿检查作为普通人群中的常规筛查,一般而言,无症状患者(那些没有症状或没有泌尿道疾病)不推荐筛查血尿(镜下血尿)(C级证据)。但是,镜下血尿的那部分病人拥有重大疾病的危险因素,最典型是恶性肿瘤,应该接受诊断检查。诊断检查应同样协助临床医师对肾小球与非肾小球病因进行分类。确定肾小球疾病或损伤为血尿病因对于诊断和预后都是很重要的。如能排除泌尿外科病因,应考虑转诊肾病科。

A.**尿试纸**:以比色法工具为基础,用于门诊筛查尿液分析的一种简单、快捷、廉价的试剂。以血红蛋白的过氧化物酶活性为基础的测试,至少是作为尿液分析检测镜下血尿敏感的方法。它可以检测到微量的血红蛋白,相当于每高倍镜下视野1~2个红细胞,但它不区分红细胞、血红蛋白和肌红蛋白,因此有一部分假阳性率,但是假阴性是少见的。试纸试剂也可以用来检测蛋白尿(虽然白蛋白是唯一可以用试纸检测的蛋白,但是蛋白排泄量低于300mg/d就检测不到)、白细胞酯酶和亚硝酸盐。所有试纸检测阳性结果应通过适当方式离心收集尿液标本后显微镜下尿检进行确认,或通过适当定量的方法进行确认。

B.**尿液分析**:红色尿液患者应该对其尿液标本沉渣进行显微镜检查而得到初步评估。该样本应该是中段、清洁标本(包皮退缩或阴唇分离后局部消毒尿道口和黏膜),留置到无菌容器中。理想情况下,特别是如果怀疑感染,标本应在60min内进行检测,或冷藏不超过24h。然后评价标本。

1. 红细胞 仔细检测尿液沉渣看是否有红细胞(每高倍镜视野3个或3个以上红细胞),由于血尿仅表现在尿沉渣中有红细胞而上清仍然澄清。如果上清仍然红色(变色),必须对尿液中血红蛋白进行检测;血红素阳性的红色上清是肌红蛋白尿造成的(继发于横纹肌溶解症)或血红蛋白尿;血红素检测阴性的红色上清可能是由于多种药物、某些食物染料、甜菜或黑莓造成。由于相当数量的异形红细胞出现提示肾源性(肾小球)血尿。相差显微镜检测红细胞形态可能有助于区分肾小球和非肾小球的原因。

2. 白细胞 无脓尿的尿路感染(未离心尿液中白细胞≥10,000/ml,或尿沉渣中每高倍镜视野2~5个白细胞)是罕见的,通常是尿培养检测阳性证实了尿路感染;然而无菌脓尿伴随血尿可能提示结核。

3. 管型 尿液管型(沉淀或聚集的蛋白小管)仅形成于远曲小管或集合管中,因此是累及肾脏的标志(除了透明管型)。红细胞管型的出现对于肾小球肾炎有典型的诊断价值。白细胞管型表明肾脏的炎症过程,是急性肾盂肾炎或肾炎的最典型标志。

4. 结晶 结晶可能存在于血尿或继发结石患者的尿液沉渣中,但在结晶形成和尿路结石之间没有明确清晰的关联。

5. 细菌 细菌通常存在于疑似泌尿道感染患者的尿液,但污染是常见的(正常生殖器微生物)。细菌的诊断需要尿培养确认。

C.**尿液培养**:当怀疑有泌尿道感染,应送检清洁中段尿液标本培养、菌落计数和抗生素敏感性检测。

D.**24h尿液收集**:血尿患者应收集24h内排泄的所有尿液,尤其是存在蛋白尿(>150mg/d或10mg/dl)亦如此,可为诊断肾小球疾病提供重要线索。此外,可分析样本的肌酐清除率,以及一些其他化合物。

E.**血液检查**:选择血液学评估应该是出于临

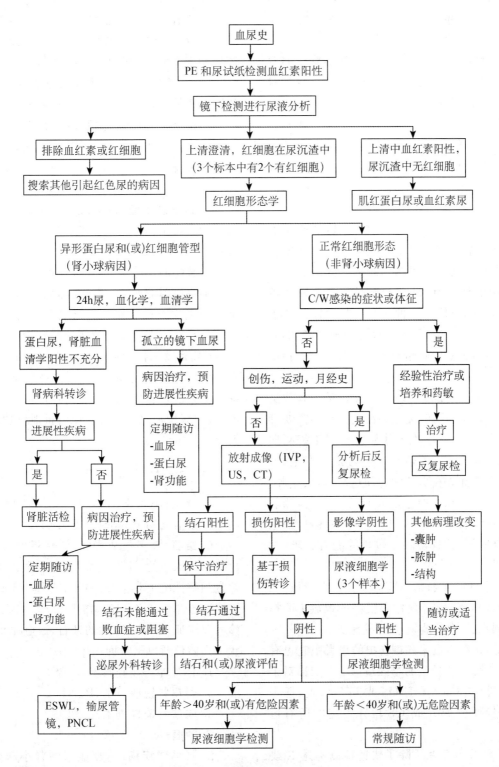

图 36-1　血尿患者的系统诊治方法

床确定的症状和体征,尿液分析和"初步"诊断血尿的患者。当怀疑肾脏疾病是血尿的原因,血液生化,包括电解质、肾功能[血尿素氮(BUN)、肌酐(Cr)]、白蛋白/蛋白水平和计算肾小球滤过率(GFR)均有显示。全血细胞计数(CBC)可能为失血程度和(或)是否存在感染提供线索,有明确出血病史的患者应该进行凝血研究。在某些人中，镰状细胞或血红蛋白电泳可有助于镰状细胞疾病或特征的确诊。血清学检测，包括补体水平（补体C3 及 C4）、抗核抗体滴度（ANA）、红细胞沉降率（ESR）和抗链球菌溶血素（ASO）滴度可能支持肾小球疾病为血尿的病因。

F.影像学研究：与血液学评估一样，应根据初步诊断进行影像学测试。如果排除肾小球的病因，X 线摄影检查上尿路是必要的，以发现任何肿瘤、尿路结石、囊性疾病和阻塞性病变（C 级证据）。

1. 静脉肾盂造影（IVP 检查）　IVP 或排泄性尿路造影，是传统血尿患者上尿路首要的影像检查，因为它定义了上尿路的解剖。其确定小包块（≤3cm）的能力有限，它不能区分囊性和实性病变。此外，必须使用一种潜在的肾毒性染料进行对比。此外，检测尿路上皮移行细胞癌，它的使用往往被高质量的肾脏超声和（或）螺旋 CT 扫描所替代。

2. 肾脏超声（US）　超声检查相对于其他泌尿道的成像技术，快速、无创、容易获得，不需要毒性的对照介质，由于它无射线照射可用于妊娠期间。因此，对于血尿评估它被认为是最安全、最便宜的成像选择。在识别大包块（≥3cm）、囊肿、肾积水和输尿管积水中它是高敏的。US 检测非阻塞性尿路结石或小的输尿管包块（如移行细胞癌）是不合适的，并且检测小包块的能力有限（≤3cm）。

3. 计算机断层扫描（CT 扫描）　非增强［无静脉（IV）或口服对比］骨盆和腹部的螺旋 CT 扫描，是检测尿路结石最敏感的成像方法（96%～100%敏感）。在有血尿和创伤史的患者中它也有检测指征。腹部和骨盆的增强造影 CT 扫描对于确诊小包块（≤3cm）优于 US 或 IVP 检查，通常用于进一步评估 IVP 或 US 检查鉴定的所有包块。

4. 腹部 X 线平片　除了快速检测不透 X 线结石（钙、磷酸铵镁或胱氨酸结石），腹部 X 线平片［肾脏、输尿管膀胱（泌尿系平片）］通常不会用在血尿检查中；但是，小结石、尿酸结石、多骨结构后面的结石通常是看不到的，也不能检测阻塞。平片可以用来监测肾结石在泌尿道向下的进展。

G.尿细胞学检查：检查尿液中恶性细胞的存在可用于有泌尿道上皮细胞癌的危险因素的血尿患者（C 级证据）。尿细胞学的敏感性对于膀胱的高度病变及原位癌是最高的（66%～79%的敏感性）。在分析连续 3d 中第一次排泄的样本，或通过膀胱镜检查所获得的样品中，灵敏度更高。尿细胞学检查在上尿路恶性肿瘤（肾细胞和移行细胞癌），以及膀胱的低度病变中的应用是非常有限的。尿细胞学检查为阳性则常规进行膀胱镜检查。

H.膀胱镜检查：膀胱、尿道、输尿管开口的膀胱镜检查用于排除膀胱恶性肿瘤的诊断。所有年龄超过 40 岁的血尿患者，小于 40 岁的患者有血尿和膀胱癌的危险因素，以及年龄小于 40 岁的患者有不明原因的血尿、持续性血尿或肉眼血尿，都是膀胱镜检查的指征。膀胱镜检查很少用于儿童。膀胱镜检查通常需要泌尿科转诊。

I.肾活检：肾穿刺活检，随后组织的显微镜检查（光镜、免疫荧光和电镜）不常规用于诊断肾小球性血尿。它通常仅在有进行性疾病的证据时考虑（蛋白尿增加、血压升高、肌酐排泄增加、肾功能恶化）。

六、治疗

A.感染：泌尿系感染（见第 21 章）相同的原则适用于前列腺炎的治疗（见第 61 章）。

B.结石：大多数结石（80%～85%）的主要治疗方法是保守的，注意观察，包括水化、镇痛药，并常常预防性抗生素治疗。结石直径>6mm，是不可能通过非手术治疗的，需要干预。泌尿外科会诊的适应证：手术去除大的结石、败血症和梗阻症状。具体包括以下方面。

1. 体外冲击波碎石术（ESWL）。

2. 经皮肾镜取石术（PCNL）。

3. 输尿管镜检查术。

C.肿瘤：见第 61 章。

D.肾小球疾病：治疗血尿的肾小球原因，主要是针对减缓疾病进展。在 IgA 肾病或遗传性肾炎，治疗针对的是维持正常的血压［血管紧张素转换酶（ACE）抑制剂和血管紧张素Ⅱ受体阻断剂（ARBs）］，以及降低心血管疾病风险（他汀类药物）。链球菌感染后肾小球肾炎通常在感染治疗后能够逐渐消退。由药物引起的急性间质性肾炎是通过消除病因得到治疗,自身免疫性病因常常通过肾病科和风湿病科医师的免疫抑制剂进行治疗。

(葛 晶 译)

参考文献

[1] Choyke PL,Bluth EI,Bush WH,et al. Expert Panel on Urologic Imaging. Radiologic Investigation of Patients with Hematuria. Reston, VA: American College of Radiology(ACR),2005.

[2] Cohen RA,Brown RS. Clinical practice. Microscopic hematuria. NEJM,2003,348:2330.

[3] Grossfield GD,Litwin MS,Wolf JS,et al. Evaluation of Asymptomatic Microscopic Hematurai in Adults: The American Urological Association Best Practice Policy-Part I: Definition, Detection, Prevalence, and Etiology. Urology,2001,57(4):599 & Part II: Patient Evaluation, Cytology, Nephrology Evaluation, and Follow-up. Urology,2001,57(4):604.

[4] Kincaid-Smith P,Fairley K. The investigation of hematuria. Semin Nephrol,2005,25(3):127.

[5] McDonald MM,Swagerty D,Wetzel L. Assessment of microscopic hematuria in adults. Am Fam Physician,2006,73:1748.

第37章 失 眠

Jeffrey L. Susman,MD,& Bryan Cairns,MD

要点

- 大约30％的人曾遇到短暂性失眠的问题,而约10％的人长期遭受失眠的困扰。
- 解决睡眠问题前,应评估患者存在的躯体和精神疾病、目前的睡眠习惯和药物使用情况。
- 对所有的失眠患者的治疗应首先选择培养良好的睡眠卫生习惯和非药物治疗。
- 对初发睡眠障碍的准确诊断主要依靠专业睡眠实验室进行的全导睡眠图检查,目前家用多导睡眠图和睡眠记录是对上述检查的有利补充。

一、定义

充足的睡眠是组织修复生长、免疫功能调节和记忆整合的必要保证。正常的睡眠可分为5个阶段:非快动眼(non-REM)睡眠包括从觉醒到睡眠的短暂过渡期或浅睡眠期(第1、2期)和深睡眠期(第3、4期)。进入深睡眠期的特点是肌张力、血压和呼吸频率的下降。快动眼(REM)睡眠又称"梦睡眠",是以骨骼肌张力丧失、生命体征不稳定和做梦为特点。一个人通常在入睡90min后,经过上述4期出现第一次快动眼睡眠,一般每1～3h出现一次NREM睡眠与REM睡眠的周期循环。多数成年人每天需要6～8h睡眠,约2％成年人每天仅需不到5h睡眠即可,而另2％成年人每日需要多于9h的睡眠。失眠是指入睡困难(睡眠等待时间延长)或保持觉醒(过度或过长的觉醒),睡眠障碍可能累及一个或几个睡眠阶段的时长和质量。美国国立补充替代医学研究中心一项2002年的调查指出超过160万美国人曾使用某种补充或替代药物治疗失眠(www.nih.gov)。

二、诊断

一项2003年国立睡眠基金开展的调查显示:55岁以上的人群中有超过2/3的受调查者反映了睡眠问题,但仅1/8者就诊。而一项2004年国立睡眠基金开展的调查显示:超过2/3的儿童反映其经常遇到睡眠问题。虽然几乎所有的人都遭遇过短暂的睡眠障碍,但在初级保健人群中失眠的发病率尚不清楚。失眠的主要病因包括以下几方面。

A.**暂时性环境问题**:精神压力和冲突;环境因素,如噪声、灯光或不适合的温度;旅行问题,如时差、对新睡眠环境的适应问题;住院治疗或收容以及轮班工作制等引起。

B.**精神疾病**:包括酒精和药物滥用(表37-1);抑郁症(第92章);双相性精神障碍或痴呆(第73章);谵妄(第11章);创伤后应激障碍或焦虑症(第89章);ADHD(第90章)和严重的神经症或情绪不易控制者。

C.**生理性、年龄相关性或性相关性失眠**:超过50％的老年人存在睡眠问题,而女性较男性更易受失眠的困扰。

D.**疾病导致的失眠**:如有症状的前列腺增生、充血性心力衰竭和胃食管反流。

表 37-1

睡眠障碍相关药物

导致过度觉醒的药物

茶碱

苯异丙胺

咖啡因

抗惊厥药

抗抑郁药(如:选择性 5-羟色胺再摄取抑制剂)

酒精

尼古丁

三唑仑(反跳现象)

甲状腺素

哌甲酯

拟交感药物包括植物药(如:麻黄碱)

导致梦魇的药物

β受体阻断剂(特别是高脂溶性药物如普萘洛尔)

三环类抗抑郁药

抗帕金森病药

奎尼丁

丁螺环酮

选择性 5-羟色胺再摄取抑制剂(SSRIs)

导致嗜睡的药物

地西泮

抗组胺药

抗惊厥药

抗抑郁药

抗精神病药(包括典型和不典型药物)

三环类抗抑郁药(特别是阿米替林、多塞平和曲唑酮)

单胺氧化酶抑制剂

抗高血压药(特别是可乐定)

可导致其他症状的药物

利尿药(夜尿症)

左旋多巴和三环类抗抑郁药(睡眠相关性肌阵挛)

咖啡因(非重复性肌肉收缩或睡眠性抽搐)

E.原发性睡眠障碍

1. 睡眠觉醒周期受干扰或昼夜节律睡眠障碍　常见于住院患者、被收容者、夜班或轮班工作者和长途飞行后。

2. 睡眠相关性运动障碍　包括下肢不宁综合征和夜间肌阵挛。1/3 的下肢不宁综合征患者有家族病史,其可能与缺铁、神经元疾病、肾脏或循环系统疾病相关。夜间肌阵挛常见于老年患者。

3. 异态睡眠　包括梦魇症、梦惊症和梦游症,REM 睡眠期运动和睡眠麻痹。前三种异态睡眠常见于儿科患者。

　　a. 梦魇发生于 REM 睡眠期,与创伤后应激障碍相关。

　　b. 梦惊发生于非 REM 睡眠期;在成年人中梦惊多与神经及精神性疾病相关。

　　c. 梦游发生于非 REM 睡眠期,多见于儿童,成年人初发的梦游症往往提示中枢神经系统疾病或精神疾病。

4. 嗜睡症

　　a. 睡眠呼吸暂停综合征:中枢性睡眠呼吸暂停(CSA)可为脑卒中、脑干梗死或肿瘤的临床表现,也常见于进展性 COPD 和 CHF 患者。阻塞性睡眠呼吸暂停(OSA)见于上呼吸道异常和甲状腺功能不全、高血压、肺源性心脏病、肥胖、严重肺功能不全等系统性疾病。OSA 常见于老年人和男性。

　　b. 发作性睡病:发作性睡病最见于青年和中年男性。

F.条件性或习得性失眠:这种情况常发生于睡眠习惯不良和在试图入睡或保持睡眠中有失败经历的患者。

G.药物和酒精相关性失眠:见表 37-1。

三、症状

失眠患者常在反映入睡和保持睡眠困难的同时表现出一些不典型症状,如:头痛、易激惹等。一周的睡眠日记(表 37-2),一盘记录患者睡眠时发出声音的磁带或由患者床伴提供的信息均可作为诊断失眠原因的有利工具。

A. 打鼾:是一种随年龄的增长发生率增加的常见症状。>60 岁的人群中,超过 60% 的男性和 45% 的女性睡眠时打鼾。但异常的鼾声或间断的鼾声(特别是伴随一段时间的呼吸停止时)可能是某些严重疾病(如睡眠呼吸暂停综合征)的临床表现。

B. 疼痛、感觉异常、痛性痉挛、咳嗽和气促:可能提示是由疾病导致的失眠。

表 37-2

睡眠日记

日期

就寝前的嗜好,包括食物、饮料(特别是酒和咖啡)和药物

就寝前的活动,包括阅读、看电视、打电话、性生活、工作、运动和社交活动等

就寝时间

入睡时间

睡眠质量,包括觉醒次数和梦魇情况

梦、打鼾或其他异常肢体活动

觉醒时间

总睡眠时间

觉醒后的清醒程度和症状

白天的倦怠程度和打盹

其他异常或重要的情况

表 37-3

睡眠卫生习惯

在规定的时间起床

白天规律的运动(不要在就寝前)

改善睡眠环境(合适的温度、降低噪声和光亮)

就寝前少量进食(如无禁忌)

限制或戒除饮酒、饮咖啡和吸烟

仅在需要时短期使用催眠药

在就寝前逐渐放松

在傍晚时"操心"

困倦时再就寝

避免在周末过度睡眠或超时睡眠

使用使人放松和行为调整的仪器

使用床为唯一的睡眠工具

尽量避免白天打盹

就寝后 15～30min 无法入睡则起床

在哪里睡得好就在哪里睡

寻找适应新环境的调节方法

C. 睡眠相异常

1. 睡眠相延迟　遇到这种睡眠问题的患者入睡困难同时伴有觉醒的相应延迟,但一旦入睡后无其他的异常。

2. 睡眠相提前　遇到这种睡眠问题的患者入夜即开始思睡,亦是入睡后无其他异常但伴早醒。

3. 睡眠相紊乱　这类患者往往反映睡眠时间的延长并伴有困倦感和频繁的打盹。

D. 睡眠难以持久、间歇性嗜睡、头痛、阳萎、尿失禁、人格改变,以及睡眠时异常的肢体活动和鼾声:可能提示睡眠呼吸暂停综合征。

E. **发作性睡病**:常见症状有过度的白天睡眠和"发作性睡眠",入睡期幻觉,猝倒(突发的肌无力,特别在情绪激动时)等,多于 30 岁前起病。

1. 猝倒为特征性症状,但猝倒发作持续时间短暂、发作频率低,往往易被忽视。

2. 发作性睡眠或猝倒等可导致周期性遗忘和意外受伤等临床表现。

F. **下肢不宁综合征**:特征临床症状为奇怪的虫爬样蠕动感和无法抑制的动腿冲动,症状易于在行为退缩时和置身于受限制空间时(如在电影院中)出现。其应与静坐不能相鉴别,静坐不能为抗精神病药物的一种副作用,表现为持续的运动冲动。一种新的多巴胺 3 受体激动剂普拉克索近期被用于治疗该病。夜间肌阵挛为非 REM 睡眠期双腿反复发作的铅管样强直痉挛伴肌痛和白天的倦怠感。这两种睡眠异常常伴随出现。

G. **异态睡眠**:包括梦魇、夜惊和梦游症。梦魇表现为易于唤醒、清晰的回忆和发不出声音感。夜惊表现为血液高凝状态、惊叫、少量的回忆和不易唤醒。而梦游症则几乎没有任何回忆。

四、体征

全身系统性疾病和精神性疾病的体征应被注意,详见相关章节(第 11、73、88、89 和 92 章)。大脖子、大舌头或耳鼻喉科检查异常可能为阻塞性睡眠呼吸暂停综合征的体征。

五、实验室检查

多数病例经详细询问病史和体格检查后可明确是否存在其他临床情况和有无进一步实验室检查的必要。体格检查中应包括睡眠呼吸暂停综合征相关症状的评估,明确肥胖和阻塞性睡眠呼吸暂停的关系。下肢不宁综合征患者应检查铁蛋白水平,血肌酐、尿素氮、叶酸、甲状腺素水平等也应进行评估。呼吸暂停患者应检查甲状腺素水平、空腹血糖、血脂水平等。睡眠监测的适应人群包括:

A. 诊断不明,症状持续或进一步恶化的患者。

B. 提示可能存在睡眠呼吸暂停的患者,特别是合并高血压、肺源性心脏病和呼吸系统疾病的患者,以及存在日间嗜睡的患者。

C. 出现周期性睡眠过度。当患者存在功能障碍时,应进行睡眠监测。

D. 与工作、旅游等短暂事件无关的严重睡眠-觉醒周期的异常。

E. 患者自觉日常活动反而加重睡眠障碍者。

初次就诊睡眠障碍的患者进行准确的诊断需要在专业睡眠实验室进行全导睡眠图检查。但目前家庭全导睡眠图检查结合睡眠记录可作为上述检查的替代和补充。

六、治疗

首先应针对导致睡眠障碍的精神和生理疾病进行治疗。对多数睡眠障碍的患者,培养良好的睡眠习惯是非常重要的。

A. **短暂性失眠**

1. 合适的环境性因素,如灯光、声音和温度。药物和酒精的使用需要仔细评估,并培养良好的睡眠习惯。

2. 努力适应新的睡眠环境、轮班工作制度和时差等,在旅行前调整睡眠觉醒周期(如:西行旅行前推迟就寝时间而东行旅行前提前就寝)。如果轮班时间不规律很难适应的,睡前服用 5mg 的速释褪黑素或褪黑素受体激动剂拉米替隆(Rozerem)可以有效治疗时差问题导致的失眠。白天暴露于充足的阳光下也可帮助入睡。

3. 药物治疗,仅限于无合并其他严重器质性疾病的短暂性失眠的患者方可考虑(表 37-4)。对于入睡困难的患者常用药物有唑吡坦(Ambien)和右佐匹克隆(Lunesta)。针对睡眠维持困难的患者可在早醒后服用半衰期短暂的扎来普隆(Sonata)。其中成年人可选择在就寝前使用唑吡坦控释剂(Ambien CR)和右佐匹克隆。而苯二氮䓬仅限于上述药物无效的患者。催眠药物用药指导如下。

表 37-4

短暂性失眠的药物治疗

药物种类及可选药物	起始剂量(mg)	注释
非处方药		
阿司匹林或扑热息痛(泰诺林)	325~650	可通过减轻疼痛改善睡眠
抗组胺药		
枸橼酸苯海拉明(Excedrin PM)		作用时间短暂但药效持久,伴随抗胆碱副作用,可引起异常的警醒
盐酸苯海拉明(Benadryl,Nytol)		
琥珀酸多西拉敏(Unisom)		
羟嗪(安泰乐、Vistaril)		
处方药		
水合氯醛	500~1000	引起恶心,降低华法林和苯妥英钠的蛋白结合率
曲唑酮(Desyrel)	50~150	镇静药;大剂量时可致阴茎异常勃起
加巴喷丁(Neurontin)	100~400	对伴随神经性疼痛的失眠有效
苯二氮䓬类		
三唑仑(海乐神)	0.125~0.25	推荐连续使用不超过 1 个月
阿普唑仑(安宁神)	0.25	促进入睡并减少夜间觉醒次数,可引起戒断症状
劳拉西泮(Ativan)	1	
替马西泮(Restoril)	15	起效中速但排泄迅速;可引起反跳性失眠
奥沙西泮(Serax)	15	起效及排泄均中速;应于就寝前至少 1h 服用
艾司唑仑(ProSom)	0.5~2.0	
氟西泮(Daimane)	15	起效较慢;就寝前数小时服药
氯氮䓬(利眠宁)	5~10	半衰期中速

（续　表）

药物种类及可选药物	起始剂量(mg)	注释
地西泮(安定)	1～5	因半衰期长有蓄积风险应谨慎使用于老年人。可导致摔倒致髋骨骨折
非苯二氮䓬类		
唑吡坦(思诺思)	5～10	治疗入睡困难;用于单纯的镇静,无戒断顾虑
扎来普隆(Sonata)	5～10	治疗睡眠保持障碍;清除半衰期极短
保健药物		
褪黑素	渴望入睡时服5粒	治疗时差有效
缬草提取物		疗效不肯定,但无明显副作用;可对其他精神药物起到增效作用
醉椒根	300～600根提取物	可能导致与服药剂量无关的肝衰竭,禁用

因催眠药物可能加重病情,作出睡眠障碍的初步诊断并排除潜在的系统性疾病。

明确药物治疗目标。

对患者进行用药教育。

初始治疗小剂量开始,根据睡眠改善和日常生活改善程度逐渐调整剂量。

一周后再评估患者状况,必要时与患者保持联系及时了解睡眠改善情况。

用药不超过3～4周(使用苯二氮䓬时应特别注意),如需延长用药时间每周用药应不超过3～4次。根据临床实验的证据,仅有右佐匹克隆被FDA批准用于失眠的长期治疗。

应告知患者戒断症状的可能性,尤其是使用苯二氮䓬的患者。

B. 生理性或年龄相关性失眠

1. 应尽量消除患者的顾虑。

2. 强调良好的睡眠卫生习惯的重要性。

3. 尽量避免使用药物。

4. 如无特殊疾病,鼾症患者均应做到下述几点:

a. 在白天或傍晚时加强运动。

b. 避免使用镇静药物或饮酒。

c. 侧卧睡眠,避免仰卧。为在睡眠中保持侧卧位,可在睡衣背部固定一个网球。

d. 抬高头位6in。

e. 使用柔软的颈围。

f. 睡前喝杯咖啡。

C. 系统性疾病:应尽可能地治疗潜在的系统性疾病。一些疾病已明确与原发性睡眠障碍相关(如:高血压病、肥胖合并睡眠呼吸暂停)。如无禁忌证,住院患者可使用短期的催眠药物治疗。

D. 原发性失眠

1. 睡眠觉醒周期紊乱。对这种类型的失眠患者,常用的治疗方法是在睡眠监测的指导下提前或延后患者就寝时间。严格地规定入睡和唤醒时间可以纠正紊乱的睡眠周期。

2. 睡眠相关性运动障碍。对于这类疾病应首先治疗可以引起睡眠相关性运动障碍的全身系统性疾病,如缺铁、尿毒症等,并避免摄入包括咖啡因在内的刺激物,药物治疗可考虑谨慎使用苯二氮䓬类和多巴胺能激动剂。下肢不宁综合征的常用药物治疗方案有:睡前口服氯硝西泮1～4mg;睡前口服左旋多巴25/100mg;培高普利0.1～0.5mg,每日3次;普拉克索0.125～1mg,每日3次。即使血清铁水平正常,采用试验性补铁治疗仍可能对部分患者有效。麻醉性镇痛剂、加巴喷丁等一系列药物均可考虑用于治疗下肢不宁综合征。

3. 嗜睡症

a. 睡眠呼吸暂停综合征(CSA)。CSA的患者常需在呼吸科和神经科就诊,明确引起CSA的原发疾病。OSA的患者则需于呼吸科和耳鼻咽喉科(ORL)就诊。通过耳、鼻、咽部手术可以解决一些引起OSA的上呼吸道异常情况,如儿童的腺样体切除,使用口腔矫正器(B级证据)。应积极治疗肥胖和引起OSA的全身性疾病。即使减轻少量的体重亦可显著地改善呼吸暂停的情况。这类患者应保持侧卧位睡眠并避免服用中枢性抑制药物。大多数患者可以选择经鼻持续气道内正压通气治疗(CPAP),其可以有效地改善主观睡眠感受、生活质量和认知状态(B 级证据)。但因舒适性问题,长期 CPAP 治疗的依从性不到 50%。目前可以通过改换鼻面罩的形状、使用鼻枕式面罩、使用 BIPAP 呼吸机和使用湿化器等方法改善呼吸机治疗的舒适性从而提高患者的依从性。如果非手术治疗无效亦可考虑采用悬雍垂-腭-咽成形术(UPP)或气管造口。详细情况可以咨询有经验的睡眠专科医生或耳鼻喉科医生。鼻腔内使用氟替卡松可减轻 OSA 的症状并减轻白天的倦怠感。与安慰剂相比睡眠时服用米氮平(瑞美隆)和毒扁豆碱可减轻呼吸暂停低通气指数,但这类药物的使用尚缺乏长期临床试验的验证。

b. 发作性睡病患者应接受有经验专科医生的诊治。目前一些新的药物(如:莫达非尼)可帮助保持觉醒和预防猝倒。

4. 条件性失眠的治疗可通过加强睡眠卫生习惯、认知行为措施和心理治疗,如睡眠限制疗法等。

5. 导致失眠加重的精神性或躯体性疾病应加以治疗。

6. 应限制饮酒并避免服用可能加重失眠的药物(表 37-1)。

七、随访

应告知睡眠障碍和失眠的患者问题的严重性。对严重睡眠障碍者必须进行密切的观察和随访,以诊断可能隐藏的导致睡眠紊乱的心理或生理性疾病。当排除了相关的严重疾病后,通过 2~4 周的训练培养良好的睡眠卫生习惯。

(白丽娟　译)

参考文献

[1] Ambien CR for insomnia. Med Lett Drugs Ther, 2005,47:97.

[2] Becker PM. Treatment of sleep dysfunction and psychiatric disorders. Curr Treat Options Neurol, 2006,8(5):367-375.

[3] Chiang AA. Obstructive sleep apnea and chronic intermittent hypoxia:a review. Chin J Physiol,2006, 49(5):234-243.

[4] Doghramji PP. Trends in the pharmacologic management of insomnia. J Clin Psychiatry,2006,67 (Suppl13):5-8.

[5] Early CJ. Restless legs syndrome. N Engl J Med, 2003,384:2103-2109.

[6] Leshner AI,Kvale JN,Baghdoyan HA. National Institutes of Health State-of-the-Science Conference Statement: Manifestations and Management of Chronic Insomnia in adults. http://consensus.nih.gov. Accessed September 3,2008.

[7] Morin AK,Jarvis CI,Lynch AM. Therapeutic options for sleep-maintenance and sleep-onset insomnia. Pharmacotherapy,2007,27(1):89-110.

[8] Morin CM. Contributions of cognitive-behavioral approaches to the clinical management of insomnia. Prim Care Comp J Clin Psych,2002,4(Suppl 1): 21.

[9] Schenck CH,Mahowald MW,Sack RL. Assessment and management of insomnia. JAMA,2003,289: 2475-2479.

[10] Silber MH. Clinical practice. Chronic insomnia. N Engl J Med,2005,353:803-810.

第38章 黄 疸

Kalyanakrishnan Ramakrishnan, MD, & L. Peter Schwiebert, MD

> **要点**
> - 导致黄疸的3种致病机制:血红蛋白分解过多/胆红素生成增多,肝病和胆道梗阻。
> - 导致黄疸的病因很多,但经询问病史(包括起病年龄),体格检查和有限的实验室检查就可有效地评估病情。
> - 即使需要处理的新生儿黄疸也可以在家庭完成治疗。

一、定义

胆红素生成的主要途径是衰老红细胞中血红蛋白的降解。外周血中胆红素与白蛋白紧密结合后被转运到肝脏。在肝脏,脂溶性的胆红素通过二磷酸尿苷葡萄糖醛酸基转移酶(UDPGT)途径生成水溶性的二葡萄糖苷酸胆红素(在白种和非洲裔新生儿中,胆红素水平常在出生后稳步上升,在出生 $2\sim4d$ 达到 $5\sim6mg/dl$ 的高峰,随后在出生后 $10\sim12d$ 降到成年人水平。但在亚裔和拉丁美裔新生儿中,胆红素水平在出生后 $4\sim5d$ 时迅速上升到 $8\sim12mg/dl$ 的峰值,其下降速度亦较白种和非洲裔新生儿缓慢)。结合胆红素通过胆管系统以胆汁的形式被排入消化道,其中部分在回肠被重吸收后形成肠肝循环。

黄疸是指因血清胆红素水平升高造成的皮肤和黏膜黄染。成年人胆红素水平达到 $2\sim3mg/dl$ 即为临床黄疸。新生儿的诊断阈值则放宽到 $5\sim6mg/dl$。根据胆红素的生理功能,黄疸可分为下列3类:①血红蛋白分解过多/胆红素生成增多,如免疫性溶血,如:ABO 血型不合或 Rh 血型不合;非免疫性溶血,如:葡萄糖-6-磷酸脱羧酶(G6PD)缺乏或遗传性球形红细胞增多症;血管外溶血,如:新生儿头颅血肿;或骨髓内溶血,如:地中海贫血和恶性贫血时的"红细胞无效生成";②肝脏摄取/结合/转运功能缺陷,如 Gilbert's 病(家族性非溶血性黄疸),Crigler-Najjar 或 Dubin-Johnson 综合征;③排泄受限,如肝细胞疾病,药物作用,原发性胆汁性肝硬化(PBC)或胆道梗阻。

二、诊断

新生儿黄疸十分常见,近 60% 的足月产儿和 80% 的早产儿会发生。但度过新生儿期后,黄疸的发生率迅速下降,仅有 4% 的住院患者的就医原因为黄疸。黄疸的病因繁多,在单个病人的发病机制中可能参与了多个病理生理过程,其诊断应根据发病年龄、危险因素和胆红素某些组分的比率,如:非结合型胆红素增多症(间接胆红素占总胆红素的 80% 以上)与结合性胆红素增多症(间接胆红素占总胆红素的 $20\%\sim60\%$)。

A. 儿童黄疸

1. 非结合性胆红素增多症

a. 新生儿起病

(1)约 60% 的新生儿出现生理性黄疸。

(2)母乳性黄疸: $5\%\sim10\%$ 的母乳喂养婴儿因脱水、能量摄入不足或添加配方奶等原因出现母乳性黄疸;不到 1% 的母乳喂养儿因乳汁抑制 UDGPT 的功能出现乳汁性黄疸。

（3）溶血性贫血：是最常见的病理性黄疸的病因，常见于 ABO 血型不合或少见的 Rh 血型不相容、球形红细胞增多症、酶缺乏或血红蛋白病等。非裔美国人易因镰状红细胞贫血或 G6PD 缺乏导致溶血性贫血。地中海裔及亚裔人的地中海贫血发病率较高。

（4）其他新生儿非结合性胆红素增高的原因有红细胞增多症、头颅血肿的重吸收、幽门狭窄和先天性甲状腺功能减退症。

b. 婴儿期及幼儿期起病的黄疸。这时期初发的黄疸多由溶血引起（如：G6PD 缺乏和球形红细胞增多症），Gilbert 病（家族性非溶血性黄疸）和 Crigler-Najjar 或 Dubin-Johnson 综合征。

2. 结合性胆红素增多症

a. 新生儿起病。常见的病因有败血症，新生儿肝炎，ToRCHS 感染[弓形虫，风疹，巨细胞病毒（CMV），疱疹和梅毒]，胆道闭锁或胆总管结石引起的肝外胆管梗阻和代谢病，如半乳糖血症，α_1-抗胰蛋白缺乏症或酪氨酸血症。

b. 婴儿期及幼儿期起病的黄疸。既往体健的儿童出现黄疸常见的病因为病毒性肝炎。其他少见的病因有 Wilson 病和轻度半乳糖血症。

B. 成年人起病

1. 非结合性胆红素增多症的常见病因有溶血性贫血，无效性红细胞生成（如：镰状红细胞贫血，铁粒幼细胞贫血和恶性贫血），胆红素摄取和结合障碍（如在美国的发病率为 3%～7% 的 Gilbert 病和尚不清除病因的 Ⅱ 型 Dubin-Johnson 综合征）。除上述危险因素外，家族史亦是 Gilbert 病和溶血性贫血的高危因素。

2. 结合性胆红素增多症

a. 肝内排泄障碍

（1）病毒性肝炎：约 75% 起病年龄＜30 岁的黄疸患者病因为病毒性肝炎，但＞60 岁的初发黄疸仅有 5% 是由病毒性肝炎引起。甲型肝炎的易感因素有生食贝类，到无卫生供水系统的国家旅行，与感染者密切接触和接触患病婴儿的尿布。感染乙型肝炎的危险因素有在流行区域（如：撒哈拉以南非洲和亚洲）居住，母婴传染和与感染者发生性关系。输血史（特别是 1992 年以前），静脉毒品滥用，多个性伙伴，血液透析和医务工作是乙型和丙型病毒性肝炎的危险因素。

（2）肝硬化：约 1/3 30～60 岁起病的黄疸患者的病因为肝硬化。原发性胆汁性肝硬化多见于女性；而男性肝硬化的常见原因为酒精性肝病。

（3）充血性心力衰竭（CHF）：10% 60 岁后首发黄疸的病因为充血性心力衰竭。其危险因素包括高血压病史和动脉粥样硬化性心脏病（见第 72 章）。

（4）转移性肿瘤：60 岁以上黄疸 13% 因转移性肿瘤引起。

（5）其他因素：包括药物（红霉素、非甾体类抗炎药、皮质醇、口服避孕药、吩噻嗪类抗精神病药物和磺酰脲类降糖药），妊娠，肝癌，Dubin-Johnson 综合征和 Rotor 综合征。

b. 肝外胆管梗阻，如结石、狭窄和肿瘤，特别是胰腺癌，是约 60% 的 60 岁以上黄疸患者的病因。其中女性结石更为常见。

三、症状

A. 黄疸的起病过程

1. 突发性黄疸提示感染，药物副作用，溶血性贫血或结石造成急性胆道梗阻的可能。

2. 间断性或周期性黄疸见于 Gilbert 病（伴间断或突发的黄疸加重），Crigler-Najjar，Dubin-Johnson 综合征或 Rotor 综合征。

3. 缓慢进展的黄疸见于肝硬化，转移性肝癌，妊娠或 PBC。

B. 瘙痒：严重的瘙痒和脱屑提示肝外胆管梗阻。

C. 腹痛：更常见于梗阻性黄疸，而肝细胞性黄疸少见腹痛。中老年患者右上腹绞痛后继发黄疸提示胆总管结石。

D. 寒战高热：提示胆道梗阻和胆管炎，Charcot 三联征是指腹痛，黄疸伴寒战、高热为化脓性胆管炎的典型症状。Reynold 五联征则在此基础上合并精神症状和败血症。流感样综合征则提示病毒性或药物性肝炎。

E. 梗阻性黄疸：特征性症状为严重黄疸伴持续两周以上的灰白色大便。

F. 急性丙肝：60%～70% 的急性丙肝患者无任何症状，20%～30% 出现黄疸，10%～20% 仅有乏力，纳差或腹痛。

G. 新生儿黄疸：应追溯有无胎膜早破（败血

症),延迟钳夹脐带(红细胞增多症)或同胞兄弟姐妹有无黄疸史(代谢性疾病或贫血)。母乳性黄疸见于出生后1周。

四、体征

A. 荨麻疹见于乙型肝炎。

B. 皮肤黄色瘤因高胆固醇血症引起,见于慢性胆汁淤积的患者。

C. 蜘蛛痣、肝掌、杵状指、双侧腮腺肿大、男性乳房发育、睾丸萎缩、腹水、门静脉高压症(脾大、腹壁静脉曲张)等常见于慢性肝病或肝硬化。

D. 角膜 Kayser-Fleischer 环是 Wilson 病的特征性病理改变。

E. 可触及的胆囊提示肿瘤性胆总管阻塞(如:胰头癌)。Courvoisier 定律是指黄疸伴增大的胆囊多不是因结石引起。

F. 可触及的结节状增大的肝脏提示转移性肝癌。

G. 脾大见于肝硬化,慢性活动性肝炎和酒精肝。但 5% 的急性肝炎、胆结石或肿瘤性胆道梗阻的患者亦可出现脾大。肝大超过 15cm 提示酒精肝或肿瘤。

H. 新生儿黄疸可通过在充足的阳光下轻压婴儿的皮肤来检查皮肤的颜色。黄疸一般从头部开始出现,逐渐向躯干和四肢进展;黄疸进展的程度与胆红素水平一致(如:胆红素约 5mg/dl 时仅头部出现黄疸,15mg/dl 时黄疸达到躯干,20mg/dl 时黄疸达足底)。

I. 对婴儿黄疸,应评估严重高胆红素血症的危险因素(图 38-1)如:败血症、红细胞增多症、代谢性疾病、胆道梗阻等。

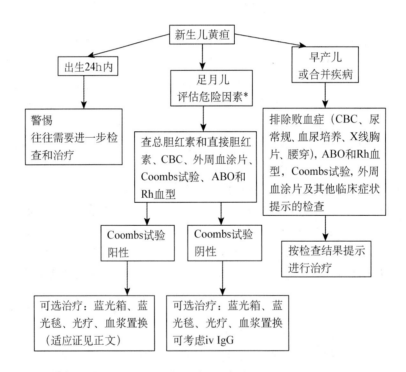

图 38-1 新生儿黄疸的诊疗思路

CBC:全血计数;iv IgG:静脉注射免疫球蛋白 G

* 严重高胆红素血症的危险因素包括早发性黄疸,同胞黄疸史,东亚裔,全母乳喂养,外伤,头部血肿,过期妊娠,妊娠糖尿病,真空吸引和产钳助产

五、实验室检查

（图 38-1 和图 38-2）多数黄疸的病因可经询问病史,体格检查和简单的实验室检查探明（C 级证据）。

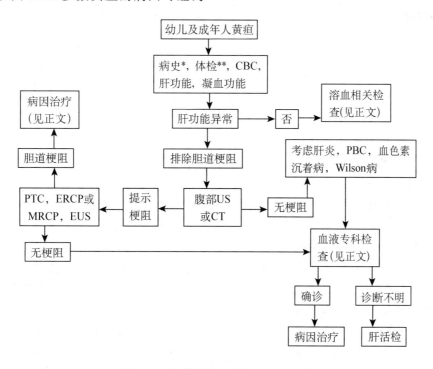

图 38-2 幼儿及成年人黄疸诊疗思路

CBC:全血细胞计数;PBC:原发性胆汁性肝硬化;US:超声检查;CT:计算机控制轴向断层成像;EUS:超声内镜;PTC:经皮肝穿胆管造影术;ERCP:内镜下逆行胰胆管造影;MRCP:磁共振胆管造影

* 病史包括:疼痛、厌食、发热、体重减轻、瘙痒、尿色深、灰白色大便、嗜酒或药物滥用、输血史、家族史、接触史、出国旅行、用药史等。

** 体征包括:热型、体位、慢性肝病体征(见正文)、淋巴结增大、肝脾大、腹壁静脉曲张

A.基本检查:所有的黄疸患者均应查血总胆红素和直接胆红素水平。

1. 新生儿(图 38-1)应检查 Coombs 试验,外周血图片和网织红细胞计数;早产或患病的黄疸婴儿应排除败血症(X 线胸片、尿常规、血/尿培养)。

2. 非新生儿黄疸患者均应检查肝功能(图 38-2),并根据临床指证进行进一步检查(C 级证据)。

a. 肝功能

(1)碱性磷酸酶在肝细胞疾病中一般不超过正常上限 3 倍的水平,但在梗阻性黄疸则可达正常值的 3～10 倍。

(2)转氨酶水平[丙氨酸氨基转移酶(ALT)和天冬氨酸氨基转移酶(AST)]一般反映了肝细胞疾病的程度。梗阻性黄疸多伴随转氨酶水平轻度升高(正常上限 2～3 倍),如转氨酶明显升高(≥正常值 5 倍)多见于肝细胞疾病。

b. 外周血图片,血常规和 Coombs 试验应作为非结合性胆红素增高症或贫血患者的必查项目以明确是否存在溶血。低球蛋白血症,含铁血黄素尿和血红蛋白尿等也提示存在溶血。

c. 在可疑梗阻或严重肝功能异常的患者应检查凝血酶原时间(PT)。当梗阻性黄疸发生 PT 延长时,可皮下注射 10mg 维生素 K 迅速缓解凝血功能障碍。但在肝细胞病患者维生素 K 的疗

效不佳。

d. 尿常规可检测出结合性胆红素和尿胆原，且价格低廉。

B.特殊检查(图 38-2)

1. 影像学检查

a. 超声检查(US)可发现肝外胆管梗阻时扩张的胆管，并有便捷性和非侵袭性的特点，其特异性超过 90%，超过 1 周以上的黄疸，其诊断梗阻的敏感性亦可到 90%。

计算机断层扫描(CT)与超声检查相比，其分辨率更高，诊断梗阻的特异性高达 93%～100%，但敏感性与其类似(63%～96%)，且更昂贵。当超声结果因技术条件限制(如:肠管积气)或结果模棱两可而效果不满意时可进一步进行 CT 检查。

b. 当临床高度怀疑存在梗阻但超声检查阴性时或需要进一步明确解剖结构时可进一步行内镜下逆行胰胆管造影术(ERCP)，经皮肝穿胆管造影术(PTC)或磁共振胰胆管造影术(MRCP)。上述检查可了解壶腹部的情况并可使胆管直接显影。可根据当地的技术条件选择进行 ERCP(敏感性 89%～98%，特异性 89%～100%)、PTC(敏感性 98%～100%，特异性 89%～100%)或 MRCP(敏感性 84%～100%，特异性 94%～98%)明确黄疸的原因。ERCP 可同时进行括约肌切开术、胆管支架、胰腺或胆总管取石及进行活检，但有造成医源性胰腺炎的危险。如仅需了解局部解剖结构则应选择 MRCP，因其不会造成医源性胰腺炎。

c. 超声内镜(EUS)亦可用于诊断胆道梗阻，其敏感性及特异性与 MRCP 相仿。超声内镜亦可同时进行活检以判断疾病的良、恶性，并可与 ERCP 相结合。当患者有进行 ERCP 或 PTC 的禁忌证时可考虑进行 EUS。

d. 运用放射性衍生物亚氨二醋酸(如 HI-DA)进行胆系的核素显像有助于诊断胆囊炎。亦可用于胆系手术后发现潜在的胆瘘(准确率 87%)。但血清胆红素水平超过 7～10mg/dl 禁忌行核素显像。

如可能存在胆系梗阻，应最先完成超声或 CT 检查。如发现胆道扩张，可进一步行治疗性检查如 ERCP 或 PTC。如未发现胆道扩张且临床显示梗阻的可能性低，则患者应进一步检查排除肝细胞疾病或胆汁淤积性肝病。如超声或 CT 为阴性但临床高度怀疑胆系梗阻，则可进一步完成 MRCP 或 EUS。

2. 血液学检查

a. 病毒性肝炎检查

(1)甲肝抗体免疫球蛋白 M(IgM)在甲肝感染初期即可出现，感染后 6 个月消失。临床怀疑甲肝的患者可进行甲肝抗体 IgM 明确诊断(C 级证据)。

(2)乙肝表面抗原(HBsAg)是乙肝病毒感染后最先出现的血清学标志，在症状出现前 2～6 周即可出现。一般感染后 6 个月抗原消失，但在转为慢性肝炎的患者可持续存在。

(3)乙肝核心抗体(antiHBc)见于所有乙肝病毒活动的患者。其出现较 HBsAg 晚，多于临床症状出现后出现，可用于证实感染的存在，并持续终身。

(4)90% 的患者可于感染后 12 周通过酶联免疫分析法(EIA)检测到抗丙肝病毒抗体。因为体内可能存在经胎盘输入的母体抗体干扰 EIA 的检测，丙肝感染高危新生儿应在出生 12 周后再接受这项检查。虽然 EIA 检测法的敏感性≥97%，但其不能辨别急性感染、慢性感染或恢复期，所以需要进一步进行重组免疫印迹实验法(RIBA)检测丙肝 RNA。

(a)EIA 法阴性或 EIA 法阳性伴 RIBA 阴性可排除丙型肝炎;如果 RIBA 结果不确定应进一步行逆转录聚合酶链反应(RT-PCR)法检测丙肝 RNA(C 级证据)。

(b)RIBA 法结果不确定且 RT-PCR 阴性，肝功能正常可以排除丙型肝炎。

(5)抗 EB 病毒 IgM 及抗巨细胞病毒 IgM 检查可在排除甲肝和乙肝后根据临床具体情况决定。

a. 抗线粒体抗体可用于诊断 PBC，当 30～60 岁患者伴慢性胆汁淤积(特别是女性)，应考虑进行检查。PBC 患者抗线粒体抗体的阳性率大概为 85%～90%。

b. 抗核抗体和抗平滑肌抗体阳性见于 1/3 的 PBC 患者和约 1/4 的脂肪性肝炎(自体免疫性肝炎)患者，不明原因的慢性肝病(特别是女性)应考虑上述检查。

c. 血清铁,转铁蛋白饱和度和铁蛋白检测可用于诊断血色素沉积症,原因不明的慢性肝病可考虑上述检查。血色素沉积症患者的血清铁水平可超过 200U/dl,血清铁蛋白水平可超过 500ng/ml,转铁蛋白饱和度超过 70%。

d. 血清蛋白电泳可用于诊断 α_1-抗胰蛋白缺乏症(可见 α_1-球蛋白链减少)。

e. 血清铜蓝蛋白和尿铜水平检测可用于诊断 Wilson 病,当患者小于 30 岁或肝炎伴神经系统障碍的患者应进行此项检查。

f. 血清分泌性免疫球蛋白 A 异常增高诊断肝细胞性胆汁淤积的特异性较碱性磷酸酶更可靠。

3. 肝活检可用于下列情况　①鉴别慢性活动性肝炎或慢性迁延性肝炎;②诊断肝脏恶性肿瘤;③评估或诊断临床证据不明的肝细胞疾病(C 级证据)。

六、治疗

黄疸的治疗应根据病因,病史,目前的实验室检查结果和影像结果决定。

A. **新生儿黄疸**:以治疗原发病和预防核黄疸为主(非结合性胆红素增多症导致的基底节和海马的神经毒性损害)。新生儿高胆红素血症导致核黄疸的高危因素包括:①胎龄——足月儿对高血清总胆红素(TSB)的耐受性高,而早产儿在较低水平高胆红素血症时就可能发生危险;②黄疸出现的时间——出生 24h 内发生的临床黄疸一般不会导致神经毒性;③是否伴有其他严重基础疾病。

1. 生理性黄疸一般在出生 2～4d 出现,TSB ≤15mg/dl,直接胆红素≤1.5mg/dl。TSB 每天增加不超过 5mg/dl 并在 1 周内(足月产儿)或 2 周内(早产儿)消失。

2. 母乳性黄疸多于出生 4d 以后发生,10～15d 时达高峰,可通过增加哺乳次数治疗(C 级证据)。

3. 乳汁性黄疸在出生后 4～7d 出现,持续 3～10 周。其治疗方法为改配方奶喂养 2～3d (B、C 级证据)。暂停哺乳期间使用挤奶器;在黄疸消失后可恢复全母乳喂养。

4. 停止母乳喂养并不能改善黄疸婴儿的预后。可暂停母乳喂养或间断母乳喂养,亦可提前终止母乳喂养(B 级证据)。光照射治疗疗程和血浆置换治疗的次数不影响预后,母乳喂养儿和人工喂养儿的核黄疸发生率亦无差异(B 级证据)。

5. 光照射治疗应用蓝光和反光毯使体内的非结合性胆红素产生水溶性的光致同分异构体,其可不通过结合反应直接通过胆汁或尿排泄。

a. 光照射治疗的适应证为:出生后 45～48h TSB≥15mg/dl,出生后 49～72h TSB≥18mg/dl 或出生 72 后 TSB≥20mg/dl。治疗有效的指征为治疗 4～6h 后 TSB 进行性下降 1～2mg/dl,光照射治疗可在医院或家中进行,TSB 低于治疗前水平 2mg/dl 即可终止。

b. 应用反光毯进行治疗时应遮盖患儿的眼睛以防损害视网膜。使用双光源可缩短疗程。摄入充足的水分可以促进胆红素的排泄并补充光照引起的水分丢失。

6. 血浆置换疗法的治疗指征为光照射治疗无效或 TSB 超过光治疗指征 5mg/dl(C 级证据)。当患者伴随其他发生核黄疸的危险因素时可放宽指征 1～2mg/dl。这些危险因素包括围产期窒息史、呼吸窘迫、低血糖、代谢性酸中毒(pH ≤7.25),低体温[T≤35℃(95 ℉)],低蛋白血症(蛋白≤5g/dl)或伴有中枢神经系统损害的临床症状。

7. 新生儿溶血性黄疸(Rh 或 ABO 血型不符)的治疗可采用静脉注射大剂量免疫球蛋白(IgG)阻止溶血的发生以避免出现继发高胆红素血症(B 级证据)。应严密监测患儿的溶血指征,血红蛋白水平、血细胞比容和胆红素水平等。

B. **病毒性肝炎**:多数患者仅需门诊对症治疗。但伴脱水、严重肝衰竭或腹水的患者应住院治疗。

1. 肝活检的适应证为转氨酶水平连续 6 个月不正常。

2. α-干扰素能诱导部分慢性乙肝、丙肝和丁肝患者产生持续缓解(A 级证据)。应向消化科专家咨询干扰素的治疗。

C. **肝外胆管梗阻**

1. 常需外科手术治疗。

2. 如果出现寒战高热提示胆道炎症,应立即住院静脉注射抗生素并评估手术治疗指征。部分患者可通过经皮肝穿或 ERCP 置管进行胆汁引流。

D. 非结合性胆红素增多症

1. 当溶血性贫血合并明显的高胆红素血症时应给予适当的专科治疗(如:新生儿科、血液科等)。

2. 中度非结合性高胆红素血症(如:Gilbert 病,Dubin-Johnson 综合征和 Rotor 综合征)一般不需要特殊的降胆红素治疗。

E. 胆汁淤积性黄疸

1. 乌索脱氧胆酸盐常规剂量 13～15mg/(kg·d)可显著改善胆汁淤积性黄疸患者的腹水,黄疸和肝功能水平且无不良反应(A 级证据)。但对改善疾病的进展,延缓肝移植和改善预后无作用。

2. 因为瘙痒可能导致某些患者产生抑郁症甚至自杀故应早期治疗。治疗瘙痒的口服药物包括:考来烯胺 4～6mg 餐前 30min 服用,抗组胺类药物(如:苯海拉明 25～50mg 每日 3～4 次),羟嗪 25mg 每日 3 次),阿片受体拮抗剂如纳美芬每日 60～120mg,纳曲酮每日 12.5～25mg,利福平每日 300～600mg。

F. 基础疾病和药物:导致黄疸的基础疾病应进行治疗(见第 71 章肝硬化,第 72 章充血性心力衰竭;第 87 章甲状腺疾病,第 50 章小儿热病);引发黄疸的药物应立即停用并促进其排泄。

G. 其他肝细胞疾病:定期监测患者的临床症状和肝功能(见第 43 章)。当出现病情进展时可行肝活检以明确诊断。

(白丽娟　译)

参考文献

[1] American Academy of Pediatrics Subcommittee on Hyperbilirubinemia. Management of hyperbilirubinemia in the newborn infant 35 or more weeks of gestation. Pediatrics,2004,114:297-316.

[2] Feldman M. Sleisenger and Fordtran's Gastrointestinal and Liver Disease. 8th ed. Saunders,2006.

[3] Goldman L. Cecil Textbook of Medicine. 22nd ed. Saunders,2004.

[4] Chowdhury NR, Chowdhury JR. Diagnostic approach to the patient with jaundice or asymptomatic hyperbilirubinemia. www. uptodate. com. Accessed May 25,2007.

[5] Roche SP,Kobos R. Jaundice in the adult patient. Am Fam Physician,2004,69:299-304.

[6] Bhutani VK,Johnson LH,Keren R. Diagnosis and management of hyperbilirubinemia in the term neonate:for a safer first week. Pediatr Clin North Am, 2004,51:843-861.

第39章 关节痛

L. Peter Schwiebert，MD

要点

● 在评估关节疼痛这一主诉时，区分关节内的和关节周围的病变是有帮助的。

● 一份仔细收集的重点突出的病史、体检和有选择性的检查，有利于对关节疼痛的最常见病因作出准确的诊断。

● 对于急性单关节炎，医生应该考虑到细菌性关节炎，因为对于这种化脓性关节炎治疗的延误会增加关节严重损伤的风险。

一、定义

关节痛是一个或多个关节的不适感，伴或不伴关节渗出、肿胀、红斑或触痛的证据。关节痛可以是由关节内或关节周病变引起的。关节内的病变包括滑膜炎（病毒或细菌性感染、短暂性滑膜炎、痛风/假性痛风、类风湿关节炎、风湿热、特发性）或退行性疾病（骨关节炎、创伤后）。关节周围的病变包括软组织疾病（纤维肌痛、运动过度综合征、病毒血症、原发性莱姆病）以及一些特发性疾病（生长性痛、精神源性风湿病）。

二、常见诊断

调查发现，在美国11％的患者在看全科或家庭医生时的主诉都与背部、上肢或下肢有关。非特异性关节炎在家庭医生最常诊断的疾病中位居第14位。

A.关节内的病变

1. 滑膜炎

a. 细菌性或病毒性

（1）短暂性滑膜炎：发生于3～10岁的儿童，与近期（过去1周）病毒感染有关。男性比女性易感。

（2）病毒性滑膜炎：通常发生于各种病毒感染，特别是乙型肝炎、流行性腮腺炎和风疹。

（3）成年人细菌性关节炎中50％以上是由淋病奈瑟菌引起的。危险因素包括既往有淋球菌感染史、多个性伴侣和不用屏障性避孕措施。其他病因包括其他细菌感染（金黄色葡萄球菌，A组或B组链球菌，革兰阴性菌）、免疫功能受损（糖尿病、恶性肿瘤、人类免疫缺陷病毒性疾病）、慢性肝病、关节周围蜂窝织炎、皮肤溃疡、静脉注射毒品或关节损伤性疾病（例如慢性重症类风湿关节炎）。6岁以下儿童，96％的细菌性关节炎是由流感嗜血杆菌引起；患有镰状细胞病的儿童更易发生沙门菌感染。

b. 结晶诱发的关节痛

（1）痛风性关节炎：关节内的尿酸结晶沉积产生的原因包括酶缺乏、产生过多、排泄减少，常发生于年龄大于40岁的男性和绝经后妇女，特别是有痛风家族史者。药物治疗（例如噻嗪类利尿药、阿司匹林、烟酸），骨髓增生性疾病，多发性骨髓瘤，甲状腺功能减退，慢性肾脏病和摄入酒精都与痛风发作有关。

（2）假性痛风：双水焦磷酸钙沉积病常发生于年龄大于60岁的老年人，并且可能与各种代谢性疾病(例如甲状腺功能亢进、甲状腺功能减退、糖尿病、威尔森病、痛风)有关。

c. 免疫复合物

(1)类风湿关节炎:自身免疫性炎症性疾病(包括系统性红斑狼疮、风湿性多肌痛、多发性肌炎/皮肌炎)之一,主要影响滑膜。1%～2%的美国人有类风湿关节炎,女性与男性患病率的比例为3:1,常见发病年龄在20～40岁。类风湿关节炎家族史是一个危险因素。85%的系统性红斑狼疮患者为女性,黑种人患此病的风险是白种人的4倍,阳性家族史也起作用。各种药物也可以引起狼疮样综合征,最常见的包括氯丙嗪、肼屈嗪、异烟肼、甲基多巴、普鲁卡因胺以及奎尼丁。

(2)莱姆病:通过携带博氏疏螺旋体的蜱叮咬传播,本病3期(晚期)可以表现为自身免疫性滑膜炎。莱姆病的发病率在夏季最高,尤其是在美国的东北部各州,威斯康星州、明尼苏达州和加利福尼亚州。

(3)风湿热:由A组β溶血性链球菌引起,该菌导致的免疫复合物性滑膜炎罕见(≤1:10 000),并且它的总的发生率在进行性下降,风湿热最常发生于5～15岁的儿童,男性稍多。

2. 退行性疾病

a. 骨性关节炎是最常见的关节病,影响着至少2000万美国成年人,90%的年龄40岁者其负重关节都有骨性关节炎的X线表现。有症状的骨性关节炎出现的概率随年龄增长而增加。

b. 创伤性关节炎更常发生于近期或远期有关节损伤史者(跌落、机动车事故、运动损伤、过度使用)。

B. 关节周围病变

1. 软组织

a. 病毒血症可以发生于任何年龄,在北半球的冬季,常伴随流感的发生而出现。

b. 关节过度运动综合征是一种常染色体显性遗传性疾病,可能会被漏诊,可能是广泛性慢性疼痛的病因,其在女性的发病率为男性的3倍。

c. 纤维肌痛在20～50岁的女性最为常见,影响着总人口的3%～10%,它可能与睡眠障碍、抑郁、对正常刺激的感觉增加和甲状腺功能减退有关。

2. 特发性

a. 生长性疼痛发生于18%的学龄期儿童,发病的高峰年龄为11岁,并且持续到青春期。这个问题女性比男性更为常见,并且更常见于具有类似症状家族史的患者。

b. 精神源性疼痛更常见于抑郁症或学校恐惧症(如分离焦虑,或过分依赖父母与子女的互动)。

三、症状

系统的病史资料有助于缩小关节痛的鉴别诊断范围,除了评估危险因素,病史还包括以下几方面。

A. 受累关节的部位和数量

1. 单关节痛

a. 化脓性关节炎典型累及膝关节,但也可累及髋关节、腕关节、肩关节或距小腿关节。

b. 痛风:典型的痛风通常首先引起跖关节炎症,当然它也常累及足、踝或膝。

c. 短暂性滑膜炎:典型的是累及髋关节。

d. 莱姆病:通常是累及单关节,其特征为累及膝关节。

e. 骨性关节炎:影响大关节(比如膝、髋关节)以及第1腕掌,远端指间的手关节。

f. 假性痛风通常影响大关节(膝关节、腕关节),但是也可能累及多个掌指关节、髋、肩、肘关节或距小腿关节。

2. 多关节痛

a. 病毒血症和生长性痛引起多关节痛。

b. 风湿性/自身免疫性疾病(如类风湿关节炎)典型的是对称性的多关节受累,通常是小的、非承力关节(比如手的近端指间关节、掌指关节、手腕、足趾、踝)。

c. 风湿热的诊断标准之一就是多关节受累,尤其是距小腿关节、膝关节、髋关节、腕关节、肘关节、肩关节。

d. 关节过度运动综合征可能与急慢性疼痛有关,也与关节脱位或半脱位病史有关。

B. 病程

1. 创伤、痛风、假性痛风、化脓性关节炎引起的关节痛通常为急性发病。

2. 与生长性疼痛、纤维肌痛、活动过多、骨性关节炎及胶原疾病相关的关节痛往往表现为一种隐匿性、慢性、反复发作的病程。

C.加剧或缓解的因素

1. 骨关节炎、创伤性关节炎、过度使用引起的损伤和生长性关节痛在活动时加重。

2. 与学校恐惧症相关的精神源性疼痛在上学前加重,在周末可缓解。

3. 夜间加重与生长性疼痛有关,急性痛风发作也常常在夜间发生。

D.伴随症状

1. 细菌性关节炎、痛风、风湿热的主诉常与关节红肿、触痛显著、发热、寒战相关。

2. 骨性关节炎和自身免疫性关节炎在停止活动一段时间后常伴有关节的僵化,骨性关节炎的关节僵硬常在活动 15min 后缓解,而风湿热的关节僵化则至少持续 1h。

3. 因基础疾病不同,可有不同的皮肤改变,自身免疫性关节炎可能伴有皮疹(如蝶形红斑、光敏性皮疹、脱发或 SLE 的盘状病变)。

4. 风湿热可能伴有躯干的环状红斑、Sydenham 舞蹈病(面部、舌、上肢活动的舞蹈样动作)、肌腱鞘的皮下结节(尤其在儿童中,表 39-1)。

表 39-1

风湿热诊断的 JONES 标准(修订版)

主要表现	次要表现	支持前期 A 组链球菌感染的证据
心脏炎症	临床症状	咽拭子培养或链球菌抗原快速检测阳性
关节炎	关节痛	ASO 水平增高或抗 DNAseB 滴度增高
舞蹈病	发热	
边缘性红斑	实验室检查结果	
	急性期反应物浓度升高	
皮下结节	血沉	
	C 反应蛋白	
	ECG 上 PR 间期延长	

如果有证据支持既往有 A 组链球菌感染,两个主要临床表现或一个主要临床表现加两个次要临床表现均高度提示急性风湿热。ASO 为抗链球菌溶血素 O,ECG 为心电图

5. 精神源性关节痛常伴有焦虑、抑郁或其他精神疾病相关的症状。

6. 纤维肌痛常伴有疲劳、睡眠障碍、慢性头痛、肠易激症状。

四、体征

仔细而重点突出的体检对于鉴别关节和关节周围的病变非常关键,同时全面了解伴随症状和危险因素可以指导进一步作哪些检测。

A.生命体征/一般外观

1. 发热与化脓性关节炎、病毒性关节炎、痛风和风湿热有关。

2. 急性病容或中毒性表现(或二者均有)提示化脓性关节炎。

3. 皮肤/黏膜

a.90% 的早期莱姆病患者在被叮咬后 3～30d 可发生移行性红斑,移行性红斑开始表现为叮咬部位的红色丘疹,几天到 1 个月周围会逐渐扩大,而中心部位则在 3～4 周内消退。

b. 全身性易消退的粉红色斑丘样皮疹提示病毒血症是关节痛最可能的病因。

c. 系统性红斑狼疮病变包括两颊的红斑(即"蝶形皮疹")、盘状蚀斑样损害、脱发或口腔溃疡。

B.关节的表现:关节内的病变常有关节感染的异常表现,如发热、红斑、硬的或凹陷性水肿、关节间隙或滑膜的触痛或者活动受限。相反,如是关节周围的病变时,关节的检查通常是正常的或者轻度异常。

1. 关节内的病变

a. 一过性滑膜炎通常伴有髋关节活动度的下降,特别是在内旋时。

b. 细菌性滑膜炎或化脓性关节炎突出的表现为关节发热、发红、积液及活动受限。

c. 病毒性滑膜炎表现为触痛和滑膜受累,但

通常不伴有关节畸形。

d. 痛风性关节炎表现为红、肿、关节触痛、活动受限及关节负重时疼痛。多次发作以后，痛风石的侵入会逐渐导致受累关节的畸形。

e. 假性痛风的炎性表现不像痛风那么突出，你会发现关节逐渐由于软骨钙化而变得硬而肥大。

f. 骨性关节炎的典型表现包括骨摩擦感、关节间隙触痛、关节变硬肿胀（骨性肥大和骨赘而非滑膜炎）以及活动受限。

g. 创伤性关节炎的表现与骨性关节炎表现类似，在过去创伤或手术部位可能还会有畸形。

h. 类风湿关节炎的表现包括对称性的关节肿、皮温高、关节有触痛并有凹陷性肿胀；慢性活动性疾病导致关节畸形，包括手指的尺侧偏斜和鹅颈般的手指畸形。临床体检被认为是诊断滑膜炎的金标准。

i. 关节触痛伴或不伴有滑膜炎常发生于莱姆病的第 3 期（持续性感染的后期）。

j. 风湿热导致关节或滑膜的触痛（大关节），在成年人可以是单关节的。

2. 关节周围病变

a. 通过 5 项标准可确定关节过度活动综合征（JHS）的诊断。这些标准包括：①能将拇指被动反向弯曲到前臂屈侧；②能将手指过度伸展到与前臂平行；③肘关节能过度伸展；④膝关节能过度伸展；⑤在膝关节伸展情况下两手的手掌可以接触到地面。关节过度活动可能只累及一个关节，并且与伸展性、牵拉痕和像纸一样薄的瘢痕有关。

b. 纤维肌痛的诊断是通过 18 个主要的轴线触痛部位（枕骨、冈上肌、臀肌、大转子、上斜方肌、颈椎 5～7 椎间隙、第 2 前肋骨肋软骨交界处的侧面、外上髁、膝关节的内侧脂垫）中≥11 个有触痛。

c. 生长性痛和精神源性关节痛没有特征性的关节内和关节周的表现。

五、实验室检查（图 39-1）

可以是选择性的并且是基于前述详细的病史和有重点的体检选定的。因为有些诊断只有随时

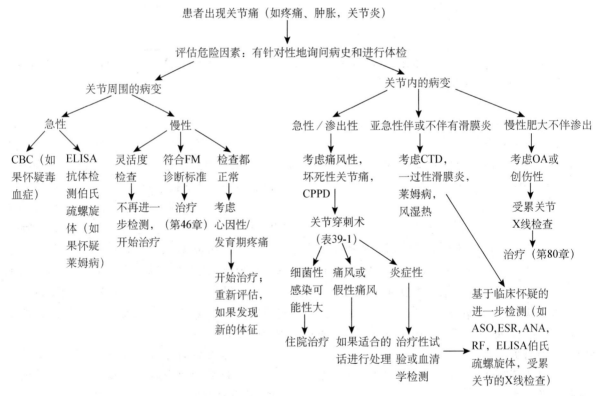

图 39-1 评估关节痛的方法

ANA：抗核抗体；ASO：抗链球菌溶血素 O；CBC：全血细胞计数；CPPD：焦磷酸钙沉着症；CTD：结缔组织病；ELISA：酶联免疫吸附试验；ESR：红细胞沉降率；FM：纤维肌痛；OA：骨关节炎；RF：类风湿因子

间进展才会逐渐变得明显,因此进行一系列的评估和检测对于得到正确的诊断是必要的。如果怀疑有过度活动综合征或者表现与生长性疼痛相符而没有关节炎症表现,则没有必要做进一步的检查。如果有关节积液表现而诊断又不确定,或者怀疑有化脓性关节炎,则表明应进行关节穿刺术检查(表 39-2)。

表 39-2

关节液检测结果

	正常	外伤	感染	结晶性疾病	炎症
颜色	清亮到黄色	血色	黄色到浑浊	黄色到浑浊	黄色到浑浊
细胞计数(白细胞/红细胞,个/μl)	≤200/0	≤1000/多	1000～200 000/少	1000～2000/少	1000～20 000/少
结晶	阴性	阴性	阴性	阳性,痛风或假性痛风	阴性
培养	阴性	阴性	阳性	阴性	阴性

A.血液学检查

1. 急性风湿热时,血沉(ESR)和抗"O"(ASO)是升高的,尽管有 10% 患者 ESR 和 ASO 正常,但会有其他证据支持风湿热。

2.75% 类风湿关节炎患者,类风湿因子是阳性的。假阳性结果在梅毒、结节病、心内膜炎、高龄或者无症状性自身免疫性疾病患者的亲属中出现。20% RA 患者 ANA 检测结果阳性。疑及 RA 时,最低限度的实验室检查包括血常规、尿常规、ANA、转氨酶。

3. 与 SLE 相关的血液分析异常包括 ANA 阳性(95%～100%)、抗自身 DNA 抗体阳性(50%)、抗平滑肌抗体阳性(20%)、贫血(60%)、白细胞减少(45%)、血小板减少(30%)。

4. 尽管有 25% 患者痛风发作时尿酸水平正常,急性痛风发作时,在发作的某个时间点尿酸水平增高($\geq 7.5mg/dl$)。通常痛风发作时白细胞计数和血沉会升高。

5.50% 莱姆病患者,在发病的最初几周 ELISA 抗体检测为阴性,这些患者应该重复进行滴度检测,滴度升高 4 倍提示近期感染。所有阳性或不确定的 ELISA B 螺旋体检测都应通过免疫印记(Western blot)实验证实。

B.关节液检测(表 39-2):痛风性关节炎可以通过检测到尿酸结晶(针状的,阴性双折射的晶体)确诊,假性痛风为菱形的。

C.放射学检查

1. OA 患者,X 线检查显示关节腔变窄、不规则,关节周围有骨刺及关节旁硬化。

2. RA 患者,疾病的前 6 个月内可以没有任何放射检查的异常发现。最早的改变是在腕和足,包括软组织肿胀、关节旁的软化。晚期表现包括关节腔变窄和关节周围的侵蚀。

3. 假性痛风的表现与 OA 的改变类似,同时伴有软骨的钙化。

4. 关节周围软组织的肿胀可以是一过性滑膜炎的证据,但并不是特异性的。

5. RF 的心脏表现之一是心脏增大以及其他充血性心力衰竭的 X 线平片表现。

D.其他检测

1. 蛋白尿发生于 30% 的 SLE 患者。

2. RF 患者的心电图可以出现 P-R 间期延长,超声心动图可以确定瓣膜病或扩张型心肌病伴有射血分数降低。

六、治疗

根据疼痛的潜在病因进行治疗,病因的确定可以通过恰当地询问病史、针对性的体检和选择性的实验室检查得到。

A.关节内的疾病

1. 一过性滑膜炎 可以在几天内自行缓解。卧床休息、牵引并加以髋关节轻度屈曲、口服或不服用年龄适宜的非甾体类抗炎药(NSAIDs)可以帮助缓解症状。1～3 个月后随访行 X 线检查可以发现无血管性股骨头坏死,这是一过性滑膜炎可能出现的并发症。

2. 化脓性关节炎 需要全身使用抗生素,可能还需要骨科的协助治疗,这些都需要住院进行。

3. 痛风性关节炎

a. 急性发作

(1)NSAIDs(如口服吲哚美辛 20～50mg,每8小时1次,5～10d 或直到症状得到控制)在开放性临床试验中是有益的,但是其合并症可能增加其风险(例如乙醇的使用、慢性肾功能不全、心脏病)。

(2)另一种选择是秋水仙碱(0.5～0.6mg,每小时口服1次,直到症状得到控制或者出现腹泻,最大剂量8mg),与安慰剂对比在48h时有显著效果,但是其使用因为胃肠道毒性而受到限制。秋水仙碱的胃肠道症状可以通过静脉使用减轻(2mg 溶于25～50ml 生理盐水,另外 1mg 每6小时用1次,共用2次,最大总量4mg)。肝肾功能受损的患者不宜使用秋水仙碱。

(3)关节内使用激素(如 10～40mg 曲安奈德)对单关节痛风有效,口服激素(泼尼松,起始剂量40～60mg,用7d逐渐减量)对多关节急性痛风发作有效。

(4)解热镇痛药(阿司匹林可以加重痛风,将它除外)对于控制疼痛是必要的。

(5)急性痛风发作时卧床休息也有帮助。

b. 慢性期控制

(1)患者教育:应建议患者避免或限制高嘌呤食物,包括肉类、海鲜、肉汁或调味剂、酵母、酵母提取物、含酒精饮料、豆类、豌豆、小扁豆、麦片、菠菜、芦笋、菜花、蘑菇。

以下药物可以加剧痛风发作,应该避免使用:噻嗪类和襻利尿药,低剂量的阿司匹林(≤3g/d)、烟酸。

(2)是否预防性使用药物治疗取决于个体再发痛风的风险。如某患者只有一次痛风发作史,并且准备戒酒和减肥,那么就属于低危患者;而如果高龄又有多次痛风发作史、轻度慢性肾功能不全或者需要使用利尿药就被认为是高危。一条开始使用预防性药物的指南就是针对那些每年有2次或更多急性痛风发作,痛风石逐渐增多或出现符合痛风的放射线改变的患者。一旦开始使用,

尿酸的目标水平是低于 6mg/dl。

口服秋水仙碱:0.6mg,每天2次,可能对轻度高尿酸血症和没有急性发作的患者有效。在预防性用药的前1～3d 有 10%～100% 的风险会出现急性痛风发作,而预防性使用秋水仙碱的最初3个月可以降低这种风险。

24h 尿尿酸检测可以指导是否选择降尿酸治疗(如果≤800mg/24h,应该选择促进尿酸排泄的药物;如果>800mg/24h 应该选择别嘌醇)。

促尿酸排泄药物可以阻断肾小管重吸收尿酸,包括口服丙磺舒,起始剂量 500mg,逐渐加量至 1～2g 或者磺吡酮 50～100mg,每天2次,如果必要的话加量至 200～400mg,每天2次。96%的患者接受这种剂量的促尿酸排泄治疗后,症状得到缓解。慢性肾衰竭患者不宜使用促尿酸排泄药物(肌酐清除率≥2mg/dl),并且患者应保证足够的液体摄入,以保证每天尿量至少在2L。

别嘌醇,一种黄嘌呤氧化酶抑制药,可以降低血中尿酸浓度并且可以使痛风石松动,这种药物可以用于有痛风石而尿酸产生过多,促尿酸排泄治疗失败,以及有肾尿酸结石病史的患者。治疗的剂量应该从第1周的 100mg 口服每天1次开始,剂量的增加取决于血尿酸的反应。大部分患者需要每天 200～300mg。接受别嘌醇治疗超过4个月以上的 75% 患者不会再出现痛风的急性发作。对于痛风石性痛风,治疗目标是将尿酸水平维持在≤5mg/dl,而这需要别嘌醇和促尿酸排泄药物联合使用。

(3)预后取决于第一次痛风发作的年龄和痛风发作的次数。第一次发作年龄超过 50 岁的患者很少出现破坏性的关节损害。

4. 假性痛风 根据病因进行治疗。急性症状的治疗用口服 NSAIDs,口服秋水仙碱(0.6mg每天两次可能对预防有益)可能有帮助,关节抽液后关节内激素注射(曲安奈德 10～40mg,取决于关节的大小),与单关节痛风一样。

5. 类风湿关节炎 像其他自身免疫性疾病一样,其病程是易变的,其预后取决于疾病的严重程度。严重的疾病需要早期积极使用缓解疾病的抗风湿类药物治疗。最近的建议是有肿、痛、僵硬的 RA 患者应该在疾病发病的6周以内看风湿科专家。

a. 支持治疗

(1)应对患者进行关于疾病本身,疾病病程的改变及患者自身在自我监测和管理中的作用进行教育。

(2)严重疾病发作时卧床休息是重要的,轻度炎症时每天 2h 的休息就足够。活动要根据症状耐受情况而自由安排。

(3)运动取决于疾病的活动度并且当疼痛或晨僵加剧时应从被动运动或水疗开始,逐渐增加活动,直到症状缓解。关节拉伸可以预防关节挛缩。应当避免产生疼痛超过 1h 的活动。

(4)冷、热疗法及辅助器具也可以缓解症状和提高生活质量。

b. 对药物治疗的反应可以基于患者关节僵硬、疲劳及肿胀的程度估量。

(1)非甾体类抗炎药(如口服布洛芬 600～800mg,每日 3～4 次或萘普生 550mg,每日 2 次)是一线抗炎镇痛药;治疗中应该严密监测消化道毒性。

(2)对非甾体类抗炎药反应欠佳时提示要考虑使用抗风湿药(如甲氨蝶呤,金制剂,肿瘤坏死因子抑制药),并且要向风湿病科医生咨询药物的选择和监测。

6. 莱姆病/EM(erythema multiforme,多形性红斑) 见第 7 章。

7. 风湿热

a. 病人有卧床休息的指征,直到病人在不用退热药的情况下不发热,并且脉率、ESR、心电图都正常。

b. 急性发作期药物治疗

(1)水杨酸类(如口服阿司匹林,成年人600～900mg,每 4 小时 1 次)可以明显改善发热和关节症状。

(2)口服甾类激素(如泼尼松,初始剂量 40～60mg,用 7d 时间逐渐减量)可以缓解水杨酸类控制不良的关节症状。

(3)苄星青霉素 120 万 U 单剂量肌内注射,普鲁卡因青霉素 60 万 U,肌内注射,每天 1 次,连用 10d,可以根除非变态反应患者的链球菌感染。

c. 风湿热患者需使用苄星青霉素(体重＜30kg 者 600 000U,肌内注射,每 3～4 周 1 次;体重＞30kg 者 120 万 U,肌内注射,每 3～4 周 1 次)预防性治疗。

(1)没有心脏炎症的患者,预防应该一直持续到最后一次发作之后 5 年或者到 18 岁,以更长者为准。

(2)有心脏炎症病史的,有轻度二尖瓣反流者预防应该持续到最后一次发作之后 10 年或者到 25 岁(以更长者为准);有严重心脏瓣膜病者,应该终身预防;或者对风湿性心脏病行瓣膜手术。

8. 创伤性关节炎或骨性关节炎 见第 80 章。

B. 关节周围的病变

1. 对病毒血症引起的关节痛应进行对症治疗和支持治疗。

2. 关节过度活动综合征(JHS)影响生活质量,可能与关节错位、骨关节炎、骨坏死有关;有过度活动患者可以通过分级调节为受累关节提供肌肉支持。

3. 纤维肌痛见第 46 章。

4. 生长性疼痛,如果症状加重的话,其治疗包括给予安慰、对症镇痛治疗和跟踪随访。

5. 对于精神源性关节痛,治疗方法主要是解除压力和不正常的家庭关系。

(刘佩文 阮清源 译)

参考文献

[1] Bykerk VP, Keystone EC. What are the goals and principles of management in the early treatment of rheumatoid arthritis? Best Pract Res Clin Rheumatol,2005,19:147.

[2] Mikuls TR, Saag KG. Gout treatment:What is evidence-based and how do we determine and promote optimized clinical care? Curr Rheum Reports,2005,7:242.

[3] WHO Technical Report Series. Rheumatic Fever and Rheumatic Heart Disease. World Health Organization,2004.

第40章 膝关节主诉

Mitchell A. Kaminski,MD,MBA

要点
- 正确的诊断是通过仔细地询问病史和膝关节解剖学的知识再加上针对性的体格检查获得的。
- 急性膝关节痛病因的诊断中关于体检诊断试验准确性的可靠证据还很少,但正在积累中。
- 基于证据基础上的检查措施(X线、MRI、血液检查、关节穿刺)可以有效提高诊断。
- 急性损伤中何时将病人转给骨科医师是至关重要的。对于慢性疼痛患者,药物治疗和适当的锻炼可以使他们获益。

一、定义

膝关节是一个复杂的、负重的铰链关节,它包含韧带、软骨、骨和滑膜(图40-1,图40-2)。膝关节疼痛可以是急性的,最常见是内侧和外侧的外力(侧韧带拉伤),过度的前面和后面的外力伴有扭转(十字韧带受损)或直接的外伤(骨折)。即刻发生的关节肿胀和疼痛提示关节腔积血及更加严重的损伤。慢性疼痛反映的是过度使用、炎症,如髂胫束和股骨外侧髁之间的摩擦(髂胫束综合征),或者两者兼有;髌股的运动轨迹异常(髌股关节痛,髌骨软化症和半脱位);牵拉伤(胫骨结节骨软骨炎的胫骨结节钙化,Sinding-Larsen-Johansson综合征的髌骨远端)。滑囊炎常由急性黏液囊挫伤(髌前和髌下的表面)、过度使用(髌下深部或鹅足囊)、关节内炎症(Baker囊肿)引起。类风湿关节炎和骨性关节炎的病程是慢性的,而痛风和假性痛风是急性发作。

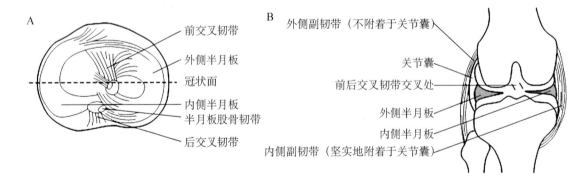

图40-1 半月板、关节囊、膝关节韧带之间的关系
(A)半月板和十字韧带上面观;(B)通过膝关节额面中1/3的后面观

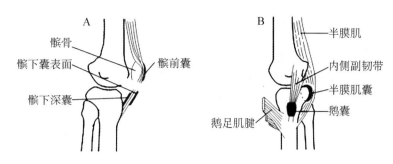

图 40-2　膝关节的滑囊
（A）外侧观；（B）内侧观

二、常见诊断

在初级医疗保健中，膝关节是主诉中常常出现的部位。5％的门诊与膝关节疼痛有关。在美国超过 100 万次的急诊是由于膝关节外伤，而 65 岁及以上的患者大约 11％患有有症状的膝关节骨关节炎。

A.急性韧带（副韧带，十字韧带或髂胫束）和软骨（半月板）的损伤：更常见于年轻、活动多的患者。副韧带和十字韧带损伤更常见于下肢接触性和扭转的运动（如橄榄球、足球和滑雪），内侧副韧带更容易受损。严重外伤导致的十字韧带损伤常常伴有其他损伤。

B.髌股关节功能障碍：是一种过度使用综合征，最常在跳跃运动（例如篮球）中发生。它更常见于高个子且伴有不正常的 Q 角度的青春期女性（图 40-3）。股骨髁槽内不正常的髌骨运行轨迹伴有慢性应力、复发性脱位或者两者兼有导致髌骨关节软骨的变性（髌骨软化症）。

C.髂胫束综合征：最常见于跑步运动员，更换鞋袜和长时间下坡跑时可促发。

D.滑囊炎（髌前的、髌下的或鹅足囊；腘窝囊肿）：可以反映急性或慢性的损伤。

E.髌骨或股骨髁的骨折：发生于急性外伤。压缩性的、外侧的、扭转性的外力可以导致胫骨平台骨折。骨在病理性的（骨质疏松）比韧带脆弱的情况下会在韧带拉伤之前骨折。青少年的股骨远端 Salter I 型骨折最初可能被掩盖而被认为是韧带拉伤。

F.胫突牵引骨膜炎（外伤性胫骨结节的骨突炎）和分离性骨软骨炎：常发生于青少年。胫突牵

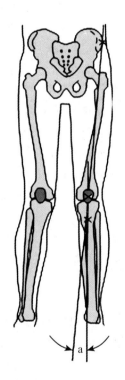

图 40-3　Q 角，正常的 Q 角≤14°～15°

引骨膜炎男性比女性更常见；引起骨软骨炎的其他危险因素尚不清楚。

G.关节炎（类风湿关节炎、骨关节炎、痛风、假性痛风）：常为慢性膝关节痛的基础疾病。这种疾病随年龄的增长更易发生。膝关节关节炎与肥胖和反复外伤有关，可以是职业性或业余性活动引起。糖尿病、镰状细胞贫血和反复感染等疾病易引起化脓性关节炎。

H.源于髋部的疼痛：特别是儿童和处于肿瘤转移性疾病危险的老年人，应该考虑髋骨骨折。

三、症状

在处理膝关节疼痛的患者时,仔细询问病史对于缩小鉴别诊断的范围是重要的。病史包括损伤的机制、诱因、病程、症状的部位、加剧和缓解的因素。疼痛和肿胀的部位可以帮助确定发生异常的部位。有些症状可以提示一些特异性的疾病。

A.疼痛

1. 膝关节外侧面的轻度疼痛提示髂胫束综合征或侧韧带损伤。中到重度疼痛常提示骨折。

2. 局部疼痛和渗出发生于不完全性的韧带损伤。弥漫性疼痛,特别是在登楼梯时或者从蹲位站起来时疼痛高度提示髌骨软化症。

3. 负重时疼痛常发生于半月板撕裂和剥脱性骨软骨炎。骨折时常不能负重。

4. 疼痛发生于膝关节对抗拉伸时(跑步、攀登、跳跃、踢腿)常见于 Osgood-Schlatter 病,Sinding-Larsen-Johansson 综合征和髌骨软化症。

5. 膝关节酸痛,甚至是在休息时,可能提示剥脱性骨软骨炎。类风湿关节炎在静止时加重,而骨关节炎中活动易于促发疼痛。

6. 疼痛局限于膝关节常见于化脓性关节炎。源于髋部的膝关节疼痛可能是髋关节病变的唯一症状。

B.机械症状

1. 韧带,尤其十字韧带,完全撕裂,以及髌骨或四头肌腱断裂时会发出爆裂声,紧随其后出现膝关节不稳定。

2. 突然锁定或回撤提示桶柄形半月板撕裂。

3. 在重症剥脱性骨软骨炎,松弛的关节体引起锁定或活动幅度受限。

C.肿胀

1. 迅速出现的关节肿胀通常出现于关节积血。

2. 可移动的不伴有疼痛的关节后肿胀见于腘窝囊肿。

3. 胫骨结节的肿胀疼痛见于 Osgood-Schlatter 病。各个关节囊的肿痛见于髌前囊、髌下囊、鹅足囊炎(图 40-2)。

4. 比起骨性关节炎,关节肿胀更易发生于类风湿关节炎。

D.僵硬

1. 髌骨脱位的患者可能会感到有"某种脱位",并且因为有髌骨脱位而不能屈或伸膝关节。

2. 活动后僵硬感加重常见于类风湿关节炎。

E.源自髋部的膝关节痛:可能引起跛行。

F.全身症状

1. 比起骨性关节炎,类风湿关节炎更常伴随全身症状。

2. 化脓性关节炎常发生寒战和发热。

四、体征

详细的病史结合系统的膝关节检查可使诊断更为准确。严重的急性关节损伤引起的肿胀和疼痛会使体检受到限制,此时就需要转诊骨科在麻醉下进行检查。膝关节的检查包括观察、触诊和特殊的手法检查。

A. **观察**:张力高的积液常见于髌骨骨折,张力高而且热的渗出物常见于化脓性关节炎。类风湿关节炎、骨关节炎、痛风性或假性痛风性关节炎常有不同量的积液。缩短和畸形见于股骨髁部骨折,也不同程度地见于风湿性关节炎、骨关节炎、痛风性或假性痛风性关节炎。在膝屈位高位髌骨和低位髌骨分别见于髌骨肌腱或四头肌腱断裂。股骨髁部骨折的患者可能出现红斑。红斑也不同程度上见于类风湿关节炎、骨关节炎、痛风性或假性痛风性关节炎。关节积血可能发生于股骨髁部骨折。

B. **触诊**:通过触诊对触痛定位可以提供诊断线索(图 40-4)。滑囊上局限的肿胀和触痛见于滑囊炎。触痛也常见于股骨髁部骨折。髋部和腹股沟触痛和摇动髋部时出现疼痛是诊断源自髋部的膝关节疼痛的主要线索。髌骨骨折时,爆裂感是可以触到的。

C. **特殊的技巧**:特殊的技巧(表 40-1)可能发现韧带、半月板损伤或膝盖骨不稳定的体征。活动幅度受限常见于化脓性关节炎、渗出和肌肉痉挛。刺激症状加上活动幅度检查以及松弛的身体引起的活动幅度受限见于剥脱性骨软骨炎和半月板撕裂。神经功能受损(感觉改变和运动能力丧失)和血管功能受损(外周脉搏消失)常发生于股骨髁骨折。关节受累侧按压时疼痛加重见于胫骨平台骨折。

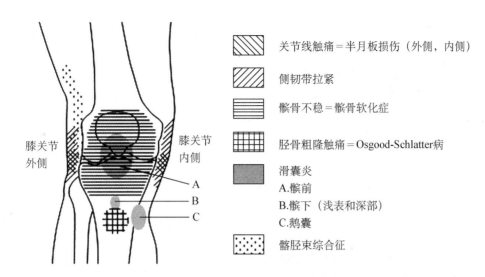

关节线触痛＝半月板损伤（外侧，内侧）

侧韧带拉紧

髌骨不稳＝髌骨软化症

胫骨粗隆触痛＝Osgood-Schlatter病

滑囊炎
A.髌前
B.髌下（浅表和深部）
C.鹅囊

髂胫束综合征

膝关节外侧

膝关节内侧

图 40-4　膝关节触痛的部位和提示的诊断

表 40-1

膝关节检查的特殊方法

检查	方法	意义	证据等级
麦氏试验	拉伸轴向压缩的膝关节,胫骨内旋,然后外旋	出现锁定或响声提示半月板损伤	C
Lachman 试验	膝关节屈曲 20°,大腿支撑,胫骨向前拉	从髌骨下方到胫骨粗隆逐渐上升,提示前交叉韧带不稳定	A
轴移试验	患者侧卧位:拉伸膝关节,内旋胫骨,利用应力外翻、弯曲膝关节	屈曲 30°时出现声响,提示前交叉韧带断裂	B
副韧带加压试验	膝关节充分拉伸的情况下,应力内外翻,屈曲 30°	充分拉伸的情况下是松弛的提示侧韧带和交叉韧带损伤,松弛度只有 30°提示侧韧带断裂	C
理解征（Apprehension sign)	髌骨应力内外翻,四头肌放松,膝关节拉伸	极度防卫提示髌骨半脱位	C
髌骨受激惹	从股骨髁部压迫髌骨	触痛提示髌骨软化症	C
大腿围测量	髌骨中线以上相同距离处测量大腿围	受累侧大腿围缩小提示受累侧膝关节亚急性或慢性障碍伴有四头肌萎缩	C

五、实验室检查

对于大部分患者,全面的病史和有针对性的体检在没有实验室检测的情况下也可以得出准确的诊断。在诊断有疑问,或者检查结果会影响手术或其他治疗的决策的情况下,可以进行另外的检测。

A.影像学检查

1. 无论是损伤的严重程度还是体检结果提示有骨折时都应进行 X 线检查。在膝关节急性损伤时决定是否进行 X 线检查方面,渥太华膝关节准则（The Ottawa knee rule,图 40-5)是一个高度有效、准确、敏感并且特异性的指南。

a. 前后位、侧位和 30°sunrise views 是标准的。

b. 胫骨结节的侧位 X 线片可以显示 Osgood-Schlatter 病的胫骨结节突起的骨折,但通常是不需要的。

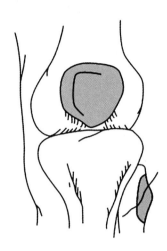

图 40-5 急性膝关节损伤 X 线表现:渥太华诊断标准

对有以下任何所见的膝部损伤患者,都需要做膝部 X 线检查:

1. 年龄为 55 岁或更大

2. 游离的髌骨* 触痛

3. 腓骨头触痛

4. 不能屈曲 90°

5. 即刻或在急诊科(4 步)#

都不能负重

* 除了髌骨,膝关节的其他骨无压痛。

无论是否有跛行,每侧的下肢都不能转移重量两次

c. 股骨髁间切迹或管道 X 线检查对于发现游离体是有帮助的,例如剥脱性骨软骨炎的松解体。

2. MRI 检查通常在关节镜检查之前进行。当急性半月板或 ACL 撕伤诊断有困难时进行此检查是有帮助的。MRI 对评估关节潜在的、非典型的病理改变或者慢性关节疼痛是很有用的。

3. 关节造影术和 MRI 检查可以明确地诊断腘窝囊肿。

B. 关节液抽吸: 为了明确诊断,可以行关节液穿刺抽吸;痛性、有张力的关节积液的抽吸有助于缓解疼痛。怀疑关节积血时,不宜仅为诊断目的而进行穿刺抽吸。

1. 关节前部用碘伏消毒、铺无菌巾。髌骨紧邻的内侧、外侧用 1% 盐酸利多卡因皮下注射麻醉。麻醉区域用大孔径(16 号或 18 号)针穿刺,注射器柱塞回抽直到抽出关节液。如果需要进行

细胞计数的话,血性液体需要用肝素化的试管装。穿刺部位需要用胶带或类似物覆盖。

2. 关节液分析的信息见第 39 章。

C. 关节炎的实验室检查评价: 见第 39 章。

六、治疗

有针对性的病史或体检以及实验室检查结果可以区分哪些患者需要非手术治疗,哪些患者需要紧急处理或最终需要向骨科转诊。需要骨科手术治疗的指征见表 40-2。对于轻度软组织损伤,文献中没有足够的证据支持传统的 RICE(休息、冰敷、压迫、抬高患肢)疗法。但是,对于膝关节的轻度软组织损伤,48～72h 用 RICE 法进行自我治疗普遍被认为可以接受。对于膝关节支撑的有效性,目前存在很大的争议,但是也没有足够的证据支持或反对。

表 40-2
向骨科转诊的指征
急诊转诊
危险体征和症状
神经血管损伤
伸肌机械断裂
感染
出血性障碍
癌症可能性
严重膝关节损伤
X 线提示严重骨折
早期转诊
前十字韧带或后十字韧带损伤
可疑半月板损伤引起的膝关节锁定
诊断不明确
以后转诊
如果症状持续到康复治疗后 6～8 周,怀疑有半月板损伤
康复过程的任何时期症状持续存在或治疗效果达不到预期的疗效

A. 韧带和软骨损伤

1. 侧韧带和十字韧带损伤伴轻度关节松弛或不伴有关节松弛时应该进行如下处理。

a. 用加压敷料,膝关节固定器或圆柱铸件进行固定。固定物的长度取决于损伤的范围。轻度扭伤后几天内早期有保护的一定范围活动也是一种选择。

b. 如果能够忍受,负重也是允许的。行动时用拐杖辅助最初是有帮助的。等量的四头肌训练(收缩四头肌,在休息的时候,每隔几小时收缩 10 次)在固定的过程中是推荐的,这样可以最大限度减少萎缩的发生。

c. 急性损伤后 24～48h,推荐使用冰袋透过固定装置进行冰敷。在这个时期,抬高患肢高于心脏水平对于减轻患肢水肿有帮助。

d. 口服非甾体类抗炎药,如布洛芬,400～800mg 每天 3 次,同时口服胃肠黏膜保护剂,对于疼痛和炎症的治疗有益。

e. 固定之后,逐渐恢复到全量运动是有必要的。恢复的时间应该是固定时间的两倍。文献中没有足够的证据支持目前使用的膝关节软组织损伤物理治疗中的各种方法的相对有效率。对于大部分膝关节损伤,用伸直抬腿动作伸展四头肌,每天 3 次,每次重复 10 回,可以促进膝关节的稳定性,减少再损伤发生的概率。使用踝沙袋,进行性地增量 2～4 磅,获益会达到最大。许多膝关节损伤通过低强度的活动和锻炼来提高肌肉的强度和柔韧度。如果最初的检查因为疼痛和肿胀受到限制,上述方法仍然可以进行。充分的检查往往可以在 1 周之后进行。

2. 髂胫束综合征

a. 冰敷应该在 24h 内使用。NSAIDs 也应该使用。

b. 通常 1～2 周应该休息和避免过度的活动,直到疼痛和炎症减轻,并有利于修复过程。恢复全量活动应该是循序渐进的。推荐进行康复治疗。

3. 半月板损伤应该像韧带撕裂那样进行紧急处理。急性损伤之后,如果膝关节持续"锁定",或者锁定或弹响复发,就提示需要进行骨科手术。

B. 髌股关节功能障碍

1. 髌骨半脱位需像急性韧带损伤一样处理。如果髌骨仍然脱位,可以通过使关节过度伸展减轻或者将髌骨推回原位。一周之内转诊至骨科医师处进行随访是必要的。

2. 髌骨软化症急性疼痛的治疗可以用冰敷、抬高患肢和 NSAIDs,就像韧带损伤一样。如果疼痛严重,膝关节应该固定 1 周。应限制爬山、跑步、下蹲动作直到疼痛减轻,通常是 2～4 周之后。

四头肌伸展运动也有益。

3. 髌骨或四头肌肌腱断裂。完全断裂需要手术修复,部分断裂的处理类似于韧带损伤。

C. 滑囊炎

1. 对于髌前、髌下或鹅囊炎,应该在 24h 内使用冰敷和 NSAIDs。应该避免剧烈的运动,直到疼痛和炎症减退(通常是几天到几周)。张力大的、有炎症的非感染的滑膜囊可以进行关节穿刺,并且可以关节内注射激素(曲安奈德 20～40mg,取决于关节囊的大小)。

2. 腘窝囊肿可以通过关节穿刺减轻压力和缓解疼痛。囊肿可能再形成,除非潜在的病因得到纠正。

D. 骨折:大部分髌骨、股骨髁和胫骨平台骨折需要迅速请骨科专科医师进行治疗。

1. 髌骨骨折不伴有髌骨完全碎裂,可以进行固定,1 周内进行外科整形。圆柱形铸件通常需要使用 6 周。

2. 胫骨平台骨折需要固定,并避免负重。骨折错位≥3mm 时通常需要手术复位。

3. 股骨髁部骨折在就诊专科医师前应该使用夹板固定。如果发现有神经血管损伤,则应该咨询血管外科医生。

E. 胫骨粗隆骨软骨病和 Sinding-Larsen-Johansson 综合征:这种情况下治疗是对症治疗,需要避免对抗膝关节拉伸的运动(跑步、爬山、跳跃和踢腿)直到症状减退。如果行走加剧疼痛,通常认为受累关节需要固定 1～2 周。剥脱性骨软骨炎需要限制负重。可以使用 NSAIDs。由于存在慢性关节痛的可能,并且偶尔需要切除或固定骨折的片段,随后需要安排骨科手术。

F. 骨性关节炎的治疗:见第 80 章。化脓性关节炎需要住院静脉使用抗生素治疗来减少并发症。

G. 源自于髋部的膝关节疼痛:见第 42 章。

(刘佩文 阮清源 译)

参考文献

---

[1] Bachman LM, Haberzeth S, Steurer J, et al. The accuracy of the Ottawa knee rule to rule out knee fractures: a systematic review. Ann Int Med, 2004, 140

　　(2):121-124.

[2]　Ebell MH. A tool for evaluating patients with knee injury. Am Fam Physician,2005,12(3):67-68.

[3]　Ellis MR,Griffin KW,Meadows S,et al. For knee pain,how predictive is physical examination for meniscal injury? J Fam Pract,2004,53(11):918-921.

[4]　Harris GR,Susman JL. Managing musculoskeletal complaints with rehabilitation therapy:summary of the Philadelphia Panel evidence-based clinical practice guidelines on musculoskeletal rehabilitation interventions. J Fam Pract,2002,51(12):1042-1046.

[5]　Holten KB. How should we diagnose and treat osteoarthritis of the knee? J Fam Pract,2004,53(2): 134-136.

[6]　Jackson JL,O'Malley PG,Kroenke K,et al. Evaluation of acute knee pain in primary care. Ann Int Med,2003,139(7):575-588.

[7]　New Zealand Guidelines Group(NZGG). The Diagnosis and Management of Soft Tissue Knee Injuries: Internal Derangements. Wellington,NZ:New Zealand Guidelines Group(NZGG),2003:100.

[8]　Okazaki KM,Matsuda S,Yasunaga T,et al. Assessment of anterolateral rotatory instability in the anterior cruciate ligament-deficient knee using an open magnetic resonance imaging system. Am J Sports Med,2007,35(7):1091-1097.

[9]　Robb G,Reid D,Arroll B,et al. General practitioner diagnosis and management of acute knee injuries: summary of an evidence-based guideline. N Z Med J,2007,120(1249):U2419.

[10]　Scholten RJ,Opstelten WI,Van der Plas CG,et al. Accuracy of physical diagnostic tests for assessing ruptures of the anterior cruciate ligament:a meta-analysis. J Fam Pract,2003,52(9):689-694.

[11]　Solomon DH,Simel DL,Bates DW,et al. Does this patient have a torn meniscus or ligament of the knee? value of the physical examination. JAMA, 2001,286(13):1610-2160.

[12]　Zuber TJ. Knee joint aspiration and injection. Am Fam Physician,2002,66:1497-1512.

第41章 撕裂伤和皮肤活检

Jason Chao, MD, MS

> **要点**
> - 撕裂伤修复的目标是轻轻对合组织以使正常愈合发生,并尽量减少并发症,尤其是感染和难看的瘢痕。
> - 麻醉可使用局部麻醉药或注射来完成。
> - 关闭伤口方法包括缝合伤口、氰基丙烯酸酯胶、订皮器、胶带,并允许二期愈合。

一、定义

撕裂伤是皮肤或黏膜的切割或撕裂,通过表皮延伸至更深的,潜在的组织。撕裂伤可能由以下两种方式导致:①剪切力切开皮肤;②钝伤压缩或牵拉皮肤。钝伤需要更大的能量,能导致更广泛组织的损害,将产生更强的炎症反应,导致额外的瘢痕和更高的感染风险。

愈合伤口的张力在前 3 周增加最快,不幸的是,缝线必须 2 周拆除以减少缝合瘢痕,因此裂开可能发生在这个时期。增加感染率的局部因素包括局部血液供应差,存在任何坏死组织、异物、血肿或死腔。

二、诊断

在美国每年每 100 人中 5～10 人会发生撕裂伤和开放性伤口损伤。这些损伤占这个国家所有损伤的 1/4,且大部分发生在家庭环境中。撕裂伤在男性更常见,且夏季多发。撕裂伤发生年龄呈双峰分布,一个高峰出现在 5 岁以下人群,第二个高峰出现在 18～24 岁人群。

1. 在表浅伤口,挫伤可使表皮表面磨损,但深层组织完整无损。

2. 在穿刺伤口,小的表面开放伤口下面可能隐藏着更深、更严重的伤害。有皮肤破损的电损伤或化学损伤伤口需要特别注意,因为患者可能有严重的、尚未表现出的软组织损伤。

3. 清洁撕裂伤。

4. 伴有广泛组织缺失或伤害的伤口,包括污染撕裂伤、复合撕裂伤和电损伤。

三、症状

撕裂伤引起疼痛、出血和肿胀。

四、体征

1. 在复合撕裂伤,骨头、肌肉、肌腱、韧带、大血管或神经可能被部分或完全切断。

a. 伤口远端加压后脉搏消失或毛细血管充盈缓慢提示血管损伤,并且这种损伤必须加以处理。

b. 麻醉前应评估伤口远端的感觉神经功能。感觉或运动的丧失提示神经损伤。手指屈曲或伸展受限提示肌腱损伤,这在手部撕裂伤时很常见,因为手部缺乏皮下脂肪。

2. 污染撕裂伤是指伤口受到异物污染。必须对撕裂伤及其周围组织的污染深度和程度进行评估。麻醉后最好对伤口进行全面清创探查。

3. 炎症反应与周围红斑在伤口撕裂几个小

时后开始,红斑明显或化脓提示伤口可能感染。

五、实验室检查

如果伤口污秽、超过 24h 或明确受到感染,清创后应进行培养。培养结果对伤口的治疗有指导意义。

复合伤或深部撕裂伤应行 X 线检查有无骨折、皮下气肿或异物。大部分玻璃在 X 线片上显影。

六、治疗

目标是促进伤口愈合,尽量减少并发症,包括感染和难看的瘢痕。

A. 伤口准备:大多数出血直接施压 10 ～ 15min 会停止。活动性出血者可使用结扎、电刀或明胶海绵止血。

1. 彻底清洗伤口以确保没有异物留在伤口里。

a. 多数撕裂伤口用生理盐水冲洗就足够了,不要使用过氧化氢、乙醇、聚维酮碘或葡萄糖酸氯己定等抗菌溶液,因为这些消毒剂抑制伤口修复过程。添加抗生素的灌洗液不利于伤口清洗。

b. 污染的撕裂伤应该用大量的无菌生理盐水灌洗。20 ～ 50ml 的注射器和 19 号针很常用。有时需要用手术刀或剪刀清创去除污染组织。应尽可能避免擦洗伤口以防对伤口造成额外的损伤。

c. 面颈部等有丰富血供的区域清创要求比其他区域低。

2. 如果需要剃除毛发,用剪刀裁剪比使用直形刀片更能减少组织损伤。不应该剃眉毛,因为它们生长缓慢,并且眉毛缺失很明显。

3. 伤口边缘应垂直于皮肤表面。如果是斜角,应去除部分皮肤以产生与另一边相似的垂直边缘。血液供应不足的小皮瓣应切除,以确保撕裂伤边缘的皮肤有血管供血。

4. 因为考虑到破坏皮下层会引起上覆的皮肤游离,如果有组织缺失,应避免简单关闭伤口。

B. 麻醉:麻醉用于缓解疼痛,有助于充分检查、清创和修复。需要靠近的界标应在局部麻醉前标记以防其变形。

1. 伤口的局部浸润麻醉往往是充分的。通常用 27 号针缓慢注射(如超过 10s)1％盐酸利多卡因。利多卡因和碳酸氢钠以 9:1 比例混合将会减轻注射痛。局部浸润麻醉能提供 2h 的充分麻醉时间。

2. 肾上腺素作为血管收缩剂,也可以与利多卡因一起注射,但血液循环差的部位,如手指、足趾、鼻尖、阴茎或耳垂等除外。污染伤口不应该注射肾上腺素,因为血液供应减少后这些伤口更容易感染。

3. 表面麻醉避免了注射疼痛,并且不会引起明显标志变形。可以用 LAT(4％利多卡因,1:2000 肾上腺素和 0.5％丁卡因)或 TAC(0.5％丁卡因,1:2000 肾上腺素和 11.8％可卡因),特别是在儿童。但有使用不当引起癫痫和死亡等严重并发症的报告。麻醉使用利多卡因和丙胺卡因(EMLA)膏剂更有效,但麻醉 1h 才能起效,相比而言,用 LAT 或 TAC 30min 即可起效。

4. 区域阻滞适合创面大或指/趾远端的麻醉。

C. 活检

1. 对于弥漫性皮疹,应选择新鲜病灶。在起泡性病变,活检应将正常组织边缘包括在内。完全切除小至中等大小的病灶可同时达到诊断和治疗目的。如果病变有恶性倾向,应切除足够的病灶周围。

2. 刮除活检的适应证为外向生长的良性病变,如疣、脂溢性角化病、皮赘和浅表的结节溃疡性突起。清洗皮肤和充分麻醉后,手术刀刀片以近乎平行皮肤表面的位置轻轻刮取皮肤标本,留下边界光滑的表浅缺损。该伤口将二期愈合。

3. 钻取活检的适应证是弥漫性皮疹、深部病变、可疑血管炎,或其他需要直接免疫荧光的炎性病变。清洗皮肤和充分麻醉后,一只手以垂直皮肤张力线的方向牵拉皮肤,另一只手拧动钻孔器钻入皮肤至塑料轮毂所在处。钻取的皮肤用剪刀或刀片轻轻切除。一般情况下 4mm 钻孔器足够,更小的钻孔器可能用在影响美容的重要部位,但其诊断价值也降低。较大的病灶可能需要 6mm 的钻孔器。伤口用缝线缝合。

4. 切除活检的适应证是大多数色素病变、可疑恶性肿瘤或皮下病灶。清洗皮肤和充分麻醉后,围绕病灶周围做梭形切割。活检取材的长度应是其宽度的 3 倍。

D. 创面修复

1. 伤口关闭 12～24h 的清洁撕裂伤可以直接关闭。在这个"黄金时期"关闭的撕裂伤口可能无感染愈合。血供丰富的头部伤口 24h 后关闭仍愈合良好。有坏死组织或感染证据的伤口要求彻底清创，不应该直接关闭。如果伤口没有感染且血供丰富，延迟 3～4d 关闭是可行的。以下技术也可用于关闭外科清洁伤口。

2. 设备 修复撕裂伤所需设备包括持针器、光滑或有齿小镊子、剪刀、小止血片、手术刀、无菌纱布、缝合材料、手套和消毒巾。皮肤钩也可选用，因其能减少皮肤创伤。充足的照明至关重要。缝合材料的选择依缝合的位置和目的而定。

a. 可吸收缝线用于皮肤/筋膜层修复或血管结扎。数天至数周后其拉伸强度逐渐减弱。合成可吸收聚合物（如 Dexon，Vicryl，PDS 或 Maxon）其拉伸强度维持时间超过普通肠线或铬肠线。

b. 不吸收缝线用于表皮修复。不吸收缝线包括丝、棉、合成尼龙单丝或聚丙烯（如 Ethilon，Dermalon，Prolene，Surgilene 或 Deklene）和编织聚酯纤维。不吸收缝线拉伸力强，但能产生细胞反应，并增加污染伤口感染的可能。合成纤维单丝是最常用的表皮缝合材料。

3. 缝合部位 操作应轻柔，尽量减少对伤口的额外损伤。

a. 表面缝合用于拉近大伤口，关闭死腔，提供止血和拉伸强度。缝合脂肪易导致感染，应予以避免。倒缝会将结头深埋在伤口中。

b. 皮肤缝合应接近伤口边缘，而不应缝得太紧。过紧的缝合会限制血流并产生难看的瘢痕。

c. 单纯间断缝合是最常用的表皮缝合，并能提供良好的美容修复。缝合的深层部分应该宽于表面部分，以助于皮肤边缘外翻，防止瘢痕形成。垂直褥式缝合较单纯缝合更利于皮肤边缘外翻，但其费时并增加炎症反应可能。半埋水平褥式缝合对有存活皮瓣的患者非常有用。

d. 连续单纯缝合修复最快，但一般不用于影响美容的重要部位。锁边连续缝合对黏膜表面的（如阴道或直肠）撕裂伤特别有用，此时应使用可吸收缝合材料。埋藏式连续缝合虽然费时，但用来关闭小的清洁伤口时，能产生良好的美容效果。

此时可吸收缝合线也可使用。如果用不吸收缝线，末端应留在皮肤外面，以便轻松拆线。

e. 对面部撕裂伤患者，眉毛和嘴唇修复略有偏差看起来都非常明显。最初缝合时应对齐边缘。口腔内裂伤并不需要缝合。

f. 对于头皮裂伤患者，选用和头发颜色不同的缝线有助于医生修复伤口和拆线。

g. Z 形成形术及其他成形术不在本篇章讨论范围之内。该技术可用于撕裂伤口长的患者。

E. 组织黏合剂封闭

1. Octylcyanoacrylate(Dermabond)组织黏合剂在特定的撕裂伤修复时能产生美容效果。组织黏合剂关闭比缝合速度快，且痛苦少。皮肤水分催化黏合剂聚合，并产生热量。

2. 大部分面部和某些躯干四肢的撕裂伤可选用组织胶封闭。但不应用在手上或关节上。

3. 当使用局部组织黏合剂，应使胶黏剂在伤口外面，否则胶黏剂将作为异物抑制伤口愈合。

4. 使用第一层胶时应对合伤口边缘，黏合剂层与层之间应干燥3min。最少使用3层胶黏剂。

5. 应告知患者避免清洗或浸泡伤口。

F. 订皮器：订皮器订合伤口快，但难以准确定位，拆除时比缝线更痛苦。其感染率和缝线相当。

G. 预防感染

1. 有指征的患者应使用破伤风免疫制剂。

2. 除非在某些情况下，如污染复合撕裂伤或钝伤涉及的组织明显缺血，预防性应用抗生素没有必要。绝大部分咬伤的患者应接受抗生素治疗。

H. 患者教育：患者应给予以下建议。

1. 保持伤口清洁干燥 24h 之后，敷料应去除，并且每天清洗伤口。

2. 下述情况下应联系医生。伤口周围的皮肤发红，过度肿胀，压痛或温度升高；流脓或有水样分泌物；腋下或腹股沟区有压痛性肿块；伤口附近皮肤出现红色条纹；伤口有恶臭；全身发冷或发热。

3. 抬高受伤肢体以减轻肿胀。

4. 拆线后应适当限制活动 1 周，以避免伤口裂开。伤口愈合需要数周。

5. 光敏感性皮肤患者可使用防晒霜来遮光，以免产生明显的色素变化。

七、随访

医生应该在污染或深部伤口缝合 48h 后看望患者以防伤口感染。

张力部位的撕裂伤，先间隔拆线，并使用黏合胶带。其余缝线稍后几天拆除。

（徐秋梅　译）

参考文献

[1] Attinger CE,Janis JE,Steinberg J,et al. Clinical approach to wounds：debridement and wound bed preparation including the use of dressings and wound-healing adjuvants. Plast Reconstr Surg, 2006,117(7 S)：72S-109S.

[2] Bruns TB,Worthington JM. Using tissue adhesive for wound repair：a practical guide to dermabond. Am Fam Physician,2000,61：1383-1388.

[3] Leach J. Proper handling of soft tissue in the acute phase. Facial Plast Surg,2001,17：227-238.

[4] Wilson JL,Kocurek K,Doty BJ. A systematic approach to laceration repair：tricks to ensure the desired cosmetic result. Postgrad Med,2000,107：77-83,87-88.

[5] Zuber TJ. The mattress sutures：vertical,horizontal, and corner stitch. Am Fam physician,2002,66：2231-2236.

第42章　髋腿部不适

Geoffrey S. Kuhlman,MD,CAQSM

要点

- 儿童和青少年的髋腿部不适往往反映严重的情况,应积极处理,直到证明并非如此。
- 运动员腿部疼痛通常是由于过度使用损伤所致,包括压力性骨折或胫骨内侧张力综合征。
- 评估髋腿部不适时,病史和体格检查会使诊断试验的选择更合理。

一、定义

髋部不适来自髋关节[如一过性滑膜炎、细菌感染、股骨头缺血性坏死、股骨头滑脱(SCFE)、骨关节炎、类风湿关节炎]、其他软组织(如滑囊炎)或神经血管结构(例如感觉异常性股痛)。腿部不适来自于下肢近端至脚踝的感染(如长骨骨髓炎)、关节(如骨关节炎)、肌肉(如夜间腿抽筋)、血管[如动脉供血不足,深静脉血栓形成(DVT)或静脉曲张]、神经病变、过度使用(如压力性骨折,胫骨内侧张力综合征或慢性间隔综合征)或特发性病因(如生长痛)。

二、诊断

髋腿部不适在家庭医学中很常见。有些病因,如骨髓炎、化脓性关节炎和股骨头滑脱需要紧急处理。诊断不及时可使患者致残,疼痛明显,丧失工作活动能力或失眠。髋腿部不适的病因视年龄和活动而定。

A.儿童和青少年的髋腿部不适:包括一过性滑膜炎、化脓性关节炎、佩特兹病和股骨头滑脱(图 42-1～图 42-4)。

1. 一过性滑膜炎是急性髋关节非特异性炎症,是童年期最常见的非创伤性髋关节疼痛原因。危险因素包括前期上呼吸道感染,经常微创或过

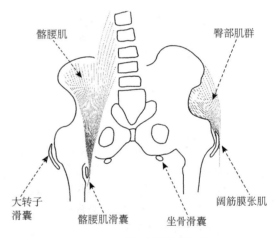

图 42-1　髋部和骨盆的滑囊

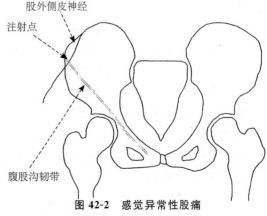

图 42-2　感觉异常性股痛

腹股沟韧带下方髂前上棘内侧的股外侧皮神经受压。注射位点在髂前上棘内侧 1cm 处

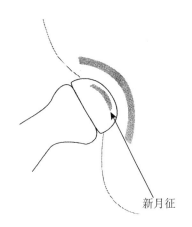

图 42-3　新月征。在佩特兹病或成人髋关节缺血性坏死患者，影像学表现为新月征，沿股骨头关节表面的曲线透光区

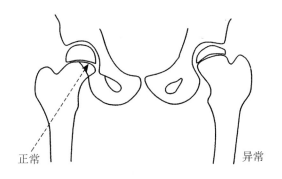

正常　　　　　　　　　　　　　异常

图 42-4　在股骨头滑脱患者，早期影像学表现为 Caper 三角的丢失。在图片右侧，可见完整的坐骨（正常图）。在图片左侧，股骨骺的滑脱导致股骨干骺端内移，遮挡部分坐骨（异常图）

敏性超敏反应。

2. 化脓性髋关节炎可以发生在任何年龄，但婴幼儿和老年人最常见。危险因素包括伤口、皮肤感染、髋关节手术、糖尿病、艾滋病和其他免疫功能低下状态。

3. 12％ 的佩特兹病（股骨头缺血性坏死病）双侧发病，低出生体重和家族史是其危险因素，但真正病因尚不清楚，没有一致的遗传模式。

4. SCFE 是股骨近端骨骺滑脱，而骨骺的位置始终在髋臼。常发生在青春期早期，25％～40％ 患者双侧发病。肥胖是其危险因素。

B. 成年人髋部不适：包括冲击伤、骨关节炎、类风湿关节炎、滑囊炎、感觉异常性股痛、牵涉痛（腰椎或骨盆）、股骨头缺血性坏死、化脓性关节炎和癌症。髋关节滑囊炎通常与创伤或过度使用有关。

C. 婴幼儿（0～3 岁）腿部不适：包括髋关节化脓性关节炎、骨髓炎和骨折。

D. 儿童（4～14 岁）腿部不适：包括髋关节一过性滑膜炎、股骨头缺血性坏死、SCFE、生长痛和各种损伤。生长痛是特发性的。

E. 青少年（11～16 岁）腿部不适：包括 SCFE、生长痛和膝盖疾病，如 Osgood-Schlatter 疾病和 Sindig-Larsen-Johansson 综合征。危险因素包括跳跃运动、臀部肌肉薄弱和股四头肌紧张。

股骨头缺血性坏死

　　非创伤性股骨头缺血性坏死 25～45 岁开始发病。有 75％ 的病例中危险因素包括全身性类固醇治疗、酗酒、镰状细胞病或气压异常性创伤（地下或水下工作）。85％ 的股骨头缺血性坏死患者突然出现髋部疼痛，进行性间歇性加重，运动加重疼痛。2/3 患者有静息痛，40％ 患者有夜间疼痛。体检发现包括跛行和外展/内旋受限。

　　股骨头缺血性坏死早期 X 线平片有 19％ 的假阴性。最初 X 线检查结果表现包括新月征，后来出现骨折和退行性关节炎变化。

　　放射性核素骨扫描检测股骨头缺血性坏死的敏感性相对增加，磁共振成像扫描是最敏感、最特异和低风险的诊断手段。

　　股骨头缺血性坏死的治疗包括矫形和髋关节置换。

F.青少年和成年运动员的腿部不适

1. 胫骨内侧压力综合征(比目鱼肌远端胫骨后内侧方骨膜炎)通常由跑步等反复背屈活动引发。

2. 应力性骨折通常发生在运动员的胫骨或腓骨,参加跑步/跳远、越野、田径、足球和篮球的运动员更易发生。危险因素包括活动增加、异常消瘦、钙或维生素摄入不足、甲状腺功能亢进症及甲状旁腺功能亢进。

骨髓炎

在儿童,骨髓炎的危险因素包括男性(男女比例为2∶1)、较低的社会经济地位、免疫功能低下及秋季。儿童骨髓炎表现为迅速出现的疼痛和拒绝走路。症状体征包括发热≥38℃,重病容,相应部位红、热、痛及相邻关节活动受限。骨髓炎早期,因为水肿,X线平片显示正常筋膜和脂肪影的缺失。骨性变化在症状出现7~10d后出现,包括:①破坏,伴或不伴骨膜抬高;②皮质边缘消失;③无反应性新骨形成。放射性核素骨扫描能早于X线平片诊断骨髓炎,磁共振成像扫描是最敏感、最特异和低风险的诊断手段。怀疑骨髓炎患者需要住院行血培养和长期静脉应用抗生素。

---

3. 慢性间隔综合征是固定室腔内肌肉增加导致的缺血性或神经性疼痛。后室综合征骑单车者常见,侧室综合征在足球运动员中常见。

4. 其他原因包括:髌骨疼痛、髂胫带综合征、肌肉拉伤和周围神经/动脉压迫。

G.成年人腿部不适

1. 深静脉血栓(DVT)在静脉淤滞、静脉损伤或血液高凝情况下发生。

2. 夜间腿抽筋是睡眠时足底屈肌肌肉突然收缩造成的痉挛痛。

3. 其他原因包括髌股关节疼痛、髂胫带综合征、周围神经病、外围动脉疾病、获得性椎管狭窄、癌症、骨关节炎、痛风和类风湿关节炎。

周围神经病变

周围神经病变可分为单发性神经病变(单一神经受累,通常由于外伤或受压所致,例如腓总神经病变造成足背/小腿外侧感觉丧失和足背屈与外翻受限)或多发性神经病变(同时影响多个神经)。多发性神经病变可分为轴突病变或脱髓鞘。轴突病变类型包括呈袜子/手套分布的远端感觉异常,烧灼感或刺痛感,最先影响精细触觉和温度觉,如糖尿病、维生素B_{12}缺乏症、莱姆病、尿毒症、药物、毒素或人类免疫缺陷病毒感染。脱髓鞘型的早期表现为弥漫性反射和张力消失,如吉兰-巴雷综合征,多发性骨髓瘤或慢性炎症脱髓鞘性多发性神经病。

处理周围神经病变患者,重要的是要评估危险因素(如近期的病毒感染,慢性全身性疾病,新用药物和职业性或其他毒素接触史,如酒精、农药、重金属)、分布及发病速度(关于发病速度,大剂量中毒或吉兰-巴雷综合征数天到数周发病,有些毒素数周到数月发病,糖尿病或遗传性神经病变数月至数年发病)。体检明确病变性质并定位(如感觉、反射、张力或本体)。在上述临床评价的基础上行进一步检查;病因不清楚时行血糖、血沉、维生素B_{12}或甲基酸水平、血清尿素氮和肌酐、血清蛋白/免疫电泳等基本检查非常有用。神经传导速度等检查对明确病变类型和定位也很有帮助。神经病变的治疗视病因而定,如控制糖尿病或肾衰竭、清除药物或毒物和给予维生素B_{12}等治疗。

外周动脉疾病(PAD)

外周动脉疾病是由于内皮损伤、脂质沉积、血管收缩和斑块破裂所致动脉血流和氧供减少,造成受累腿部绞痛或夜间疼痛,行走时疼痛加重。动脉供血不足也可由剧烈运动时动脉受压变形所致。PAD 与冠状动脉疾病(CAD)有共同的危险因素(如高血压、糖尿病、高胆固醇和烟草滥用),60%的 PAD 患者有明显的冠心病。对于腿部跛行最佳筛查方法是踝臂指数(ABI),即胫后动脉收缩期压与肱动脉收缩压的比值,并行仰卧位多普勒超声检查。通常脚踝处的压力更高,正常的 ABI≥1。PAD 的严重程度与 ABI 值相关,ABI≤0.90 即诊断 PAD,0.70~0.89 为轻度,0.5~0.69 提示中度病变,≤0.5 为重度。PAD 治疗从改变生活方式开始(加强运动以促进侧支血流发展,戒烟,减少饮食中的胆固醇,控制血糖和血压),进一步需药物干预(降脂药物,抗血小板药物,如阿司匹林每日 325mg,西洛他唑 50~100mg,每天 2 次,氯吡格雷每日 75mg,噻氯匹定 250mg,每天 2 次和红细胞形态改变剂,如己酮可可碱 400mg,每天 3 次)。血管成形或搭桥等血供重建术用于药物治疗无效、有静息痛、组织损失、持久性溃疡或坏疽患者。

椎管狭窄

椎管狭窄可以是先天性的,也可以是获得性的,75%的患者为获得性的,危险因素包括年老(男≥女)和退行性关节炎病史,影像学诊断的腰椎管狭窄症中高达 20%患者无症状。退行性椎管狭窄可以是中心性的(环脊髓压缩),也可以是一侧性的(神经孔狭窄)。

椎管狭窄要与椎间盘疾病和血管性跛行鉴别,椎管狭窄引起的坐骨神经痛双侧受累更常见(腰椎间盘疾病常为单侧),椎管狭窄症的疼痛可以发生在臀部、大腿或小腿,而且椎管狭窄引起的痉挛痛坐位、平躺或前倾可缓解(血管性跛行的疼痛由减少肌肉活动缓解,不需要坐位或前倾)。怀疑退行性腰椎管狭窄者,增强磁共振成像扫描是首选手段;硬膜囊前后直径≤10mm 即可诊断。腰椎管狭窄症的初始治疗包括使用非甾体类抗炎药(NSAIDs)、适当的姿势和物理治疗;手术减压适用于药物治疗后仍有明显疼痛者,该患者的椎管狭窄明显影响日常活动。手术可使 65%~80%的患者症状缓解,但大约 25%的患者在 5 年内会复发。

癌症

癌症(转移性乳腺癌、前列腺癌、肺癌、肾癌或甲状腺肿瘤最常见,老年人可见多发性骨髓瘤)通过破骨细胞骨吸收引起骨痛,并导致骨质疏松和病理性骨折。癌性疼痛往往是夜间深部疼痛,运动会加剧疼痛,并可能因病理性骨折急性致残。通常情况下,最初的体检无阳性发现,后来发展为骨突起部位的肿胀和疼痛。

X 线平片可显示溶骨性病变。有溶骨性病变的癌症患者对镇痛药(包括阿片类药物和对乙酰氨基酚的复合制剂或 NSAIDs)或姑息性放射治疗的反应差,X 线片显示骨皮质破坏≥50%或病灶直径≥3cm 的患者咨询整形外科医生后应考虑预防性内固定。

三、症状

A. **一过性滑膜炎**:疼痛偶尔会使儿童夜间痛醒。

B. **佩特兹病**:仅 15%患者出现膝关节疼痛。

通常症状出现 1~12 个月后才去看医生。

C. **股骨头滑脱**:患者中大约 20%有突然扭伤史。

D. **髋关节撞击**:导致前外侧髋关节疼痛,屈髋、坐位和前倾会加重疼痛。

E.**骨关节炎和类风湿关节炎**：见第 39 章和第 80 章。

F.**滑囊炎**

1. 在转子滑囊炎，跑步或患侧侧卧会加重疼痛。

2. 髂腰肌滑囊炎引起伸髋疼痛，患者往往出现屈髋和外旋跛行。

G.**感觉异常性股痛**：长时间站立和行走会加重疼痛，坐位可缓解疼痛。

H.**慢性室综合征**：需 1 年或更长的时间才出现，症状出现之前患者的行走距离通常是固定的，但不适随着时间的推移可能会恶化。

1. 在前室综合征，可能会出现第 1、第 2 趾间麻木和背屈受限。

2. 踝关节不稳定常与侧室综合征共存。

I.**应力性骨折**：起初为运动后疼痛，经过数天至数周，最终进展为活动早期疼痛和静息痛。

四、体征（表 42-1）

髋腿部不适患者的体检从生命体征和一般情况开始。检查臀部和腿部是否对称，有无畸形、变色和水肿。观察步态是否对称，有无止痛步态（快速软步以缓解痛苦）、髋关节环转（大腿向外摆动以减少同侧髋关节疼痛）和 Trendelenburg 征（因一侧髋关节无力而降低对侧骨盆）。触诊骨性标志与软组织时应准确定位压痛点。怀疑血管或神经疾病时尤其要评估患者的脉搏质量（股、腘、胫后和足背动脉）和感觉（触觉、振动和温度）。运动范围试验（ROM）应包括被动运动、主动运动和限制性运动。髋部（前屈、后伸、外展、内收、内旋及外旋）和膝盖（屈伸）运动范围试验患者最好仰卧，而距小腿关节活动（背屈、跖屈、内翻及外翻）和霍曼征（快速被动背屈诱发深静脉血栓形成者的疼痛）需坐位完成。应检查腱反射。如果检查没能明确问题，需进一步检查骨盆和腰椎。

表 42-1　常见 HIP 和 LEG 主诉评估

诊断	危险因素	症状	体征	检查
一过性滑膜炎	3～10 岁；男女比例 2：1；近期上呼吸道感染	隐袭或急性疼痛性跛行	无发热，髋关节活动范围自发性受限	髋关节超声
化脓性髋关节炎	婴幼儿	起病迅速，持续的髋/膝部痛，活动加重，生长受限	发热，大腿水肿屈曲/外展/外旋髋	WBC 升高；X 线平片示：股骨头侧方移位；ESR 升高；髋关节超声引导下细针穿刺
佩特兹病	4～10 岁；男女比例 5：1	腹股沟/髋部侧方/膝内侧的隐痛/僵硬，随后跛行	减痛步态，髋部活动范围受限；偶有屈曲挛缩	X 线可见新月征（图 42-3），随后出现股骨骺/股骨头进展性改变
股骨头滑脱[SCFE]	青春期早期肥胖；男女比例 3：2	腹股沟/臀部/髋侧方或膝部痛，50%同时有疼痛＋跛行	减痛步态，髋部外旋	X 线（图 42-3，图 42-4）
骨关节炎/类风湿关节炎	占成年人髋部疼痛的 90%	静息后僵硬，隐息痛放射至腹股沟/大腿/膝部	跛行，髋部活动范围受限，尤其是内旋/内收	X 线-骨赘，关节间隙变窄，关节周围硬化（OA）
大转子滑囊炎	40～60 岁女性	大腿、髋部后外侧疼痛	粗隆处压痛，外展时加重（图 42-1）	
坐骨滑囊炎	久坐于硬物上	臀部痛，坐位加重	坐骨结节压痛（图 42-1），疼痛 SLR	

（续 表）

诊断	危险因素	症状	体征	检查
髂腰肌滑囊炎	需要髋部反复屈曲/外展的运动（如,足球）	腹股沟深部痛,髋部伸展时加重	压痛和关节囊上囊性肿块（30%）（图 42-1）,髋部伸展受限	髋部超声提示关节囊扩大;CT、确诊
感觉异常性股痛	腹型肥胖,中年男性,妊娠	大腿前外侧痛,感觉异常	压迫股骨外侧可出现疼痛,对着髂前上棘（图 42-2）	无,必要时行 NCV
生长痛	4～14 岁儿童 15%发生	间歇的夜间双侧大腿和小腿痛	体检正常	无
胫骨内侧压力综合征	青少年/早期成年跑步者,训练突然增加	胫骨远端后内侧痛,起初为运动时痛,进展为静息痛	胫骨远端 1/3 内侧压痛	无
应力性骨折	少年末期或成年早期的运动员,体力活动增加;月经量过少/减肥	隐袭性局部疼痛:胫骨（34%）,腓骨（24%）,跖骨（20%）,股骨（14%）,骨盆（6%）	骨局部压痛,难以解决的软组织症状	X 线显示骨膜反应及骨折（症状出现后 2～4 周）MRI 或放射性核素骨扫描更敏感
慢性室综合征	少年末期至 20 岁早期的长跑者/短跑者/篮球运动员/足球运动员	逐渐出现的运动相关性疼痛:腓肠肌前外侧痛（胫骨前室）/脚底感觉异常（后室）,小腿外侧疼痛（侧室）	受累肌群运动期间/运动后不久压痛;休息充分后体检正常	骨筋膜室压力测定（由骨科医师或理疗师）
深静脉血栓（DVT）	制动,腿部创伤,高凝状态,大手术,DVT 或癌症病史,雌激素治疗,CHF,妊娠,房性心律失常	多变的,非特异性单侧水肿,疼痛,红斑	水肿/发红/暖和的（≥50% 的 DVT 患者无临床症状）	二维超声（DVT 近端）,D-D 二聚体,静脉造影
夜间腿抽筋	所有年龄（尤其老年人）,有时与失神经支配或电解质紊乱有关	突发夜间小腿、足底抽筋	受累肌压痛	怀疑存在电解质异常时行血电解质检测

CHF:充血性心力衰竭;DVT:深静脉血栓形成;ESR:血沉;NCV:神经传导速度;OA:骨关节炎;SCFE:股骨头滑脱;SLR:直腿抬高（坐位或仰卧位）;WBC:白细胞

　　A.佩特兹病:大腿和小腿周长都减少,病程晚期,腿长也缩短。

　　B.股骨头滑脱:髋关节被动屈曲能诱发髋关节外旋和外展运动,50%患者将有大腿萎缩,50%患者肢体会缩短 2.5cm 左右。

　　C.髋关节撞击伤:屈曲、内收及内旋时产生典型的疼痛。

　　D.骨关节炎和类风湿关节炎:见第 39 章和第 80 章。

五、实验室检查

　　在评估髋部不适时,成年人病侧髋部（正侧位）和儿童双侧髋部（通常包括侧位）X 线平片是最简单有效的辅助检查。结合年龄和体征,放射检查的敏感性和特异性均接近 90%。

　　1.佩特兹病有如下表现:新月征,股骨头侧移,股骨头骨骺变宽且密度增加,股骨头变平和股骨颈变宽,股骨头脱矿及碎裂,最终股骨头再骨化。

2. 股骨头滑脱者出现边缘不规则增宽。股骨头向后内侧移位。

3. 髋关节撞击的表现包括股骨头颈上部有外生骨疣,髋臼上部出现骨赘和碎片。

六、治疗

A.**一过性滑膜炎**:疼痛缓解需卧床休息 7～10d,并使用 NSAIDs,如布洛芬(5～10mg/kg 体重,每日 3 次)。患者可使用拐杖减轻负重。大多数儿童仅有 1 次一过性滑膜炎发作,但也可能复发。因 6%～15% 的一过性滑膜炎可发展为 Perthes 病,应指导患儿及家长如出现髋腿部不适应就医。

B.**减肥和避免穿紧身衣服**:是治疗感觉异常性股痛的关键。加强腹肌力量也有效。难治性病例,股外侧皮神经受压点局部注射皮质类固醇可缓解疼痛(如 10～20mg 曲安奈德和 1mg 利多卡因)。应告之患者这种情况是良性的和自限性的。

C.**牵拉滑囊表面覆盖肌肉以减少摩擦和加强髋部肌肉力量**:是治疗滑囊炎的关键。口服镇痛药可能有效(如布洛芬,200～800mg,每日 3 次,或萘普生,375～500mg,每天 2 次)。如果疼痛持续或功能受限,受累滑囊应注射 20～40mg 曲安奈德或甲泼尼龙及 1～2ml 1% 的利多卡因。每年注射不超过 3 次。

D.**髋关节撞击**:理疗可以改善髋部力量、运动和灵活性,但往往需要关节镜检查。

E.**骨关节炎**:需要生活方式改变(减轻体重,适度的运动)、外用和口服镇痛药和辅助装置(第 80 章)。

F.**外科干预**

1. 髋部细菌感染患者必须住院切开关节排脓和静脉注射抗生素。预后差与治疗延迟有关。超声引导下穿刺可用于手术引流高风险组,也可缩短手术时间。

2. Perthes 病需要使用支架、模具或手术以维持自然修复过程中正常股骨头的球形形状。在最好的情况下(如年轻或早期诊断)畸形微乎其微且功能正常。过早的髋关节骨性关节炎可能发生。

3. 立即停止负重并行手术稳定是股骨头滑脱最好的治疗。过早的髋关节骨性关节炎很常见。

4. 上述方法无效者,可行超声或 CT 导向下诊断性和治疗性穿刺引流。预防性静脉应用抗生素能减少反复穿刺。

G.**生长痛**:病因不明,治疗措施包括支持疗法(包括热疗、冰敷和按摩)和对乙酰氨基酚(10～15mg/kg 体重,必要时每 6 小时 1 次)或 NSAIDs。如果症状持续存在,即使不影响工作也要考虑转到风湿科或小儿整形外科医生那里。

H.**慢性间隔综合征**:往往需要手术减压。减少运动或改变运动项目也是一种选择。每天 2～4 次拉伸下肢肌肉,数周后有的病例有效。

I.**应力性骨折**

1. 有时需要拐杖或单腿支撑。应停止负重直到 X 线检查提示骨折愈合且没有压痛,之后逐渐恢复活动。

2. 不鼓励使用镇痛药,因其能掩盖疼痛。

3. 骨盆、股骨和胫前应力性骨折的并发症发生风险高,最好由专科医师治疗处理。

J.**胫骨内侧压力综合征**

1. 首先采用休息和冰敷(每次 15～20min)治疗,直到疼痛消退。

2. 一旦症状缓解,应该开始比目鱼肌牵拉,患者也可逐渐恢复跑步。足过度旋前的患者使用现成的或定制的矫形支具可能获益。有时需要理疗。

3. 在极少数情况下需要手术治疗。

K.**深静脉血栓形成**(第 23 章)。

L.**夜间腿抽筋**

1. 出现抽筋时,小腿肌肉应该背屈拉伸。睡前拉伸小腿可预防症状发生。

2. 硫酸奎宁 200～325mg 睡前口服可能有效。副作用包括:恶心、呕吐、头痛、耳鸣、听力丧失、眩晕和视觉障碍。

(徐秋梅　译)

参考文献

[1] Bates SM, Ginsberg JS. Treatment of deep vein thrombosis. N Engl J Med,2004,351:268-277.

[2] Bradshaw C. Hip and groin pain. In:Brukner P, Khan K,eds. Clinical Sports Medicine. New York:

McGraw-Hill,2001:375-394.

[3]　Dooley PJ. Femoroacetabular impingement syndrome:nonarthritic hip pain in young adults. Can Fam Physician,2008,54(1):42-47.

[4]　Edwards PH,et al. A practical approach for the differential diagnosis of chronic leg pain in the athlete. Am J Sports Med,2005,33:1241-1249.

[5]　Hart JJ. Transient synovitis of the hip in children.

Am Fam Physician,1996,54:1587.

[6]　Leet AI,Skaggs DL. Evaluation of the acutely limping child. Am Fam Physician,2000,61:1011.

[7]　Loder RT. Slipped capital femoral epiphysis. Am Fam Physician,1998,57:2135.

[8]　White C. Intermittent claudication. N Engl J Med,2007,356:1241-1250.

第43章　肝功能试验异常

James P. McKenna, MD

要点

- AST／ALT 比值≥2∶1,高度提示酒精性肝炎。
- 肝功能试验持续异常≥6 个月,提示慢性肝脏疾病,对患者应进行可治疗病因的评估,并考虑肝活检。
- 酒精性肝病、丙型肝炎和非酒精性脂肪性肝病(NAFLD)是肝功能持续异常的最常见病因。

一、定义

肝功能试验(LFTs)异常是指其静态生物化学指标升高,主要包括天冬氨酸氨基转移酶(AST,以前称谷氨酸草酰乙酸氨基转移酶,GOT)、丙氨酸氨基转移酶(ALT,以前称谷氨酸丙酮酸氨基转移酶,GPT)、碱性磷酸酶(ALP)、胆红素和清蛋白等常用的肝功能试验指标,另一些临床常使用,但在肝脏疾病谱评价中意义不大的指标,不在本章讨论之列。受损的肝细胞会释放 AST 和 ALT,ALT 是肝脏疾病的一个特异性指标,而 AST 可继发于其他器官损害(如心脏、肾脏、脑、肠、胎盘)。碱性磷酸酶(ALP)位于细胞膜,可能由于肝脏、骨骼、肾脏、肠、胎盘或中性粒细胞受损而导致其水平升高,ALP 在肝内位于胆小管细胞,胆道阻塞可诱导 ALP 合成增加,并外溢进入血液循环。高胆红素血症的可能原因是胆红素生成增加(溶血、无效性红细胞生成)、血液外渗(血肿)、胆红素代谢减少[遗传性疾病,如吉尔伯特(Gilbert)综合征、获得性胆红素结合缺陷]或因为胆管梗阻致胆红素排泄减少。

定量肝功能试验,如检测肝脏代谢或清除咖啡因、安替比林、胆酸盐、半乳糖的能力,可能会被肝病学家用于评价慢性肝病患者代偿期的肝脏功能。

二、诊断

无症状人群常规检查,肝功能试验的异常率为 1％～6％,其肝脏疾病的患病率大约 1％。

A. 转氨酶升高: 几乎可见于所有的肝脏疾病患者,并提示肝细胞功能障碍(表 43-1)。

1. 无症状人群中 AST 异常率不超过 6％。

2. 酒精性肝损害、丙型肝炎和非酒精性脂肪性肝病(NAFLD)是成年人转氨酶异常的最常见的病因。

3. 甲型病毒性肝炎是儿童转氨酶异常的最常见病因。

表 43-1

转氨酶升高病因

酒精性肝炎	药物损伤性肝病*
病毒性肝炎	自身免疫性肝炎*
甲型肝炎	中毒性肝炎
乙型肝炎*	非酒精性脂肪性肝病(NAFLD)*
丙型肝炎*	代谢性肝病*
丁型肝炎*	血色病
戊型肝炎	α₁ 抗胰蛋白酶缺乏症
庚型肝炎	肝豆状核变性(Wilson 病)
巨细胞病毒感染	
EB 病毒感染	

*可能会引起慢性活动性肝炎

B. **碱性磷酸酶升高**：常继发于肝内外胆管阻塞、药物引起的胆汁淤积或浸润性疾病（如癌、肉芽肿），约在 4% 的无症状患者可发现碱性磷酸酶升高。

C. **高胆红素血症**：提示肝胆管疾病或溶血

1. 约 10% 无症状吉尔伯特综合征患者存在轻度间接胆红素升高。

2. 30 岁之前，75% 的高胆红素血症由肝炎引起。

3. 60 岁以后，50% 的高胆红素血症由肝外胆管阻塞引起（如胆道结石、胰腺癌等）。

三、症状

A. 无症状患者肝功能试验异常可能提示轻微的肝脏功能损害，或处于严重肝脏疾病的亚临床期。必须行进一步检查和随访，明确有无异常。

B. 疲劳、恶心、不适、瘙痒、黄疸、厌食和右侧肋区不适是代偿期肝病患者肝功能试验异常时常见主诉，患者症状严重程度与疾病进展速度和范围密切相关。

C. 疲劳、厌食、体重减轻、腹胀、呕血、便血、意识模糊、黄疸和腹部不适则为失代偿期肝病患者肝功能试验异常时肝脏失代偿症状。

四、体征

A. 无症状患者可能有肝大和肝脏质地变硬。

B. 发热、黄疸、脾大、肝增大触痛常提示代偿期肝病。

C. 腹水、水肿、黄疸、蜘蛛痣、食管静脉曲张、巨脾、肝性脑病、睾丸萎缩、男性乳房发育、阴毛和腋毛脱落则提示失代偿期肝病。

五、实验室检查

A. **推荐逐步评估肝功能试验异常**：见图 43-1。

1. **所有无症状肝功能试验异常**：患者都应该复查肝功能，停用任何可疑肝损害药物（表 43-2），1～3 个月重复检查肝功能。

如果肝功能试验异常持续 6 个月以上，首先应逐一排除慢性肝炎的可治疗病因，如血色病、自身免疫性肝炎、α_1 抗胰蛋白酶缺乏症、乙型病毒性肝炎、丙型病毒性肝炎、丁型病毒性肝炎、NAFLD 和肝豆状核变性等（第 38 章和第 71 章）。

2. γ 谷氨酰转移酶（GGT）检测常应用于碱性磷酸酶异常升高患者，以明确其碱性磷酸酶是否来源于肝脏组织。

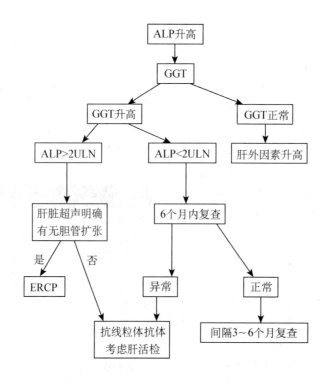

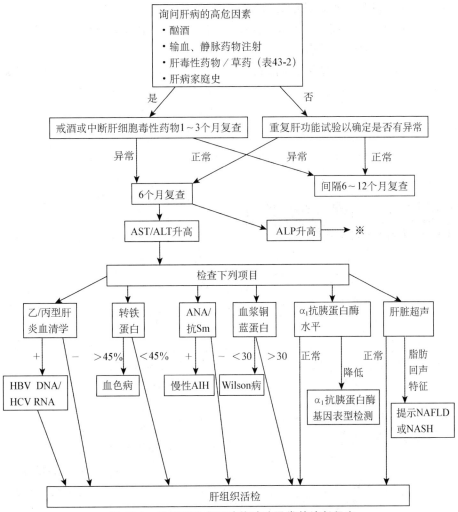

图 43-1　无症状患者肝功能试验异常的诊断程序

ALP:碱性磷酸酶;ALT:丙氨酸氨基转移酶;ANA:抗核抗体;抗 Sm:抗平滑肌抗体;AST:天冬氨酸氨基转移酶;ERCP:内镜下逆行胰胆管造影术;GGT:γ谷氨酰转移酶;HBV DNA:乙型肝炎病毒脱氧核糖核酸;HCV RNA:丙型肝炎病毒核糖核酸;AIH:自身免疫性肝炎;NAFLD:非酒精性脂肪性肝病,NASH:非酒精性脂肪性肝炎;ULN:正常值上限

3. 总胆红素水平升高时应检测直接胆红素和间接胆红素,如间接胆红素(非结合胆红素)升高,超过总胆红素的 80%,应进行网织红细胞计数和外周血涂片检查(第 4 章)。

4. 任何有症状的肝病患者都应该测定血清蛋白,其水平降低反映肝脏合成蛋白质减少(如营养不良或肝细胞功能障碍),或者从肾脏或肠道蛋白丢失增加。尽管失代偿期肝病患者血清蛋白水平降低,但血清蛋白水平与急性肝病预后相关性不大。

5. 凝血酶原时间(PT)反映肝脏合成维生素 K 依赖性凝血因子(Ⅱ,Ⅶ,Ⅸ 和 Ⅹ)的能力,所有急慢性肝病和凝血障碍患者都应该检测。

a. 皮下注射 10mg 维生素 K 后 PT 能增加

30%,提示肝细胞功能正常,可能是胆道阻塞导致 PT 异常。

b. 如皮下注射维生素 K 后 PT 无改善,提示肝细胞功能严重障碍,且预后较差。

6. 如存在肝炎证据,应进一步血清学试验,以便明确诊断(第 38 章)。

所有肝功能试验异常持续 6 个月以上患者都应考虑肝活检,如病情恶化,应尽早活检,不必等到第 6 个月。肝活检是慢性肝炎明确诊断唯一的可靠手段。

B.特殊类型肝功能试验异常的解释

1. 酒精性肝病仅导致轻、中度的转氨酶升高,如果 ALT 升高≥300U,则不符合酒精性肝损害。

ASL/ALT 比值对酒精性肝病有特征性的诊断价值,如比值≥2∶1高度提示酒精性肝病,平均红细胞容积和 GGT 增高也提示酒精性肝病。

2. 病毒性肝炎常导致转氨酶显著升高超过1000U,其特点表现为 ALT 升高大于 AST,AST/ALT 比值≤1。

3. 药物性胆汁淤积[引起胆汁淤积的药物(表43-2)]可导致转氨酶和碱性磷酸酶升高达正常上限的 10 倍以上。

表 43-2

可引起肝功能试验异常的药物

淤胆型	细胞毒性型
阿莫西林/克拉维酸	阿卡波糖
雄激素	对乙酰氨基酚
苯丁酸氮芥	别嘌醇
氯丙嗪	胺碘酮
氯磺丙脲	天冬酰胺酶
氯吡格雷	非甾体类抗炎药
依托红霉素	卡马西平
雌激素(口服避孕药)	阿维 A 酯
甲巯咪唑	高效抗反转录病毒药
米氮平	氟烷
苯巴比妥	肼屈嗪
特比萘芬	丙米嗪
甲苯磺丁脲	异烟肼
三环类抗抑郁药	酮康唑
	赖诺普利
	洛伐他汀
	6-巯基嘌呤
	甲氨蝶呤
	甲基多巴
	烟酸(特别缓释型)
	呋喃妥因
	奥美拉唑
	帕罗西汀
	苯妥英钠
	丙硫氧嘧啶
	利福平
	利培酮
	他汀类药物
	舍曲林
	磺胺类药物
	四环素
	曲唑酮
	丙戊酸

4. 细胞毒性药物可以引起类似病毒性肝炎一样的严重肝脏损伤,转氨酶可以高达正常上限的500 倍。

5. 肝内外胆管阻塞可导致碱性磷酸酶升高到正常上限的 5 倍或更高,其升高最明显的是原发性胆汁性肝硬化。

6. 浸润性疾病,如肉瘤、肉芽肿、淀粉样变性病,可以导致碱性磷酸酶中度到重度升高,但是胆红素只是轻微升高。

7. 溶血导致网织红细胞增加和外周血涂片异常,一般胆红素≤5mg/dl。

8. 吉尔伯特综合征的特征性表现为间接胆红素 2～3mg/dl,肝功能试验正常,没有溶血的证据。

六、治疗

关于下列引起肝功能试验异常的疾病的治疗,请参阅相关章节。

1. 胆石症见第 1 章。
2. 溶血见第 4 章。
3. 肝炎见第 38 章。
4. 肝硬化见第 71 章。
5. 酒精和药物滥用见第 88 章。

（刘佩文　余贻汉　译）

参考文献

[1] American Gastroenterological Association. Medical position statement: evaluation of liver chemistry tests. Gastroenterology,2002,123:1364-1366.

[2] Giboney PT. Mildly elevated liver transaminase levels in the asymptomatic patient. Am Fam Physician,2005,71:1105-1110.

[3] Heidelbaugh JJ,Bruderly M. Cirrhosis and chronic liver failure: Part 1. Diagnosis and evaluation. Am Fam Physician,2006,74:756-762.

[4] Hoefs JC,Chen PT,Lizotte P. Noninvasive evaluation of liver disease severity. Clin Liver Dis,2006,10:535-562.

[5] Navarro VJ,Senior JR. Drug-related hepatotoxicity. N Engl J Med,2006,254:731-739.

第44章 腰 痛

要点

- 腰痛是有症状的下背部病变的广泛的范畴,可以根据发病的病程分为4组:急性≤6周,亚急性≥6周但≤3个月,慢性≥3个月,慢性病程急性加剧,慢性背痛的基础上急性发作。
- 大部分在初级保健机构就诊的急性背部疼痛患者没有严重的脊髓病变证据,对于他们的初次评价,诊断性检查不应该作为例行工作的一部分。腰痛患者临床症状的严重程度在2周内改善,90%患者在4~6周改善。
- 病史和体格检查对于区分少数有潜在严重病因的下腰痛均有作用,而这些患者可能立即需要进一步检查。患者症状通过非手术治疗6周后没有得到改善也提示需要进一步检查。
- 急性和慢性下腰痛治疗目标是让患者尽快恢复活动能力。应该避免卧床休息超过24h。
- 疼痛缓解是最基本的治疗目标,功能复位的尝试是更加棘手的问题。与诉讼和工人赔偿相关的下腰痛通常需要更长恢复时间。功能复位失败会导致严重残疾并且给企业和医疗保健系统造成巨大花费。

一、定义

腰痛是肋弓以下,下臀沟以上部位的肌肉紧张、僵硬、疼痛,伴或不伴有下肢运动神经病变(坐骨神经痛)。疼痛可能是中线或非中线结构包括结缔组织和受脊髓支配的周围神经引起。大部分背痛症状是非特异性的,常因连接腰骶部肌肉、韧带过度使用或损伤引起的,或者由脊柱关节的退行性骨关节炎引起。在所有腰痛患者中,非机械性病因小于20%。导致腰背痛的特异性病因包括以下几个。

A.**椎间盘突出**:对从腰骶部发出的神经根造成炎症或直接压迫。

B.**脊椎骨折**:可以是外伤性的或病理性的。

C.**脊柱恶性肿瘤**

D.**椎管狭窄**:骨性椎管退行性狭窄对神经结构造成机械性压迫。

E.**椎弓缺陷**(椎脱离):导致全部或部分椎骨滑动(脊椎前移)。

F.**脊髓感染**

G.**炎症性疾病**

H.**内脏牵涉痛**:从血管、泌尿生殖系统或胃肠道疾病发出的内脏牵涉痛。

二、诊断

急性(病程≤6周):这是腰痛最常见形式,且通常病因是机械性的。非特异性下腰痛可以发生于任何性别,但在男性(30~50岁)发生此病的年龄比女性(≥50岁)要小。相关危险因素包括重复起降、弯曲、弯腰或拉伸,静止不动的工作,久坐的生活方式特别是再加上非习惯性的剧烈活动,以及吸烟。与肥胖只有较弱的相关性。

急性腰痛的特异性诊断包括

A.**髓核脱出**(HNP):当挤压到从腰骶部发出

的神经根时,典型的可以导致炎性反应(下肢的症状)。

B. 椎骨骨折:外伤性的或病理性的(骨质疏松症或肿瘤)。

C. 排除标准:腰痛源于背部以外组织(比如胃肠道、生殖泌尿道或腹主动脉)或者与全身性症状相关的必须要排除。

亚急性或慢性(6周到3个月):这可能与急性病变长时间恢复有关,但是也提示可能存在严重的潜在病变。取决于年龄和其他潜在因素,亚急性腰痛的特异性病因包括:

A. 骨关节炎伴随相关的情况:如椎管狭窄、脊柱关节的骨关节炎、骶髂关节炎。

B. 腰椎间盘脱出6周以内没有自发溶解:75%有急性椎间盘破裂患者不会迁延到亚急性期;那些有累积的微小的椎间盘撕裂患者更容易进展到亚急性期或慢性期。

C. 有骨骼肌肉缺陷:包括椎骨脱离(峡部不连)、脊椎前移(椎骨向前滑动)、脊柱侧弯超过40%、褶皱翼部-长度差异≥1cm,都是进展为亚急性或慢性腰痛的危险因素。特发性脊柱侧弯,典型者年轻女性少见,引起背痛或USPSTF,目前还没有足够的证据支持对无症状的青少年对此病常规进行筛查。

D. 患有骨肿瘤或骨质疏松症:骨质疏松症与年龄相关(≥65岁的女性和≥70岁的男性)并受到遗传的影响,但是也可以是药物引起的(如类固醇激素)。恶性肿瘤引起亚急性或慢性腰痛的病例不到1%;从乳腺、前列腺和肺部等原发灶转移至骨的病灶引起的腰痛是原发性骨肿瘤的25倍。

E. 炎症性疾病:包括强直性脊柱炎、风湿性关节炎和赖特综合征,占慢性腰痛的0.3%。

F. 感染性疾病:通常发生于有糖尿病、镰状细胞疾病、免疫抑制疾病包括HIV、使用免疫球蛋白、有脊髓手术史或以前有脊髓感染病史的患者。

G. 行为或心理因素:在美国,引起慢性腰痛的最常见原因是行为或心理问题导致的获得性和延伸症状。慢性腰痛更可能发生于对工作不满的人。有赔偿问题比没有赔偿问题的患者预后要好。在儿童,心理问题而非机械因素与腰痛有关。其他相关的包括情绪问题、行为问题、头痛、非特

异性腹痛、咽喉痛和白天的疲劳状况。

慢性伴有急性发作:任何上述慢性情况都可能出现急性发作,典型的椎间盘病变维持在一个稳定的度,直到活动加剧,潜在的椎间盘病变退化或额外创伤都会在慢性病变的基础上产生急性发作。

三、症状

A. 发病情况:典型的腰背拉伤是急性、突发起病,可能是因为疼痛来自于压缩性骨折。由身体病变引起的疼痛通常更隐匿且为渐进起病。

B. 频率和持续时间:大部分机械原因引起的腰痛发病是间歇的,持续几天到几个月。椎间盘退行性病变引起的是低程度的、持续的不适,然后在急性发作时候突然恶化。有骨质疏松症、炎症性疾病或癌症的患者通常会有慢性、持续性症状。

C. 一天当中发生的时间:炎症性疾病引起的背部疼痛和紧张感在早晨更明显;机械性原因引起的疼痛随着活动增加而加重。大部分脊髓肿瘤患者背痛症状在晚上更明显。

D. 疼痛部位:大部分机械原因和身体疾病导致的疼痛定位在腰骶部脊髓和周围区域。神经根起源的(椎间盘脱出、椎管狭窄或脊柱滑脱)特征是疼痛从背部放射至下肢或者只在下肢感到疼痛。沿着非解剖学走行无明确定位的疼痛提示是社会或心理问题。

E. 加剧和缓解的因素:机械原因引起的疼痛在卧位时得到改善而在活动后加剧,相反因为炎症性疾病或肿瘤引起的背痛通常在卧床休息时感到更糟。只有通过绝对固定才能缓解的疼痛通常是急性感染或压缩骨折的征象。

四、体征

对下腰痛患者做体格检查的目的是对病史获得的信息进行补充以找出潜在的严重的脊髓疾病(比如癌症)或可能的神经损伤。体检的基本方面包括:

A. 生命体征:发热或体重减轻可能提示感染或恶性肿瘤。

B. 望诊:减痛步态,为了避免重力负荷在受累肢体而产生,通常是神经根起源的体征。

C.**脊椎活动范围**：非常受限的活动范围常见于症状夸大的患者。但是伴有发热或全身性表现，剧烈减少的活动范围提示脊髓感染的可能。

D.**触诊**：大部分腰背劳损患者有局部的压痛或肌肉痉挛。但是这些体征并不高度敏感也没有特异性。骨性体表标志部位的压痛是感染的较敏感但非特异性的体征，它也见于关节炎或癌症患者。发自于叩诊骶髂关节的疼痛提示强直性脊柱炎但不能因此确诊。

E.**神经系统评估**：这个检查重点在膝反射和踝反射。距小腿关节和趾背伸无力，感觉异常的分布。

1. 踝反射减弱或消失，腓肠肌无力或萎缩，沿着足外侧分布的感觉缺失由骶 1 神经根受压引起。

2. 踝背屈肌或拇趾无力及沿着足内侧分布的感觉缺失由腰 5 神经根受压引起。

3. 膝反射减弱由腰 4 神经根受压引起。这是一个相对不常见的表现。

4. 直腿抬高试验中的疼痛提示起源于神经根受压。检查者在保持膝关节完全伸直的情况下抬高卧位患者的受累肢体，测试的阳性结果是当抬高患肢达到 $30°\sim60°$ 时感到膝关节以下部位疼痛。

F.**腹部、直肠和盆腔体检**：腹部体检发现包块提示恶性肿瘤或主动脉瘤。如果怀疑肿瘤或感染或者患者是第一次就诊或者近期未做过检查，直肠和盆腔的体检就特别重要。

G.**解剖结构上不相称的体征**：体检时发现这种体征经常提示心理压力引起的或者是腰痛症状的放大。这些体征包括背痛源自于施加于头部的压迫感，患者在体检的时候过度表现，或者过度描述自己在穿衣服和活动能力与检查之间的显著差异。

H.**四肢**：一个经常被忽略但却是非常重要的体检发现就是肢体长度之间的差异，超过 1cm（从髂前上棘量至腓骨外侧踝）的差别可以引起下腰痛。臀部疼痛的患者，Patrick 试验（患者仰卧，大腿和膝关节弯曲，外踝放到对侧的膝盖上，疼痛产生于外展的弯曲的膝关节）提示是髋关节的病变而非神经放射痛。

五、实验室检查

对于大部分急性腰背痛患者，X 线、影像学检查和实验室检查是不必要的。表 44-1 列举了初始病史和体检中发现的需要立即做检查的症状和体征。非手术治疗 2～4 周后没有明显改善的也提示需要进行实验室检查。

表 44-1

成年人急性腰背痛的患者需要进行平片检查的症状/体征

检查发现	早期影像学检查的发现比率
灾难性创伤（比如坠落或 MVA）	骨折可能
年龄≥50 岁	癌症或压缩性骨折的风险较高
恶性肿瘤病史	潜在的恶性肿瘤的风险较高
无法解释的消瘦	癌症或感染的风险较高
发热，免疫抑制，HIV，IV 或注射药物	有脊髓感染的风险
骶管麻醉，肠或膀胱失禁	马尾综合征的可能
严重的或逐渐进展的神经功能缺损	马尾综合征或严重的神经根受压的可能

IV：静脉注射；MVA：交通意外

A.**X 线检查**：应该有选择性地进行并且结果应仔细解读。背部 X 线平片不能排除严重的腰骶部脊髓病变，并且在已知有恶性脊椎肿瘤的患者可以给出高达 40% 的阴性结果。并且，X 线片发现的情况如退行性关节炎、椎间腔狭窄、轻微脊柱侧弯、切削小平面、未成年人的先天畸形（比如隐性脊柱裂）可能与背痛无关，因为这些情况在有症状的人群和没有症状的人群发现率是一样的。ACHPR 指南推荐平片检查仅用于严重外伤、年龄≤20 岁或者≥70 岁、有恶性肿瘤的病史、全身症状或者平卧或休息时加重的背痛。即使遵守了指南，仍然是过度使用了平片检查。因此,除非高度怀疑有其他严重疾病,临床推荐不适用年龄标准,而是推迟 2～3 周进行 X 线检查。对≥6 周的腰痛进行 X 线检查只能提高患者的赔偿(9 个月而不是 3 个月)并不能改善患者的功能、疼痛的程度或总体的健康状况。

骨扫描应该在有症状或提示癌症、感染或椎体的隐匿性骨折时考虑进行——这些情况下,骨扫描比 X 线平片更敏感。但是阳性结果大部分都需要进行其他检测证实。

对于表 44-1 中有风险的患者,即使 X 线平片的结果是阴性的,如果症状持续存在或在经过非手术治疗 6 周后不能得到缓解,那么 MRI 检查就是下一步需要做的检查。除非有神经缺损的症状出现或者高度怀疑有癌症或马尾综合征,否则进行 MRI 检查都是不合适的。即使有神经根病变的表现,美国神经学会也不推荐进行 MRI 检查,直到非手术治疗 7 周以后。MRI 的敏感性可能产生假阳性结果:椎间盘膨出、局部椎间盘突出、纤维环破裂在无腰痛症状的患者也很常见。恐惧可能比器质性病变更加可以导致下腰痛患者的残疾,而不相关的放射学结果可能导致这种恐惧。

B.简单的临床筛查检测:如红细胞沉降率和血清骨碱性磷酸酶可以用于有恶性病变、急性感染或炎症性病变的患者。尿检结果的异常可以帮助识别与泌尿系器官病变有关的背痛。但是,梅毒血清学试验不应该作为腰痛患者的常规筛查项目,因为常见的脊椎关节病引起背痛的血清反应都是阴性的。

C.肌电图:对于评估背痛相关的、病程超过 3～4 周的下肢症状的患者通常是有用的,但是这个时间之前的检测结果是不可靠的。

六、治疗(表 44-2)

当发现背痛是由病理情况如癌症或感染引起的时候,需要对潜在疾病进行特殊治疗。对于几乎所有其他原因引起的急性腰痛(包括轻微神经受压的早期治疗)都应当采取非手术治疗,目的是缓解疼痛,维持或恢复功能,要让患者相信急性症状是自限性的。

A.活动:急性疼痛时,在允许的范围内保持活动会比卧床休息或特殊的背部放松运动恢复得更快。久坐或对背部有压力的活动(比如举重)可能需要暂时限制。但是,目的是让患者尽快恢复到正常活动。无论是延长卧床休息时间还是脊椎牵引都可能妨碍急性腰痛的治疗效果。在慢性背痛中,大部分高质量的研究发现分级活动不能显著改善疼痛或长期的功能。

B.药物:非甾体类抗炎药(NSAIDs),如布洛芬(1600mg/d),对于急性腰痛患者短期症状缓解是有效的。没有证据证明任何特殊的 NSAIDs 有更加优越的疗效。对乙酰氨基酚(2600mg/d,每 4～6 小时 1 次)对于不能耐受 NSAIDs 的患者是一种安全而有效的选择。肌肉松弛药没有表现出任何直接对骨骼肌肉的作用,并且其镇静作用超过了治疗作用。这些因素,如环苯扎林(10～20mg,每 24 小时 1 次,使用几天),似乎在缓解背部症状方面与 NSAIDs 有一样的效果,尽管其镇静作用(发生于 30% 的患者)可能限制了患者行动或参加其他活动的能力。肌松药与 NSAIDs 联合使用没有额外获益。有严重疼痛,而使用其他保守治疗不能缓解的患者需要类鸦片药物。短效药物(二氢可待因酮 5mg、7.5mg 或 5mg 与对乙酰氨基酚 325～500mg 或者布洛芬 200mg 联合使用)仅用于治疗急性腰痛或不能控制的慢性下腰痛急性发作。这些阿片样物质的有效半衰期是 4～6h,并且如果在非急性期使用可能导致药物滥用。对于那些只能用阿片类药物维持活动能力的慢性下腰痛患者,长效阿片类药物(美沙酮 10～40mg,每 12 小时 1 次或者缓释的吗啡或者氧可酮 10～160mg,每 12 小时 1 次)可以提供稳定的镇痛状态并且可以避免像短效药物那样出现峰值和低谷的情况。对可能需要使用长效阿片类药物的患者,建立疼痛联系是非常重要的,并且要让患者认识到治疗的目的不是控制疼痛而是保存功能。小剂量的三环类抗抑郁药(睡前 25～50mg 去甲阿米替林)消除临床抑郁对于亚急性或慢性腰痛是有用的,可能是因为其改善了睡眠并且作为其他镇痛剂的辅助药物。尽管改善了疼痛,功能状态并没有改善。选择性的 5-羟色胺再摄取抑制剂类抗抑郁药与安慰剂相比既不能缓解疼痛也不能改善功能。替代药物包括柳皮提取物

(标准剂量是加入 120～240mg 水杨苷)治疗急性下腰痛 4 周,对于缓解疼痛与安慰剂相比有显著性差异($P=0.001$,NNT 3-7)。全身使用皮质类固醇显著改善急性腰椎间盘突出相关的急性疼痛。已经证实 Botulinin 毒素 A 对于治疗某些患者的慢性下腰痛是安全有效的。硬膜外激素注射(咨询疼痛治疗专家)对于治疗下肢疼痛和继发于腰椎间盘突出的坐骨神经痛早期的感觉缺失症状可能是有效的。他们的使用应该是基于临床症状而不是影像学结果。没有证据证实脊柱小面关节或触发点注射对于缓解疼痛或改善功能有效。

C.物理治疗:有研究显示,在症状出现的第 1 个月,脊椎推拿对于减轻急性腰背痛和加速恢复是有效的。整骨推拿治疗(OMT)和标准治疗有相同的临床效果,但是 OMT 组药物使用更少。其他治疗模式如电气透热疗法、超声波或按摩治疗对远期结局没有影响。与单独注射组相比,增生疗法——在结缔组织中注射一种刺激性药物,理论上可以通过划伤加固组织,在治疗慢性下腰痛方面没有显示更好的疗效。有限的证据显示,对于非特异性的下腰痛,腰椎支撑与不给予治疗相比,没有获益,反而可能加剧疼痛。

表 44-2

主要的基于证据的腰痛治疗指南

干预/预后	SOR	严重程度分级
急性背痛		
治疗性运动/疼痛,功能/回到工作岗位(RTW)	1	C
持续正常活动对强制卧床休息/RTW	1	A:RTW,C:功能
机械牵引/疼痛和总体满意	1	C
治疗性超声/疼痛	1	C
TENS/疼痛	1	C
亚急性下腰痛		
治疗性运动/疼痛、功能、总体满意	1	A
机械牵引/总体满意且 RTW	1	C
慢性下腰痛		
治疗性运动/疼痛、功能、RTW	1	A:疼痛/功能-C:RTW
机械牵引/疼痛、功能、RTW,总体满意	1	C
治疗性超声/疼痛	1	C
TENS/疼痛和功能	1	C
生物反馈疗法/疼痛,功能	1	C
按摩,电刺激,温热疗法	ISD	ISD

推荐等级的强度

Ⅰ:证据来自于至少一个适当的随机对照研究(RCT)

Ⅱ-1:证据来自于设计良好的非随机对照试验

Ⅱ-2:证据来自于设计良好的队列或病例对照分析研究

Ⅱ-3:证据来自于伴或不伴有干预的时间、空间对照研究

Ⅲ:专家意见,描述性研究,专家共识

ISD:证据不足

等级	推荐等级的意义	
	临床意义	统计学意义
A	≥15%	$P \leqslant 0.05$ 在随时对照试验中
B	≥15%	$P \leqslant 0.05$ 在非随时对照试验中
C+	≥15%	无，$P \geqslant 0.05$
C	≤15%	无，$P \geqslant 0.05$
D	≤0%	无，$P \geqslant 0.05$

［数据来自于费城专家组关于下腰痛选择性康复干预的循证临床实践指南，Phys Ther，2001，81(10)：1641-1674.］

D.**运动**：应该鼓励患者尽早开始低强度的有氧运动（如短跑、游泳或骑脚踏车）。用于改善腹部和脊旁肌强度的更为剧烈的运动项目应该推迟至至少在症状出现后2周进行。达到有氧运动的能力对于维持亚急性或慢性腰痛患者的功能是很关键的。对于提高腰痛患者的功能，瑜伽与其他运动疗法相比是更为有效的自我治疗方法。

E.**患者教育**：除了要向患者保证超过80%的急性下腰痛会在4～6周缓解或显著改善外，医生还应该关注患者的总体健康状况。减肥、运动、戒烟可以帮助患者预防症状复发，这种复发75%与职业相关。对于与工作相关的损伤，提供一些人体力学的知识（适当的工作站姿、举重、搬运）加上随访可以减少复发的概率。避免导致疼痛的运动也可以预防复发。对于亚急性或慢性下腰痛的患者，探索心理或行为问题可以帮助确定哪些因素可能导致延误或减慢恢复。

F.**手术**：唯一的早期腰椎间盘突出手术绝对适应证是一种急性椎间盘突出相关的马尾受压或进行性的神经功能缺损。有明显疼痛和明确的与椎间盘相关的神经系统症状和体征的患者，需要进行药物或手术治疗，取决于患者自己的选择。对于有疼痛症状的腰椎间盘突出患者，经过精心挑选的病例，椎间盘切除手术可大幅改善疼痛椎间盘的短期症状及患者的生活质量，尽管远期结局与药物治疗相比并没有优势。但是，对于既没有坐骨神经痛也不是癌症、感染，或骨折的急性单纯性腰痛患者，不需要手术咨询。只有在经过足够的如上文所建议的治疗亚急性和慢性下腰痛的非手术治疗后，才应该考虑手术治疗腰椎管狭窄或腰椎滑脱症。很少有随机对照试验提示手术治疗在疼痛和功能上优于长期非手术治疗。对于患者的疼痛，而不是功能或步行距离的改善，手术治疗椎管狭窄的效果与非手术治疗相比更有优势。

七、预防和筛查

USPSTF 总结了一些支持或反对在初级保健机构，对成年人将常规干预作为预防下腰痛的主要措施，但这些证据是不充足的。特异性的干预包括：建议患者运动、教育干预、使用机械支持或修正危险因素。

（刘佩文　阮清源　译）

参考文献

[1] Grover F Jr, Pereira SL. Clinical inquiries. Is MRI useful for evaluation of acute low back pain? J Fam Pract, 2003, 52(3): 229-239.

[2] Harris GR, Susman JL. Managing musculoskeletal complaints with rehabilitation therapy: summary of the Philadelphia Panel evidence-based clinical practice guidelines on musculoskeletal rehabilitation interventions. J Fam Pract, 2002, 51(2): 1042-1046.

[3] Kendrick D, Fielding K, Bentley E, et al. Radiography of the lumbar spine in primary care patients with low back pain: randomized controlled trial. BMJ, 2001, 322: 400-405.

[4] Malmivaara A, Slatis P, Heliovaara M, et al. Surgical or onoperative treatment for lumbar spinal stenosis? A randomized controlled trial. Spine, 2007, 32: 1-8.

[5] Staiger TO, Gaster B, Sullivan MD, et al. Systematic review of antidepressants in the treatment of chronic low back pain. Spine, 2003, 28: 2540-2545.

[6] U. S. Preventive Services Task Force. Primary care interventions to prevent low back pain in adults: recommendation statement. Am Fam physician, 2005, 71(12): 2337-2338.

第45章　淋巴结疾病

Fred Kobylarz,MD,MPH

要点

- 因淋巴结疾病而就医的患者中绝大多数病因是良性的,容易诊断的;恶性疾病的患病率很低,仅为1.1%。
- 恶性淋巴结疾病的危险因素包括:年龄大于40岁,淋巴结固定且质地坚硬,体重减轻,及增大的淋巴结位于锁骨上。淋巴结直径超过1cm应视为异常。
- 局部淋巴结病累及单一的解剖部位,可以观察1个月。75%的淋巴结病患者表现为这种类型。
- 全身性淋巴结病常累及两个或以上的解剖部位,占淋巴结病的25%,通常提示系统性疾病,需要立即进行相关检查。

一、定义

除中枢神经系统外,淋巴结广泛存在于全身各处,其作用是过滤淋巴液中的微生物、肿瘤细胞、粒子碎片或其他有害物质。对感染或非感染性致病物的正常免疫反应,会导致淋巴结增大、变硬。淋巴结病包括淋巴结大小、质地和数量的异常。

二、诊断(表45-1)

淋巴结疾病在很多情况下都可发生,在基层医疗工作中很常见。一项研究显示,诊断不清的淋巴结疾病在社区医疗机构中非常少见,仅占研究人群的0.6%。其中3.2%的人需要行淋巴结活检,仅1.1%证实为恶性疾病。其他几项相关研究也支持恶性疾病的发生率很低。然而,在专科诊所,淋巴结活检发现恶性肿瘤的患病率高达40%~60%。

表 45-1

初级保健中淋巴结病的常见病因

诊断	病因
感染性	病毒感染:感染性单核细胞增多症、巨细胞病毒(CMV)、风疹病毒、单纯疱疹病毒、传染性肝炎、腺病毒、麻疹病毒和人类免疫缺陷病毒(HIV)
	非病毒性感染:猩红热、猫抓病、布氏菌病、结核病、非典型分枝杆菌病、组织胞浆菌病、钩端螺旋体病、兔热病、疟疾、弓形虫病、伤寒热、化脓性细菌性感染
自身免疫性	结缔组织病(如系统性红斑狼疮和风湿性关节炎、皮肌炎、Sögren综合征)
	良性反应性增生

（续　表）

诊断	病因
医源性	血清病 药物（如苯妥英钠）
代谢性	高雪病、尼曼-匹克病、甲状腺功能亢进
肿瘤	白血病、淋巴瘤（霍奇金和非霍奇金）、皮肤肿瘤、卡波西肉瘤、转移癌、恶性组织细胞增生症
其他	川崎病、类肉瘤病、慢性假性淋巴瘤性淋巴结病

摘自 Bazemore AW，Smucker DR. Lymphadenopathy and malignancy. Am Fam Physician，2002，66：2103-2110.

三、症状

患者的病史常对临床判断具有指导意义。

A.**年龄**：是重要的预测因子。儿童淋巴结疾病的常见病因是感染或其他良性疾病。大多数健康儿童的颈部、腋窝和腹股沟有可触及的淋巴结。而40岁以上的患者恶性肿瘤可能性更大。

B.**病程**：持续时间＜1个月的淋巴结增大通常是感染因素导致。持续1个月以上，无明显诱因的淋巴结疾病大多是不正常的。

C.**全身症状**（如乏力、发热、体重减轻、罕见的皮疹或关节疼痛）：常提示恶性肿瘤、感染、自身免疫性疾病或血清病样反应（如药物反应）。

D.**局部症状**：能提示淋巴结疾病的病因（如咽喉痛与颈部淋巴结增大）。

E.**个人、社区或家族史**：比如旅行、动物接触史、职业、饮食习惯、兴趣爱好嗜好、性史和性取向、药物的使用以及传染病接触史等，可能给诊断提供帮助。如，到热带地区旅行会增加感染结核、伤寒和利什曼病的风险；与猫接触可能会被猫抓伤或感染弓形虫病；修整庭院时受伤可能感染孢子丝菌病；接触野生啮齿类动物的猎人患兔热病的危险性较高；不洁的性接触则会增加淋病、梅毒、生殖器疱疹或艾滋病的风险；而发育不良痣综合征患者则可能由于黑色素瘤导致淋巴结病。

F.**药物治疗史**：亦可辅助诊断。有一些药物（如苯妥英钠）能导致淋巴结增大，另一些（如青霉素类、磺胺类）则易引起血清病样反应伴有淋巴结增大。

四、体征

局限性淋巴结疾病的检查应重点放在淋巴结所引流的区域。由于大多数局限性淋巴结病发生在头颈部，体检应主要包括耳、鼻、咽喉及颈部。如果触及到增大的淋巴结应注意以下几个方面。

A.**大小**：一般直径大于1cm的淋巴结应视为异常。例外的是肱骨内上髁淋巴结不能超过0.5cm，而腹股沟淋巴结不大于1.5cm。仅基于大小作出诊断意义是很有限的。

B.**质地**：柔软、活动性好的淋巴结通常提示感染和炎症；而坚硬的淋巴结常提示恶性肿瘤。

C.**触痛**：尽管缺乏特异性，淋巴结触痛常提示炎症，而无痛性淋巴结增大提示严重疾病或肿瘤的可能性更大。

D.**淋巴结病出现的部位**：对诊断很有帮助（表45-2）。基层医疗中75%的患者表现为局部淋巴结病：其中55%出现在头颈部，14%在腹股沟，5%位于腋窝，1%出现在锁骨上窝。

E.**淋巴结病伴有脾大**：提示传染性单核细胞增多症、淋巴瘤、白血病或伯克肉瘤。

表 45-2

定位淋巴结病的鉴别诊断

位置	诊断
颈部 是淋结病最常发生的部位,其最常见的病因为感染	感染性:病毒性上呼吸道感染,细菌性咽炎,传染性单核细胞增多症,巨细胞病毒、弓形虫、分枝杆菌病,风疹 恶性肿瘤:非霍奇金淋巴瘤,霍奇金淋巴瘤,头颈部肿瘤 其他:川崎病,类肉瘤病,Kikuchi 病,口腔损害,牙齿损害
锁骨上 该部位与恶性肿瘤高度相关;40 岁以上患者一旦出现该部位的淋巴结增大,90% 可能有恶性肿瘤。	感染性:慢性组织胞浆菌病和分枝杆菌感染 恶性肿瘤:左侧锁骨上淋巴结(Virchow 淋巴结)引流胸腹部淋巴,与乳腺癌、淋巴瘤和其他恶性肿瘤相关。右侧锁骨上淋巴结引流纵隔、肺、食管,与这些区域的疾病相关
腋窝 通常继发于感染或恶性肿瘤	感染性:手臂的葡萄球菌和链球菌感染、兔热病、猫抓病、弓形虫病 恶性肿瘤:乳腺癌、淋巴瘤、黑色素瘤
肱骨内上踝 身体健康的患者中少见	感染性:传染性单核细胞增多症,HIV,继发性梅毒,麻风病,风疹,兔热病,利什曼病 恶性肿瘤:淋巴瘤和白血病
腹股沟 大多数成年人平常都会有一定程度的腹股沟肿胀,发生恶性肿瘤的可能性较低	感染性:性传播疾病,腹股沟腺炎 恶性肿瘤:会阴部鳞状细胞癌,淋巴瘤或黑色素瘤
全身 在两个及以上部位发现淋巴结病需要立即进一步查明原因	可能由严重感染性疾病(如 HIV),自身免疫性疾病(如系统性红斑狼疮),恶性血液病(如白血病)和转移瘤所致

五、实验室检查(图 45-1)

经过完整的病史搜集和细致的体格检查后,医生应该决定下一步是严密观察、进行治疗还是进一步检查。最关键的是判断哪些患者属于良性的、自限性的,哪些是恶性的、严重的,需要进一步评估和专科治疗。血常规检查常提供有用的信息。其他检查根据临床表现选择。

A. 活检:当普通检查不能确诊或临床高度怀疑为恶性疾病时,应考虑淋巴结活检。

1. 以下临床特征提示需要早期进行活检。包括,淋巴结直径大于 2cm,质地坚硬,活动度差,无痛性或触痛阳性,年龄大于 40 岁,X 线胸片异常(如腺病或浸润性病变),相关症状和体征(如体重减轻、肝脾大),不伴有上呼吸道症状,锁骨上淋巴结增大,或吸烟者颈部淋巴结增大。对于后纵隔淋巴结增大,可选择超声内镜引导下的细针穿刺抽吸术(endoscopic ultrasound guided fine needle biopsy aspiration,EUS-FNA)(C 级证据)。

2. 锁骨上淋巴结活检阳性率最高,腹股沟淋巴结最低。

3. 诊断未明确的淋巴结疾病随访期间,如果淋巴结大小持续 4～8 周不变或 8～12 周仍不消退应进行活检。

4. 有 25% 的患者初次活检诊断不明,淋巴结持续增大,在第二次活检时确诊为癌症。

B. 病灶区域的影像学检查:如超声、CT 扫描、磁共振成像,能够鉴别淋巴结和结外疾病。CT 扫描和磁共振成像能很好地显示纵隔、肠系膜和腹膜后淋巴结。

C. 骨髓穿刺:当患者有严重的贫血、粒细胞缺乏和血小板减少,或外周血涂片发现幼稚细胞时,应进行骨髓穿刺检查。

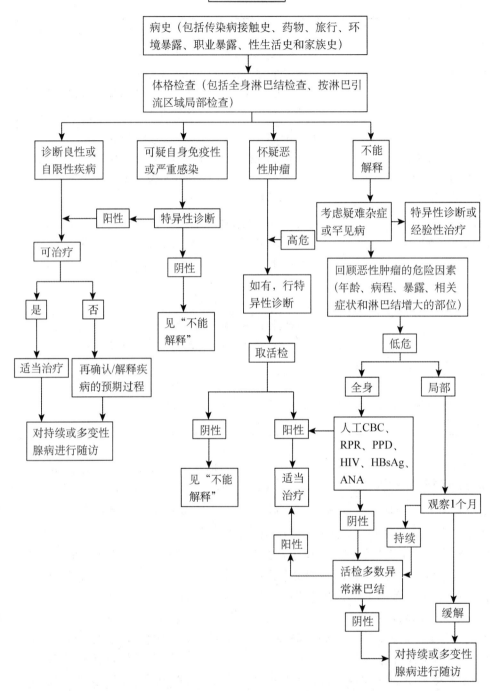

图 45-1   周围淋巴结病的诊治流程

CBC:全血细胞计数;RPR:快速血浆反应;PPD:结核菌素纯蛋白衍化物;HIV:人免疫缺陷病毒;HBsAg:乙肝表面抗原;ANA:抗核抗体(摘自 Ferrer R. Lymphadenopathy:differential diagnosis and evaluation. Am Fam Physician,1998,58:1315.)

六、治疗

A.病毒感染：病毒感染的治疗主要限于对症治疗，如热敷、镇痛和避免增大淋巴结的损伤。

B.猫抓病：这种疾病通常是自限性的，只需要对症治疗。抽吸化脓的腺体能减轻肿胀和不适。但不应切开引流以防止窦道形成。对于典型的猫抓病，并没有使用抗生素的证据。在一项研究中，口服阿奇霉素治疗5d在缩小淋巴结方面显示出显著的临床获益（A级证据）。

C.肿瘤：肿瘤性疾病应由肿瘤专科医师治疗。

D.分枝杆菌感染：受累淋巴结行外科手术切除（A级证据）。细菌培养阳性或抗酸染色阳性是最直接的诊断方法，但依据临床表现和结核菌素试验阳性即可开始对结核分枝杆菌的治疗。

E.急性淋巴结炎：开始的治疗应直接针对葡萄球菌和链球菌感染，口服头孢菌素（按每千克体重25～50mg，每次最大剂量500mg，每日4次），红霉素（30～50mg/kg，单次最大剂量500mg，每日4次），或半合成青霉素如双氯西林（25～50mg/kg，单次最大剂量500mg，每日4次，7～10d)有效。

（刘　赟　译）

参考文献

[1] Bazemore AW, Smucker DR. Lymphadenopathy and malignancy. Am Fam Physician, 2002, 66: 2103-2110.

[2] Ferrer R. Lymphadenopathy: differential diagnosis and evaluation. Am Fam Physician, 1998, 58: 1313-1320.

[3] Habermann TM, Steensma DP. Lymphadenopathy. Mayo Clin Proc, 2000, 75: 723-732.

[4] Mcgee SR. ed. Peripheral lymphadenopathy. Evidence-based Physical Diagnosis. 2nd ed. Philadelphia, PA: Saunders Elsevier, 2007: chap 24.

[5] Pangalis GA, Vassilakopoulos TP, Boussiotis VA, et al. Clinical approach to lymphadenopathy. Semin Oncol, 1993, 20: 570-582.

[6] Vassilakopoulos TP, Pangalis GA. Application of a prediction rule to select which patients should undergo a lymph node biopsy. Medicine, 2000, 79: 338-347.

第46章 肌 痛

Tomas P. Owens,Jr. ,MD

要点

- 大多数肌痛的病因可以通过仔细地询问病史和体格检查诊断而并不需要实验室检查。
- 缺血被认为是局限性肌痛的主要原因,尤其伴有可能的危险因素以及肌肉检查正常者。
- 药源性横纹肌溶解是肌痛的潜在诱因。

一、定义

肌痛是一种源于骨骼肌全身性或局限性的疼痛,通常表现为一种深部的疼痛感觉,但有时也表现为灼烧样或针刺样感觉。肌痛可分为急性(持续时间小于1个月)和慢性(持续时间3~6个月),局限性(一块或一群肌肉)和全身性(多于4个部位),对称性和非对称性。

二、诊断

社区医疗中1/3门诊患者的主诉为肢体或背部肌肉疼痛。60%成年患者的肌肉骨骼疼痛持续超过1个月,或常由于特定的创伤所致。某项研究指出,9%社区医疗患者因肌筋膜疼痛综合征就诊。

A.病毒综合征:(和其他感染性疾病)大多数病毒综合征具有季节性变化,多在冬季气候温和时好发。虫媒病毒所致的肌痛综合征如西尼罗河病毒,主要在6~10月份发病,与其载体蚊虫活动时间相一致。儿童尤其容易感染病毒,但常较成年人少发肌痛。极少数局限性肌痛由葡萄球菌性肌炎引起,可伴有蜂窝织炎。

B.创伤:剧烈运动累积的代谢产物导致肌痛。钝伤或小创伤出现在职业性危害(错误的环境,单调环境下的重复动作),文娱活动("周末战

士综合征",在恶劣的环境或不恰当的训练),或物质虐待(重复意外的或自我创伤),从而导致肌肉组织的出血和肌纤维或筋膜撕裂。创伤也可使肌肉痉挛。

C.纤维肌痛和肌筋膜痛:占社区医疗门诊患者的8%~10%。

1. 纤维肌痛综合征(以前称纤维组织炎)累及5%~10%的美国人群。女性的发病率比男性更高(10:1),尤其是20~50岁的女性(35岁是高峰),是美国风湿病诊所中第二高发疾病。纤维肌痛综合征与童年性虐待、吸毒史、厌食病史有关,但至今未明确因果关系。其与抑郁、病态人格、焦虑也有很大关联。目前明确显示丘脑和尾状核局部血流异常与低疼痛阈值和异常性疼痛有关,从而出现自发性或对病毒、物理、精神创伤的神经免疫反应。生化检测无明显异常和肌活检无阳性发现。

2. 少数全身性的肌筋膜疼痛综合征(未符合纤维肌痛综合征诊断标准)可发生在50%人群,男女发病率相等,更易于诊断和治疗。

D.胶原血管疾病:约15%人群,每年有超过100万新发病例。关节炎症性疾病如类风湿关节炎和红斑狼疮最初发生在20~50岁女性患者。非关节炎症性疾病如多发性肌炎和皮肌炎更多发生在儿童,男女发病率相等,但40岁以上有其他

器官恶性肿瘤的男性患者则更易发生。多发性肌炎可发生在病毒感染后，通常是肠病毒（尤其是柯萨奇病毒）或寄生虫感染如旋毛虫感染。风湿性多肌病男女发病率相等，常发生在 65 岁以上患者。这些肌痛是由于关节周围或肌肉的免疫介导的炎症所致。

E.**血管功能不全**：（≤1‰肌痛患者）与老龄、吸烟、高血压、高脂血症及糖尿病密切相关，是动脉灌注不足引起的。

F.**在社区中，肌肉原发恶性肿瘤罕引起肌痛**：没有特异性的高危因素，因快速生长的肿瘤对周边结构的压迫产生疼痛。

G.**物质诱导（一种新发现的肌痛致病原因）**

1. 降脂类药物他汀类与全身性的肌痛有关，原因见其直接对肌肉的毒性作用，因此也称为他汀诱导的肌痛。他汀类和吉非贝齐或环孢素同时应用可导致肾脏积聚，从而极大地加剧肌肉毒性作用。

2. 一些左旋色氨酸的赋形剂可产生复杂的免疫反应，被称为嗜酸性粒细胞增多肌痛综合征。

3. 其他一些药物也能致肌病或肌痛，包括两性霉素 B、氯喹、西咪替丁、糖皮质激素、口服避孕药和齐多夫定，这里就不再进一步阐述。

三、症状和体征

A.**病毒感染的肌痛**：相对较轻，其时间与病毒感染病程相符，且常伴随病毒感染的其他症状（虚弱、乏力、头痛、恶心、呕吐、腹泻和上呼吸道感染症状，包括发热）。病毒性肌痛常累及全身，但许多患者主诉疼痛在大的肌肉群和背部（尤其是上背部、斜方肌、颈部和肩部）。许多专家认为急性病毒感染参与慢性纤维肌痛的病程，这些病例报道一种深部的疼痛不适，以及局部的触痛。蜂窝织炎引起的局部炎症是链球菌性肌炎的标志。

B.**创伤引起的肌痛**：具有局限性及特异的创伤史。

1. 有时患者诉相对的急性局限性疼痛发作而无相关疾病或明显的创伤，但进一步询问病史常发现一些新的活动或微小重复性动作（如搬家具、园艺、种植、新工作负担）。

2. 大创伤（如车祸）或过度负担引起的疼痛常发生于事件数小时之后，并于 48h 疼痛最剧烈。

疼痛可以持续几天或几周，尤其是原因不明或未停止负重。患者可因某一特定运动或体位引起疼痛或主诉功能部分丧失。有时候这些动作或体位的改变会让患者回忆起造成伤害的突发事件。

3. 体检常有特定的肌肉的触痛，有时伴捻发音，并有运动幅度的减低和红斑。钝伤可致瘀斑、血肿、表皮擦伤、触痛，或相关肌肉主动及被动运动幅度减低。

C.**纤维肌痛综合征和肌筋膜痛综合征**

1. 纤维肌痛综合征，极小的活动也可使疼痛加重，可有全身症状如全身肌痛、疲劳、低热、肌紧张、头痛和皮肤易感性。失眠是一个特别突出和几乎普遍都有的主诉。美国风湿病学会（1990）诊断标准要求总数 18 个触痛点至少有 11 个，以及广泛疼痛的病史。

2. 肌筋膜痛综合征包括上中背部棘突旁区、斜方肌、肩胛提肌、颈、肩、臂、臀、小腿部的局限性疼痛，常表现为触发点（从弥散性疼痛和痉挛肌肉的剧烈疼痛点）疼痛。

D.**胶原血管疾病相关性的肌痛**：与原发病程相一致，按压肌肉会增加疼痛。

1. 主要表现为原发风湿性疾病的症状，包括关节红斑和肿胀或渗出，雷诺现象，血管炎，结膜炎，尿道炎或葡萄膜炎。

2. 多发性肌炎的发生可以是急性，尤其在儿童，并可能有发热。部分患者还因疼痛或肌肉神经单位功能丧失而致肌肉功能的丧失。原发特发性皮肌炎可表现为多种腹部症状（如疼痛或吞咽困难）和典型的淡紫色疹。

3. 关节炎症性疾病如类风湿关节炎或红斑狼疮引起的疼痛及四肢僵硬在晨起时较重。

4. 风湿性多肌病患者的僵硬、虚弱和疼痛，尤其在髋和肩带，伴随着暂时关节炎引起的系统性症状如不适、疲劳、头痛。

E.**血管功能不全导致的肌痛**：最剧烈，间歇性发作，肌肉体格检查通常正常。

1. 动脉功能不全相关的疼痛（间歇性跛行）几乎都发生在下肢末端，患者可以清楚描述，疼痛在一定方式和强度的活动时发生，活动停止后缓解。严重缺血时也可出现静息痛。周围脉搏延迟、减弱或消失，肢体末端血压不对称，肱踝指数下降。头发大量脱落，皮肤干燥，毛细血管灌注减弱,并常出现明显的指甲肥厚。

2.胸口综合征,疼痛、虚弱、感觉异常、跛行、可发生在某一上肢。患侧手臂外展及外旋肩部可加重疼痛,可伴或不伴发绀、无脉。

3.静脉功能不全性的疼痛病程中较动脉性模糊,但常与患肢末端的相关部位有关(基本上是腿部)。体征包括患肢周径增加、水肿、红斑、色素沉着、相关区域尤其是小腿下端和踝部的溃疡("静脉血流淤滞")。上腔静脉综合征常伴有颜面水肿、发绀和颈静脉怒张。

F.原发肌肉恶性肿瘤引起的疼痛:病程渐进,但患者常伴有虚弱、肌肉的肿大和局部包块。

G.他汀诱导的肌痛:常表现为全身性、缓慢进展、虚弱、无力及肌肉触痛。嗜酸性粒细胞增多肌痛综合征发病隐匿或突然。早期表现为低热、疲劳、咳嗽、呼吸困难、关节痛、肌肉痉挛和肌痛。此后出现关节炎和逐渐消失的红斑疹。数月后,出现硬皮病样皮肤改变,伴有认知障碍的多发性神经病增加,极少数出现肺动脉高压。

四、实验室检查(图 46-1)

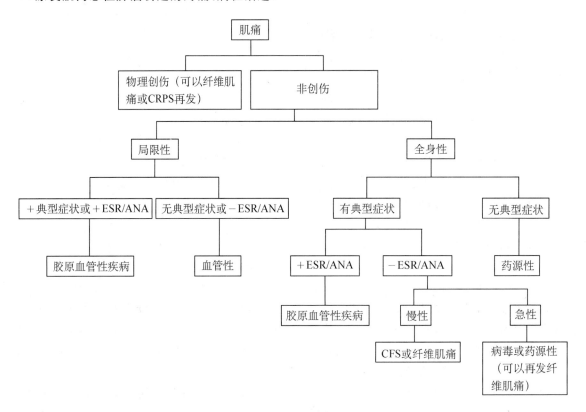

图 46-1　肌痛患者评估

ANA:抗核抗体;CFS:慢性疲劳综合征;CRPS:复杂性区域疼痛综合征;ESR:红细胞沉降率(摘自 Klippel JH ed. Primer on the Rheumatic diseases. 13th ed. Arthritis Foundation,2001)

病毒症候群、创伤、明确的肌筋膜疼痛或纤维肌痛综合征患者,实验室检查常无明显异常,但对于患有风湿性疾病或有系统性症状的患者,如症状经保守治疗数周后仍持续存在,有关节渗液,或严重致残的疾病,实验室检查可为阳性。

A.**全血细胞计数**:病毒综合征患者白细胞计数可表现为中性粒细胞增多,但红细胞沉降率常正常。血沉有助于鉴别纤维肌痛(正常)和胶原血管疾病(血沉≥50mm/h)。血沉升高可进行进一步检查(如抗核抗体、类风湿因子及更多广谱风湿因子)。寄生虫感染可致嗜酸性粒细胞增多。风湿性疾病常出现轻度贫血和血小板增多。

B.**特异病原体的培养**(如单纯疱疹病毒):只应在适当的临床条件下进行。常规咽拭子和血培养对于病毒感染常无阳性发现。

C.**X 线检查**:对于已知或未知的创伤,X 线片可排除骨的病变(尤其是老年患者髋或骨盆病变)。也有助于区分对于难以与骨痛鉴别的局部肌肉或肌腱的疼痛。

D.**激素**:几乎对于所有胶原血管疾病,经验性给予小剂量泼尼松(10～20mg 口服)治疗常有显著疗效,其对于一些诊断不明的疾病提供依据。糖皮质激素对于大多数病变有益,因此,经验性应用糖皮质激素必须与每种情况相适应。

E.**超声多普勒检查**:对于有血管功能不全证据的患者常需要超声多普勒检查。随即可行动脉或静脉造影,有时超声多普勒检查可取代血管造影。

F.**活检**:除外特定创伤引起的明确肌肉包块,任何疼痛、肌肉包块均应行肌肉活检。原发恶性肿瘤患者中,异常的肌肉活检结果是特异的实验室检查得来的。

G.**细胞学检查**:他汀诱导的肌痛,肌酸激酶显著升高。嗜酸性粒细胞增多性肌痛综合征,嗜酸性粒细胞计数大于 1000/mm,活检提示嗜酸性肌筋膜炎。

五、治疗

A.**非甾体类抗炎药**:可缓解病毒性肌痛。阿司匹林是有效的非甾体类抗炎处方药,每 4 小时口服 650～1000mg。布洛芬(每 6 小时口服 600mg)或甲氧萘丙酸(每 8～12 小时口服 375～500mg)消炎作用与阿司匹林相当,但解热效果较弱。除非甾体类抗炎药外,对乙酰氨基酚可单独或与可待因(15～30mg,1～2 片,每 4 小时 1 次)合用于严重的肌痛,每 4 小时口服 650～1000mg(最大剂量成年人 4g/d,老年人 3g/d,严格戒酒)。肌松药可发挥镇静药的作用,没有直接肌肉运动,因此一些患者谨慎使用获益大于风险。

B.**钝伤或重复微小创伤引起的肌痛的治疗方法**:使受累肌肉休息、冰敷(尤其是在肌肉过度活动或不恰当运动训练后)、热疗(尤其适用于伴有肌肉虚弱或功能不良的全身性或局限性肌痛)、固定(创伤致局限性肌痛伴明显功能不良)。软或硬的夹板固定数天可以防止肌肉萎缩。对肌肉劳损(娱乐或职业性的)引起的疼痛,可在工作或空

闲时做特殊锻炼,强化或避免某些活动。

C.**纤维肌痛引起疼痛的治疗**:应告知患者疾病是什么和疾病的可治性,从而给患者信心。可有助于卫生保健部门查找大量相关症状。即使在门诊强化治疗一天半也极有助于疾病的康复。

1. 运动与心肌梗死后患者的康复相似,即特定亚极量心率目标(70%～80% 最大心率),频率(每周 3～5 次),持续时间(30～40min,天热时延长,天冷时缩短)。

2. 中等剂量抗抑郁药物,主要用于调节睡眠,而不是全量的抗抑郁治疗(如丙米嗪或阿米替林,75～100mg,每天睡前口服,选择性 5-羟色胺重吸收抑制药,安非他酮)。

3. 必要时可行局麻药物扳机点注射,但应用糖皮质激素下每年最好不超过 4～5 次注射。扳机点应细心地触诊以确定最佳的疼痛点。用25～27 号针抽取 0.5～1ml 长效局麻药物如 0.25% 布比卡因在扳机点注射。糖皮质激素(如 0.5ml,40mg/ml,氟羟泼尼松龙)可加入注射液中,但并无证据显示比任一局麻药物甚至是普通盐水更有效。

4. 认知行为治疗对于许多患者都十分有效。就算最少的干预也有效,尤其是在门诊部。在某些患者中,残疾申请,涉及法律和经济后果和其后巨大的补偿,使这种综合征复杂化。

5. 另一种综合性的互补的或平衡的药物治疗方法包括生物反馈、瑜伽、冥想、气功、喷雾和伸展技术、针灸和指压按摩等或许有效,但其疗效缺乏大型研究支持。

D.**胶原血管性疾病引起的肌痛的治疗**:取决于基础疾病,常需咨询风湿科医师(第 39 章)。

1. 虽然 PMR 具有自限性,但每日小剂量(10～20mg)泼尼松治疗可缓解症状。如果患者数天内症状仍未消失,则应重新考虑诊断。治疗需持续 1 年,不考虑血沉,临床上泼尼松几周逐渐减量,如果疼痛再发,则应再次应用。大多数患者在 24 个月内症状消失,极少数 36 个月。一些患者早期或几年内复发,对再次治疗反应良好。

2. 如果患者有巨细胞性关节炎的症状,则应立即开始应用 60mg/g 泼尼松治疗以预防缺血事件的发生,20% 未治疗患者可出现这些事件。如果诊断不明确,应在几天内活检病变部位部分动

脉。泼尼松的作用快,3～4d完全起效。4～6周血沉可恢复正常。每个月泼尼松的剂量减少10%,直到10mg/d,同时每个月检测血沉1次。10mg/d的剂量至少持续2年。大约10%的患者可能需要3年或更久的治疗。一些患者可能会复发,需要很长或间断低剂量激素治疗。泼尼松的副作用有体重减轻、糖耐量异常、库欣综合征表现。

E.血管功能不全引起的肌痛治疗:见第23章和第42章。

F.原发肌肉恶性肿瘤引起的肌痛:在外科和肿瘤科医生协助下切除恶性肿瘤可缓解。

G.他汀诱导的肌痛:在停药后几天症状就可完全缓解,实验室检查也恢复正常。CPK超过2000时推荐使用襻利尿药。肌红蛋白尿可继发慢性肾功能不全。EMS急性期口服泼尼松,1～2mg/(kg·d),几天到数周可治愈。疾病晚期则没有有效的治疗方法。除了认知障碍和周围神经病变,大多数症状和体征在2～3年内缓解。

(丁英俊 张存泰 译)

参考文献

[1] Goldenberg DL, Burckhardt C, Crofford L. Management of fibromyalgia syndrome. JAMA, 2004, 292: 2388-2395.

[2] Klippel JH, ed. Primer on the Rheumatic Diseases. 13th ed. Arthritis Foundation, 2008.

[3] Rooks DS. Fibromyalgia treatment update. Curr Opin Rheumatol, 2007, 19(2): 111-117.

[4] Sim J, Adams N. Systematic review of randomized controlled trials ofnonpharmacological interventions for fibromyalgia. Clin J Pain, 2002, 18(5): 324.

[5] Sprott H. What can rehabilitation interventions achieve in patients with primary fibromyalgia? Curr Opin Rheumatol, 2003, 15(2): 145.

[6] Taylor RR, Friedberg F, Jason LA. A Clinician's Guide to Controversial Illnesses: Chronic Fatigue Syndrome, Fibromyalgia, and Multiple Chemical Sensitivities. Sarasota, FL: Professional Resource Press, 2001.

第47章 恶心和呕吐

George R. Wilson, MD, Gabriel D. Paulian, MD, & Frances Emily Biagioli, MD

要点

- 恶心和呕吐是常见的主诉，而且经常是自限性的。
- 严重的病因可通过仔细的病史询问和直接的体格检查来排除。
- 一旦必要的检查显示为阴性结果，治疗就可直接针对控制症状和预防脱水。
- 替代疗法提供额外的非药理的治疗。

一、定义

恶心是对即将呕吐的不愉快的感受。干呕是强烈的不自主的想要呕吐但没有吐出来。呕吐是在一系列不自主的、痉挛性的运动中强迫性地吐出胃内容物。反流是气体或少量食物从胃中返出。通常是由于食管下段括约肌功能不全所致，但也有其他原因。打嗝是自胃中排除气体或有时是少量酸水到口中，涉及的过程与反流类似，大致等同于嗳气。当呕吐中枢的神经受体被刺激时呕吐发生。呕吐中枢位于延髓髓质的网状结构，富含组胺（H_1）受体、毒蕈碱（M型）胆碱受体、5-羟色胺（5-HT_3）受体。呕吐中枢可由以下途径被刺激（表47-1）。

表 47-1

恶心和呕吐的鉴别诊断

药物和毒性致病源	感染性疾病	肠和腹膜疾病	中枢神经系统疾病	内分泌和代谢性疾病
癌症化疗	胃肠炎	机械性梗阻	偏头痛	妊娠
重度	病毒性	胃出口梗阻	颅内压升高	其他内分泌和代谢性疾病
顺铂				
达卡巴嗪				
氮芥				
中等	细菌性	小肠梗阻	恶性肿瘤	尿毒症
依托泊苷				
甲氨蝶呤				
阿糖胞苷				
轻度	非胃肠道感染	功能性胃肠道疾病	出血	糖尿病酮症酸中毒
氟尿嘧啶				
长春新碱				
三苯氧胺				

（续　表）

药物和毒性致病源	感染性疾病	肠和腹膜疾病	中枢神经系统疾病	内分泌和代谢性疾病
镇痛药	中耳炎	胃轻瘫	梗死	甲状旁腺功能亢进
阿司匹林		慢性肠道假性梗阻	脓肿	甲状旁腺功能减退
非甾体类抗炎药		非溃疡性消化不良	脑膜炎	甲状腺功能亢进
金诺芬		肠易激综合征	先天畸形	艾迪生病
抗痛风药		器质性消化病	脑积水	急性间隙性卟啉病
心血管药		胰腺腺瘤	脑假瘤	术后恶心和呕吐
地高辛		腹膜内炎症性疾病	癫痫	
抗心律失常药		消化性溃疡	脱髓鞘病	疑难杂症
抗高血压药		胆囊炎	情绪激动	心脏疾病
β受体阻断药		胰腺炎	精神疾病	心肌梗死
钙离子通道阻断药		肝炎	心因性呕吐	充血性心力衰竭
利尿药		克罗恩病	焦虑症	射频消融
激素治疗		肠系膜动脉缺血	抑郁	饥饿
口服降糖药		腹膜后纤维化	疼痛	
口服避孕药		黏膜转移	神经性厌食症	
抗生素/抗病毒药			神经性易饿病	
红霉素			迷路疾病	
四环素			晕动病	
氨苯磺胺			迷路炎	
抗结核药			肿瘤	
阿昔洛韦			梅尼埃病	
胃肠道药物			医源性	
柳氮磺胺吡啶			荧光素血管造影	
硫唑嘌呤				
烟碱				
中枢神经兴奋剂				
麻醉药				
抗帕金森药				
抗惊厥药				
抗哮喘药				
乙二胺				
放疗				
酗酒				
脊神经病性呕吐				
维生素过多症				

Quigley EM, Hasler WL, Parkman HP. AGA technical review on nausea and vomiting. *Gastroenterology*, 2001, 120 (1): 263-286.

胃或胆管扩张经由迷走传入。

前庭功能不全经由 H_1 和 M 受体。

代谢紊乱、毒素和某些药物（心脏苷类、化疗药和阿片制剂）经由富含 $5-HT_3$ 和多巴胺（D_2）受体的化学受体触发区域。

心脏、心包、肝脏、胰腺、胆囊或腹膜的炎症或缺血。

二、诊断

恶心和呕吐在不同年龄、性别人群中都是常见症状。因为失去功能，恶心和呕吐带给患者、雇主、社会巨大损失。恶心和呕吐的常见病因基本上在不考虑年龄和性别的情况下（表 47-1），可归于组群中的一个或多个，但也有几个特殊的组群需要提及。

A. 婴儿呕吐通常是由于急性胃肠炎或某些急性疾病（如泌尿系感染、中耳炎、哮喘）、喂养失调、肥厚性幽门狭窄或肠套叠所致。

1. 肥厚性幽门狭窄是 2～8 周最常见的外科疾病。其危险因素包括头胎、男性（男性 1∶150，女性 1∶750）、阳性家族史。

2. 肠套叠发生的年龄延迟，在 6～18 个月，但也有少部分发生于 3 岁以后。

3. 反流通常是正常的，应区别于呕吐。单纯反流通常到 6 个月时缓解。错误的喂养方式会导致过度的反流和呕吐，这种情况在遇到有生长障碍的婴儿时需要考虑。

B. 儿童的呕吐，除了以上的诊断，可能是由于腹性偏头痛（周期呕吐综合征），发生于大约 1‰的儿童，平均年龄 5 岁。在年幼的儿童男性发病率更高一些，但随着儿童的成长，男女发病率趋于一致。周期呕吐有家庭因素，可能和偏头痛有关。

C. 女性的呕吐在正常孕期的前 3 个月常见，除了不适，少有临床意义。然而，当过度呕吐导致体重增加过少、体重减轻或脱水时，需要考虑其他的病因。这些病因包括妊娠剧吐、葡萄胎和宫外孕（伴或不伴有腹痛）。

D. 青少年和成年人的呕吐通常由常见的、良性的疾病引起。依发生概率总结如下：

1. 急性胃肠炎，通常是病毒性（轮状病毒、呼肠病毒、腺病毒、诺沃克病毒）和自限性的，20～29

岁最常见，最常发生于秋冬季。细菌学病因包括金黄色葡萄球菌、沙门菌、蜡样芽胞杆菌、产气荚膜梭状芽胞杆菌。

2. 对药物（表 47-2）和毒素（环境暴露、酒精、非法药物）或肿瘤产生的肽的反应。

表 47-2

恶心和呕吐的治疗药物

镇痛药	阿司匹林
	非甾体类抗炎药
	阿片类镇痛药（可待因、吗啡等）
	抗痛风药
抗感染药物	红霉素或四环素
	呋喃妥因
	磺胺
	阿昔洛韦
	抗结核药
心血管药物	地高辛
	抗心律失常药
	抗高血压药（利尿药、β受体阻断药、钙离子拮抗药）
胃肠道药物	柳氮磺胺吡啶
	硫唑嘌呤
其他药物	茶碱
	抗惊厥药
	尼古丁
	化疗药物
	锂剂
	奎尼丁
	口服避孕药
	口服降糖药

3. 胃肠道炎症或感染。胃食管反流（GERD）和消化性溃疡常见于过量饮用咖啡、酒精或使用尼古丁。

4. 胰腺炎发生于饮酒、高三酰甘油血症或胆石症，也可是特发性的。导致胆石症的危险因素有肥胖、体重骤降、怀孕、女性性别和年龄大于 40 岁，也可见于服用口服避孕药的妇女。

5. 肝炎、阑尾炎、肾盂肾炎、雷尔综合征（患病毒性疾病的儿童，尤其是感冒和水痘，使用阿司匹林时的并发症）和胃切除术后（通常伴有胆汁反流和食物消化和排空障碍）。

6. 动力障碍包括糖尿病性胃轻瘫和自主神

经切除术后,以及小肠假性梗阻(发生于神经肌肉病变患者的胃十二指肠动力障碍)。

7. 胃肠道梗阻,如胃排空障碍、小肠梗阻、嵌顿疝(股性或腹股沟性)、肠扭转和失弛缓症。危险因素和相关诊断包括曾做过腹部手术、年迈、疝气或肿瘤。外科减肥手术是一个新的导致恶心和呕吐的原因。

8. 前庭疾病,包括运动疾病、梅尼埃病、淋巴管周瘘、迷路炎(病毒性或毒性)。

9. 颅内压增高和脑膜炎或占位性病变有关(如肿瘤或硬膜下血肿)。

10. 代谢性疾病,包括严重的电解质紊乱、尿毒症、糖尿病酮症酸中毒、高钙血症、肾上腺功能

不全和甲状腺毒症。

11. 心理性呕吐和身体或性虐待、创伤后压力和饮食紊乱有关。

三、症状(表 47-3)

因为很多诊断都和恶心呕吐相关,准确的病史对于找出病因是很重要的。和症状发生的时间(一天中发生的时间以及与进食是否相关)、呕吐物的性状(消化过的食糜、胆汁性等)以及任何相关症状(腹痛或其他相关症状)、相关的既往史和症状持续的时间等相关的细节都很重要。如表 47-3 中列出的,有一些相关症状对诊断有帮助,以下是一些示例:

表 47-3

依据成年人恶心和呕吐症状的诊断

时间	恶心特点	±相关症状	±相关既往史	可能的诊断
早餐前	喷射状	胸部触痛、疲乏、头痛、眩晕		妊娠 颅内压增高
		头痛、颤抖	肾脏疾病	酒精中毒 尿毒症
延迟(≥餐后 1h)	消化食物	早期厌食、无痛	糖尿病	胃瘫
餐后	无胆汁的 有胆汁的、有渣的	无痛或疝气痛 疝气痛 腹痛 腹痛或背痛 右上腹痛		失弛缓症、憩室或胃幽门梗阻 小肠梗阻 溃疡性疾病 胰腺炎 胆囊炎
餐后立即出现(但能吐到卫生间)		无吞咽困难	精神疾病	饥饿病、厌食症、神经或精神神经症性呕吐
间歇性发作			偏头痛	周期性呕吐综合征(常最初在少儿期诊断)

A. **发生的时间和与进食的关系**:是发生在每天吃第一餐之前、进食后立刻,还是进食后几个小时。

B. **症状持续的时间**:急性的恶心和呕吐通常会持续几天。急性的症状通常是由毒素、感染(胃肠炎、全身性等)、炎症(心脏、胃肠道等)或梗阻引起。慢性的恶心和呕吐定义为症状持续超过 1 个月,给诊断带来更多挑战。

C. **既往史**:腹部手术病史、既往的中枢神

经系统肿瘤或进食紊乱(食欲过盛、神经性厌食),无论发生在何时都必须查明。

D. **特殊症状**

1. 弥漫性腹痛和腹胀是机械性肠梗阻的常见表现。不伴疼痛的腹胀常见于肠麻痹。向右下腹转移的脐周痛通常和阑尾炎相关。右上腹痛通常是胆石症、急性酒精性肝炎和胃炎的表现。上腹痛通常和急性胰腺炎或消化性溃疡相关。侧腹剧痛且向腹股沟放射是肾绞痛的常见主诉。

2.出汗和晕厥、迷走刺激、前庭功能不全、节律障碍、中枢神经系统事件相关。

3.流涎和毒素、药物及急性胃炎相关。如同时伴有腹泻通常见于急性食物中毒(链球菌)。

4.寒战、发热、咳嗽、鼻漏见于病毒感染。

四、体征

体格检查在很多恶心呕吐的病例中的作用不是很显著,尤其是当合并运动障碍、代谢紊乱、药物和毒素时。

A.婴幼儿的呕吐

1.无发热、无体重减轻、无腹胀、看上去不显病态,原因可能是喂养不当或正常反流。

2.肥厚性幽门狭窄:体重减轻、脱水,偶尔在不满 8 周的男性婴儿可于上腹部触及橄榄状包块。仔细观察在呕吐发生前可在腹壁看到蠕动波。

3.小儿肠套叠:明显腹痛,可能在腹部任何部位触摸到香肠状包块,但多见于左侧腹部,并伴有"葡萄干胶冻"状隐血阳性的疏松大便。

B.胃肠道梗阻

1.小肠梗阻 高调肠鸣音,并偶伴可见的肠蠕动。

2.嵌顿疝 疼痛并呈现为急诊状况。最常见的两类疝为腹股沟疝和脐疝。疝有时可通过听诊疝囊的肠鸣音诊断。在黑暗房间的透照法是有帮助的。

3.肠扭转 表现为急性腹胀、脐周压痛。

4.胃排空障碍 可有腹胀。餐后 4h 仍可有上腹部振水音。

C.颅内压增高

1.局部的神经体征通常是中枢神经系统占位性病变的表现。神经体征表现为神志改变和栓塞性或出血性脑卒中(大脑或小脑)相关。

2.神志改变、发热、颈项强直是脑膜炎和其他中枢神经系统感染的表现。血和脑脊液检查结果相同。存在 Brudzinski 征阳性但没有被注意,可能导致不存在颈项强直的错误判断。

D.如下原因导致的恶心呕吐请参考相关的章节

1.前庭功能紊乱(第 17 章)。

2.怀孕(第 97 章)。

3.胃肠炎(第 16 章)。

4.胃炎(第 19 章)。

5.阑尾炎(第 1 章)。

6.肝炎(第 43 章)。

7.胃食管反流(第 19 章)。

五、诊断性检测

这是以病史和体格检查为导向的。对评估恶心呕吐有价值的检查和费用一起列于表 47-4。病史将检查者导向一个或多个宽泛的诊断类别,特殊检查则能找出可能的病因。对于育龄期妇女无论年龄都要考虑到怀孕因素并加以排除。如果症状很严重,有关患者的肾功能、电解质和脱水状况的检查应先于明确病因的检查。如可能存在感染,完整的有分类的血常规和尿液分析是需要的。如果症状、危险因素分析和体格检查提示存在严重病因,如颅内压增高、梗阻、脑膜炎或药物过量,就需要做进一步紧急检查。如果症状是慢性的(4周),需要重新回顾病史和体格检查以免遗漏容易忽略的诊断。如病因仍有疑问或症状持续或加重,就需要更复杂的检查或转诊至胃肠病专科。以下是额外需要记忆的要点:

表 47-4

恶心和呕吐诊断的相关费用、获益和风险

检查	估计总费用	获益	风险
腹部平片	$100	可提示梗阻、CIIP;可在就诊当天完成	辐射(轻度)
上消化道钡剂	$400	可发现上消化道梗阻性或憩室性病变	辐射(中度)
上消化道和小肠钡剂	$500	检查小肠包括回肠末端	辐射(中度);可包含延长的检查
肠造影	$550	小肠憩室的最佳评定方法	辐射(中度);经口十二指肠插管

（续　表）

检查	估计总费用	获益	风险
上腹部 CT 增强	$900	最佳检查和诊断梗阻病因，技术尚有争议，也检查其他腹部器官	辐射（中度）；可能对静脉增强剂过敏
胃排空显像	$600	定量检测胃对固体和（或）液体的排空速率	辐射（轻度）
胃镜	$950	食管、胃和十二指肠的最佳检查方法，也可活检	轻度出血、穿孔和败血症风险，如使用麻醉药物，则有麻醉风险
胃电描记术	$150	可检查胃节律障碍，间接检查胃动力	无
胃窦十二指肠测压法	$900	直接检测腔内压力变化，检测异常活动	如使用荧光透视镜，则有轻度辐射；鼻插管

Auigley EM，Hasler WL，Parkman HP. AGA technical review on nausea and vomiting. Gastroenterology，2001，120 (1)：263-286.

A.**卧位和立位腹部平片**(KUB)：当存在疼痛时是合适的。检查费用不贵且容易获得，在考虑有梗阻、嵌顿疝、穿孔、肠麻痹时是很有帮助的。

B.**上消化道造影和小肠钡剂**：有助于发现梗阻、包块和大的溃疡。但是不会发现低位梗阻和小的黏膜病变。灌肠法（小肠灌肠）有时也是必要的。

C.**空气对比钡灌肠**：在评估胃时仍然有一席之地，但基本上很多情况下已被腹部增强 CT 取代。

D.**内镜**：不是一线检查，但在评估解剖病变时是有用的，尤其是当需要活检时，包括乙状结肠镜检查、结肠镜检查或食管胃十二指肠镜检查(EGD)。内镜在诊断生理性胃肠动力障碍时不可靠，但有助于诊断如胃食管反流、裂隙疝、胃排空梗阻和胃轻瘫或胃排空延迟。胆道内镜、内镜逆行胰胆管造影术(ERCP)有助于诊断胆道梗阻。

E.**鼻胃管吸引**：如能吸出大量隔夜的胃残留物则提示胃排空受阻，应进一步进行内镜检查。

F.**心理评估**：当存在不能解释的慢性恶心呕吐应进行正式的心理评估，尤其是当没有相应的体重减轻、脱水或电解质紊乱时。心理性呕吐（易饿病）会导致严重的体重减轻和代谢紊乱。当合理的临床评估没有找到生理性病因时应考虑心理因素。

G.**特殊检查**：当找不到明确的病因但临床证据显示存在生理性异常时应进行特殊检查。这些检查通常要咨询胃肠病专家。

1. 放射性核素检查检测胃排空。

2. 胃窦十二指肠压力测定和胃电描记法测量胃动力和节律。

六、治疗

基于以上导致恶心呕吐的各种各样的病因，选择合适的治疗方法是最重要的。选择时必须考虑如下基本步骤：①找到导致恶心呕吐的病因；②患者的依从性；③用药的途径；④治疗的潜在副作用；⑤患者承受用药和替代治疗的能力。在诊断过程中，需要对症处理，如果需要应补充电解质和液体。如果胃肠道梗阻明显，应收住院以获得更好的护理，密切监测，并进行外科咨询。如果已做了合理的检查，但病因仍不明确，对于情况稳定的患者可联合非药物手段和止吐药来控制症状。

A.**非药物治疗**：适合那些病史和体格检查都符合良性过程的急性患者。可先于或与药物治疗同时进行。在病情稳定的成年人和大龄儿童，禁食数小时是有益的。这个方法也可用于小儿和婴儿，但是因为他们个体太小，需要密切监测以防脱水和电解质紊乱。一旦患者症状缓解数小时，可摄入少量液体和性质温和的凉的食物。

B.**替代疗法**：在医学中是一个发展中的领域，但运用替代疗法已在人群中广为流传。有必要询问患者运用这类疗法的情况，因为患者大都不愿主动告知这类信息。

1. **针灸**　针灸在治疗恶心呕吐方面有一定

效果。刺激 P6 穴位有治疗手术后恶心呕吐的作用,效果近乎药物。穴压法对于减轻化疗相关的恶心呕吐有一定效果,针灸合并止吐药和电针刺效果更好。

2. 生姜萃取物　　1g 生姜在治疗手术后恶心呕吐方面比安慰剂更有效。

3. 心理治疗　　渐近的肌肉放松和引导下的联想在化疗中效果很好。

4. 绷扎腕部　　穴压带可在化疗当天缓解恶心,但提前没有效果。呕吐并不能减轻,作用部分归于安慰剂效应。

5. 大麻素类　　大麻素类(大麻隆、屈大麻酚和左南曲朵)稍优于传统止吐药(丙氯拉嗪、甲氧氯普胺、氯丙嗪、氟哌啶醇、吗丁啉、硫乙拉嗪或阿立必利),患者更愿使用。主要副作用如眩晕、幻觉和烦躁不安限制了它们的广泛应用。

C. **现代疗法**:是基本治疗恶心呕吐的主要方法(表 47-5)。多种药物被发现有效,时间检验了它们的效果。应用的限制因素主要是用药途径和副作用。现在倾向于单一用药,但如同其他治疗(抗高血压药和降糖药),合并用药往往能够提高疗效,更快地缓解症状。用于治疗恶心呕吐的药物按药物类型(如安定药、抗组胺药、促动力药)或临床状况[如肠梗阻、化疗引起的恶心呕吐(CINV)和麻醉后恶心呕吐]分类。

表 47-5

恶心和呕吐的药物治疗

试剂－受体拮抗剂－常规剂量	主要应用	常见副作用
吩噻嗪－D_2		
氯吡嗪(康帕嗪)5~10mg po/im q4~6h,25mg pr q6h	化疗,强心苷类或麻醉药反应	困倦 口干
异丙嗪(非那根)12.5~25mg po/im q4~6h,12.5~25mg pr q6h	放疗 手术后	头晕、低血压 锥体外系反应(常发生在儿童)
氯丙嗪 10~50mg po q4~6h,25~50mg im q3~4h,100mg pr q6~8h	康帕嗪也可用于偏头痛	
硫乙拉嗪(吐来抗)10mg po/im q4~6h,10mg pr q6h		
羟哌氯丙嗪(奋乃静)4~8mg po q6h,5mg im q6h		
苯丙甲酮－D_2		
氟哌啶醇 0.5~2mg q6~12h,2~3mg im q4~6h	化疗反应	低血压,不常见 大剂量时锥体外系反应
5-羟色胺受体拮抗剂－5-HT_3		
多拉司琼 100mg po 一次,100mg iv 一次	化疗反应 手术后	头晕、低血压 ECG 间期延长,不常见
昂丹司琼(枢复宁)8mg po 二次,32mg iv 一次	放疗 类固醇辅助用药	
格拉司琼(凯特瑞)2mg po 一次或 1mg po bid,10μg/kg iv		
促动力药－D_2		
甲氧氯普胺 5~10mg 餐前,10mg iv>2min q6h	胃瘫 胃食管反流	腹泻 锥体外系反应
西沙必利－不久上市		

（续 表）

试剂－受体拮抗剂－常规剂量	主要应用	常见副作用
氨基乙醇－止吐药－H$_1$ 抗胆碱药（曲美苄胺－受体不明）	慢性恶心患者 胃肠炎	困倦、头晕、低血压
曲美苄胺 250mg po qid，200mg iv/pr qid 异丙嗪（非那根）12.5～25mg po/pr q4～6h 抗组胺药－H$_1$	较吩噻嗪疗效差但副作用更少	可增强阿片类或其他镇静剂效能
茶苯海明 50～100mg q6～8h，50～100mg q12h	前庭障碍 晕动症	困倦 老年人：思维混乱
美克洛嗪（敏克嗪）12.5～25mg q8h 抗胆碱药－M	梅尼埃病	儿童：奇异的中枢神经系统刺激
东莨菪碱－旅行前 4h 一贴，3d 后更换；手术前夜一贴预防术后恶心	预防晕动症 术后和化疗后	经皮应用很少副作用
东莨菪碱 150～300μg q8h 其他		
盐酸地芬尼多－未上市－抑制前庭传导	术后、化疗、放疗或迷路障碍	幻听、幻视、定向障碍、低血压
屈大麻酚－大麻素 5mg/m^2 q1～3	其他治疗无效时	欣快症、头晕、妄想症
阿瑞吡坦－神经激肽底物－麻醉前或化疗时剂量和时间不同。注意药物潜在的相互作用	与其他止吐药合用	虚弱、乏力、头晕

1. 药物类型

a. 安定药。吩噻嗪类和丁酰苯类虽然副作用限制了它们的长期用药，但治疗急性恶心呕吐是有效的。表 47-5 列出了这类药物。氟哌啶醇和利哌酮是丁酰苯类。它们的作用位点不同于吩噻嗪类，主要结合于多巴胺受体 D$_2$，少量结合于 D$_1$。

b. 抗组胺药治疗急性和慢性呕吐有效。治疗晕动症尤其有效，主要有茶苯海明和美克洛嗪。

c. 促动力药主要用于治疗动力不足，如糖尿病性胃轻瘫和自主神经切除后状态。它们作用于中枢，在化学受体触发区域阻断多巴胺能受体，特别是 D$_2$ 亚型。它们通过直接刺激胃肠道平滑肌促进胃动力。目前美国市场唯一的促动力药是甲氧氯普胺。除了作用于中枢，它通过释放节后神经末梢的乙酰胆碱或通过增强平滑肌上的毒蕈碱受体的敏感性来增强外周胆碱活性。需要注意防止特发性抗椎体副作用。

d. 5-羟色胺受体拮抗剂是治疗恶心呕吐的新药。包括抗化疗引起的恶心呕吐药物，如昂丹司琼、多拉司琼和格拉司琼。

e. 抗胆碱药包括东莨菪碱和曲美苄胺。当诊断还不明确时曲美苄胺不应用于儿童，因为它会加重 Reye 综合征。

2. 临床状况

a. 肠梗阻。治疗肠梗阻引起的恶心呕吐应从非手术治疗开始。恢复和保持足够的液体容量，显示经口摄入，镇痛应从诊断确立就马上开始。对于非手术患者，奥曲肽是有效的。静脉注射氟哌啶醇，1～2mg，对治疗梗阻引起的恶心呕吐是有效的。

b. 前庭功能障碍。预防晕动症和眩晕症的药物通过拮抗 H$_1$ 和 M（胆碱能）受体从而对前庭系统以及有可能对呕吐中枢产生影响。这些药物在恶心和呕吐发作前服用效果最佳。由于乙酰胆碱介质冲动从内耳发出，东莨菪碱是一种有效的抗晕动症的止吐药。其副作用包括口干和视物模糊。美克洛嗪是一种应用广泛的非处方药，预防晕动症引起的恶心和呕吐，通过抑制迷路的兴奋性和前庭刺激从而发挥止吐效应。

c. 感染、中毒和药物引起的恶心呕吐。首先应治疗基础疾病。去除致病因素（如毒物）、停用或减量导致恶心和呕吐的药物。感染引起恶心和呕吐的病原体常常是病毒，治疗上仅仅需要维持水和电解质平衡，直到病情缓解。如病因考虑是细菌感染，可使用适当的抗生素治疗。

d. 妊娠引起的恶心和呕吐。根据美国妇产科学会指南，妊娠引起的恶心和呕吐的预防和治疗应包括如下：①怀孕时服用多种维生素；②单服维生素 B_6 或多西拉敏。姜提取物可减少恶心和一定程度的干呕。已有临床试验显示联合治疗（维生素 B_6 和甲氧氯普胺）妊娠引起的恶心和呕吐较单一药物疗效更佳。临床试验已证实神经刺激对于治疗妊娠引起的呕吐有效。应用糖皮质激素治疗剧吐不会危害妊娠或胎儿，但并没有显示有益。

D.化疗引起的恶心和呕吐：是新型止吐药开发领域。昂丹司琼（枢复宁）和多拉司琼均是 5-羟色胺受体拮抗剂，主要应用于防治化疗引起的恶心和呕吐，其止吐效果优于丙氯拉嗪和甲氧氯普胺。5-羟色胺受体拮抗剂（如昂丹司琼）＋地塞米松联合止吐疗效同样也优于甲氧氯普胺＋地塞米松。应更多使用类固醇类药物治疗化疗、放疗和术后引起的恶心和呕吐。2006 年美国临床肿瘤学协会指南应用 3 种药物联合治疗化疗引起恶心呕吐的高危病人：阿瑞吡坦、地塞米松和 5-羟色胺受体拮抗剂。这种治疗方法推荐在化疗前使用。对于治疗迟发的呕吐，推荐单独应用地塞米松或联合阿瑞吡坦和或 5-羟色胺受体拮抗剂。

E.放疗引起的恶心和呕吐：在病因和治疗上与化疗引起的恶心和呕吐十分相似。已证实多巴胺受体拮抗剂，包括甲氧氯普胺、丙氯拉嗪和氟哌啶醇，对治疗放疗引起的恶心和呕吐有效。5-羟色胺受体拮抗剂也有效。地塞米松是目前最常用的糖皮质激素，用于治疗放疗引起的恶心和呕吐。美国临床肿瘤协会推荐每个患者放疗前应使用止吐治疗，放疗结束后至少延续 24h。

F.术后恶心和呕吐：是新型止吐药物开发的另一领域。推荐如下方案治疗。

1. 5-羟色胺受体拮抗剂在手术结束时服用更有效。其具有一些轻度的副作用（头痛、便秘、肝酶升高），与常规治疗安全性相当。昂丹司琼是此类药物中研究最多的之一。此类药物疗效具有一些不同，但总疗效相当。剂量参考表 47-5。

2. 糖皮质激素疗效最佳，常在麻醉诱导前给药。

3. 氟哌利多对于治疗术后恶心和呕吐有效，须在手术结束时应用，剂量小于 1mg，与镇痛泵同时应用。FDA 警告氟哌利多可引起 Q-T 间期延长而导致尖端扭转型室性心动过速和死亡，但并没有治疗剂量上心律失常或心源性死亡病例的报道。

呕吐刺激、药物治疗呕吐神经冲动位点和途径见图 47-1。

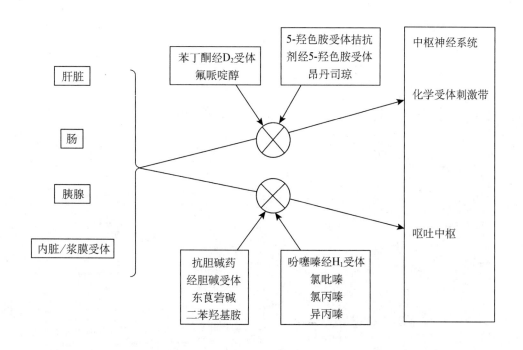

图 47-1 呕吐刺激、药物治疗呕吐神经冲动位点和途径

（丁英俊　张存泰　译）

参考文献

［1］ American Gastroenterological Association/American Gastroenterological Association medical position statement: nausea and vomiting. Gastroenterology, 2001,120(1):261-262.

［2］ Bsat FA. Hoffman DE, Seubert DE. Comparison of three outpatient regimens in the management of nausea and vomiting in pregnancy. J Perinatol,2003, 23(7):531-535.

［3］ Kris MG,Hesketh PJ,Somerfield MR,et al. American society of clinical oncology guideline for antiemetics in oncology:update 2006. J Clin Onco,2006, 24(18):2932-2947,5341-5342.

［4］ Longstreth GF. Approach to the patient with nausea and vomiting. UpToDate online, version 15. 1, current through December 2006. www. uptodate. com.

［5］ Longstreth GF,Hesketh PJ. Characteristics of antiemetic drugs. UpToDate online, version 15. 1, current through December 2006. www. uptodate. com.

［6］ Quigley EM,Hasler WL,Parkman HP. AGA Technical review on nausea and vomiting. Gastroenterology,2001,120(1):263-286.

［7］ Yost NP,Mclntire DD,Wians FH,et al. A randomized, placebo-controlled trial of corticosteroids for hyperemesis due to pregnancy. Obstet Gynecol, 2003,102(6):1250-1254.

Michael P. Rowane,DO,MS,FAAFP,FAAO

要点

- 将近 2/3 的个体首先在其中年时经历过非复杂性颈痛。
- 通常仔细的病史询问以及身体检查就足可以确立诊断,然而在多数患者,不能发现明确的病理改变。
- 实验室检查在大多数颈痛的诊断中所起的作用有限,但仍有助于确立诊断。
- 如果问题源自于颈关节、韧带或者肌肉,症状常能成功缓解;然而,如果问题涉及颈神经或者脊髓的时候,疼痛常不能获得完全缓解。
- 40%的急性颈痛患者可以获得症状的完全缓解,80%颈椎过度屈伸损伤的患者可以在 1 年内症状完全缓解。

一、定义

颈痛被理解为颈后的不适感,部位从项线以上直到第 1 胸椎棘突,不等同于颈神经根痛,也可以是某一部位的牵涉痛。颈痛可以分为以下几类。

机械性,包括非创伤性(颈部应变/斜颈、椎关节强硬以及脊髓病)和创伤性(急性颈部扭伤、椎间盘突出、颈椎骨折、颈部挫裂伤和锐器损伤)。

非机械性(风湿病/炎症、肿瘤、感染、神经性、牵涉痛)。

混杂因素(如:肉瘤样病、Paget 病)。

二、常规诊断(表 48-1)

据估计,一生中至少经历一次明显颈痛的概率是 40%~70%,6 个月内,40%的成年人经历一次非特异性颈痛。多数情况下,颈痛是机械性的,或者是颈椎增龄性改变的结果。

三、症状(表 48-1)

A. 疼痛:急性斜颈是近期突发的单侧的肌肉痛,然而,急性颈部扭伤是发生在急性创伤以后严重的泛发性的颈部和上背部不适。当疼痛在活动后加重,并在颈根处或肩胛间区出现钝痛时,应考虑骨关节病(颈椎病)。

B. 关节活动度消失:机械性疼痛常在运动过程中明显加重,而在休息后缓解。

C. 头痛:急性颈部扭伤(颈椎屈曲-伸展)的患者常出现头痛,伴有恶心、视物模糊或眩晕。

D. 放射性症状:机械性疼痛常向肩胛骨或上肢近端放射。而神经根的刺激症状表现为疼痛放射到上肢远端,或者手臂的麻木无力,感觉异常。如果出现双侧的放射性症状,应考虑颈髓压迫综合征。

E. 必然因素:伴随经常发生的疼痛和抑郁而出现的紧张应激,提示可能潜藏着行为学问题或精神科疾病。

F. 步行困难:这可能是脊髓型颈椎病的主要症状。

G. 其他:颈椎过度屈曲损伤常和焦虑、失眠、眩晕、感觉异常、神经根疼痛相伴。表 48-2 列举了重要的潜在性疾病。

四、体征(表 48-1)

对于有颈痛症状的患者,应该重点进行以下体格检查:视诊(姿势、不对称性和畸形),触诊(局部的压痛),被动/主动/抗阻力的关节活动度(range of motion,ROM)检查(判断疾病的严重程度和对机体的限制程度),以及刺激手法/神经病学检测(神经根疾病)。

A. **触诊时压痛**:压痛点在非特异性的颈痛中比较普遍。伴随的泛发性压痛点有时也称为触发点,可能指示存在纤维肌痛(参见第 39 章和第 46 章),肌痉挛发生于急性非特异性颈痛,颈椎过度屈伸损伤以及斜颈。

B. **ROM**:正常颈部的 ROM 包括旋转 $60°\sim90°$,俯屈 $60°\sim90°$,背伸 $60°\sim90°$,侧屈 $30°\sim60°$。随着年龄增长,ROM 减小。活动度降低一般见于急性非特异性的颈痛和慢性机械性的颈痛。

C. **刺激手法/神经病学检测**(表 48-3):评估感觉和运动水平受损,包括上肢无力可能提示神经根、臂丛或肌肉损伤。斯帕林试验(Spurling test),又称颈压迫试验,要求患者头部侧屈转向有神经根痛的一侧,并对其向下施压。这就会引起受累上肢出现症状。斯帕林试验在检测颈椎神经根病变时,特异性虽高但敏感性不足。当斯帕林试验或者对侧的颈部活动仅仅引起颈部不适感时,要考虑是非特异性的机械性疼痛。

五、实验室检查

通常不是必需的。当仔细的病史询问和体格检查之后仍然不能确立诊断,或者需要指导治疗(例如外科会诊)的时候,实验室检查就需要被采纳了。

A. **颈椎平片**(表 48-1):颈椎损伤患者在精神状态检查正常的情况下,不太可能没有颈痛/颈部压痛,神经系统症状/体征,意识丧失,以及分散损伤。加拿大颈椎规则(表 48-4)是一个经过验证的工具,可以用来评估哪些颈痛患者需要 X 线检查。

B. **其他影像学检查**:对出现神经系统异常表现的患者,需要进行其他一些影像学检查以分辨功能障碍的解剖学(表 48-1)。

1. 骨扫描可以揭示多骨性损害,包括骨髓炎和骨肿瘤性病变。

2. 怀疑存在骨质疏松时要进行骨密度检测。

C. **血液学检查**:提供的信息较少,血沉和全血细胞计数异常有助于评价怀疑有严重疾病的患者,包括肿瘤、感染或者关节炎,这些对标有"红旗"的病史/体格检查者尤其重要(表 48-2)。

表 48-1

颈痛常见病因的鉴别诊断

条件	危险因素	症状	体征	循证检查
急性非特异性颈痛	应激状态下的低龄成年人	典型的单侧颈痛,向肩胛区放射	ROM 受限;泛发性的压痛,触发点提示纤维肌痛	颈椎 X 线平片仅用于具有"红旗"和加拿大颈椎规则提示的情况,CT 扫描仅用于 X 线平片怀疑有骨折的情况
慢性机械性颈痛	老年患者	在慢性疼痛基础上的间歇性急性疼痛发作,疼痛常向肩胛区或上肢近端放射	ROM 受限,有压痛	不要求平片或 CT 扫描,MRI 可以用来发现潜在的病变
椎关节强直/OA	年龄大于 50 岁,有骨裂病史	休息后颈部僵硬,可能有感觉异常或者麻木	ROM 受限,随病变进展出现神经病学症状	通常颈椎病是唯一的 X 线平片发现,但常和症状不平行

条件	危险因素	症状	体征	循证检查
颈神经根刺激	椎关节强直/OA 病史	当头扭向颈痛侧时不适感加重,感觉异常,乏力	斯帕林试验异常	CT 扫描可以用来评价椎管狭窄(老年患者轴向僵硬,累及数个节段的感觉异常) MRI 提供了最好的方法评价椎间盘突出以及软组织/脊髓异常的解剖情况 EMG 有助于神经根病变/脊髓病的定位
加速性损伤/颈部急性扭伤	机动车从臀部或侧面撞击的病史	数小时出现的急性疼痛和僵硬,头痛	ROM 受限	加拿大颈椎规则规定应该进行 X 线平片检查
斜颈/颈部张力障碍	先天性或获得性的头部屈曲或颈部扭转史	先天性的常无痛,获得性的有疼痛	ROM 受限,颈部向侧面屈曲旋转	没有诊断性检查。为排除病因中的代谢性/结构性因素,可以进行实验室检查或神经影像学检查

CT:计算机断层扫描;EMG:肌电图;MRI:磁共振造影;OA:骨关节炎;ROM:关节活动度

表 48-2

颈椎病中的"红旗"(用于发现可能存在的严重潜在疾病的线索)

颈神经根病:下肢感觉/运动异常/痉挛,大小便失禁
感染性疾病:寒战/发热,免疫受损人群,老年人,滥用酒精/药物
骨折:明显的外伤史或骨质疏松病史
肿瘤:肿瘤病史;不明原因的体重减轻,年龄小于 20 岁或超过 50 岁,治疗没有改善者

表 48-3

颈神经根损害的评估

神经根	腰椎水平	肌无力/运动受累	反射	感觉异常	疼痛部位
C5	C4/5	肩外展,肘屈曲	二头肌	肩部	肩部、侧腕
C6	C5/6	腕伸直/旋前	二头肌和肱桡肌	拇指	三角肌、斜方肌
C7	C6/7	肘/手指伸展	三头肌	中指	上肢背外侧,肩胛角
C8	C7/T1	腕/手指伸展	三头肌和手指	环指和小指	肩胛,上臂尺侧

表 48-4

加拿大颈椎规则

1. 存在需要进行固定的一个高危因素吗?
   年龄≥65 岁,或危险的发病机制(超过 1m 的高度跌落,头部沿轴向着地,高速行驶的自行车或机动车,翻滚,弹射)

2. 存在允许 ROM 安全评估的一个低危因素吗?
   机动车从后部简单冲撞
   任何时刻均可以下床活动
   没有颈痛
   颈椎中线压痛缺乏

3. 无论疼痛与否,患者能够主动将颈部向左或向右转动 45°吗?

   对第一个问题说"是",或者对第二/第三个问题说"不是"的患者需要进行放射学检查

六、治疗

颈痛治疗的目的在于缓解症状,得到良好的功能。颈痛通常在数日或者数周内缓解。接近10％的颈痛患者演变为慢性,5％的患者经历过功能障碍,下面讨论特殊的治疗方法和循证治疗。

A. 没有严重神经系统损伤的非复杂性颈痛: 包括急性非特异性颈痛和慢性机械性颈痛。

1. 手法治疗　有效的物理治疗,脉冲电磁场治疗,运动治疗或许有益,运动治疗初期可在办公室或咨询理疗师后进行,包括 ROM、等长运动、动力性运动、姿势训练以及一般的适应性训练(B级证据)。

2. 非手术治疗　药物治疗(包括镇痛药、非甾体类抗炎药、抗抑郁药、肌松药),行为治疗/生物反馈治疗,患者教育,热疗/冷疗,家庭/办公室颈牵引,针灸,气雾剂,激光治疗,柔软的颈围/特制的枕头疗效不确定,但都是常用的非手术治疗方法(C级证据)。

B. 椎关节强直/骨关节炎: 治疗必须减轻疼痛和僵硬感,并减小风险(第80章)。流行的补充治疗方法有经皮电刺激神经法、针灸,以及各类热疗、光疗、磁疗,但是,目前仅极少数据支持它们的有效性。

C. 颈神经根刺激/神经根病: 目前,对于随访超过一年的患者,尚无数据支持外科治疗优于非手术治疗,后者包括局部热疗,镇痛药,急性期使用颈围和颈部牵引。药物治疗,无论是口服抑或是硬膜外类固醇注射,其疗效都不确定(C级证据)。

D. 急性颈椎过度屈伸损伤: 可能有效的措施包括及早活动、恢复日常活动状态、电疗(透热治疗/电神经刺激)以及多种方法联合应用(B级证据)。后者指一种强化性治疗方案,它涉及运动、药物、行为以及心理各个领域的干预(C级证据)。

E. 慢性颈椎过度屈伸损伤: 单一的物理治疗或者多种方法联合应用在疗效上并没有差异。一项研究显示在射频神经切断术后6个月后患者疼痛完全缓解率明显增加。另一项研究显示射频神经电切断术联合其他方法较应用单一方法更能明显减轻疼痛(C级证据)。

F. 斜颈/颈肌张力障碍。 成年人的典型治疗方法包括物理治疗,牵张术,温和的手法治疗,以及冰敷/热疗(C级证据)。循证研究显示肉毒菌素 A 和 B 有效(A级证据)。常规药物治疗效果不确定(C级证据)。对儿童,物理治疗似乎有效。外科手术,针灸,生物反馈,推拿和职业治疗的效果未获肯定(C级证据)。

(黄　葵　张存泰　译)

参考文献

[1] Bogduk N, McGuirk B. Management of Acute and Chronic Neck Pain an Evidence-based Approach. Philadelphia,PA:Elsevier,2006.

[2] Binder A. Neck pain. In Clinical Evidence Concise. Harrisonburg, VA: Banta Book Group, 2006, 15: 423-427.

[3] Snaith A, Wade D. Dystonia. BMJ Clin Eviden. Y. Charles ed. 2006 Review. BMJ Publish Group,2007.

[4] Devereaux MW. Neck pain. Prim Care,2004,31:19-31.

[5] Swezey RL,ed. Neck pain. Phys Med Rehabil Clin N Am,2003,14(3):455-692(issue theme).

第49章 心 悸

Jose E. Rodr guez,MD,& Mike D. Hardin,Jr. ,MD

> 要点
> ● 引起心悸的原因大多数是良性的,不需要检查和治疗。
> ● 持续的心悸或伴随晕厥或晕厥前症状、需要进一步检查、电生理评估,或两者都需要。
> ● 一般来说,心悸是提示心律失常的敏感指标。

一、定义

心悸是自觉心脏跳动的不适感,通常是良性的,可由心脏或非心脏原因所致,表现为心率、心律或心跳强度的异常(表 49-1)。

表 49-1

心悸的病因

心源性	习惯
心律失常	可卡因
窦性心动过速	安非他明
室性期前收缩	咖啡因
房性期前收缩	尼古丁
折返性房性心动过速	
心房颤动或扑动	**代谢紊乱**
窦性心动过缓	甲亢
病态窦房结综合征	低血糖
房室结阻滞	嗜铬细胞瘤
传导异常	肥大细胞增生症
室性心动过速	鲭食物中毒(如金枪鱼)
心室颤动	
心内及心外分流	**高输出状态**
心脏瓣膜病	贫血
起搏器	怀孕
心房黏液瘤	Paget 病
心肌病	发热

(续 表)

精神性疾病	儿茶酚胺过度分泌
恐慌和身心失调	应激
焦虑症	运动
躯体化	
抑郁	
药物	
拟交感神经活性药	
血管扩张药	
抗胆碱药物	
β受体阻断药	

经允许,转载自 Weber BE and Kapoor WN. Evaluation and outcomes of Patients with palpitation. Am J Med,1996,100(2):138-148.

二、诊断

心悸是一种常见的主诉,在门诊占 16% 以上。常见心悸的危险因素和相对发生率如下。

A.**心源性**(43% 的病例):心源性心悸因素包括:①男性;②不规则心跳;③心脏病史;④心悸持续≥5 分钟。如果患者有 3 个预测因素,那么该患者有 71% 心源性心悸可能;如果有 2 个预测因素,有 48% 的可能;有 1 个预测因素,有 26% 的可能;没有上述预测,有 10% 的可能。最常见的原因是良性室上性或心室异位搏动。

B.精神因素（31％的病例）：心悸可能是恐惧、焦虑症、精神症状躯体化、抑郁的特征表现。由于这些疾病很常见,它们可与其他引起心悸的原因共存。

C.特殊原因：10％的心悸是由于各种特定的原因所致,如内分泌疾病（如甲状腺功能亢进症）、心脏兴奋剂（如咖啡因、拟交感神经药、毒品）和贫血。

D.原因不明：16％心悸的原因不明。

三、症状

由于心悸很难描述,通过患者发觉心脏的节奏或通过医生发觉不同的节奏有助于其描述。心悸包括以下重要特征：

A.描述

1. 速率和节律。一种快而规则的节律提示阵发性室上性心动过速（PSVT）或室性心动过速（VT）,快和不规则的节律提示房颤或传导比例不固定的房扑。

2. 一个"触发"感觉提示心室或心房期前收缩（室性期前收缩,房性期前收缩）,是由一个停跳后伴强有力的收缩（期前收缩后心室收缩力增强）。

3. 心脏快速的跳动可能是一个持续的室性或室上性心律,包括窦性心动过速。

4. 颈部"冲击"的感觉是由房室分离时心房收缩波对抗二尖瓣或三尖瓣关闭所致。不规则颈部心悸感可见于室性期前收缩,完全性房室传导阻滞,或室速。快速和规则的颈部搏动是房室结折返性心动过速（AVNRT）的典型。

B.发病和终止

1. 随机、偶发以及持续片刻 期前收缩。

2. 渐进式发病和终止 窦性心动过速。

3. 突然发作/终止 室上性心动过速或室速。

4. 刺激自主神经可以终止 室上性心动过速（尤其是房室结折返性心动过速）。

四、体征

体格检查应寻找有无下列体征：

A.导致心律失常的心血管疾病

1. 二尖瓣脱垂 收缩中期的喀喇音（与许多心律失常关联）。

2. 肥厚梗阻性心肌病 胸骨左缘粗糙的全收缩期杂音 Valsalva 动作时增强（与房颤、室速关联）。

3. 扩张型心肌病和心脏衰竭 弥散扩大的心尖冲动,心室（S3）和心房（S4）奔马律（与室速、房颤相关）。

B.其他异常：如甲状腺功能亢进或嗜铬细胞瘤。

五、实验室检查（图 49-1）

绝大多数心悸的病因是良性的,无需进行进一步评估。病史、体格检查、心电图（ECG）和一些实验室监测可对超过 1/3 的患者进行诊断；只有一小部分患者需要进一步的检查。

A.实验室检查：实验室检查排除甲状腺功能亢进症（促甲状腺激素）,贫血（血红蛋白/血细胞比容）和电解质紊乱（钾、镁电解质紊乱）就足够了。

B.心电图：一过性心悸很难在常规的心电图监测中获得。但是,某些心电图检查结果可提示心悸（表 49-2）的病因。

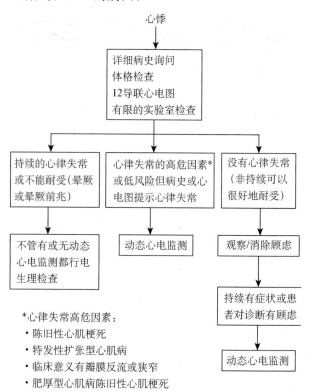

*心律失常高危因素：
· 陈旧性心肌梗死
· 特发性扩张型心肌病
· 临床意义有瓣膜反流或狭窄
· 肥厚型心肌病陈旧性心肌梗死

图 49-1 心悸评估流程图

表 49-2

心悸原因的心电图线索

心电图	结果	暗示的病因
短 P-R 间期,delta 波	预激综合征	房室折返性心动过速
二尖瓣 P 波,左心室肥厚(LVH),心房早期去极化	左心房异常	心房颤动
左室肥厚,Ⅰ,aVL 和 $V_4 \sim V_6$ 导联深的 Q 波心室早期去极化,左束支传导阻滞伴电轴左偏(没有结构性心肌病的患者)	肥厚性梗阻心肌病	心房颤动 特发性室速,右心室流出道来源
心室早期去极化,右束支传导阻滞伴电轴左偏(没有结构性心肌病的患者)		特发性室速 左心室来源
Q 波	之前有心肌梗死	室性期前收缩,持续或非持续性室速
完全性心脏阻滞	完全性心脏阻滞	室性期前收缩,多形性室速(尖端扭转性)
长 Q-T 间期	长 Q-T 综合征	多形性室速
V_2 T 波倒置伴或不伴 Epsilon 波	致心律失常右室心肌病	致心律失常右心室心肌病

经允许,转载自 Weber BE and Kapoor WN. Evaluation and outcomes of patients with palpitation. Am J Med,1996,100(2):138-148.

C.**动态心电监测**(AECG):进一步 AECG 测试用来排除严重情况,确定心律失常可治疗的病因,或让患者放心。

1. 只有患者每天心悸时,Holter 监测才有作用。

2. 连续循环的事件记录机,并由患者在有症状时激活,是心悸首选的研究方法。2 周的监测比传统的 4 周更有效价比。

3. 运动负荷试验只对劳力性心律失常有帮助。

D.**电生理测试监测**:适用于有心律失常高风险的患者(如器质性心脏病或持续或耐受性很差的心律失常)。

六、治疗

A.**持续性室上性心动过速或室速的患者**:这些患者应移交给电生理医师(专长于心律失常的药理和侵入性治疗的心脏病医生)射频消融

(SVT)、药物治疗或植入除颤器。

B.**非持续性室性心动过速**(NSVT):NSVT 的定义是连续 3 个或 3 个以上,频率≥120/min 持续少于 30s 的室性心动过速。如果患者没有相应的心脏病,通常良性病变没有必要进行治疗。而有心脏病的患者应进行电生理治疗。

C.**良性室上性或室性异位搏动**:安抚患者,消除诱因(如咖啡因、毒品)。如果不能耐受,考虑给予 β 受体阻断剂来缓解症状(但是,治疗并不一定抑制心律失常,只是改善其症状)。

D.**心房纤颤**(AF):治疗房颤主要考虑以下 4 个方面:

1. 转复为窦性心律(NSR)

a. 对不稳定的患者(活动性脑缺血、低血压或预激综合征合并异常快速心室率)行紧急电复律。

b. 对于稳定的患者,首选通过钙通道阻滞剂,β 受体阻断剂或地高辛控制心室率(表 49-3)。

表 49-3

控制房颤心室率的药物

药物	负荷剂量	常用维持剂量
地高辛(拉诺辛)	静脉:0.25mg iv/2h,总量达 1.5mg	静脉:0.125~0.25mg/d
	口服:0.25mg iv/2h,总量达 1.5mg	口服:0.125~0.375mg/d
钙通道阻滞剂		
地尔硫䓬(合心爽、硫氮酮、合贝爽)	静脉:0.25mg/kg iv(>2min)	静脉:5~15mg/h
	口服:不适用	持续≤24h
		口服:120~360mg/d
		分次给药或缓释剂型
维拉帕米(卡朗,异搏定等)	静脉:0.075~0.15mg/kg iv(>2min)	静脉:不适用
	口服:不适用	口服:120~480mg/d
		分次给药或缓释剂型
β受体阻断剂 (只列出 2 个代表性药物,其他也可以使用)		
美托洛尔	>2min;不超过 3 剂	口服:25~100mg/d
	口服:不适用	分次给药或缓释剂型
普萘洛尔(心得安)	静脉:0.15mg/kg 静脉推注 (通常 1~3mg)	静脉:不适用
	口服:不适用	口服:80~240mg/d
		分次给药或缓释剂型

摘录自 Fuster V l 等。ACC/AHA/ESC 心房颤动处理指南:摘要。美国心脏病学会/美国心脏联盟实践指南专责小组和欧洲心脏病协会的实践指南报告(2001 年修订心房颤动处理指南)。由欧洲心律失常协会与心脏节律协会合作。J Am Coll Cardiol,2006,48:854-906.

c. 药物选择的因素包括:医疗条件、有无伴随心脏衰竭、药物的特点,以及医师对特定药物的经验。除了心脏衰竭,地高辛是目前被建议作为控制心室率的二线药物(C 级证据)。

d. 最近的 I 期临床试验表明,对于房颤,无论是传导还是控制心室率都可行(A 级证据)。因此,决定进行药物治疗或选择电复律应充分考虑患者风险和获益。成功的复律和维护窦性心律以下几种可能性更大:

(1)房颤持续不到 1 年。

(2)左心房没有显著扩大(直径≤4.0cm)。

(3)存在引起房颤可逆性的因素。

2. 窦性心律的维持

a. 复律成功后,如果不治疗,只有 20%~30%的患者能维持窦性心律。

b. I A 类(奎尼丁、普鲁卡因胺、丙吡胺)、I C 类(氟卡尼、普罗帕酮),Ⅲ类(胺碘酮、索他洛尔、伊布利特、多非利特)抗心律失常药物可用来维持窦性心律。虽然是在心脏专科开始这种疗法,但家庭医生常需要涉及药物的维持治疗,因此也必须熟悉抗心律失常药物的相互作用(A 级证据)。

3. 慢性房颤可以使用钙离子通道阻断剂、β受体阻断剂或地高辛来控制室率(表 49-3)。

4. 抗凝预防全身系统栓塞

a. 恢复窦性心律,如果房颤持续超过 48 小时,在患者转复前,需给予 3~4 周华法林(如香豆定)治疗(INR 目标是 2.5,范围 2.0~3.0)并转复持续 4 周。最近的临床试验表明,转复后长期抗凝可以降低 50%复发房颤的风险(A 级证据)。华法林治疗的禁忌包括全身或颅内出血、依从性差、摔倒的高风险人群。

b. 慢性房颤。患者栓塞事件的风险决定抗凝治疗的方案(表 49-4)。危险因素包括年龄、左心室功能障碍、高血压、甲亢、糖尿病。

表 49-4

以风险评估为基础的房颤抗血栓治疗

患者特点	抗血栓治疗
年龄≤60 岁	阿司匹林 325mg/d 或不需要治疗
无心脏病(孤立性房颤)	
年龄≤60 岁	阿司匹林 325mg/d
有心脏病,但没有风险因素 *	
年龄≥60 岁	阿司匹林 325mg/d
没有风险因素	
年龄≥60 岁	华法林(INR:2.0～3.0)
糖尿病或冠心病患者	可选择额外补充阿司匹林 81～162mg/d
	华法林(INR:～2.0)
年龄≥75 岁,特别是妇女	华法林(INR:2.0～3.0)
任何年龄的患者有:	
心力衰竭	华法林(INR:2.5～3.5,或更高)
左心室射血分数≤35%	
甲亢	
高血压	
风湿性心脏病(二尖瓣狭窄)	
人工心脏瓣膜	
之前栓塞病史	
食管心房超声提示心房持续性血栓	

    * 血栓的风险因素包括心力衰竭,左心室射血分数≤35%,甲亢,高血压

    摘录自 Fuster V l 等:ACC/AHA/ESC 心房颤动处理指南:摘要。美国心脏病学会/美国心脏联盟实践指南专责小组和欧洲心脏病协会的实践指南报告(2001 年修订心房颤动处理指南)。由欧洲心律失常协会与心脏节律协会合作。J Am Coll Cardiol,2006,48:854-906.

(周 仑 张存泰 译)

参考文献

[1] Arnsdorf MF. Nonsustained VT in the absence of apparent structural heart disease. www. uptodate. com,online version 15. 1.

[2] Arnsdorf MF,Podrid PJ. Overview of the presentation and management of atrial fibrillation. www. uptodate. com,online version 15. 1.

[3] Barsky AJ. Investigating selected symptoms:palpitations,arrhythmias,and awareness of cardiac activity. Ann Intern Med,2001,134:832.

[4] Fuster V,et al. ACC/AHA/ESC guidelines for the management of patients with atrial fibrillation:Executive summary. J Am Coll Cardiol,2006,48:854-906.

[5] King DE,Dickerson LM,Sack JL. Acute management of atrial fibrillation:part I. Rate and rhythm control. Am Fam Physician,2002,66:249.

[6] Zimetbaum P. Overview of palpitations. www. uptodate. com,online version 15. 1.

第50章 儿童发热

Sanford R. Kimmel, MD

> 要点
> - 对家庭医生而言,评价发热儿童是一项常规但也极具挑战性的任务。
> - 多数发热性疾病是病毒引起或者自限性的。然而,医生必须检查出那些具有严重细菌感染的儿童。
> - 通过仔细的观察,体格检查,合理的实验室检查,以及密切的随访,家庭医生能够评估处理多数发热的儿童。

一、定义

发热指体温升高超过正常范围。正常体温范围因儿童年龄、测量方法、测量时点等因素的不同而有差别。新生儿直肠温≥37.8℃(100 ℉)或者大婴儿体温≥38℃(100.4 ℉)都可称作发热。直肠温更能恒定反映深部体温,本章节将以它为标准进行阐述。

当外源性致热原——病毒、细菌、真菌、毒素、药物、恶性肿瘤、代谢紊乱,以及抗原-抗体复合物——引发内源性致热原(如白介素 1 和白介素 6)释放的时候,发热就发生了。这些因子可以刺激下丘脑生成前列腺素 E_2,后者升高体温调定点。热量的产生或保存通过寒战或者外周血管的收缩完成。作为结果的发热可以增加白细胞的迁移和抗菌活性(如 T 细胞)或干扰素的生成。然而,脱水的风险也增加了,因为体温每升高 1 摄氏度对应机体基础代谢率增加 10%。

二、诊断

在儿童生命的最初 2～3 年,每年有 4～6 次急性感染的发生。病毒感染引发了大多数发热事件,但是严重的细菌感染也可发生于下列人群:10%～15%年龄小于 3 个月,体温超过 38℃以上的婴儿,以及 13%年龄介于 3 个月到 3 岁,体温超过 39℃(102.2 ℉)的幼儿。后一类人群其白细胞计数≥15 000/μl。

A. **上呼吸道感染**(upper respiratory infections,URIs):如病毒感染、中耳炎、咽炎、鼻窦炎,占 15 岁以下儿童到家庭医生处就诊总量的 1/3。但是下呼吸道感染(lower respiratory infections,LRIs):如细菌或病毒性肺炎、支气管炎、毛细支气管炎较为少见但意义更为重要。暴露于病患、日间住院医疗护理、双亲吸烟是呼吸道感染的高危因素。

B. **胃肠炎**:也是常见的病因,甚至可以造成低龄儿童的死亡。据估计,每年轮状病毒造成全世界 200 万 5 岁以下儿童住院治疗,并使 44 万患儿死亡。5 岁左右儿童轮状病毒的感染率可以达到 80%,特别是在冬季。对低龄婴儿常规注射轮状病毒疫苗有可能降低将来患轮状病毒胃肠炎的风险。摄入受污染的水或者食物易患细菌性胃肠炎,病原菌一般是沙门菌属、志贺菌属、弯曲埃希菌属或肠毒性大肠埃希菌。

C. **菌血症**:2～3 岁儿童因急诊发热就医者中有 2%～3%患有此症。除低龄外,危险因素还包括免疫缺陷和免疫抑制,解剖性或功能性无脾,以及家属或日间住院护理过程中与侵袭性细菌接触。免疫接种已使得 B 型流感嗜血杆菌、肺炎链球菌的感染率下降。但是,肺炎链球菌仍旧在某些人群引起潜隐性菌血症,这是由于细菌的非疫苗血清型致使患病增加。

D. 泌尿系统感染(urinary tract infections, UTIs):在 2 岁以下女童的发病率达到 5%～7%,她们发热但没有局部体征。未行割礼的男童发生泌尿系统感染的风险 10 倍于接受割礼的男童(0.1%)。患泌尿系统感染的婴儿其菌血症更加常见。

E. 细菌性脑膜炎:全年均可能发生。但由肺炎链球菌或奈瑟球菌引起的脑膜炎更多见于冬季,如果没有药物预防,家庭成员共患病的发生率可以达到 1%。3 个月以下婴儿所患细菌性脑膜炎的病原体包括革兰阴性肠杆菌、B 型链球菌以及李斯特菌。由于接种疫苗 B 型流感嗜血杆菌脑膜炎明显下降。病毒性脑膜炎常在夏季或秋季发生。肠病毒是最常见的原因,通过粪口途径或呼吸道途径在人-人之间播散。

F. 儿童骨髓炎:几乎有 50% 发生于 5 岁以下。金黄色葡萄球菌是最常见的致病菌。但是革兰阴性细菌,如:沙门菌属在血红蛋白病(如镰状细胞病)的患儿可以引起反复发作的骨髓炎,足部刺伤的患儿可以由铜绿假单胞杆菌引起骨髓炎。75% 的儿童脓毒性关节炎病例发病年龄小于 5 岁,绝大多数的致病菌也是金黄色葡萄球菌,在性行为活跃或遭受性虐的青少年中,淋球菌也可以成为致病菌。B 型链球菌和革兰阴性菌是初生婴儿脓毒性关节炎的重要致病菌。对未进行免疫接种的儿童,B 型流感嗜血杆菌可以引起骨关节感染。

G. 热疹:玫瑰疹由 6 型人疱疹病毒引起,后者一般感染 6～24 个月的儿童,3 岁以后发病罕见。麻疹通过携带病毒的飞沫直接传播,主要发生于冬春季节。在美国,由于在入学时进行疫苗的二次接种,麻疹已经极为少见。猩红热与咽炎密切相关,后者由制造产红细胞外毒素的 A 型链球菌引起,通过接触携带病原体的呼吸道分泌物传播。水痘在密切接触水痘患者或带状疱疹患者后发生,偶尔也可经飞沫通过呼吸道传播。在密切接触过程中具有高度传染性,在晚冬或者早春非常常见。

三、症状

发热的患儿表现为不同程度的昏睡,食欲下降或易激惹。

A. 呼吸道症状:包括咽喉痛、鼻充血、耳痛、咳嗽和喘鸣。

B. 腹泻和呕吐:常提示胃肠道感染,偶尔它们也可见于中耳炎或 UTI。

C. 发热:可能是低龄婴儿 UTI 的唯一症状,但年长婴儿可以表现为排尿时哭闹或拒绝排尿。

D. 持续性的昏睡或者易激惹乃至症状恶化:可能提示脑膜炎。

E. 拒绝负重或使用四肢:可能与感染性关节炎或骨髓炎相关。

F. 红色斑丘疹:退热后几日出现一过性红色斑丘疹是玫瑰疹的特点。咳嗽、鼻黏膜卡他症状、结膜炎以及融合性的红斑提示麻疹。如砂纸样皮疹的猩红热患者可以见到特征性的草莓舌。斑疹、丘疹、水疱从脸到躯干再到四肢如同农作物一样蔓延生长(但手掌和脚掌少见)的疾病多为水痘。天花开始于口腔黏膜,面部和上肢,然后扩散到躯干和下肢,往往涉及手掌和足底,初期的丘疹同时演变成水疱,然后是肚脐样的脐脓疱。

四、体征

A. 在使用退热药物后体温降低的幅度通常无助于鉴别细菌性感染抑或是病毒性感染。

B. 观察患儿的表现或者患儿与父母/看护者的互动关系通常可以让医师决定患儿潜在疾病的轻重。对超过 3 个月大小的患儿应根据临床表象分类为中毒性和非中毒性,这有助于决定是否需要对疾病病因进行更为深入的调研。

1. 由 McCarthy 工作组(1982)创立的急症观测评分(The Acute Illness Observation Scale, AIOS)尝试在使用退热药物之前,基于就坐于看护者面前发热患儿的临床表现,预测其是否隐藏着严重的基础疾病(表 50-1)。

表 50-1

急症观测评分（Acute Illness Observation Scales, AIOS）

观测项目	正常——1	中度损伤——3	严重损伤——5
哭闹特征	正常声音大声哭叫或因为满足没有哭闹	呜咽啜泣	微弱的哭泣，悲啼或者高音调哭闹
对双亲刺激的反应	短暂哭闹然后停止或因为满足没有哭闹	断断续续的哭闹	不停地哭闹或者根本没有反应
精神状态变化	在唤醒状态下可持续清醒，在睡眠时予以刺激将立刻被唤醒	唤醒时短暂睁眼，予以持续刺激方能保持唤醒状态	持续睡眠状态不能唤醒
肤色	粉红色	四肢末端苍白或发绀	苍白，发绀，斑白，青灰
脱水情况	皮肤眼睛正常，黏膜湿润	皮肤眼睛正常，口腔黏膜稍干燥	皮肤苍白，眼睛凹陷，口腔黏膜干燥
对社交行为的反应（交谈、微笑）	微笑，2 月龄以下"警醒"*	微笑短暂，2 月龄以下短暂"警醒"	没有笑容，表情焦虑或呆滞，2 月龄以下不会"警醒"

*"警醒"：适用于 2 月龄以下的患儿，因为这类患儿尚不具备社交性微笑

经作者同意，转自 McCarthy PL, et al. Observation scales to identify serious illness in febrile children. Pediatrics, 1982, 70:806. Copyright: American Academy of Pediatrics (AAP)

2. 如果 AIOS 评分≥16，92% 的患儿有严重的基础疾病，如果 AIOS 介于 11～15，这一比例是 26%，如果 AIOS≤10，那么这种可能性只有 2.7%。

3. 当儿童正常微笑时，不会有严重疾病。在另一项研究中，儿童社交性的微笑并不能完全除外严重的细菌感染。

4. 一项研究显示。对 4～8 周的婴儿，AIOS 只能检出半数以下的重病患儿。当人群中菌血症发生率下降时，AIOS 的敏感性和阳性预测值也会下降。

C. 和特殊疾病相关的体征列于表 50-2。

表 50-2

发热患儿的体检发现和临床线索

身体局部或系统	体检发现	患儿疾病
皮肤	淤疹	脑膜炎球菌血症
	或随淤疹之后出现的斑丘疹	洛矶山斑疹热
头部	囟门凸起，颈项强直	脑膜炎（2 岁以下患儿稍晚的临床表现）
眼睛	结膜炎	相关的中耳炎、川崎病、麻疹（伴随咳嗽、鼻炎）
	眼周红肿	眼眶周围蜂窝织炎
耳朵	鼓膜发红暗淡	中耳炎
	耳后肿痛	乳突炎
鼻子	脓性鼻漏	鼻窦炎
	鼻发热	肺炎或其他引起呼吸窘迫的疾病
咽喉	喘鸣	喉气管支气管炎（哮吼）
	喘鸣伴流涎、吞咽困难、失声	会厌炎
	软腭、悬雍垂淤斑	链球菌性咽炎
	软腭、扁桃体的小囊泡或溃疡	疱疹性咽峡炎
	舌、唇、颊黏膜小囊泡或溃疡	疱疹口炎

（续　表）

身体局部或系统	体检发现	患儿疾病
胸部	草莓舌	链球菌咽炎或川崎病
	呼吸急促，三凹征、呼吸音降低、啰音（有可能不出现）	肺炎
	干啰音	支气管炎
	哮鸣音	支气管炎、哮喘（异物吸入或其他原因）
心脏	杂音	亚急性细菌性心内膜炎、风湿热（或因为血流量增加的其他情况）
腹部	移动性、加重的局部压痛	阑尾炎或其他引起腹膜刺激征的情况
直肠	直肠肿块	直肠周围脓肿或阑尾穿孔
肌肉骨骼	拒绝负重或使用四肢	脓毒性关节炎或骨髓炎，特别是髋部

经作者同意，转自 Kimmel SR, Gemmill DW. The young child with fever. Am Fam Physician, 1988, 37: 202. Copyright © 1988 American Academy of Family Physicians.

五、实验室检查

A. 实验室筛查有助于决定中度患病（例如 AIOS 介于 11～15）随后的诊断性检查是否需要。这些中度患病的患儿应该没有明显的感染灶或高热/持续性发热但一般状况良好。

1. 对于日龄超过 28 天的婴儿，下列情形提示有细菌性疾病：白细胞计数 ≥15 000/μl，绝对中性粒细胞计数 ≥10 000/μl。

2. 以上试验对严重细菌性疾病（serious bacterial illness，SBI），如肺炎、脑膜炎或菌血症的阳性预测值为 8%～10%，因此，许多筛查试验阳性

的患儿一般不会潜藏有 SBI。

3. 任何试验都不可能检测到全部菌血症或其他严重疾病的患儿。某些脑膜炎的患儿白细胞计数 ≤15 000/μl，而某些严重败血症的患儿白细胞计数 ≤5 000/μl。

4. 在解释筛查试验时应该对患儿进行仔细的临床评估。一个阳性试验结果更可能明显发生在一名病态表现的患儿或有潜在危险因素的患儿，而非一名看起来不错的患儿身上。

B. 随后的诊断性试验（表 50-3）应该对中重度发热患儿（AIOS≥10）或筛查试验结果异常的患儿进行。

表 50-3

对没有明显感染灶的发热患儿进行的诊断性检查

检查	指征	注解
胸片	突然发热，呼吸急促、呼吸音减低、WBC≥20000/μl	普通的听诊可能漏诊肺炎
尿常规、尿培养和药敏	小于 6 月龄的男孩或未受割礼的 1 岁以下患儿，或 2 岁以下女童	新生儿膀胱导尿；大龄儿童置入导尿管；尿常规阴性也不能排除感染
腰椎穿刺	3 月龄以下患儿，或易激惹，或嗜睡；饮食不良，癫痫发作，囟门凸起，或颈项强直	使用带有管芯的针，考虑收入院
血培养	3 岁以下患儿，高度怀疑菌血症，AIOS≥11，有或没有 WBC≥15000/μl	抽取 0.5～2ml 的血；门诊患儿一次检查足够
粪多形核细胞检查，粪培养＋药敏	突发腹泻或血性腹泻，一天超过 4 次，而且腹泻之前没有呕吐	每个高倍镜视野下≥5 个多形核细胞即为阳性

AIOS：acute illness observation scale

六、治疗(图 50-1)

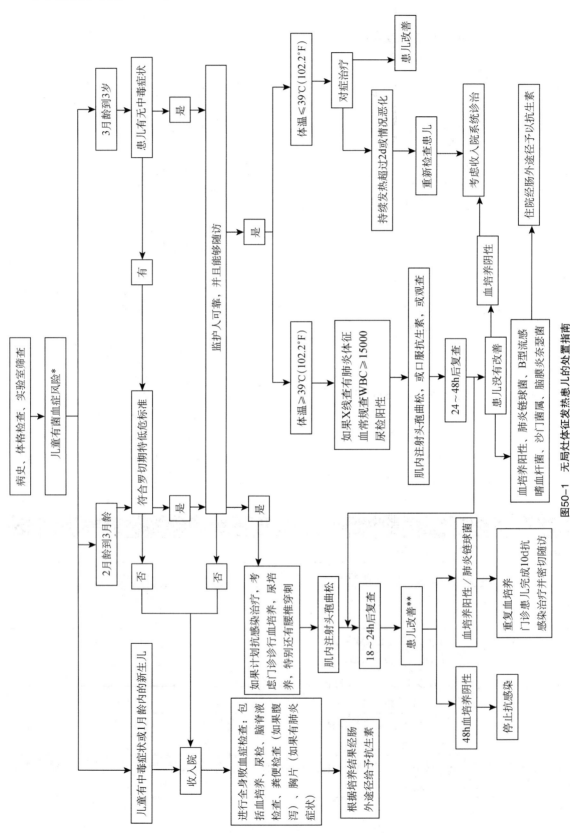

图50-1 无局灶体征发热患儿的处置指南

*儿童有菌血症风险：患儿免疫受抑制，或接受过脾切除手术，或有镰状细胞贫血、白血病、肾病，以及其他一些可使患儿处于致命细菌感染高危状态（应同中毒症状患儿处理）；**没有中毒症状、菌血症、发热的中耳炎或泌尿系统感染患儿可以在门诊接受抗感染治疗

A. 出现下列情况建议住院治疗

1. 小于 1 月龄的婴儿，体温≥38℃，疑有败血症，且需经肠道外途径给予抗生素，而微生物培养结果尚待明确时。

2. 1～3 月龄的发热婴儿，如果他们不符合罗切斯特低危评分标准（表 50-4），而且根据临床表现、体格检查以及实验室检测患菌血症和 SBI 的风险存在，他们就应该收入院进行下一步的评价和治疗。

3. 任何免疫抑制患者、中毒表现患者、可能存在重症疾病导致发热的儿童患者（如 AIOS 评分≥16）、已存在或潜在将其置于暴发性感染高危风险下的患者，均需收住院。

B. 门诊处理

1. 对适合门诊治疗的患者应立即着手特异性治疗。参见第 13 章下呼吸道感染，第 16 章胃肠炎，第 22 章中耳炎，第 55 章鼻窦炎，第 57 章咽炎。

2. 1～3 月龄的发热婴儿，如果他们符合罗切斯特低危评分标准，而且他们拥有优秀的护理人员（可以在 30min 内通过电话和医生联系并且予以药物治疗）进行照顾，可以在门诊得到处理。父母被告知在下列情况下应该立即进行医学检查：进食差、呕吐、易激惹或精神很差、皮肤出现疹子或颜色改变。这些儿童应该在留取血培养或导尿尿培养 24h 后进行再评估（图 50-1）。在进行经验性抗感染治疗之前应该考虑进行腰椎穿刺。已经记录到的病毒感染降低了这一年龄严重细菌感染（通常是 UTI）1/3～1/2 的可能性，但仍旧不能完全排除。

3. 如果监护人可靠，对于 3 月龄及 3 月龄以上发热且无局灶体征的儿童，可以进行门诊随访，但应该在 24～48h 进行再评估。

4. 如果进行经验性抗感染治疗，优选的方案是每日肌注 1 次头孢曲松（罗氏芬）50mg/kg，最大每日剂量 1g。阿莫西林/克拉维酸（力百汀）也可以降低菌血症患儿出现局部感染灶的风险，但目前将此抗生素用于这一目的的治疗经验尚不充足。

a. 如果患儿年龄介于 3 个月到 3 岁，体温≥39℃，AIOS 为 11～15，白细胞计数≥15000/μl，那么，在获得血培养标本或其他适宜的诊断学试

表 50-4

罗切斯特低危婴儿评分标准

1. 患儿一般状况良好

2. 患儿此前健康

   足月产儿（孕 37 周及以上）

   围产期未接受抗生素治疗

   没有因不明原因高胆红素血症进行治疗的病史

   过去和现在均未接受抗生素治疗

   此前无住院史

   没有慢性或潜在性的疾病

   住院时间没有超过 1 个月

3. 没有皮肤、软组织、骨骼、关节或耳部感染证据

4. 实验室检查值

   外周血 WBC≥5000～15 000/μl

   杆状核粒细胞绝对计数≤1500/mm³

   尿沉渣每高倍镜视野（×40）下≤10WBC

   粪涂片每高倍镜视野（×40）下≤5WBC（仅用于腹泻婴儿）

WBC：白细胞计数

经作者同意，转自 Jaskiewicz JA，McCarthy CA，Richardson AC，et al，and the Febrile Infant Collaborative Study Group. Febrile infants at low risk for serious bacterial infection—an appraisal of the Rochester criteria and implications for management. Pediatrics，1994，94：391.

验后，就可以开始预定的抗生素治疗。如果患儿没有中毒症状，而且完成了一系列的肺炎链球菌疫苗接种，抗生素治疗可以暂时被推迟。此外，如果患儿可以被召回，而且阳性血培养结果可以快速出报告，抗生素治疗也可以被推迟。

b. 治疗主要针对肺炎链球菌、流感嗜血杆菌、脑膜炎奈瑟球菌，因为它们是潜隐性菌血症最常见的病原体。

5. 对没有感染灶的大龄发热儿童的随访必须在 24～48h 进行，方式可以采用电话或者再检查。

a. 如果患儿一般状况良好，48h 后血培养结果阴性，应该停止抗生素治疗。

b. 如果患儿一般状况改善，而且血培养为肺炎链球菌，在严密观察患儿的情况下，门诊抗生素治疗应该持续 10d。同时还应该进行随访目的的血培养，证实临床治愈。

c. 如果患儿一般状况改善,体温降至正常,但尿培养阳性,那么门诊患儿应根据药敏结果选择抗生素,并将抗感染治疗持续 7～14d。临床诊断肾盂肾炎应该抗感染治疗 14d。如果患儿症状没有改善,或没有进行药敏试验,或目前选择的抗生素治疗效果一般或耐药,应该在抗感染治疗后48h 再次进行尿培养。对 2 月龄到 2 岁的患儿,应该通过肾脏超声或者排泄性膀胱尿道造影摄片(voiding cystourethrography,VCUG)进行尿道的解剖学评价。在 VCUG 期间,患儿应继续接受治疗或预防性抗感染治疗。

d. 如果血培养结果为流感嗜血杆菌、脑膜炎奈瑟球菌、沙门菌属或其他致病微生物,患儿应该被收住院进行肠道外途径给药的抗感染治疗,同时评估感染灶。

e. 如果患儿在随访过程中一般状况变差或者没有改善,应该重新进行病史询问、体格检查和诊断性的实验室检查。这个时候,住院是比较好的选择。

6. 对发热进行治疗的主要目的是让儿童感到舒适,对家长们应该进行以下教育:

a. 如果患儿≥6 月龄,体温≥38.9℃,可以使用对乙酰氨基酚,10～15mg/kg,每 4 小时 1 次,每日最多 5 次,布洛芬,5～10mg/kg,每 6～8 小时 1 次,进行退热治疗。

b. 患儿体温≥40℃(104 ℉),对布洛芬或对乙酰氨基酚反应差,可以进行温水擦浴,禁用酒精和凉水。

c. 薄毯覆盖患儿,多鼓励患儿饮水。

d. 单纯发热一般不会危及生命,它仅是潜在疾病表现出来的症状,观察患儿的行为要比频繁测量体温更为重要。

(张存泰　黄　葵　译)

参考文献

[1] American Academy of Pediatrics. In:Pickering LK, Baker CJ, Long SS, McMillan JA, eds. 2006 Red Book:2006 Report of the Committee on Infectious Diseases. 27th ed. Elk Grove Village, IL: American Academy of Pediatrics,2006:375-377,441-452,591-595,610-620,711-725.

[2] American Academy of Pediatrics Committee on Quality Improvement, Subcommittee on Urinary Tract Infection. Practice parameter: the diagnosis, treatment,and evaluation of the initial urinary tract infection in febrile infants and young children. Pediatrics,1999,103:843.

[3] Baraff LJ. Management of fever without source in infants and children. Ann Emerg Med,2000,36:602-614.

[4] Ishimine P. Fever without source in children 0 to 36 months of age. Pediatr Clin N Am,2006,53:167-194.

[5] Peck AJ, Bresee JS. Viral gastroenteritits. In:McMillan JA,Feigin RD,DeAngelis C,Jones MD,eds. Oski's Pediatrics Principles and Practice. 4th ed. Philadelphia, PA: Lippincott Williams & Wilkins,2006:1288-1294.

[6] Ward MA, Lorin MI, Kline MW. Fever without source. In:McMillan JA, Feigin RD,DeAngelis C, Jones MD, eds Oski's Pediatrics Principles and Practice. 4th ed. Philadelphia, PA: Lippincott Williams & Wilkins,2006:908-911.

第51章　盆腔疼痛

Meredith Ann. Goodwin, MD

要点

- 盆腔疼痛发生于成年女性的脐下，可以表现为急性（≤6个月）或慢性（＞6个月）。
- 盆腔炎症、异位妊娠、阑尾炎、泌尿系统感染，以及附件肿块破裂/扭转/出血是急性盆腔疼痛的最常见原因。
- 除非明确了致病因子，慢性盆腔疼痛的治疗是经验性的。

一、定义

盆腔疼痛（pelvic pain，PP）发生于成年女性脐部以下。急性盆腔疼痛（acute pelvic pain，APP）指疼痛时间在6个月以内，慢性盆腔疼痛（chronic pelvic pain，CPP）持续时间超过6个月。妇科方面的病因包括异位妊娠、急慢性盆腔炎（pelvic inflammatory disease，PID）、附件包块及其蒂扭转、子宫内膜异位症、痛经、子宫的炎症，以及慢性盆腔充血。胃肠道方面的原因包括胃肠炎症、肠易激惹综合征、阑尾炎、肠梗阻、疝气、直肠周围脓肿、憩室炎、肠系膜缺血、肠系膜淋巴结炎，以及炎症性肠病。泌尿系统的病因包括间质性膀胱炎、尿石症，以及肾盂肾炎。肌肉骨骼方面的原因包括腹壁血肿、自发性的腹直肌肌鞘血肿、髂腹股沟和髂腹下神经卡压、肌盘腹痛综合征，以及嵌顿性疝。疼痛还可以来自其他器官，也可以是心理方面的因素。本章节着重探讨成年女性妇科方面的PP。其他方面引起的PP可以参见第1章（腹痛），第16章（腹泻），第21章（女性排尿困难），第46章（肌痛），以及第52章（肛周不适）。

二、诊断

PP是一个非常重要的健康问题。10%的门诊患者因此就诊，10%的妇科患者和其相关，导致了12%的子宫切除术，以及40%的腹腔镜检查。PP在每年初级卫生保健中所占比例（3.8%）和哮喘和背部疼痛相关。罹患此症的妇女常伴随抑郁症发病率增高，躯体化症状更加明显，以及为缓解症状的药物滥用。PP的相对频率既受患者年龄也受人群危险因素的影响。例如，在性传播疾病流行的青年妇女中间，急慢性PID是常见的病因，育龄妇女更多的是子宫内膜异位症、泌尿道感染，以及卵巢囊肿，绝经期妇女更常见的是胃肠道或泌尿生殖道的疾病，此外，这一年龄出现的附件包块很可能是恶性的。

A. APP：占急诊量的5%，其中10%的患者需要急诊手术治疗。

1. PID　在美国，由于存在无症状的患者和亚临床感染的患者，PID确切的发病率和流行状况尚不明确。据估计，每年PID的发病率在0.10～0.13/100 000，近百万的15～39岁的美国妇女受其影响。PID的危险因素包括年龄（15～24岁）、此前的3个月有多性偶或新性偶、既往罹患衣原体或淋球菌宫颈炎、PID的患病史，以及置入宫内节育器（intrauterine medical device，IUD）后的初几个月内。

2. 附件包块扭转或破裂（16%）　危险因素

包括生育年龄、此前盆腔手术史、卵巢囊肿或 PID 的病史、带蒂的子宫平滑肌瘤,以及此前的输卵管结扎手术史。2/3 的卵巢肿瘤发生于育龄妇女,其中 $80\%\sim85\%$ 是良性的。功能性囊肿更常见于吸烟的患者,但少见于使用口服避孕药的患者。多数功能性的囊肿发生于经期的第 $20\sim26$ 日,而且没有破裂的黄体囊肿所产生的症状和附件扭转很难鉴别。皮样囊肿发生扭转的风险将近 15%。

3. 异位妊娠($1\%\sim2\%$) 全美妊娠妇女中近 2% 发生此症,其中 $20\sim29$ 岁的妇女占到了 40%。预测因素包括输卵管手术史、输卵管疾病(因其改变了输卵管的解剖结构或输卵管的运输功能)、PID(特别是由支原体引起的)、行不育症治疗(排卵诱导或体外受精)、子宫内膜异位症、子宫肌瘤(如果它导致输卵管梗阻),以及极少见的宫内己烯雌酚暴露。避孕方式影响着异位妊娠的发生率,口服避孕药(oral contraceptive pills,OCPs)为 $0.005/1000$,IUD 为 $0.020/1000$,输卵管结扎术为 $0.318/1000$。

4. 子宫肌瘤 多数情况下是没有症状的,临床上有症状者 $20\%\sim25\%$ 是育龄妇女,是绝经前妇女最常见的盆腔实体性肿瘤。有临床症状的子宫肌瘤见于 20% 的 35 周岁以上妇女,40% 的 50 周岁以上妇女。$50\%\sim70\%$ 的非洲裔美国妇女受此疾病影响。其他的一些高危因素包括家族史(确切的遗传机制尚未明确),从未生育,非吸烟者,以及因为雌激素分泌增加引起体脂增多而导致的 BMI 升高。子宫肌瘤的急性变性或蒂扭转可以引起 APP。

B. CPP:占寻求医疗救治妇女的比例为 $14\%\sim16\%$,$15\sim73$ 岁妇女中的发病率达到 $38.3/1000$。61% 的患者中病因不明。在此类患者中进行创伤或创伤后的应激筛查是必要的(B 级证据)。

1. 子宫内膜异位症 占患有 CPP 妇女的比例为 $45\%\sim50\%$。育龄妇女中达到 $20/1000\sim100/1000$,不育妇女中达到 $250/1000\sim350/1000$。子宫内膜异位症的危险因素包括家族史(一级亲属危险性增加 7 倍)、遗传异常、免疫系统疾病、亚裔祖先、吸烟、喝酒、缺乏运动、阴道或宫颈狭窄,以及子宫异常(子宫角阻塞、体腔化生)。子宫内膜异位症的发病率与 BMI 呈反比关系。

2. 经间疼痛 是由于卵细胞从卵巢表面释放并伴有少量出血而引起的。25% 的排卵期妇女有此类经历。

3. 痛经(15%) $30\%\sim35\%$ 的妇女经历过痛经,其中 15% 的妇女每个月都要经历 $1\sim3$ 天的严重疼痛,乃至严重影响当时工作生活(参见第 18 章)。

4. 慢性性交困难(35%) 见于 $8\%\sim22\%$ 的女性(A 级证据),而超过 60% 的女性在其一生中的某个时刻经历过这种痛苦。危险因素包括糖尿病、滥用酒精或者大麻、PID、使用甲羟孕酮、劳累、焦虑、应激、抑郁、性虐待、会阴或外阴手术、阴道壁瘢痕形成的固定狭窄、性唤起不充分引起的阴道干燥,以及阴道痉挛(B 级证据)。提肌痉挛以及缝线或剥离引起的神经痛可能也促成了 CPP。

5. 粘连 在 25% 的 CPP 患者中得到诊断,但它是否成为病因仍然有争议。2.9% 有手术史的女性经历过这种由于粘连引起的疼痛。其与手术部位相关,直肠或结肠手术有更高的发病率,随后的是卵巢手术。无论剖腹手术抑或腔镜手术,术后粘连的发生率没有明显的差异。

6. 子宫肌瘤 多数情况下是没有症状的,但也可以成为 CPP 的病因。

7. 心因性疼痛 有躯体化症状病史的女性,有被性虐待史的女性、创伤后应激引起紊乱的女性,以及患有抑郁症的女性常常会出现 CPP。遭受过性虐待的女性 50% 有 CPP。分别有 50% 或 31% 的女性有抑郁伴发 CPP 或焦虑伴发 CPP。

三、症状(表 51-1~表 51-3)。

A. 定位和定性

1. APP

a. 单侧的中重度锐痛发生于卵巢蒂扭转、异位妊娠破裂、PID、输尿管绞痛、憩室炎。

b. 双侧的或中线弥漫性的锐痛见于 PID、黏膜下类纤维瘤破裂、纤维瘤蒂扭转、腹部内出血以及肠梗阻。

c. 钝痛、压痛见于肠系膜淋巴结炎、肠系膜缺血和憩室炎。

2. CPP

a. 深部的钝痛见于间质性膀胱炎和肠易激

惹综合征。

b. 在肌筋膜综合征患者中,可以发现具有重复性的、位于腹部或者背部某个解剖部位的疼痛触发点。

c. 盆腔胀痛可以见于子宫肌瘤向毗邻器官施压。可以导致输尿管梗阻,压迫直肠乙状结肠引起便秘或肠梗阻,压迫盆腔静脉引起下肢静脉淤滞乃至有可能引起血栓性静脉炎。

表 51-1

急性盆腔疼痛常见原因的发现

诊断	定位/定性/疼痛的时间特点	其他症状	体征
卵巢囊肿	单侧的、压迫性的、严重的/弥漫的下腹部疼痛(破裂后)。月经的 7d 内,随着体力活动紧张而加重	如果是黄体囊肿,月经延迟	光滑的活动性包块;如果破裂表现为腹膜炎体征
盆腔炎	通常双侧的、缓慢起病的下腹部疼痛,经期前后加重	发热、阴道排出物、排尿困难、异常阴道出血、背痛、直肠压力、附件压痛/增厚、宫颈触痛	见表 51-3
附件扭转	单侧的中到重度的疼痛,突然发作,在 24～48h 出现	恶心、呕吐	附件包块,患侧压痛,可以通过扭转补救法复原
异位妊娠	弥漫性或局部的、下腹部钝痛或如疝气痛,如果腹腔出血,疼痛向双肩放射	停经或异常阴道出血(子宫出血/月经量过多),恶心,乳房触痛	附件压痛/包块,子宫轻度增大,腹膜炎体征,腹胀,如果出血较多将发生休克
子宫肌瘤	下腹正中线压痛,背痛,扭转或变性时有中到重度的疼痛	月经量过多,子宫不规则出血,扭转时恶心呕吐,增大时会有排尿困难,不育,精神性性交困难	增大,子宫结节,如果变性/扭转会有触痛,可能会出现贫血

表 51-2

慢性盆腔疼痛常见原因的临床发现

诊断	定位/定性/疼痛的时间特点	其他症状	体征
子宫内膜异位症	可变的,耻骨中线附近,与月经周期相关	精神性性交困难,排便疼痛,不育,血尿	通常没有;子宫骶骨韧带可以触及囊肿或结节
经间痛	耻骨,月经中期的钝痛或锐痛,持续数小时到 3d	没有	没有
精神性	可变的	抑郁、焦虑、背痛、疲劳、恶心	抑郁或焦虑的体征,盆腔检查通常正常,偶有触痛
痛经	始于下腹部,先于月经或正当月经,精神性性交困难,放射到直肠	排便疼痛、恶心呕吐、头痛厌食、偶尔腹泻	没有
子宫肌瘤	持续性的中度疼痛,但疼痛不加重	月经量过多、子宫不规则出血、盆腔胀痛	体检或 TVU 发现增大不规则的子宫
精神性性交困难	进入阴道时钝痛或在性交时盆腔深部疼痛	焦虑、抑郁、性功能异常、阴道干涩感染	创伤后应激障碍、焦虑、抑郁
粘连	典型的单侧的病灶处的疝气痛	胀气、恶心	弥漫性的腹部触痛没有肿块,可能使盆腔脏器活动度减低

表 51-3

盆腔炎的诊断标准

最低诊断标准:子宫或附件或宫颈的触痛

附加诊断标准:口温≥38.8℃,宫颈采样培养沙眼衣原体或淋球菌阳性,镜检发现白细胞,血沉加快,C 反应蛋白浓度升高,以及异常的宫颈或阴道的黏液脓性分泌物

确诊标准:组织内膜活检有子宫内膜炎的组织病理学依据,TVU、MRI 显示增厚的充满液体的输卵管,腹腔镜检查同盆腔炎一致

(源于美国国家疾病控制和预防中心)

B. 发病/病程

1. APP。突发性的疼痛提示空腔脏器的急性穿孔或腹膜内出血;炎症或阻塞发病多为渐进性的。

2. CPP。疼痛可以是锐痛或钝痛,阵发性的或持续性的。通常是逐步发生,可以表现为周期性发病。

C. 相关的症状

1. 28%的子宫内膜异位症、精神性性交困难和肠易激惹综合征患者有显著的性功能障碍。

2. 药物滥用、躯体化症状、抑郁以及创伤后应激见于 60%~70%的 CPP 患者,这类患者中经历过躯体受虐史的比例高达 25%。

四、体征(参见表 51-1 至表 51-3)

也可以参见慢性子宫内膜炎、附件肿块、盆腔充血综合征,以及卵巢残留综合征。

慢性子宫内膜炎

非妊娠妇女的慢性子宫内膜炎常出现 CPP,病因包括感染(PID、结核)、IUD、黏膜下平滑肌瘤或者放射治疗。典型的临床表现为月经量过多、子宫不规则出血、阴道黏液脓性分泌物以及增大触痛的子宫。推荐的治疗包括取出 IUD,使用阿奇霉素或多西环素(A 级证据)治疗沙眼衣原体或未知病原体。结核菌应该采用联合用药治疗 9~12 个月。为诊断可以进行子宫内膜活检。

附件包块

具有生殖系统(子宫、乳腺、卵巢)恶性肿瘤家族史、BRCA 基因表型、未产妇、早发月经,以及更年期推迟是卵巢肿瘤的高危因子。15 岁以下女性的卵巢肿瘤 80%为恶性,30%~60%绝经期以后的女性是恶性。附件肿块可以因为卵巢包块扭转或者卵巢囊肿破裂出血而引起 APP。小囊肿(≤4cm)的破裂一般没有症状。发现卵巢包块的方法依赖患者的年龄和肿块的大小。由于初潮以前的生殖系统肿瘤具有高度恶变可能,所有这些患者都应进行经阴道超声检查(transvaginal ultrasound,TVU)并考虑手术切除。对于育龄妇女附件包块通常是卵泡或黄体囊肿,或者 PID 的并发症(输卵管积水或输卵管卵巢囊肿)。如果疼痛不剧烈或没有反复发作,对于分娩年龄的妇女触诊小于 6cm 的囊肿可以在 6 周后重复盆腔检查进行监测。任何持续存在,或在定点分层观察中有增大趋势,或触诊即超过 6cm 者都应该接受 TVU 评价。绝经后妇女具有高度恶变危险(表面上皮细胞或间质细胞)也需要进行 TVU 和肿瘤因子 CA125 的评估,有时也许还需要 CT 检查。附件包块的处理应该在妇科接受评估和手术切除,除非是育龄妇女小的(≤6cm)、囊性的肿瘤,而且它们也并非持续存在或有增大趋势。

盆腔充血综合征

　　盆腔充血综合征由自主神经功能紊乱引起,表现为平滑肌痉挛,盆腔血管充血。常同时伴有盆腔、外阴和大腿的静脉曲张,以及心理异常(抑郁、焦虑、创伤后应激紊乱)。典型的症状包括下腹部和背部的疼痛、痛经、精神性性交困难、异常的子宫出血、长期疲劳,以及肠易激惹综合征。疼痛通常由排卵开始,持续贯穿整个月经。体格检查可以发现子宫增大有压痛,卵巢有多个卵巢囊肿,以及子宫骶韧带压痛。对怀疑有盆腔充血综合征的患者的检查措施包括结合多普勒技术的 TVU,以及通过盆腔血管造影(盆腔充血综合征的金标准)发现子宫和卵巢静脉造影剂消失延迟。由于治疗费用以及可能发生的副作用,处理应基于症状而非静脉曲张。一线治疗包括持续使用孕激素(口服乙酸甲羟孕酮,30mg/d,连续使用 6 个月)进行激素抑制。对完成分娩的妇女可以把盆腔静脉经导管栓塞术、子宫切除术伴或不伴卵巢切除术作为备选方案。

卵巢残留综合征

　　卵巢残留综合征是一种少见的情况,常因双侧卵巢切除后残留功能性卵巢组织引起。症状常于术后 2~5 年发生,包括周期性的(常处于黄体期)、持续单侧的 CPP 和精神性性交困难,伴或不伴有附件包块。患者否认存在更年期症状。滤泡刺激激素和黄体生成素处于典型的绝经前范围,虽然偶尔也有可能残存的卵巢组织没有足够活性抑制滤泡刺激激素水平。TVU 和 CT 扫描有助于识别附件包块。促性腺素释放激素(gonadotropin-releasing hormone,GnRH)激动剂可能有助于缓解症状但不能长期使用。对 GnRH 激动剂有效果的患者可能对手术切除残存组织有效果。

五、实验室检查(表 51-4,表 51-5)

　　A. **妊娠试验(血清或尿)**:对于所有具备完整子宫的育龄 PP 患者均应列作必查项目。

　　1. 当前使用的大多数尿妊娠试验可以检测到受孕 3~4d 后体内的人绒毛膜促性腺激素(human chorionic gonadotropin,hCG)水平(15~100U/ml)。稀释过的尿液可能降低敏感性。目前的多数尿妊娠试验在预测周期的首日敏感性可以达到 84%~94%,而再经过 1 周后敏感性达到 97%。

　　2. 血清 β-hCG 定量检测在受孕后 1 周处于 2~25mU 水平,并在受孕后头 1 个月,每过 2 天,其在体内的浓度呈倍数关系增长。对于异位妊娠的患者而言,血清 β-hCG 水平处于平台期乃至下降。

　　B. **全血细胞计数**:56%PID 患者和 36%急性阑尾炎患者白细胞计数正常。

　　C. **宫颈 DNA 探针检测**:对淋球菌敏感性达到 86%,特异性达到 99%;对沙眼衣原体敏感性达到 93%,特异性达到 98%。

　　D. **经阴道超声**(transvaginal ultrasound,TVU):检测附件包块的敏感性可以达到 60%~84%,特异性可以达到 90%~98%。TVU 结合多普勒技术可以增强诊断子宫内膜瘤、盆腔充血综合征、卵巢或附件包块蒂扭转和卵巢新生物的效果。

　　E. **MRI**:可以发现 TVU 漏诊的小的囊性病变(例如子宫内膜瘤)。其敏感性和特异性分别为 71%和 82%。压脂技术可以将敏感性和特异性提高到 90%和 98%。对于将来要求怀孕的妇女,MRI 可以鉴别出单个平滑肌瘤(可以保存子宫)和子宫腺肌病(被迫子宫切除术)。

　　F. **CT**:诊断腹膜疾病(子宫内膜异位症伴或不伴卵巢转移)的敏感性可以达到 92%。MRI 和 CT 的准确性相似,但是比较 TVU,其对卵巢癌的分期和子宫内膜异位症局部病变更敏感。

　　G. **腹腔镜检查**:是评价 CPP 的金标准。超过 49%的妇科腔镜是因为此原因进行的。它用于诊断不明确的患者(例如外科急症、输卵管妊娠),治疗效果差的患者(例如 PID)或必须进行组织诊断的患者(子宫内膜异位症)。

　　H. **血沉**:血沉增快见于 75%的 PID 患者。

表 51-4

对急性盆腔疼痛常见病因诊断有帮助的检查

可疑诊断	检查试验
盆腔炎	β-hCG、全血细胞计数、宫颈分泌物行淋球菌或沙眼衣原体的培养、血沉、阴道湿片、子宫内膜活检、TVU、腹腔镜,如果有肝周炎行肝功能检查
异位妊娠	血清 β-hCG、全血细胞计数、TVU、腹腔镜
附件包块扭转	TVU 结合多普勒技术、CT
子宫肌瘤	TVU、MRI

表 51-5

慢性盆腔疼痛的评估性检查

可疑诊断	检查
粘连	没有
慢性子宫内膜炎	子宫内膜组织活检
精神性性交困难	淋球菌和沙眼衣原体检查、阴道湿片、阴道 pH 值、尿常规、尿培养
子宫内膜异位症	TVU、MRI、腹腔镜
经间痛	没有

六、治疗(图 50-1)

A. APP

1. PID 的治疗。应该提高病原体(淋病奈瑟菌、沙眼衣原体。厌氧菌、革兰染色阴性的肠杆菌、人支原体、脲支原体)的覆盖度,治疗潜在的疾病(急性子宫内膜炎、输卵管炎、腹膜炎),预防并发症(15%的病例有输卵管卵巢囊肿,30%的患者有菲-休-柯三氏综合征、败血症)。

　　a. 住院 PID 患者的治疗。对下列情况的孕期妇女推荐胃肠外途径给予抗生素:病情严重有发热呕吐,外科急症(阑尾炎、输卵管卵巢脓肿)不能排除,或门诊抗感染治疗效果不佳或不能耐受。静脉使用头孢替坦 2g,每 12 小时 1 次;或头孢西丁 2g,每 6 小时 1 次,同时口服或静脉使用多西环素,100mg,每 12 小时 1 次。临床症状缓解后24 小时停止静脉抗生素治疗,口服抗生素治疗需要持续 14d。

　　b. 门诊治疗(表 51-6)。在等待培养结果之前可以开始经验性治疗。

表 51-6

盆腔炎的门诊治疗

美国国家疾病控制和预防中心推荐的门诊疗程

头孢曲松 250mg 单剂量肌内注射

加

口服多西环素 100mg bid,持续 14d

加用或不加用

口服甲硝唑 500mg bid,持续 14d

或者

头孢西丁 2g 单剂量肌内注射和丙磺舒 1g 同时单剂量口服

加

口服多西环素 100mg bid,持续 14d

加用或不加用

口服甲硝唑 500mg bid,持续 14d

或者

其他第三代头孢菌素(如头孢唑肟、头孢噻肟)经非胃肠道途径给药

加

口服多西环素 100mg bid,持续 14d

加用或不加用

口服甲硝唑 500mg bid,持续 14d

来源于美国国家疾病控制和预防中心,2007 年更新

2. 异位妊娠

a. 对于异位妊娠破裂需要进行妇科会诊和手术，特别是出现血流动力学不稳定的患者，或不能进行药物治疗监测的患者，药物治疗失败的患者（输卵管长度≥3cm，血清 β-hCG 超过 5000mU 或 TVU 提示有胎心活动者）。

b. 其他异位妊娠患者既可以使用甲氨蝶呤或者进行期待治疗。对于 94％没有外科指征的患者甲氨蝶呤的有效性达到 86％（表 51-7）。

表 51-7

异位妊娠的甲氨蝶呤治疗方案

天数	单剂量治疗	多剂量治疗
0	实验室检查：hCG、全血细胞计数、转氨酶、肌酐、血型（包括 Rh 血型）	实验室检查：hCG、全血细胞计数、转氨酶、肌酐、血型（包括 Rh 血型）
1	甲氨蝶呤 $50mg/m^2$ 肌内注射	甲氨蝶呤 1mg/kg 肌内注射
2	—	甲酰四氢叶酸 0.1mg/kg 肌内注射
3	—	实验室检查：hCG 如果降幅≤15％，在第 3 天重复剂量；如果降幅超过 15％，每周随访直到不能检出；最大只能重复四个周期的甲氨蝶呤/甲酰四氢叶酸
4	实验室检查：hCG	—
5	—	—
6	—	—
7	实验室检查：hCG：如果在第 4～7 天降幅≤15％，重复剂量；如果降幅超过 15％，每周随访直到不能检出	—

获得授权于 ACP PIER 2007. Ectopic Pregnancy. Drug Therapy：Consider drug therapy with methotrexate to treat ectopic pregnancy. http：// pier. acponline. org/physicians/diseases/d050/tables/d050-t3. html

---

（1）需要进行全血细胞计数和分类、转氨酶、肌酐、血型（包 Rh 分型），以及每周监测 1 次 hCG。如果 hCG 在 4d 后降幅小于 15％，需要追加第二次甲氨蝶呤（$50mg/m^2$）。

（2）甲氨蝶呤的副作用包括胃炎、腹泻、白细胞减少、血小板减少、贫血、肾毒性、肝功能不良、脱发和皮炎。通常副作用较温和，出现于 34％的患者。

3. 妇科急症指附件扭转和带蒂的平滑肌瘤坏死。扭转的卵巢如果带蒂可以通过扭转矫正法补救。子宫肌瘤切除术和子宫切除术是更理想的处理措施。

4. 子宫平滑肌瘤。稳定的平滑肌瘤可以通过非甾体类抗炎药（nonsteroidal anti-inflammatory drugs，NSAIDs）治疗，如口服布洛芬 400mg，每 6 小时 1 次。不愿意接受药物治疗的妇女可行手术（子宫肌瘤切除术或子宫切除术）。术前 GnRH，如亮丙瑞林 3.75mg 每周肌内注射 1 次，可以增加血红蛋白、减少子宫体积和术中失血。因为存在骨量丢失的风险，长期（≥6 个月）使用 GnRH 治疗不被推荐。另一种治疗子宫肌瘤的方法是介入治疗（经子宫动脉栓塞术）。

B. CPP：特异性原因应该找到并得到治疗，否则可以进行经验性治疗。

1. 痛经 参见第 18 章。

2. 子宫肌瘤是 CPP 的少见病因，仅当有症状的时候才进行治疗。参见上文的特别推荐。

3. 子宫内膜异位症相关性的 PP 可以通过药物或手术治疗（通过腹腔镜）（B 级证据）。如果患者没有怀孕计划，药物治疗包括首选口服避孕药（C 级证据）。GnRH 激动剂（A 级证据）或达那唑（B 级证据）作为二线治疗方案（A 级证据）。为处理 GnRH 治疗出现的面部潮红或骨量丢失,可以加用口服炔诺酮,同时使用或不用混合雌激素(A级证据)。腹腔镜常用于子宫内膜异位症的诊断,但在使用 GnRH 激动剂治疗之前并非必需的。达那唑具有雄激素的副作用,这限制了它的使用。三线治疗或维持治疗是在子宫内使用左炔诺孕酮,它可有效减少出血和减轻疼痛,尽管其尚未获得 FDA 批准。

4. 精神性性交困难的治疗在于消除可能的病因。雌激素缺乏润滑不充分,阴道萎缩致使弹性降低,上皮变薄,局部雌激素治疗可以很容易解决这些问题。其他原因的精神性性交困难可以根据潜在的药物或心理情况进行针对性处理。

5. 经间痛通常需要对患者进行教育安慰。为缓解症状可根据处方口服 NSAIDs。口服避孕药丸可能会带来帮助(参见第 95 章)。

6. 有时可能需要妇科手术处理。方法包括腹腔镜(上文已经探讨),粘连松解术,以及子宫切除术。子宫切除术在有些情况下是有效的,但是 40% 的妇女在经过子宫切除术之后仍然有 CPP。粘连松解术的成功率为 0～65%,当粘连密集且累及肠道时,它可以明显改善疼痛。子宫内膜异位症患者可能需要治疗性腹腔镜手术,以行病变的电凝术或激光消融术。临床研究中 66%～80% 的患者获得疗效(A 级证据)。将近 12% 的子宫切除术是由于 PP 而进行的,但是 30% 就诊于疼痛门诊的患者已经进行过子宫切除术却没有得到缓解。

7. 对症治疗

a. 药物方法

(1)口服 NSAIDs(如布洛芬)进行外周镇痛。每个个体对不同的 NSAIDs 反应不一,因此,应该至少尝试三种药物。COX-2 特异性抑制剂也可以使用,据报道其副作用较轻微,尽管它的安全性遭到质疑。

(2)口服阿片类药物可以进行中枢性镇痛(如氢可酮/醋氯酚 5/500mg,1～2 片,每 6 小时 1次),在急性疼痛的处理中得到了较好的认可,然而它在慢性疼痛中的应用是有争议的,但是对于尝试其他方法失败的患者,它可以恢复正常功能而没有明显的副作用。

(3)抗抑郁药也可以用来治疗许多慢性疼痛,如口服帕罗西丁,20mg,每日 1 次,或阿米替林,25～50mg,睡前服用,或同时使用两者。它们被认为可以提高疼痛的耐受性,恢复睡眠,减轻抑郁。

(4)持续口服或肌注孕激素据报道可以改善73% 的患者症状(参见第 95 章)。如乙酸甲羟孕酮,5mg,口服,每日 1 次。

(5)口服避孕药丸。

(6)3 个月后症状没有改善提示需腹腔镜检查明确诊断,特别是心理学评估结果阴性者。

b. 非药物方法包括咨询、针灸、行为放松反馈治疗、社会干预,以及神经破坏治疗。神经破坏治疗应咨询疼痛治疗专家或外科医生,包括骶前神经切除术、子宫骶骨神经切除术、宫颈旁去神经支配、子宫阴道神经节切除术、神经毒素注射、激光治疗、冷冻治疗以及热凝固术。

(张存泰 黄 葵 译)

参考文献

[1] Bordman R,Jackson B. Below the belt—approach to chronic pelvic pain. Can Fam Physician, 2006, 52:1556-1562.

[2] Latthe P,Latthe M,Say L,et al. WHO systematic review of prevalence of chronic pelvic pain:a neglected reproductive health morbidity. BMC Public Health,2006,6:177-183.

[3] Novak E. Berek and Novak's Gynecology. 14th ed. Philadelphia Lippincott Williams & Wilkins,2007.

[4] Sexually Transmitted Diseases Treatment Guideline 2006. MMWR Morbid Mortal Wkly Rep,2006,55(RR11):1-94.

[5] Stones W,Cheong YC, Howard FM. Interventions for treating chronic pelvic pain in women. Cochrane Database Sys Rev,2007,1(2):1-40.

[6] Update to CDC's Sexually Transmitted Diseases Treatment Guidelines 2006. Fluoroquinolones No Longer Recommended for Treatment of Gonococcal Infections. MMWR Morbid Mortal Wkly Rep,2007,56(MM14):332-336.

第52章 肛周不适

Kalyanakrishnan Ramakrishnan,MD

要点

- 虽然良性肛肠疾病,如痔、肛裂、肛门瘙痒和肛周感染很常见,但对老年患者怀疑有大肠癌高风险时也常伴有这些肛周不适。
- 对于年轻有血便患者,无家族病史,肛门镜和乙状结肠镜检查就足够了。对50岁以上的人,特别是伴随疲劳、体重减轻或贫血,需行对比钡灌肠或结肠镜检查排除结肠病变。
- 对于大多数肛周疾病治疗(痔、肛裂的括约肌切开术、肛周感染的引流)可以在局麻下或不需要麻醉下在治疗室进行。

一、定义(图52-1)

肛管肌肉组成包括内括约肌(由不自主环形直肠平滑肌向下延续形成)和外括约肌(由自主骨骼肌椭圆柱环绕肛管)。肛管肌肉参与提肛,并构成盆腔的一大部分。交感神经和副交感神经支配内括约肌,两者都起抑制作用。

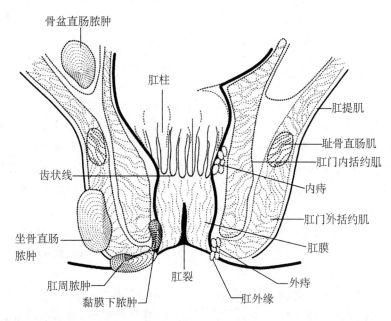

图 52-1　肛管的解剖及病理

齿状线以上的肛门黏膜内衬柱状上皮,由交感神经支配(L_{1-3});齿状线以下的为鳞状上皮,由体神经支配。齿状线以上,由6～14个Morgagni肛柱纵向折叠而成。在齿状线以下的肛门腺体,数量有3～10个,直接开口于肛门。

肛周的主诉有发炎、疼痛、肛管周围不适。痔、肛裂、肛门直肠和藏毛的感染以及肛门瘙痒症是常见的原因。

痔是与肛管连接动静脉隆起形成的纤维血管团。它们的发生与结缔组织的老化有关。继发于便秘的慢性张力可导致直肠的脱垂、变薄和黏膜的易脆性,从而导致直肠出血,且血呈鲜红色。肛周血肿是指直肠静脉丛继发血栓并疼痛性肿胀。

肛裂是由反复的干结大便导致的肛管纵轴撕裂伤。肛管内括约肌痉挛影响愈合。

肛门直肠脓肿是由肛门腺堵塞后继发需氧菌和厌氧菌多重感染所致。

肛瘘是连接肉芽组织的瘘道。其中一开口于肛管,另一开口在肛周皮肤。最常见的原因是肛门直肠脓肿的破裂或引流。

藏毛囊肿是通过增长的毛发,或由于骶尾部的创伤发生的。

一过性的痉挛性肛门直肠痛是耻骨直肠肌痉挛所致。可能的原因包括肛门括约肌松弛,痉挛肌导致肛提肌张力增高,乙状结肠收缩活动增加。

直肠炎是指直肠的炎症(齿状线15cm以内),是由炎症性肠病(IBD),性传播疾病,即奈瑟菌淋病、梅毒、沙眼衣原体、单纯疱疹病毒或巨细胞病毒,或细菌感染所致。也可能是继发于抗生素的使用(艰难产气荚膜梭菌肠炎),放射治疗,或保留肛管的结肠造瘘或回肠造瘘手术。肛门瘙痒症可能由良性肛肠疾病排气,癌前病变(Paget和Bowen病),非原发肛门疾病(接触性皮炎、真菌感染、糖尿病、蛲虫感染、牛皮癣和脂溢性皮炎)所致。

二、常见诊断

A.**痔**:发病率较高(约40%),女性多见,发病高峰为45～65岁。有症状的痔疮发生与年龄、妊娠、盆腔肿瘤、长时间坐位和慢性腹泻或便秘有关。

B.**肛裂**:在男女发生的比例一致,危险因素包括大便干结、慢性腹泻、习惯性使用泻药、性交或检查所致肛门外伤。

C.**肛门直肠感染**

1. 肛门直肠脓肿。发病的高峰期在30～40岁。男女的比例是2:1～3:1。1/3的患者过去有类似病史。危险因素包括使用免疫抑制剂、糖尿病、炎症性肠病(容易复发或有多个脓肿)和妊娠。

2. 肛瘘年发病率是8.6/10万,发生的平均年龄为38.3岁。危险因素包括外伤、克罗恩病、肛裂、肿瘤、辐射、放线菌、结核和衣原体感染。

3. 藏毛疾病的发病率约为0.7%,男性的发病率通常是女性的2倍。相关因素包括与久坐后多汗、臀部摩擦,个人卫生差,肥胖和局部外伤,臀部毛发扭结、粗糙、增长过快等。

D.**肛提肌综合征**:在一般人群,肛提肌综合征发生率为6%～7%,女性往往略多于男性。

E.**痉挛性肛门直肠痛**:成年人的发生率约13%,在女性发生率是男性的2～3倍。原因有压力和焦虑。许多患者还有其他功能性肠道症状。

F.**直肠炎**:主要发生在成年人,男性多见。危险因素包括高风险性行为(肛交、同性恋、多个性伴侣),自身免疫性疾病,放射治疗,免疫功能低下状态,排便改道的患者。经过放疗,5%～20%的患者在3～24个月会发生直肠炎。

G.**特发性肛门瘙痒症**(最常见的类型):多见于男性,通常在夜晚加重。较少见的原因包括良性肛肠疾病,癌前病变和非原发性肛门疾病。

三、症状

肛周疾病的常见症状包括疼痛、出血、肛周肿块、脱垂、皮肤瘙痒和排便异常。

A.**疼痛**:最常见的造成肛门直肠疼痛的病因是肛裂、脓肿、血栓形成外痔。任何病因肛门疼痛都可能会加速肠道运动。

1. 肛裂的疼痛发生在排便时和排便后,最严重的急性期为发病最初的2～3d,在7～10d后缓解。

2. 肛周的钝痛、跳痛,咳嗽、打喷嚏、坐位时加重,排便后缓解,提示肛门直肠脓肿。脓肿面积扩大提至表浅部位时疼痛加剧。

3. 肛周血肿(外痔)受压肿胀后很快会出现疼痛。内痔的绞窄也可造成严重的疼痛、出血,偶尔可有全身的不适。

4. 痉挛性肛门直肠痛的特点是突然发作肛门剧烈的疼痛,持续几秒钟或几分钟,然后完全消失。约 1/3 的患者在排便后出现,有些则在性活动后出现。

5. 里急后重、大便不适感与肠道炎症相关。里急后重伴排便的急迫性提示直肠炎。

6. 肛提肌综合征与慢性或复发的直肠疼痛有关,疼痛可持续 20min 或更长的时间(至少 3 个月),原因包括久坐或排便延迟。有些患者有排便困难或有排不尽感。

B. 出血

1. 痔疮和肛裂可导致大便、卫生纸或抽水马桶上有鲜红色的血。伴有暗色或混合血凝块的大便提示出血来源于肛门附近。痔引起无痛性出血;排便出血伴疼痛提示肛裂。

2. 出血和流脓伴瘙痒和疼痛提示肛瘘。

3. 出血伴疼痛性且不完全与排便相关的肿块提示血栓形成性外痔;出血伴里急后重提示直肠炎。

C. 脱垂: 脱垂发生在 2 度和 3 度痔,通常在排便时,或在走路或提重物时出现,伴随令人不适的填充感,可自发或手法复位。

D. 肛周肿块: 肛周肿块伴疼痛可能是血栓性外痔,或绞窄性内痔脱垂。藏毛脓肿伴疼痛、里急后重提示直肠炎。

E. 排便: 血便伴黏液、脓液,或两者混合是直肠炎、血栓性痔或痔脱垂,肛周或藏毛脓肿,肛瘘,或肿瘤的特点。

F. 疑难杂症: 登革热及其他全身症状(厌食、恶心、呕吐或腹泻)可能伴随痔的绞窄、直肠周围藏毛的脓肿、炎症性肠病和直肠炎。

四、体征

A. 视诊: 皮肤变化提示的牛皮癣、脂溢性皮炎、溃疡或苔藓可能表明存在肛门瘙痒症。在藏毛感染可以观察到窦道、肿胀、尾骨发红或脓性引流物。肛周血肿可表现为在肛门直肠脓肿边缘蓝肿块伴局部红斑、脓性分泌物或肛周水肿。肛瘘可见到外部的瘘口。直肠炎可见从轻微黏液渗出到明显感染导致的自发性出血、脓液排出、糜烂(HIV 患者)。丘疹、水疱、浅溃疡、肛门

周围和生殖器的区域可能会出现疱疹感染。

B. 触诊(包括直肠指检)

1. 触诊疼痛且有波动感的肿块,在肛外缘为肛周脓肿,在骶骨部为藏毛脓肿,在直肠前壁考虑为坐位的直肠脓肿(图 52-1)。

2. 大多数肛裂都是在后面(图 52-1),沿肛门外侧轻轻地触诊或通过肛管镜可以观测到。前肛裂的发病率男性为 1% 和女性为 10%。急性肛裂是新鲜裂伤,而慢性肛裂边缘可隆起,露出内部括约肌白色的水平方向的纤维。括约肌的张力明显增加,指检或肛门镜可再现与排便相似的剧痛。当裂缝是横向,应考虑如梅毒、结核、隐匿性脓肿感染、疱疹、获得性免疫缺陷综合征、恶性肿瘤、炎症性肠病。有时可看到继发性改变,如哨兵桩样改变、裂缝边缘硬结和肛门狭窄、痉挛或内括约肌纤维化。

3. 轻轻触诊时感觉肛提肌过分收缩要注意提肛肌综合征,检查时手指从尾骨向后移动到前方的耻骨。

4. 不是很复杂的内痔触诊不明显。

C. 肛门镜检查: 患者行肛门镜检查时需左侧卧位。肛门镜在麻醉状态下很容易插入。侧视的肛门镜插入的开始部分是右前方,接着是右后方,最后是左外侧,寻找有无凸出到肛门镜的痔疮。

1. 痔疮分为内痔、外痔和混合痔。外痔源于齿状线以下;内痔源于齿状线以上(图 52-1)。内痔常发现于肛管的右前方、右后方、左侧方。作为 1 度内痔是痔疮无脱垂出血,2 度是指受压后脱垂,自动复位,3 度是指脱垂需要手法复位,4 度是指痔脱垂伴绞窄,不能复位。

2. 对于肛裂患者,肛管镜检可以看到肛裂的上述特点。

3. 肛门镜检时看到瘘的内口,可确定为肛瘘。按照 Goodsall 规律,瘘的外开口在肛门中心水平线的前方,经过一条直的瘘道到达齿状线。在这条线后方的瘘开口,沿着弯曲的路径连接到后中线。

4. 沙眼衣原体和淋球菌引起的直肠炎可出现红斑、排便异常及肛管的肿胀。

五、实验室检查

A. 肛门瘙痒症和直肠炎的检查

1. 在肛门瘙痒症的患者,皮肤刮片(氢氧化钾)可以检测到股癣和酵母菌感染。

2. 对直肠炎,92%的患者通过肛门镜行涂片和培养确诊。检测包括细菌、真菌和病毒,Tzanck 检测多核巨细胞,粪检检测 C 型艰难毒素。梅毒可通过直肠排泄物检测时在暗视野发现梅毒螺旋体,通过发现革兰阴性双球菌确诊淋球菌感染。如有必要,可考虑培养 C 型艰难芽胞菌、淋球菌、沙眼衣原体和 H 单纯衣原体或行梅毒血清学检测(RPR)。

B. 皮肤活检:对于可见的肛周皮肤异常,可考虑皮肤活检(切除或穿刺活检),以排除 Paget 或 Bowen 病。

C. 内镜

1. 年龄超过 50 岁的直肠出血患者需行肠镜检查,以排除大肠癌(A 级证据)。

2. 年轻的患者大便出血,且没有结肠癌家族史,只需要行乙状结肠镜检查。

3. 乙状结肠镜或结肠镜检查可以排除肛瘘或肛周瘙痒症相关局部的炎症。内镜下活检可显示隐窝脓肿或其他炎症性肠病的特征。

D. 其他

1. 肛内超声或磁共振成像可以术前确定有无肛门脓肿、其程度和所在的位置。

2. 超声、瘘管造影术、CT 和磁共振成像可能有助于明确经常发作瘘管的原因。

3. 肌电图可以用来鉴别诊断盆底共济失调和肛提肌综合征。盆底共济失调是肌肉松弛异常伴排便困难和排便费劲。

六、治疗

A. 痔疮:痔疮少量出血可通过改变饮食和生活习惯,减少便秘和排便费劲来治疗(见第 12章)。(B 级证据)对于有更多症状的痔疮(如 3 度或 4 度)可能需要手术干预(B 级证据)。

1. 操作步骤

a. 橡皮筋结扎术的适应证是 1、2、3 度痔疮(A 级证据)。经直肠检查后,插入肛门镜、确定痔疮的蒂(首先是最大的痔疮),通过改良的 Allis 钳放入结扎器。在没有不适的情况下,通过痔结扎器套扎痔疮的蒂。多个痔疮结扎可以在一次完成,或按顺序完成。当在齿状线以下或附近时,结扎后有明显的肛周疼痛,因此需要取出或重新结扎。肛门镜/结扎器,附壁抽吸法是对传统的结扎方法的改良。两者的并发症是罕见的(5%),包括尿潴留、出血、蒂滑脱、疼痛、溃疡、血栓形成、会阴部败血症。出血是自限性的,发生结扎后,持续7～10d。约 25%的患者 5 年后需要再次结扎。

b. 红外线凝固法对一和二度痔疮最有效。(B 级证据)红外线通过肛门镜进行照射 1.5s,每个痔尖端照射 3 次。

c. 注射硬化剂硬化治疗(鱼肝油酸钠,5%苯酚和高渗盐水)。将硬化剂通过肛门镜注射至痔顶点的黏膜下层(B 级证据)。硬化治疗导致缺血,诱发纤维化,将痔疮固定在直肠前壁,减少了出血,脱垂。它是作为一种手术方法,不需要特殊的培训或设备。并发症是可能会导致肛周感染、肛门溃疡及纤维化。

d. 对大多数患者肛周血肿采用保守治疗(每天 2 次坐浴,大便软化剂及镇痛剂)。局麻下手术切除术是另一种方法。对于患者如肛周血肿持续2～3d,如果出现溃疡或破裂,或如果保守治疗无效考虑手术切除(B 级证据)。肛膜覆盖在肿胀处,平面可渗透利多卡因和通过 15 号刀片切开,去除血块。通过缝合控制出血后,保守措施仍继续。

2. 对于大的 3 和 4 度痔疮考虑痔疮切除术(B 级证据)。通常由日间手术的外科医生在局麻下进行,患者一般在 2 周后能返回工作。

B. 肛裂

1. 急性(表面)裂缝可通过多进食纤维、容积性泻药,洗澡坐浴,外用皮质类固醇及局部麻醉剂或乳霜(如安那素、Proctosedyl 或 5%利多卡因软膏,每日 2 次)来治疗(B 级证据)。

2. 其他成功的局部疗法有 0.3%硝苯地平合用 1.5%利多卡因软膏,每日 2 次,共 6 周,或0.2%硝酸甘油软膏外用,每日 2 次,连续 8 周,2%地尔硫䓬凝胶,每日 3 次,共 8 周。

3. 肉毒杆菌毒素 A,一种从神经末梢释放的乙酰胆碱抑制剂,在门诊注射到肛门括约肌,可以加快慢性肛裂的愈合(B 级证据)。

4. 如果内科治疗失败,可考虑横向括约肌切开术,由经过培训的外科医生或家庭医生执行(B级证据)。

C.肛门直肠脓肿

1. 对于健康的患者合并局限的脓肿可考虑在门诊局部麻醉下切口引流(B 级证据)。脓肿表面的皮肤通过聚维酮碘清洁、浸润麻醉,用 11 号刀片切开脓腔。皮肤边缘进行清创和脓腔用生理盐水或过氧化氢注射清洗,然后碘仿纱布填满。在患者痛苦或焦虑时可考虑镇静。接着需要继续给予镇痛药,坐浴和排便软化剂。可能需要频繁多次换药,直到肉芽组织生长良好。引流的并发症包括肛周瘘(最常见)、败血症、Fournier 坏疽,少数因败血症死亡。

2. 对于感染局限性差,败血症患者,应在手术室切排,比如免疫功能低下状态的糖尿病患者。

3. 常规使用抗生素的需要尚未确定;对于使用免疫抑制剂、败血症、有心脏瓣膜病或心脏瓣膜换瓣或修补术后的患者考虑静脉注射抗生素。

D.肛瘘:初步处理的重点应为解决急性感染(包括炎症性肠病中的直肠炎)。无论是简单瘘还是多次切排后复杂性瘘管(放射后,复杂的解剖结构)可能需要手术干预(C 级证据)。

E.藏毛窦疾病

1. 保守的非切除手术治疗(剃除臀裂毛发,改善会阴卫生,局部脓肿切开引流)能有效控制绝大多数藏毛窦疾病(B 级证据)。这种治疗方法需要很少的设备,并可让患者早日康复。脓肿引流是皮肤用聚维酮碘消毒后在利多卡因浸润麻醉下用 15 号刀片切开,然后灌洗、填充伤口,方法如前所述。

2. 范围更广泛的或复发性疾病应考虑手术切除,需要转诊至外科。

F.肛提肌综合征:治疗方案包括提肛肌每周 3～4 次手指按摩,40℃坐浴,使用肌肉松弛剂(如地西泮和美索巴莫)以及生物反馈治疗。顽固病例可转诊至胃肠专科通过直肠探头行直流电刺激(C 级证据)。手术切除耻骨直肠肌与很高的大便失禁发生率相关,因此不推荐。

G.一过性的肛门直肠痛:消除疼痛的恐惧紧张情绪,温水洗浴和按摩往往是必需的。在严重的情况下,可吸入沙丁胺醇,每 3 小时 1 吸或 2 吸,或口服地尔硫䓬,2.5～5mg/6h(C 级证据)。

H.直肠炎

1. 在怀疑性传播疾病时,口腔多西环素(100mg,每日 2 次)或复方新诺明双倍剂量(160/800mg,每日 2 次)或环丙沙星(500mg,每日 2 次)治疗 7d。

2. 艰难梭菌直肠炎口服甲硝唑治疗(250mg口服,每日 4 次)或万古霉素(250mg,每日 4 次,7～10d)。

3. 在放射性直肠炎,可考虑类固醇泡沫(氢化可的松 90mg)或灌肠(甲基氢化可的松 100mg或 40mg)2 次,应用 3 周,或在睡前 4g 马沙拉嗪灌肠或栓剂 500mg,每日 1 次或 2 次,持续 3～6 周。口服的马沙拉嗪(800mg,每日 3 次)和柳氮磺胺吡啶(500～1000mg,每日 4 次)应用 3 周,单独应用或与外用治疗结合有可能有效。当对这些治疗没有反应时考虑全身应用类固醇。

I.肛门瘙痒症:治疗取决于病因,排除其他致病情况后,在处理突发或加重条件时,可考虑肛门搔刮缓解瘙痒(C 级证据)。

1. 过度清洁,尤其是使用刷子和腐蚀性肥皂应加以避免。

2. 肛周区域应用清水洗净,以清除洗澡后留下的肥皂。排便之后,应使用湿巾或卫生纸。在两次排便之间,棉球放在的肛门口旁边可能有助于吸收汗液。防止潮湿,如氧化锌,可改善症状。

3. 饮食调整(限制含咖啡因或碳酸饮料,乳制品,酒类,含番茄类食品,奶酪,巧克力)可能有用。

4. 局部应用类固醇(1％氢化可的松)也可以缓解症状,但因会导致皮肤萎缩应避免长期使用。避免使用麻醉药物。

5. 癣和念珠菌对 1％克霉唑霜反应良好,每天 2 次,持续 4 周。

6. 蛲虫的治疗可考虑 100mg 的甲苯咪唑一次,或双萘羟酸羟嘧啶-噻嘧啶 1g。

7. 液氮或 10％鬼臼树脂可以有效地治疗尖锐湿疣。普达非洛连续 3d,每 12 小时应用,也是一种替代方法。4d 后可重复使用。

8.30ml 0.5％亚甲基蓝皮下注射可以改善症状。

(周　仑　张存泰　译)

参考文献

[1] Cataldo P, Neal Ellis C, Gregorcyk S, et al. Practice parameters for the management of hemorrhoids(revised). The Standards Practice Task Force, The American Society of Colon and Rectal Surgeons, 2005. Dis Colon Rectum, 2005, 48:189-194.

[2] Kaiser AM, Ortega AE. Anorectal anatomy. Surg Clin North Am, 2002, 82:1125-1138.

[3] Orsay C, Rakinic J, Brian Perry W, et al. Practice parameters for the management of anal fissures(revised). The Standards Practice Task Force, The American Society of Colon and Rectal Surgeons. Dis Colon Rectum, 2004, 47:2003-2007.

[4] Pfenninger JL, Zainea GG. Common anorectal conditions: Part I. Symptoms and complaints. Am Fam Physician, 2001, 63:2391-2398.

[5] Pfenninger JL, Zainea GG. Common anorectal conditions: Part II. Lesions. Am Fam Physician, 2001, 64: 77-88.

[6] The diagnosis and management of common anorectal disorders. gidiv. ucsf. edu/course/things/anorectal. pdf. Accessed January 13, 2007.

[7] Vincent C. Office management of common anorectal problems. Prim Care, 1999, 26:52-68.

第53章 蛋白尿

Aamir Siddiqi, MD

> 要点
> - 试纸检测出的无症状性蛋白尿可能提示存在肾病,需要进一步评估。
> - 尿试纸检测通常只对蛋白尿敏感,对其他的尿蛋白可出现假阴性结果。
> - 一过性的蛋白尿不是病理情况。
> - 良好的内科药物治疗是阻止蛋白尿发展的重要步骤。

一、定义

蛋白尿是指在成年人每日尿蛋白量超过150mg,或者在儿童每日尿蛋白≥0.1mg/m²。肾病综合征是指成年人每日尿蛋白排泄量超过3.5g,或者在儿童每日尿蛋白≥1g/m²。微量蛋白尿是指每日尿蛋白排泄量在30~150mg。

二、诊断(图53-1)

A.**一过性蛋白尿**:一过性蛋白尿是指孤立的、自限性的蛋白尿,是迄今为止最常见的一类蛋白尿,在单次检测中可发生在4%的男性和7%的女性中。发热和运动被视为潜在的原因。

B.**体位性蛋白尿**:体位性蛋白尿是指蛋白尿出现在直立位时,大约超过60%主要发生在儿童或青少年。

C.**持续性蛋白尿**:5%~10%的持续性蛋白尿患者是单纯的蛋白尿。其通常伴随着肾外的病因,如高血压或糖尿病。在这些患者发展为蛋白尿后5年,大约有50%的患者会合并高血压,并且在接下来的10年有大约20%的患者会发展为肾功能不全。

D.**原发肾疾病**:原发肾疾病包括急性肾小球肾炎、急性肾衰竭、急性肾小管坏死、肾结构的异常如多囊肾可导致蛋白尿。

E.**药物和中毒**:药物和中毒包括抗生素、镇痛药、抗惊厥药、抗高血压药和重金属可导致蛋白尿(表53-1)。

表53-1

药物和毒素造成蛋白尿

急性间质性肾炎	环孢素
头孢菌素	重金属
青霉素	金
磺胺类药物	铅
氨基糖苷类	汞
镇痛药所致肾病	海洛因
非甾体类抗炎药	锂
抗癫痫药物	青霉胺
苯妥英钠	丙磺舒
三甲双酮	磺酰脲类
降压药	甲苯磺丁脲
血管紧张素转化酶抑制剂	

F.**全身疾病**:大约33%的1型糖尿病和25%的2型糖尿病可发展为持续性蛋白尿。溢出性蛋白尿可见于产生异常过量的低分子蛋白的全身疾病如多发性骨髓瘤。

G.**肾炎综合征**:肾炎综合征主要是由微小

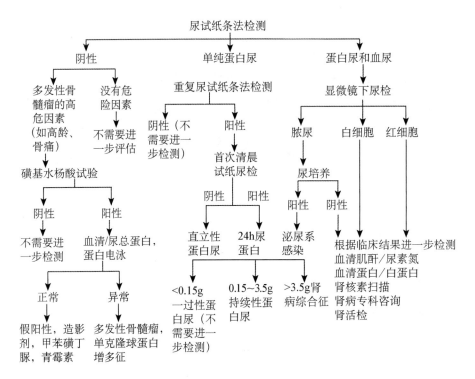

图 53-1　蛋白尿诊断步骤

病变病、局灶性节段性肾小球硬化、膜性肾病、系膜毛细血管性肾炎和系膜增生性肾炎引起。在儿童最常见的微小病变病占到大约 75％ 病例；而在成年人系膜毛细血管性肾炎是最常见的病因。在儿童好发年龄在 2～6 岁。在儿童，男女发生比例在 2：1，到了青少年和成人比例变化为 1：1。

三、症状

除了肾病综合征肿胀比较突出外，蛋白尿的患者很少有症状。潜在疾病病理过程中出现蛋白尿的患者可有原发性肾病或全身性疾病的典型症状。

A.红色或可乐色的尿液：可能是急性肾炎的症状。

B.烦渴或多尿：可提示血糖控制不佳的糖尿病。

C.关节僵硬或疼痛：可能是红斑性狼疮的症状。

D.疲劳、乏力、厌食、全身乏力：可能与慢性肾功能不全有关。

E.骨痛：尤其是在背部或胸部，提示可能是多发性骨髓瘤。

四、体征

除了患者蛋白尿排泄每天大于 2g，否则患者一般缺乏体征。

A.血浆白蛋白降低，胶体渗透压下降：导致眶周水肿、周围水肿、腹水或胸腔积液。

B.血压升高：可出现在原发性肾脏疾病的患者。

C.神经毒性：可能提示重金属中毒。

D.发热：提示存在感染。

E.心脏杂音：提示可能伴随细菌性心内膜炎。

F.全身性疾病的特异性体征

1.癌症患者可出现淋巴结增大、脏器巨大症和肿块。

2.红斑性狼疮可有颧骨皮疹和关节炎症。

3.合并蛋白尿的糖尿病患者可有糖尿病视网膜病变。

五、实验室检查

A.通过试纸对随机的清洁尿进行初步的尿蛋白检测。试纸条法是一种比色试验法（通过颜色进行定量化学分析），可以检测到浓度大于 10～

30mg/dl 的蛋白尿,因此在相对浓缩的样品可以得到阳性结果。

1. 假阳性　试纸测试假阳性可出现在浓缩的尿液,未处理的血尿,防腐剂污染,或强碱性尿(pH≥8.0)。X 线造影剂,头孢类或青霉素,或甲苯磺丁脲和磺胺代谢产物也可导致假阳性反应。

2. 假阴性　试纸测试假阴性可出现在稀释的尿液。试纸条法对白蛋白敏感而对其他的蛋白不敏感,因此对于其他蛋白如本周蛋白可出现假阴性。

3. 磺基水杨酸试验是指将其中一部分上清尿液与磺基水杨酸混合在一起的一种浊度滴定法。然后根据刻度进行浊度分级。其优点是可以检测白蛋白以外的蛋白。该试验对疑似多发性骨髓瘤的肾脏检测特别有帮助。

4. 清晨(平卧)第一次尿检测阴性。2h 后第二次尿样品(直立)检测阳性提示体位性蛋白尿。可以通过分段尿液测试进一步证实。患者先收集早上 7 时和晚上 11 时之间 16h 直立位的尿,此时患者可进行正常活动,然后在晚上 11 时排尿完成收集。另外再收集一个单独的通宵 8h 样本也就是晚上 11 时至第二天早上 7 时。体位性蛋白尿的诊断是指尿蛋白排泄量在仰卧位是正常的(≤50mg/8h)。

B.24h 尿蛋白和肌酐的水平可以重复验证定性检查的阳性结果。

1. 尿肌酐测定证实了尿液充分的收集;正常肌酐范围在男性是每天 16～26mg/kg,在女性是 12～24mg/kg。24h 尿肌酐测定可以计算肌酐清除率,是一个很好的肾功能评价措施。另一种测定 24h 尿蛋白的方法是测定尿蛋白肌酐比值。在健康人,比值很少超过 0.1(每克肌酐 100mg 蛋白)。

2.24h 尿蛋白检测水平正常提示定性检测的假阳性或一过性蛋白尿。

C.对于诊断原发性肾疾病,尿标本必须是一次清洁的中段尿。

1. 细菌培养阳性提示有感染。

2. 红细胞管型提示有肾小球肾炎。

3. 白细胞管型提示有炎症,如肾盂肾炎或间质性肾炎。

4. 上皮细胞管型可视为继发的急性肾小管坏死或中毒。

D.当怀疑全身性疾病时应进行血液检查。

1. 血清肌酐和尿素氮水平需要检测血清肌酐和尿素氮水平以评估患者的肾功能。肌酐清除率更准确,特别是在老年肌肉减少的患者。

2. 血糖或糖化血红蛋白检测可以帮助发现糖尿病。这些患者的危险因素包括烦渴、多尿的症状和糖尿病家族史。

3. 尿蛋白电泳或血和尿的免疫电泳有助于多发性骨髓瘤或其他单克隆球蛋白增多症的诊断。这些常见于老年患者并可有骨痛和疲劳的主诉。

4. 补体的检测可能有助于复杂免疫疾病的诊断,包括类风湿关节炎、系统性红斑狼疮和皮肌炎。

5. 抗链球菌酶滴度可以帮助医生诊断链球菌感染后肾小球肾炎。最常见于年龄小于 7 岁的儿童,且发病之前可能有皮肤感染或咽喉炎。

6. 荧光抗核抗体检测可提示系统性红斑狼疮。这些患者通常有关节炎和疲劳,并可能出现经典的颧骨皮疹。

7. 肾病综合征的患者血清白蛋白水平可降低。这些患者通常有明显的面部和踝部水肿并可能合并有高血压。

8. 全血细胞计数将有助于发现感染或肾性贫血。全身感染将导致白细胞计数升高。贫血的特点通常是正常红细胞或正常血色素缺乏。

E.影像学检查可以发现先天性、阻塞性或恶性疾病。在腹痛和血尿的患者中应考虑。

1. 静脉肾盂造影或肾脏 CT 扫描可以显示结构或阻塞性病变。应尽量避免在糖尿病、肾功能不全或多发性骨髓瘤的患者使用对比造影剂,因其有诱发肾衰竭的危险。

2. 肾脏超声可判断肾脏的大小,有无梗阻和先天性囊肿。如果在腹部体检时发现有肿块,应考虑超声检测。

3. 排尿性尿道膀胱造影可以记录反流,通常见于反复尿路感染的儿童。

F.肾活检可以明确诊断和鉴别肾小球肾炎类型,多数肾性蛋白尿患者可考虑行肾活检。

六、蛋白尿的病因治疗

A. 每年筛选无症状成年蛋白尿不符合成本效益（A 级证据）。

B. 一过性蛋白尿无需进一步评估或后续检测，因为其没有任何有害的后遗症。

C. 体位性蛋白尿大多数是良性的。在 10 年内，患者有 50％的概率可以缓解。应每 1～2 年随访，如果蛋白尿持续存在，在检测尿液的同时应监测血压。

D. 清除毒素或药物（表 53-1）可以逆转或至少阻止蛋白尿的恶化。

E. 合适的抗生素可以解决尿路感染相关的蛋白尿（第 21 章）。

F. 原发性肾脏疾病

1. 支持疗法，包括限制钠和液体（2g/d,1L/d）可以有助于减轻水肿。

2. 襻利尿药，如呋塞米，20～400mg/d，可用于治疗循环系统的充血、水肿和高血压。当然这些药物都没有被证明可以改变急性肾衰竭的进程或提高患者的生存率。

3. 限制膳食中的蛋白质可能会阻止肾脏疾病的进展，如果有氮质血症的存在，通常每天蛋白质限制在 20～40g(0.6g/kg)，糖类每天 100g。

4. 糖皮质激素，如泼尼松，1～1.5mg/(kg·d)，及细胞毒性药物如环磷酰胺，1～2mg/(kg·d)，可能有利于某些特定类型的原发性肾病综合征和肾炎患者。以上需咨询肾病专科。

5. 肾透析的适应证是患者肾衰竭进行性恶化并开始有下列任何一种情况存在：利尿药抵抗的容量超负荷、心包炎或尿毒症（血液尿素氮≥80～100mg/dl 或肌酐≥8～10mg/dl）。

6. 对透析的终末期肾病患者如果生命质量健康状况不佳时应考虑肾移植。

G. 具体治疗潜在系统性疾病（表 53-2 和第 74、76 和 84 章）可以解决或改善蛋白尿。

表 53-2

全身性疾病引起蛋白尿

感染	癌症	全身系统疾病
急性链球菌感染后肾小球肾炎	肉瘤	淀粉样变
细菌性	白血病	冷球蛋白血症
心内膜炎	霍奇金病淋巴瘤	糖尿病
梅毒	多发性骨髓瘤	Goodpasture 综合征
结核		过敏性紫癜综合征
寄生虫		多发动脉炎
疟疾		先兆子痫
弓形虫病		结节病
病毒性		系统性红斑狼疮
巨细胞病毒		移植物抗体反应
EB 病毒		
乙型肝炎		
人类免疫缺陷病毒		

1. 持续性蛋白尿与高死亡率和肾病相关的高死亡风险相关。任何原因导致的持续蛋白尿都会导致肾病。每 6 个月至 1 年应随访患者的尿液，血压和肾功能。

2. 有蛋白尿的肾病患者抗高血压治疗能延缓患者的肾衰竭。

3. 皮质类固醇及细胞毒性药物可能改善狼疮性肾炎的蛋白尿。

4. 糖尿病合并蛋白尿患者都应该使用血管紧张素转化酶抑制剂或血管紧张素受体阻断剂，以防止肾功能逐步下降。

（周　仑　张存泰　译）

参考文献

[1]　Hogg RJ, Furth S, Lemley KV, et al. National kidney foundation's kidney disease outcomes quality initiative clinical practice guidelines for chronic kidney disease in children and adolescents: evaluation, classification, and stratification. Pediatrics, 2003, 111:1416-1421.

[2]　House AA, Cattran DC. Nephrology: 2. Evaluation of asymptomatic hematuria and proteinuria in adult primary care. CMAJ Can Med Ass J, 2002, 166:348-353.

[3]　Roth KS, Amaker BH, Chan JC. Nephrotic syndrome: pathogenesis and management. Pediatr Rev, 2002, 23:237-248.

[4]　Schieppati A, Perna A, Zamora J, et al. Immunosuppressive treatment for idiopathic membranous nephropathy in adults with nephrotic syndrome. Cochrane Database Syst Rev, 2004, (4): CD004293. doi: 10. 1002/14651858. CD004293. pub2.

[5]　Strippoli GF, Craig M, Deeks JJ, et al. Effects of angiotensin converting enzyme inhibitors and angiotensin receptor antagonists on mortality and renal outcomes in diabetic nephropathy: systematic review. BMJ, 2004, 329:828-839.

第54章 红 眼

Victor A. Diaz, Jr., MD, & Deborah Kay. Witt, MD

> **要点**
> - 红眼是初级医疗机构中最常见的眼部疾病。
> - 症状属医学急症,包括目痛、持续视物模糊、畏光,持续1周以上。
> - 治疗红眼时,禁忌局部使用皮质类固醇或皮质类固醇与抗生素合用。
> - 注意疾病涉及哪些眼部结构,对临床医师正确诊断和恰当处理大部分疾病,并判断是否该将其推荐至专科医师处是十分必要的。
> - 询问病史和体格检查能帮助鉴别诊断:伴随疼痛、创伤史、季节性发作或反复发作、眼睑改变、使用滴眼液。

一、定义

眼眶结构如腺体、上睑、睫状结构以及肌肉组织的动脉血液供应来自眼动脉。眼睑包括睫毛与睑板腺,其中睑板腺分泌一种类脂质以防止上下眼睑粘连。

"红眼"是一种或多种眼部结构炎性或传染性疾病的状态,其包括病毒性、细菌性、衣原体及过敏性结膜炎,翼状胬肉,结膜黄斑;角膜损伤或角膜炎;巩膜炎或巩膜外层炎;睑炎;虹膜炎或葡萄膜炎;急性闭角型青光眼。

图54-1所示为正常眼解剖图,了解眼部结构是诊断与鉴别诊断"红眼"的基础。

二、诊断(表54-1)

通常依据眼部前段结构如结膜、角膜、前房以及虹膜来判断是否红眼,结膜炎是世界范围内最普遍的眼部疾病。

A. 结膜炎,眼睑或眼球黏膜层的炎症:由以下原因引起:

1. 感染性

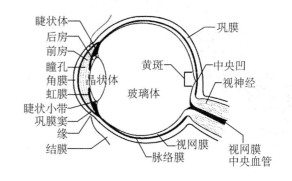

图 54-1　正常眼解剖图

a. 病毒性

(1)腺病毒:大约85%的病毒性结膜炎由腺病毒——高接触传染性病毒引起,它由呼吸道分泌物及眼部排泄物的介导而流行。其传播方式为人与人之间通过污染的手、医疗器械以及游泳池的池水接触传播。

(2)疱疹:是病毒性结膜炎的较少见病因,通常由单纯性疱疹病毒1和2引起。带状疱疹病毒也能侵犯儿童眼睑至正中线,常呈典型的皮区规律分布。

b. 细菌性:仅约15%的结膜炎由细菌引起。结膜接触微生物有机体会产生乳头状突起应答。成年人的致病菌通常为金黄色葡萄球菌,儿童为肺炎链球菌或流感嗜血杆菌,新生儿或性病患者细菌性结膜炎最主要的致病菌则为淋球菌。

c. 衣原体:沙眼是导致可预防性失明的首要因素,也是发展中国家关注的首要公共卫生问题。包涵体结膜炎常侵犯双眼并可因与其他家庭成员的直接接触而传播,常伴随细菌性结膜炎的流行。若慢性结膜炎对多种滴眼液耐药,青少年或成年人同时伴随有尿道炎或输卵管炎则应警惕衣原体感染。新生儿结膜炎最常见的是包涵体结膜炎,经由分娩时在产道中接触病原体而感染,最终可导致肺炎。

2. 非感染性或变应性结膜炎 常有季节性,对环境(如花粉或动物毛发)或化学药品(如药品、化学试剂或美容剂)敏感。

B. **角膜上皮擦伤**:为角膜表层上皮的部分缺失,是导致角膜源性红眼的最主要的原因,常易发生于经常户外活动的人群或从事特定工种的人群,如园艺师和金属加工者。

C. **睑炎**:一种常见的累及睑缘的炎性损伤。

D. **结膜下出血**:结膜小血管的自然破裂,常在胸内压增高如打喷嚏、咳嗽、用力排便等情况下发生,尤其在老年人中常见。也可发生于小创伤、高血压或恶病质等人群,以及经阴道分娩的新生儿。

巩膜炎与巩膜外层炎

　　巩膜炎与巩膜外层炎均不常见,在自身免疫低下或炎性状态下如类风湿关节炎、结节性肉芽肿、多动脉炎或带状疱疹时易发生。巩膜外层炎好发于年轻人群,而巩膜炎则好发于40~60岁的女性。巩膜炎与巩膜外层炎均伴随有目痛症状,巩膜炎尤为严重。单纯的巩膜外层炎还有畏光的症状,在球结膜上表现为局灶性红点,而结节性巩膜表层炎则表现为充血的丘疹。巩膜炎的疼痛很深,患者常在熟睡中痛醒,也可伴有逐渐或突然地一侧或双侧视力下降。

E. **炎性结膜黄斑**:在成年人中极易发生,结膜黄斑是结膜区域的上皮细胞过度暴露于光照及气流中增生所致,常可有数周呈炎症状态。农民、救生员、渔夫和焊接工是此类疾病的高危人群。

F. **翼状胬肉**:是结膜的椎管增生,易发生于在炎热、多尘和强风的户外劳作,长期暴露于紫外线下的农民、渔夫等人群,以及生活在赤道附近的居民。儿童罕见。

角膜炎

　　角膜炎是感染、外伤、药物、紫外线、隐形眼镜、眼睑功能障碍或免疫抑制导致的角膜表面或间质的炎症。间质性角膜炎症常伴随先天性梅毒或耳蜗前庭综合征(间质性角膜炎、耳鸣、眩晕以及耳聋)。角膜炎表现为视物模糊、畏光、眼周痛、砂样异物感以及睫状体部潮红,有时还伴有角膜浑浊或光折射断裂。

　　荧光素染色法常能很好地显示出复杂的角膜病损。角膜若呈现树枝状改变意味着感染源为单纯疱疹病毒。确诊则需要依赖眼科学设备如裂隙灯检查和适当的角膜试验(培养、刮除或活组织检查)。必要时也可进行其他检查如梅毒血清学、PPD、血沉、类风湿因子、抗核抗体及X线胸片等。

　　培养需在局部使用抗生素或抗病毒治疗前取材。疑似疱疹感染时禁用类固醇类药物治疗。

G. **急性闭角型青光眼**:一种罕见的眼部急症,常伴有急剧的眼内压增高,最常发生于眼前房较小或结构变异的中年和老年患者,亚洲人、爱斯基摩人和远视者易患。患者多有近期口服或局部散瞳剂使用史、眼部手术史或青光眼的家族史。

急性前葡萄膜炎(虹膜炎,虹膜睫状体炎)

急性前葡萄膜炎常发生于青-中年患者,常为特发性或自身免疫反应所致,50%的患者同时罹患强直性脊柱炎,20%的患者患风湿性关节炎,还有患者伴有结节病、单纯或带状疱疹等。前葡萄膜炎数小时内可致持续的眼周剧痛,放射到眉及颞部,还可有畏光,视物模糊,流泪,睫状体部潮红等症状,光照时较正常情况下缩瞳反应更慢。偶尔可在裂隙灯检查下发现前房底部的白细胞沉积层。眼前房出血则指因创伤所致前房下部血液堆积。

表 54-1

红眼常见病因的鉴别诊断

病因	危险因素	症状	体征	检查
病毒性结膜炎	高度接触传染,人与人之间传播(托儿所、学校、游泳池) HZV——既往水痘病史	上呼吸道感染、咽喉痛、瘙痒、异物感 HSV——畏光 HZV——出疹前疼痛、麻刺感;高热乏力1周	充血,水样分泌物,可触及的耳前淋巴结,树枝状改变——HSV HZV——水疱疹沿眼部三叉神经走行分布,结膜发红、水肿,眼睑肿胀	常规检测不能查出HZV
细菌性结膜炎	淋球菌——性病患者,新生儿	疼痛,畏光,脓性分泌物	结膜硬、红;眼睑表面粗糙;分泌物脓性	如果持续加重,革兰染色/培养
衣原体结膜炎	青少年和成年人;新生儿——产道感染	流泪,畏光,疼痛,脓性分泌物,发红;对抗生素治疗无效;部分伴有生殖系症状 新生儿在出生10d内发病	双侧长期黏液脓性分泌物,发红	
非感染性结膜炎	季节性变态反应;接触化学试剂或粉尘	瘙痒、烧灼、水样分泌物;伴有变应性鼻炎	结膜充血、肿胀	
角膜上皮擦伤			剧烈不适、流泪、视物模糊、异物感	荧光染色见溃疡形成
睑炎	红斑痤疮和皮炎	双侧眼睑瘙痒,烧灼感伴头、眉、耳部脂溢性皮炎	溃疡性睫毛囊炎	如有溃疡,行细菌培养,常为金黄色葡萄球菌
结膜下出血	老年人,创伤,高血压,血恶病质 新生儿——经阴道分娩	无痛,单侧	局限性的严重出血	凝血功能,全血细胞计数,血小板,蛋白C和S
炎性结膜黄斑	日照、风吹(农民、救生员、渔民、焊接工)	轻微的眼部不适	充血,3 和 9 点的位置可见小瘤	
翼状胬肉	过度暴露于热、尘、风中(农民,渔民,赤道附近居民)	常无痛,视力正常或模糊	三角形、微黄色、肉质充血的结膜病损,从眼角侵犯至角膜	
急性闭角型青光眼	中老年,远视,家族史	急性畏光,眼周痛,头痛,常在黑暗中发病(如剧院)	视野缩小,睫状体部潮红,角膜模糊,瞳孔散大,眼窝触诊有硬结	测眼压,裂隙灯,首选前房角镜检查

三、症状与体征

A.**病毒性结膜炎**:有 7～10d 的潜伏期,可持续 4～6 周。病毒性结膜炎临床症状常不明显,10～14d 症状可消失。其常见表现如下:

1. 小滤泡症状,伴巩膜充血,水样排出物,烧灼样不适感或异物感。

2. 咽结膜症状,有上呼吸道症状、咽喉痛、耳前淋巴结增大及发热。

3. 流行性角结膜炎,角膜炎症致眼部剧痛,畏光,视物模糊。流行性角结膜炎与其他病毒感染常难以区分,因其同样有耳前淋巴结增大、结膜下出血以及脓性排出物等症状。

4. 单纯疱疹性结膜炎,常侵犯单眼,1 周内可蔓延至另一侧。患者常有畏光,轻微刺激感,但无排出物。角膜可呈树枝状改变或眼睑部有小囊泡。

> 病毒性结膜炎与细菌性结膜炎的鉴别要点:耳前淋巴结是否可被触及。

B.**细菌性结膜炎**:外观呈暗红色,眼睑表面粗糙。持续大量排脓性分泌物是其区别于其他结膜炎的特点所在。患者常诉砂样异物感。

C.**衣原体结膜炎**

1. 沙眼 症状与细菌性结膜炎相似,如流泪、畏光、疼痛、渗液。

a. 婴幼儿的感染呈隐匿性,可无并发症。

b. 成年人感染呈急性或临床亚急性,早期即有并发症。

2. 包涵体结膜炎

a. 成年人常有烧灼样痛,刺激性强,发红,排黏液脓性分泌物。

b. 新生儿在出生 10d 内有流泪、渗液、眼睑肿胀等症状。

D.**变异性结膜炎**

症状有瘙痒、烧灼感、水样分泌物、结膜肿胀等。

> 从巩膜指向角膜的充血带提示炎症来源于结膜。

E.**角膜上皮擦伤**:擦伤后因末梢神经暴露,立即有不适感、畏光、视物模糊、流泪、异物感。荧光素染色检查因其能聚集于刮擦的角膜上皮在蓝光灯下呈亮绿色,常是确诊的首选。

F.**睑炎**:双侧长期瘙痒及异物感,睑缘有炎症并发硬,常无分泌物。

G.**结膜下出血**:单侧,无痛,局限性。血液流出至结膜下,遮盖住巩膜。

H.**巩膜外层炎**

1. 单纯巩膜外层炎常有眼部疼痛,畏光,球结膜局限性鲜红色充血灶。

2. 结节性巩膜外层炎呈痛性充血隆起的结节,能在巩膜下轻微移动。

> 在巩膜外层炎和巩膜炎,睑结膜是不受影响的,因而能与结膜炎相鉴别。

I.**巩膜炎**:常易散布,结节性,引起坏死。剧烈疼痛,呈深度钻心样放射性疼痛,并影响睡眠。始发病时即有发红,逐渐或突然视力下降,复发率高。对眼球触诊时患者有一侧或双侧触痛感,畏光,流泪。可并发角膜炎和葡萄膜炎。

> 疑似巩膜炎患者检查时应在光线充足的地方进行,双眼向各个方向注视以便观察巩膜的颜色。

J.**炎性结膜黄斑**:球结膜 3～9 点位置可见隆起、充血、淡黄色的小瘤样病灶。患者多有鼻部不适,少有颞部不适,眼部的不适感常较弱。

K.**翼状胬肉**:常无痛性,视力正常或模糊。角膜变形时常伴视力改变。病变呈三角形、淡黄色、肉质充血性。常由一侧眼角侵入并覆盖一部分角膜。

L.**角膜炎**:特点为视物模糊,畏光,眼周疼痛,砂砾异物感,睫状体部潮红。检查时可见角膜光折射呈断片状,角膜浑浊等。

> 睫状体部潮红指角膜缘球结膜充血状态,许多致红眼疾病如角膜炎、急性闭角型青光眼及急性前葡萄膜炎等均呈此状态。

M.**急性闭角型青光眼**:常在夜晚或光线暗的环境下发生,因光线减少引起瞳孔放大,虹膜封闭了狭窄的前房角所致。常单侧起病,急性眼周疼痛充血,严重畏光,快速视力丧失,睫状体部潮红,角膜边缘不清。患者的典型症状为视物周有一圈有色晕圈。严重者有恶心、呕吐、额部疼痛等症状。

病侧瞳孔常轻微散大,无光反应,而另侧瞳孔则正常。患侧眼球触诊时坚硬,提示眼内压增高。

N.**前葡萄膜炎**:患者常诉眼周酸痛,畏光,视力正常或模糊,撕裂感。检查可见睫状体部潮红伴有特征性的紫罗兰色改变。因虹膜附着于晶状体和角膜表面,炎性改变致使瞳孔不规则,常呈缩小状态,对光反射较正常情况下弱。

四、实验室检查/诊断

A.**结膜炎**:自限性疾病,常不需特殊检查。

1. 病毒性结膜炎　可对病毒行培养并鉴定,但临床诊断更实际。

2. 细菌性结膜炎　大部分为自限性,少数严重的感染可行以下检查措施:

a. 培养:对眼分泌物行培养及细菌鉴定、抗生素敏感性测定等。

b. 结膜刮除术:局麻下获取组织样品行细胞学检查。

(1)革兰染色:有助于快速鉴定细菌种类。

(2)吉姆萨染色:鉴别微生物细胞类型及形态学。

(a)多形核白细胞:提示细菌病原学。

(b)淋巴细胞:提示病毒病因学。

3. 衣原体结膜炎　DNA 扩增法可替代培养检查法。

B.**角膜上皮擦伤**:在充足光源下观察角膜反射。荧光素染色检测角膜有无溃疡。短效局麻药如 0.5% 利多卡因的使用有利于上述检查的进行。

C.**睑炎**:对疑似溃疡性睑炎的患者,取结膜及睑缘进行培养以获取大量细菌病原体。

D.**结膜下出血**:如患者有出血史或有反复出血情况,则应检查凝血功能,全血细胞技术,蛋白 C 和 S 水平。

E.**巩膜外层炎**:2.5% 的去氧肾上腺素滴眼液滴入患侧眼,10~15min 后重新检查血管可发现巩膜外层血管已变白。如有潜在的病原接触史,则可行必要的实验室检查。

F.**巩膜炎**:在局部使用 2.5% 的去氧肾上腺素滴眼液后巩膜血管并不会变白。建议行全面体格检查,重点关注风湿病学改变。行全血细胞计数、红细胞沉降率(ESR)、尿酸、快速血浆反应试验(RPR)、荧光素密螺旋体抗体试验(FTA-ABS)、类风湿因子(RF)、抗核抗体(ANA)、空腹血糖、血管紧张素转化酶、补体 C3 和 C4 水平等检查。对疑似巩膜炎患者,可考虑结核菌素试验(PPD),胸部及骶髂关节的 X 线检查。

G.**炎性结膜黄斑**:无必需的检查。

H.**翼状胬肉**:临床观测即可诊断。

I.**角膜炎**:如上皮细胞断裂,荧光素染色常显示出多重病灶,此时需要裂隙灯检查法,若病因不明则需行刮除、培养、活组织检查等。必要时可行 RPR、FTA-ABS、PPD、ESR、ANA、RF 及胸片等检查。

J.**急性闭角型青光眼**:行眼内压测定,正常眼压为 10~20mmHg。裂隙灯检查及前房角镜检查是首选的诊断方法。显著眼内压增高如 50~100mmHg、前房变浅、角膜水肿都是该疾病的显著标志。

> 在青光眼的诊断上,压平眼压测量法优于张力眼压测量法,该法对测量人员技术要求更高。张力眼压测量仪携带方便,较易学习及使用,但使用前必须彻底清洗。红眼患者前房浅提示急性闭角型青光眼可能。

K.**前葡萄膜炎**:对临床疑似患者,应由全科医师转诊至眼专科医师处,在裂隙灯活组织显微镜下能于房水中观察到蛋白质闪光及细胞碎片。于角膜内皮处能观察到细胞沉积物。若脓性分泌物流入前房,则形成肉眼可见的白色或黄白色表面平坦的聚集物。眼压可显著升高或降低。虹膜与晶状体前表面粘连形成虹膜后粘连,导致视力下降。实验室检查有 CBC、ESR、HLA-B27、ACE 水平、ANA、RPR、FTA-ABS、PPD 和胸片等。

五、治疗

A.**结膜炎**

1. 病毒性结膜炎　行支持疗法包括冰敷和润滑剂如人工泪液。预防措施有频繁洗手,尤其在医务办公室和日托所等传播风险较高的地方。皮质类固醇类药物有增加病毒持续时间,促角膜溃疡和穿孔的风险等副作用,因而禁用于结膜炎的治疗。

2. 疱疹性结膜炎　与腺病毒引起的结膜炎难以区分,因而应避免局部类固醇药物的使用。

疱疹性结膜炎可使用 1‰三氟尿苷(在最初的 7～14d,每 2 小时滴入 1 滴以防止上皮再形成,后减少频率再滴眼不少于 7d 即可)治疗。若为带状疱疹病毒感染,在局部使用药物治疗的同时口服阿昔洛韦 800mg,每日 5 次,以减轻疼痛,降低角膜损伤和眼葡萄膜炎发生的风险。

3.细菌性结膜炎　常为自限性,7～10d 可愈。

a. 严重感染时局部使用广谱抗菌药物,除婴幼儿推荐使用眼药膏外,其他患者优先使用滴眼液。杆菌肽-多黏菌素 B(多链丝霉素软膏,每 3～4 小时 1 次,连用 7～10d)、甲氧苄啶(甲氧苄啶滴眼液,每 3 小时滴 1 次,连用 7～10d)、氨基糖苷类(0.3%庆大霉素或妥布霉素,每 1 小时 2 滴或 1cm 软膏,连用 24～72h,情况好转后每天使用 3～4 次)、喹诺酮类(0.3%氧氟沙星,每 2～4 小时 1～2 滴,2d 后改为每日 4 次,继续使用不少于 5d)。

b. 若眼部症状持续 10d 仍不能缓解,或者有视力下降或失明,是眼科治疗的指征。

c. 淋球菌感染是眼科急症,如不及时治疗,24h 内可出现角膜溃疡或穿孔。

4.衣原体结膜炎　口服红霉素 250mg,每日 4 次,或多西环素 100mg,每日 2 次,连续使用 14～21d。性伴侣也需同时治疗。淋病交叉感染性极高,故还需肌内注射头孢曲松治疗。新生儿衣原体感染者,口服红霉素治疗 2 周。

5.变应性结膜炎　避免接触过敏原,必要时使用人工泪液或局部血管收缩剂、局部抗组胺类药物、局部肥大细胞稳定剂(如 0.025%萘甲唑林,每日 4 次,每次 1～2 滴;0.1%盐酸奥洛他定,每日 2 次,每次 1 滴,间隔 6～8h 使用;4%色甘酸钠,每日 4～6 次,每次 1～2 滴)等直至症状缓解。

> 局部用皮质类固醇类有严重的副作用,如研究报道其增加病毒脱落、延长感染期,有致角膜溃疡和穿孔的危险,因而在结膜炎的治疗中禁用。

B.角膜上皮擦伤:初步治疗目标为缓解患者不适,加速创面愈合,预防继发感染。角膜上皮再生速度很快,通常 24～48h 可完全愈合。

1.局部睫状肌麻痹剂(如阿托品滴眼液)缓解因睫状肌反射痉挛引起的疼痛。

2.口服镇痛药,如疼痛时可考虑使用对乙酰氨基酚,每 3～4 小时 1～2 片。

3.眼用抗菌药物,如氨基糖苷类或喹诺酮类。隐形眼镜配戴者不应使用眼罩,因其可导致严重的角膜和结膜感染如假单胞菌属的感染。

> 任何情况下都不能使用表面麻醉药来缓解疼痛,因其对角膜上皮有毒性作用。

C.睑炎:每日 1 次使用儿童洗发液洗发是治疗皮脂溢出的有效途径。有溃疡形成的患者可使用局部抗金黄色葡萄球菌抗生素或磺胺类药物,如 10%磺胺醋酰钠软膏,每 3～4 小时涂眼 1 次,睡前涂眼,连续使用 7～10d。

> 睫状肌麻痹剂如阿托品同时也是散瞳剂,可通过扩大瞳孔、使眼部调节肌肉麻痹来诊断和治疗某些眼部疾病。

D.结膜下出血:　常不需处理,出血在 2～3 周自然吸收。如有高血压则应控制血压,有出血障碍者应给予相应治疗措施,如再次出血则停用阿司匹林或非甾体类抗炎药。人工泪液能帮助缓解眼部刺激感。若难以确诊或在检查中发现有其他异常体征,则应转诊至眼专科治疗。

E.巩膜外层炎:　自限性,1～2 周可自愈。轻症患者可使用人工泪液。中重症患者可使用口服非甾体类抗炎药,如吲哚美辛 25～50mg,每日 2～3 次;萘普生 250～500mg,每日 2 次;酮洛芬 200mg,每日 1 次。或使用作用温和的局部类固醇类药物如 0.12%泼尼松龙滴眼液,初始每 1 小时 2 滴,24～48h 后每日 2～4 次,每次 1～2 滴,直至炎症消失。

F.巩膜炎:需紧急处理,且易复发。类风湿关节炎联合巩膜炎的患者常有更广泛的系统性疾病,且死亡率比无巩膜炎的患者更高。

G.炎性结膜黄斑:局部血管收缩剂如 0.025%萘甲唑林,每日 4 次,每次 1～2 滴,疗效较好。1 周内如病变部位无好转则应至眼转科就诊。

> 使用局部血管收缩剂时应谨慎,尤其在红眼症状并未及时缓解或有其他严重的情况发生时应注意。

H.翼状胬肉:若角膜受牵连,则应至眼专科医师处治疗,看是否需要适当的手术切除。长期无症状生长的翼状胬肉无必需的内科疗法。高风险人群可配戴防护眼睛以预防复发。

I.角膜炎:突发角膜炎应至眼专科医师处就诊以防止永久性的视力丧失。

J.急性闭角型青光眼:属眼科急症。治疗的关键是降低眼内压,起病数小时内即可发生视神经萎缩和不可逆的视力丧失。因其是高遗传性疾病,故患者应知晓其亲属有该疾病发作的可能性。

如需β受体阻断剂、渗透因子、胆碱能药物和碳酸酐酶抑制剂药物治疗时,应评估患者的心血管功能和电解质情况。

K.前葡萄膜炎:应及时就诊以防永久性的视力受损。复发率不高。常需请风湿科医师协助治疗其潜在的全身性疾病。

(万晶晶　译)

参考文献

[1] Greenberg MF, Pollard ZF. The red eye in childhood. Pediatr Clin N Am,2003,50:105-124.

[2] Leibowitz HM. Primary care:the red eye. N Engl J Med,2000,343(5):345-351.

[3] Patel SJ, Lundy DC. Ocular manifestations of autoimmune disease. Am Fam Physician,2002,66:991-998.

[4] Trobe JD. Physicians's Guide to Eye Care. 2nd ed. San Francisco,CA:American Academy of Ophthalmology,2000.

[5] Riordan-Eva P,Asbury T,Whitcher JP. Vaughan & Asbury's General Ophthalmology. 16th ed. Norwalk,CT:Lange,2003.

[6] Wirbelauer C. Management of the red eye for the primary care physician. Am J Med,2006,119:302-306.

第55章 鼻炎和鼻窦炎

Robert Glen Quattlebaum, MD, Vanessa A. Diaz, MD, MS, & Arch G. Mainous III, PhD

要点

- 鼻炎是一种常见病,可以在初级医疗机构中进行治疗和生活方式的干预。
- 急性鼻窦炎应根据具体标准进行诊断,以防过度诊断和滥用抗生素。
- 实验室检查和影像学检查对多数急性鼻窦炎和过敏性鼻炎的患者并无太大价值。
- 急性鼻窦炎的首选治疗是镇痛和减轻黏膜肿胀。对于首选治疗后症状未改善或者重症患者才考虑抗生素治疗。

一、定义

鼻炎是鼻腔黏膜的炎症,常导致黏膜水肿,血管扩张和流涕。常见原因有:病毒及其他感染源;对花粉、真菌和动物毛屑等抗原的I型超敏反应;自身高反应性;鼻腔内或全身治疗后反跳性鼻充血;鼻黏膜萎缩。有5组副鼻窦开口于鼻腔,分别是上颌窦、额窦、前组筛窦、后组筛窦和蝶窦。上颌窦和筛窦出生时就存在,而蝶窦在3岁前发育,额窦在5岁前发育。4岁时,上颌窦在X线片上可见,额窦在6岁时可见,前组筛窦7岁时可见。但是,副鼻窦常不对称,而且多达5%的成年人发育不完全。

鼻窦炎是发生于一组或多组副鼻窦的炎症过程,跟窦口阻塞有关,通常由感染引起。病毒感染是最常见的病因。细菌感染多由金黄色葡萄球菌或流感嗜血杆菌所致。除了一些免疫缺陷或者糖尿病控制不佳的患者外,一般很少由真菌感染诱发。由于蝶窦距离眼窝、视神经、垂体和海绵窦较近,易导致一些严重的并发症。

其他一些鼻窦炎的易感因素包括过敏、解剖异常、刺激物、湿度低和一些系统性疾病,如囊性纤维化、Kanagener综合征和先天性或获得性免疫缺陷综合征。

二、诊断

A.感冒或病毒性上呼吸道感染:感冒易在冬季发病,高发于2～7岁的儿童。学龄前儿童每年大概发生6～10次感冒。一般成年人,每年2～4次。手-手接触以及接触湿性污染物是传播病毒的危险因素。

B.过敏性鼻炎:过敏性鼻炎是慢性鼻炎的最常见病因。发病高峰的年龄段有两个,一是10多岁,另一个是30～40岁。在有过敏史的家族中发病率更高,并常伴有鼻黏膜萎缩。根据过敏原的不同,可以是季节性的,也可以是常年性的。季节性过敏原一般存在于室外,包括花粉、真菌孢子等。常年性过敏原通常存在于室内,包括粉尘、真菌孢子、蟑螂屎和动物毛屑等。

C.血管运动性鼻炎:通常发生于30～40岁成年人,偶尔也见于儿童和青春期人群。妊娠血管运动性鼻炎常见于妊娠中期,在产后第5天自行愈合。

D.萎缩性鼻炎:常见于老年人。危险因素包括慢性肉芽肿性鼻腔感染(包括结节病、韦氏肉芽肿病、Churg-Strauss综合征和结核)、慢性鼻窦炎、射线、损伤和根治性鼻部手术。

E.**药物性鼻炎**：常见于中、青年患者，但在 4 岁的儿童也有发病报道。长期使用减轻鼻部充血药物是高危人群（不到 3h 使用 1 次或使用超过 3 周）。部分患者可因使用阿司匹林、口服避孕药或某些降压药物诱发（如 β 受体阻断药、胍乙啶、甲基多巴、利血平等）。

F.**鼻窦炎**：通常被过度诊断，因此其真实发病率不清楚。发病高峰期在冬季，此时病毒性上呼吸道感染最为常见。根据症状的过程，鼻窦炎可分为 4 类：①急性鼻窦炎：症状持续少于 4 周；②亚急性鼻窦炎：症状持续 4～12 周；③复发性急性鼻窦炎：每年急性鼻窦炎发病超过 4 次，每次持续 7d 以上，两次间症状完全缓解；④慢性鼻窦炎：症状持续 3 个月以上。

G.**跟鼻窦痛相似的情况**：包括偏头痛、颞动脉炎、上颌牙根尖脓肿和鼻息肉。本章未讨论的其他鼻炎病因还包括妊娠、内分泌紊乱、非变应性鼻炎伴嗜酸细胞增多综合征（nonallergic rhinitis with eosinophilia，NARES）、鼻异物、鼻吸可卡因、鼻肿瘤和月经诱发的鼻炎。

三、症状（表 55-1）

A.感冒或病毒性上呼吸道感染、过敏性鼻炎、血管运动性鼻炎、萎缩性鼻炎和药物性鼻炎见表 55-1。

B.鼻窦炎通常表现为"双重疾病"的症状。双重疾病指开始表现为病毒性上呼吸道感染症状的患者原发症状好转，同时出现鼻窦痛/压迫感，上颌牙痛（咀嚼疼痛），鼻腔阻塞，高热，头痛，口

臭，嗅觉减退，眩晕和呕吐等症状。

鼻窦炎是鼻窦痛的最常见原因，但其他一些情况也可以引起类似鼻窦痛的症状。鼻窦痛可能表现为紧张型头痛，或在受影响的鼻窦部位表现为疼痛或压迫感。眼下疼痛提示上颌窦炎，眼睑疼痛提示筛窦炎，前额疼痛提示额窦炎，头顶痛提示蝶窦炎。鼻窦炎的头痛、面部疼痛和鼻窦压迫感症状，在早晨和头部运动时加重。

眼眶肿胀或发红，受影响鼻窦周围严重肿胀，突眼，视力改变和精神状态的改变表明一出现中枢神经系统并发症（如脓肿、脑膜炎和眼眶蜂窝织炎），应立即行外科治疗。

四、体征（表 55-1）

A.概述

1.鼻检查从视诊鼻前后表面开始，使用带有强光源的鼻镜。鼻黏膜和鼻中隔的异常，分泌物的出现，有助于鼻炎原因的诊断。鼻咽镜用来检测鼻后的异常。

2.副鼻窦的检查应从视诊红斑部位的皮肤开始，因为这可能跟感染有关。然后轻柔触诊上颌窦和额窦。

3.鼻窦透照应在暗室中进行。紧贴双眉，靠近鼻子，各放置一束窄的强光源。当光源通过充满空气的额窦射向前额时，应看到一束暗的红光。检查上颌窦时，让患者张口，头后倾，让光源从紧邻眼内侧的下方向下照射。根据是否透光及是否对称来判断鼻窦炎。但有时非病理性的鼻窦发育不全或未发育也可造成相同结果。

表 55-1						
鼻窦炎的症状和体征						
症状/体征	病毒性上呼吸道感染	鼻窦炎	过敏性鼻炎	血管运动性鼻炎	萎缩性鼻炎	药物性鼻炎
病程	7～10d	急性鼻窦炎：4 周 亚急性：4～12 周 慢性：＞3 个月	症状无改善超过 2 周	有某种气味、酒精、辛辣食物、紧张情绪、妊娠和极端气温暴露史	数周到数月	长期使用消肿药、降压药（β 受体阻断药、胍乙啶、甲基多巴、利血平）、阿司匹林、口服避孕药和可卡因
疲劳	偶见	常见	不常见	不常见	不常见	不常见
头痛	偶见	偶见	偶见	不常见	不常见	不常见
耳痛	偶见	常见	不常见	不常见	不常见	不常见

（续　表）

症状/体征	病毒性上呼吸道感染	鼻窦炎	过敏性鼻炎	血管运动性鼻炎	萎缩性鼻炎	药物性鼻炎
喷嚏	常见	偶见	常见	不常见	不常见	不常见
流涕和鼻腔充血	常见，通常为黏液性，1~3d后也可变为黏液脓性	常见。多为黄到绿色脓性，持续超过7d，对消肿剂治疗不敏感 多为双侧，也可为单侧 在慢性鼻窦炎可能因为阻塞而无流涕	常见，多为水性或黏液性	充血通常极其严重，鼻水多为水性	常见	充血无鼻水
鼻腔阻塞	不常见	常见*	不常见	不常见	常见	常见
鼻/结膜痒	不常见	不常见	常见	不常见	不常见	不常见
嗅觉减退	不常见	常见*	不常见	不常见	不常见	不常见
口臭	不常见	偶见#	不常见	不常见	不常见	不常见
牙痛	不常见	常见#	不常见	不常见	不常见	不常见
鼻窦痛或压迫感	不常见	常见#	不常见	不常见	不常见	不常见
咳嗽	常见	常见#	常见	不常见	不常见	不常见
发热	成年人不常见，儿童常见	通常≤38.3℃，但在重症病例发热更高*	无	无	无	无
鼻黏膜	发红，肿胀	急性可见明显的红斑，肿胀，慢性表现多样	苍白或蓝色，可有鼻息肉	明亮，红色到蓝色	鼻痂，黏膜萎缩，鼻腔扩大，可有鼻出血	肿胀，显著的红斑甚至出血样外观
相关的症状/体征	可有结膜红斑和渗液，通常有接触史	可有鼻腔或鼻后腔流水/脓"双重疾病"	"过敏环"（眼睛下方的黑色环），Dennie-Morgan线（下睑下的深皱褶），鼻皱褶（鼻梁上的水平线）	无	无	无

出现两个或以上主要症状，一个主要症状和两个或以上次要症状，或体检时发现鼻腔脓性物，可诊断为鼻窦炎

* 主要症状（当不伴有其他主要症状时，疼痛/压迫感和发热不能构成主要症状）；# 次要症状

4.对小孩的体格检查包括几个关键部分。当有昏睡或呼吸困难时应对小孩的一般情况进行评估。当有异位性皮炎时应对皮肤进行仔细检查，因异位性皮炎常和过敏性皮炎相关。鼻腔和口咽部的黏膜和解剖也应检查，对于有鼻腔阻塞和分泌物的尤为适用。

B.感冒或病毒性上呼吸道感染：一般体检时，病毒性上呼吸道感染的患者多呈现疲劳状。鼻腔检查会发现鼻黏膜发红，黏液或黏液脓性分泌物。喉部黏膜也发红。耳检查偶尔发现渗液。颈部淋巴结也可能肿大，并伴有发热。

C.过敏性鼻炎：过敏性鼻炎患者面部常出现"鼻皱褶"（由于反复的向上揉鼻在鼻梁部位出现一条横线，也称为过敏性敬礼征）和变态反应性着色（眼睛下方的黑色环）。鼻检查可见黏膜水肿、苍白或蓝灰色，但也可出现红色黏膜。也可出现流涕和鼻息肉。眼部检查见结膜通常有炎症表现，睑结膜呈现水肿和鹅卵石样外观，也可出现Dennie-Morgan线（下睑下的深皱褶）。

D.血管运动性鼻炎：血管运动性鼻炎的检查结果多种多样，鼻检查表现可跟感染性、过敏性和萎缩性鼻炎相似。

E.萎缩性鼻炎：萎缩性鼻炎患者鼻检查可见鼻痂，黏膜萎缩，鼻腔扩大。患者也可出现鼻出血。虽然有鼻塞的感觉，大部分病例并无通气阻力增加。

F.药物性鼻炎：这类患者鼻黏膜通常表现为显著的红斑，甚至出血样表现，鼻黏膜肿胀。

G.鼻窦炎：通常，此类患者外表显得虚弱而疲劳。鼻窦炎外在表现多为鼻窦上方的红斑。对覆盖上颌窦、额窦和筛窦的骨性组织的触诊要轻柔。鼻窦炎，尤其是上颌窦炎和筛窦炎时可出现眼睑水肿。由于鼻窦的解剖多变，鼻窦透照试验的敏感性和特异性都很低。只有在表现正常时才有助于排除上颌窦炎和筛窦炎。

急性鼻窦炎常同时伴有感染性鼻炎，因此鼻检查的表现跟病毒性上呼吸道感染类似。当鼻窦出口可见时，可能看到脓性分泌物自此渗出。由于病因的不同，慢性鼻窦炎的黏膜表现也有差异，过敏性鼻炎呈苍白、蓝色和水肿，甚或由于解剖因素黏膜外观正常，如后鼻孔闭锁或鼻中隔偏曲。

并发症的表现：包括框周红斑、突眼和水肿。脑神经障碍，特别是外展神经麻痹，提示侵袭性感染。在严重急性鼻窦炎的患者应考虑合并脑膜炎的可能。如果出现这些症状和体征，应考虑手术

立即治疗。

五、实验室检查（表 55-2）

实验室检查可用于观察治疗是否失败，是否有并发症的症状和体征以及有严重情况。

A.鼻腔分泌物检查：鼻腔分泌物检查对于疾病的诊断并非必要，但是有助于鼻炎病因学诊断。获取鼻腔分泌物后平铺于玻片上，Hansel、Wright's 或 Giemsa 染色，显微镜检查。过敏性鼻炎、非变应性鼻炎伴嗜酸细胞增多综合征和鼻息肉可见嗜酸性细胞。感染时，可看到大量中性粒细胞。

B.鼻腔分泌物培养：鼻拭子培养价值有限，因为它们同直接从鼻窦呼出的细菌并不相关。内镜介导下的中鼻道微拭子培养跟穿刺培养的相关性为 80%～85%。急性鼻窦炎患者经一个或两个疗程抗生素治疗无效或免疫缺陷患者有行分泌物培养的指征。对于疑有持续鼻窦感染的病人，在行鼻窦外科手术治疗时也应留取标本行培养，如疑有真菌感染，应行真菌培养。

表 55-2		
鼻窦炎的实验室和影像学检查		
检查方法	适用范围	证据级别
鼻分泌物显微镜分析	仅使用于根据病史及体格检查无法区分过敏性和感染性鼻炎时	C
鼻分泌物培养	仅和纤维鼻镜配合使用时才有效，特别是疑有真菌性病原体时	C
纤维鼻镜	复发性鼻窦炎和疑有鼻息肉时	C
皮肤变应原检测	治疗失败的患者（大于 3 岁），或有中到重度常年性鼻窦炎的患者	C
发射变应原吸附试验（RAST）	小于 3 岁的患儿，或一些不能行变应原皮肤检测的患者	C
鼻窦平片	不明确或复发性鼻窦炎患者	C
鼻窦 CT	不明确或复发性鼻窦炎患者；有并发症症状的患者	C
鼻窦 MRI	疑有真菌性鼻窦炎或鼻窦肿瘤	C

C.纤维鼻镜：纤维鼻镜可以发现鼻息肉，鼻中隔偏曲或黏液脓性分泌物，也可用于获取微拭子培养。

D.过敏试验

1.变应原皮肤试验　此试验有助于诊断过敏性鼻炎和鉴定特异性的过敏原。对于治疗失败或中到重度常年性鼻炎患者应考虑此项检查。此项检查相对便宜，而且结果也比较可信。但是此试验不适用于年龄小于 3 岁的患儿，因其分泌组胺量不足。

a.根据患者过敏史选择最可能的一个或一组变应原。

b.测试的方法有多种，可将变应原注射在皮内（此种方法最准确，但是有过敏反应的风险），也可用皮肤点刺试验（应用最早和最广泛的方法，准确度也在可接受的范围内）或皮肤划痕试验（注意：试验前应停用甲基黄嘌呤和抗组胺药物）。

2.发射变应原吸附试验（radioallergosorbent testing，RAST）　此试验用于检测特异性血清 IgE 抗体水平，适用于儿童，因为他们可能无法接

受多次的皮肤点刺试验。也适用于那些皮肤划痕征和严重湿疹的患者以及正接受一些可能影响检查结果的治疗的患者(如抗组胺治疗)。但这种方法价格相对较贵,敏感性也较低,而且能够检出的变应原也较少。

E.**影像学检查(表 55-2):** 对于一些不明确的病例,经合适治疗症状反复复发的患者以及出现并发症症状的患者尤为适用。

1.鼻窦平片　对于不明确或复发病例可能有用,但是不作为一线的诊断方法,因为病毒性鼻窦炎症状出现 7d 内,40% 的患者鼻窦平片呈现异常。鼻窦平片系列包括 4 种:顶颏位(上颌窦)、鼻颏位(筛窦和额窦),蝶窦和侧位。单一的顶颏位与所有鼻窦位的结果高度吻合。鼻窦系列平片的阴性预测率为 90%~100%。异常鼻窦摄片表现为:①鼻窦黏膜增厚≥6mm;②出现液-气平面;③气腔容积减少≥33%;④一个或多个窦腔浑浊。阳性预测率为 80%~100%,但敏感性仅有 60%。

2.CT 扫描　与平片相比,CT 具有更高的敏感性(95%~98%)和特异性。CT 扫描对于鼻窦开口梗阻的诊断尤为重要。当治疗失败疑诊为慢性鼻窦炎,在长期抗生素治疗前,或者出现并发症时,应行 CT 扫描。鼻窦手术前也应行鼻窦 CT 扫描。病毒性鼻窦炎发病 7d 内行鼻窦 CT 扫描,80% 呈现异常。

3.MRI　当疑有真菌性鼻窦炎和鼻窦肿瘤时应行鼻窦 MRI 检查。但不作为鼻窦的常规检查。

六、治疗

A.**感冒:** 感冒的治疗策略包括以下几点:

1.发热和头痛,成年人服用对乙酰氨基酚,325mg,每 4~6 小时 1 次(24 小时最大量为 4g);对于 12 岁以下的患儿,10~15mg/kg,每 4~6 小时 1 次。或布洛芬,200mg,每 4~6h 1 次(24 最大量为 1200mg);12 岁以下的儿童,10~15mg/kg,每 6~8h 1 次。

2.鼻塞和流涕,口服减轻黏膜充血的药物,如伪麻黄碱,30mg,每 4~6 小时 1 次;对于小于 12 岁的患儿,可给 0.5~1 药匙,每 4~6 小时 1 次。短期(最长 3~4d)应用局部黏膜消肿药,如 0.125% 或 0.25% 的盐酸去氧肾上腺素,每侧鼻孔 2~3 喷,儿童每 4 小时 1 次。成年人的喷数及

间隔时间同儿童,但浓度为 0.5%。以上这些治疗可能会导致失眠,紧张,食欲缺乏和男性尿潴留。心率失常、高血压及甲状腺功能亢进的患者要慎用。

3.咳嗽,应用包含右美沙芬或可待因的糖浆制剂,用量为 0.5~2 药匙,每 4 小时 1 次(实际用量需根据患者年龄决定)。成年人使用苯佐那酯,100mg,每日 3 次,可能会对改善病情有益。

4.水样鼻涕,可用抗胆碱鼻喷剂(如异丙托溴铵)治疗。

5.抗组胺治疗,无证据显示此项治疗有效。同样,抗生素治疗对此类患者也不一定有益。

6.替代治疗

a.一般支持治疗:保证充足的睡眠,增加摄入水量,冷蒸汽和休息。充足的摄水量能改善黏膜和纤毛功能,也可能提高免疫功能。

b.其他替代治疗手段:如顺势疗法,维生素,针灸、草药等。但这些治疗手段存有争议。虽然大剂量维生素 C(1g/d)并不能预防该病,但可以减少症状持续时间。若能在症状出现 24h 内服用,锌剂,也可有效减少症状持续时间。有研究表明紫雏菊制剂能激发免疫系统,因而减轻症状的严重程度及症状持续时间,但尚存争议。

B.**过敏性鼻炎**

1.环境控制　避免接触激发因素是最基本的防治手段。

a.对于花粉过敏患者,应关闭门窗,减少户外活动时间,使用空调和高效空气微粒净化器。

b.尘螨过敏者,使用塑料布遮盖被套和枕套,禁止房间特别是卧室满铺地毯,使用杀螨剂杀灭螨虫,保持室内湿度在 40% 以下,使用高效空气微粒净化器。

c.真菌过敏者,减少暴露于真菌的机会,使用家用漂白剂擦洗易碎物品表面(如卫生间),保持室内湿度在 40% 以下,应用空气净化器。

d.猫皮屑过敏,是动物过敏中最常见的一种。一旦过敏,应尽量减少跟猫的接触机会。至少每 2 周给猫洗一次澡,以清除皮毛中包含过敏原的猫唾液。

e.消除食物过敏原。经口摄入的过敏原很少单独引起过敏性鼻炎,往往伴有其他组织器官的过敏反应。较常见的食物过敏有乳制品、巧克力、

小麦、柑橘类水果和诸如人工燃料、防腐剂之类的食品添加剂。

2.药物治疗

a.激素鼻喷剂:对于过敏性鼻炎,激素鼻喷剂比抗组胺药物更加有效(A级证据)。现有的药物包括倍氯美松,每侧鼻孔每天喷2~3次;氟尼缩松,每侧鼻孔每天喷2次;曲安奈德,每侧鼻孔每天喷2~4次;布地奈德,每侧鼻孔每天喷2~4次;氟替卡松,每侧鼻孔每天喷1~2次。激素鼻喷剂有良好的长期安全性。正确使用,局部并发症也较少发生。常见的局部并发症包括鼻黏膜刺激症,出血,黏膜糜烂和穿孔。一些研究报道鼻内激素制剂减缓生长(至少暂时性),因此儿童使用此类药物时需监测生长情况。应尽量避免使用口服激素,以下情况除外:严重的顽固性过敏性鼻炎、停用消肿剂后仍有药疹和阻塞性鼻息肉。这几种情况如果使用口服激素,应该服用短效激素(如成年人口服泼尼松,30mg/d,连续服用3~7d)。

b.抗组胺药物(表55-3):抗组胺药物可减轻喷嚏,流涕,鼻、眼瘙痒,但对鼻腔充血鲜有疗效。当偶尔应用于发作性症状时,抗组胺制剂会显示出一定疗效,但在常规治疗的基础上加用此类药物时,可能会发挥最佳作用。如不考虑经济因素,最好选用新一代的抗组胺药物。它们有更轻的抗胆碱副作用,尤其是镇静作用明显减轻。这些药物包括地洛他定,非索非那定,西替利嗪和氯雷他定。同新一代的药物相比,第一代抗组胺药物有疗效,而且价格便宜,但是易引起诸如镇静、口干和疲劳等副作用。更加严重的一些副作用包括尿路梗阻和反应速度减慢(可能造成交通事故)。卡巴斯汀,每天滴4次,每次1滴,或者是帕坦洛,每天滴2次,每次1~2滴,非常有助于治疗过敏性结膜炎。鼻内抗组胺药物并不优于常用抗组胺制剂。

表 55-3

抗组胺药物对过敏性鼻炎的治疗作用

分类	通用名	商品名	剂量	镇静作用	抗胆碱作用
第一代药物					
乙醇胺	苯海拉明	Benadryl Allergy Tablets Syrup	A:20~50mg qid C:12.5mg/5ml 5~10ml 每4~6小时1次	明显	轻
	氯马斯汀	Tavist Tablets Syrup	A:1.32~2.68mg bid C:0.5mg/5ml 5~10ml bid		
烷基胺	扑尔敏	Chlor-Trimeton Tablets Triminc syrup	A:4mg qid C:1mg/5ml 1.5~10ml 每4小时1次	轻	轻
吩噻嗪	异丙嗪	Phenergan Tablets Syrup	A:25~50mg qid C:6.25mg/5ml 5~10ml tid~qid	明显	轻
哌啶	赛庚啶	Periactin Tablets	A:4mg qid C:2mg/5ml 5~15ml bid~tid	中度	轻
	阿扎他定	Trinalin Tablets	A:1,bid		
哌嗪	羟嗪	Atarax Tablets Syrup	A:10~50mg qid C:10mg/5ml 5~15ml tid~qid		

（续　表）

分类	通用名	商品名	剂量	镇静作用	抗胆碱作用
第二代药物					
	西替利嗪	Zyrtec Tablets Syrup	A:10mg qd C:5～10ml qd (1mg/ml)	轻	无
	非索非那定	Allegra Tablets	A:60mg bid	无	无
	氯雷他定	Claritin（OTC）Tablets Syrup	A:10mg qd C:10ml qd (1mg/ml)	无	无
	地洛他定	Tablets	A:5mg qd	无	无

A:成年人剂量(mg);C:儿童剂量(ml)

c. 抗组胺-消肿复合制剂:包括开瑞坦-D12h缓释片,开瑞坦-D24h缓释片,Tavist-D和Allegra-D。当鼻充血为突出症状时这类药物尤为有效。除了开瑞坦-D24h缓释片是每天服用1次外,其他药物均为每天服用2次。

d. 肥大细胞稳定剂:如色甘酸钠,每侧鼻孔每天喷3～4次,有一定疗效。这类药物最好在主要症状出现之前应用,因为这些药物需要数周发挥作用。

e. 抗胆碱药物:如异丙托溴铵,每侧鼻孔1～2喷,每6小时1次,能减轻流涕症状。

3. 免疫治疗　免疫治疗尤其对严重或顽固性过敏性鼻炎,以及常年过敏性鼻炎有效。它是唯一被证明能改善过敏性鼻炎长期病程的治疗方法。使用此项疗法的标准包括:中度症状≥2年或严重症状≥6个月,而且系统性治疗效果很差。其他选择免疫治疗的标准包括合并症和其他治疗失败或不能接受其他治疗。选择抗原注射需依据患者病史和出现特异性IgE抗体。患者每周注射1次抗原,每隔1周增加剂量,直至到达维持量。然后每隔3～6周注射1次抗原,持续3～5年。如果在12个月内症状无明显改善,需终止免疫治疗。

4. 患者教育　需让患者知晓环境控制来降低抗原暴露,治疗方法的选择以及并发症。

5. 替代治疗

a. 一般支持治疗。

b. 其他替代治疗,如维生素C、槲皮素、顺势疗法、针灸和催眠疗法,这些治疗方法有待进一步研究。

C. **血管运动性鼻炎**:主要是对症治疗,使用口服黏膜消肿药,如伪麻黄碱,每天3～4次,每次60mg。抗胆碱制剂(如异丙托溴铵)对于减轻严重的水样鼻涕症状很有效。以上两种方法治疗无效者,选用鼻内激素可能有效。抗组胺药物也有效。一些治疗无效,症状严重的病例可能需行外科手术切除下鼻甲。需告知患者避免接触一些可加重症状的激惹因素,如吸烟、壁炉、味重的香水、化学和汽油烟雾、木屑等。同时也要避免温度和湿度的骤然改变。

D. **鼻炎药疹**:出现鼻炎药疹时,应停用局部黏膜消肿药。口服黏膜消肿药或短期鼻内激素可能有助于改善症状。如果这些方法无效,可选择使用短疗程的全身激素治疗,如泼尼松,起始剂量为40mg口服,然后逐渐减量,持续7～10d。

E. **萎缩性鼻炎**:治疗主要是保持鼻黏膜湿润。如愈创甘油醚,600～1200mg,每日2次。可同时使用鼻喷剂,如Alkalol liquid(一种口服或鼻用黏液溶解剂,非处方药),或鼻用盐水。脉冲冲洗对于清洗和湿润鼻腔深部有益。更年期妇女全身使用雌激素能够减轻鼻炎症状。鼻腔减容术作为最后选择。非常重要的是,需告知患者治疗目的只是减轻症状,而且有时治疗仅部分有效。

F. **鼻窦炎**:鼻窦炎患者通常可在门诊治疗。通过表55-1的主要和次要标准对鼻窦炎进行诊断。鼻窦炎的初始治疗为10～14d的保守治疗和消肿治疗。急性鼻窦炎的抗生素治疗应慎重。对于持续流涕或白天咳嗽超过10～14d的患者,采用初始治疗无效,或者无论病程长短,病情非常严重者(严重的面部疼痛、发热伴鼻腔脓性分泌物、眶周肿胀),可使用抗生素治疗。

住院治疗适用于严重的鼻窦炎(鼻窦炎并发中耳炎、哮喘、支气管扩张、真菌感染、多种抗生素过敏和影响生活质量的鼻窦炎)或者有出现并发症的高危患者。

1. 湿化治疗   使用冷蒸汽和增加水摄入量有助于稀化鼻腔分泌物。

2. 口服黏膜消肿药或短期应用鼻内黏膜消肿药,可减轻鼻充血和黏膜水肿。

3. 口服抗组胺复合制剂,对同时有过敏性鼻炎的患者有效。

4. 大剂量的愈创甘油醚,1200mg,每天 2 次。该治疗可稀化分泌物,改善鼻窦引流。

5. 鼻腔冲洗   使用生理盐水行鼻腔冲洗可液化分泌物,对于婴儿和儿童尤为适用。

6. 抗生素表(55-4)。

表 55-4

非复杂性鼻窦炎的门诊抗生素治疗

抗生素	剂量	价格
阿莫西林*	成人:500mg tid 儿童:(大剂量)90mg/(kg·d),分 2 次或 3 次使用	$
TMP-SMX*(每片含 160mg TMP 和 800mg SMX)	成人:1 片,bid 儿童:8～12mg/(kg·d) TMP,40～60mg/(kg·d) SMX,分 2 次服用	$
克拉霉素†	成人:500mg,bid 或 1g,qd 儿童:15mg/(kg·d),bid	$ $ $
阿莫西林-克拉维酸†	成人:875/125mg,bid 儿童(大剂量):90mg/(kg·d) 阿莫西林成分,分 2 次服用	$ $ $
头孢呋辛酯*	成人:250mg,bid 儿童:30mg/(kg·d),bid	$ $ $
头孢泊肟酯*	成人:200mg,bid 儿童:10mg/(kg·d),bid	$ $ $
阿奇霉素†	成人:500mg,d1;250mg,d2-5 儿童:10mg/(kg·d),d1;5mg/(kg·d),d2-5	$ $
左旋氧氟沙星†	成人:500mg,qd	$ $ $

* 一线治疗;† 二线治疗

a. 一般认为治疗成人和儿童非复杂性急性鼻窦炎的疗程至少 7～10d。但是也有数据显示 3d 的抗生素治疗与 10d 治疗效果相当。因此抗生素治疗的疗程还存有争议。如果 3d 后症状无改善,应考虑换药。

b. 初始治疗时,宜选用针对最可能的病原菌(肺炎球菌和流感嗜血杆菌)的窄谱抗生素。在肺炎球菌耐药率不超过 30% 的地区,合适的一线药物包括大剂量的阿莫西林、TMP-SMX、头孢呋辛酯、头孢地尼和头孢泊肟。对阿莫西林/头孢菌素过敏的患者,可选择克拉霉素、阿奇霉素、多西环素和喹诺酮类药物。

c. 如果对一线药物不敏感,或肺炎球菌的耐药率超过 30%,亦或免疫缺陷的患者,可选用阿莫西林-克拉维酸和喹诺酮类药物。但 18 岁以下的患者禁用喹诺酮类药物。美国儿科协会推荐对于中到重度鼻窦炎,若患儿近期内接受过抗生素治疗,初始治疗应使用大剂量的阿莫西林-克拉维酸[80～90mg/(kg·d),分 2 次使用]。

d. 慢性鼻窦炎,抗生素治疗需持续至少 3 周,患者症状恢复 7d 以上。应选用覆盖金黄色葡萄球菌的药物:氯唑西林、双氯西林、头孢氨苄、一水头孢羟氨苄、红霉素、克拉霉素、阿莫西林-克拉维酸和头孢呋辛酯。复杂性鼻窦炎,有住院使用肠外抗生素的指征。若疑有毛霉菌,应静脉滴注两性霉素 B。

7. 其他治疗

a. 局部糖皮质激素。当跟抗生素合用时可能有效,但缺乏客观数据。鼻息肉和严重鼻黏膜水肿的患者可短期应用口服激素。

b. 手术治疗。手术治疗的适应证有:充分治疗仍经常复发的鼻窦炎(1 年 3 次或以上);治疗效果差的慢性鼻窦炎;存在解剖梗阻需手术解除。功能性鼻内镜手术(functional endoscopic sinus surgery,FESS)已取代传统的外科手术。FESS 可使 80%～90% 的患者症状显著改善。FESS 的目的是切除局部病变的组织,改善换气和引流。当鼻息肉导致机械性梗阻时,需切除息肉。低龄患儿由于腺样体增生导致的中到重度梗阻,需切除腺样体,减少鼻窦炎复发。

8. 口腔科会诊。上颌窦炎患者疑有牙齿周围脓肿时,应请口腔科医生诊治。

9. 随访

a. 急性鼻窦炎并无明确的随访建议。但治疗开始 10～14d 后,应复诊,以明确鼻窦炎的症状和体征是否完全缓解。

b. 并发症　鼻窦炎的并发症并不常见,在儿童和免疫缺陷患者发生率稍高。应告知患者治疗时若症状恶化或出现新的症状(视觉障碍、颈部僵硬或昏睡),应立即复诊。鼻窦炎的并发症可能是局部的,眼眶的,也可能是颅内的。若出现这些并发症,应立即外科干预。

(1)局部并发症:黏液囊肿。高发于额窦,患者常主诉复视。

(2)眼眶并发症:是最常见的并发症,急性筛窦炎的儿童患者尤宜并发。可出现眶隔蜂窝织炎或眼眶蜂窝织炎,后者尤为严重,因其包含眼组织。眼眶蜂窝织炎的征象包括眼睑水肿、炎症,患侧突眼。完全性眼肌麻痹、视野缺损提示眼眶脓肿。

(3)颅内并发症:包括海绵窦血栓形成,脑膜炎,硬膜下积脓和脑脓肿。

（陈　玲　译）

参考文献

[1]　CDC. Rhinitis versus Sinusitis in Children:Careful Antibiotic Use. CDC,March 3,2006. http://www.cdc.gov/drugresistance/community/files/ads/rhini-vs-sinus.htm.

[2]　Cummings C,Haughey B,Thomas JR,et al. Cummings Otolaryngology:Head & Neck Surgery. 4th ed. Mosby, St Louis, Baltimore, Boston, Chicago, 2004.

[3]　Ip S,Fu L,Balk E,et al. Update on Acute Bacterial-Rhinosinusitis. Rockville, MD:Agency for Healthcare Research and Quality,2005. Evidence Report/Technology Assessment 124. AHRQ publication 05-E020-2.

[4]　Long A,McFadden C,DeVine D,et al. Management of Allergic and Nonallergic Rhinitis. Rockville,MD:Agency for Healthcare Research and Quality,2002. Evidence Report/Technology Assessment 54. AHRQ publication 02-E024.

[5]　McAlister WH,Strain JD,Cohen HL,et al. Expert Panel on Pediatric Imaging. Sinusitis-child. Reston, VA:American College of Radiology,2006. http://www.acr.org/s acr/bin. asp? CID=1204& DID=11846& DOC=FILE. PDF.

[6]　Williams JW Jr,Aguilar C,Cornell J,et al. Antibiotics for acute maxillary sinusitis. Cochrane Database-Syst Rev, 2003,(2):CD000243. doi:10.1002/14651858. CD000243.

第56章　阴囊疾病

John A. Heydt, MD, & Ted D. Epperly, MD

一、定义

阴囊疼痛是指由阴囊原发疾病或相关因素引起的阴囊不适、疼痛或不快感。阴囊的解剖学知识是诊断阴囊为主诉疾病的基础。

二、常见诊断

A. 睾丸因素

1. 附睾炎　多发生于患前列腺炎或尿道炎且性行为活跃的男性，其炎性分泌物通过输精管逆向扩散至附睾，但很多也发生于患有泌尿系先天异常如异位输尿管或先天性获得性尿道狭窄的青春期前的男孩。

a. 35 岁以下性行为活跃的年轻男性，附睾炎的发生常与尿道淋球菌或腹股沟淋巴肉芽肿衣原体感染所致的尿道炎有关，但也可能由解脲支原体或衣原体感染所致。

b. 35 岁以上有固定性伴侣的男性，附睾炎的发生常由肠道革兰阴性杆菌属感染所致，也可能与前列腺炎、膀胱炎相关。

2. 睾丸炎　最常见于病毒感染，20%～35%流行性腮腺炎的男性患者合并睾丸炎，而其中35%的患者双侧睾丸受累。其他引起睾丸炎的病毒包括流感病毒、EB 病毒、水痘病毒、埃可病毒和柯萨奇病毒。睾丸炎也可能和细菌性附睾炎或细菌性睾丸—附睾炎有关。

3. 睾丸扭转

a. 睾丸扭转常发生于新生儿和青春期男孩，每年发生率为 1/4000，高峰年龄为 14 岁，30 岁以上罕见，25 岁以下的男性睾丸扭转或睾丸附件扭转的总发生率为 1/160。易感因素为"睾丸钟摆

畸形"(占 12%)，小睾丸，过度运动，过度牵拉，提睾肌痉挛，性行为，突然惊吓，冷水浸泡，手法还纳腹股沟疝或创伤损伤。

b. 睾丸附件扭转的高峰年龄为 10 岁，几乎都是在青春期前，与睾丸扭转的危险因素相同。

4. 创伤性损伤　严重的阴囊创伤性损伤不常见，可由于睾丸被挤压向耻骨或骑跨伤所致。

5. 睾丸肿瘤　在 20～34 岁男性常见肿瘤中位列第三名(发生率为每年每 10 万人中 2～3例)。有睾丸未下降病史的患者，即使接受了矫正术，其患病风险高于普通人群的 2～3 倍。

隐睾

出生时睾丸未下降至阴囊(隐睾)在足月新生男婴中的发生率为 3%～5%，未成熟儿中达 30%。多数婴儿出生后睾丸还可以自发下降，因此 1 岁男孩隐睾的发生率为 1%。因为隐睾有发生肿瘤和致不育的风险，所以泌尿科医师建议隐睾患儿在出生后 6 个月至 1 岁接受睾丸牵拉固定术。

B. 睾丸以外的因素也可以导致阴囊疼痛和肿胀

1. 疝　在任何年龄组都是直接或间接的原因。先天缺隔，用力过大，或两者兼有均是诱发因素。

2. 前列腺炎　因为前列腺和睾丸有共同的神经支配而引起阴囊疼痛。

3. 泌尿道结石　引起的肾绞痛也会致阴囊痛。危险因素包括阳性家族史，液体摄入不足和居住在美国的东南部。

4. 阴囊积液　阴囊内有液体积聚，常常为先

天性特发性,如果年轻男性新发积液要考虑睾丸肿瘤的可能。

5. 精索静脉曲张 精索蔓状血管的扩张、纤曲,很少发生于小于 10 岁的男童,而成年人中发病率达 15%。

6. 精液囊肿 是一种就在睾丸上的小的囊性肿块。

三、症状(表 56-1)

A.睾丸因素的疼痛:35%~50%的男性睾丸扭转都曾有相似的一过性疼痛。睾丸扭转很少发生于创伤后,但创伤病史并不能排除扭转的可能性。

B.睾丸以外的因素

1. 肾绞痛 能导致严重的,间歇性的两侧腰部疼痛,疼痛可以向腹部、耻骨部,或阴囊放射,可以伴有恶心、呕吐、发热、寒战和尿频等症状。

2. 前列腺炎 表现为发热、寒战、排尿困难、尿频、肌肉疼痛、阴囊痛、会阴痛或背痛。患者也可伴有射精痛和排便痛。

四、体征(表 56-1)

A.睾丸疾病

1. 急性附件炎可能与睾丸扭转鉴别困难。

a. 提睾反射(轻划或轻捏股内侧上方皮肤,可以引起同侧提睾肌收缩,使睾丸向腹股沟管方向上提):附睾炎时阳性,睾丸扭转时阴性。

b. 普雷恩征:当患者取仰卧位,扶抬阴囊可使疼痛减轻为普雷恩征阳性。附睾炎时为阳性,精索扭转时为阴性。但这并非附睾炎特异性体征。

2. 扭转

a. 睾丸钟摆畸形:睾丸系膜过长使睾丸在阴囊内缺乏很好固定而自由悬垂,是年长儿发生睾丸扭转的危险因素。当扭转发生时,很快变硬、紧张、与附睾一起胀大成为界限不清的肿块。阴囊还可能和附睾炎一样出现潮红和水肿。

b. 小的蓝斑,称为"蓝点征":可以看到整个阴囊靠近睾丸极皮肤出现小的蓝色的斑点,伴有疼痛,是附件扭转的特征性体征。

B.阴囊以外的原因

1. 肾绞痛可以有血尿,腰肌紧张和腹部皮肤感觉过敏,但阴囊体征不明显。

2. 前列腺炎:肛检时可以触到发热、轻触痛、海绵质、增大的前列腺。

五、实验室检查(表 56-1)

阴囊病症常常可以根据仔细的病史询问和体检进行诊断,要保持对急重症的高度警惕,如睾丸扭转、急性感染性附睾炎或急性嵌顿性腹股沟疝。

A.尿液分析发现急性附睾炎或前列腺炎的脓尿或菌尿,泌尿道结石的显微镜下血尿或肉眼血尿,睾丸或附睾扭转时尿液分析正常。

B.尿道涂片检查:以无菌棉棒采取尿道分泌物样本,将分泌物涂布在玻片上做革兰染色,显微镜检查,有助于对小于 35 岁性行为活跃的男性、疑似性传播性附睾炎的诊断。涂片可以显示白细胞和细菌。

C.白细胞计数增加/血沉加快可以见于发热患者,睾丸扭转的患者因为应激反应可以增高。

D.多普勒检查睾丸血流

1. 对多数临床医师,当睾丸疼痛持续超过 12h 或扭转诊断不确定时,多普勒更利于诊断睾丸扭转,敏感性大约 90%,特异性 100%。彩色超声能诊断腹股沟嵌顿疝,精索静脉曲张,血肿或睾丸撕裂,在诊断不确定时能鉴别睾丸附件扭转(血流增加)和睾丸扭转(血流减少/缺如)。

2. 多普勒探测仪和传统灰阶超声成像检查没有彩色超声准确,不应再使用。

E.睾丸的放射性核素扫描或睾丸的闪烁扫描显示,扭转睾丸数小时内血流减少(由有经验的医生操作,在急性扭转时,敏感性/特异性 ≥ 90%),而血流增加见于附睾炎。闪烁扫描由于出结果不如彩色超声快而使用受限。

F.阴囊超声鉴别实质性包块和积液包块极其准确。

G.青春期前的男孩患附睾炎/泌尿道感染,肾/膀胱超声可以间接显示尿道畸形,避免行膀胱尿道造影术。

表 56-1

鉴别诊断常见阴囊病症

诊断	病史	体检	检查
阴囊炎	一侧/双侧睾丸疼痛，肿胀，如果是腮腺炎病毒所致常常发生在患腮腺炎后 4～10d	单侧或双侧睾丸的肿胀/触痛	不必检查；如果诊断不明确，做彩色多普勒检查
睾丸扭转	急性发作，单侧肿胀、疼痛，恶心、呕吐，±既往症状，无体质性症状	单侧睾丸肿胀和横向收缩——睾丸钟摆畸形；提睾反射阴性或 Prehn 征阴性	如果诊断不明确或症状出现 ≥12h，行放色性核素扫描/睾丸闪烁扫描或彩色多普勒
睾丸附件扭转	中度疼痛，急性发作，肿胀；无体质性症状	附睾上极的发硬、触痛、结节；蓝点征	不必检查；诊断不明确，行彩色多普勒
创伤性附睾炎	数天前有创伤史，疼痛肿胀	可能有皮下淤斑，单侧或双侧肿胀；提睾反射和 Prehn 征阳性	不必检查；诊断不明确，行彩色多普勒检查
睾丸出血/积血	创伤、疼痛、肿胀，恶心、呕吐	皮下淤血和受累睾丸肿大	彩色多普勒超声
睾丸撕裂	创伤史，疼痛、肿胀，恶心、呕吐	皮下淤血和受累睾丸肿大	彩色多普勒超声
睾丸肿瘤	阴囊肿块/睾丸结节；如果出血偶尔有疼痛	可以触到睾丸结节或肿大的睾丸，男性乳房发育或左锁骨上淋巴结可及	阴囊超声/肿瘤标志物，活检
腹股沟疝	轻重不一的疼痛增大的阴囊或腹壁膨出	可扪及的腹壁疝，可以疝入腹股沟，增加腹压时增大	不做检查或进行腹部、盆腔 CT
阴囊水肿、鞘膜积液	无痛性阴囊肿胀	很轻的触痛，睾丸外周透光性水肿	阴囊超声
精索静脉曲张	阴囊肿大、沉重，运动时加重	"袋子里的虫子"睾丸上极，仰卧位消失	不必进行特殊检查，如不确定则行彩色多普勒
精液囊肿	无症状	阴囊上极的无痛性结节	无需特殊检查，不确定就行超声

六、治疗

A.睾丸疾病

1. 急性附睾炎，治疗的目的是消除疼痛，清除感染。多数病例在门诊即可治疗。

a.24～48h 内冰袋冷敷是最好的缓解疼痛的方法，卧床休息，托起阴囊，口服药物如布洛芬，600～800mg，每天 3～4 次(适用于轻至中度的疼痛)；对乙酰氨基酚与可待因联用，325/30mg；或氢可酮，5mg，每天 4 次(重度疼痛)。神经根阻断：5～8ml 50/50 混合或含 1% 利多卡因和 0.5% 布比卡因，由训练有素的医生进行，有利于镇痛。

b. 选择抗生素要根据年龄和性行为史。一般而言，35 岁以下的性行为活跃的男性，治疗可选单剂量头孢曲松(罗氏芬)，250mg 肌内注射，或加多西环素 100mg，口服，每日 2 次，连续 10 天。大于 35 岁男性，性传播性疾病风险较小，药物选择包括环丙沙星，500mg 口服，每日 2 次，或氧氟沙星，300mg 口服，10～14d。

c. 有高热，难治性疼痛，出现中毒症状或疑似阴囊脓肿的患者可以住院治疗。

d. 外科引流，睾丸切除或切除加引流适用于严重的睾丸炎、附睾炎导致脓肿形成。

e. 当疑似睾丸扭转不确定时应请泌尿科会诊和外科探查。

2. 睾丸炎的疼痛与附睾的疼痛处理方法相同。

3. 扭转

a. 如果睾丸扭转确定或高度怀疑,应立刻转诊外科。如果扭转复位在 10h 内完成,70%～100% 的睾丸保留功能,10～12h 以后则睾丸存活率下降 20%,24～48h 后,睾丸存活率为 0%。在 48h 后未见睾丸复位能存活的,手法复位的成功率为 30%～70%。睾丸扭转的患者双侧睾丸固定术是必要的,因为睾丸钟摆畸形常常发生于双侧睾丸。

b. 睾丸附件扭转可以保守治疗,使用镇痛剂,冰敷和阴囊托带。活动会加重症状,因此应该制动。如果疼痛肿胀严重且诊断清楚,泌尿科会诊局部神经阻断可以镇痛,如果诊断不清楚,及时诊断检查和相关的探查都是必需的。

4. 创伤

a. 检查发现撕裂伤应立即修补,睾丸出血和鞘膜积血也需要外科会诊。

b. 创伤性附睾炎,可以在创伤后数天发生,可以保守治疗,给予抗炎药,阴囊带和冰敷治疗。

5. 睾丸肿瘤应请肿瘤泌尿专科会诊。

B. 睾丸以外因素

1. 腹股沟疝如果发生嵌顿或绞窄,需要紧急外科会诊,进行选择性修补。

2. 肾绞痛(见第 36 章)

3. 前列腺炎通常用抗生素治疗(见第 61 章)。

4. 婴儿鞘膜积液在出生后 1～2 年有可能自行吸收,1～2 岁后持续存在伴有疝,或持续至婴儿期以后需要外科会诊修补。

5. 精索静脉曲张能影响睾丸发育和生育,泌尿科医生可谨慎地进行选择性精索内静脉高位结扎术。纤曲扩张的静脉不随体位改变而变化的精索静脉曲张要高度怀疑腹膜后肿瘤,应该进行必要的影像学检查(即腹部磁共振扫描或计算机断层成像)。治疗根据检查结果。

6. 只有阴囊内巨大囊肿需要考虑手术切除。

(陈　敏　译)

参考文献

[1] Gilbert DN,Moellering RC Jr,Sande MA. The Sanford Guide to Antimicrobial Therapy. Jeb C. Sanford,FL,2003:17-18.

[2] Miller KE. Diagnosis and treatment of neisseria gonorrhoeae infections. Am Fam Physician, 2006, 73: 1779-1784.

[3] Ringdahl E,Teague L. Testicular torsion. Am Fam Physician,2006,74:1739-1743,1746.

[4] Rupp TJ. Testicular torsion. [emedicine from Web MD]. http: // www. emedicine. com/emerg/topic 573. htm. Accessed April 27,2007.

[5] www.cdc.gov/std/treatment/2006/updated.

第57章 咽 痛

L. Peter Schwiebert，MD

要点
- 大多数咽痛是由于病毒感染或刺激因素所致。
- 诊断咽喉链球菌感染包括体温≥38℃，无咳嗽，无颈前淋巴结肿大、疼痛，无扁桃腺的渗液和肿胀。
- 大多数咽痛的患者不需要使用抗生素。

一、定义

咽痛是咽部由于多种内源性或外源性的刺激因素或感染所致的刺痒或疼痛的感觉，这些刺激因素包括胃食管反流、过敏原、烟草的烟雾、低湿度、感染性因素包括病毒和细菌。

二、常见诊断

在美国，每年因咽痛到基层保健门诊就诊的患者高达8%，仅次于咳嗽。

A. 刺激性物质：30%～65%的咽痛患者没有特别的致病病原，大量原因不明的病例的致病原因是刺激性物质。危险人群包括吸烟者（烟草是环境中最常见的刺激物），胃食管反流病患者、过敏者和那些暴露于有刺激性物质（包括粉尘、低湿度、动物、纺织物、有机溶剂）环境者。

B. 病毒感染（30%～60%的病例）：包括普通感冒病毒（鼻病毒、冠状病毒、呼吸道合胞病毒、副流感病毒）、疱疹病毒、腺病毒、柯萨奇病毒和传染性单核细胞增多症（IM）病毒（巨细胞病毒和EB病毒）。咽痛更多因为寒冷季节的社区暴发性普通感冒病毒感染，腺病毒感染（高达19%）常引起6岁以下儿童的咽部渗出性炎症，柯萨奇病毒感染在夏秋季节也常好发于小儿童。IM常见于上层社会的青少年（工业化社会），有相互密切接触

的机会（如学生居住在学校宿舍）。

C. 溶血性链球菌感染（GABHS）：5%～17%见于成年人，15%～36%见于儿童。GABHS感染多见于5～15岁儿童，与其他感染一样，在冬春季节流行。

三、症状

A. 咽痛

1. 刺激物所致的常有刺痒，咽干，咽痛伴咽下困难是典型的链球菌、IM、柯萨奇病毒、疱疹病毒或腺病毒感染的症状。

B. 其他症状

1. 过敏患者典型的表现为接触过敏原时出现阵发性喷嚏、流泪、眼痒、流涕，但也可能没有这些症状（第54和55章）。

2. 由于胃食管反流病致咽痛的患者，常常有烧心、酸嗝、大餐和斜卧位加重、干咳，非处方药H_2阻断剂或抗酸药能缓解。

3. 干咳、流涕、结膜炎或腹泻症状者，链球菌感染的可能性小，而过敏和病毒感染可能性较大。

4. 链球菌感染患者可有寒战、不适、头痛、轻度颈项僵硬以及胃肠症状，虽然这些症状是非特异性的。

四、体征

因为 GABHS 咽炎是唯一该用抗生素治疗的类型,患咽炎的患者常常会征询是否需要用抗生素,所以研究者对评估链球菌感染的可能性的评分系统进行了研究,最著名的系统是 Centor 标准,McIsaac 等证实了此标准在儿童和成年人中使用的可靠性和实用性(表 57-1),这一标准能提示哪些为 GABHS 咽炎的低危人群(1 个或少数几个阳性),不必使用抗生素。

A. 单独的症状体征对诊断链球菌感染咽炎的诊断效能是很有限的。

举例如下:

1. 渗出性咽炎也可以由病毒感染所致(53%的 6 岁以下的儿童咽部渗出性改变由腺病毒引起,50%由 IM 所致)。

2. 56%的儿童患腺病毒感染表现为发热,体温≥40℃,中到重度的发热也可能由柯萨奇病毒引起,或由造成暴发流行的疱疹病毒感染所致。

3. 超过 90%的 IM 患者有颈部淋巴结的肿大(颈后淋巴链)。

B. 其他咽炎常见病因的特征体征。柯萨奇病毒感染可伴有咽部出现基底部呈红斑、表面为小水疱或溃疡的疱疹,也可能伴有手掌、脚掌的类似的丘疹脓疱;疱疹病毒感染也有浅的红斑丘疹,出现在咽部、牙龈或口唇。

表 57-1

MCISAAC 改良链球菌评分核心表

症状或体征	分数
发热史或体温≥38℃	1
没有咳嗽	1
颈前淋巴结肿大	1
扁桃体肿胀或渗液	1
年龄≤15 岁	1
年龄≥45 岁	−1

发现链球菌感染风险	LR	链球菌感染率(链球菌感染患者/总患者)
−1 或 0	0.05	1(2/172)
1	0.52	10(13/134)
2	0.95	17(18/109)
3	2.5	35(28/81)
4 或 5	4.9	51(39/77)

会厌炎

当咽痛迅速加重,声音低沉,吞咽困难要考虑会厌炎,常由流感嗜血杆菌感染所致(现在由于进行流感嗜血杆菌疫苗免疫接种,此病的发病率在儿科已明显下降,发病高峰年龄后移,为 20～45 岁。)会厌炎的病原可以是链球菌化脓性感染、金黄色葡萄球菌或病毒感染。颈部侧位片对此病的诊断有 90%的敏感性,显示会厌软骨增大("拇指征")和颌下肿胀。因为有气道梗阻的风险,怀疑会厌炎的患者需用抗生素治疗并收治重症监护病房,备好气管插管。

咽后壁脓肿

咽后壁脓肿是咽后壁淋巴结感染的并发症(通常由 GABHS 所致),儿童中发病多于成年人。主要症状为咽下困难,颈部侧位片显示脊柱旁间隙增大为其特点。

扁桃体周围脓肿

扁桃体周围脓肿是扁桃体周围间隙的化脓性感染,常见于 20～40 岁人群,表现为咽痛加剧,发热和吞咽困难或吞咽痛。可能的病原包括链球菌、金黄色葡萄球菌、流感嗜血杆菌、厌氧菌。

体检显示语音不清,似口含"热山芋",牙关紧闭(张口困难),红肿的扁桃体将悬雍垂推向对侧。诊断的金标准是穿刺吸出脓液(必须由训练有素的人操作),目前推荐的治疗为每日 2 次的克林霉素或第 2 代、第 3 代头孢菌素。

颈动脉痛

颈动脉痛是一种颈动脉鞘的特发性炎症,为"咽痛"的常见原因,体检发现实际上是颈动脉球的压痛,该病对非甾体类药物治疗反应迅速(如吲哚美辛,25～50mg,每日 3 次随餐服用,持续 5～7d 或至症状消失)。

五、实验室检查

仅根据临床观察,医生就能对多数咽痛患者作出拟诊。那些由接触刺激原所致或普通感冒病毒所致,无需进一步的实验室检查即可开始治疗。

A.**链球菌检测**:是否对咽炎患者进行链球菌筛查取决于医生的目的——最小的总花费,最小的漏诊风险,最小的漏诊花费,最小的不必要的抗生素使用。以下推荐的策略是性价比最优的,既少于普遍筛查的花费又尽可能最小化漏诊率。对咽痛且链球菌咽炎为中度推测可能性的患者应该进行快速链球菌筛查(表 57-2)。

表 57-2

链球菌感染咽炎的可能性推断

体征	冬季/春季	夏季/秋季
体温≥38℃,红肿增大的扁桃体,表面有渗出,伴颈前淋巴结压痛	无需检验;开始治疗*	快速链球菌筛查†
患者有 2 个上述体征,或 3 个体征包括咳嗽、流涕或声嘶	快速链球菌筛查†	血平板培养基培养(BAP)
患者有 3 个体征中的 1 个,或无体征但为高危组‡	BAP§	除非高危组,否则不必检测‡

* 高度预测可能性(≥50%);† 中度的预测可能性(20%～50%);‡ 包括糖尿病患者,有风湿热病史,或居住在链球菌感染暴发致肾炎的社区;§ 低度预测可能性(≤20%)

---

1. 快速链球菌筛查是 10min 的链球菌抗原检测,其诊断链球菌咽炎的敏感性为 80%～95%,特异性为 70%～95%,正确的样本收集要求用棉签接触双侧扁桃体或扁桃腺窝和咽后壁,因为其特异性、敏感性较高且结果快速,中度怀疑链球菌感染的患者应该选作这项检查以明确诊断(表 57-2)。经过适当的检查,阳性患者就有明确的把握进行治疗,但是筛查结果为阴性而临床提示可疑链球菌感染的患者应该随访,做血琼脂培养基(BAP)培养。

2. 咽拭子培养:BAP 培养在诊断链球菌感染性咽炎的敏感性为 95%,假阳性率非常低,但需要 24h 培养。BAP 培养应该用于快速链球菌筛查结果阴性而临床高度怀疑链球菌感染的患者或高流行地区(表 57-2)。

3. 抗生素治疗 5d 以内起效的患者不推荐作随访链球菌筛查试验复查,但患者有风湿热病史,治疗后应当复查培养以确保根除 GABHS。

4. 带菌状态(快速链球菌筛查试验阴性或 BAP 阳性的低度预测可能性者)常表现为低度传染性,有下列情况,带菌者需要治疗:风湿热病史、社区暴发风湿热、链球菌感染后肾小球肾炎,或家庭内 GABHS 传播,密切接触的群体如军营,监狱,学校宿舍。

B.**嗜异性抗体测试**:单点试验能快速检测嗜异性抗体,用于诊断 IM,其敏感性和特异性能与老的嗜异性抗体测试相媲美。全血细胞计数和分类显示至少 50% 淋巴细胞和至少 10% 非典型淋巴细胞也同样有诊断价值。

C. 其他试验

1. 淋病奈瑟菌致咽炎虽然不常见，但咽炎患者进行过口交的要考虑，这类病例，应行咽部、宫颈和泌尿道衣原体培养。

2. IM 患者应该进行肝功能检查，包括谷草转氨酶（ALT）和谷丙转氨酶（AST）、血胆红素、血细胞计数、血小板计数、Coombs 试验，这些患者有患肝炎、溶血性贫血、粒细胞缺乏或血小板减少。ALT 或 AST ≥ 1000U/L 或血胆红素 ≥ 10mg/dl 提示严重的肝炎。

3. 腹部超声 确定 IM 感染患者是否伴有肝肿大或脾肿大，作为是否可以恢复参加竞技比赛的指标。

六、治疗

因为 80%～90% 咽炎患者是由于病毒感染或刺激性物质所致，多数患者不需要使用抗生素，尽管如此，研究显示急性咽炎患者中 73% 有医生处方的抗生素。这种实际行为的坏处是造成不必要的花费，增加过敏反应可能性，以及诱导耐药菌株。为避免这些缺点，规范抗生素的使用标准非常重要，不符合标准的不应使用抗生素。

A. 环境刺激物：应当尽可能避免接触，尤其是应当鼓励患者戒烟，避免接触过敏原或环境中的粉尘以及增加环境中的湿度，避免过于干燥。对过敏的治疗在第 55 章中讨论，胃食管反流病的管理在第 19 章中讨论。

B. 病毒感染（如普通感冒、腺病毒、柯萨奇病毒、疱疹病毒）：为自限性，持续数天至 2 周。患者可用以下药物缓解症状。

1. 外用镇痛含片、盐水（用 1/4 茶匙食盐溶进约 110ml 温水）喷鼻或漱口，可按需使用。柯萨奇病毒或疱疹病毒所致的口腔咽腔损伤，可用棉棒涂布含 2% 利多卡因或 15% 苯唑卡因凝胶，用漱口液（1/4 茶匙的烘焙苏打溶进约 110ml 温水或盐水漱口，每天 3～4 次），或使用表面搽剂（混合苯海拉明 12.5mg/5ml、等体积白陶土和果胶，或氢氧化铝镁抗酸药，每 2 小时涂 1 次，每次保留 2min）。

2. 液体量摄入应增至每日 2～3L 的水或果汁。

3. 解热镇痛药应用，青少年和成年人可用阿司匹林片每次 650mg，口服，每 4～6 小时 1 次；儿童，可用对乙酰氨基酚，每日 5～10mg/kg，口服，每 4～6 小时 1 次。可待因可用于缓解严重的疼痛，剂量为每日成年人 30～60mg，口服，每 4～6 小时 1 次；儿童每日 3mg/kg，口服，每 4～6 小时 1 次。

4. 减充血剂的使用（见第 55 章）。

C. 链球菌感染：链球菌培养阳性或高度链球菌感染可能性的患者，抗生素使用开始于起病后 2～3d，能促进症状迅速改善，降低传染率（尤其是患者与其他人密切接触）。不管是否使用抗生素，化脓性感染合并症（如扁桃体周围脓肿）和免疫性疾病合并症（链球菌感染后肾炎）的发生率很低，在 Cochrane 研究中，每 100 名使用抗生素患者较之安慰剂组，有少于 1 例发生急性风湿热，少于 2 例发生急性中耳炎，少于 3 例扁桃体炎。

1. 适应证

a. 患者快速链球菌筛查阳性，咽拭子培养阳性，或二者均为阳性。

b. 患者为高度预测可能性链球菌感染者（表 57-1）。

c. 有些临床医生对高度预测可能性链球菌感染者在咽拭子培养结果出来之前就开始使用抗生素，其实研究显示延迟 48h 使用抗生素并不影响抗生素降低风湿热患病风险的作用。

2. 制剂

a. 青霉素是可选用药（青霉素非过敏者），尚无细菌耐药证据（如风湿热因为使用青霉素降低了链球菌的根除率而复燃）。

（1）青霉素 V 钾，口服，体重超过 27kg 患者，每次 500mg，每天 2～3 次，连续 10d；体重较轻的患者，30～50mg/(kg·d)，分 2～3 次给药，连续 10d。

（2）苯唑青霉素 G：可用于口服出现并发症或随访困难的患者。用量为成年人和体重 ≥ 27kg 儿童，每日 120 万 U 肌内注射，体重 ≤ 27kg 的儿童，用量为 60 万 U；90 万 U 苄星青霉素混合 30 万普鲁卡因青霉素也很有效且较单独使用苯唑青霉素较少引起局部反应。

b. 红霉素用于青霉素过敏患者,成年人用药剂量为 500mg,口服,每日 2 次,连续 10d,儿童剂量为 30~50mg/(kg·d),分 2~4 次给药。其他大环内酯类,阿奇霉素(如希舒美),成年人首日服用 500mg,第 2~5 日每日 1 次口服 250mg 也很有效,2 岁以上儿童剂量为 12mg/(kg·d),连用 5d。

c. 除了阿奇霉素,下列药物的 5 日疗法是 FDZ 批准的治疗 GABHS 方案:每天头孢地尼 14mg/kg(小儿)或 600mg(成年人),头孢泊肟 10mg/(kg·d)(小儿)或 100mg,每日 2 次。缩短疗程可能有利于增加患者依从性;此方案的缺点是成本更高,抗菌谱更广泛,后者可能促进细菌耐药性。有趣的是,荟萃分析 35 个研究表明,头孢菌素无论是实验室细菌学研究结果还是临床疗效观察都优于青霉素。

3. 随访

a. 无效:抗生素治疗应在 12~24h 改善症状,如果症状持续至抗生素治疗后 1 周,可能因为药物依从性不佳,青霉素耐受,耐青霉素的产内酰胺酶菌株,漏诊,或未经诊断的其他病原所致的咽炎,尤其是 IM。除了评估依从性不佳,以下几点有所帮助:

(1)进行 IM 检测。

(2)选用其他对耐青霉素菌株的抗生素,阿莫西林—克拉维酸钾(如奥格门汀),500~875mg(成年人)口服,每日 2 次,或 40mg/(kg·d)(儿童),口服,分 3 次,或头孢菌素[如头孢羟氨苄,成年人 1g,每日 1 次,口服,或儿童 30mg/(kg·d),口服,每日 2 次]已被证明清除重复口服青霉素治疗无效的链球菌感染患者有效。

b. 急性咽炎反复发作:需要鉴别是链球菌感染性咽炎,还是病毒感染性咽炎链球菌带菌状态。病毒感染性急性咽炎临床和流行病学特点为:抗链球菌抗生素治疗无效,链球菌溶血素 O(ASO)滴度不高,咽炎复发间期咽拭子培养阳性;急性复发性链球菌感染临床和流行病学特征为:明显的抗生素治疗效应,ASO 滴度升高,或急性咽炎发作间期咽拭子培养阴性。

c. 根除带菌状态,下面的治疗方案可选用:克林霉素,20mg/(kg·d),口服,每日 3 次,连续 10d,或利福平,20mg/(kg·d),口服,每日 2 次,共 4d,以及苯氧甲基青霉素或苄星青霉素 G 标准治疗方案。

4. IM

a. 95% 的 IM 患者恢复顺利,且支持治疗就足够了。这种治疗包括患病头 2~3 周避免运动和举重物(尤其脾肿大患者),充足的休息,使用解热镇痛药。1 个月后,随访评估患者应该没有发热、脱水、肝脾大,然后逐步恢复到竞技比赛状态。

b. 皮质类固醇可能在下列情况下需要给药:发生气道阻塞,重症肝炎,血小板减少,溶血性贫血或粒细胞减少。治疗开始用泼尼松(或其他等效激素),60~80mg/d,口服,分次给药 1~2 周,逐渐减量。

(陈 敏 译)

参考文献

[1] Arroll B. Antibiotics for upper respiratory tract infections: an overview of Cochrane reviews. Resp Med,2005,99:255.

[2] Bisno AL. Acute pharyngitis. N Engl J Med,2001, 344:205.

[3] Brunton S,Pichichero M. Considerations in the use of antibiotics for streptococcal pharyngitis. J Fam Prac,2006,55:S 9.

[4] Hafener JW. The clinical diagnosis of streptococcccal pharyngitis. Ann Emerg Med,2005,46:87.

[5] Vincent MT,Celestin N,Hussain AN. Pharyngitis. Am Fam Physic,2004,69:1465.

[6] Waninger KN. Determination of safe return to play for athletes recovering from infectious mononucleosis. Clin J Sport Med,2005,15:410.

第58章 晕 厥

LeRoy C. White, MD, JD, Dennis P. Lewis, MDH, Brian H. Halstater, MD, & FelixHorng, MD, MBA

要点
- 详细地询问病史及体格检查可以明确 45％的病例诊断(C 级证据)。
- 心电图只可以诊断 5％～10％的病例,但必须首先行心电图检查,因为其可以发现潜在的心脏疾病(C 级证据)。
- 多数晕厥是来自神经介导的反射机制(例如:迷走神经性或情境性)或是特发性,并且首诊医生能够有效地处治。
- 心脏晕厥与其他类型晕厥相比有高得多的 2 年死亡率,早期发现和评估是关键(C 级证据)。

晕厥是一种症状,而不是一种疾病,而且要与初发晕厥的其他情况鉴别。非晕厥性神经障碍可表现为真正的或明显的意识丧失,比如癫痫、癔症、低血糖或低钠血症等代谢性疾病。

医生的职责是确定患者是否是晕厥而不是疑似晕厥状态,然后确定是否是致命的晕厥。

一、定义

晕厥是短暂意识丧失后自主地迅速恢复。晕厥是脑灌注不足造成的。原因包括心排血量减少、脑血管疾病或神经介导的反射。心排血量减少的原因包括血容量不足、器质性心脏病或者心律失常。神经反射性晕厥(也称神经源性晕厥),源自心率、血压反射性下降或两者兼而有之。

二、诊断(表 58-1)

Framingham 的研究表明,17 年间至少有 10.5％的人会发生晕厥,而在 70 岁的人群晕厥发生率可达 42％。35％的患者 3 年内会复发。82％的复发发生在第 2 年。45 岁以上患者有较高的复发率。复发并不会增加死亡率和猝死的死亡率。

表 58-1

不同晕厥的诊断

分类	危险因素	症状	体征
神经介导血管迷走性晕厥	年轻女性,应激、疼痛及密闭空间	不愉快的刺激,前驱症状(恶心/轻度头痛/心悸/管状视野/潮热)	无特殊
反射性晕厥	高龄	排尿/咳嗽/吞咽/排便后	直立性低血压
颈动脉窦性晕厥	高龄,动脉硬化疾病	晕厥发生在转头、伸颈,穿着高领衣服及剃须后	低血压或颈动脉窦按摩后心搏停止

（续 表）

分类	危险因素	症状	体征
直立性	高龄,自主神经功能障碍,脱水,长时间平卧及某些药物	前驱症状(恶心/轻度头痛/心悸/管状视野/潮热)	站立或体位改变后发生
心源性-心律失常	病窦,房室阻滞药物,起搏器异常;近期心肌梗死,室上性或室性心动过速,Wolff-Parkinson-White综合征	无前驱症状,仰卧时再发	一般正常;可以提示异常心脏节律
心源性-器质性	瓣膜性心脏病,家族史,突然不明原因的心脏猝死	用力、体位改变、急性呼吸困难时发生	心脏杂音,充血性心力衰竭的体征
脑源性	高血压,血脂异常,糖尿病,高龄,吸烟	眩晕,发音困难,复视;过度的前臂运动	颈动脉杂音,局部神经系统损害,不对称的上肢血压
其他原因	20～40岁经常晕厥,酗酒	焦虑或抑郁,多种躯体症状	体检正常和焦虑、抑郁体征
特发性		缺乏典型的其他晕厥的症状	没有特异性表现

晕厥的发病率随年龄增长,在老年人群中发病率最高。在美国,晕厥占3%～10%的急诊量和6%的住院率。每年大约有1百万晕厥患者,花费7.5亿美元。

晕厥可以分为神经源性、心源性、脑源性、直立性、多因素混杂原因以及特发性(原因不明)。尽管多种原因可以共存,但2/3的晕厥来自心源性或神经源性。一项987例晕厥患者参与的Mayo临床电生理研究显示,18.4%的晕厥是多因素引起的,老年人可能的原因包括房颤、服用心脏药物,或那些在纽约心脏病协会分级属于Ⅱ～Ⅳ期的患者。

A.神经反射性晕厥:占晕厥的23%,指的是一个神经反射触发并增加了血管舒张和(或)心动过缓反应性。

1. 血管迷走神经性晕厥(18%)由情绪或直立性的压力诱发。

2. 情境晕厥(5%)是神经源性的,由特定的刺激因素诱导,比如排尿、咳嗽及排便。

B.心源性晕厥(18%):与其他病因引起的晕厥相比,有较高的死亡率,2年发生率30%,其他病因6%。

1. 心律失常是心源性晕厥的主要原因。

a. 引起缓慢心律失常的危险因素包括使用某些药物延迟房室传导(A-V)(通常是β受体阻断药和钙离子通道阻断药)。

b. 引起快速心律失常危险因素包括使用某些药物增加A-V传导(伪麻黄碱和其他兴奋剂,属于不违禁但受到限制的药物)。

c. 询问家族史可以发现家族性心律失常,如长Q-T间期。

2. 器质性心脏病。心脏功能不能满足循环需要的心排血量的增加。对于一个罹患不明原因心脏病的患者,家族史中不明原因的心源性猝死可能源于肥厚性梗阻性或浸润性心肌病,比如结节性心肌病。

C.脑源性晕厥(10%):最常见于椎-基底动脉供血不足、短暂性脑缺血发作(TIA)、卒中(脑血管意外,CVA),或锁骨下动脉盗血综合征。锁骨下动脉盗血综合征的危险因素与CVA和TIA一样,但还包括剧烈的上肢运动,常见于年轻人,是一种先天性解剖变异。

D.体位性晕厥(8%):是指立位导致动脉低血压所致的晕厥。自主神经系统无法代偿。常由于药物引起。当血容量不足时,自主神经系统的调节不能维持正常血压。值得注意的是,类似的症状可能发生在血管迷走神经性晕厥。

E.多因素混杂原因引起的晕厥:最常见于精神疾病所致(大约2%的晕厥)。

F.特发性晕厥:大约34%的晕厥属于特发性。一些研究发现有些特发性晕厥源自心脏性晕厥。特发性晕厥与一般人群相比,死亡率稍高。

三、症状(表58-1)

详细的病史询问有助于对晕厥进行准确评

估。包括患者的年龄、晕厥发生的细节(时间和晕厥的诱因、是否与锻炼或活动有关,是否伴发心悸和胸痛),以及既往发生的情况和情形。危险因素的评估应包括慢性疾病、家族史、药物使用/滥用史。

鉴别晕厥和非晕厥有时会很困难。前驱症状:晕厥发作通常有某种形式的先兆症状。室性心动过速可以没有任何前驱症状。晕厥发作可能也有促发因素。发作后的强直/痉挛动作考虑癫痫,但癔症可以伴随晕厥发生,而难与晕厥鉴别。神经源性晕厥后常出现不自主排尿。

A.神经反射性晕厥

1. 血管迷走神经性晕厥的发生通常有恶心、出汗或苍白等前驱症状,发生于无法预料的令人不快的视觉、气味、声音,或痛苦、恐惧的情绪之后。血管迷走神经性晕厥也发生于长时间站立后。

2. 情境性晕厥与血管迷走神经性晕厥有相同的前驱症状,有咳嗽、用力排便或其他的促发因素。

B.心源性晕厥

心律失常导致的心律失常性晕厥常不易诊断,尤其是快速心律失常。患者可有心悸或心跳缓慢的前驱症状。在心肺起源的器质性心脏病、病史往往有急性呼吸急促或者胸痛的前驱症状(肺栓塞、心肌梗死)。晕厥伴发阻塞性症状可以由用力(主动脉狭窄,肺动脉高压、二尖瓣狭窄、肥厚性心肌病、冠状动脉病变)或改变体位,如躺下、弯腰、辗转不安(心房黏液瘤或血栓)。心包疾病可能与癌症或者胸部创伤有关,可因体位改变而加剧。

年轻运动员的劳累性晕厥可因为肥厚性心肌病、异常的冠状动脉或可卡因导致的冠状动脉血管痉挛而发生突然死亡的危险。

C.体位性晕厥

站立状态通常促进晕厥的发生。病史包括新药的应用、治疗方案的改变、多种药物应用、脱水、酒精或糖尿病。

D.脑源性晕厥

转头或屈颈可能导致症状的发生引起椎-基底动脉供血不足和颈动脉狭窄。对锁骨下动脉盗血综合征患者,高空作业或活动可以导致症状的发生。

四、体征(表 58-1)

体格检查要重视心血管和神经系统体检。体检是仅次于病史诊断晕厥的重要环节。记录生命体征,包括仰卧和站立位血压和脉搏。重视是否合并发绀或苍白。听诊心脏,触诊颈动脉/外周动脉脉搏。神经学检查应包括定位、脑神经、运动、感觉和小脑测试(步态和 Romberg 测试)。

A.神经源性晕厥

1. 血管迷走神经性晕厥,患者可表现为低血压,卧位 5min 后站立 3min,收缩压下降 ≥20mmHg、舒张压下降 ≥10mmHg,或两者兼而有之。血容量不足的患者可因姿势的改变心跳加快 ≥30/min。患者通常出汗较多。典型患者表现为低血压与心动过缓。

2. 情境性晕厥。症状类似血管迷走神经性晕厥。病史可以帮助诊断。

3. 颈动脉窦高敏患者,转头动作或穿着紧身衣领可以诱发症状。颈动脉窦按摩可使症状重复发生。如果病人有室性心动过速的病史,近期 TIA 发生、卒中或心肌梗死,伴有颈动脉杂音或狭窄则不能做类似诱发试验。在一侧做颈动脉窦按摩刺激迷走神经 5~10s,将产生 ≥3s 的心室停搏或 ≥50mmHg 收缩压下降。但没有颈动脉窦高敏史的患者也可以有假阳性反应。

B.心源性晕厥

与心律失常所致的晕厥相比,器质性心脏病患者心脏检查一般不正常。听诊可以发现二尖瓣反流、主动脉狭窄、肥厚性梗阻性心肌病的杂音,或与位置的改变,如躺卧、弯腰、在床上变换体位(心房黏液瘤/血栓/肥大)有关的杂音,或发现肺动脉高压(右心室增大,P2 亢强,颈静脉脉冲明显的 A 波)。

C.脑源性晕厥

可以伴有颈动脉血管杂音(预示动脉粥样硬化),局部神经损害(CVA,TIA 后不明显),双上肢不对称血压和脉搏(提示锁骨下动脉盗血综合征或主动脉夹层)。上肢活动可以发现肢体脉搏之间的差异(锁骨下动脉盗血综合征)。

五、实验室检查

系统的询问病史及体格检查可以诊断 45% 晕厥病例。与 6% 其他原因所致晕厥相比,心源性晕厥 2 年病死率为 30%,进一步的检查可以帮助鉴别心源性和非心源性晕厥。

初步测试包括病史、体检和心电图。如果病

史、体检和心电图可以诊断,除非复发性晕厥,可以不做进一步的检查(C级证据)。

美国预防服务工作小组指出冠心病的筛选,"假阳性测试结果对冠心病的筛查不利(A级证据),假阳性结果在无症状的成年人,特别是女性中比较常见,而且可能会导致不必要的检查、治疗过度和臆断。"然而,"对某些特定职业的人群,比如飞行员和重型设备的操作者(突然丧失行为能力或者突然死亡可能危及其他人的安全),筛查冠心病显得尤为重要。"

A. 心电图:即使心电图诊断率低(5%),所有的晕厥患者都应做心电图。虽然大部分患者不能通过心电图确诊,但50%的晕厥患者心电图可以发生异常。除了提示器质性心脏病(例如,既往的心肌梗死或左心室肥大),EKG有助于诊断心律失常引起的晕厥,包括长Q-T间期,传导延迟/阻滞,束支阻滞,分支阻滞(心动过缓可能);心房和心室异位节律(心律失常特异性表现);心动过缓(传导系统疾病非特异性表现);及室性预激综合征/σ波(Wolff-Parkinson-White综合征)。

B. 超声心动图:器质性心脏病患者都需做超声心动图。包括运动引起的晕厥患者,如年轻运动员的肥厚性心肌病或冠状动脉解剖结构异常。

C. 应激试验(例如,踏车运动试验或压力超声心动图):可以用于缺血性心脏病病史和危险因素的晕厥患者。

D. 24小时动态心电图:对于怀疑器质性心脏病或心电图异常的患者,可以帮助诊断心律失常性晕厥(如晕厥前无先兆症状或晕厥前心悸的患者)。

E. 长程动态心电监护:是对心电图或24小时动态心电图异常的器质性心脏病晕厥患者的一种无创监测方法。

F. 心内电生理诊断:以下情形需心脏电生理专家或做心内电生理研究诊断:有器质性心脏病的晕厥患者(例如有心肌梗死病史、充血性心力衰竭、心肌病、冠状动脉解剖异常),考虑心律失常性晕厥(例如,Wolff-Parkinson-White或长Q-T综合征、室性心动过速、顽固性窦性心动过缓/A-V阻滞或室上性心动过速),或劳累后晕厥。

G. 倾斜台试验:适合复发性不明原因晕厥患者,排除了心脏疾病(包括心律失常)引起的晕厥。

结果异常考虑血管迷走神经性晕厥,但诱发及可重复性较差。

H. 神经系统检查:有神经系统症状或体征或颈动脉杂音者应做神经系统检查。

1. 颈动脉磁共振血管造影:适合有颈动脉杂音或椎基底动脉供血不足(长时间意识丧失、复视、恶心或轻偏瘫)的患者。

2. 局灶性神经系统脑成像:计算机断层扫描(出血)或磁共振成像(缺血)。

3. 脑电图有助于诊断癫痫发作,心源性晕厥需与癫痫鉴别,发作时脑电图正常、无发作后症状,同时患者发作时对抗惊厥药物治疗无效。

六、晕厥的治疗

都是针对病因的治疗。即使对那些没有干预措施的非心源性晕厥,预后也较好(1年病死率6%)。对于心源性晕厥,诊断和治疗潜在的病因可以减少2年30%的病死率。

A. 住院治疗:怀疑心脏缺血或心律失常的晕厥患者及伴器质性心脏病、心肺循环疾病(肺血栓、肺动脉高血压、心房黏液瘤)或卒中的患者。高度怀疑心脏疾病的晕厥和心电图异常往往提示心律失常性晕厥。

B. 心血管科会诊:有潜在的器质性、瓣膜性心脏病或潜在冠心病患者。

C. 神经科会诊:疑似癫痫发作或TIA的患者。

D. 血管外科手术会诊:颈动脉内膜切除术对于有症状的≥70%颈动脉狭窄患者是有益的,同样也对50%～65%颈动脉狭窄且有症状的患者有益。对没有症状(≥60%)的颈动脉狭窄个体,对比颈动脉内膜切除术和阿司匹林治疗效果差异不显著;这些患者在随后的3～5年有10%～15%发生CVA的风险。

E. 精神病学评估:年轻患者,健康患者无外伤,频繁发作晕倒,伴随非关联非特异性症状比如恶心,轻度头痛、麻木、害怕和惊恐。

F. 神经介导的血管迷走神经性晕厥(情境性,血管迷走神经性或颈动脉窦高敏症)

1. 建议患者

a. 避免情境和应激事件触发晕眩,比如炎热、拥挤的房间或长期站立。

b. 防止脱水,确保足够的液体和盐的摄取(B级证据)及适当着装(穿弹力长袜和注意季节的适应)。

c. 减少引发晕厥的诱因,如过度咳嗽或穿着高紧领衣服。

2. 其他有效的措施包括

a. 中断或调整药物治疗(例如,抗高血压血管舒张药物)增加晕厥的敏感性(A级证据)。

b. 防止晕厥的药物治疗

(1)β-洛克(例如,美托洛尔从 50mg 开始口服,每日 2 次)(SOR)增加儿茶酚胺的反应性。

(2)α-肾上腺素受体(米多君 2.5～10mg 口服,每日 3 次)(B级证据)增加周围血管紧张度。

(3)选择性 5-羟色胺再吸收抑制剂(帕罗西汀)改变中枢交感神经递质血清素的调节。

3. 直立性低血压,治疗针对潜在性疾病(例如,脱水、药物、内分泌紊乱病或神经病)。在许多情况下,站立时缓慢抬高或交叉双腿,结合使用弹力长袜也有帮助。

G. 其他:如果深入了解病史、体格检查和

EKG 不能诊断,晕厥再发的患者应该重新进行评估(C级证据)。

(王忠莉 译)

参考文献

---

[1] Blatt CM, Graboys TB. Evaluation of the patient with syncope. In: Alpert JS, ed. Cardiology for the Primary Care Physician. 4th ed. Philadelphia: Current Medicine LLC, 2005: 85-91.

[2] Miller TH, Kruse JE. Evaluation of syncope. Am Fam Phys, 2005, 72: 1492-1500.

[3] Strickberger SA, Benson DW, Biaggioni I, et al. AHA/ACCF Scientific statement on the evaluation of syncope. J Am Coll Cardiol, 2006, 47(2): 473-484.

[4] Brignole M, Alboni P, Benditt D, et al. Task Force on Syncope, European Society of Cardiology. Guidelines on management(diagnosis and treatment) of syncope-Update 2004. Europace, 2004, 6: 467-537.

[5] U. S. Preventive services task force. Screening for coronary heart disease. Ann Intern Med, 2004, 140: 569-572.

第59章 震颤和其他运动障碍

Aylin Yaman,MD,Hakan Yaman,MD,MS,& Goutham Rao,MD

要点

● 震颤症是世界上最常见的运动障碍。震颤一般分静止性和运动性震颤。

● 诊断依靠询问病史及体格检查。

● 选择药物治疗帕金森病要考虑发病年龄,病程及并发症的治疗的情况。

● 普萘洛尔和扑米酮都是有效的一线治疗药。最近的证据也支持使用托吡酯治疗。

一、定义

运动障碍是指任何条件下损害身体正常随意运动并包括一个或多个动作异常。运动障碍中运动缓慢称运动减少。额外或过度运动称运动过度。震颤是最常见的运动过度。

震颤被定义为一个或多个身体部位有节律的随意运动。临床上分为静止性和运动性震颤。静息性震颤是在重力影响下的随意运动。运动性震颤表现为肌肉自主收缩。运动性震颤又可进一步分为姿势性震颤(震颤发生在维持对抗重力的姿势)、等距震颤(震颤来自对抗静止物体的肌肉收缩)和动作性震颤(震颤在随意运动过程中产生)。有4个主要类型的动作性震颤。详见表59-1。

表 59-1

震颤和其他运动障碍

静止性震颤	震颤发生在一个身体部位做对抗阻力不随意的运动		
运动性震颤	姿势性震颤		震颤发生在自主保持一个对抗阻力的位置
	动作性震颤	①简单运动震颤	震颤发生在非定向的自主运动中
	(震颤发生在自主运动中)	②意向性震颤	震颤幅度随着视觉指导运动增加(如指鼻试验)
		③特定目的动作性震颤	震颤发生及被特定的动作激发(如书写)
		④等长震颤	震颤发生在对抗静止物体自主肌肉收缩(如挤压检查者的手)

二、常见诊断

震颤与许多因素相关。震颤的原因非常多。表59-2可帮助鉴别3种最常见的震颤的原因。震颤也见于抽搐性运动障碍、舞蹈病、肌阵挛、张力失调、Wilson病和共济失调。

A.特发性震颤:是手和前臂维持一定姿势引发的颤抖,是最常见的运动障碍;每1000人发生4～39例。在60岁以上人群中的发病率为1.3%～5%。发生高峰年龄呈双峰表现,在青少年和50岁年龄段多发。有震颤家族史易发,也可能会因应激、疲劳或某种药物使病情恶化。酒精可能会暂时减轻症状。

B.帕金森病:是一种有自身特点的慢性进行性神经退化性疾病,影响了 1% 的 65 岁以上人群,4%～5% 的 85 岁以上人群。

C.生理性震颤:通常是频率在 8～12Hz 的姿势性震颤,在所有人群中有不同程度的表现。增强的生理性震颤可以发生在任何年龄,不表现为进行性加重。兴奋剂如咖啡因、尼古丁和一些毒品以及服用药物如支气管扩张剂、锂、神经松弛剂、丙戊酸钠以及三环类抗抑郁药可增强生理性震颤。其他一些情况能增强生理性震颤,包括甲状腺毒症、嗜铬细胞瘤、低糖血症及阿片类物质和镇静剂戒断期。这些原因通常是可逆转的。

表 59-2

三种常见震颤的症状

帕金森病震颤	休息时缓慢频率震颤(4～6s)。震颤被运动和睡眠抑制,被情绪和生理应激激发,"球样滚动特征"
典型的特发性震颤	双侧,通常对称性姿势或运动震颤。有震颤家族史常见。饮酒可以缓解
生理性震颤	正常人不同程度发生。增强时容易观察到。主要是姿势性,频率高(8～12s)。没有基础神经系统疾病。原因可以逆转(如咖啡因)

三、症状(图 59-1)

初次诊断震颤患者要详尽地询问病史,包括疾病发作时的年龄、进展的程度和震颤的家族史,用药史及震颤以外的神经系统病史。

A.发生时间:特发性震颤和帕金森病所致的震颤通常发生在 50 岁以后并进行性加重。

B.相关症状:除了末梢静止震颤,帕金森病患者可能表现运动徐缓和僵硬。不对称发作是帕金森病的特点。可伴平衡功能丧失而不能完成如下动作,例如在床上翻身,从椅子上站起及打开瓶子。

四、体征(图 59-1)

体检和病史的目的是帮助了解震颤的主要特点和识别震颤以外的能帮助确定诊断的特点。有效的第一步是确定震颤发生在静止还是运动过程中。将手置于大腿上可以观察静止性震颤的患者。握住前臂做对抗阻力动作可以诱发姿势性震颤。做有目的的运动如使用汤匙、写作,指鼻试验或捏紧检查者的手可以发现动作性震颤。

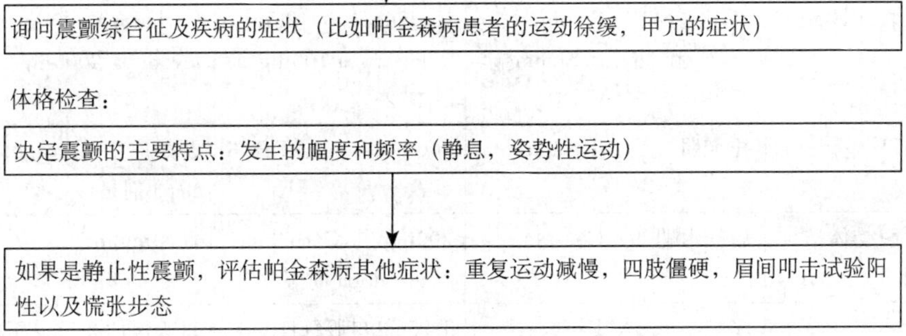

病史:

询问发作年龄,进展程度,震颤家族史。如果年龄<21岁,考虑原发性张力障碍或 Wilson 病,非进展性考虑增强的生理性震颤。震颤家族史可以提示特发性震颤

↓

询问用药情况,刺激因素,违禁药物和酒精等继发性震颤原因

↓

询问震颤综合征及疾病的症状(比如帕金森病患者的运动徐缓,甲亢的症状)

体格检查:

决定震颤的主要特点:发生的幅度和频率(静息,姿势性运动)

↓

如果是静止性震颤,评估帕金森病其他症状:重复运动减慢,四肢僵硬,眉间叩击试验阳性以及慌张步态

图 59-1 评价震颤的系统途径

A.**帕金森病**:休息时明显的震颤需怀疑帕金森病。其他体征同时也可诱发。

1. 僵硬可以通过被动屈曲和伸直患者的肘部发现。对运动的对抗可以平滑或间断（轮齿样）。

2. 让患者做重复动作如重复叩击手指或捏住示指和拇指可以发现运动迟缓。明显的动作缓慢增加了诊断帕金森病的可能性。

3. 眉间叩击反射通过叩击患者的前额。眼轮匝肌反射性收缩后反射性眨眼。5～10 次叩击后眨眼停止。持续性眨眼是阳性反应（Myerson征），在帕金森疾病患者中多见。

4. 让帕金森病患者书写，可以发现写字过小症（字越写越小）。

5. 疾病的后期，许多患者发展成姿势性不稳。患者很难保持特定的姿势，患者行走时有跌倒的趋势或向前向后不自主加速（慌张步态）。

6. 在评价姿势性震颤考虑特发性震颤时，必须排除早期帕金森病的可能性，因为帕金森病也可以是姿势性和运动性的震颤。

B.**Wison 病**:小于 40 岁有动作性震颤的患者要考虑肝豆状核变性（Wilson 病）。

五、治疗

大多数震颤的治疗是病因治疗。帕金森病和特发性震颤的治疗讨论如下。

A.**帕金森病**（表 59-3）:药物治疗证明会降低帕金森病的发病率和死亡率，但需要仔细监测药物最佳用量。

1. 神经保护治疗可以延缓或阻止疾病的进展。单胺氧化酶 B 抑制剂（MAO-B）selegiline 已经显示可以延迟功能性损害和疾病的进展。还不清楚这是来自其神经保护效应还是阻止疾病进展对症状的改善。随机对照试验发现，与安慰剂组比较 selegiline 能延迟左旋多巴的需要（A 级证据）。Rasaligine 是另一个单胺氧化酶 B 抑制剂，作为一个神经保护剂正在研究中。

2. 大多数帕金森病患者当他们开始发现功能障碍时给予症状治疗。症状治疗之前要考虑的因素包括患者的症状是否影响其主要用力的手，症状是否影响工作或其他活动，帕金森病患者哪些症状表现出来及生活质量是否受影响。比如运动徐缓通常比震颤更加影响生活。帕金森病的治疗，不管是司来吉兰、多巴胺受体激动剂，还是左旋多巴和卡比多巴联用，或左旋多巴和卡比多巴联合恩托卡朋可以改善症状和生活质量。但所有这些药物都有明显的副作用。没有套用的药物治疗模式，因而治疗应个体化。

目前有 6 种常用的症状治疗措施。

表 59-3

帕金森病药物治疗

治疗类型	分类	药物	商品名	起始剂量	逐步增加/最大剂量/特殊用法
神经保护	单胺氧化酶 B 抑制剂	司来吉兰	Eldepril, Deprenyl	5mg 口服每日 2 次	5mg 口服每日 2 次
		雷沙吉兰	Agilect	1mg 每日 1 次	不需要逐渐加量，最大剂量 1mg/d
改善症状	多巴胺前体	卡比多巴-左旋多巴	Sinemet, Sinemet CR	Carbidopa 25mg, levodopa 100mg 每日 2～4 次	Carbidopa 200mg/d levodopa 2000mg/d
	COMT 抑制剂	托卡朋	Tasmar	100～200mg 每日 3 次	开始应用 Tolcapone 时降低 levodopa 剂量
	多巴胺受体拮抗剂	恩托卡朋	Comtan	200mg 与 Carbidopa-levodopa 同服	1600mg/d
		溴隐亭	Parlodel	1.25mg 口服每日 2 次	每天增加 2.5mg 至最大剂量 90mg/d

（续　表）

治疗类型	分类	药物	商品名	起始剂量	逐步增加/最大剂量/特殊用法
		罗匹尼罗	Requip	0.25mg 口服每日 3 次	每周增加 0.75mg 或 1.5mg 至获得满意治疗效果,最大剂量 24mg/d
		普拉克索	Mirapex	0.125mg 口服每日 3 次	最大剂量 5mg/d,每 5～7 天增加 0.375mg 至获得满意治疗效果,最大剂量 4.5mg/d

COMT:儿茶酚-O-甲基转移酶

a. 多巴胺前体左旋多巴是目前应用最广泛的和有效的药物。为防止其在血脑屏障外转换成多巴胺,它和脱羧酶抑制剂卡比多巴结合。氨基酸饮食可以影响左旋多巴的吸收;因此,限制蛋白质摄入可以降低患者左旋多巴反应。左旋多巴长时间应用有严重副作用,包括恶心、呕吐、厌食、直立性低血压、心律失常及精神失常。长期应用左旋多巴严重副作用表现为药物导致的运动失调和反射紊乱。这些并发症不可逆转。左旋多巴的持续分泌显示对运动失调的发生没有好处。

b. 即使结合卡比多巴,只有 10% 的左旋多巴到达大脑。多被儿茶酚-O-甲基转移酶(COMT)转化为惰性代谢产物。COMT 抑制剂托卡朋和恩托卡朋可与左旋多巴合用,提高其有效性。这些药物也有助于控制症状波动。但成本高,缺乏对早期帕金森病有益的证据,COMT 抑制剂不推荐作为一线用药。

c. 第三代现有药物是多巴胺受体激动剂,如溴隐亭、罗匹尼罗和普拉克索。它们刺激多巴胺受体。与左旋多巴相比,多巴胺受体激动剂对减少运动障碍和症状波动更有效,但撤药困难并降低运动总评分。同时,与左旋多巴相比,多巴胺受体激动剂幻觉、嗜睡和水肿的发生率高。多巴胺受体激动剂,培高利特,因为与限制性心瓣膜病相关而限制应用。多巴胺受体激动剂,阿扑吗啡,试用于突然发作及耐药的难治性患者,但是因为其严重的副用,必须谨慎应用。多巴胺受体激动剂可治疗初始症状或作为左旋多巴的辅助治疗(B 级证据)。

d. MAO-B 抑制剂 selegiline 可以控制症状并作为症状波动的辅助治疗。selegiline 改善帕金森病的症状并延缓对左旋多巴治疗的需要可达 9～12 个月(A 级证据)。

e. 抗胆碱药物苯扎托品和苯海索用于症状

的控制(C 级证据),与其他药物相比伴有更多的精神和认知的副作用,因此应避免用于老年人。

f. 金刚烷胺对严重运动失调有效。然而长期有效性值得怀疑。

g. 帕金森病非运动症状的治疗通常是对临床医师的挑战。

(1)认知障碍患者,必须调整抗帕金森药物剂量和适当运用胆碱酯酶抑制剂(C 级证据)。

(2)选择性 5-羟色胺再摄取抑制剂通常用于抑郁患者(C 级证据)。

(3)对有精神、幻觉和谵妄症状的患者,必须降低抗帕金森药物剂量,低剂量的氯氮平或喹硫平也可考虑应用(C 级证据)。

(4)支持对症治疗包括对便秘、吞咽困难、直立性低血压、睡眠障碍和尿急的治疗。

3. 帕金森病的手术治疗成为药物治疗无效患者的一种有效的选择。

a. 消融大脑特定区域的组织,其中包括丘脑中间腹侧核和内苍白球,辅以无线电波、热或化学物质可以明显改善症状。一篇系统综述显示单方面的苍白球切开术比药物治疗更能改善日常的运动功能,但是伴有明显的副作用(B 级证据)。

b. 深部脑刺激:在胸壁皮下放置一个电极将中间腹侧核、内苍白球或丘脑底核连接到一个脉冲发生器也是有效的。尚缺乏苍白球深部脑刺激与药物治疗的对比试验。深部脑刺激的不良反应比消融手术少(C 级证据)。

c. 移植胎儿的多巴胺能神经元到黑质颇有希望,但仍然有争议并还在试验中。

4. 支持护理是治疗的重要组成部分。疾病本身的临床表现往往伴有复杂的心理和社会因素。医护人员的压力是一个重要的问题。医护人员要重视这些问题。帕金森病患者及其家属也需接受临床特点、预后和疾病影响方面的咨询。这可以从一系列组织得到帮助。

B. 特发性震颤

1. 轻度的特发性震颤如果没有造成功能障碍可以不需要治疗。症状的严重程度和日常定向动作的能力（如写作、钉纽扣）可以评估功能损害的程度。并可用于指导开始和调整治疗的方案。仔细监测药物的副作用是必要的。

2. 药物治疗

a. β受体阻断剂普萘洛尔（心得安）（Inderal）和抗惊厥药物扑米酮（Mysoline）对严重震颤作为一线治疗药。两者都是强有效的。普萘洛尔起始剂量 20～40mg 口服，每日 2 次。维持剂量通常 240～320mg/d。通常有良好的耐受性。服用普萘洛尔患者应仔细监测副作用如疲劳、头痛、心动过缓、阳萎和抑郁。相对禁忌证包括哮喘、心力衰竭、房室传导阻滞和某些糖尿病患者。一般来说，

50%～70%的患者通过普萘洛尔获得症状改善，但明显的改善只发生在一小部分人中。扑米酮开始剂量为 25mg 口服，每日 1 次，逐渐增加到最大剂量 750mg/d，分 3 次口服。长期服用扑米酮有良好的耐受性，但有些病人会伴有急性副作用如恶心、呕吐或共济失调。

b. 抗惊厥药物加巴喷丁（Neurontin）也是有效的，但对特发性震颤的治疗临床经验较少。起始剂量为 100mg，每日 1 次，口服并增加到对震颤有较好的控制直至 2400mg/d 的最大量（分为 3 次口服）。

c. 与加巴喷丁一样，托吡酯也被证明是有效的。治疗 2 周后可提高震颤评分但有食欲下降、体重减轻和感觉异常的副作用。尚缺乏关于长期治疗的预后的研究。

d. 其他类型的药物，包括苯二氮䓬类、钙离子通道阻断剂、奥氮平和茶碱均有不同的疗效。

抽搐疾病

抽搐是短暂、间歇性重复的、无节律的、不可预测且无目的的运动或声音。抽搐发生在一个有意识的冲动后。抽搐被抑制产生应激。抽搐可以缓解应激。自主抑制比其他的不自主的运动更典型，是一个帮助鉴别诊断的特点。抽搐通常是间歇性的，但可能重复且动作刻板。运动和语音抽搐可以在整个睡眠阶段持续，不像大多数其他的运动过度。抽搐有许多原因。多动秽语综合征，伴有动作和语音的抽动在 21 岁之前出现，是最常见的抽搐障碍，每 10000 名儿童中出现 5～10 例。男孩发育不同程度地受到影响。抽动秽语综合征通常伴有注意缺陷多动障碍。多巴胺受体阻断剂，比如匹莫齐特、氟奋乃静和氟哌啶醇和 α 受体激动剂如可乐定对抽搐有效（C 级证据）。行为方式训练也显示对抽搐有效。

舞蹈症

舞蹈症是一个不可预知的、不规则、无节律的、简单的、呆笨的扭动动作。舞蹈症可以有意识地混杂随意运动，患者表现部分目的性运动被称为运动倒错。舞蹈症有几个原因，包括 Wilson 病、卒中和链球菌感染后的免疫反应（Sydenham 舞蹈病）。舞蹈症也可与药物相关，最常见的是与多巴胺药物、锂、苯妥英钠和丙戊酸（少见）相关。Huntington 病是一种常染色体显性遗传疾病。症状通常出现在 35～50 岁。

氟哌啶醇（Haldol）与氟奋乃静（Prolixin）能有效治疗舞蹈症，但会损害随意运动（C 级证据）。两者起始量为 0.5mg 或 1.0mg 口服 1 次，并可逐渐增加到最大剂量的 6～8mg/d。多巴胺耗竭药物利血平（Serpalan）、丁苯那嗪（Nitoman）和苯二氮䓬类氯硝西泮（Klonopin）也是非常有效的（C 级证据）。利血平开始剂量为 0.1mg 口服，每日 1 次（最大剂量 3mg/d）。丁苯那嗪开始口服 25mg，每日 1 次（最大剂量 100mg/d）。氯硝西泮开始剂量 0.5mg 口服，每日 1 次（最大剂量 4mg/d）。腕关节负重可以减轻舞蹈症幅度。

肌阵挛

　　肌阵挛是非自主或失效的肌肉收缩引起的短暂而突然的动作(扑翼样震颤)。全身的肌阵挛指身体许多部位的"抽搐";局部的肌阵挛影响身体一部分。生理性肌阵挛是良性的,包括"睡眠抽搐",发生在睡眠中。有节奏的肌阵挛可能和震颤混淆,为典型的肌肉颤搐,仅在一个肢体或邻近部位,与脑电图的棘波和脊髓损伤相关。原发性肌阵挛致残性疾病可以用氯硝西泮治疗(开始剂量 0.25mg 口服,每日 2 次,3 天增加到 1mg/d)(C 级证据)。大部分肌阵挛原因是继发的,包括药物如锂盐、毒素、进展性肝脏疾病、感染包括人类免疫缺陷病毒、痴呆和脑部病变。应该针对原发疾病进行治疗。

肌张力障碍

　　肌张力障碍是持续对抗肌肉收缩,导致扭曲、重复动作和异常姿势的综合征。常有进展性严重的震颤。原发肌张力障碍常有遗传倾向,21 岁前发病。张力障碍性运动是随意的,但可以被特定的动作减缓。痉挛性斜颈影响颈的活动,将一只手放在下巴或左脸可以减轻肌张力障碍的严重程度。原发肌张力障碍通常是遗传性,大剂量的苯海索(Artane)可以治疗(开始剂量 1mg/d 口服,逐渐增加到 6~80mg/d,直至症状改善);或合并巴氯芬(Lioresal)治疗(开始剂量 10mg 口服,每日 1 次,最大剂量 30~120mg/d)(C 级证据)。继发性肌张力障碍原因有 Wilson 病、脑白质营养性障碍、Lesch-Nyhan 综合征、卒中和脑炎。

Wilson 病

　　Wilson 病是一种罕见的铜代谢障碍的遗传性疾病,除了肝脏的临床表现,还经常出现神经精神症状,包括进展性震颤、构音障碍、帕金森综合征和张力障碍。疾病极少表现为孤立的动作性震颤。Wilson 病的症状与体征通常出现在年轻患者中。震颤发生在一个年轻人身上,应高度怀疑原发肌张力障碍或 Wilson 病。低血清血浆铜蓝蛋白虽然不能诊断,但是一种有用的筛查手段。裂隙灯检查 Kayser-Fleischer 环也有助于诊断。

共济失调

　　共济失调是与小脑功能障碍相关的宽底式步态不稳、本体感受缺陷或两者兼而有之。遗传的形式包括 Friedreich 共济失调和脊髓小脑的共济失调。共济失调可以继发于卒中、外伤、乙醇变性、多发性硬化、维生素 B_{12} 缺乏症和脑积水。治疗,如果可能的话,应治疗原发病。

（王忠莉　译）

参考文献

[1]　Bhidayasiri R. Differential diagnosis of common tremor syndromes. Postgrad Med J, 2005, 81 (962):756-762.

[2]　Clarke C,Moore AP. Parkinson's disease. Am Fam Physician,2007,75(7):1045-1048.

[3]　Clarke C,Moore AP. Parkinson's disease. Clin Evid,2005,13:1658-1677.

[4]　Ferreri F, Agbokou C, Gauthier S. Recognition and management of neuropsychiatric complications in Parkinson's disease. CMAJ, 2006, 175(12):1545-1552.

[5]　Ferreira J, Sampaio C. Essential tremor. Clin Evid, 2005,13:1608-1621.

[6]　Jankovic J. An update on the treatment of Parkinson's disease, memorial lecture. Mt Sinai J Med, 2006,73(4):682-689.

［7］ Rao G,Fisch L,Srinivasan S,et al. Does this patient have Parkinson disease? JAMA,2003,289(3):347-353.

［8］ Rao SS,Hofmann LA,Shakil A. Parkinson's dis-ease:diagnosis and treatment. Am Fam Physician,2006,74(12):2046-2054.

［9］ Smaga S. Tremor. Am Fam Physician,2003,68(8):1545-1552.

第60章 尿失禁

Karen D. Novielli, MD, & Barry D. Weiss, MD

要点

- 尿失禁在老年人中非常普遍,特别在老年妇女中。
- 应该常规询问中老年患者的尿失禁情况,因为他们一般不会主动提及这个问题。
- 治疗应针对尿失禁的原因,行为管理也是治疗的重要手段之一。

一、定义

尿失禁是指任何无意识的尿渗漏,尿液不自主地流出。因为排尿受中枢神经和外周神经系统控制,也受到局部解剖结构影响,因此大脑、脊髓和骨盆的多种病变均可导致尿失禁。

二、诊断

尿失禁随着年龄的增长发病率增加,通常跟整体健康水平以及功能低下相关。在门诊患者中,>65 岁以上的社区居民,17%~55%的女性和 11%~34%的男性发生尿失禁。大约 14%的老年妇女和 4%的老年男性每天发生尿失禁。

A.一过性尿失禁:可见于 20%的尿失禁患者,多发生于尿失禁新近发生时。一过性尿失禁的常见原因见表 60-1。

B.急迫性尿失禁:是老年人持续性尿失禁最常见的原因。在急迫性尿失禁,无意识的尿渗漏常常伴随着尿急,或尿渗漏之前感尿急,这是由于逼尿肌的收缩不能控制所致。尽管多数病例是先天性的,但患有神经系统功能紊乱包括痴呆的患者为高危人群。

C.压力性尿失禁:是指用力或打喷嚏或咳嗽时导致的无意识的尿液渗漏,与尿道动力增加和(或)括约肌本身功能低下有关。

D.充溢性尿失禁:占妇女尿失禁的比例≤5%,但由于前列腺病变,在老年男性中达到 30%~50%。尿道流出道梗阻或逼尿肌收缩功能受损均可导致充溢性尿失禁。

E.混合性尿失禁:当两种或两种以上原因同时存在时,即为混合性尿失禁,其中急迫性尿失禁最常发生。混合性尿失禁非常普遍,可发生于 50%的尿失禁患者。

F.功能性尿失禁:是指由于身体的、认知能力的、心理精神的或环境因素(例如伴有严重抑郁症或身体受限的患者),导致患者不能或不愿意去洗手间。功能性尿失禁在医院或疗养院很常见。

表 60-1
与一过性的尿失禁相关的一些常见疾病
Drip 记法
D-谵妄
R-活动受限(疾病,损伤,步态紊乱)
I-感染,炎症,压迫
P-多尿症(糖尿病,容量负荷),药物性(例如一些精神科的药物)

三、症状

对于患者尿失禁的评估应包括整个病史、与

下尿道相关症状的详细询问、肠道功能和性功能，以及有无骨盆器官脱垂。询问有关下尿道症状的病史应包括：持续时间，频率，尿失禁的严重程度，诱发因素（例如咳嗽、体位改变等）和相关症状。

A. 排尿急迫感（尿急）是膀胱收缩不受控制的主要症状（例如急迫性尿失禁）。与尿流动力学检查相比，急迫症状在尿失禁诊断中的敏感性接近60%。

B. 当咳嗽、下楼梯、打喷嚏等伴随着尿液流出是压力性尿失禁的典型症状。在压力性尿失禁患者中，这些症状的诊断阳性率超过85%，当与体检发现的典型体征相结合时，阳性率超过95%。然而，相似的症状可以发生在急迫性尿失禁的患者（假性压力性尿失禁），因为在急迫性尿失禁中，膀胱处于激惹状态，当腹内压反复增加时，可刺激膀胱收缩，例如当反复咳嗽时。

C. 尿渗漏是充溢性尿失禁的症状，当括约肌无力，特别是括约肌去神经支配时可发生，通常伴随着姿势的改变或 Valsalva 手法而加重。

D. 充溢性尿失禁的患者因为膀胱膨胀可产生腹部不适感，特别是当最近发生尿潴留和过度充溢。

四、体征

体检除了全面的神经系统、腹部和骨盆检查之外，还应包括患者功能和认知能力的评估。

A. 异常精神状态（例如痴呆）提示大脑抑制中枢功能降低，与急迫性尿失禁相关。

B. 反射，动力，或感觉功能异常提示神经系统功能紊乱，可导致神经源性括约肌、逼尿肌去神经支配，或大脑功能障碍和相关的急迫性尿失禁。

C. 腹胀或可触及膀胱提示尿潴留和相关的充溢性尿失禁。

D. 萎缩性阴道炎由于雌激素反应性的膀胱激惹常导致急迫性尿失禁。

E. 骨盆器官下垂与压力性尿失禁相关。

F. 前列腺增大或包块提示充溢性尿失禁可能，或膀胱流出道梗阻。

G. 直肠干结粪块提示粪便嵌塞导致尿道流出道的梗阻而致充溢性尿失禁。

五、实验室检查

一些患者事先需要进行一些专业性评估，不在本章讨论范围（图 60-1）。

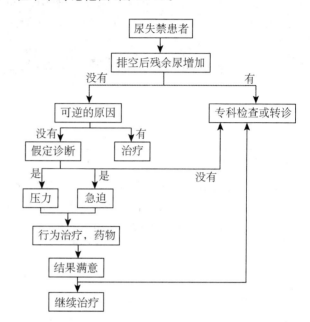

图 60-1 尿失禁——初级卫生保健医生的诊断和管理策略
注意患者在某种状态下可能需要专科评估，一般不做排他性诊断和处理。这些患者包括：①非感染性血尿或脓尿；②最近（2 个月之内）出现排尿刺激症状；③先前已进行抗尿失禁手术或根治性骨盆手术；④严重的盆底组织脱垂；⑤可疑前列腺癌或神经异常

A. 基本评估（针对所有尿失禁患者）

1. 尿液分析。脓尿或菌尿提示感染，尿培养可明确诊断。血尿可能提示肿瘤或结石，需要进一步的检查，如膀胱镜、肾脏超声或 X 线摄像。

2. 应测定排空后残余尿（PVR）以排除充溢性尿失禁。正常 PVR 应 $\leqslant 50\text{ml}$。$\text{PVR} \geqslant 200\text{ml}$ 为异常，提示充溢性梗阻或逼尿肌收缩功能下降。PVR 在 $50\sim200\text{ml}$ 不确定，应择期重复检查。

a. 排空后插管术是测定 PVR 最常用的方法。患者排空小便后，一根消毒的导管立即插入膀胱，记录收集的尿量。导尿管不能插入提示尿道狭窄、前列腺增生等。

b. 超声测定膀胱容量是一种用来测定残余尿的非侵入性方法。可能时应首先考虑超声检测，该方法优于插管术，特别是对可疑前列腺增生的男性患者,因为超声检测避免了感染或尿道损伤的危险,而这两者都可以由插管术导致。

3. 对所有女性患者应该做咳嗽压力测试。让患者处于切开取石术体位,充盈膀胱,用面纱或月经垫置于会阴部,嘱患者咳嗽。当咳嗽时尿液即刻渗漏至护垫上提示压力性尿失禁。延迟渗漏提示急迫性尿失禁,如果没有渗漏,可让患者站立位重复测试。

B. **辅助检查**:如果通过病史、体格检查和上述检查,诊断仍然难以确定,应做上述辅助检查。

1. 膀胱压力图检查(表 60-2)是一个简单的检测方法,可检测与急迫性尿失禁相关的膀胱收缩不受控制是否存在。该方法安全,尿路感染的发生率低于 5%。与通常的尿流动力学检测相比,一些研究显示这个方法对于逼尿肌无力诊断的敏感性是 $75\%\sim100\%$,特异性 $69\%\sim89\%$,排除了导致尿失禁的可逆原因后,阳性预测率是 $74\%\sim91\%$。

表 60-2
膀胱压力图检查
1. 患者排空膀胱后取背面截石位
2. 插入一根消毒的非气囊的 12～14 号法式导尿管,排空患者的膀胱。测量排空后的残余尿,收集尿液做尿液分析
3. 在导尿管末端插入注射器(50ml,带活塞),放置于尿道上方 15cm 处
4. 通过注射器的开口注入 25～50ml 消毒水入膀胱
5. 记录灌入膀胱内的液体量,注意记录当患者开始感觉尿急时的液体量。当 300～350ml 即有严重的急迫感提示逼尿肌过度活跃(急迫性尿失禁)
6. 继续缓慢地注入液体,直到注射器中的液平(半月板形)增高,提示逼尿肌收缩,膀胱内的压力传递到注射器。
a. 液平面的上升可能是逐步的,也可能是突发的。
b. 当膀胱内的液体量 300～350ml 时,逼尿肌收缩通常提示急迫性尿失禁

2. 对于可疑前列腺增生导致充溢性尿失禁的男性患者,尿流动力学检测是有价值的。尿线变细,尿流中断,或尿流计测定尿流异常低下均提示尿流量减少。在老年男性,尿流量通常 $\geqslant$ 20ml/s,$<10\sim15$ml/s 提示异常。

C. **专科检查**:在一些具有特异性表现或是根据病史、体检、基础和辅助检查仍然不能明确诊断的患者,需要进行专科检查。这些检查由专科医生如泌尿科或泌尿妇科医生安排,包括 VCUG(电视录像膀胱尿道造影术),影像尿流动力学,超声和 MRI。

1. 当诊断不能明确,或诊断性治疗疗效不好,或 PVR 增加,或考虑外科干预时,需要做完整的尿动力检测(包括完整的膀胱内压描记法,会阴脊髓电图学,尿道压力测量剖析图和其他检测方法)。

2. 内镜和图像分析:血尿、无菌性脓尿、新发的膀胱刺激性症状(如在过去 2 个月之内发生急迫性尿失禁)患者应进行内镜和图像分析检查,可以明确有无肿瘤、结石和憩室等。

六、治疗

经过上述基础和辅助检查之后,对大多数假定诊断的患者,可以明确尿失禁的原因和类型。关于治疗,应在假定诊断的基础之上进行。如果治疗不成功,应重新评估诊断结果,需要做更多的专科检查来明确失禁的原因。建议患者写排尿日记,在这些日记中应记录尿失禁的频率和情况,症状和信息。这个记录对于明确患者的症状和确定尿失禁的频率以判断治疗效应是非常有帮助的。

A. **一过性尿失禁**:通过排除病因进行治疗。如果没有改善,应考虑可导致一过性尿失禁的其他原因。如果没有发现其他任何原因,在上述检查基础之上建立假定诊断,然后按照持续性尿失禁进行治疗(如急迫性或压力性)。

B. **急迫性尿失禁**

1. 行为治疗安全而且通常有效,是首要的治疗方法。如果必须药物治疗,行为治疗也应该作为重要的辅助治疗措施。对于急迫性尿失禁基本的行为治疗的两种原则是:①通过频繁排尿保持膀胱低容量;②通过训练大脑和骨盆底控制机制抑制逼尿肌收缩。

a. 膀胱训练是急迫性尿失禁的一种选择性治疗方法。它鼓励患者通过逐步延长排尿的间隔时间而延迟排尿。有限的资料显示膀胱训练是有效的,多数患者感觉尿失禁症状改善。至少一个研究发现在认知能力正常的女性患者中,优于药物治疗。

b. 盆底肌肉训练(Kegel 训练)也能够改善急迫性尿失禁的症状,特别是与生物反馈治疗联用效果更佳。

2. 对于急迫性尿失禁,药物通常作为辅助治疗措施。应用口服药物来减少膀胱收缩。Oxybutynin 是一种抗毒蕈碱的药物,直接拮抗膀胱痉挛。剂量范围从睡前 2.5mg 到 5mg,每天 4 次。也有缓释片,每天 1 次口服,副作用更小。Tolterodine 是一种抗胆碱能药物,有效性跟 oxybutynin 相似,口干的发生率更小。其剂量范围睡前从 0.5～2mg,每天 2 次。Oxybutynin 和 tolterodine 两者都有显著的抗胆碱能副作用,从而限制了临床应用。特别是尿失禁较严重的患者,可能会导致尿潴留。也可考虑应用其他药物包括普鲁本辛、三环类抗抑郁药和钙离子通道阻断药,但现有的证据并不充分。

3. 其他治疗

a. 植入性电极和非植入性电极可能改善一些患者的尿失禁症状。许多治疗中心应用这个方法,但仍需进一步研究。

b. 手术治疗:急迫性尿失禁的外科治疗如膀胱扩大成形术是有效的,但仅在少数有适应证的患者中进行。膀胱去神经支配可减少逼尿肌的收缩,可用苯酚注射或其他的方法来完成。但该方法的治愈率很低。

c. 逼尿肌内注射肉毒杆菌毒素对于药物治疗无效的患者,是一种有希望的新的治疗方法。

C. 压力性尿失禁

1. 行为治疗对一些压力性尿失禁的患者是有效的。

a. 盆底肌肉锻炼(Kegel 锻炼)可改善压力性尿失禁患者括约肌无力的严重程度。指导患者收缩盆底肌肉每次 10s,每天 30～80 次,无限期地坚持锻炼。尿失禁平均可改善 75％～85％,

10％～15％的患者症状消失。适当的技术指导对于提高疗效很重要。

b. 盆底肌肉锻炼的辅助措施包括生物反馈和阴道锥体置入法(vaginal cones)。每一种方法都可能提高疗效,但是仍需做进一步研究。

c. 对于压力性尿失禁患者,膀胱训练能够带来额外的获益。

2. 药物治疗

a. α肾上腺素能激动剂,例如苯丙醇胺,明显的副作用是出血性中风。此外,有限的证据显示它对压力性尿失禁有效,但并不推荐使用。

b. 雌激素,口服、阴道或者经皮肤给药,与α激动剂联合应用,比后者单独应用疗效更显著。单独应用雌激素可改善合并萎缩性阴道炎的妇女急迫性或压力性尿失禁的症状,然而,目前为止,研究并没有显示有益的效应。应仔细权衡雌激素应用的利弊,如果决定激素治疗,应该采取最低有效剂量。

c. Duloxetine 是一种选择性血清素-去甲肾上腺素能受体抑制剂(SSNRI),研究显示与安慰剂相比,可提高生活质量,减少压力性尿失禁症状 50％。然而 Duloxetine 并没有被 FDA 批准用于治疗尿失禁。恶心是常见的副作用,但并不严重。治疗尿失禁的剂量是 40mg,每天 2 次。

3. 外科手术包括注入尿道填充剂,耻骨后膀胱尿道悬吊术和尿道下吊带术,对于压力性尿失禁的妇女常常是有效的。是否进行外科治疗取决于患者的症状是否由尿道的高动力或固有括约肌无力(固有括约肌功能障碍)所导致。外科治疗能够减轻压力性尿失禁患者 70％～85％的症状,但老年妇女可能疗效较差。对于压力性尿失禁的男性患者,例如前列腺切除术后发生的,填充剂(如胶原蛋白)的注入或人工尿道括约肌植入术能够改善或消除尿失禁。当用尿道周围填充剂或人工括约肌治疗男性尿失禁时,治愈率(失禁症状完全消失)分别是 20％和 50％。

4. 一些仪器设备也可用来治疗压力性尿失禁。对女性来说,包括子宫托、抽吸装置能够阻塞尿道流出道,以及尿道入口内气囊嵌入。男性患者,阴茎夹可作为临时处理措施,但有时会导致尿道或阴茎皮肤损伤。目前尚缺乏这些治疗措施有效性的证据。

D. **充溢性尿失禁**：必须通过排空膀胱来治疗。膀胱不能排空，尿液潴留会导致肾盂积水并继之肾功能损害。

1. 间歇性导尿术，由患者本人或其陪护者完成，是一种选择性治疗方法。导尿管必须清洁，但不必要无菌，尽管对于免疫系统功能低下的患者推荐无菌导尿。导尿的间隔时间取决于膀胱膨胀的时间。

2. 如间歇性导尿术不可行，则需慢性留置导尿管。

a. 尿路感染。在慢性导尿术的患者中，细菌定植很常见。抗生素治疗导致耐药微生物选择性定植。因此，仅仅有尿路感染症状时才需治疗。

b. 导尿管附近渗漏通常是由于导尿管管腔和管口被结石-蛋白似的物质结垢覆盖，尿液沿尿管侧面漏出。更换更大的导尿管并不能阻止渗漏，应该根据尿管结垢和尿液渗漏情况更换导尿管。尿液酸化可降低结垢物质的堆积，延长更换尿管的时间间隔。一些药物能够酸化尿液，例如马尿酸六亚甲基四胺（1g 口服，每天 2 次），抗坏血酸维生素 C（每天 500mg 口服），醋酸（0.25% 或更小浓度）冲洗尿管和膀胱，根据需要从每周 1 次到每 2 天 1 次。

c. 死亡率：慢性导尿术患者由于并发脓毒血症等导致死亡率增加。

3. 对于一些间歇性导尿术和慢性导尿术均不可行的患者，耻骨弓上导尿术是一种适宜的选择。

E. **难治性尿失禁**：当任何一种原因引起的尿失禁不能由上述方法控制时，可导致难治性尿失禁。如上所述，不可逆转的充溢性尿失禁无一例外地需要导尿管导尿，但其他原因引起的难治性尿失禁，可选择以下治疗方法。

1. 行为技术对于减少尿失禁发作，改善一些慢性尿失禁患者的卫生保健具有较好的疗效。

a. 习惯训练：通过了解患者自身的排尿时间，制定个体化的排尿规律，训练患者有计划地事先排空膀胱。这个方法应用于疗养院，有限的资料提示可改善尿失禁相关后果。

b. 询问患者是否需要排尿，如果回答是肯定的，提供卫生间让其立即排尿。这个也适用于福利机构的患者，可有效减少尿失禁的频率。

c. 定时排尿：是指在固定的时间将患者带到卫生间排尿。有限的资料显示这个方法的有效性。

2. 尿失禁内裤和吸附垫可收集和吸收失禁的尿液，这些吸附性的衣物或护垫根据尿失禁的频率，在指定的时间间隔更换。

3. 避孕套导尿管有时可用于男性患者，特别是短期尿失禁者。但避孕套导尿管增加了皮肤病变和尿道感染的风险。

4. 如果可行，间歇性导尿术可用于控制任何原因导致的难治性尿失禁。

5. 慢性膀胱插管术可用于其他方法不能控制的尿失禁患者。

6. 在一些有适应证的患者，改道输尿管回肠吻合术对于控制尿失禁具有一定疗效。

（叶　梅　译）

参考文献

[1] Fantl JA, Newman DK, Colling J, et al. Urinary Incontinence in Adults: Acute and Chronic Management. Clinical Practice Guideline No. 2, 1996 Update. USDepartment of Health and Human Services, Public Health Service, Agency for Health Care Policy and Research, 1996. AHCPR publication 96-0682.

[2] Holroyd-Leduc JM, Straus SE. Management of urinary incontinence in women: scientific review. JAMA, 2004, 291(8): 986-995.

[3] Smith PP, McCrery RJ, Appell RA. Current trends in the evaluation and management of female urinary incontinence. CMAJ, 2006, 175(10): 1233-1240.

[4] Thom D. Variations in estimates of urinary incontinence prevalence in the community: Effects of differences in definition, population characteristics, and study type. J Am Geriatr Soc, 1998, 46: 473-480.

[5] Weiss BD. The diagnostic evaluation of urinary incontinence in geriatric patients. Am Fam Physician, 1998, 57: 2675-2684.

第61章 男性泌尿系症状

Linda L. Walker, MD

> **要点**
> - 年轻男性更有可能表现出感染过程, 例如尿道炎和急性前列腺炎。
> - 老年男性患者倾向于更隐匿的疾病, 例如良性前列腺增生、慢性前列腺炎、前列腺和膀胱肿瘤。男性单纯膀胱炎并不普遍, 应寻找引起泌尿系症状的潜在原因。

一、定义

男性常见的泌尿系统症状包括排尿疼痛或不适、异常尿流(量)、血尿和尿道分泌物。疼痛通常由感染或炎症导致(例如尿道炎, 急性或慢性前列腺炎)。结石或物理性梗阻, 例如良性前列腺增生(BPH)、前列腺癌、尿道狭窄, 可导致尿流量异常。膀胱或其他肿瘤引起的血尿是病理性的, 但前列腺增生或感染也可导致血尿。尿道异常分泌物几乎都是由感染引起。

二、诊断

A. 尿道炎: 很普遍, 每年超过 400 万男性患病, 主要发生于有多个性伴侣的年轻男性。男性之间的传播导致淋球菌感染病例增多。然而, 男性患者中最常见的性传播疾病是非淋球菌性尿道炎(NGU, 55% 的病例由沙眼衣原体引起, 也由支原体和脲原体、毛滴虫以及单纯疱疹病毒-2 引起), 它能够通过无症状的伴侣传播, 并且反复发作。肛交增加了肠道病原体感染导致尿道炎的危险性。衣原体 NGU 并发症包括附睾炎、前列腺炎和莱特尔综合征。

B. 前列腺炎/慢性骨盆疼痛综合征(CPPS): 25% 的成年男性表现出的泌尿生殖系统症状与前列腺炎有关, 高达 50% 的男性一生中曾出现泌尿

系统症状。每年超过 10 万例患者因此病住院治疗。前列腺炎的危险因素包括膀胱、前列腺、尿道畸形导致的尿液反流, 肛交, 附睾炎, 导尿管和泌尿道手术等。

最近美国国立健康研究院(NIH)对前列腺炎重新定义并进行了分类。

1. 急性细菌性前列腺炎, 很少见, 主要感染 30~50 岁的男性, 发病率在所有前列腺炎中 ≤ 5%。

2. 慢性细菌性前列腺炎, 也不常见, 占所有病例的 7%, 多见于 50 岁以上的男性。

3. 慢性骨盆疼痛综合征(CPPS), 再细分为两种亚型, 多发生于 30~50 岁的男性。

a. 炎症性 CPPS, 也称为非细菌性前列腺炎, 是前列腺炎中最大的一个亚型, 占所有病例的 40%~65%。NIH 推测这是最常见的前列腺疾病, 甚至超过 BPH。

b. 非炎症性 CPPS, 以前称为前列腺痛, 也非常见, 发生率 20%~40%。病因不明, 可能与内括约肌功能失调和盆底松弛有关。

4. 无症状炎性前列腺炎, 实验室检查偶然发现。

C. BPH: 是老年男性最常见的泌尿道功能失调。25% 的病例因为症状最终寻求治疗, 导致每年将近 200 万患者就诊。40~49 岁年龄段, 发病

率是 8%,50～59 岁是 40%～50%,90～99 岁≥
80%,反映了雄性激素对前列腺的累积效应。一
些药物可加重前列腺增生症的梗阻症状,包括抗
组胺药、抗副交感神经药物、减轻充血的药物和镇
静剂。

D. 前列腺癌:是最常见的男性肿瘤(非皮
肤),发病率占所有男性的 10%。在美国,每年新
诊断病例超过 23 万,死亡人数每年将近 3 万人,
占成年男性死亡数的 3%。然而,大多数患有前
列腺癌的男性最终由于其他原因而死亡。年龄是
最大的危险因素,长期的雄激素可刺激肿瘤生长,
正如前列腺癌在太监中发生率很低。前列腺癌的
第一、二、三代亲属患病风险分别增加 2 倍、5 倍
和 11 倍。全球范围内非洲裔美国人的发病风险
最高,发病率是每 10 万人中 200 人,其患病风险
是高加索白人的 1.5 倍,死亡率是 2 倍。亚裔美
国人比高加索人患病率低。高脂或红肉饮食可能
增加患病风险。营养学证实保护因素包括抗氧
化、番茄红素、大豆、大蒜和硒。

E. 膀胱癌:是年龄相关性肿瘤,80%的病例
发生在 50 岁以上的个体。位居男性最常见肿瘤
中的第四位。每年超过 6.3 万人被诊断为膀胱
癌,将近 1.3 万人死于该肿瘤,其中 9000 人是男
性。最大的危险因素是吸烟;其他的危险因素包
括在金属和皮革生产职业中染料和化学物质的暴
露、长期应用导尿管、慢性尿道感染、膀胱结石和
骨盆放射等。

三、症状

A. 典型的淋球菌性尿道炎表现为尿道分泌
物增多,脓性,呈黄绿色,暴露后 1～14d 发病。在
NGU,潜伏期是 1～3 周,一般分泌物不多,但更
黏稠。尿道炎相关的显著的排尿困难多表现在尿
道口。

B. 如果老年男性存在尿流异常而没有其他
不适,最常见的是 BPH。下尿路症状(LUTS)分
为两种类型,大多数 BPH 患者两者皆有。

1. 阻塞症状　包括尿流不畅或中断,排尿无
力,尿流细,尿线变形,尿末滴沥,排空不完全,或
充溢性尿失禁直接导致尿潴留(注意:被描述的阻
塞症状是主观感觉,不能直接跟尿流动力学检测
的客观发现相关联)。

2. 刺激症状　包括尿频、尿急、尿失禁、脓
尿。这些症状可以发生 BPH、前列腺炎,尿道感
染(UTIs)和恶性肿瘤,以及系统性疾病表现出的
多尿症(例如糖尿病、充血性心力衰竭、肾病综合
征)。

如果前列腺增生症患者考虑药物治疗,美国
泌尿联会推荐用症状指数评分(表 61-1)。这些症
状对于 BPH 不是特有的,因此这个指数可以作为
一个监测工具,而不应作为诊断的唯一基础。

3. 尿流异常伴有疼痛,在鉴别诊断时,感染、
炎症和恶性肿瘤的可能性更大。

C. 疼痛和不适是前列腺炎症和感染的特征。

表 61-1

美国泌尿协会症状指数

问题-在过去数月发生的频率	评分	
1. 排尿后感觉膀胱没有排空	根本没有	0 分
2. 排尿后小于 2h 必须再次排尿	5 分钟内小于 1 次	1 分
	半小时内 1 次	2 分
	半小时 1 次	3 分
3. 当你排尿时,发现停止排尿,然后开始,类似情况发生数次	大于半小时 1 次	4 分
4. 发现推迟排尿很困难	几乎总是如此	5 分
5. 尿流无力		
6. 开始小便时必须用力		
7. 过去数月,从晚上睡觉到早晨起床,夜间排尿几次?	0～5 分/每次记录	

轻度:≤7 分,中度:8～19 分;严重:≥19 分

1. 急性前列腺炎 通常有明确的表现,多发生于年轻男性中,伴有发热、中毒和急性疾病,并有中度到重度骨盆、会阴部和腰部疼痛。

2. 慢性前列腺炎和CPPS 表现为逐渐发病,不明确的骨盆疼痛或胀感,射精或阴茎疼痛(或两者皆有),可能还伴有睾丸或阴囊痛,伴随膀胱刺激症状和偶发的阻塞症状。慢性前列腺炎患者病史中的关键部分是再发UTIs或既往曾患前列腺炎。当CPPS影响生活质量时,这些患者常感觉焦虑或郁闷。

D. 无痛性血尿可由BPH或膀胱癌引起,泌尿系结石或肾细胞肿瘤相对少见。BPH所致血尿,在排尿开始和终末时可见血液。膀胱癌时,尿液呈均一的血性液体。膀胱癌晚期患者可伴有刺激性排尿症状,腰痛或腿肿。

四、体征

A. 急性尿潴留常由重症BPH在药物诱发下突然发生阻塞而导致,或由急性前列腺炎转变而来。腹部体检或超声显示耻骨上柔软和膨胀的膀胱,可能贮存有≥1L的尿液,靠近脐周可叩诊或触诊到。

B. 对每个有尿道症状的男性都应该做经直肠前列腺指检以评估前列腺大小、质地、对称性和有无包块。

1. 在急性前列腺炎,腺体肿胀,质软,触痛明显。为降低细菌感染和脓毒血症的危险,对于中毒症状明显、病情较重的患者,体检应轻柔。

2. 慢性前列腺炎/CPPS时前列腺轻度触痛,海绵质地或硬化。按摩前列腺腺体,用指腹从腺体侧缘旋转式按摩至中线,在导管口收集分泌物进一步分析和培养。

3. BPH时,腺体正常或光滑,有弹性,增大,质地可能跟鼻尖相似。

4. 前列腺癌触诊时表现为分叶状,不对称,硬化或肿块。

C. 同时应评估肛门、阴茎、睾丸、阴囊和腹股沟区有无触痛、包块、淋巴结肿大或病灶以排除其他导致患者生殖器、泌尿器官或骨盆不适的原因(例如肛裂、生殖器溃疡、腹股沟疝、包茎)。

D. 如果怀疑转移性前列腺癌,神经病学检查应注意肛门括约肌功能(可能与膀胱括约肌功能相关)和任何提示脊髓压迫的神经缺陷(例如突然排尿或大便失禁,尿潴留,背痛,四肢无力,对称或截断性的感觉缺失)。

五、实验室检查

大多数男性常见的非肿瘤性泌尿系统症状可以通过症状、体格检查和实验室检查在初级保健卫生机构进行诊断。

A. 有性生活并有尿道分泌物的年轻男性就诊时应做实验室检查确诊,并按照衣原体和淋病治疗。

1. 根据疾病控制和预防中心(CDC)指南,尿道炎应该通过以下方法和步骤诊断

a. 观察尿道分泌物。

b. 尿道擦拭物的革兰染色。如果看见革兰染色阴性的细胞内双球菌,提示淋病感染。这是诊断淋病最迅速和最敏感的方法。

每高倍视野至少5个白细胞提示脓液的存在,当没有看见淋病双球菌时,支持NGU的诊断。

c. 用浸液试片试验检测第一次晨尿的白细胞酯酶,阳性则提示尿道炎,这个检查等同于检测尿道中的脓液。

d. 在第一次晨尿中,每高倍视野至少10个白细胞,并缺乏显著的细菌。

2. 如果缺乏上述CDC标准,尿道炎诊断不能成立时,需做进一步的实验室检查以明确。

a. 对泌尿生殖系淋病和支原体最敏感的方法是用第一次晨尿做核酸扩增检查(NAAT)。然而,对于有急性尿道炎症状的患者,未必需要做这项检查。

b. 核酸杂交技术(DNA探针)在尿道擦拭样品上检测淋病和支原体感染具有99%的敏感性。

c. 另一个方法是尿道拭子物培养。然而,对衣原体检测,这个方法敏感性较低(60%~80%)。

B. >30岁的男性,表现出发热和寒战的中毒症状,排尿困难,严重会阴部疼痛,阻塞症状,以及水肿,质软,明显触痛的前列腺,提示急性前列腺炎。急性前列腺炎时,前列腺按摩是禁忌,应做尿液分析(UA)和培养。若出现明显的脓尿,在年轻男性,针对尿道炎微生物的培养是阳性,在老年男

性,则是大肠埃希菌。

1. 住院和有脓毒血症表现的患者应该做血培养。

2. 怀疑急性尿潴留可用腹部超声评估,对残存尿进行导尿术非常痛苦,并且可能导致菌血症,因此应该咨询泌尿科专科医生后再决定。

C. 中老年男性,有隐匿的混合性膀胱刺激和阻塞症状,伴有泌尿生殖器疼痛,并且其前列腺腺体轻度触痛,或呈海绵状质地,可诊断为慢性前列腺炎或 CPPS 两种类型中的其中之一。所有这些患者应该做 UA 或培养,以及显微镜下前列腺分泌物白细胞检查并送培养。

1. 在慢性细菌性前列腺炎,泌尿道和 EPS 培养反复地周期性地出现阳性,在 EPS 中每高倍视野至少 10 个白细胞,也可能出现脓尿。

2. 炎性 CPPS 仅可见到白细胞。

3. 在非炎性 CPP 的分泌物中,培养和白细胞检测都是阴性。

D. 有典型 LUTS 症状的老年男性,并且直肠指检与 BPH 一致,可在临床基础做出诊断。所有这些患者应做 UA 作为简单筛查,以排除导致泌尿系异常的其他原因(例如血尿,如果有,需要进一步评估)。

1. 前列腺特异性抗原(PSA)检测应该只在预期存活至少 10 年以上的男性,并且检查结果会影响临床诊疗的时候进行。

2. 没有证据支持血、尿素氮和肌氨酸酐在非临床可疑患者中的评估价值。老年男性通常血清肌氨酸酐增高,但不一定与 LUTS 有关。

3. 尿道超声(US)检测无症状性梗阻导致的肾盂积水,在患有 BPH 的男性中≤2%,但并不推荐作为一个筛查手段。

4. 排空后残余(PVR)尿量通过插管术,或者通过 US 测量。正常 PVR 通常少于 200ml,诊断尿潴留的标准是≥350ml。然而 PVR 量和症状严重程度、尿流动力或预后之间没有关联(急性尿潴留应该留置 Foley 导管,如果不留置导管,即使排除药物等诱因,尿潴留仍可能在数小时或数天后再发)。

5. 对于非典型或症状复杂的患者,当考虑外科治疗或任何时候怀疑泌尿道肿瘤时,必须转诊到泌尿专科医师就诊。泌尿科医师决定是否进行

尿流动力学检测(尿流量测定,膀胱内压描记法和尿流压力测试),还可能需要膀胱镜检查以观察膀胱上皮,并获得活检组织。

E. 有明显吸烟史的老年男性和无痛性血尿应该考虑膀胱癌,这是典型表现,直到证明是其他的问题。

1. 对于其他无临床症状的,低危险性的血尿患者应做尿分析和尿培养,尿液细胞学和膀胱肾脏超声等检查。

2. 有血尿或膀胱癌危险因素的患者,不管有无膀胱刺激症状,都需要进一步检查。这包括用自然排出的尿液标本做细胞学检查,CT 尿路造影以排除上尿道肿瘤、结石,梗阻(如果造影剂过敏,可行逆行肾盂造影)。另一种影像学检查方法由静脉内肾盂造影和肾脏超声检查组成。泌尿科医师行膀胱镜活检以确定膀胱癌的诊断。初步检查阴性的高危患者应该继续做肿瘤监测。

F. 前列腺增生症患者需要做 PSA 检测,并仔细权衡其利弊。AUA 和美国肿瘤协会(ACA)推荐对于 50 岁以上和预期寿命至少还有 10 年以上的男性做年度筛查。ACS 推荐非洲裔美国男性和那些有两个一级亲属患病的男性应该在 35 岁开始年度筛查,非洲裔美国人和有一个亲属患病的男性在 40 岁开始年度筛查。美国家庭医师协会(AAFP)推荐咨询有关 PSA 筛查可能的利弊有助于为患者制定个体化的方案。美国预防性服务特遣部队(USPSTF)不建议 PSA 筛查。当考虑 PSA 筛查时,应注意下列问题:

1.25% 的前列腺癌患者 PSA 水平正常(≤4ng/ml)。

2. PSA 轻度增高(4~10ng/ml)很常见,其中 75% 是良性疾病,通常是 BPH。经直肠超声和活检对这些患者进行泌尿专科评估,但可能会导致漏诊一些潜伏的微小病变,这些疾病具有未知的自然病程,其发病与治疗显著相关(即尿失禁和勃起障碍)。

3. 筛查可能会检测出无痛癌症并给予治疗,这些肿瘤可能在患者的一生中都不会引起其他的健康问题,但检测结果会导致患者相当焦虑,由此改变生活方式,并决定是否应给予治疗。

4. 按照每一个实验室的标准,PSA 高于年龄或种族的预期值时,患者应该被转诊给泌尿专科

医师。一些专家提议当 PSA 上升速度每年超过 0.75 时,应进行评估。

G. 进展期前列腺癌。少数前列腺癌的男性表现出进展期症状,包括泌尿系统症状,体检前列腺显著异常,明显肉眼血尿,骨痛,碱性磷酸酶增高(高度提示骨转移)和 PSA 显著增高。大多数患者早期实验室诊断很困难,当症状出现时,肿瘤生长迅速,因此当确诊时,临床上一般都已经处于疾病晚期。PSA≥10 时,至少有 75% 患前列腺癌的机会,随着 PSA 值增高,危险性呈指数上升(进展期肿瘤 PSA≥100)。监测 PSA 也可反应患者对于治疗的反应。在难治性病例,PSA 呈上升趋势。所有这些患者都应该转诊至泌尿专科医师进行评估和诊疗。

H. 如果在筛查过程中或一个 LUTS 的患者检查发现前列腺结节,应该做诊断性的 PSA 检测。不管结果如何,应做进一步评估。统计学上,这个包块至少 50% 机会是前列腺癌,而且常常超出腺体本身生长蔓延,且很难治愈。

六、治疗

A. 尿道炎:除非可迅速得到分析结果,尿道炎患者(和他们的性伴侣)应该针对 NGU 和淋球菌性尿道炎进行治疗。

1. 对于 NGU,最常用的治疗方法是口服强力霉素,100mg,每天 2 次,连续 7d。阿奇霉素,每次 1g 口服,价格较高但依从性好,在卫生保健机构是理想的治疗方式。另一种口服治疗药物(对于过敏或推测是由于耐药的支原体或脲原体感染导致的顽固性难治性病例)是甲硝唑,每次 2g 口服,同时联用红霉素 500mg,每天 4 次口服,连续 7d;或其他的氟喹诺酮类,例如氧氟沙星 300mg 口服,每天 2 次,连续 7d;左氧氟沙星 500mg 口服,连续 7d。

2. 头孢曲松治疗淋病是有效的,125mg,肌内注射一次,或头孢克肟 400mg 口服。因为耐药性的上升,不再应用氟喹诺酮类。

3. 应该同时检查其他的性传播疾病。从治疗开始,患者应该禁止性生活 7d,直到他们所有的性伴侣都接受治疗。如果症状持续存在或再发,以及有实验室依据或客观体征存在,应进行再治疗。

B. 急性前列腺炎

1. 小于 35 岁的男性口服氧氟沙星,起始量 400mg,然后 300mg,每天 2 次,连续 10d;或头孢曲松,250mg,肌内注射,然后口服 100mg,每天 2 次,连续 10d。

2. 老年男性大肠埃希菌类感染用氟喹诺酮,例如左氧氟沙星 750mg,每天 1 次,连续 10~14d;或复方新诺明口服,每天 2 次,连续 10~14d。

3. 口服非甾体类消炎药(NSAIDs),例如布洛芬 400~800mg,每天 3 次,用于镇痛治疗。阿片类制剂,如氢可酮-APAP 5mg/500mg(例如维柯丁),根据需要每 4~6 小时口服 1~2 片,可减轻剧烈疼痛。如果前列腺严重水肿,应用阿片类制剂可能导致急性尿潴留的发生。阿片类制剂的副作用还包括便秘和排便困难,后者可显著增加骨盆的不适症状。

4. 对于需要静脉用抗生素的重症病例,应住院治疗。

C. 正在进行许多临床试验以探索慢性细菌性前列腺炎和 CPPS 的最佳治疗方案

1. 慢性细菌性前列腺炎应用治疗急性细菌性前列腺炎的抗生素进行治疗,但应延长喹诺酮治疗时间至 4~6 周,TMP-SMX 12 周,必要时重复应用。

a. 如果频繁复发,根据症状用口服肾上腺能阻滞剂。这些包括多沙唑嗪(例如卡度雷),剂量逐渐增加到 8mg,连用数周;坦索罗辛(例如盐酸坦洛新),0.4mg 每天 1 次,2~4 周后可增加至 0.8mg。

b. 以往的治疗方法包括反复前列腺按摩和频繁射精。

c. 对于一些药物治疗后严重症状仍持续的患者(表 61-1),应咨询泌尿专科医师考虑手术治疗,如激光或经尿道穿刺消融,球囊扩张,热疗,对改善症状有益。

2. CPPS 因为在炎症性 CPPS 的前列腺分泌物中可见白细胞,因此应该给予如上所述的抗生素治疗 4 周。至今没有一种治疗方法非常明确对 CPPS 有益。对于普通患者,应以个体反应为指导,尝试不同的治疗方案。

a. 对于 CPPS 中任何一种亚型所导致的

梗阻症状,推荐应用肾上腺素能阻滞剂至少 12 周。

b. 口服 NSAID 药物,例如布洛芬 400～800mg,每天 3 次,至少 6 周,缓解疼痛。如果症状持续,应该对患者进行重新评估以确定下一步治疗方案。

c. 最常用的植物治疗方法由槲皮素——一种生物类黄酮(例如 Prosta-Q)组成,作为一种膳食补充品在市场售卖,540mg 胶囊口服,每天 3 次,至少 6 周。

d. 患有炎性 CPPS 且年龄超过 40 岁的男性可长期口服非那司提(普罗斯佳),每天 5mg;或者度他雄胺,每天 0.5mg。这些药物是 5α 还原酶抑制剂,阻断前列腺中睾丸激素的转化,主要应用于 BPH,可以使增大的前列腺体积缩小。如果患者症状改善,可长期服用。

e. 对于那些由于疾病而严重影响了生活方式的患者,必须给予咨询和心理治疗,主要是消除和减轻对于传染病和肿瘤的恐惧。

f. 对于一些 CPPS 患者难治性的排尿症状,目前推荐戊聚糖 100mg 口服,每天 3 次,连续 3～6 个月,通常应在泌尿科医师指导下使用。

g. 至于慢性前列腺炎,泌尿专科医师能够提供多种外科干预手段作为最后的对策。

h. 生物反馈,针灸,盆底肌肉神经刺激均是辅助治疗手段,有效性有待证实。

D. BPH

1. 对于轻度症状评分的患者,推荐观察,应该每年重新评分 1 次(表 61-1)。生活方式改变包括限制咖啡因和睡觉前液体摄入,限制任何拟交感神经药物(例如消肿剂)和抗副交感神经药物。定期规律地排小便可提高生活质量。

2. 药物治疗 有轻到中度症状的患者应该考虑药物治疗。

a. 药物治疗应该从 α 受体阻断剂开始。这些药物阻断产生梗阻症状的可逆因素(前列腺平滑肌收缩),使症状迅速缓解。传统上多应用 α₁ 受体阻断药(例如,特拉唑嗪、多沙唑嗪),而新一代产品 α₁A 受体阻断剂(例如坦索洛新)在几天之内起效,比 α₁ 阻断剂更少引起低血压,但价格更昂贵。

b. 口服 5α 还原酶抑制剂,例如非那司提(普

罗斯佳)或度他雄胺可前列腺腺体体积逐渐缩小 50%(当口服这些药物时,PSA 值可以增高至两倍)。这类药物通过减少雄激素分泌,在数月到数年缓慢地减轻症状,因此在 α 阻断剂治疗之后应用或作为治疗的补充,用于中重度症状评分的患者。5α 还原酶抑制剂比 α 阻断剂昂贵,但是比手术花费少得多,能够延缓手术数年。副作用包括勃起障碍、性欲降低、射精量减少、睾丸疼痛。长期应用可能与高分化前列腺癌相关,但尚不明确。

c. 锯棕榈应用较普遍,可减轻症状,尽管最近一个大型研究并没有显示客观的益处。它不影响前列腺体积和 PSA 水平。常规剂量是 160mg,每天 2 次。

3. BPH 患者合并明显尿潴留,UTIs 复发,难治性的肉眼血尿,膀胱结石,或由梗阻导致的慢性肾脏疾病时,应该转诊至泌尿专科。外科干预包括经尿道前列腺切除(TURP),经尿道前列腺切开术(TUIP)或用微波、激光、电极消融。后者创伤更少,因此并发症更小,但不能提供外科标本做进一步分析以排除恶性病变。TURP 对长期减轻症状最有效,但在大多数男性可导致逆行射精。其他较少的并发症是阳萎,UTIs 和尿失禁。

E. 前列腺癌的治疗基于症状,组织学肿瘤分级(腺体破坏建立在 Gleason 系统之上)和临床分期:临床分期基于肿瘤大小,有无局部扩展,是否播散至骨盆淋巴系统,是否转移至骨、肺或肝。患者总体预期寿命取决于年龄和其他身体状况。前列腺癌的病程相当多变,从缓慢、静止性的疾病可持续数年或几十年(最常见)到迅速扩撒并在几年或更短的时间死亡。局部病变 10 年生存率是 85%,而在转移病例,几年存活率亦不少见。

1. 对于局部病灶,经与泌尿专科和放射肿瘤科医师会诊后,可给予根治性前列腺切除术和一些放射治疗,或冷冻疗法。应权衡治疗风险,包括术后尿失禁、肠道放射性损伤、勃起障碍等,以及采取保守治疗,肿瘤进一步发展导致的后果。

2. 在更多的进展期肿瘤,外科可减轻梗阻症状,放疗能够改善尿道和转移症状,例如骨痛。

3.广泛转移病例常采取保守疗法,如非细胞毒化疗方案延长生命。这些方法应在诱导雄激素分泌减少从而导致肿瘤缩小之后应用。睾丸切除术是常用方法,leuprolide(亮丙瑞林)注射抑制垂体促性腺激素分泌,常同时给予氟他胺(一种雄激素受体竞争剂)口服。也可应用非那司提,但较少应用己烯雌酚,有引起血栓栓塞的危险。一旦肿瘤对激素类药物耐药,中位生存期仅 1 年。

F.同前列腺癌一样,膀胱癌的诊疗应该由在肿瘤方面有丰富经验的泌尿科医师实施

1.浅表膀胱癌可局部切除。对于具有复发高危险性的患者给予 BCG 膀胱内灌注,膀胱内化疗可用于阻止和治疗复发。5 年生存率 80%～100%,取决于疾病程度和是否复发。

2.对于局部浸润病例,根治性膀胱切除术 5 年生存率可达到 50%～60%。亦可选择放射治疗。

3.膀胱癌转移应做化疗,然而 2 年生存率只有 5%。

(叶 梅 译)

参考文献

[1] Dale DC,Federman DD,eds. Prostate cancer. Sci Am Med,2004,12:9.

[2] Hua VN,Schaeffer AJ. Acute and chronic prostatitis. Med Clin North Am,2004,88(2):483.

[3] Lyon CJ. Urethritis. Clin Fam Prac,2005,7(1):31.

[4] Meza J,et al. Treatments for chronic prostatitis. Am Fam Physician,2006,74:475.

[5] Rosenberg M,Lakin M,eds. Medical urology for the primary care provider. Clev Clin J Med,2007,74 (Suppl 3).

[6] Steinberg GD. Bladder cancer. www. emedicine. com. Accessed November 3,2005.

第62章 荨麻疹

Robert Ellis, MD, & Montiel T. Rosenthal, MD

要点

- 荨麻疹或"风疹"是一种常见的疾病,表现为红肿和剧烈瘙痒的皮疹或"水疱"。
- 自然进程大多为自限性,治疗的目的是缓解症状,避免触发因素。
- 除非患者病史和体格检查有特殊提示外,实验室和其他的额外检查通常没有必要。
- 荨麻疹的病因往往不明显,甚至经过仔细的问诊、体格检查和各种检查也很难找出病因。

一、定义

荨麻疹是一过性、局限性的,表现为发红隆起,偶有烧灼感和剧痒的皮肤病损或大小不一的水疱。急性荨麻疹可以持续24h。荨麻疹或伴皮肤水肿的风团,发作稍纵即逝,常易与其他的红斑疹相混淆。这些皮肤病变还可与神经性水肿同时发生,后者为非瘙痒性的,有时伴疼痛的皮下组织、真皮层及常见于黏膜组织的肿胀,持续时间可达72h。30%的荨麻疹患者IgE升高,环境因素、药物、食物以及未知的因素促进了皮肤内肥大细胞的脱颗粒作用和组胺的释放。其他免疫调节物质如前列腺素、激肽和白三烯等,还可增加血管通透性,血管扩张,组织液从毛细血管和小血管进入周围组织,导致皮肤水肿和充血。慢性荨麻疹持续时间超过6周,鉴别诊断更加复杂。

二、诊断

荨麻疹是家庭医生最常遇到的皮肤问题。终身发病率为10%～20%。急性荨麻疹较慢性荨麻疹更为常见,且多见于女性和年轻人。60%～70%的急性荨麻疹患者病因不明确。慢性荨麻疹病因不明者更高达80%～90%。荨麻疹的具体病因见下:

A. 物理因素(5%～10%)

1. 皮肤划痕症("皮肤划写")是最常见的物理性荨麻疹,终身患病率为5%,年轻人易见。对皮肤的剪切力作用可以在数分钟内形成水疱。常见于腰部、颈部等易受衣服摩擦的部位。

2. 延迟出现的压力性荨麻疹是长时间的静压力作用下,4～8h后出现深处疼痛性肿胀。持续8～48h,可伴有发热和不适。典型部位是脚底、手掌、臀部及大腿后。多发于男性。

3. 寒冷性荨麻疹是对冷刺激的反应,发生在受寒后回暖时。女性更易发生。寒冷性荨麻疹患者常有感染,自身免疫性疾病,潜在的新生肿瘤。

4. 热性荨麻疹较少见,患者暴露于38℃以上的热源后发生。

5. 日光荨麻疹也较少见,暴露于可见光或波长在280～780nm的紫外线后发生。

6. 胆碱能性荨麻疹的诱因是受热、情绪激动或锻炼。表现为2～3mm大小散在分布的水疱,周围是大的红斑。

B. 感染(10%～15%):感染是急性和慢性荨麻疹发生的重要原因。儿童中超过80%病例与感染有关。非特异性病毒感染被认为是最常见的病因。其他感染原包括甲型和乙型肝炎、鼻咽部细菌感染、艾滋病毒、幽门螺杆菌、传染性单核细胞增多、结核病、梅毒和寄生虫感染等。荨麻疹与隐匿性牙科脓肿或胃肠道念珠菌感染则没有明确的联系。

C.**药物因素**(5%～10%)：最常见的药物有青霉素、头孢菌素和磺胺药。阿司匹林和非类固醇消炎药可加重其他因素导致的荨麻疹。可待因和造影剂可能会直接导致肥大细胞脱颗粒。内源性或外源性孕激素也可以引起荨麻疹。防腐剂，如在局部麻醉和甲羟孕酮中使用的对羟基苯甲酸甲酯，也可引起荨麻疹。

D.**食物和食品添加剂**：用于食物着色、防腐和改善口味的添加剂也可能引起荨麻疹。坚果、海鲜、蛋、豆类、小麦也可能与荨麻疹有关。患者本人和家庭医师往往低估了食品在引起荨麻疹中的作用，而食品占急性和慢性荨麻疹病因的1%～15%。与食物相比，食品添加剂则是引起荨麻疹相对少见的原因。

E.**其他**：昆虫叮咬或蜇伤和毛毛虫的毒素可导致荨麻疹。胶原性血管疾病、自身免疫性疾病、抗甲状腺受体抗体、遗传均是易患荨麻疹的因素。

F.**情绪及心理因素**：也与荨麻疹有关。但是没有足够的研究证实情绪和心理因素是独立起作用的。

三、症状

瘙痒症是最常见的表现，但严重程度有所不同。瘙痒和荨麻疹一样，严重程度受多种因素的影响，如冷热程度、饮酒、精神压力等。血管性水肿表现为口唇或呼吸道黏膜的压迫性肿胀。如果处理不及时，可导致呼吸停止。

A.**体征**：荨麻疹皮肤病变的特征是一过性，红斑，界限清楚和肿胀。水肿的中央部位发热。如果皮肤搔刮或暴露在高温下，病变特征将更为明显。体检时，医生应搓揉患者皮肤，检查皮肤划痕现象。如有相应病史，应行进一步检查，如物理性因素压力，冷，热，接触刺激物，水源性因素，日光，持续受压等。

B.**实验室检查**(图62-1)

1.急性荨麻疹

a.不需要实验室评估，除非有明确病史和体格检查有新的发现。

b.除了荨麻疹血管炎以外，化验检查通常对诊断没有价值。

c.对于病变持续48h以上，疼痛，伴有淤点、淤斑的患者应考虑荨麻疹性血管炎。应进行皮肤活检、全血细胞计数、血沉、抗核抗体(ANA)和血清补体测定。

d.儿科患者要考虑行链球菌感染检查。

2.慢性或持续性荨麻疹

a.病变轻微，对组胺有效的患者无需化验检查。

b.较严重病例，且对抗组胺药物无效的患者，检查内容包括血全细胞计数、血沉、甲状腺刺激激素(TSH)与抗甲状腺抗体水平。

四、治疗(表62-1)

如果可能，清除致敏原，控制潜在的病因是可选择的处理措施之一。首次就诊时，如果荨麻疹的病因不清楚，又没有致命性的血管性水肿发作史，荨麻疹激发试验对于发现病因是有益的。如果是非药物因素引起的荨麻疹，有致命性荨麻疹或过敏症发作史的患者应行变应性测验。

A.**患者教育**：如果问诊无法确定荨麻疹的原因，应告知患者可能的激发因素。如果有教育手册则更好。在就诊过程中，患者往往最能发现荨麻疹的激发因素。

B.**一般措施**

1.患者应该避免引起血管扩张的因素，如遇热、情绪紧张、劳累、饮酒等。

2.冷敷，燕麦浴，止痒洗剂可能有一定作用。

3.可能需要停止使用阿司匹林。

4.荨麻疹和血管性水肿，像其他皮肤疾病一样，表现非常明显容易加重患者的焦虑，加重病情。安抚患者，告知疾病的自限性，是有益的。

5.但病程超过6周，或病情恶化，或出现新的症状时，应当随访。

C.**药物**

1.经常使用的口服抗组织胺类，包括可能引起嗜睡的药物，如羟嗪、苯海拉明、扑尔敏等；嗜睡作用相对较轻的药物，如氯雷他定，非索非那定及西替利嗪。每个药物有些个体差异。

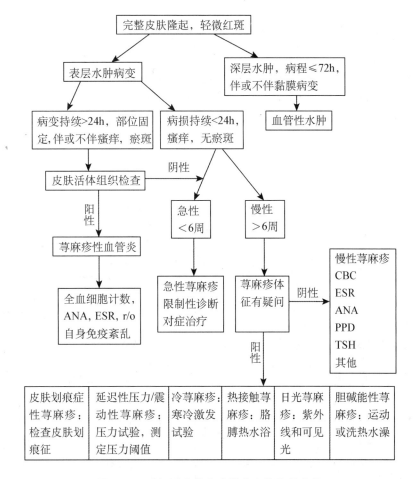

图 62-1 对怀疑为荨麻疹的皮疹的诊断路径

表 62-1

荨麻疹类型及治疗选择

荨麻疹类型	初步治疗	证据级别	其他治疗选择	证据级别
急性	H_1 抗组胺药 第一代(有镇静作用)苯海拉明 25～50mg q6h;儿童:2mg/(kg·d)q4～6h 羟嗪 25～50mg q4～6h 氯苯那敏 4mg q4～6h (在怀孕期间使用;或 4～12mg,bid) 第二代(无镇静作用) 氯雷他定 10mg 每日 1～2 次;2～5 岁儿童为 5mg/d 西替利嗪 10mg 每日 1～2 次;儿童:6～24 个月 2.5～5mg/d,2～5 岁 5mg/d,≥6 岁 10mg/d 非索非那定 60～120mg bid;≥12 岁 180mg qd;6～11 岁 30mg bid 地洛他定 5mg/d	A	H_2 抗组胺药与 H_1 抗组胺药连用 雷尼替丁 150mg 每日 1～2 次 法莫替丁 20～40mg/d 西咪替丁 300～800mg bid(注意多种药物的相互作用) 泼尼松 50mg/d,服用 3d 泼尼松龙 1～2mg/(kg·d),儿童服用 患有急性冠脉综合征和心血管疾病的患者进行阿司匹林脱敏治疗 1:1000 肾上腺素 0.3ml	B C B C

（续　表）

荨麻疹类型	初步治疗	证据级别	其他治疗选择	证据级别
慢性	H₁抗组胺药（如上述）氯雷他定或西替利嗪及咪唑斯汀，可用来择治疗慢性特发性荨麻疹	A	H₂抗组胺药与 H₁抗组胺药的合用	B
			多塞平 10～25mg 睡前，可增加至 10～25mg 每日 3～4 次	C
			孟鲁司特 1～5 岁，4mg/d，6～14 岁 5mg/d，≥14 岁 10mg/d	B
			泼尼松 30～40mg/d，每日 1 次或分 2 次服用，然后缓慢减量至控制症状的最低剂量	C
			硝苯地平 10mg tid	C
			环孢素 4mg/kg（对严重的自身免疫相关的荨麻疹有效；因副作用和浓度监测问题，使用受限）	A
			氨苯砜 100～200mg qd（需要严密监测）	A
			柳氮磺胺嘧啶 4g qd（需要严密监测）	C
物理性	避免激发因素	C	PUVA	C
皮肤划痕症性	H₁抗组胺药（如上述）	A	糖皮质激素冲击疗法	C
延迟压力性	大剂量 H₁抗组胺药	A	糖皮质激素长期治疗	C
冷型	H₁抗组胺药（如上述）	A	诱导耐受	C
热接触性	诱导耐受性	C	孟鲁司特 10mg qd	C
日光性	诱导对紫外线耐受性或补骨脂素联合紫外线暴露疗法（PUVA）	C	H₁抗组胺药（如上述）	A
胆碱能性荨麻疹	H₁抗组胺药（如上述）	A	达那唑 400～600mg	C
血管炎	查找和治疗脉管炎的潜在病因，多与自身免疫有关	C	皮质类固醇长期治疗	C

　　a. 扑尔敏及西替利嗪可能较其他抗组胺药物更有效。西替利嗪的嗜睡作用较扑尔敏轻；如果可以耐受可使用更大剂量。

　　b. 氯雷他定和非索非那定基本上没有嗜睡作用，特别有用。在部分患者中可以在上午使用非嗜睡作用的抗组胺药，晚上使用有嗜睡作用的抗组胺药。

　　c. 苯海拉明、扑尔敏、西替立嗪和氯雷他定不用通过处方获取，可以方便部分患者。

　　2. 以下是偶尔使用到的其他药物

　　a. 全身性皮质激素可使用于严重或对药物反应不敏感的荨麻疹患者。可以在成年人中使用大小不同剂量的泼尼松（表62-1）。在评估益处和危险之后，可以在抗组胺治疗的基础上加用泼尼松。局部糖皮质激素治疗作用极小。

　　b. 白三烯抑制剂（孟鲁司特）在部分荨麻疹患者中有效。在安慰剂对照试验中证实有效。

　　c. 皮下注射肾上腺素可以用来证实病变的一过性特性，临时缓解急性患者或过敏患者的症状。

　　d. 西咪替丁和其他 H₂ 受体阻断剂与 H₁ 受体阻断剂合用有时对患者有益，但单独使用无效。有报道称部分患者使用麻黄碱、间羟异丁肾上腺素、多虑平、硝苯吡啶、秋水仙碱、氨苯砜有效。

（杨　彬　成　蓓　译）

参考文献

[1]　Charlesworth E. Urticaria and angioedema. Allergy Asthma Proc,2002,23(5):341-345.

[2]　Grattan C,Powell S,Humphreys F,British Association of Dermatologists. Management and diagnostic

guidelines for urticaria and angioedema. Br J Derma-tol,2001,144(4):708-714.

[3] Prodigy Guidance. Urticaria and angio-oedema. http:// www. prodigy. nhs. uk,http:// www. cks. library. nhs. uk/urticaria/about-this-topic.

[4] Ramanuja S,et al. Approach to "Aspirin Allergy" in cardiovascular patients. Circulation, 2004, 110: e1-e4.

[5] Zuberbier T. Urticaria. Allergy, 2003, 58: 1224-1234.

第63章 阴道出血

Judith Kerber Frazier,MD,& Clark B. Smith,MD

要点

- 育龄期女性异常阴道出血在进一步检查之前必须确保妊娠检查阴性。
- 围绝经期阴道出血的患者在治疗之前需要进行行子宫内膜活检以排除肿瘤。
- 常规的宫颈抹片(检查子宫颈癌)无法确定子宫(子宫内膜)是正常的。
- 识别异常出血的原因是正确治疗的基础。

一、定义

一个正常的月经周期包括作用于子宫内膜的卵巢激素顺序性的刺激和撤出。月经之后,子宫内膜层菲薄并准备再次增生。增殖期间,在卵巢17-β雌二醇作用下,子宫螺旋动脉伸长、内膜增厚。上皮层变高,子宫内膜肥厚。伴随排卵,卵巢黄体分泌孕激素(早期分泌阶段)。雌二醇水平随着孕激素的增加而减少,导致卷曲的动脉进一步扭曲,最终(晚期分泌阶段)动脉血管收缩与缺血,同时孕激素撤出,导致子宫内膜脱落(月经)。正常月经周期大约在月经初潮(平均 12~13 岁,范围 10~16 岁)2 年后建立;月经周期平均为 28d(正常范围:21~35d),其中经期持续 2~7d(平均 4~6d),每周期失血 25~60ml。这些血液大约吸入 25 个卫生巾或 30 个卫生棉条(1 盒);但是,有些妇女在棉垫吸满血液之前就会更换,因此,以使用的棉垫数量估计经期失血量不一定准确。异常出血是当月经周期≤21d 或≥35d,经期不规律/非周期性,或出现严重出血(每周期≥80ml)。通常,这是由于雌激素/孕激素的刺激顺序和撤离未如前所述,出现偏差。出现这种偏差的原因将在下一章中叙述。

二、诊断

文献表明,几乎 20％的妇女在一生中的某个阶段有不正常的子宫出血。

A.**功能失调性子宫出血**(DUB):是子宫出血异常,而非其他病理或全身性疾病所致。

1. 无排卵性出血,为子宫内膜持续暴露在高浓度雌激素时出现,<20 岁的妇女中 95％DUB 的病因源于此。20~40 岁患者发生率降到 20％以下,绝经前 2~3 年再次上升至 90％左右。

2. 排卵性出血,由雌激素或孕激素水平波动引起,发生于大约 10％的 DUB 患者。超过 50％的妇女在月经中期出现少量的点状出血,与月经中期血液循环中雌激素的水平过低有关。

B.**妊娠及其并发症**:最常发生在 18~35 岁。异常阴道出血可能出现于 1/5 的孕妇。常见的原因包括前置胎盘,胎盘病变,自然流产。

C.**药物引起的异常阴道出血**:口服避孕药会导致 10％的女性阴道出血。醋酸甲羟孕酮(Depo-Provera),一种可注射的孕激素,经常会在前 3 针引起不规则阴道出血。其他致病药物包括抗抑郁药,降压药,抗凝血药,抗胆碱药物,以及洋地黄,氯丙嗪,类固醇,三苯氧胺,维生素,草药补充剂以及违禁毒品。

D.性传播疾病(STDs)导致阴道出血:当宫颈炎或子宫内膜炎(淋球菌,沙眼衣原体)或血液供应过多造成坏死(尖锐湿疣)时。危险因素包括以前的性病病史,多个性伴侣,不使用避孕套。

E.肿瘤

1.子宫平滑肌瘤(纤维瘤),子宫内膜息肉,腺肌瘤(子宫内膜异位症)是子宫最常见的良性肿瘤,通常出现在25~45岁年龄组患者,与肿瘤生长导致子宫内膜腔扭曲或肿瘤生长过快而血液供应不足有关。

2.恶性肿瘤生长,增生,子宫内膜癌在绝经后出血病因中占10%～15%。长期无排卵的妇女平均风险增加3倍,服用他莫昔芬的妇女子宫内膜增生症/癌的风险增加了7倍。其他高危人群包括肥胖患者,糖尿病患者,高血压患者。阴道腺肌病及腺癌少见,但在子宫内膜暴露于己烯雌酚(DES)的患者中常见。

F.创伤和异物:在儿童中常见。儿童和青少年的性虐待常常表现为异常出血。异物可能会导致擦伤或割伤。

G.恶病质:非常罕见。10%的恶病质妇女有异常子宫出血。25%遗传性凝血功能障碍紊乱的妇女没有家族史。青少年中,凝血功能障碍导致高达19%的急性月经过多,25%的严重月经过多(血红蛋白≤10g/dl),33%的月经过多患者需要输血,50%的月经过多出现于月经初潮时。

H.可以影响阴道出血的慢性或急性因素:包括体重变化,情绪问题,慢性疾病,内分泌失调。从而导致甲状腺异常(包括甲状腺功能减退和甲状腺功能亢进),垂体腺瘤,肝脏疾病和糖尿病。

三、症状

病史应包括初潮年龄,月经模式/时间(包括最后一次和之前的月经周期),时限(即出血天数),以及对月经出血量的估计。

A.月经模式

1.如果没有怀孕的体征或症状,最近也没有口服避孕药,特别是在青少年或围绝经期患者,之前无月经的异常出血提示无排卵性出血。围绝经期或绝经后的患者,异常出血一段时间内无月经,提示子宫内膜癌。

2.无法预知的出血提示无排卵出血。

3.月经中期可预知的点状出血提示月经中期雌激素缺乏。

4.可预见的月经晚期点滴出血或出血提示持续黄体形成或黄体期激素缺陷。

5.口服避孕药的前3个月常出现规则出血。

B.经前期症状(如乳房胀痛,情绪不稳,腹胀):往往影响排卵周期。

C.发热:特别是同时有骨盆或腹部疼痛或性交疼痛,可能提示有性病,盆腔炎(PID),或与堕胎有关的败血症。

D.有易出现淤血的病史:提示可能有凝血功能障碍,用药史,偏食。多发创伤可能表明外伤,包括配偶或子女虐待。

E.母亲在妊娠期间有使用药物(如 DES)的病史:特别是青少年异常出血,提示先天性泌尿生殖道异常,包括上部阴道癌。

F.头痛和视力变化:可能提示中枢神经系统疾病,如垂体肿瘤。

四、体征

身体检查应包括盆腔检查,在很年轻或没有使用过卫生棉条的女孩可能需要麻醉。直肠双手检查不能代替盆腔检查,因为直肠检查不能发现大多数的阴道或宫颈疾病,也不能对子宫或附件结构进行足够的评价。

A.如果与心动过速或血容量不足无关,苍白常表明慢性失血过多,例如在无排卵出血、子宫腺肌病、子宫肌瘤、恶病质中的出血。

B.如果休克或即将休克的迹象存在,血液丢失可能与怀孕(包括异位妊娠)有关。

C.盆腔肿块可能提示怀孕,子宫癌或卵巢肿瘤,盆腔脓肿,或血肿。

D.发热,白细胞增多,盆腔触痛强烈提示PID。

E.细而稀疏的头发和活动减少或反应迟钝提示甲状腺功能减退。

F.淤斑或多重淤伤可能表明创伤(包括性虐待或乱伦),凝血功能障碍,使用毒品,药物影响,或偏食。

五、实验室检查(图 63-1)

应根据病史和体检结果进行。根据下列阴道

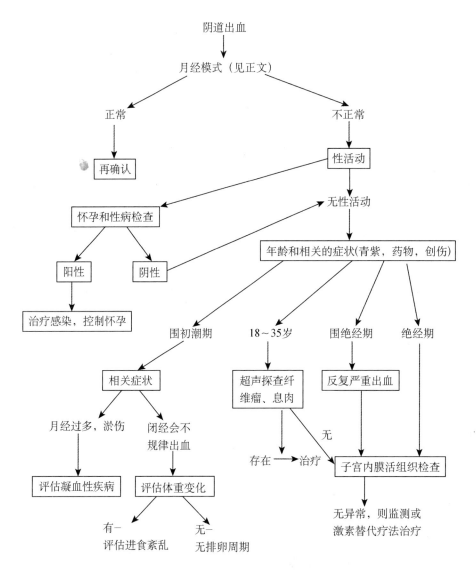

图 63-1　对阴道出血的初步医疗评估

出血的原因进行详细评估:PID,见第 51 章;儿童虐待,见第 91 章,避孕药,见第 95 章,妊娠和并发症,见第 97 章。促甲状腺激素(TSH)可以筛查甲状腺异常,催乳素水平筛查垂体腺瘤,血糖异常可能评价潜在的糖尿病或潜在的多囊卵巢病。

A.子宫内膜活检(EB):是一种简单规范程序,可以对组织采样,进行病理评估。

1.适应证

a. 频繁或异常严重的或长时间的出血,且对激素治疗无效。

b. 有子宫内膜癌的危险因素(如高浓度雌激素或糖尿病,高血压或肥胖)。

c.30 年以上的妇女有不规则出血或任何绝经后伴最近 12 个月有无法预知或不规律阴道出血的患者。

d. 原因不明的阴道出血。

2.EB 的禁忌证包括:怀孕,急性感染,PID,已知的出血性疾病(包括使用华法林)。

3. 时机和患者的准备。不规则断断续续的月经,EB 应在推测的月经第 1 天或第 2 天进行;对于持续出血的妇女 EB 可以在任何时间完成。术前使用非甾体消炎药(NSAID),如布洛芬,操作前 2h 左右服用,足以控制术后痉挛。抗生素预防对子宫内膜取样是不必要的。术前必须签署同意书并解释潜在的并发症(如疼痛、出血、感染、子宫穿孔、肠或膀胱损伤)。由于是非直视下操作,获得的材料可能不理想,必须重新再做。在病历资料中必须有向患者解释风险的记录。

4. 操作时,患者取截石位(巴氏宫颈涂片体位)。手工检查可探知子宫的大小和方向。放置无菌窥器,碘仿清洁子宫颈。如果用带 4×4 个棉花球的环钳,工作更为方便。宫颈上使用表面麻醉药(如苯佐卡因)可以让患者感觉舒适一些。用挟钩牵引宫颈的上半部分。无菌探针轻轻放入宫颈深处探查子宫的深度;正常为 6～8cm。用挟钩轻轻地向上向外牵拉宫颈有助于操作。如果探针不易放入,可用宫颈扩张器扩大宫颈管。插入无菌吸管,深入到探针所探测的深度。这时,拔吸管上的活塞,吸入样本。按顺时针方式,对子宫内膜多个部位反复取样。之后,所取样本放入样品杯中,用福尔马林防腐剂保存。抽吸到的样本较多时,需要反复植入吸引管,重复上述操作,注意吸管要避免碰触样本杯。在样本中可见血块;内膜组织会收缩。获得足够的样本后,取出吸管和内窥器。应告知患者有轻微出血和宫缩。

5. 细胞学检查提供了子宫内膜所处周期阶段的信息。

a. 子宫内膜增生并细胞学非典型增生的患者中大约 25% 会发展为子宫内膜癌;没有非典型增生的患者只有不到 2% 会发生癌变。

b. 腺瘤性子宫内膜增生意味着存在浅表性癌。

c. 其他细胞学结果包括感染,增生与分泌性子宫内膜,子宫内膜增生,子宫内膜萎缩或新生物形成。

B. **宫腔镜检查**:可以直视子宫内膜。这是一个常规检查方法,但需要特殊的培训和设备。如果在子宫内膜取材之前进行,宫腔镜检查本身可以在高达 30% 患者中发现用内膜取材或扩张与刮除术(D&C)不能发现的异常。在患者不出血时进行宫腔镜检查更容易,但也可以在任何时间进行操作。

C. **经腹和经阴道超声**:可以测量盆腔肿块,子宫内膜厚度,子宫大小,发现小的卵巢囊肿,如发现重要的不萎缩的黄体囊肿。在某些情况下,同时注射生理盐水比单独超声检查可以提供更多细节。

D. **CT 或 MRI**:通过触诊或超声发现盆腔肿块的患者需要进一步做 CT 或 MRI 检查。

六、治疗

对异常阴道出血的治疗应针对潜在病因。对症治疗取决于出血量。血红蛋白(Hb)≤7g/dl时,需要收住院稳定病情,接受胃肠激素治疗和输血。如果 Hb 为 7～10g/dl,患者是有症状的(心动过速,缺氧,或倾斜试验阳性),也应考虑住院。如果 Hb 为≥10g/dl,生命体征稳定,可选择下列治疗方案。

A. 门诊治疗急性出血

1. 黄体酮,如醋酸甲羟孕酮(安宫黄体酮),最初 20mg 口服,继以 10mg,每天 2 次,服 7d,或水甲孕酮(Depo-Provera),200mg 肌内注射。

2. 口服避孕药,如罗奥拉,每天 4 次,连服4d,然后逐渐减量至 7～10d。

B. 急性出血控制后,后续激素疗法

1. 安宫黄体酮,每个月的前 10d(或月经周期的第 16～25 天),每天口服 10mg,服用 3～6 个月。此外,也可口服避孕药 3～6 个月。但是,如果出血是由于无排卵,口服避孕药可能会拖延病情。

2. 雌激素替代疗法可以考虑应用于雌激素缺乏的绝经期妇女,但子宫内膜或其他的盆腔恶性肿瘤首先要排除在外(第 78 章)。

3. 纤维瘤患者可用促性腺激素释放激素(GnRH)和子宫纤维瘤栓塞疗法治疗(第 51章)。

4. 对于肿瘤,子宫内膜异位症,子宫腺肌病,慢性 PID,可以考虑子宫切除术或其他外科手术。

5. 对于不常出现的无症状性出血,全血细胞计数正常的患者,消除患者的疑虑,准确解释病因病理就足够了。对于贫血的患者应口服补铁,直到铁储备得到恢复(第 4 章)。40% 的慢性失血患者对 D&C(诊刮术)处理有效。服用 NSAIDs 类药物,如布洛芬,600～800mg,每日 3 次,连用 5d,可有效降低慢性月经过多患者的失血量,但对于急性出血或规律性非周期性出血无效。

(杨 彬 成 蓓 译)

参考文献

[1] Albers J. Abnormal uterine bleeding. Am Fam Physician,2004,69:126-195.

[2] Evans P. Uterine fibroid tumors: diagnosis and treatment. Am Fam Physician,2007,75:1503-1508.

[3] Schranger S. Abnormal uterine bleeding associated with hormonal contraception. Am Fam Physician, 2002,65:2073.

[4] Zuber T. Endometrial biopsy. Am Fam Physician, 2001,63:1131,1137,1139.

第64章 阴道溢液

L. Peter Schwiebert, MD

> **要点**
> - 详细询问病史,仔细体格检查,必要的实验室检查能对阴道溢液的常见病因作出诊断。
> - 性传播疾病常共存,若有其中一种危险因素则需同时筛查其他危险因素。
> - 治疗需遵循循证资料以避免不恰当的治疗导致药物耐药,费用过高,医源性阴道炎等。

一、定义

从月经初潮到绝经期,雌激素刺激乳酸杆菌依赖的阴道鳞状上皮细胞增生和糖原产生;乳酸杆菌产过氧化氢,能对绝大部分阴道病原体产生毒性作用,并维持阴道 pH 在 $3.5\sim4.5$。女性正常(生理)阴道分泌物差异很大,并随着月经周期的改变而变化。正常子宫颈分泌物呈透明或半透明状。本章主要关注阴道分泌物量和气味异常,瘙痒、灼烧感等症状,这些多是由于阴道的生理环境改变所导致的,可以归因于以下方面。

A.雌激素过少(青春期前或绝经后妇女),致阴道上皮细胞变薄,糖原水平降低,pH 升高 $\geqslant5.0$,阴道菌群混杂。

B.性传播病原体(如淋球菌、沙眼衣原体、阴道毛滴虫),刺激炎症应答,使阴道 pH 升高。

C.刺激物(如冲洗,某些杀精药),能改变阴道的生理 pH,使其环境更适合病原体繁殖。

D.抗生素致正常菌群的免疫妥协或免疫抑制,导致条件致病菌的过度繁殖(如念珠菌属)。念珠菌在育龄妇女富含糖原的阴道内易于繁殖,而青春期前或绝经后的妇女缺乏该菌的酶作用底物,因而在这些人群中罕见。

二、诊断

阴道溢液是最常见的妇科疾病,每年该病有超过 1000 万的门诊量。有的妇女虽有溢液或气味异常,但未到医院就诊,因而上述数据还低估了真实的患病率。在所有阴道炎患者中,几乎 90％ 为细菌性,阴道念珠菌性或毛滴虫阴道炎。

A.细菌性阴道炎:种群研究显示细菌性阴道炎占所有阴道炎的 40％～50％,患病率多样化,在非卧床的妇科病患者中占 15％～19％,在性传播疾病诊所就诊的患者中占 24％～40％。细菌性阴道炎的危险因素包括 3 个月内有超过 1 个性伴侣,使用宫内避孕器,冲洗以及受孕等。

B.阴道念珠菌性阴道炎:占 20％～25％。在美国是仅次于细菌性阴道炎的阴道炎类型,而在欧洲是最常见的阴道炎。75％的妇女有一过性念珠菌性阴道炎病史,5％的妇女会复发。危险因素包括新近抗生素的使用尤其是青霉素、四环素或头孢类药物;口服避孕药或糖皮质激素的使用;隔膜或杀精药物的使用。白色念珠菌占念珠菌性阴道炎病原体的 80％～90％,非白色念珠菌如平滑念珠菌、热带念珠菌等感染率有上升的趋势,其原因包括免疫妥协、长时间抗真菌药物的使用,超过 4 次的念珠菌性阴道炎发作等。

C.滴虫性阴道炎:占 15％～20％,为性传播疾病,在常见阴道炎中位居第 3 位。危险因素包括宫内避孕器的使用,吸烟,多位性伴侣等。20%～50%的患者无症状,23%的患者同时伴有淋球菌的感染。

D.子宫颈炎:由沙眼衣原体、单纯疱疹病毒或淋球菌引起,约占阴道溢液的20%～25%。危险因素包括新更换性伴侣,未使用避孕用具,年龄<24 岁。

E.生理性溢液:占 10%。宫颈或阴道黏液分

泌的正常范围内变异。

F.萎缩性阴道炎:10%～40%的绝经期妇女患该病,由于自然的或诱发的(如辐射、化疗、卵巢切除、抑制雌激素药物的使用)雌激素减少导致。

G.变应性阴道炎:由局部致敏物或刺激物引起,如合成敷料、杀精药、喷雾、香料、碘仿、橡胶制品或冲洗液。

三、症状和体征(表 64-1)

表 64-1

阴道溢液的症状和体征

病因	主诉	排出物及黏膜
细菌性阴道炎	气味或阴道有分泌物	稀薄、浅灰色分泌物;微小的黏膜红斑
念珠菌阴道炎	外阴瘙痒或灼烧感(50%特异性),排尿困难	白色凝乳状分泌物;有时可见阴道上皮红斑
宫颈炎	黏液性分泌物,月经间期污斑,性交困难	子宫颈内黄色黏液性分泌物;发炎的宫颈局部有出血
毛滴虫阴道炎	外阴瘙痒	典型症状为大量泡沫状,绿或黄色分泌物;宫颈点状出血
生理性溢液	分泌物无味,不伴瘙痒	透明或半透明宫颈分泌物
萎缩性阴道炎	灼烧感,性交困难	皱褶减少,变薄,发炎;水样分泌物,有恶臭

四、实验室检查(表 64-2)

详细的病史询问和体格检查,辅以实验室检查,能对大部分阴道溢液作出诊断。

A.将 1 滴生理盐水与 1 滴阴道分泌物混于载玻片上制备标本,置于显微镜下检测。

表 64-2

阴道溢液的实验室检查

病因	pH(阴道壁,非宫颈)/pH 试纸颜色判定	湿标本和氢氧化钾(KOH)标本
细菌性阴道炎	≥4.5/绿色至紫色	线索细胞(90%由于细菌致上皮细胞边缘模糊),标本上少许白细胞,加入 KOH 后有腥臭味(敏感性≥90%)
念珠菌阴道炎	3.5～4.5/黄色至绿色	KOH 制剂中见孢子及菌丝(敏感性 21%)
宫颈炎	≥4.0/黄色至紫色	成熟的鳞状细胞,标本可见≥10 个白细胞(敏感性 50%～70%)
滴虫性阴道炎	≥4.5/黄色至紫色	可见成熟鳞状细胞及大量白细胞,60%可见原虫
生理性溢液	≤4.0/黄色	正常的表面上皮细胞,乳酸杆菌,无白细胞及孢子
萎缩性阴道炎	≥5.0/绿色至紫色	大量白细胞,小而圆的上皮细胞(副底层细胞),无充足的雌激素而未成熟的鳞状细胞

B. 氢氧化钾(KOH)制剂,与上述方法相同,将 10%KOH 代替生理盐水。

C. pH 试纸因阴道分泌物 pH 的不同而呈现不同的颜色。将阴道壁或与阴道后穹隆的混合分泌物涂于 1~2 英寸的 pH 试纸上测试。

D. 培养,由于湿标本与 KOH 标本在诊断念珠菌性阴道炎、滴虫性阴道炎和宫颈炎的敏感性均较低,因此,对上述标本阴性的高危患者,应行念珠菌、毛滴虫、淋球菌、沙眼衣原体培养。另外,所有的孕妇均需筛查沙眼衣原体和淋球菌。

1. 沙眼衣原体需培养 4~7d。因而可用直接免疫荧光和酶免疫测定法。阳性预测值取决于人群研究中沙眼衣原体的患病率。因而,中危人群直接免疫荧光法的阳性预测值较酶免疫测定法更高。沙眼衣原体感染率较低的人群中无关于阳性预测值的充分研究。

2. 宫颈炎患者在结束治疗后 1~2 个月应行培养以检测有无再感染。

E. 血清梅毒测定,HIV 检验(ELISA)

F. 其他

1. Hansel 染色是改良的吉姆萨染色法,增强嗜酸性粒细胞显色。对持续溢液的妇女,在常规检测法无法鉴别时应考虑此检测方法。一项未公布的研究发现,50 例阴道溢液的患者,12% 无感染证据,但是 Hansel 染色法发现超过 25% 的患者分泌物中可见嗜酸性粒细胞。

2. PCR 对毛滴虫的诊断敏感性和特异性均较普通标本制备检测法(PCR 敏感性和特异性分别为 81% 和 94%,标本检测法为 52% 和 78%)。

3. 新的细菌性阴道炎的自我快速测定法有很高的敏感性和特异性。

五、治疗

A. 一般措施

1. 停止接触刺激因素,如喷雾剂或泡沫剂等。

2. 穿着非封闭的、吸收性好的衣料,如棉的

而非尼龙制品。

3. 使用避孕工具,如避孕套或隔膜。

4. 恢复正常的阴道内环境,如 pH 和菌群。一些临床医师推荐乳酸杆菌栓剂或口服酸乳。

5. 保持会阴部卫生。

B. 细菌性阴道炎:诊断需符合下述 4 项标准的 3 项(敏感性 90%)。①阴道壁均质灰色附着物;②阴道 pH≥4.5;③吹气实验阳性(标本加入 KOH 后呈腥臭味);④找到线索细胞。

1. 甲硝唑口服 500mg,每日 2 次,连续 7d;若依从性较差,可选择经济有效的单剂量疗法,每日 2g。0.75% 甲硝唑阴道凝胶,每日 2 次涂于阴道内,连续 5d。克林霉素口服 300mg,每日 2 次,或 2% 软膏涂阴道内,连续 7d。

2. 尽管细菌性阴道炎与性活动有关,目前仍无证据表面需要对配偶治疗以降低复发率。

3. 细菌性阴道炎与不良的妊娠结果有关,如早产、胎膜早破、绒毛膜羊膜炎、产后子宫内膜炎、剖宫产后切口感染。尽管目前尚无甲硝唑致畸及诱发突变的报道,对孕妇仍推荐妊娠 3 个月后才可使用。用法剂量同非妊娠妇女。但在妊娠期间,不推荐阴道内用药,尤其是克林霉素。

4. 细菌性阴道炎的复发率为 30%,再发的细菌性阴道炎每周使用甲硝唑凝胶 2 次,连续使用 4~6 个月(治愈率 70%,对照组 39%),如中途中断治疗,则复发风险极高。

5. 若无早产史,则无需对无症状的妊娠妇女进行细菌性阴道炎的筛查。

C. 念珠菌性阴道炎:在美国,治疗念珠菌性阴道炎的药物为销量排名前 10 的非处方药。一项研究表明,在自认为患念珠菌性阴道炎的妇女中仅 28% 患病,仅 11% 有典型的念珠菌性阴道炎症状。这种不恰当的治疗增加了念珠菌属耐药率,并可诱发刺激性阴道炎。指南对非处方药的自我药疗法作出如下建议:既往有念珠菌性阴道炎病史,年龄 16~60 岁,典型症状如外阴瘙痒、凝乳状分泌物、无味、在之前的 6 个月内少于 2 次的急性发作(表 64-3)。

表 64-3

阴道念珠菌病的治疗

药物	成分	给药剂量
克霉唑	100mg 阴道塞药	每日 1 次,共 7d 或每日 2 次,共 3d
	1% 阴道栓剂	每日 1 次,共 7~14d
	500mg 片剂	每日 1 片
咪康唑	2% 阴道霜剂	每日 1 次,共 7d
	100mg 阴道塞药	每日 1 片,共 7d
	200mg 阴道塞药	每日 1 次,共 3d
	200mg 栓剂	每日 1 次,共 3d;需要时随时使用
布康唑	2% 霜剂	每日 1 片,共 3d
噻康唑	6.5% 软膏	使用 1 日
特康唑	0.8% 软膏	每日 1 次,共 3d
	0.4% 软膏	每日 1 次,共 7d
	80mg 阴道塞药	每日 1 次,共 3d
制霉素	100000U 阴道用片剂	每日 1 次,共 14d
氟康唑	150mg 片剂	每日 1 次口服
酮康唑	400mg 片剂	每日 2 次,每次 1 片,共 5d
伊曲康唑	200mg 片剂	每日 2 次,每次 1 片或每日 1 次,连服 3d

1. **单纯感染** 健康个体,发作次数少,症状较轻。

a. 咪唑乳膏与栓剂疗效相似,≥80%。

b. 噻康唑与特康唑比布康唑、克霉唑和咪康唑的念珠菌属抗菌谱更广。

c. 氟康唑单剂量疗法更经济,耐受性更好,与 3~7d 阴道内给药法疗效相当。妊娠期间禁忌口服唑类药物。

2. **复杂感染**(症状中重度,有危险因素) 标准疗法延伸至 10~14d,急性症状能有所缓解。若口服给药法,初始剂量后给予 150mg 剂量的氟康唑口服 3d,能有效改善症状。

3. **复发感染** 1 年内超过 4 次出现急性症状,经显微镜检验和培养证实。

a. 越来越多的念珠菌阴道炎复发感染是由于非白色念珠菌感染所致,因而培养是必要的。

b. 药物治疗 10~14d,直至真菌培养阴性。

c. 还需 6 个月的维持治疗;可行氟康唑每周 150mg 或克霉唑每周 500mg 阴道内给药。注意:长期每日口服会与其他药物有相互反应,如茶碱、抗惊厥药,抗凝血药,口服避孕药等,还会产生肝毒性和畸形形成等。

d. 使用酸奶灌洗法对阴道乳酸菌再生可能有效。

e. 若证实感染由非白色念珠菌所致,则阴道内特康唑或口服依曲康唑将比普通标准疗法更有效。

f. 阴道炎的辅助疗法暂无定论,硼酸栓剂可能对念珠菌性阴道炎治疗有帮助。

D.滴虫性阴道炎

1. **标准疗法** 甲硝唑 2g,一次剂量给药法对患者及其配偶同时治疗,治愈率可达 90%。

2. **妊娠妇女的治疗** 在妊娠前 3 个月使用克霉唑阴道栓剂 100mg,每晚使用,连续 7d,大约 30% 的患者症状能有所缓解。妊娠 3 个月后的妇女,可使用标准剂量的甲硝唑治疗。

3. **复发感染的治疗** 尽管有甲硝唑耐药的阴道毛滴虫,口服甲硝唑 2g,连续 3~5d 仍可有效。

E.宫颈炎:对高危个体,在等待培养结果期间使用针对沙眼衣原体或淋球菌的经验疗法是适宜的。

1. 由于淋球菌和沙眼衣原体的共流行,患者应使用头孢曲松 250mg 肌内注射,以及多西环素 100mg,每日 2 次,口服 7d。治疗淋球菌感染的药物有头孢克肟 400mg,环丙沙星 250mg,氧氟沙星 400mg 单剂量口服法。治疗沙眼衣原体感染的药物有阿奇霉素 1g,单剂量口服法,或红霉素 500mg,琥乙红霉素 800mg,每日 4 次,口服 7d。妊娠及哺乳妇女应接受头孢曲松和红霉素联合治疗。

2. 对单纯疱疹病毒感染患者,使用阿昔洛韦或其他核苷类似物治疗。

F. **生理性溢液**:无需治疗。

G. **萎缩性阴道炎**:75%~90%的萎缩性阴道炎患者接受标准雌激素替代疗法后症状能有所缓解,血管收缩的症状也能从中受益,还可预防骨质疏松。然而,使用替代疗法也需权衡雌激素/孕激素可能的潜在风险。其他可选的治疗方法有经阴道雌激素乳膏、栓剂或安置雌激素释放环。后者对仅需短期(每 3 个月)替代治疗的患者益处多,能持续低剂量释放雌激素以避免对子宫内膜的刺激。阴道润滑剂对萎缩性阴道炎症状的改善也有帮助。

H. **变应性阴道炎**:变应性阴道炎的治疗是远离致敏物。

(万晶晶　译)

参考文献

[1] Anderson MR, Klink K, Cohrssen A. Evaluation of vaginal complaints. JAMA,2004,291:1368.

[2] Owen MK, Clenney TL. Management of vaginitis. Am Fam Physic,2004,70:2125.

[3] Sobel JD, Ferris D, Schwebke J, et al. Suppressive antibacterial therapy with 0.75% metronidazole vaginal gel to prevent recurrent bacterial vaginosis. Am J Obstet Gynecol,2006,194:1283.

[4] Sobel JD. What's new in bacterial vaginosis and trichomoniasis? Infect Dis Clin N Am,2005,19:387.

[5] US Preventive Services Task Force. Screening for bacterial vaginosis in pregnancy: recommendations and rationale. Am Fam Physic,2002,65:1147.

[6] VanKessel K, Assefi N, Marrazzo J, et al. Common complementary and alternative therapies for yeast vaginitis and bacterial vaginosis: a systematic review. Obstet Gynecol Surv,2003,58:351.

第65章 气 喘

Judith Kerber Frazier, MD

要点

- 在分析气喘病因时,应考虑患者年龄和所患疾病,而不能单纯的考虑为哮喘。
- 应立即评估呼吸困难(发绀,三凹征,呼吸暂停,喘鸣)程度。如果需要,在急诊科即应给予吸氧,并继续对呼吸困难程度进行评估。
- 对于新发气喘患者,应行胸部 X 线检查。

一、定义

气喘是由于气道狭窄导致的高音调的气流声,类似于小孩嘴里含着笛子做深呼吸时气流的声音。

二、常见诊断

A.<2 岁的婴幼儿

1. 急性病毒性呼吸道感染(RTIS):在引起气喘的病因中高达 50%。RTIS 的危险因素包括:秋冬季节、年龄<2 岁、住院、有学龄期的兄弟姐妹、上托儿所、从父母或照顾者被动吸烟、奶瓶喂养。

2. 急性支气管炎或肺炎:占气喘病因的 33%~50%。大多由病毒感染引起,危险因素包括:被动吸烟、上呼吸道病毒感染(URI)、呕吐反射受损。

3. 病毒感染,特别是呼吸道合胞病毒(RSV)所导致的支气管炎:占气喘病因的 5%。在<2 岁的婴幼儿支气管炎和肺炎中,RSV 感染是最重要的病因,在春冬季温热气候中流行。RSV 感染可以出现在各年龄组,早产儿更易感染。

4. 吸入性肺炎:在 300 例婴幼儿气喘中出现 1 例。生理性胃食管反流发生高峰为 1~4 个月,通常在 12 个月内缓解。真性胃食管反流为病理性的,表现为持续性的呼吸道症状、体重不增和食管炎。

5. 囊性肺纤维化:3500 个白种人新生儿中出现 1 例。它是一种常染色体隐性遗传性疾病,患者易发呼吸道感染。易感因素包括种族和家族史。

6. 过敏或高敏状态:在发气喘前患者接触了过敏原,如药物(阿司匹林)、食物、蜂蜇或运动。

B.儿童(>2 岁)

1. RTIS。

2. 急性支气管炎或肺炎。

3. 过敏或高敏状态。

4. 哮喘:占儿童喘鸣的 10%~15%。危险因素包括病毒性 URI、家族史、环境暴露、被动吸烟、>2 岁和过敏性鼻炎。2 岁以下幼儿哮喘被称为气道高反应性(HRAD)。

C.成年人(青中年)

1. RTIS。

2. 急性支气管炎或肺炎。

3. 哮喘。

4. 过敏或高敏状态。

D.老年人(>50 岁)

1. RTIS。

2. 急性支气管炎和肺炎。

3. 慢性阻塞性肺疾病(COPD)(第 70 章):影响了超过 1400 万的美国人,危险因素包括吸烟积累指数≥20、空气污染、环境暴露、α_1 抗胰蛋白酶缺乏及家族史。

4. 充血性心力衰竭(CHF)(第 72 章):影响了超过 500 万的美国人,危险因素包括高血压、糖耐量异常、吸烟、心肌肥厚、房颤、心电图异常、冠心病和心脏瓣膜病。

5. 误吸入分泌物或异物。

6. 过敏。

7. 肺栓塞很少见,但可因为血栓阻塞肺循环而引起喘息。危险因素包括高凝状态、长期卧床、术后和 CHF。

三、症状(表 65-1)

A. 在各种不同病因导致的喘息中,并不是每一种症状都可能出现。

B. 其他症状也可能出现,必须全面检查,而不是仅仅听诊肺部。

表 65-1

各种常见病因所致喘息的临床表现

	气喘	发热	咳嗽	喉痛	鼻涕	昏睡	起病	其他
急性病毒感染	×	×	×	×	×		快速	鼻炎
肺炎/支气管炎	×	×	×				快速	
毛细支气管炎	×	×	×	×	×	×	快速	
胃食管反流/胃食管反流病	×						逐渐	嘶哑
囊性肺纤维化	×					×	逐渐	易怒、食欲差、粪性肠梗阻、胰腺功能不全
过敏	×		×				快速	荨麻疹、喘鸣、胸部不适、恶心/呕吐/腹泻
哮喘	×		×		×		逐渐	夜间气喘或咳嗽
COPD	×		慢性				逐渐	反复发作支气管炎、桶胸
慢性心力衰竭	×		×				逐渐	下肢水肿、颈静脉怒张
肺栓塞	×		×				快速	急性气短、呼吸频率增快

四、体征

全面的胸部检查非常必要,这可能为明确气喘病因提供线索。

A. 视诊

1. 呼吸频率应该被记录(成年人正常值为 12~20/min,儿童因年龄不同而不同),呼吸困难者因不能及时换气,而不能完整的说一句话。

2. 肋间隙消失,不规律的腹式呼吸运动(或腹部呼吸)提示呼吸困难。

3. 桶状胸常与 COPD、哮喘及囊性肺纤维化相关。

B. 叩诊:正常者应呈对称的清音,而无论是存在浊音或是过清音都提示哮喘。

C. 听诊

1. 呼气相延长提示气道阻力大,此时可以见到呼气时间超过正常。

2. 固定的啰音(类似于撕开尼龙搭扣的声音)可能提示肺炎。

D. 喘息患者的肺外体征

1. 在过敏性鼻炎或哮喘患者经常可见 Dennie 皱褶(位于眼下的折痕)和过敏性眼晕(位于眼下的黑环)。

2. 颈静脉怒张和双下肢水肿常提示充血性心力衰竭。

五、实验室检查

A. 正、侧位 X 线胸片

1. 第一次气喘发作的患者需要行 X 线胸片检查。

a. 实变提示肺炎。X 线胸片在发病 3d 后才能显示浸润病变。

b. 心影增大提示慢性心力衰竭。

c. 肺过度膨胀(≥10 肋),可能提示哮喘或

COPD。

d. 弥散性毛玻璃样改变见于病毒性疾病。

2. 已确诊的哮喘患者无需 X 线胸片检查。如果患者有发热、啰音或者浓痰，需做胸片检查以明确是否有肺炎。

B. 肺功能检测

1. 最大呼气量（peak flow）。这项检查可在办公室或家中完成。患者直立，将最大流量计放入口中，深吸气，然后快速用力呼气。流量计将记录 FEV_1（第一秒用力呼气量）。这项检查可衡量患者在 1s 内能将多少气体自肺内呼出。

a. 因身高、性别和年龄不同，结果有所差异。

b. 最大流量检测不能作为确定诊断的依据，但可用来监测肺病的状态。

c. 当有梗阻时（COPD 或哮喘时气道狭窄）最大流量减低，是判断梗阻恶化或好转的一个较好的早期指标。

2. 肺功能测定。多在肺功能室进行测定。可以区别阻塞性肺疾病和限制性肺疾病。对于复发性肺疾病（哮喘，COPD）的患者尤为有用，能提供最大流量以外的很多信息。

C. 血细胞计数

1. 白细胞增多提示感染。

a. 淋巴细胞增多提示病毒感染。

b. 患者应用激素可造成白细胞假性增多。

2. 低血红蛋白或血细胞比容常见于慢性疾病的患者。

D. 鼻咽冲洗：可鉴定 5 种引起婴幼儿支气管炎的病毒：呼吸道合胞病毒、腺病毒、A 型流感病毒、B 型流感病毒和副流感病毒。

E. 其他检测

1. 囊性肺纤维化检测。

a. 住院患者可检测汗水中钠和氯的浓度，90% 的囊性肺纤维化患者其浓度升高。

b. 基因检测对于确诊囊性肺纤维化也很有帮助。

2. 胃食管反流/胃食管反流病检测。

a. 金指标是 24h pH 探针（患者需被送入内镜室置入探针，留置于食管 24h 检测 pH 是否下降）。

b. 上消化道钡剂可以检查是否存在结构异常。

c. 对治疗无反应的胃食管反流患者推荐内镜检查。

3. 血液中脑钠肽浓度有助于判断充血性心力衰竭患者是否存在急性加重。见第 72 章。

六、治疗

A. 急性病毒性呼吸道感染：见第 55 章和第 57 章。

B. 急性支气管炎/肺炎：见第 13 章。

C. 毛细支气管炎

1. 预防最重要：早产儿注射呼吸道合胞病毒单抗（Synagis）或呼吸道合胞病毒免疫球蛋白可能有用，应该在 11 月份和 12 月份呼吸道合胞病毒季节来临之前注射（C 级证据）。

2. 急性感染时支持治疗很必要

a. 如果患者血氧饱和度不能维持在可接受水平（儿童＞90%），可能需要住院（D 级证据）。试用沙丁胺醇（通过雾化吸入，每 8 小时 2.5～5mg）可能使患者获益。但如果应用沙丁胺醇后症状无明显缓解应立即停用（B 级证据）。

b. 如果患者病情稳定可待在家里，也可以用雾化器试用沙丁胺醇以缓解支气管痉挛。对相对健康儿童，推荐门诊治疗。

c. 没有证据表明利巴韦林和抗生素有效。

D. 吸入性肺炎

1. 预防反流：包括饮食浓缩、喂饭时将婴儿坐直或倾斜位、每次少量喂食（喂饭过程中反复拍背）。

2. 胃食管反流病

a. 患者可能需要口服 H_2 受体阻断剂（如雷尼替丁 75～150mg，成年人每日 2 次），1 个月到 16 岁儿童用量为 1～2mg/kg，每日 2 次。促动力药（如甲氧氯普胺，每 6 个小时 10～15mg）也有助于控制胃食管反流病。如果患者对 H_2 受体阻断剂疗效欠佳，可以换用质子泵抑制剂。

b. 在青少年和成年人，应禁止咖啡、吸烟和饮酒。

E. 囊性肺纤维化：推荐囊性肺纤维化专科诊治及管理。

F. 过敏：紧急处理包括肾上腺素注射（如用肾上腺素笔），过敏患者应该留院或留急诊室观察。阻止复发包括在过敏发作前严密观察。

G. **哮喘**：见第 68 章。

H. COPD：见第 70 章。

I. **充血性心力衰竭**：见第 72 章。

J. **肺栓塞**：需要紧急入院抗凝和支持护理。

（陈 玲 王 桦 译）

参考文献

［1］ Hosey R, Carek P, Goo A. Exercise-induced anaphylaxis and urticaria. Am Fam Physic, 2001, 64：1367. Accessed Oct. 28, 2008.

［2］ Huntzinger A. AAP publishes recommendations for the diagnosis and management of bronchiolitis. Am Fam Physic, 2007, 75：2. www. aafp. org/afp/20070115/practice. html. Accessed July 20, 2007.

［3］ Jung A. Gastroesophageal reflux in infants and children. Am Fam Physic, 2001, 64：1853. Accessed Oct. 28, 2008.

［4］ Keeley D, Mckean M. Asthma and other wheezing disorders in children. Am Fam Physic, 2006, 74：11. www. aafp. org/afp/20061201/bmj. html. Accessed Oct. 28, 2008.

第二篇
慢性病

第66章 痤 疮

Brooke E. Farley, Julie A. Murphy

要点

• 对患者痤疮严重程度的准确诊断将确保选择最佳的药物治疗方案。
• 对患者进行疾病和用药依从性的教育将改善预后。
• 定期对病情进展进行评估将提高所选药物治疗的成功率。

一、引言

A. 定义

1. 痤疮 是一种常见的慢性多形性毛囊皮脂腺疾病。多发生在头面部、胸部和背部。一般来说,痤疮是一种始于青春期的自限性疾病,但可持续到成年期。虽然痤疮不是一个死亡率高的疾病,但其发病率较高。疾病的发生、发展会影响到患者的自尊、自信,甚至可能导致瘢痕和毁容。

2. 非炎症性(阻塞性)病变

a. 开放型粉刺,俗称"黑头",指在皮肤表面的开口中嵌入了含有黑色素的上皮碎片所形成的黑色小疹。

b. 闭合型粉刺,俗称"白头",指在皮肤表面的开口狭窄或被阻塞而引起,白头可能破裂,从而产生轻度的皮肤炎症反应。

3. 炎性病变

a. 丘疹是一种隆起于皮肤表面的浅表性皮损,其直径一般 <1cm。

b. 脓疱是指高出皮肤表面、内含化脓性液体的皮损,通常周边有一个毛囊,直径可达 1cm。

c. 结节是一种触诊清晰、明显,呈圆形或椭圆形的实质性皮损,病灶直径可达 1cm。

4. 重症痤疮

a. 聚合性痤疮是一种严重的囊肿性痤疮。其特点是囊性病变、脓肿,交通性窦沟形成,出现结节性瘢痕。多见于背部、颈后,通常不会出现在面部。

b. 暴发性痤疮会产生严重的痤疮瘢痕,同时伴有发热、关节疼痛、溃疡性结痂、体重减轻和贫血。

B. 流行病学:痤疮是美国最常见的皮肤疾病,影响着 80% 12~25 岁的人群。患病率似乎与性别、种族或民族没有明显的相关性,疾病的严重程度可能与种族有关。亚洲人和非洲人发生重度痤疮的可能比白色人种低。

C. 病理生理学:该种疾病有 4 个基本的病理学因素,也是其潜在的药理作用靶点,构成了其特征性的表现。

1. 雄激素刺激皮脂腺腺体造成过度分泌。重度的痤疮患者往往有大量的皮脂分泌。

2. 毛囊角化过度。由于角蛋白的作用,凋亡细胞通过毛发生长而正常排泄出毛囊的过程发生中断,导致毛囊阻塞以及微小粉刺形成,继而产生的皮脂及角蛋白造成肉眼可见的明显病变,包括闭合型和开放型粉刺。

3. 毛囊内短小棒状杆菌的定植。微小粉刺的环境极有利于短小棒状杆菌这一厌氧菌的增殖,并最终引起炎症病变。

4. 炎症介质的释放。主要同短小棒状杆菌的增殖以及毛囊内游离脂肪酸的形成有关的。闭合型粉刺的破裂导致其内容物进入真皮层造成炎症病变，出现丘疹、脓疱、结节及囊肿。

二、诊断

基于病史、临床症状和体检发现作出诊断。严重程度评估则基于病变的数量、类型和分布情况。

A. 轻度痤疮

1. 粉刺（开放型和闭合型）是主要病灶（≤20）。

2. 可能会出现丘疹和脓疱，但数量极少（≤10）。

B. 中度痤疮

1. 存在丘疹和脓疱（10～40）和粉刺（20～40）。

2. 可能出现几个结节（≤5）。

C. 重度痤疮

1. 存在许多丘疹和脓疱（40～100），粉刺（40～100），偶尔可见深大的结节（≤5）。

2. 可能存在结节囊肿性痤疮和聚合性痤疮。

3. 受影响的部位通常在脸部、胸部和背部。

三、治疗

痤疮的治疗详见表 66-1。痤疮的治疗目标包括控制粉刺引起的皮损，预防痤疮的瘢痕形成。3～6 周可能不会发生外表上的明显改善，经过 8～12 周的治疗可显现明显的效果。

表 66-1

痤疮的处理

	首选	二选一	二选一（女性）	维持用药
轻度	TR+/−TA+/−BPO	TR 或 AA+/−BPO	TR	TR
中度	SA+ TR+/−BPO	SA 或 OI+ TR 或 AA +/−BPO	OC+ TR+/−或 TA +/−SA	TR+/−BPO
重度	OI	SA+ TR+ BPO	OC+ TR+/−或 TA	TR+/−BPO

AA：壬二酸；BPO：过氧化苯甲酰；OC：口服避孕药；OI：口服异维 A 酸；SA：抗生素（全身）；TA：抗生素（局部）；TR：局部维 A 酸

A. 局部用药：有凝胶剂、溶剂、乳膏和洗剂。凝胶剂和溶剂适合油性皮肤的患者，乳膏对敏感型或干性皮肤的患者较为适宜，洗剂适合任何皮肤类型的患者。这些药物使用前应洗净、拭干治疗部位，并且避开眼、鼻和口腔。

1. 过氧化苯甲酰   通过杀灭细菌及溶解粉刺治疗痤疮。该药物有不同浓度（2.5%～10%）和剂型（凝胶剂、乳膏和洗剂等），每天 1～2 次。在治疗最初几周可能出现接触性皮炎（1%～2%）、红斑、脱皮和皮肤干燥等药物不良反应，这为连续治疗带来困难。为了减少这些不良反应，且保留药物的最佳功效，需要制订相应的给药浓度及频率。过氧化苯甲酰会漂白衣物和床上用品。过氧化苯甲酰可作为轻度痤疮的单一用药或与维 A 酸联合应用治疗中度痤疮。

2. 维 A 酸类   药物通过溶解粉刺以及抗炎作用治疗痤疮。常见的不良反应包括红斑、脱屑、皮肤干燥、瘙痒和烧灼感，应告知患者在治疗前几周内病情可能出现恶化。患者应避免长时间暴露在阳光下（这可能加剧皮肤刺激），每天使用有效的防晒用品（防晒指数≥15），起始剂量每个部位不要超过豌豆大小。这些措施仅针对于轻度至中度痤疮患者。

a. 维 A 酸适于夜间应用：在药店中买到的维 A 酸制剂有维 A 酸乳胶（0.025%，0.05% 或 0.1%）、维 A 酸凝胶（0.01% 或 0.025%）和维 A 酸微凝胶（0.04% 或 0.1%）。虽然凝胶比乳胶更有效，但给患者带来较为强烈的刺激，尤其是在较高浓度的情况下。对于敏感性皮肤的患者，起始治疗应给予 0.025% 乳胶，隔日应用，然后根据需要逐步增加剂量。维 A 酸是一种妊娠分级 C 级的药物。较新的药物渗透系统（Rentin-A Micro）比旧配方刺激性明显降低，这种新技术可使药物直接进入病变部位发挥作用。

b. 阿达帕林适于夜间给药。该药有达芙凝胶或霜剂（0.1%）两种剂型，尽管与其他维 A 酸类相比所致的皮肤刺激较轻,但仍需要告知患者这些不良反应。

c. 他扎罗汀属于二线药物。该药为 0.1％凝胶或乳胶剂。需要每晚应用于相应的受累部位。他扎罗汀较前述的两药而言,被认为是刺激性最大的维 A 酸药物,而且属于妊娠分级 X 级。

3. 对于单药治疗效果不佳　治疗期间粉刺不断出现的患者,可用过氧化苯甲酰和维 A 酸联合治疗。过氧化苯甲酰多在早晨应用,而维 A 酸多于晚上使用。起始治疗阶段两种药物应隔天交替使用,患者耐受后逐渐增加使用频率。

4. 壬二酸　可通过其抑菌性及促使角质层分离的作用治疗痤疮。常用的是 20％乳霜(壬二酸霜),每天在病变部位涂抹两次。患者报告有短暂的皮肤过敏和红斑(1％～5％)。壬二酸是针对轻、中度痤疮的,可改善炎症后的色素沉着。由于存在色素沉着的可能,该药慎用于肤色较深的患者。该药常用于无法耐受外用维 A 酸的患者。

5. 角质剥脱剂　例如水杨酸和硫剂并不是十分有效,仅用于对过氧化苯甲酰和维 A 酸无法耐受的患者。

6. 局部抗生素　通过抑制短小棒状杆菌的生长和活性,间接地控制粉刺的生长。此类药物每日 1～2 次,最常见的不良反应包括皮肤刺激和衣服被着色。当联合使用过氧化苯甲酰时,两者有协同抗菌作用,同时抗生素耐药的风险也明显降低。常用制剂包括以下药物。

a. 克林霉素有溶剂、洗剂或凝胶(克林霉素 1％)。复方制剂包括凝胶配方的 Duac,BenzaClin 和 Clindoxyl(1％克林霉素和 5％过氧化苯甲酰)。

b. 红霉素有 2％的红霉素凝胶、溶剂以及软膏。复方制剂包括凝胶制剂 Benzamycin(3％红霉素及 5％过氧化苯甲酰)。

B. 口服药物

1. 抗生素　通常应用于痤疮伴炎症。应优先给予覆盖厌氧菌的抗生素,最常用的是四环素、去氧土霉素以及红霉素,疗程为 3～4 个月。连续应用超过 4 个月,可能会产生耐药性。短小棒状杆菌很快会对红霉素耐药,因此,红霉素应作为四环素或去氧土霉素后的二线用药。口服抗生素的副作用主要包括肠胃不适和阴道念珠菌感染,长期应用抗生素的患者中有 1％～4％出现革兰阴

性细菌感染的毛囊炎,属二次感染。

a. 四环素应用 250～500mg,每日 2 次。因其致畸性以及四环素牙的可能,禁用于孕妇以及 9 岁以下儿童。四环素需要空腹服用,为避免螯合作用,服用前 4h 及服用后 1～2h 不可服用抗酸剂或奶制品。

b. 去氧土霉素的用法是每次 100mg,每日 2 次。去氧土霉素有更强的脂溶性,可比四环素更好的渗透到毛囊皮脂腺。去氧土霉素的应用限制在于其需避光保存。

c. 红霉素的给药方式是 1～2g/d,分 2～4 次服用。红霉素通常适用于那些不能耐受四环素的患者。患者的依从性也是此药的一个问题。

d. 其他的抗生素还包括米诺环素、阿奇霉素和复方磺胺甲噁唑。

2. 口服避孕药　可以有效地阻断或减少雄激素的释放,从而控制病变的发展。雌二醇与孕激素较低的黄体酮联合应用是最佳方案。口服避孕药同局部或全身用药联合应用是痤疮治疗的最佳手段。

3. 口服异维 A 酸　异维 A 酸多用于治疗重度痤疮,针对该病病理生理的各个方面进行治疗。

a. 这种药物处方是由 FDA 严格监管的,只有注册医师才能开具此药。应用该药物还要求个人药物登记以正确应用。

b. 每天的推荐剂量为 0.5～1mg/kg 体重,分 2 次服用。服药时应与食物和一大杯水一起服用。如成年人病情严重时,剂量可达 2mg/kg 体重。该药的副作用往往会使患者减少服用剂量。初始治疗一般持续 4～5 个月,巩固治疗是必要的,可在治疗后 2 个月进行。

c. 异维 A 酸的不良反应发生率较高。皮肤黏膜的不良反应包括口唇炎、结膜炎、口鼻黏膜干燥、干燥症以及光过敏。这些最常见的不良反应一般可通过皮肤润肤制剂、人工泪液或降低药物剂量来解决。其他不良反应包括关节痛、肌痛以及中枢神经系统副作用,如头痛、夜盲症、假性脑瘤。与异维 A 酸应用有关的实验室检查包括高三酰甘油血症、高总胆固醇血症、高密度脂蛋白降低、肝功能异常和血常规异常等。

d. 异维 A 酸有致畸性,妊娠期应用该药,胎儿严重畸形的发生率是普通人群的 25 倍以上,导

致的畸形包括脑积水、小脑畸形、外耳畸形、面部畸形和心血管畸形。所有女性患者必须接受相关的风险教育。

e.（所有患者）每月需进行的实验室检测包括血脂和肝功能检查，以及（女性患者）早孕检测。

f. 为了确保安全地进行处方、配药和用药，特别是避免怀孕妇女服用该药，2006 年美国 FDA 授权 iPledge 项目（www.ipledgeprogram.com），涉及的内容包括医生、药剂师和患者有责任每个月进行核对，从而使不良反应的发生减少到最低程度。iPledge 方案的关键点包括以下方面。

（1）开具处方的医师必须具有相应资质。

（2）所有患者，不论性别必须注册在案，并签署知情同意书。

（3）任何情况下，异维 A 酸的处方量一次不能超过 30d 的用量。

（4）对于育龄女性患者，要求在用药前至少 1 个月、用药期间及停止治疗后 1 个月避孕。

（5）尿液或血液妊娠检测，需在用药前 1 个月、用药期间及用药后 1 个月进行。

（6）异维 A 酸发放前，患者每月必须登录 iPledge 网站，回答相关问题，同时医生也必须登录同一网站，证明患者使用了避孕手段以及妊娠试验阴性。只有这些条件都符合时，药剂师才能发药。

（7）从早孕检测阴性到患者拿到药物只有 7d 的窗口期。逾时就必须再做一次妊娠试验。

4. 螺内酯　是一种具有抗雄激素作用的药物。一般仅限于治疗耐药的女性痤疮患者。男性患者长期应用这类药物可能出现女性化，故很少针对男性用药。剂量为每日 50～100mg，分为 2～3 次服用。月经不调是该药最常见的副作用，其他副作用包括乳房胀痛、乳房增大、性欲降低和高钾血症。

C. 瘤内注射糖皮质激素：被认为是结节囊肿性痤疮的辅助疗法。它可迅速控制炎症，减少瘢痕的形成。一般最常用的是曲安奈德溶液（0.63～2.5mg/ml），如临床需要可在 3 周后再次给药。溶剂稀释后使用可降低类固醇引起的皮肤萎缩、毛细血管扩张和皮肤色素改变等风险。

D. 粉刺摘除：开放型和封闭型粉刺都可通过适当的挤压、抽吸进行去除，去除之前需用 25 号针头扩大毛孔。

四、管理策略

成功治疗粉刺的关键在于患者教育和提高患者的依从性。后期随访应安排人员定期进行。患者教育要点包括以下几个方面。

A. 痤疮不是由于卫生引起的疾病。

B. 患者要坚持每天用温和的肥皂和温水洗脸 2 次。避免使用刺激性物品，患者不要使用含酒精的护肤品，因其可造成皮肤干燥和疼痛。挤压病灶可能造成炎症反应。

C. 应告知患者使用无油脂的护肤品和洗涤剂，此外，含油脂的美发产品和防晒用品也会加剧痤疮。

D. 痤疮与饮食没有关联。

E. 一般认为痤疮会导致紧张，反之亦然。

F. 应告知女性患者痤疮通常在月经前 1 周会加重。

（张紫欢　译）

参考文献

[1] Cunliffe WJ, Meynadier J, Alirezai M, et al. Is combined oral and topical therapy better than oral therapy alone in patients with moderate to moderately severe acne vulgaris? A comparison of the efficacy and safety of lymecycline plus adapalene gel 0.1%, versus lymecycline plus gel vehicle. J Am Acad Dermatol, 2003, 49(Suppl): S218-S226.

[2] Feldman A, Careccia RE, Barham KL, et al. Diagnosis and treatment of acne. Am Fam Physic, 2004, 69: 2123-2130.

[3] James WD. Acne. N Engl J Med, 2005, 352: 1463-1472.

[4] Liao DC. Management of acne. J Fam Pract, 2003, 52: 43-51.

[5] Russell JJ. Topical therapy for acne. Am Fam Physic, 2000, 61: 357-366.

第67章 艾滋病

Jennifer Cocohoba, Megan Mahoney, Ronald H. Goldschmidt

要点

- 对所有患者进行人类免疫缺陷病毒（HIV）和性传播疾病的风险评估，对有危险因素的患者进行 HIV 筛查。应对所有 13～64 岁的患者进行一次性 HIV 筛查，无论他们是否有危险因素。
- 对出现发热、皮疹和肌痛症状的患者需考虑 HIV 感染的可能，并评估其 HIV 的危险因素。
- 对出现鹅口疮、肺炎以及疱疹感染的患者需考虑 HIV 感染的可能。只有准备终身联合药物治疗的患者才首先应用抗反转录病毒治疗。咨询艾滋病专家对治疗是有帮助的。
- 对于艾滋病急性感染的治疗一直存在争议，通常不作推荐。
- 除非有专家建议并处于特殊情况下，否则不要对急性期住院患者进行抗反转录病毒治疗。如果决定延期治疗，仍需要考虑耐药性检测。
- 除非出现严重毒副作用，否则不要中止急性期住院患者的抗反转录病毒治疗。
- 治疗方案依从性不佳或产生病毒抵抗可能导致患者的抗反转录病毒治疗失败。耐药性检测有助于指导临床的治疗选择。

一、引言

A. 定义：艾滋病是一种由反转录病毒，即人类免疫缺陷病毒引起的慢性、进行性疾病。特征性的机会性感染（例如，特殊的肺部感染-卡氏肺孢子感染，特定癌症-卡波西肉瘤，神经系统疾病-HIV 相关性脑病，衰竭综合征，或 CD4$^+$ 的淋巴细胞计数低于 $200/\mu l$）是艾滋病晚期的表现。

1. **急性综合征**　这种综合征通常发生在 HIV 感染后的 2～4 周，由于没有特异性的症状很难确诊。其症状和体征与许多病毒感染相似，包括发热、斑丘疹、喉咙痛、淋巴结肿大、口腔和生殖器溃疡、头痛、疲倦、关节痛和肌痛等。出现口腔溃疡以及存在 HIV 感染危险因素的患者，需等待实验室检查的结果以明确诊断。腹部痉挛、腹泻、无菌性脑膜炎、脑病以及神经病变的发生率较低。艾滋病的急性综合征通常在 1～2 周自行缓解。

2. **无症状的 HIV 感染**　感染后无症状期可持续 5～10 年，虽然感染持续存在，病毒继续扩散增殖，但免疫系统仍保持相对完好。

3. **有症状的 HIV 感染**　如口腔念珠菌感染（鹅口疮）、口腔白毛斑、广泛淋巴结肿大和血小板减少，一般在临床艾滋病之前发生。这些情况也可能发生在没有感染 HIV 的人群，因此这些症状单独存在并不能判定 HIV 的感染。

4. **艾滋病**　临床艾滋病的特点是进展性的免疫缺陷，表现为特征性的机会性感染、恶病质、癌症以及脑病。艾滋病还可以通过外周血 CD4$^+$（T 细胞辅助的）淋巴细胞≤$200/\mu l$ 来帮助确诊。

5. **儿童艾滋病**

a. 感染艾滋病的婴儿和儿童可出现反复的细菌感染、淋巴结肿大、肺炎、生长迟缓、发育停滞或行为异常等问题。在临床治疗以及临床试验安排上一般需向艾滋病专家咨询。

b. 艾滋病儿童的免疫接种程序不同于标准的计划表,详见第101章。艾滋病儿童、被感染的家庭或怀疑感染艾滋病的儿童不应接种口服脊髓灰质炎疫苗。

B. 流行病学

1. 患病率。截止 2005 年底,约有 47 万美国人感染 HIV/AIDS,其中儿童感染者超过 5000 名。因为实施了大规模的检测和治疗,从 2000 年起每年只有不到 200 例新的垂直传播病例。

2. HIV 的传播需要具有传染性的体液,包括血液、精液和阴道分泌物。HIV 不会通过日常接触传染。

3. 在男同性恋者中,从初次感染到艾滋病的临床发病,平均时间在 8~11 年。在儿童和静脉吸毒者中,AIDS 发病的时间相对较短。

4. 在高效抗反转录病毒疗法(HAART)出现之前,患者的平均生存时间 ≤ 15 年。在 HAART 治疗后,机会性感染和其他艾滋病并发症已有所减少,平均生存时间明显延长。

C. 危险因素
美国疾病控制和预防中心(CDC)提出的七大危险因素包括:男性与男性的性接触、注射毒品、男性与男性的性接触和注射毒品、异性(男、女)性接触、母婴垂直传播、职业暴露及输血。

二、诊断

大多数患者被诊断 AIDS 不是由于机会性感染的病史或其他临床表现,而是筛选试验。AIDS 的早期阶段,可与某些特定器官疾病或非特异性疾病类似,如流感;进展期的 AIDS,由于出现了特异性的恶病质、感染和癌症,很少与其他疾病混淆;AIDS 的并发症可能与其他疾病相混淆,因此,必须考虑进行疾病的危险评估、相关咨询和HIV 检测。

A. 症状和体征

1. 非特异性症状,如虚弱、食欲降低、发热、体重减轻,多由 HIV、机会性感染和特异性癌症所引起。这种症状也可能由细菌或真菌性败血症、结核、鸟胞内分枝杆菌(MAC)病造成。细菌学培养可以帮助确定发热的原因。

2. 常见的机会性感染和癌症

a. 皮肤

(1)皮肤或口腔黏膜的卡波西肉瘤表现为红色至紫色病灶,通常直径 ≥ 0.5cm。

(2)斑丘疹是极为普遍的,往往与药物治疗(处方或非处方药品)有关。

b. 眼疾:在视网膜上可出现黄白色或出血性斑块,提示威胁视觉的巨细胞病毒(CMV)性视网膜炎可能。

c. 口腔

(1)口腔白色斑块或糜烂(红色)可能为念珠菌感染。鹅口疮常见于进展期 HIV 感染,该症状是一种较为普遍的艾滋病临床表现。

(2)毛状白斑是位于舌外侧边缘,无痛、发白的毛状病变。由 EB 病毒引起,症状多会反复,不需要特殊治疗。

d. 淋巴结:HIV 感染淋巴结常常表现为外周淋巴结肿大,质硬且不对称,或非常突出的淋巴结,需要进行活检以排除真菌感染或癌症。

e. 艾滋病患者肺部疾病也是十分常见的。肺囊虫性肺炎(PCP)是最常见的肺部并发症。肺卡氏肺囊虫感染现在仅指啮齿类生物的肺部感染,而人类的肺部感染是指耶氏肺囊虫感染。缩写的 PCP 仍然是指肺囊虫性肺炎,细菌性肺炎、真菌感染和卡波西肉瘤同样也是肺部疾病的重要原因。

(1)有肺部疾病患者的临床症状表现为气促或轻度干咳甚至发展到严重的呼吸窘迫。急性肺囊虫性肺炎的常见症状为气短、干咳以及发热。胸部 X 线检查示片状浸润或弥漫性间质性疾病,但有 5% 的患者胸部 X 线片可正常。薄层计算机断层扫描(HRCT)通常显示为毛玻璃状影,有助于 X 线检查正常患者的辅助诊断。

(2)肺部疾病通常还需要痰液化验、支气管冲洗或病理检查来综合评价。仔细进行耶氏肺囊虫、结核分枝杆菌、细菌和真菌的微生物检查和培养至关重要。

f. 胃肠道疾病

(1)食管炎。吞咽困难、吞咽疼痛和胸骨后烧灼痛是食管炎的典型症状。食管炎可能是由白色念珠菌、巨细胞病毒或单纯疱疹病毒引起。当患者经验性抗真菌药物治疗口腔念珠菌疗效不佳时,进行内镜检查和活检对明确诊断和指导治疗十分必要。

(2)腹泻。量多且频繁,往往与吸收不良有关,可能由贝氏等孢球虫、隐孢子虫、溶组织内阿米巴、弯曲杆菌和其他肠道致病菌造成。若腹泻单纯由 HIV 感染引起,只需对症支持治疗。腹泻也是抗艾滋病药物的不良反应。对于腹泻严重的患者,单纯的粪便检查就足以作出诊断;而症状较轻的患者,则需要反复的粪便检查。

(3)肝脏疾病。碱性磷酸酶水平升高通常表明肝脏存在结核分枝杆菌、卡波西瘤或淋巴瘤损害。急、慢性病毒性肝炎和药物性肝炎、HIV 胆管病变也可能造成肝酶异常。超声检查和 CT 扫描应作为首选检查。组织活检虽然很少应用,但可以帮助确诊结核分枝杆菌感染。

g. 神经系统损害

(1)周围神经病变可导致双足和双腿的痛觉迟钝。脑神经病变同样可出现上述症状。据推测,这可能与 HIV 侵犯神经组织有关。

(2)艾滋病痴呆的特点包括行为异常、认知功能障碍和协调性减退。尽管 HIV 可能是主要原因,但其他因素(如隐球菌脑膜炎或脑弓形虫病)也涉及发病过程。

(3)脑膜炎,最常见的原因是新生隐球菌引起的感染,特点是头痛(通常是轻微的,但有时可以加重)、发热和脑功能下降,也会出现颈部疼痛、僵直。血清和脑脊液隐球菌抗原检测有助于确诊新生隐球菌感染。

(4)中枢神经系统占位病变可导致脑病的症状,癫痫发作或局部神经缺陷的症状。这些病变可能由弓形虫感染、淋巴瘤或其他机会致病菌感染引起。

B.实验室检查

1.HIV 筛查。筛选试验[例如,酶联免疫吸附试验(ELISA)法]加上特异性试验阳性(例如,免疫印迹和免疫荧光抗体试验)可以确诊 HIV 感染。一般来说,这些检测在感染 1 个月内就呈阳性,而几乎所有的感染者在 3～6 个月检测呈阳性。大多数情况下,这些检测将长期持续阳性。

2.HIV 感染进展期指标

a. 进展期的 HIV 患者一般 CD4$^+$ 细胞计数 ≤200/μl,而正常水平的 CD4$^+$ 细胞计数通常超过 800/μl。

b. 定量的血浆 HIV RNA(病毒载量)检测可以对治疗反应进行分期和监测。目前可以检测到的病毒颗粒为 20～50 拷贝/ml。

3. 新确诊患者的实验室评价,除了 HIV 抗体检测、基线的 CD4$^+$ 细胞计数及病毒载量,包括全血细胞分析、转氨酶水平、血尿素氮和肌酐、尿常规检查、RPR 或 VDRL,还包括评估潜在的结核感染、弓形虫 IgG 抗体、甲、乙、丙型肝炎血清学检查、女性巴氏涂片、血糖、血脂和基因型耐药检测。

4. 耐药检测对于急性期 HIV 感染者以及初始治疗后的患者有指导作用,一般推荐进行专家咨询有助于解释病情和转归。

三、治疗

HIV 感染的药物治疗发展迅速而复杂。美国公共卫生服务指南定期更新(www. aidsinfo. nih. gov),并作为艾滋病护理指导最重要的来源。启动或改变方案都会对未来治疗的受益和疗效产生深远的影响,因此,处方任何药物之前,推荐征求 HIV 专家的建议。

A.HIV 抗反转录病毒(ARV)的治疗策略

1. 启动 ARV 治疗。所有 AIDS 患者和有症状且病毒学检测异常的患者都需接受治疗。对无症状患者启动 ARV 治疗的最佳时机尚未明确,目前推荐的标准是:当无症状患者的 CD4$^+$ 细胞计数低于 200/μl,病毒载量是 ≥10 万/ml 时进行 ARV 治疗。当患者的外周血 CD4$^+$ 细胞计数 ≥350/μl,可选择开始或延迟治疗。应注意的是启动 ARV 治疗后几天或几周内,可引发免疫重建综合征。这种综合征表现为一个静态的机会性感染被激活(如巨细胞病毒性视网膜炎、结核感染、肺囊虫病和许多其他机会性感染)。

2. 抗反转录病毒疗法的构建

a. 一线治疗包括两种腺苷核苷酸反转录酶抑制剂(nRTIs)与一种蛋白酶抑制剂(PI)或非腺苷核苷酸反转录酶抑制剂(nNRTI)联合应用。

b. 有效的治疗方案并不是随机选择不同的抗反转录病毒制剂。临床证明,药物的选择应同时考虑组合药物的潜在毒性、药物间相互作用以及药物的交叉耐药性。

c. 应避免使用低效抗病毒或药物毒性重叠的一些抗病毒药物组合。低效抗病毒治疗组合包括所有的腺苷核苷酸反转录酶抑制剂和非腺苷核苷酸反转录酶抑制剂的单一治疗药物,腺苷核苷酸反转录酶抑制剂双重疗法,腺苷核苷酸逆转录酶抑制剂三联疗法(除阿巴卡韦＋齐多夫定＋拉米夫定或替诺福韦＋齐多夫定＋拉米夫定),基于地拉韦啶的治疗方案,基于沙奎那韦(不作为利托那韦的辅助剂)的治疗方案,扎西他滨＋齐多夫定,扎西他滨＋拉米夫定,拉米夫定＋恩曲他滨和司他夫定＋齐多夫定。司他夫定＋去羟肌苷,扎西他滨＋去羟肌苷,阿扎那韦＋茚地那韦的抗反转录病毒组合,由于其重叠的药物毒性应避免应用。

3. 抗反转录病毒药物的分类。有几类抗反转录病毒药物可组合使用(表67-1)。

表 67-1

抗反转录病毒药物

种类	药物	剂量	副作用	备注
腺苷核苷酸逆转录酶抑制剂	阿巴卡韦	300mg po bid	恶心、呕吐、腹泻、皮疹、过敏反应(2%~5%)	治疗前 6 周内可能会出现过敏。伴有发热、恶心、呕吐、皮疹或流感样症状。一旦过敏须立即停药,继续使用会造成生命危险
	地达诺新	200mg po bid(≥60kg,缓释) 125mg po bid(≤60kg,缓释) 400mg po qd(≥60kg,肠溶) 250mg po qd(≤60kg,肠溶)	周围神经病变、胰腺炎、腹泻、消化道症状	缓释片应用时应一次给予 2 粒口服以确保药物吸收良好,其他药物的同时应用可能会影响药物吸收
	恩曲他滨	200mg po qd	头痛、恶心、皮肤褪色、腹泻、皮疹	与拉米夫定相似
	拉米夫定	150mg po bid 或 300mg po qd	头痛、疲乏、失眠	药物相互作用尚不明确,也可用于治疗乙型肝炎
	司他夫定	40mg po bid≥60kg 20mg po bid≤60kg	周围神经病变、胰腺炎	由于存在对抗作用,不能同齐多夫定同时使用
	替诺福韦	300mg po qd	恶心、呕吐、腹泻、胃肠胀气、头痛	可联合小剂量地达诺新共同使用
	齐多夫定	300mg po bid	骨髓抑制、肌炎、消化道症状、头痛	注意同利巴韦林以及丙磺舒共同使用时的相互作用
融合抑制剂	恩夫韦地	90mg sq bid	注射部位反应、发热、无力	24h 内药物浓度稳定。患者需自行注射。疗效有限
非腺苷核苷酸反转录酶抑制剂	依法韦仑	600mg po qd	头晕、多梦、注意力不集中、烦躁、皮疹、肝功能异常、肝炎	避免高脂饮食,注意药物相互作用
	奈韦拉平	200mg po qd 2 周后调整至 200mg po bid	皮疹、肝功能异常、恶心、呕吐、腹泻、暴发性肝病、 Stevens-Johnson 综合征	暴发性肝病可能在治疗的前 8 周出现。剂量升高可减少皮疹发生的可能。注意药物的相互作用
	地拉夫定	400mg po tid	皮疹、恶心、头痛、肝功能异常	不能与制酸剂一起应用。注意药物的相互作用
	依曲韦林	200mg po bid	皮疹、恶心、肝功能异常	活性受 K103N 突变抑制。注意药物相互作用

（续　表）

种类	药物	剂量	副作用	备注
蛋白酶抑制剂	利托那韦	100～200mg qd-bid 作为辅助制剂与另一蛋白酶抑制剂联合使用	恶心、呕吐、腹泻、厌食、疲乏、肝脏炎症、血脂代谢功能紊乱	往往作为提高其他蛋白酶抑制剂血药浓度的辅助用药。注意药物相互作用
	沙奎那韦	1000mg（＋100mg 利托那韦）bid	头痛、恶心、消化系统症状	需与利托那韦联合使用。注意药物相互作用
	印地那韦	800mg po tid 或 800mg（＋100～200mg 利托那韦）bid	腹泻、消化道症状、肾脏结石、无症状的胆红素升高	宜空腹服用,患者每日至少饮用 6 杯水以降低肾结石的可能。需与地达诺新以及抑酸药物隔开 1～2h 服用。注意药物相互作用
	那非那韦	1250mg po bid	腹泻、恶心、呕吐、消化系统症状	腹泻症状可用易蒙停治疗。注意药物相互作用
	膦沙那韦	1400mg po bid 或 700mg（＋100mg 利托那韦）bid 或 1400mg（＋200mg 利托那韦）qd	皮疹、恶心、呕吐、腹泻、味觉异常	磺胺药。注意药物相互作用
	洛匹那韦/利托那韦	2 粒（400/100）po bid 或 4 粒 qd 用于临床试验患者	腹泻、头痛、皮疹、无力	需固定药物应用剂量。注意药物相互作用
	阿扎那韦	400mg po qd 与食物同时服用 或 300mg（＋100mg 利托那韦）qd	恶心、呕吐、腹泻、皮疹、胆红素升高、PR 间期延长	不能与质子泵抑制剂同时服用。注意药物相互作用
	替拉那韦	500mg（＋200mg 利托那韦）bid	恶心、呕吐、腹泻、皮疹	需与小剂量利托那韦联合应用。注意药物相互作用
	地瑞那韦	600mg（＋100mg 利托那韦）bid	恶心、呕吐、腹泻、皮疹	需与小剂量利托那韦联合应用。注意药物相互作用
剪接酶抑制剂	雷特格韦	400mg po bid	恶心、呕吐、腹泻、头痛	该药物应用可以不考虑饮食因素
CCR5 抑制剂	马拉维若	300mg po bid	恶心、呕吐、肝功能升高、皮疹	需进行 CCR5 趋性试验。注意药物相互作用

a. 腺苷核苷酸反转录酶抑制剂(nRTIs)有抑制 HIV 病毒 DNA 合成的作用。两种 nRTIs 的组合形式是大多数 HIV 治疗方案的"基石"。所有腺苷/核苷药物均可引起恶心、呕吐、肝功能异常、皮下脂肪萎缩、乳酸性酸中毒以及肝脂肪变性。

b. 非腺苷核苷酸反转录酶抑制剂(nNRTIs)抑制 HIV 病毒 DNA 的合成。一种单一的 nNRTIs 联合 nNRTIs"基石"形成一个完整的治疗方案。这类药物,nNRTIs 常引起肝酶升高、肝炎、皮疹和药物的相互作用。

c. 蛋白酶抑制剂(PIs)抑制 HIV 病毒蛋白质的合成。PIs 血清水平往往因为使用了少量的利托那韦而增加。单个的蛋白酶抑制剂同"基石"一起形成一个完整的治疗方案。这类蛋白酶抑制剂可引起恶心、呕吐、肝炎和各种代谢紊乱(包括血脂、血糖、脂肪堆积、骨代谢紊乱)。应筛选与蛋白酶抑制剂相互作用的其他药物。

d. 融合、通道以及剪接酶抑制剂通常用于对多种抗反转录病毒治疗无效者。

4. 首选的初始治疗。起始治疗应咨询抗反转录病毒治疗经验丰富的医生。方案的选择应基于以下几个因素：药物的效能、耐久性、耐受性以及患者的依从性。美国卫生部最近公布了 8 个首选治疗方案，可供临床医生选择应用于艾滋病患者。应用含阿巴卡韦治疗方案的患者，定期检测 HLA-B5701 以评估过敏情况。关于每个抗反转录病毒药物的剂量请参考表 67-1。

a. 非腺苷类反转录酶抑制剂的选择：依法韦仑联合阿巴卡韦/拉米夫定或替诺福韦/恩曲他滨治疗。潜在的急性不良反应包括皮疹、恶心、呕吐、胀气、贫血和药物性肝炎。这个联合方案对妊娠前 3 个月的患者是禁忌的。

b. 蛋白酶抑制剂的选择：洛匹那韦/利托那韦或阿扎那韦/利托那韦或福沙那韦/利托那韦联合阿巴卡韦/拉米夫定或替诺福韦/恩曲他滨。这些方案的潜在急性不良反应不仅限于恶心、呕吐、药物性肝炎、脂肪代谢和葡萄糖代谢紊乱。

5. 依从性。良好的依从性是保持持久的病毒抑制的必须条件。如果患者没有很好的依从性，就必须告知患者面临发生病毒耐药的风险。最佳的抗反转录病毒方案的特点包括减少复合制剂的总剂量，降低抗反转录病毒治疗的副作用，提高患者的依从性。药物日历、药丸盒、手表提醒等手段都有助于提高患者的依从性。

B. 机会致病性感染和其他临床表现

1. 当 CD4$^+$ 细胞水平下降到特定的阈值时，需要预防机会性感染的发生，见表 67-2。

表 67-2

机会致病菌感染的初级预防*

CD4$^+$ 细胞计数	需预防的疾病或情况
≤200	卡氏肺囊虫性肺炎
≤100	弓形虫病
≤50	结核分枝杆菌复合体

* 若抗反转录病毒治疗使 CD4$^+$ 细胞计数超过预防值且持续 6 个月以上，机会致病菌的初级预防可暂缓实施

---

2. 皮肤和口腔黏膜的卡波西肉瘤并不需要特殊治疗，除非这种损害引起不适或容貌受到影响。播散广泛的病灶可进行化疗，对一些局限的病灶进行放疗和直接注射化疗药物是非常有效的。这类治疗不能延长生命，而抗反转录病毒治疗可能改善症状。

3. 巨细胞病毒性视网膜炎。给予更昔洛韦、膦甲酸钠、西多福韦或口服缬更昔洛韦进行 14～21d 的诱导期治疗，随后终身维持治疗，可有效延缓巨细胞病毒性视网膜炎的进展。药物治疗的选择取决于临床毒力的变化和支持治疗的有效性。缬更昔洛韦在诱导期剂量为口服 900mg，每日 2 次；维持治疗阶段为口服 900mg，每日 1 次。在诱导期，更昔洛韦剂量为 5mg/kg，每 12 小时 1 次，静脉注射。维持治疗阶段 5mg/kg，每日 1 次，静脉注射。替代药物包括膦甲酸钠，诱导期 90mg/kg，每 12 小时，静脉注射；维持治疗阶段 90mg/kg，每日 1 次，静脉注射。西多福韦诱导期 5mg/kg，每周 1 次，静脉注射；维持治疗阶段 5mg/kg，每 2 周 1 次，静脉注射。这四种药物必须根据患者肾功能损害的情况调整剂量。

4. 口腔白色念珠菌的治疗是氟康唑 100mg/d，口服。标准的抗真菌片剂或溶剂包括克霉唑片剂 10mg，每日 5 次；或阴道栓剂 100mg，每日 1～2 次；或制霉菌素 5ml，每隔 6 小时，吞服；或 50 万 U 阴道用片剂溶解于口腔内，每 6 小时 1 次。这些均是有效的替代疗法。

5. 肺囊虫性肺炎（PCP）

a. 急性肺囊虫性肺炎。3 周的连续治疗对急性肺囊虫性肺炎是有效的。观察到的有临床和影像学证据治疗反应通常需要 3～7d，故急性囊虫性肺炎可以住院治疗或门诊治疗。轻症以及能够提供足够家庭支持的患者首选门诊治疗。

(1)治疗急性肺囊虫性肺炎首选甲氧苄氨嘧啶-磺胺甲基异噁唑（TMP-SMZ），静脉注射或口服。TMP-SMZ 对大多数肺部的细菌性病原体治疗有效。剂量为 15mg/kg 甲氧苄氨嘧啶和 75mg/kg 磺胺甲基异噁唑，每天分 4 次服用。或使用浓度加倍的 TMP-SMZ，每 8 小时 2 片，口服，治疗 2～3 周。皮疹是最为常见的副作用，当皮疹轻微且不累及黏膜时，加用抗组胺药的同时继续进行治疗。肾毒性和肝毒性亦可发生。

(2)其他药物在肺囊虫性肺炎中的应用。克林霉素口服 300～450mg，每 6 小时 1 次；联合伯氨喹 15mg，每 6 小时 1 次，口服；氨苯砜每天

100mg,口服;联合甲氧苄氨嘧啶,5mg/kg,每日 3 次,口服。对于轻度至中度肺囊虫性肺炎,可应用阿托伐醌,750mg,每日 2 次,口服。重症肺囊虫性肺炎可应用喷他脒 4mg/kg,每日 1 次,静脉注射。皮质激素可用于中度至重度肺囊虫性肺炎(氧分压≤70mmHg)患者的辅助治疗。如泼尼松每天 40mg 起始治疗,21d 后逐渐减量。

　　b. 肺囊虫性肺炎的预防。患者的 CD4$^+$ 淋巴细胞计数≤200/μl,应接受肺囊虫性肺炎的初级预防。

　　(1)TMP-SMZ 仍是首选药物。用法是每日 1 个加倍剂量的 TMP-SMZ,或每周 3 次口服。

　　(2)也可选用氨苯砜,100mg/d 口服。

　　6. 由白色念珠菌感染引起的食管炎可口服氟康唑,每日 100～200mg,或伊曲康唑,每天 200mg 治疗。卡泊芬净,每天 50mg,或伏立康唑 200mg,每日 2 次静脉注射,对治疗口腔念珠菌感染十分有效,但治疗费用昂贵且需要静脉护理。如治疗效果不佳,进行内镜检查以明确疱疹性食管炎或巨细胞病毒性食管炎。静脉应用阿昔洛韦 5mg/kg 体重,每 8 小时 1 次,继而口服阿昔洛韦维持,对单纯疱疹性食管炎疗效确切。可用于治疗巨细胞病毒性食管炎的药物有:更昔洛韦,5mg/kg 体重,每日 2 次,持续 2 周,静脉注射,然后 5mg/kg,每日 1 次,静脉注射维持;膦甲酸钠的用法是,60mg/kg,每 8 小时 1 次,持续 2 周,静脉注射,然后改为 60mg/kg,每日 1 次,静脉注射维持治疗;缬更昔洛韦,900mg,每日 2 次口服,持续 2 周,继而 900mg,每天 1 次。

　　7. 腹泻可由特异性细菌或寄生虫引起。当抗生素治疗效果不确切或没有明确的致病微生物时,可给予对症治疗。抗反转录病毒治疗对如隐孢子虫或微孢子原虫引起的症状有治疗效果。

　　8. 隐球菌性脑膜炎和其他隐球菌感染应及时给予两性霉素 B 治疗,剂量为 0.7～1mg/kg 体重,每天 1 次,联合氟胞嘧啶 25mg/kg,每天 4 次。如患者在应用 7.5mg/kg 两性霉素 B 治疗后临床症状明显缓解,可继续给予氟康唑 400mg,每天 1 次口服,疗程为 10～12 周,氟康唑的长期抑制治疗十分重要。

　　9. 乙胺嘧啶可用于治疗中枢神经系统弓形虫病,用法是每日 50～75mg,口服,联合应用磺胺嘧啶,每次 1g,每日 4 次,以及亚叶酸钙每天口服 25mg。磺胺类药物过敏者可选用克林霉素口服,每次 600～900mg,每天 4 次,替代磺胺嘧啶。

　　10. 结核分枝杆菌复合体(MAC)可导致广泛的局部或全身问题,包括肝脏或其他肠胃道疾病,发热,体重减轻和贫血。应用乙胺丁醇口服,每天 15mg/kg 体重,联合克拉霉素口服,500mg,每天 2 次,或阿奇霉素口服,500mg 每天 1 次,均有效。应告知 CD4$^+$ 细胞计数≤50/ml 的患者进行预防性用药,阿奇霉素(1200mg,每周 1 次,口服)或克拉霉素(500mg,每天 2 次,口服)是首选方案。

四、管理策略

　　HIV 感染患者需要全面的初级保健。理想的情况下,一个初级保健提供者负责健康照顾、早期干预以及与常见的机会性感染的鉴别。咨询相关的专家能够明显提高初级保健的水平。建立一个包括医务人员、社会工作者、药剂师及家庭成员的团队,对 HIV 感染患者是必不可少的。

　　A. **患者教育**:需要特别注意的是 AIDS 患者的社会心理干预是治疗策略中重要的一环。尤为重要的干预是与患者讨论包括 HIV 的自然史、感染及传播方式、目前的治疗策略以及生活质量方面的问题。对 AIDS 死亡患者的家属进行干预也有益处。

　　1. 基层预防教育。应该每年至少 1 次告知所有 13～64 岁的患者:性行为、吸食毒品与 AIDS 之间的相关风险,预防及诊断 HIV 和其他性传播疾病的知识。

　　2. 患者的预防。应对 HIV 阳性者进行预防传播的教育,并且每年对与 HIV 传播相关的行为进行筛检。

　　B. **随访**:一般来说,患者应每 3～6 个月接受初级卫生保健者的随访,包括病毒载量和 CD4$^+$ 细胞计数以监测疾病的进展情况。

五、预后

　　由于抗反转录病毒治疗的效果显著,目前 HIV 感染者的预后得到改善。

　　A. 在有效的抗反转录病毒疗法出现之前,美国 HIV 感染者的平均生存期大约为 11 年。CD4$^+$细胞计数和病毒载量与预后关系密切。高病毒载量和 CD4$^+$细胞计数≤200/μl 者,在 3 年内发展为 AIDS 的可能性为 80%;而病毒载量高,但 CD4$^+$细胞计数≥350/μl 者,3 年内发展为 AIDS 的可能性只有 40%。患者的 CD4$^+$细胞计数≥500/μl,同时病毒载量≤20000,3 年内发展为 AIDS 的可能性低于 20%。这些数据仍适用于那些没有接受抗反转录病毒治疗的 AIDS 患者,其中包括近 30 万不知道自己已经感染 HIV 的患者。

B. 大多数得到有效抗反转录病毒治疗的 HIV 感染者的期望生存期增加了很多,但具体增加的年数尚待确定。因 AIDS 死亡的人数急剧下降,许多 HIV 感染和 AIDS 患者的临床表现已经部分或完全缓解。接受有效抗反转录病毒治疗者的生活质量显著提高,然而,抗反转录病毒药物还存在用药负担和不良反应等问题,患者的生存质量并非总是得以提高,因此,作为临床医师需要帮助每个患者制定最佳的抗反转录病毒治疗方案。

(张紫欢 译)

参考文献

[1] Centers for Disease Control and Prevention. Guidelines for the prevention and treatment of opportunistic infections in HIV-1-infected adults and adolescents. June 18,2008:1-286. http://www.aidsinfo.nih.gov/ContentFiles/.

[2] Centers for Disease Control and Prevention. Incorporating HIV Prevention into the Medical Care of Persons Living with HIV Recommendations of CDC, the Health Resources and Services Administration, the National Institutes of Health,and the HIV Medicine Association of the Infectious Diseases Society of America. MMWR. 2003;52(RR-12)1-24.

[3] Panel on Antiretroviral Guidelines for Adults and Adolescents. Guidelines for the use of antiretroviral agents in HIV-1-infected adults and adolescents. Department of Health and Human Services. January29,2008:1-128. http://www.aidsinfo.nih.gov/ContentFiles/AdultandAdolescentGL.pdf.

These and other guidelines can be downloaded from many sites,including the following ones:www.aidsinfo.nih.gov,www.cdc.gov. Additional resources can be found at www.hivinsite.com and www.hopkins-aids.edu.

第68章 哮 喘

Jonathan MacClements

要点

- 有效地控制哮喘必须阻止气道基底膜纤维化和气道重塑,以及由此引起不可逆的阻塞性肺疾病。通过抗炎药物,主要是吸入性糖皮质激素可以有效地控制哮喘发作。
- 成功地控制哮喘发作需要高质量的、持续的患者教育,从而使患者理解治疗方法和避免哮喘的促发因素。
- 常见的促发因素包括房间尘螨、烟雾、真菌、动物过敏原(猫、狗的毛屑,蟑螂和啮齿类动物的粪便)。
- HEPA(高效空气微粒)过滤装置已经变得更加便宜、方便,能够更有效的提供对空气过敏原的保护。
- 哮喘患者的发病率和死亡率风险很高,因此,应该得到基层全科医师的系统监测和仔细照顾。肺活量测定和患者自我监测峰流速仪的使用在哮喘的管理中起着重要作用。

一、引言

A.定义:哮喘是一种气道疾病,通常表现为反复或持续的慢性炎症和气道阻塞过程,继发于多种因素的刺激,常导致肺功能不可逆地丧失和致残。描述哮喘的术语采用间歇性、轻度持续、中度持续和重度持续。主要通过发作的频率和症状的严重程度来作为评价依据(表68-1)。

B.流行病学

1. 初发哮喘在5岁以下病例占75%~90%,发病高峰在10~12岁。

2. 危险因素包括哮喘和遗传性过敏症的家族史、父母吸烟、周围环境污染、呼吸道病毒感染,尤其是呼吸道合胞病毒引起的细支气管炎。男性、黑种人的风险更高。

3. 在过去20年间,美国的哮喘发病率不断增加,2004年约有包括620万儿童在内的2050万人发病。过去10年中,医生访视的儿童中5%~10%有过患病经历。哮喘是仅次于急性呼吸道感染而引起儿童住院和因病缺课的主要原因。

C.病理生理学

1. 由于支气管壁炎症引发的呼气气流受阻,导致支气管痉挛,支气管腺体黏液分泌,气道水肿和气道重塑。

2. 多重病理生理改变,包括气道狭窄和高反应性。

3. 哮喘的病因尚不完全清楚,但是涉及遗传、免疫、感染和环境等较多的影响因素。

二、诊断

病史对诊断十分重要。尽管典型的哮喘患者出现反复的喘息症状,并不是所有的哮喘都表现为喘息,也不是所有的喘息都预示哮喘。不能确诊的哮喘是转诊儿科和成年人肺部疾病门诊的一个常见原因。

A. 症状和体征

1. 症状 通常包括喘息、咳嗽、呼吸困难、胸闷,有时伴有咳痰。大多数患者陈述有症状缓解的间歇,但病情会迅速变化,临床表现也是多变的。

a. 咳嗽:可能是哮喘的初发症状,也是咳嗽变异型哮喘重要的唯一症状。这种类型的哮喘表现为不分昼夜的干咳。肺功能检查一般是正常的,治疗与哮喘的规范治疗相似。

b. 新生儿肺不张:经常被胸部 X 线检查误诊为肺炎。这也是不能确诊的哮喘的线索之一。

c. 遗传性过敏症病史:过敏症或哮喘的家族史都支持这一诊断。

2. 体征 哮喘患者可能缺乏体征,尤其是在发病早期和症状缓解阶段。偶尔呼气费力提示未引起注意的呼气末喘息。

a. 严重哮喘:表现为呼气和吸气性喘息,呼气期延长,胸廓运动反常,呼吸急促,面色苍白,伴有呼吸肌代偿和疲劳。

b. 奇脉:一种吸气过程中脉压显著降低的情况,由于肺气肿引起肺部呼吸音减低,或者胸壁捻发感,从而导致严重的气道阻塞而需要急诊处理。

c. 慢性改变包括胸壁畸形、鸡胸或胸腔内径增大。出现杵状指(趾)很少与哮喘有关,而提示囊性纤维化或肿瘤。

表 68-1

哮喘病情程度的分级

分级	白天症状	夜间症状	肺功能
轻度间歇	症状≤2 次/周	≤2 次/月	下降在正常值 20% 内,发作间期无症状
轻度持续	≤3 次/周	≤3 次/月	PEFR 下降在正常值 20% 内
	≤1 次/天		
中度持续	≥2 次/周到每天 1 次	≥1 次/周	FEV_1/PEFR 60%~80%
严重持续	症状持续出现,体力活动受限	经常	FEV_1/PEFR≤60%

FEV_1:1 秒钟用力呼气容积;PEFR:呼气流速峰值

B. 辅助检查

1. 外周血和痰液检查 涂片在显微镜下如见较多嗜酸性粒细胞提示过敏性哮喘。

2. 皮肤过敏原测试,特异性 IgE 和放射免疫吸附试验 可用于检测特异性抗原。这些检测方法可以确定具体的过敏原,从而避免过敏原接触和进行脱敏治疗。皮肤过敏原测试是这些检测中花费最低的检测,放射免疫吸附试验和血清特异性 IgE 检测常用于因严重不良反应或其他原因而不能耐受皮肤过敏原测试的患者。阳性结果提示患者对该过敏原过敏,遗传性过敏症患者通常血清总 IgE 水平也是升高的。

3. 胸部 X 线检查 对于排除其他疾病很有用处。这类患者显示为过度通气、肺不张、炎性浸润或少见的纵隔气肿等并发症。需要进行胸部 X 线检查的情况包括气促、心动过速、肺部局部啰音、局部呼吸音降低或面色苍白。临床医师怀疑心影后存在持续的肺部渗出改变时,采用便携式 X 线检查进行肺部后前位和侧位摄片有助于明确病变的性质。

4. 呼吸功能检查

a. 呼吸功能检查的指征包括确诊哮喘,对治疗反应的客观评价和呼吸功能衰竭的检测。

b. 1 秒钟用力呼气容积(FEV_1)在急性哮喘的评估中是一个很有用的指标,但是呼气流速峰值(PEFR)相对于 FEV_1 而言更容易测定。检测 PEFR 的仪器价格不贵,并且允许患者在家中监测气道通气功能的变化。PEFR 低于基线 70% 的患者需进行全面的评估,经过积极治疗后患者 FEV_1 或 PEFR 低于 40% 表明存在严重的气道阻塞,需要进一步住院治疗。然而,峰速仪的准确性随着时间会发生改变。

c. 峰流分区系统:可以帮助患者监测 PEFR,并在医生的指导下对病情作出临床决策。

(1)绿区:(PEFR,在患者最高评分 80%~100% 的区域)表明患者继续常规药物治疗。

（2）黄区：（PEFR，在 50％～80％的区域）警示患者应增加药物或寻求医生的帮助。

（3）红区：（PEFR，低于 50％的区域）表明患者应该使用吸入剂并立刻到医院就诊。

5. 激发试验　对于少数临床表现不明显而需要进一步确诊的患者，采用乙酰胆碱或组胺激发试验来测定气道反应性。这些检查在诱发致命的支气管痉挛风险最低，并有即刻复苏的条件下，由经验丰富的人员来进行。

6. 动脉血气　用于患者发生缺氧或对治疗反应不佳的情况。在缺氧（$PO_2 \leqslant 70mmHg$）时，PCO_2 正常或轻度升高（$\geqslant 40mmHg$）应立刻怀疑发生呼吸衰竭。脉搏血氧检测对于监测患者氧合状况是一种无创的、有效的方法。

7. 一氧化氮（NO）检测系统　监测呼出气的 NO 水平。包括哮喘在内的各种炎症时肺脏的 NO 水平增高，这项检测已被证实有助于诊断和监测哮喘治疗中肺部的炎症反应。

C.鉴别诊断

1. 常见疾病　应排除支气管炎、囊性纤维化、异物、慢性支气管炎和充血性心力衰竭等。

2. 少见疾病　可考虑声带功能障碍、支气管肺发育不良，过敏性支气管肺炎和闭塞性细支气管炎。

三、治疗

治疗目标包括维持正常的生活能力（包括运动）和在控制症状、减少病情加重和药物不良反应的情况下维持最佳的肺功能状态。目前认为在患病早期阻止炎症的长期治疗是必要的，并可改变疾病进程和阻止肺功能不可逆的损害。

A.环境控制：避免既往病史确认的、已知有害的触发哮喘的因素，通过对环境的控制可以达到明显缓解。

1. 吸入性抗原　并不能完全回避，但大多数情况下可以去除。

a. 在家庭和汽车上应该禁止吸烟，使用无烟旅馆客房、出租车和饭馆对患者有益。

b. 房屋尘螨：难以完全清除。经常进行房间的清洁有助于减少尘螨的数量。①房间尽量不用地毯、毛绒玩具和其他多尘的物品；②中央空调系统应该经常清洁机械或静电空气滤器，患者的卧室应使用方便的、高效的空气微粒滤器；③应使用抗过敏的床垫套。

c. 其他刺激物：包括宠物、开花的植物、霉变、香水、发胶、油漆和各种化学气雾剂。

2. 情绪因素　在部分患者触发哮喘中起着重要的作用，必须减少其影响。

a. 父母：应避免对哮喘儿童的过激行为，从而产生哮喘发作的机会，他们还应该避免过于忽视孩子的处境。

b. 家庭：应该给孩子提供持续的、父母般的关爱和指导。

3. 运动和接触冷空气　常常可以使哮喘加重。由于运动引起的急性哮喘发作可通过事先合理用药得到缓解，也可通过限制其参加的活动来缓解，如水上运动是典型的，比其他有氧运动较少引起支气管受损的活动。

B.药物治疗：主要包括两类药物，即长效控制和短效缓解药物。

1. 长效控制药物　是指需要长期使用来控制哮喘发作的药物。这些药物包括糖皮质激素、色甘酸钠和尼多酸钠、长效支气管扩张剂、白三烯调节剂和茶碱。

a. 糖皮质激素：是治疗急性和慢性哮喘很有效的抗炎药物，但是也可以引起严重的药物不良反应。全身用糖皮质激素对儿童的主要影响是抑制生长发育和下丘脑-垂体-肾上腺轴的不良反应。在成年人，全身用药有时可引起骨质疏松、白内障、胃肠道出血和精神障碍。糖皮质激素在严重哮喘患者中应早期、足量使用。糖皮质激素的作用机制尚不清楚，但目前一致的观点认为其通过降低花生四烯酸、白三烯、前列腺素、炎症细胞系等炎症活性和增强平滑肌细胞对 β 受体激动剂的反应性而改善气道功能。

（1）吸入性皮质激素是一线用药，常与吸入性 β 受体激动剂联合使用。FDA 要求所有含氟氯烃计量吸入系统（MDI）都被氢氟代烷（HFA）取代以保护臭氧层。HFA 传输吸入性糖皮质激素、β 受体激动剂和色甘酸钠更为有效。患者可能注意到不同的味道和更轻的容器，但是，HFA 推进物并不会影响药物的作用。采用 MDIs 系统的吸入性激素有布地奈德、氟替卡松、倍氯米松、氟尼缩松、莫米松和曲安奈德。

采用 MDIs 系统的使用剂量参见表 68-2。布地奈德和氟替卡松的 MDIs 预装粉末有效,布地奈德溶液在射流装置中雾化吸入也有效。

吸入性激素主要的不良反应比全身用激素更为少见。吸入布地奈德的长期治疗对儿童生长发育影响的安全性已经证实。一般认为布地奈德、氟替卡松等新型药物比老的药物更有效,胃的吸收和对代谢的影响更少。少见不良反应包括口咽念珠菌感染、咳嗽,声音嘶哑罕见。这类药很少由于不良反应而需要停药。使用分隔装置和吸药后及时漱口可减轻这些不良反应。

(2)全身用激素在其他方式的治疗不能控制的严重哮喘发作时使用。

口服制剂(片剂/丸剂):泼尼松、甲泼尼龙、泼尼松龙,用药剂量 $1\sim2mg/(kg \cdot d)$(一般 $20\sim80mg/d$),$1\sim3$ 周根据病情逐渐减量。

泼尼松龙溶液制剂包括 Prelone(15mg/5ml)和 Redrapned(5mg/5ml),泼尼松溶液制剂包括 Pred 糖浆(5mg/5ml)和泼尼松(5mg/1ml)。

b. 色甘酸钠和尼多酸钠

(1)色甘酸钠是一种非皮质激素类的抗炎药,可预防性用于慢性哮喘和控制运动性哮喘,阻止速发和迟发型过敏反应。色甘酸钠的作用机制尚不完全清楚,其可能在稳定肥大细胞,阻止脱粒反应,释放炎性介质等方面发挥作用。

不良反应少见,但是使用色甘酸钠要求患者具有良好的依从性。只有在用药 $4\sim6$ 周后才出现良好的治疗效果,儿童对色甘酸钠的治疗反应比成年人更好一些。

色甘酸钠的剂型包括一种定量吸入气雾剂(MDI),一种可以与 β 受体激动剂混合雾化吸入的雾化溶液,一种干粉胶囊。推荐剂量是每次 2 喷(每喷 $800\mu g$),每天 4 次间歇使用。在哮喘儿童中使用似乎更加有效。

(2)尼多酸钠是一种抗炎药,其 MDI 剂型有效。其在稳定肥大细胞等其他炎性细胞作用方面与色甘酸钠相似,但是其在 $2\sim4d$ 明显改善临床症状。与色甘酸钠相似,其不良反应很少,与 $β_2$ 受体激动剂联用被认为是 6 岁以上儿童轻、中度哮喘的一线治疗。20% 以上的患者会抱怨尼多酸钠气味不佳。

c. 长效 $β_2$ 受体激动剂

(1)沙美特罗是一种长效 $β_2$ 受体激动剂(每 12 小时 1 次),用于维持治疗和控制不佳的急性处理。经气雾剂和干粉剂给药,批准用于 6 岁及以上儿童。沙美特罗作为支气管扩张剂,通过激活腺苷酸环化酶,使细胞内的 cAMP 含量增加,从而松弛支气管平滑肌。给药后 $15\sim30min$ 起效,平喘作用维持超过 12h,尤其适用于控制夜间症状。

(2)福莫特罗是一种干粉吸入剂(DPI)。与沙美特罗相似,使用剂量是每 12 小时 12 μg。FDA 对沙美特罗和福莫特罗提出警示:长效 $β_2$ 受体激动剂可能会增加哮喘相关性死亡的风险。推荐只有在低、中剂量吸入糖皮质激素不能控制症状的情况下,加用该类药物,或者由于病情严重,需要初始采用两种药物维持治疗。

(3)沙丁胺醇缓释剂是一种沙丁胺醇的口服缓释剂型,与吸入型长效 $β_2$ 受体激动剂相比其易于发生不良反应。

d. 氟替卡松和沙美特罗联合吸入具有提高依从性和增强两种药物联用疗效的优点。使用剂量详见 68-2。

e. 茶碱是一种甲基黄嘌呤衍生物类的支气管扩张剂,通常从胃肠道吸收。茶碱是二线用药,可作为抗药炎和支气管扩张剂的辅助治疗。

(1)茶碱的需求剂量随着年龄和患者个体差异很大。其血清水平应进行监测并维持在 $5\sim15\mu g/ml$,如果需要,初始剂量应缓慢增加而减少不良反应。儿童对该药的清除能力明显比成年人要快。

(2)不良反应与其他咖啡因相似,包括焦虑、厌食、易怒、恶心、呕吐、遗尿、失眠、学校表现差和行为问题。下列因素可升高茶碱的血药浓度而导致毒性增加:肝功能受损、年龄超过 55 岁、慢性心肺疾病、持续高热、病毒性感染,以及与西咪替丁、别嘌醇、环丙沙星、红霉素、利福平、普萘洛尔、口服避孕药和苯妥英钠、克拉霉素和碳酸锂等药物相互作用。

(3)剂量过大通常引起恶心、呕吐,也可能引起心律失常、癫痫,甚至罕见的死亡。应让患者和家属学会识别茶碱毒性的征象。

(4)茶碱的口服制剂包括液体、片剂和胶囊。幼儿可使用胶囊(Theo-24,TheoCap 等)添加在食物中服用,以方便服用和精确控制剂量。

f. 白三烯调节剂 用于轻、中度非急性哮喘的治疗。其通过调节白三烯的炎性作用而起效。

(1)制剂:包括口服 5-脂氧化酶抑制剂齐留通、扎鲁司特、孟鲁司特和白三烯受体拮抗剂。这类药物口服从而有良好的依从性,尤其是孟鲁司特一天 1 次。但是,其抗炎作用不如吸入性糖皮质激素,常用于轻度间歇或持续性哮喘的治疗,单一用药难以完全阻止肺部炎症和改善预后。

(2)不良反应:包括药物相互作用。齐留通具有肝毒性,扎鲁司特和孟鲁司特极少引起 Churg-Strauss 脉管炎。

g. 重组人抗 IgE 单克隆抗体 Omalizumab (Xolair)用于 12 岁以上严重的、持续哮喘的患者,皮下注射 2～4 周可减少患者的激素用量,但由于价格昂贵而使其临床应用受到限制。

h. 其他治疗哮喘药物

(1)抗组胺药:以前认为用于哮喘有不良反应,现在认为是安全的。这类药物具有较弱的支气管扩张作用。

(2)抗病毒药:利巴韦林用于治疗呼吸道合胞病毒,接种病毒疫苗并不能阻止流行性感冒却有助于改善症状。

(3)抗菌药物:用于治疗合并肺炎、细菌性鼻窦炎和其他特异性细菌感染的患者是有效的,但抗生素在哮喘患者中经常过度使用,尤其是在肺不张与肺炎混淆的时候。

(4)化痰药和黏痰溶解药:如愈创甘油醚和碘化物,并未证实有效。由于雾化乙酰半胱氨酸可导致严重的支气管痉挛,故哮喘患者禁用。同样,对哮喘患者来讲镇静药和抗焦虑药也不宜使用。

(5)免疫抑制剂:如甲氨蝶呤、环孢素、羟化氯喹,被认为可用于治疗哮喘,但由于其潜在毒性、疗效低而没有被很好地接受。肿瘤坏死因子抑制剂 infliximab 可能在减少中度哮喘患者恶化率方面具有一定的效果,然而,临床试验结果尚无定论。

表 68-2

常用哮喘治疗药物

药物	用法	成年人剂量	每月费用
β₂ 受体激动剂			
沙丁胺醇	MDI	90μg/喷,1～2 喷 q4～6h,prn	++
	雾化液	0.63～1.25mg/3ml,q6～8h,prn	++
左旋沙丁胺醇	MDI	1～2 喷,q4～6h,prn	+++
	雾化液	0.63～1.25mg/3ml,q6～8h,prn	++++
沙美特罗	MDI	21μg/喷	+++++
	干粉剂	50μg/喷,1～2 喷,bid	+++++
福莫特罗	干粉剂	1 喷,bid,12 μg/胶囊	+++++
肥大细胞稳定剂			
色甘酸钠	MDI 或雾化液	800μg/喷,3～4 喷 tid～qid	+++++
尼多酸钠	MDI	1.75mg/喷,2 喷,qid	+++++
吸入性皮质激素			
倍氯米松	MDI	42/84 μg/喷	+++
		6/12～10/20 喷/d	
布地奈德	MDI	200μg/喷,1 喷 bid～tid	+++++

（续　表）

药物	用法	成年人剂量	每月费用
	雾化液	0.25～0.5mg/2ml bid	＋＋＋＋＋
氟尼缩松	MDI	250μg/喷,4～8 喷/d	＋＋＋＋
氟替卡松	MDI	44/110/220μg/喷,2～6 喷/d	＋＋＋/＋＋＋＋＋/＋＋＋＋＋＋
		50/100/250 μg/喷,2 喷/d	＋＋ ＋＋＋＋/＋＋＋＋＋
莫米松	MDI	220μg/喷,1～2 喷,bid	＋＋
曲安西龙	MDI	100,4～20 喷/d	＋＋＋＋＋
复合制剂			
氟替卡松/沙美特罗	MDI	45/21;115/21;230/21μg/喷, 2 喷 bid	＋＋＋＋＋
	干粉吸入剂	100/50;250/50;500/50μg/次 1 次吸入,bid	＋＋＋＋＋
甲基黄嘌呤衍生物			
茶碱	缓释片或胶囊	300～600mg/d	＋
白三烯调节剂			
孟鲁司特	片剂	5～10mg/d	＋＋＋＋
扎鲁司特	片剂	20mg bid	＋＋＋＋
齐留通	片剂	600mg qid	＋＋＋＋＋
重组人单克隆抗体			
Omalizumab	干粉,皮下注射	每 2～4 周 150～375mg	＋＋＋＋＋

＊每月每人平均费用:＋低于＄25;＋＋低于＄40;＋＋＋低于＄60;＋＋＋＋低于＄80;＋＋＋＋＋低于＄100;＋＋＋＋＋＋超过＄100;MDI 定量吸入器

i. 免疫治疗:也称为脱敏治疗、免疫注射治疗或变应原免疫治疗。该疗法还存在争论,应用不方便和价格昂贵,但是,对少数经过挑选的过敏性哮喘患者还是有效的。免疫治疗还可能发生过敏反应以至极少而严重的死亡风险。

j. 补充替代疗法:包括松弛疗法、草药、补充维生素、饮食调节、针灸、顺势疗法和脊柱推拿。尽管这些替代康复方法并不作为常规治疗而得到推荐,但这些疗法用于美国 40％以上的哮喘患者,并且应用的人数还在不断增加。

（1）草药:治疗哮喘在全球各地都有渊源,涉及数百种植物、矿物质和动物以及三者的混合物。

草药麻黄:含有麻黄素,大概是替代疗法中应用最广泛的药物。这种药以前用于治疗严重哮喘和非处方制剂中,然而,由于猝死、升高血压、肾结石和升高血糖等不良反应,麻黄不再推荐用于治疗哮喘。

传统中药:在美国应用广泛,其中涉及许多不熟悉的、应用超过数百年的草药。具有代表性的中药有十几种:包括麻黄、银杏、冬虫夏草、蘑菇、黄槐根、欧亚甘草、木兰等。有些草药有一定的疗效,但其临床作用尚未得到证实。

（2）水疗法（冷水浴）:在日本常常用于松弛痉挛的气道。

（3）针灸在欧洲应用很普遍,已经开展了许多临床对照研究,尚未显示出与常规药物治疗同样有效。有报道哮喘患者依靠针灸可以减少死亡和常规药物应用。此外,针灸也会带来一些风险,如脏器穿孔、针灸导致的感染。

（4）松弛疗法：是为了缓解紧张而设计的，情绪紧张可引起哮喘恶化。这些方法包括瑜伽术和生物反馈训练，尤其是深呼吸训练。

2. 短效缓解药物

a. 短效吸入性 β₂ 受体激动剂：多数情况下以 MDIs 输送的气雾剂，少数情况下以溶液形式通过压缩空气雾化使用。使用储存罐装置增强 MDI 输送系统的效率。有些装置带有面罩允许婴幼儿和幼童使用。吸入性 β₂ 受体激动剂常规情况下按需使用，由于担心耐药性和不良反应，倾向于固定剂量和使用次数。

（1）制剂：包括沙丁胺醇，左旋沙丁胺醇，间羟异丙肾上腺素，吡布特罗和特布他林。

沙丁胺醇：有糖浆、片剂、MDI 和雾化吸入液等剂型。沙丁胺醇吸入剂的费用随着近来 HFA 输送系统的引入而增加。

特布他林：有片剂、MDI、雾化吸入液和皮下注射水溶液等剂型。FDA 目录把该药列入妊娠 B 类（动物生殖实验中未显示对胎儿危险）。

左旋沙丁胺醇：用于雾化的剂量是每 3 毫升溶液中含 $0.63\sim1.25$ mg，用于 MDI 的剂量与前面接近。与沙丁胺醇相比，左旋沙丁胺醇舒张支气管平滑肌作用更强，同时引起肾上腺素能不良反应更少。

（2）用药指征：包括迅速缓解急性支气管痉挛，阻止运动诱发的支气管痉挛。这类药物一般推荐按需使用而不是每天按时规律用药。由于起效快、副作用少和疗效高，首选吸入途径用药。

（3）不良反应包括心动过速、神经质、易怒、肌肉震颤、头痛、低血钾和高血糖。选择性较低的 β₂ 受体激动剂（肾上腺素、奥西那林、异丙肾上腺素、乙基异丙肾上腺素）现已不再推荐应用。应提醒患者避免过度使用这类药物（如每个月使用沙丁胺醇≥200 喷），鼓励应用其他抗炎药物。

b. 异丙托溴铵：为胆碱能受体（M 受体）拮抗剂，用于缓解急性胆碱能受体介导的支气管痉挛。这种药经常与 β₂ 受体激动剂联合使用，可延缓起效时间。

c. 全身用糖皮质激素：（甲泼尼龙、泼尼松龙，泼尼松）用于中、重度哮喘患者急性发作，治疗剂量是 $1\sim2$ mg/kg，通常给药 $3\sim10$ d 直至患者 PEFR 达到其个人最大值的 80%。维持治疗在 $1\sim2$ 周，要求逐渐减量以防止垂体-肾上腺-皮质功能减退，但减少激素用量并不能阻止哮喘症状再度恶化。

C. 支气管热疗：是一种试验性门诊治疗方法。使用标准的气管镜，通过导管把高频能量传递加热气道平滑肌。正在进行的临床研究显示热疗可明显减少中、重度哮喘的恶化。

四、管理策略

A. 教育：是照顾哮喘患者的一种重要的工具。家庭成员、教师和运动员教练必须了解这种病的发病过程。哮喘服务组织和俱乐部对哮喘儿童也可提供帮助。

1. 当患者有机会充分了解该病的发病过程和治疗药物时，患者的依从性更好。

2. 应该为患者和家人提供诊室咨询服务，尤其是那些存在特殊教育和行为问题的患者。

3. 有时提供外院专家的转诊也是必要的，在严重哮喘患儿的管理上为他们的父母提供额外的帮助。

B. 治疗指南：2002 版国家哮喘教育与防治项目专家委员会采用循证医学方法进行了文献综述，形成了哮喘管理指南，内容包括推荐早期应用吸入性皮质激素作为从轻度持续到严重哮喘患者管理的首选方法之一。

1. 轻度间歇性哮喘　患者每周间歇发作次数不超过 2 次。患者 PEFR 正常，在发作间歇无症状，一般按需使用吸入性 β₂ 受体激动剂就可以得到控制。

2. 轻度持续性哮喘　患者每周出现症状超过 2 次，但不是每天发作。病情恶化可能影响患者的日常活动，但是 PEFR 至少是预测值 80% 以上。这些患者一般应用一种吸入性抗炎药或口服白三烯调节剂，加用吸入性 β₂ 受体激动剂可迅速缓解症状。目前低剂量的吸入性皮质激素是首选。

3. 中度持续性哮喘　患者每天都有症状，需要每天应用短效吸入性 β₂ 受体激动剂。病情恶化每周至少 2 次，可能会影响患者的日常活动并持续数天，PEFR 是预测值的 60%～80%。这些患者应该使用中等剂量的吸入性皮质激素和长效吸入性 β_2 受体激动剂(沙美特罗加上低到中剂量的吸入性皮质激素),加上按需应用的短效 β_2 受体激动剂。另外一个方案包括中等剂量的吸入性皮质激素联合白三烯调节剂或茶碱。

4. 重度持续性哮喘　患者症状持续存在,体力活动受限,病情恶化频繁发生,PEFR 低于预测值的 60%。这些患者通常需要大剂量的吸入性皮质激素、长效支气管扩张剂,有时加用口服皮质激素及按需应用短效 β_2 受体激动剂可迅速缓解症状。

5. 夜间哮喘　现在通过应用长效制剂如吸入性沙美特罗、茶碱或沙丁胺醇缓释片或者白三烯调节剂,很容易控制症状。夜间哮喘可能与胃肠反流性疾病有关,后者几乎没有症状。夜间哮喘治疗效果不佳的患者,需要考虑胃肠反流的诊断和治疗。

6. 接种疫苗　在哮喘患者中接种流感疫苗是安全的。疫苗接种可以降低流感病毒感染的发病率以及与并发症相关的住院费用。

五、预后

哮喘的转归和预后因人而异,与正确的治疗方案关系密切。儿童哮喘通过积极而规范的治疗,临床控制率可达 95%。轻症容易恢复;病情重,气道反应性增高明显或伴有其他过敏性疾病不易控制。若长期发作而并发 COPD、肺源性心脏病者,预后不良。

A. 约 16% 的患者在青春期后期或成年阶段早期哮喘症状完全缓解。大多数患者仍有气道高反应性(为支气管激发试验所证实)。

B. 发病初始情况预测症状的时间和严重程度并不可靠。

C. 患病初始严重程度,尤其是发作持续时间和需要住院治疗,在预测儿童哮喘可能持续到成年阶段比初发时间更为可靠。

D. 肺功能持续减退和特异性变应原的存在(湿疹、过敏性鼻炎和皮肤过敏原反应)与疾病的持续和严重程度相关。

E. 通过好的药物治疗来控制疾病的进程并不能预测疾病的发展。儿童哮喘与成年肺气肿的关系尚不清楚。

F. 美国哮喘患者的死亡率持续下降,2003 年报道低于 4100 例死亡病例。在黑种人、女性、老年人和合并 COPD 的患者中死亡率较高。与潜在预后有关的既往史包括有无插管后呼吸性酸中毒的病史,间歇性发绀的病史,经常性住院治疗,短期内多次急诊室就诊,间断意识丧失,对主要治疗方案反应不佳,存在严重的焦虑和抑郁。

(曲　毅　译)

参考文献

[1] American Lung Association, Epidemiology and Statistic Unit, Research and Program Service, November 2007. Trends in asthma morbidity and mortality. http://www.lungusa.org/atf/cf/{7a8d42c2-fc-ca-4604-8ade-7f5d5e762256}/ASTHMA TREND NOV2007. PDF. Accessed July 16, 2008.

[2] Boushey HA, Sorkness CA, King TS, et al. Daily versus as-needed corticosteroids for mild persistent asthma. N Engl J Med, 2005, 352: 1519-1528.

[3] Bush RK. ed. Asthma. Med Clin North Am, 2002, 86: 925-1164.

[4] Cox G, Thomson NC, Rubin AS, et al. Asthma control during the year after bronchial thermoplasty. N Engl J Med, 2007, 356: 1327-1337.

[5] Lugogo N, Kraft M. Epidemiology of asthma. Clin Chest Med, 2006, 27: 1-15.

[6] National Asthma Education and Prevention Program. Expert Panel Report: Guidelines for the Diagnosis and Management of Asthma Update on Selected Topics-2002. J Allergy Clin Immunol, 2002, 110: S141-S219.

[7] O'Byrne PM, Pedersen S, Busse WW, et al. Effects of early intervention with inhaled budesonide on lung function in newly diagnosed asthma. Chest, 2006, 129: 1478-1485.

[8] Szefler SJ. Advances in pediatric asthma 2006. J Allergy Clin Immunol, 2006, 119: 558-562.

[9] Weinberger M. Clinical patterns and natural history of asthma. J Pediatr, 2003, 142: S15-S20.

[10] Wen MC, Wei CH, Hu ZQ, et al. Efficacy and tolerability of antiasthma herbal medicine intervention in adult patients with moderate-severe allergic asthma. J Allergy Clin Immunol, 2005, 116: 517.

第 69 章　慢性疼痛

Michael P. Temporal

要点

- 在慢性疼痛的评估和管理中,生物-心理-社会背景对疼痛程度和治疗效果的影响十分重要。
- 疼痛评估和镇痛药用药协定有助于减少不恰当使用镇痛药的风险。
- 采用多种形式的多重治疗方法对处理慢性疼痛是必要的。
- 常规剂量而不是按需剂量的镇痛药能更好地控制疼痛。
- 非甾体类抗炎药(NSAIDs)有相当好的疗效而被作为一线用药。COX_2 抑制剂在老年患者或 NSAIDs 治疗无效时选用。
- 当患者单用 NSAID 治疗无效时,可应用麻醉性镇痛药。这类药物不应单独使用,如有效则通过滴定达到最佳有效剂量,然后改用长效制剂。
- 辅助性药物在慢性、复发性疼痛治疗中有着特别的作用。抗抑郁药也可用于情绪因素引起的疼痛和痛觉缺失的治疗。

一、引言

A.疼痛是人们寻求医疗照顾最常见的原因之一。疼痛是伴随着急性或潜在组织损害,并由这种损害引起的一种不愉快的感觉和情绪体验。慢性疼痛是指疼痛反复或持续时间超过 3 个月。受慢性疼痛伤害的人数约占总人口的 15%,美国每年由于慢性疼痛而导致的经济损失超过 600 亿美元。

B.慢性疼痛可分为组织损伤性疼痛和神经病理性疼痛。急性疼痛时机体产生保护性、反射性反应以限制进一步的组织损害,而慢性疼痛并没有类似的有效反应。

1.组织损伤性疼痛通常起源于不断进展的组织损害,如关节炎或肿瘤。痛觉信号通过钙离子和钠离子介导的无髓神经 C 类纤维传导。慢性组织损伤性疼痛与 NMDA(N-甲基-D-天门冬氨酸)受体有关,这种受体易于激活而复极缓慢,

释放的内啡肽和脑啡肽与阿片 μ 受体和 δ 受体结合可缓解这种慢性疼痛。

2.神经病理性疼痛是在缺乏不断进展的组织损害情况下,由于感觉神经或中枢受损而导致的持续痛觉信号的传导。这种慢性疼痛常描述为麻木(感觉迟钝)、针刺感(感觉异常)或无害刺激物引起严重疼痛(痛觉超敏)。这种情况治疗困难,常常对 NSAID 药物或单用对乙酰氨基酚治疗反应不佳。

二、诊断

A.**疼痛的评估:**必须包括疼痛的类型、严重程度、起始、部位、持续时间和既往史。慢性痛可能在持续时间上差异很大(每周少于 1 次,每周、每天多次,或持续存在)。在某一社会-心理环境下,严重的疼痛可能与某一活动、情绪或事件(工作、心境或月经周期)有关。

B.**慢性疼痛:**重要的评估方式就是与之相关

的功能受损或丧失。伴随的症状有恶心、头晕、出汗、虚弱,常被认为是糖尿病、风湿病的合并症,精神疾病(可能会影响治疗反应),肝脏病,肾脏病,消化道出血和药物过敏(可能限制治疗选择)。既往的治疗策略(包括补充的和备选内容)和治疗反应都提供重要的病史信息,并指导下一步的治疗。

C.疼痛评定表:是对患者基线和镇痛治疗后反应的量化。最简单的方法是用0(无疼痛)~10(最剧烈的疼痛)表示。轻度疼痛范围是1~3,中度疼痛是4~6,重度疼痛是7~9。对于姑息性治疗的患者,如伴有疲乏、恶心、抑郁、焦虑、嗜睡、厌食、欣快和气短等,尽管Edmonton症状评估评分在0~10以外的范围,也应给予多方面的权衡和处理。

D.体格检查:能够为疼痛的主观性感觉提供更多的客观资料。然而,急性疼痛时由于不稳定或意识状态的改变,使视觉模拟评分法在慢性疼痛中的应用价值减弱。需要对重要脏器的耐受、疼痛范围变化、明显的炎症、压痛点的减轻和痉挛进行识别。

三、治疗

A.物理疗法:物理疗法(理疗)用于急性疼痛有助于加强和改善患者的耐受性。由损伤直接引起的主要损害不一定对理疗有良好的反应。继发性损害——缺乏锻炼、体质差、关节结构的缩短与弱化、受损部位的过度保护——将会加重日常功能减退和疼痛的感受,在积极的患者中常得到良好的反应。物理修复以一种渐进的、定向的程序帮助那些不能活动的患者,带着促进功能恢复、避免失用性萎缩的目的,建立有效的疼痛缓解和治疗技能,运动方案包括:达到最大预测心率65%~80%的有氧运动,萎缩肌肉的拉伸练习,维持主要姿势肌肉的耐受练习和协同性、稳定性的练习。

1. 经皮电刺激神经疗法(TENS) 在轻、中度的疼痛治疗中有效,其通过对抗性刺激痛觉神经而发挥作用。

2. 预先使用冰敷和热敷 可以提供相似的益处。

3. 职业治疗法 用于帮助身体恢复正常的活动能力,发展日常生活能力的补偿技能,提供适宜的装置,能够增强其他治疗方式的有效性。

4. 生物反馈,自我催眠和松弛 也有助于疼痛的治疗。

B.认知治疗:了解疼痛循环的产生和个体感受的原理,是去除疼痛、采取适应性行为的关键一步。认知疗法寻求引起痛觉的促发因素,对日常生活行为背景下疼痛做出机体反应。教育患者和家属关注疼痛、紧张和生理反应都是一种有益的干预。语言和相关疼痛的重构对一个长期没有得到控制的疼痛患者可以带来缓解。松弛技术、紧张管理和每天疼痛记录都有助于缓解疼痛。

C.药物治疗

1. 常规药物

a. 对乙酰氨基酚:对轻、中度疼痛是一种非常有效的镇痛药。治疗骨关节炎的剂量是4g/d(500mg,每天4次,每次口服2片),其长期疗效与NSAIDs类药物相当。尽管这种药不具有抗炎特性,一般认为其通过NMDA受体和P物质发挥镇痛作用。

b. 非甾体类消炎药(NSAIDs):是一类针对轻、中度疼痛,具有抗炎作用的镇痛药。其作用在外周疼痛靶点,用于慢性关节炎和肌肉痛的治疗,还可以与中枢性的阿片类药物联合应用治疗慢性疼痛。对慢性疼痛的治疗,还没有某一种NSAIDs药物比其他药物的疗效更好,但是,同一类药定期替换可能提高治疗反应。NSAIDs药物的风险与抑制前列腺素合成有关,包括胃部疼痛、出血和肾功能障碍。过敏反应包括血管神经性水肿、哮喘,低血压也有报道。由于钠潴留,建议在充血性心力衰竭患者中慎用。常用的药物包括以下几种。

(1)布洛芬200~800mg,每天口服3次。

(2)萘普生250~500mg,每天口服2次。

(3)吡罗昔康 每天口服20mg。

c.COX$_2$抑制剂:是一种新型药物,通过抑制COX$_2$酶而具有与NSAIDs药物类似的疗效。据报道这类药的胃肠道反应和出血较少,但是亦有溃疡和出血的发生,另一个潜在的风险是心血管并发症(如血栓形成)。这类药物常常作为老年人或NSAIDs药物治疗失败后的首选用药。塞来昔布(Celebrex,100~200mg,每天1~2次口服)是目前市场上仅有的COX$_2$抑制药。

d. 曲马多:是一种合成中枢性的阿片受体激

动剂,用于治疗中、重度疼痛的口服镇痛药。这是一种非常规用药,故在此加以讨论。其与阿片 μ 受体结合而抑制 5-羟色胺和去甲肾上腺素再摄取。其起始剂量是 50mg,每 4～6 小时 1 次,用药剂量是 300～400mg/d。与可待因一样,这种药物可引起恶心、便秘和疲乏,但是据报道这些反应较少见,与 NSAIDs 药物引起的胃肠道和肾脏反应没有关联,严重的不良反应包括癫痫、血管性水肿和 Stevens-Johnson 综合征。

2. **抗精神药物**　大多数慢性疼痛患者都会服用抗抑郁药。慢性疼痛时,抗抑郁药具有双重作用,既改善患者情绪又可以独立地缓解疼痛症状。三环类抗抑郁药通过多途径抑制去甲肾上腺素和 5-羟色胺的再摄取,选择性 5-羟色胺再摄取抑制剂比老的药物更为有效,副作用更少。其他抗抑郁药包括去甲肾上腺素和多巴胺再摄取抑制剂、5-羟色胺-去甲肾上腺素再摄取抑制剂、5-羟色胺 2 拮抗剂再摄取抑制剂。这些药物都有镇痛作用而用于慢性痛治疗,但是,其疗效尚未在随机对照的临床试验中得到证实。

a. **三环类抗抑郁药**:低剂量时就产生镇痛效果,并随着剂量的增加可以产生最大的镇痛效果,因此,通过数周时间逐渐增加剂量,在其剂量相关的不良反应不大的情况下达到最大镇痛效果。具有代表性的药物包括:三胺丙米嗪、阿米替林、氯米帕明和多塞平。每一种药都有多重抗胆碱能作用,低血压和嗜睡是常见的不良反应。治疗慢性疼痛上,阿密曲替林[0.1mg/(kg·d)]经过数周逐渐增加到最大剂量 150mg/d,丙米嗪[0.2～3mg/(kg·d)]增加到 300mg/d,老年人最大剂量达 100mg/d]。四胺类药物在老年患者耐受更好,一般很少引起中枢性反应和低血压。这类药物包括去甲丙米嗪、去甲替林、普罗替林和阿莫沙平。对于粒细胞缺乏和血小板减少症的患者应监测血细胞计数。

b. **选择性 5-羟色胺再摄取抑制剂**:在 1980 年代后期作为一种新型抗抑郁药用于临床。不久就发现这类药物对惊恐症、广泛性焦虑、慢性疲劳、经前综合征和慢性痛等有较好的疗效。常见的不良反应包括头痛、兴奋或嗜睡、心血管反应(心动过缓或心动过速)、胃肠道反应(食欲改变、恶心、呕吐、腹胀、腹泻)、良性震颤和耳鸣,还会影响性欲。主要包括氯西汀、氟伏沙明、帕罗西汀、舍曲林、西酞普兰和艾司西酞普兰。参见第 92 章了解更多的药物用法。

c. **度洛西汀**:是一种平衡的、5-羟色胺-去甲肾上腺素再摄取抑制剂。在治疗抑郁症的同时,可用于治疗糖尿病神经病变引起的疼痛,使用剂量是 60mg/d,主要不良反应是恶心。如果患者应用多种 5-羟色胺药物或终止治疗时,应仔细监测其用药指征。

3. **阿片类药**(表 69-1)　对于癌性疼痛的治疗,阿片类药已被广为接受,而对于慢性非癌性疼痛,医师常常会担心药品管理监察、药物成瘾和过度使用。然而,常规阿片类药的应用方案并不能提供良好的镇痛效果。在癌性疼痛的治疗中,阿片类药的剂量是根据患者的反应逐渐增加的,受到呼吸抑制等不良反应的限制。在慢性非癌性疼痛治疗中,有证据显示逐渐增加药物剂量会导致更差的镇痛效果,这是由于 NMDA 受体上调而

表 69-1

阿片类药物的治疗

药物	等效剂量(mg)	起始口服剂量/频率	作用时间(h)
吗啡	10 IM,30 po	15～30mg/q2～4h	3～4
可待因	75 IM,130 po	60mg/q4～6h	3～4
羟考酮	15 IM,30 po	15～30mg/q4～6h	2～4
氢吗啡酮	1.5 IM,7.5 po	2～4mg/q4～6h	2～4
左啡诺	2 IM,4 po	4～8mg/q6～8h	4～8
美沙酮	10 IM,20 po	5～10mg/q8～12h	4～8
芬太尼贴剂	$25\mu g/h=1mg/h$	$25\mu g/q72h$	72

引起的耐受,而痛觉感受器对类似的刺激变得更加敏感。对于慢性疼痛,中、低剂量阿片类药就可以发挥最佳的疗效。短效制剂用于初始阶段迅速起效,然后改为长效制剂来维持治疗。在药物耐受的情况下应改变受体反应性,推荐的办法是从一种阿片类药调整为另一种制剂,通常起始剂量从选择制剂的一半开始。

4. 辅助治疗　随机、对照临床研究显示三环类抗抑郁药和其他用于治疗糖尿病神经痛、疱疹后神经痛、三叉神经痛和外周神经痛的药物有效,这些类似的药物都可以试用于其他慢性疼痛(表69-2)。

表 69-2

麻醉性镇痛药管理的内容

对风险、不良反应和疗效进行深入讨论
只有一位医生将对镇痛药处方负责
其他医务人员必须了解镇痛治疗计划
患者必须定期随访,至少每 2 个月接受一次处方药物
镇痛药处方不能邮递
患者愿意接受随机的尿样、血样的检查以评估依从性
丢失、放错地方、损坏或被偷的药物不能替换,重新补充的药物不能以任何理由提前发放
如果没有观察到患者生活质量和功能的改善,镇痛药物将逐渐减量

a. 抗惊厥药:目前认为这类药通过稳定神经细胞膜,改变钠、钙、钾离子通道活性,影响其他神经递质(去甲肾上腺素、GABA 和 5-羟色胺等)等机制发挥抗惊厥作用。

(1)加巴喷丁:用于各种神经源性疼痛的临床治疗。可用于疱疹后神经痛的治疗,副作用较小,药物吸收不受食物影响。其初始剂量为睡前每次 300mg,逐渐增加剂量到每次 300mg,日服 3 次。然后,基于临床反应逐渐加量,最大剂量为每次 1200mg,每天 3 次。白细胞减少是其严重不良反应,应注意监测。常见的不良反应包括嗜睡、头晕和疲乏,肾功能不全时应调整用药剂量。

(2)苯妥英钠:起始剂量为每次 100mg,每天 3 次,根据临床反应逐渐加量。应监测血清药物浓度,当其≥20μg/ml 会引起药物中毒,饭后服用可减少胃肠道反应。补充叶酸(1mg/d)可以减少药物引起的外周神经病变和巨幼红细胞型贫血。

(3)卡马西平:起始剂量从 200mg/d 开始,每 1~3 天增加 200mg 直至最大剂量 1500mg/d,在 800~1200mg/d 时出现明显的治疗反应。应在进餐时服药。常见的不良反应包括嗜睡、恶心、复视和眩晕。减慢药物滴定的速度会减少这些不良反应。监测全血细胞计数和肝功能对于再生障碍性贫血、粒细胞缺乏、血小板增多和黄疸等不良反应至关重要。

(4)丙戊酸:起始剂量为每天 15mg/kg,分次服用。根据临床治疗反应每周逐渐增加 5~10mg/kg,最大剂量达每天 60mg/kg。应注意监测基线和用药期间的肝功能。随着时间推移胃肠道的不良反应也得到改善。一种控释剂型(Depakote ER)可用于每天 1 次的治疗。

(5)氯硝西泮:是一种具有抗惊厥作用的苯二氮䓬类药物。其起始剂量为每次 0.5mg,每日 3 次,然后,每 3~4 天增加 0.5mg,直至获得良好的疗效(一般 1~4mg/d)或达到最大剂量每天 6mg。典型的氯硝西泮疗效可以预见,突然停止用药会导致撤药综合征。

(6)普瑞巴林:通过钙通道介导神经递质的痛觉反应,可用于糖尿病、疱疹后神经痛和其他类型的神经源性疼痛。其起始剂量为每次 50mg,每日 3 次,逐渐增加至总量达每天 300mg。对于石棉肌痛患者,给予 75mg,每天 2 次就可以取得良好的疗效。常见不良反应除了头晕、嗜睡和外周肢体水肿,还与血小板减少有关。

b. 局部神经阻滞:局部神经阻滞通过在皮下、神经根和脊髓应用阻滞剂治疗急性疼痛。在慢性痛治疗中,局部神经阻滞对于持续性刺痛、带状疱疹、幻肢痛和糖尿病引起的神经痛有帮助。

其作用机制是直接稳定神经细胞膜,减少钠通道的离子外流。在一项临床研究(在必要的心脏监护下)中,以 1～2mg/kg 的剂量静脉滴注利多卡因 10～15min,患者在滴注过程中感觉到耳鸣、口唇周围麻木、口腔金属气味和头晕。一项美西律的临床研究报道,根据用药前后的问卷调查显示疼痛缓解 50% 以上。睡前口服美西律 150mg,数周增加至 150mg,每日 3 次,最大剂量是 10mg/(kg·d)或 1200mg/d。不良反应主要包括头晕、震颤、低血压、共济失调、消化不良或皮疹。

c. 解痉药:常常用于慢性痛相关的痉挛治疗,但是,目前认为这类药物可能增强了阿片受体介导的镇痛作用。

(1)巴氯芬:用于痉挛痛、三叉神经痛和神经性刺痛的治疗。口服起始剂量为 5mg,每日 3 次,数天增加 5mg 直至最大剂量每天 80mg。不良反应包括中枢神经系统抑制、疲乏、头晕、直立性低血压、头痛和失眠。

(2)环苯扎林:在不影响肌肉功能的情况下改善肌肉痉挛引起的疼痛。其临床应用不超过 2～3 周,因此,在慢性痛的治疗上不是一个好的选择。一般用药剂量是 20～40mg/d,不宜与单胺氧化酶抑制剂联用。不良反应包括心律失常、甲状腺功能亢进和尿路梗阻。

(3)替扎尼定:是一种 α₂ 激动剂,在背角神经元水平降低交感神经张力而用于交感神经痛(表现为针刺、电击或烧灼样疼痛)的治疗。口服起始剂量为 1～2mg,睡前服用,然后调整为每日 3 次,通常的剂量范围是 4～12mg/d,全天剂量不超过 36mg。不良反应包括口干、镇静、头晕和虚弱。

d. 可乐定:通过 α₂ 肾上腺素受体激活脑干,降低交感神经传出导致外周阻力、心率和血压下降,因此,这种药可用于交感神经痛的治疗。经皮贴剂具有持续的血药水平,便于使用。常见的不良反应有头晕、口干、打盹、疲乏和头痛。可乐定在已出现低血压的患者中应慎用。典型的初始用法是 0.1mg 贴剂(TTS-1)敷贴持续 1 周,逐渐增加至最大剂量每周 2 贴 TTS-3。

D. 外用药:采用凝胶剂和软膏的外用药有助于缓解关节炎和局部疼痛,其他剂型在外周神经水平起效。外用镇痛药包括甲基水杨酸盐/薄荷脑(Ben-Gay)、三乙醇胺水杨酸盐、樟脑/石炭酸。

这些药物最适合用于局部肌肉和关节痛。辣椒素霜(Capsin 0.025%,Zostrix HP 0.075%)能够减少局部组织的 P 物质和缓解疱疹后神经痛。小心使用避免与黏膜接触。最后,利多卡因贴膜(Lidoderm 5%)可用于疱疹后神经痛,贴敷 12h/d。

E. 补充和替代治疗:慢性痛患者通常倾向于试用各种方法缓解疼痛。补充治疗包括顺势医疗、物理疗法和精神康复,对患者都有一定的疗效,尽管随机、对照临床试验并没有证实这样的结果。医务人员必须在保持患者信心和限制潜在的损害之间寻求平衡。

F. 外科治疗:包括植入神经刺激器、注射麻醉药物、神经阻滞和神经消融,专业麻醉师可以协助这些技术的完成。

四、管理策略

采用多学科和形式是慢性痛有效管理的最佳途径。生化因素引起的疼痛对常规或辅助药物治疗的反应较好,物理因素引起的疼痛对按摩、冷热和敷贴治疗的反应较好。精神因素引起的疼痛治疗反应取决于医务人员有效的沟通以及其他各种治疗方法。照料者必须参加讨论并成为执行照顾计划的评价因素之一。

患者和医务人员必须协商和达成一致的治疗目标:减轻疼痛比消除疼痛更重要,机体功能的改善和恢复,重获社会生活能力,或者情绪改善。他们还必须讨论可能的限制,包括药物不良反应(镇静,恍惚),或者药物耐受和成瘾的风险。当某一项特定治疗没有起效而应放弃时,患者和医务人员必须愿意承认。随着长效阿片类镇痛药的应用,对疼痛治疗的管理将逐步深入。

(曲　毅　译)

参考文献

[1] American Geriatric Society Panel on Persistant Pain in Older Adults. The management of persistent pain in older persons. J Am Geriatr Soc,2002,50(6 Suppl):S205-S224.

[2] American Pain Society:Principles of Analgesic Use in the Treatment of Acute Pain and Cancer Pain. 5th

ed. Glenview, IL: American Pain Society, 2003.

[3] Ballantyne J, ed. The Massachusetts General Hospital Handbook of Pain Management. 3rd ed. Philadelphia: Lippincott, Williams & Wilkins, 2005.

[4] Ballantyne J, Mao J. Opioid therapy for chronic pain. N Engl J Med, 2003, 349(20):1943-1953.

[5] Guidelines for using the Edmonton Symptom Assessment System(ESAS). Caritas Health Group. http://www.palliative.org/PC/clinicalinfo/assessmenttools/easa.pdf, accessed August 4, 2008.

第70章 　慢性阻塞性肺疾病

H. Bruce Vogt

要点

- 慢性阻塞性肺疾病(chronic obstructive pulmonary disease,COPD)居全美死亡原因的第4位,并且死亡率持续上升。

- COPD的病理改变表现为两种类型:慢性支气管炎和肺气肿。尽管已经有新的危险因素得到确认,吸烟仍是超过80%的COPD患者主要危险因素。

- COPD的鉴别诊断包括哮喘、支气管扩张、充血性心力衰竭。在急性恶化阶段,医师必须考虑到有无精神疾病或者促使急性发作的因素如肺部感染(肺炎、化脓性支气管炎)、心力衰竭、心律失常、气胸、肺栓塞和心肌梗死等。

- 肺功能检查对COPD诊断、严重程度评价和监测治疗反应有着重要意义。

- COPD初始治疗主要有定量吸入式的支气管舒张药:抗胆碱能药(异丙托溴铵气雾剂、噻托溴铵),β_2肾上腺素受体激动剂(沙丁胺醇、沙美特罗、福莫特罗)。如症状是间歇性的,给予短效制剂(异丙托溴铵和沙丁胺醇);若症状持续存在,则长效药物(噻托溴铵、沙美特罗、福莫特罗)联合短效药物按需应用。长效药物不适合用于急性支气管痉挛,沙丁胺醇起效较快,作为COPD"急救"药物优于异丙托铵。

一、引言

A.**定义**:COPD是一组可以预防与治疗的肺部疾病,以气流受限为特征,呈进行性发展。尽管其部分可逆,与肺部对有害颗粒物或有害气体的炎症反应有关,并伴有气道高反应性,亦可导致明显的肺外临床表现。COPD的病理改变主要表现为小气道疾病(阻塞性支气管炎)及肺实质破坏(肺气肿)。COPD在临床上可表现为慢性支气管炎和肺气肿之一或两者兼而有之。慢性支气管炎的临床定义是出现慢性或反复发生排痰性咳嗽,每年持续3个月以上,并至少连续2年。肺气肿的定义是从形态学上由于肺泡壁的破坏,导致终末支气管到细支气管管腔的永久性扩大,使肺体积不断增大而形成。

B.**流行病学**:COPD在美国发病人数大约1600万,居全美死亡原因的第4位,并且死亡率持续上升。其在40岁以上,吸烟或曾经吸烟的男性中发病率较高,但随着女性吸烟比例的增高,女性COPD的发病率也逐渐增高。其主要表现是慢性支气管炎。

C.**病理生理/危险因素**

1. 吸烟　通常至少20盒/年的吸烟史是COPD的主要致病因素。80%以上的COPD病例为吸烟者,尽管并不是所有的吸烟者都发展为临床COPD,提示可能存在遗传因素的影响。吸烟的初始年龄、吸烟累计及目前吸烟状态是COPD导致死亡的主要预测因素。被动吸烟(二手烟)可能引起COPD,但其作用还不清楚。

2. 职业暴露　空气中的有害物质(如烟雾、

粉尘和废气），浓度过高或时间过长都是 COPD 的独立危险因素，同时还会增加吸烟者 COPD 的患病风险。室内空气污染如烹饪或取暖时通气不畅也是危险因素。城市空气污染对肺病患者是有害的，但其在 COPD 发病中的作用还不明确。

3. α1-抗胰蛋白酶缺乏 是一种罕见的遗传缺陷，在 COPD 患者不超过 1%。95% 以上严重缺乏的患者与抗胰蛋白酶基因（PiZZ）基因型有关。45 岁以前发病的 COPD 患者，吸烟者居多，肺气肿伴有呼吸困难、持续哮喘、无法解释的肝硬化或者有家族史的患者应考虑此病。

二、诊断

A. 鉴别诊断：COPD 主要的鉴别诊断包括有哮喘、支气管扩张和充血性心力衰竭。哮喘和充血性心力衰竭将分别在第 68 章和第 72 章讨论。支气管扩张的基本病变是支气管壁结构受损，导致支气管变形和持久的扩张。临床特征是慢性咳嗽、咳大量脓痰和反复咯血，急性发作时有发热和痰量增加。

B. 症状和体征

1. 呼吸困难是肺气肿的特征性症状，也是 COPD 患者就诊的主要原因。慢性咳嗽是慢性支气管炎的关键症状，也是 COPD 的首发症状。初始表现为阵发性咳嗽，咳痰一般为白色黏液痰，在急性发作期痰量增多，也可有脓性痰。

2. COPD 的其他症状包括喘息、胸闷和反复的呼吸道感染。食欲减退和体重减轻在肺气肿加重的患者中很普遍，焦虑和抑郁在严重 COPD 患者也较为常见。

3. COPD 的特点是疾病进程中急性加重和短期缓解交替出现。

4. 体格检查可能基本正常，或者在早期、轻度的患者中只有呼气延长或者用力呼气出现哮鸣音。

5. 患病末期肺过度膨胀而呈桶状胸，叩诊呈过清音，呼吸音减低，心音遥远；可闻及湿性啰音，并发感染时尤其明显，常闻及哮鸣音。病情进展时出现静息性呼吸困难、发绀，患者常常有缩唇呼吸和辅助肌呼吸，甚至端坐前倾，用肘部支撑以增加辅助呼吸

6. 与心力衰竭不相关的体检包括由于胸腔扩大，肋下可触及肝脏，大小正常，由于胸腔内压增加而出现颈静脉怒张。当存在右侧心力衰竭时，颈静脉怒张、肝肿大和外周水肿都是典型症状。

C. 辅助诊断

1. 肺功能检查 在 COPD 诊断、病情评价和监测治疗反应方面十分重要。此外，接受手术治疗的 COPD 患者必须进行该项检查。通气功能检测包括用力肺活量（FVC）、第 1 秒用力肺活量（FEV_1）、最大呼气中段流速即 25%～75% 肺活量用力呼气流速（$FEF_{25\%～75\%}$），计算 FEV_1/FVC 比值。不在 COPD 患者中常规进行肺容量检测，但是其在限制性肺病的诊断中十分重要。肺部炎症、活动性咯血、不稳定型心绞痛、近期发生的心肌梗死都是肺功能检查的禁忌证。

肺功能检查结果的比较应依据种族、性别、年龄和身高而定。FEV_1/FVC 比值低于 70% 表明气流受限。如果初始检查气流受限的患者（特别是 COPD Ⅱ级），就应给予短效吸入性气管扩张剂，10min 后重复检查，FEV_1 增加 15% 以上或者 FEF25%～75% 增加 30% 以上提示病变可逆。糖皮质激素试验也可以在部分挑选的病例（例如，有儿童期哮喘的病史，由于咳嗽或哮鸣而夜间惊醒）中进行。通过患者日常自我监控和诊所随访，呼气流速峰值——与患者个体的 FEV_1 相关性良好——简单价廉的峰速计进行检测。根据全球 COPD 管理指南（GOLD），肺功能检测对 COPD 的分级可见表 70-1。

2. 动脉血气分析 在早期或轻度 COPD 患者中一般是正常的。可以 FVC≤预测值为 50% 时，提示呼吸障碍、右侧心力衰竭、红细胞增多症、呼吸节律异常或精神状态改变。在室内空气条件下，动脉血氧分压（PaO_2）≤60mmHg，伴有或不伴有动脉血二氧化碳分压（$PaCO_2$）≥50mmHg 提示呼吸衰竭，氧饱和度≤90% 亦提示低氧状态。如进行初始氧疗或间歇吸氧后也应进行动脉血气分析。手指或耳部脉搏氧饱和度测量可用于院内、外的患者随访，但该装置的可信度不高。

表70-1	
基于支气管扩张剂后FEV₁的COPD严重程度分级	
Ⅰ级:轻度	$FEV_1/FVC<0.70$
	$FEV_1\geqslant80\%$预计值
Ⅱ级:中度	$FEV_1/FVC<0.70$
	$50\%\leqslant FEV_1<80\%$预计值
Ⅲ级:重度	$FEV_1/FVC<0.70$
	$30\%\leqslant FEV_1\leqslant50\%$预计值
Ⅳ级:极重度	$FEV_1/FVC<0.70$
	$FEV_1<30\%$预计值或$FEV_1<50\%$预计值,伴有呼吸衰竭

FEV₁:第1秒用力肺活量;FVC:用力肺活量;呼吸衰竭:$PaO_2<8.0kPa(60mmHg)$,伴或不伴$PaCO_2>6.7kPa(50mmHg)$。来源:GOLD. 2006. Global strategy for the diagnosis,management and prevention of COPD. http://www.goldcopd.org. Accessed October 28,2008.

3. **血细胞计数** 患者发热或怀疑合并细菌感染是进行血细胞检查的指征。嗜酸性粒细胞增多提示特异性、可逆支气管痉挛(如过敏性哮喘)。

4. **胸部X线检查** 患病早期胸片可无变化,随着疾病的进展可出现异常改变。这些改变包括肺过度充气,胸腔前后径增大,肺透亮度增加,肋骨间隙增大,心影下垂、变窄。肺纹理增粗或紊乱可能提示局部严重病变,但并不是特异性的表现。胸部高分辨CT具有更高的敏感性和特异性,但不作为常规检查,除非诊断困难或考虑外科手术。

5. **心电图** 不是常规检查,尽管长期COPD患者心电图可出现低电压、心电轴右偏或R波低下。当发生肺源性心脏病时,心电图可显示右心房扩大(肺性P波)和右心室肥大。

三、治疗

治疗目标包括阻止疾病进展,纠正可逆性因素,增加呼吸肌功能,改善运动耐力,控制症状(首选),减少或治疗急性发作,防治并发症,改善整体健康状态和降低死亡率。典型的COPD治疗流程如图70-1所示。尚无药物能够改变COPD的自然病程。

A. 营养

1. COPD患者易发生营养不良和低标准肌肉重量(包括呼吸肌)。热量摄入减少和高代谢状态导致体重减轻。体重减轻与肺功能损害、运动能力和死亡率增加有关。然而,荟萃分析显示营养支持对稳定的COPD患者的体格指标、肺功能、运动能力并没有作用。

2. 在饭前或饭后1h吸入支气管扩张剂以及胸部理疗可以预防或减轻COPD患者的恶心。

3. 少食多餐可以帮助COPD加重的患者改善纳差,减少高热量饮食对代谢和通气功能的不良影响。

4. 足量蛋白质摄入(大约20%的热量摄入或1.2~1.5g/kg)对于维持正常肌肉重量至关重要。建议流质蛋白饮食增加热量摄入。

5. 肺源性心脏病和充血性心力衰竭的患者采用低钠饮食。

6. 充分的液体摄入有助于维持良好的水合和稀化分泌物,促进排痰。

7. 咨询专业营养师,帮助患者制定个体化的营养计划。

B. 体育锻炼

1. 体育锻炼能够带来生理和心理上的益处。

2. 结合肌肉力量和耐力的训练是有益的。运动项目包括每天步行和臂部活动。推荐的运动频率、强度和持续时间取决于基础肺功能状态、需求和目标。

3. 可进行循序渐进的体育锻炼。规律的下肢运动可提高运动耐力,如散步、慢跑、骑自行车、爬楼梯、游泳等,跑步机、健身自行车和楼梯也是有效的锻炼器械。此外,外出滑雪和划船也能增加上肢运动,带来益处。

4. 上肢运动比下肢运动要求更高的通气量和代谢需求,上肢耐力和力量训练可以,改善手臂肌肉力量和健康状态。

5. 呼吸训练和呼吸肌的锻炼在下面会讨论。

C. 支气管扩张剂:抗胆碱能药、β₂肾上腺素受体激动剂和茶碱是COPD常用的支气管扩张剂。β₂受体激动剂产生肾上腺素能神经介导的支气管扩张作用;抗胆碱能药通过降低迷走神经张力而扩张支气管;茶碱是非选择性的磷酸二酯酶抑制剂,产生扩张支气管作用。支气管扩张剂既可以用于预防和减轻症状的基础治疗,又可以

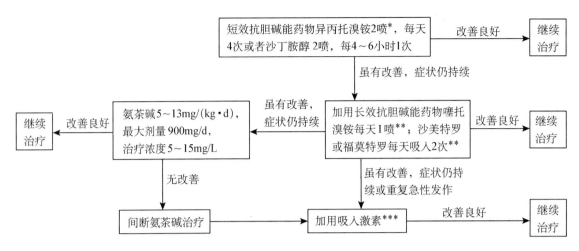

图 70-1　COPD 药物规范化治疗的流程

* 必要时可增加剂量，但 24h 内不超过 12 喷；** 若单药效果不佳，可联合用长效抗胆碱药和长效 β_2 受体激动剂；*** 若效果佳，建议 β_2 受体激动剂联合皮质激素

按需使用缓解急性或持续症状。β_2 受体激动剂和抗胆碱能药都可以提高患者运动耐力和减轻症状。吸入性支气管扩张剂受到推荐，其不良反应少见，且停药后比口服制剂恢复快。与短效制剂相比，规律使用长效制剂更为方便和有效（如缓解呼吸困难，改善运动耐量和患者生活质量）。联合几种作用机制的复方制剂能够改善肺功能和健康状况，因此，如果不良反应不明显，增加一种药物的剂量以达到同样的治疗效果是可取的，最终，支气管扩张剂的选择取决于疗效、患者的反应和相关的费用。应培训患者在紧急状态下如何使用吸入式制剂。

1. 抗胆碱能药　在改善 COPD 患者肺功能方面，抗胆碱能药至少与 β 受体激动剂作用相似，主要不良反应（口干、口苦、尿潴留、急性闭角型青光眼等）亦有报道，但似乎影响不大。心血管不良反应和震颤的发生较少。可供使用的抗胆碱能药包括定量吸入剂（MDI）、干粉吸入剂（PDI）或雾化吸入的雾化溶剂。在美国，异丙托溴铵（HFA）是唯一用于临床的短效抗胆碱能药，噻托嗅铵是唯一的长效制剂。大量研究证实抗胆碱能药明显减少黏液分泌，药效优于 β 受体激动剂，甚至在较大剂量时不良反应少，不会引起快速耐药，被作为维持治疗的首选药物。然而，循证医学数据分析发现并非如此。异丙托溴铵起效时间比 β_2 受体激动剂慢，不适合于危重患者的"急救"。异丙托溴铵的标准剂量为 2~4 喷/次，每天 4 次，在危重症时大剂量用药会产生耐药。长效的噻托溴铵每天 1 次。与异丙托溴铵相比，已证实其在改善症状、提高生活质量、缓解病情恶化和减少相关的住院方面更有效，但缺点是用药花费较高。

2. β_2 肾上腺素受体激动剂　给药途径有吸入（MDI、PDI 和气雾剂）、口服和皮下注射。因其对 β_2 受体的高选择性，故心脏副作用较小。β_2 受体激动剂吸入剂能作用于目标受体，迅速达到较高的浓度，因此其疗效优于口服制剂而不良反应较少。常用的短效 β_2 受体激动剂包括沙丁胺醇和特布他林等，长效 β_2 受体激动剂包括沙美特罗和福莫特罗。短效 MDI 制剂常用方法为 2 喷/次，每天 4 次，是缓解轻、中度急性哮喘症状的首选药物。这类药物应按需间歇使用，不宜长期、单一使用，也不宜过量应用。沙美特罗和福莫特罗都是干粉剂，每天 2 次吸入，由于作用时间较长，不需频繁给药，尤其适合夜间发作的患者。心脏病患者使用这类制剂有引起心律失常的风险，需要密切地观察，尽管常规剂量下其不良反应发生很少。左旋沙丁胺醇气雾剂一般常用 2 喷/次，每 4~6 小时 1 次吸入。尽管左旋沙丁胺醇较沙丁胺醇相对安全，对心率影响较小，因价格昂贵未见其临床优势。吸入性支气管扩张剂的种类和剂量具体参见表 70-2。口服制剂只用于无法吸入的患者，给予小剂量逐渐增加，其不良反应比吸入给药多见。皮下给药特布他林推荐剂量 0.25mg，每 6 小时 1 次。

表 70-2

常见吸入的支气管扩张剂

分类	治疗药物	用法/成年人剂量	花费++
抗胆碱药	异丙托溴铵	MDI/2 喷, qid, 最大剂量每天 12 喷 有效治疗剂量:0.5mg tid~qid	$ $
	噻托溴铵	DPI/每天吸入 1 次	$ $ $ $
β₂ 受体激动剂	沙丁胺醇	MDI/2 喷,4~6h 1 次, 有效治疗剂量:2.5mg tid~qid	$ $
	左旋沙丁胺醇	MDI/2 喷,4~6h 1 次 有效治疗剂量:0.63~1.25mg q6~8h	$ $ $ $ $ $
	奥西那林	MDI/2~3 喷,3~4h 1 次 有效治疗剂量:(0.2~0.3)ml q4h	$ $ $ $
	吡布特罗	MDI/1~2 喷,每 4~6h 1 次	$ $
	沙美特罗**	DPI/每天吸入 2 次	$ $ $ $
	福莫特罗**	DPI/每天吸入 2 次	$ $ $
抗胆碱药	异丙托胺沙丁胺醇	MDI/2 喷, qid, 最大剂量 12 喷	$ $ $
β₂ 受体激动剂	DuoNeb	2.5mg(沙丁胺醇)/0.5mg(异丙托铵)qid	$ $ $ $

MDI:定量吸入器;DPI:干粉吸入剂;++每月平均费用:$(低)~$ $ $ $(高);**长效,每天 2 次,不用于支气管痉挛

3. 茶碱　COPD 的治疗作用是通过多种机制的,既能直接使气道平滑肌松弛,还能改善膈肌功能和刺激呼吸中枢。茶碱能够提高心排血量,降低肺血管阻力,提高缺血心肌的灌注,使其适用于 COPD 伴有肺血管和心血管病患者。然而,由于其明显的毒性反应不作为一线用药。只在充分使用吸入性支气管扩张剂患者、不接受 MDI 吸入剂的患者中选用。茶碱潜在的毒性反应包括胃部不适(纳差、恶心、呕吐、腹部痉挛和腹泻)、头痛、震颤和心脏副作用(窦性心动过速、室性期前收缩、室性心动过速)。室性心动过速和癫痫发作多在较高血药浓度(≥35mg/L)时发生。其毒性反应与患者药物代谢异常有关(如患有肝脏疾病),或与其他药物的相互作用也会增加茶碱的浓度。

给药剂量:起始剂量依赖于体重,一般非吸烟患者给予长效制剂 5~13mg/(kg·d),每 12 小时 1 次。然而,最佳给药剂量取决于以下因素:年龄、体重、吸烟情况、肝功能、有无心力衰竭及联合用药的情况。治疗窗较窄(5~15mg/L),需定期

进行血药浓度监测。患者症状的波动可能取决于茶碱的血浆谷峰水平。通常保守剂量为每次 200mg,每日 2 次,若能耐受,每隔 3~5d 逐渐增加剂量。起始低剂量,逐渐增加剂量有助于患者胃肠道的耐受。

D.糖皮质激素:COPD Ⅲ级、Ⅳ级的患者推荐吸入性糖皮质激素治疗。虽然这类药并不能改变 COPD 的自然病程,但可以减少病情恶化的风险。对于危重患者给予口服或静脉制剂可以改善呼吸困难的症状,降低治疗失败而需要额外治疗。病情稳定的患者长期应用激素治疗并没有有效的证据支持,在医院病情急性加重时普遍静脉应用激素。一项静脉应用甲泼尼龙的临床研究报告指出,应用激素治疗的患者在发病 72h 内 FEV₁ 得到迅速改善。临床研究证实给予静脉激素治疗提高治疗成功率,改善肺功能和缩短住院时间。

1. 剂量/用药途径

a. 口服应用:在急性加重期给予泼尼松,起始剂量 30~40mg/d,持续 7~10d,不推荐长期使

用。

b. 注射剂型：在 COPD 加重时全身激素治疗的临床研究中，给予甲泼尼龙针 125mg，每 6 小时 1 次，72h 后改为泼尼松口服维持达 2 个月。

c. 吸入性激素 包括倍氯米松、布地奈德、氟替卡松、莫米松和曲安奈德等均有吸入剂型。

2. 副作用　口腔念珠菌是吸入性激素最常见的不良反应。有报道使用隔离装置和用药后清水漱口可以起到预防作用。

E. **支气管扩张剂/糖皮质激素联合应用**：联合应用长效的 β_2 受体激动剂和糖皮质激素可以改善症状、肺活量参数和生活质量，减少病情加重的平均发生频率。氟替卡松/沙美特罗（舒利迭）每次 1 喷，每天 2 次。一种新的联合制剂布地奈德＋福莫特罗（HFA，45/21，115/21，230/21）每次 2 喷，每天 2 次。

F. **抗生素**：通常用于 COPD 急性加重期。尽管病毒感染可引起病情加重，痰量增多，但脓性痰仍提示细菌感染。流感病毒、呼吸道合胞病毒、冠状病毒和鼻病毒是常见的致病病毒。细菌可直接引起感染，也可能继发于病毒感染。GOLD 推荐根据患者三个主要症状（呼吸困难加重、痰量增加和脓性痰）来应用抗生素，必要时需要辅助通气。抗生素可以减少患者短期死亡和急性加重期的治疗失败。急诊抗生素耐药也需要重新考虑药物的选择。最常见的致病菌有流感嗜血杆菌、肺炎链球菌、卡他莫拉菌、铜绿假单胞菌、肺炎支原体和肺炎衣原体。首选、廉价的抗生素包括阿莫西林、磺胺甲噁唑、四环素、红霉素等，次选的范围更广，但是价格昂贵。表 70-3 列举了 COPD 加重期常用的一线和二线抗生素。

表 70-3

对 COPD 急性发作口服抗生素经验治疗

	治疗药物	剂量	花费
一线药物	阿莫西林	500mg，3/d	$
	甲氧苄啶-磺胺甲噁唑	160/800mg，2/d	$
	四环素	500mg，4/d	$
	多西环素	100mg，2/d	$
	红霉素	(1000～2000)mg/d，分 2～4 次	$
二线用药	阿莫西林/克拉维甲酸钾	(500～875)/125mg，2/d	$
		(250～500)mg/125mg，3/d	
	头孢呋辛	(250～500)mg，2/d	$ $ $
	头孢丙唑	(250～500)mg，2/d	$ $ $ $
	头孢克肟	400mg，1/d	$
	头孢泊肟	(100～400)mg，2/d	$ $ $ $
	氯拉卡比	(200～400)mg，2/d	$ $ $ $
	头孢地尼	14mg/(kg·d)～600mg，分 1～2 次	$ $ $ $
	阿奇霉素	500mg/d，然后 250mg 1～4d	$ $
	克拉霉素	500mg，2/d	$ $ $
	左氧氟沙星	500mg，1/d	$ $ $

注：每月花费：$（低）～$ $ $ $（高）

G. **黏液溶解剂**：与急性加重期和失能时间的缩短有关。急性加重期，需要经常、延迟和反复住院的患者受益最大，对于冬季中、重度 COPD 患者有益，不主张普遍使用。口服、静脉或雾化吸入剂型都有临床疗效。

H. **胸部物理治疗**：人工或机械按摩、体位引流可使 COPD 急性加重期患者排痰量增加 ≥ 25ml/d。

I. **镇咳药**：当咳嗽具有明显的保护作用时，镇咳药的使用需相当谨慎，如需要，先给予右美沙芬试用。尽量避免使用可待因和其他麻醉药,其可引起呼吸抑制,加重高碳酸血症。

J. 其他治疗

1. 呼吸兴奋剂　目前不推荐使用。

2. 雾化的阿片类药　尚缺乏足够的证据表明其有效性。

3. 抗氧化剂　如 N-乙酰半胱氨酸在小样本的研究中发现可减少恶化加重的频率,但大样本的随机、对照试验并未证实其对未吸入激素的患者有效。

4. 磷酸二酯酶 4 抑制剂(PDE_4)尚在研究中,其临床疗效仍不确定。

5. 抗 α1-胰蛋白酶抑制剂的治疗费用十分昂贵,只考虑在与 α1-胰蛋白酶缺乏有关的患者中使用。

6. 抗精神药可用于抑郁症、失眠和焦虑的治疗,有助于改善 COPD 患者的生活质量。苯二氮䓬类药物影响通气功能,应尽量避免使用。据报道去甲替林、舍曲林、丁螺环酮可改善 COPD 患者的焦虑症状。在小样本研究中丁螺环酮可减少呼吸困难症状。抗抑郁药安非他酮有助于患者戒烟。

7. 经过仔细挑选的患者可考虑手术治疗。肺减容术可减轻呼吸困难和改善肺功能。大样本、多中心的肺减容术研究显示,肺减容术可延长生存率,改善最大肺功能,提高生活质量,但是,这种姑息性手术疗法费用昂贵,使早期死亡率增加约 5%,其他技术方法尚在研究观察中。

四、治疗策略

A. 戒烟:是 COPD 患者面对的巨大挑战,也是最主要的困难。只有戒烟才能减慢肺功能衰退的速度。戒烟可以减少咳嗽、咳痰,减慢 FEV_1 的下降,降低呼吸衰竭的发生风险。全科医师需要持续地开展患者教育,告诉他们戒烟的益处和方法。由于形成吸烟习惯的因素很多,戒烟的方法也要联合多种途径。临床咨询、行为矫正、自我督促、小组戒烟项目、社会支持和药物治疗都有助于患者戒烟。

B. 住院治疗:急性加重期患者住院治疗的指征有以下方面。

1. 急性加重患者,门诊治疗效果不佳。

2. 症状明显加重者。

3. 初发新的临床表现(例如发绀、外周水肿)。

4. 神志改变或急性精神障碍者。

5. 重度 COPD 或急性加重者。

6. 伴随其他多种疾病,包括肺部疾病(气胸、胸腔积液、肺炎、胸部外伤等),肺外疾病(椎体骨折、严重类固醇肌病)。

7. 新发的心律失常者。

8. 缺乏足够的家庭护理和支持,护理院服务不充分者。

9. 择期手术或诊断过程中需要应用麻醉药、镇静药,有可能影响患者肺功能。

C. 环境控制

1. 患者应避免被动吸烟,室内空气不佳时保持通风。

2. 患者对环境的湿度和温度很敏感,在冬季使用加湿器,夏季用除湿器和空调可以改善症状。

3. 不论空气过滤器是否直接对抗室内外的空气颗粒,都不能收到良好的效果。

4. 患者乘飞机时不需要额外吸氧,但应提前与航空公司联系,避免乘坐未增压的飞机,有肺大疱的患者会增加气胸的潜在风险。

D. 家庭氧疗:对于低氧血症患者,每天吸氧超过 15h 可增加生存率。氧疗可以影响血流动力学、血氧指标、运动能力、肺功能和精神状态,还可以改善睡眠和认知能力。氧疗是肺源性心脏病最重要的治疗,并减少继发的右侧心力衰竭。

1. 指南

a. $PaO_2 \leqslant 55mmHg$ 或者 $SaO_2 \leqslant 88\%$,伴或不伴高碳酸血症;或者 PaO_2 在 $55 \sim 60mmHg$,$SaO_2 = 88\%$ 伴有肺动脉高压和外周水肿提示充血性心力衰竭,或者红细胞增多症(血细胞比容 $\geqslant 55\%$)。

b. 目的是使患者在静息状态下、费力行为或睡眠过程中,PaO_2 从基线提高到至少在 $60 \sim 65mmHg$,或者 $SaO_2 \geqslant 90\%$。初始给予 1L/min 的鼻导管吸氧,应满足患者基本的活动和睡眠的需求。

2. 氧气的来源和输送装置

a. 鼻导管,脉冲式给氧,储存型导管和气管导管等。

b. 液氧罐在临床上很实用,但价格昂贵,在某些小型社区使用受到限制。

c. 压缩氧气瓶使用广泛,价格低廉。但运载的罐体较重,运输不便。

d. 氧气浓缩器在室内使用方便,价格低廉,缺点是不易携带,有噪声,需要电力驱动。

e. 氧气储存装置允许更有效的氧气转运。在呼气时收集氧气,只在吸气时允许氧气进入肺组织。

3. 监测　通过动脉血气对患者进行评价,主要监测动脉血气或脉搏氧饱和度,在患者病情恶化时尤为重要。一般情况下应在患者活动后、睡觉时监测脉搏氧饱和度,静息状态下其可能是正常的。

E. 肺病康复:目的是为了使慢性肺病患者减轻症状,防治并发症,改善生活质量,使患者最大程度上恢复独立和社会功能。多学科、多种康复方式包括教育、营养咨询、运动锻炼、呼吸训练和吸气肌肉训练。

1. 所有患者都从运动锻炼中获益,并证实可以提高运动耐力,减轻呼吸困难和疲乏。

2. 力量训练已证实有益,同样下肢肌力训练也是耐力训练的关键因素。

3. 呼吸肌训练是康复项目的一部分,其目的是帮助患者改善和控制呼吸困难,对抗肺过度膨胀的生理异常。缩唇呼吸和腹式呼吸有助于降低呼吸频率,增加潮气量,促进气体交换。躯体前倾、上肢撑在大腿部或桌子上可以缓解呼吸困难。

4. 吸气肌肉训练可以增强吸气肌肉的力量,但对症状和肺功能的作用尚未明确证实。

5. 基线评估内容包括:①病史和体格检查;②肺功能检查;③评估运动能力;④评估健康状况和呼吸困难的影响;⑤评估肌肉萎缩患者的吸气和呼气肌肉力量、四头肌力量。

6. 预后评估包括上面提到项目的重复检查。

F. 患者教育:应该告知疾病的过程和提供有关药物治疗的信息(例如,原理、不良反应、吸入技术、家庭氧疗)。患者教育和医患应达成短期和长期的目标,促进对医疗方案的依从性,这有助于患者监测病情进程以达到目标。家庭成员的教育,尤其是涉及照顾患者的成员也是十分重要的,做出相应的调整,使照料者能够进行适当的干预,他们自身也需要得到支持。

G. 免疫:对所有的 COPD 患者推荐每年接种流感疫苗,这可以减少 50% 的严重疾病和死亡。肺炎疫苗的作用已经得到证实,其疫苗可覆盖超过 80% 的肺炎链球菌菌株,追加免疫的频率目前还不明确,建议在初始免疫后 5 年给予强化免疫。

五、预后

A. 死亡率:COPD 居全美死亡原因的第 4 位,并且预计到 2020 年上升到第 3 位。过去 20 年,女性的死亡率明显增加,从 1980 年的 20.1/10 万上升到 2000 年的 56.7/10 万,这反映女性的吸烟率增加。中、重度 COPD 患者发病中男性高于女性,白种人高于非裔美国人,校正年龄后死亡率未见明显差异。

B. FEV_1:随着年龄增长而降低。COPD 是以肺功能进行性下降为特征。吸烟者 FEV_1 平均下降率为每年 45ml,COPD 患者为每年 $50 \sim 75$ml,相比而言,不吸烟的非肺病患者是每年 $25 \sim 30$ml。年龄、吸烟时间、目前吸烟数量都是肺功能迅速降低的危险因素。呼吸困难加重常意味着 FEV_1 降低。FEV_1 是死亡率最好的预测指标,其他预后不良的指标包括静息心动过速、严重缺氧、严重的动脉低氧、高血容量、低蛋白血症和肺源性心脏病。重度 COPD 的死亡与反复缺氧,导致肺动脉高压和肺心病有关。急性呼吸衰竭、重症肺炎、气胸、肺栓塞和心律失常都是常见的并发症,也是导致死亡的主要原因。患者确诊后 10 年死亡率超过 50%。

C. 定期随访:对 COPD 患者来讲至关重要。其主要目的是督促患者戒烟,调整治疗方案,监测肺功能变化,早期识别并发症,持续教育和情感支持。

(左君丽　曲　毅　译)

参考文献

[1]　American Thoracic Society Standards for the diagnosis and management of patients with COPD. http://www. thoracic. org/sections/copd. Accessed October 28,2008.

[2]　Anzueto A. Clinical course of chronic obstructive

pulmonary disease：review of therapeutic interventions. Am J Med，2006，119（10A）：S46-S53.

［3］　Fabbri LM，Luppi F，Beghe B，Rabe K. Update in chronic obstructive pulmonary disease 2005. Am J Respir Crit Care Med，2005，173：1056-1065.

［4］　Global Initiative for Chronic Obstructive Lung Disease（GOLD）. December 2006. Global strategy for the diagnosis，management，and prevention of COPD. http：// www. goldcopd. org. Accessed December 1，2006.

［5］　Rennard S. Treatment of stable chronic obstructive pulmonary disease. Lancet，2004，364：791-802.

［6］　Sutherland E，Cherniack R. Management of chronic obstructive pulmonary disease. N Engl J Med，2004，350（26）：2689-2697.

第71章 肝硬化

Mark C. Potter, Mari Egan

要点

- 肝硬化居全美死亡原因的第 12 位。在美国,肝硬化最常见的原因是酗酒,其次为丙型肝炎。

- 出于治疗策略,丙型肝炎患者可考虑肝活检查找肝炎病毒,检查发现血清 HCV RNA 阳性,或者为基因 2 型或基因 3 型丙肝。目前丙肝治疗首选聚乙二醇干扰素 α-2b(PEG-Intro),剂量为 1.5μg/kg,皮下注射,每周 1 次,或 α-2a(Pegasys)180μg 皮下注射,每周 1 次,联合利巴韦林持续治疗 48 周,利巴韦林剂量 0.8~1.2kg/d(分 2 次)。

- 乙型肝炎也是肝硬化的主要病因,其治疗策略目前并不统一。治疗原发性胆汁性肝硬化,熊去氧胆酸(UDCA)13~15mg/(kg·d),联合 D-青霉胺 250~500mg,每天 3 次口服或者曲恩汀 250~500mg,每天 4 次口服。

- 全科医师应观察患者有无肝性脑病、腹水、感染、胃肠道出血和肝细胞性肝癌。既往有静脉曲张的患者预防使用 β 受体阻滞剂,普萘洛尔初始剂量 10mg,每天 3 次。患者可以接种疫苗(流感和肺炎球菌)。做好患者宣教,避免药物毒性作用、低盐饮食、蛋白质摄入 1~1.5g/(kg·d),应预防感染的危险因素。

- 肝硬化患者发生肝细胞性肝癌的风险增加,患者需每 6~12 个月随访肿瘤标志物 AFP 及肝脏超声。

一、引言

A. 肝硬化是临床常见的慢性进行性肝病。由一种或多种病因长期或反复作用形成的弥漫性肝损害。病理组织学上有广泛的肝细胞变性坏死,残存肝细胞结节性再生结缔组织,增生与纤维隔形成,导致肝小叶结构破坏和假小叶形成,肝脏逐渐变形、变硬而发展成为肝硬化。临床上以肝功能损害和门脉高压症为主要表现,并有多器官多系统受累,晚期常出现并发症。

B. 肝硬化是导致美国人死亡的常见病因。一般 36~54 岁的慢性肝病患者经 20~40 年可发生肝硬化。一旦肝硬化加重,则需要进行肝移植延长患者寿命。在美国最终能得到肝移植治疗的患者仅占 1/4。

C. 医生首次接诊肝病患者,进行危险因素的评估十分重要。病史包括是否有输血史、血液透析、血友病、器官移植、危险性行为、饮酒、肝毒性药物使用、职业暴露史、家族史及其他系统疾病。

D. 医生必须积极治疗肝硬化患者出现的并发症,然而,并非所有肝硬化患者会发生致命性的并发症。大约 40% 肝硬化患者需活检明确诊断。

E. 20%~30% 的丙型肝炎患者经 20~40 年发展成为肝硬化。

二、诊断

A. **症状和体征**:肝硬化患者的临床表现差异很大,从无症状肝病患者,到发展出现多种终末期表现。肝硬化的症状和体征主要表现在以下 3 个方面。

1. 肝功能减退的症状和体征：乏力、体重减轻、黄疸、恶心、呕吐、凝血障碍、肝掌、男性乳房发育、睾丸萎缩、闭经、脱发、肌肉萎缩、蜘蛛痣和颌下唾液腺增大等。

2. 门静脉高压的症状和体征：肝血管阻力增加，导致腹水、脾大、脾功能亢进、食管胃底静脉曲张、腹壁静脉扩张。

3. 肝硬化相关症状和体征：慢性酒精中毒的戒断症状，心肌病或血色素沉着病的关节病。

B. 肝硬化的病因分类：参见表 71-1。

1. 病毒性肝炎 慢性乙肝、慢性丙肝和丁肝是肝硬化的主要病因。大多患者没有临床症状或症状无特异性。一些患者因肝硬化并发症而在感染早期来就诊。肝硬化患者应查 HBV 表面抗体、表面抗原、核心抗体及 HCV 抗体。HCV 抗体阳性的患者或低、中危的 HCV 感染者进一步检测 HCV RNA（PCR 法）。HCV 抗体阳性，ALT 指标持续增高，但并不是肝损害严重程度的特异性指标。丁肝患者的 HDV 抗体阳性。

2. 酒精性肝炎 通常饮酒史超过 10 年，其中 8%～20% 可发展至肝硬化，目前饮酒的患者实验室检查显示 AST/ALT＞1，一般＞2。也可表现为低蛋白血症、低钠、低镁、低磷、低尿素氮血症和红细胞容积增加。其他的毒物（工业废弃物）、药物（例如甲氨蝶呤、异烟肼、对乙酰氨基酚、雌激素）也会引起肝硬化。

3. 胆汁淤积性肝硬化 是慢性、进展性肝内胆管自身免疫疾病，多见于 30～50 岁女性。大多无特异性临床表现，早期可有瘙痒和乏力症状。约 50% 患者有肝大，10%～50% 患者脾大。实验室检查提示单独碱性磷酸酶 2 倍升高，而肝功能其他指标正常，部分患者抗线粒体抗体滴度明显增高。

4. 遗传因素 也会引起肝硬化。Wilson 病是一种少见的遗传性铜代谢障碍所致的肝硬化，多发生于儿童和青少年未治疗者。同时伴有中枢神经系统损害较为常见。裂隙灯显微镜检查可见 Kayser-Fleischer 环、角膜色素环为本病重要体征。该类患者血浆铜蓝蛋白减少，尿铜排泄和肝铜浓度增加。

血色素沉着病是一种常见的常染色体隐形疾病，由于铁代谢障碍，过多的铁沉着于肝组织而引起的肝硬化。只有当机体铁含量增加到正常的 4～10 倍时，40 岁后才发病。该病早期多见于男性，多数无临床症状，可表现为糖尿病、皮肤色素沉着、疲乏和关节痛等。实验室检查示转铁蛋白饱和度和铁蛋白浓度增加。另一种引起肝硬化的遗传病是 α_1-抗胰蛋白酶缺乏症。

表 71-1

肝硬化的常见原因

肝硬化病因	诊 断	治 疗
酒精	酗酒史，AST＞ALT	戒酒、营养支持、PTU 或秋水仙碱治疗
丙肝	抗 HCV RNA（＋）	干扰素和利巴韦林
乙肝	HBsAg，HBeAg，	几个治疗选项
非酒精性肝硬化（NASH）	无饮酒史，伴有高脂血症和糖尿病	逐渐减轻体重
胆源性肝硬化	碱性磷酸酶增高，抗粒腺体（＋）	熊去氧胆酸（UDCA）13～15mg/（kg·d）
硬化型胆管炎	感染性肠病，胆管造影呈串珠样改变	熊去氧胆酸（UDCA）13～15mg/（kg·d）
自身免疫性肝炎	抗平滑肌抗体	皮质类固醇
Wilson 病	血浆铜蓝蛋白减少，尿铜及肝铜增加	D-青霉胺 250～500mg，每天 3 次口服
血色素沉着病	转铁蛋白饱和度和铁蛋白浓度增加	每周放血 500ml 持续 24～48 周

5. 非酒精脂肪性肝炎（NASH）　肝活检可发现与酒精性肝炎或肝硬化类似的病理表现，但患者反复确认和排除饮酒史。NASH 与高脂血症和糖尿病有关，比酒精性肝病预后好。

6. 自身免疫性肝硬化　并不常见，激素治疗有效而不能用其他诊断解释。自身免疫性肝炎患者 γ-球蛋白增高，需进一步检查抗核抗体、抗平滑肌抗体、抗中性粒细胞胞质抗体 1、抗 LKM-1、抗 ALC-1 等抗体。

7. 其他　包括慢性胆管阻塞、原发硬化型胆管炎、心源性肝硬化、坏死后肝硬化。10%～15% 的患者有病因不明的肝损害称为原因不明肝硬化。

C.实验室检查：肝硬化患者实验室检查提示轻度贫血、白细胞计数正常或轻度降低、血清球蛋白增高、白蛋白降低和中度血小板减少。

1. 肝细胞酶　ALT 及 AST 用于评价急性肝损害。肝硬化患者一般中度升高，10% 的患者轻度升高或正常。在严重肝病患者中，由于正常肝组织被纤维组织代替，肝酶可正常。在肝病患者中 ALT 升高较明显，也较特异。

2. 乳酸脱氢酶　作为肝细胞损伤的标志物，不如 ALT 和 AST 特异性高，其在肝缺血性损害后不相称的升高。

3. 碱性磷酸酶　来源于肝脏和骨组织。在胆管阻塞或胆汁形成障碍时增高，原发和继发胆汁淤积性肝硬化其增高与 ALT 或 AST 不相称。

4. 血清胆红素水平、白蛋白水平和凝血酶原时间　代表急性肝细胞损害后的肝脏功能。肝细胞损害抑制胆红素的分泌和结合。只有肝脏丧失 50% 以上排泄功能，结合胆红素才会升高。肝硬化患者血清白蛋白下降。由于肝脏凝血因子合成障碍，凝血酶原时间不同程度延长，注射维生素 K 不能纠正的凝血酶原时间延长提示肝损害严重。

5. 血氨　在肝性脑病的诊断中经常被检测。增高的血氨水平提示肝性脑病的原因，但血氨浓度并不一定与意识状况密切相关。

6. 胆管和肝脏超声　是评价肝功能损害的早期影像学检查，除了用于评价肝病的阻塞病因，肝实质回声、结节情况及肝脏大小提供了有用的信息。超声对检测和探明 100ml 以上的腹水非常敏感。CT 和磁共振检查在肝硬化的评价上并不优于超声。

7. 肝活检　肝活检不仅可以对肝病损害程度进行分级（炎症及纤维化严重程度），而且可以明确肝硬化的病因，例如对 Wilson 病或丙肝的诊断。肝活检对判断预后、乙肝、丙肝诊断和抗病毒治疗的有效性均有意义。

三、治疗

肝硬化的治疗包括阻止进一步的肝损害，潜在并发症的处理，肝硬化基础因素的治疗以及考虑肝移植，参见表 71-1。

A. 阻止肝脏的进一步损害

1. 避免酒精和药物毒性　目前肝硬化患者的饮酒量还未确定，故推荐完全戒酒。此外，酒精和丙型肝炎有协同作用，丙肝患者亦推荐戒酒。肝脏还易受维生素、药物和草药的损害，常用的肝损害药物包括三环类抗抑郁药、肌松药、降脂药、降糖药、异烟肼、呋喃妥因、抗真菌药、抗惊厥药，其中非类固醇解热镇痛药物尤其应该避免使用。这类药物抑制血小板功能，引起凝血功能障碍。此外，作为前列腺素的抑制剂，其可降低肾血流促使肾衰竭发生。对乙酰氨基酚可以在营养状态好、无饮酒的患者中谨慎使用，剂量需限制在 500mg，每日 4 次。医生和患者都应注意各种维生素和中草药带来的肝毒性问题。

2. 抗乙肝、丙肝病毒疫苗　在无免疫的肝硬化患者中推荐注射疫苗。重复感染这些病毒可加重肝病。此外，流感和肺炎球菌疫苗亦可注射。

3. 饮食　肝硬化患者需低盐饮食，减少钠潴留，保证足够的蛋白质摄入 $1～1.5g/(kg \cdot d)$ 和维生素补充是必要的。饮食疗法可明显延长营养不良酒精性肝硬化患者的寿命。为减少肝性脑病患者风险，蛋白质摄入 $<1g/(kg \cdot d)$。

B. 肝硬化并发症的处理

1. 腹水　限制盐的摄入是治疗的基石，每天摄入钠 $<2g$。限盐治疗效果不佳时，利尿剂螺内脂可作为初始治疗，给予螺内脂 25～50mg，每天 2 次。1 周后若无效每隔 3～5d 可增加 100mg。总剂量达到 400～600mg，螺内脂效果仍不佳，可加用呋塞米，起始剂量 20mg/d。伴腹水的患者体重减轻不应大于 0.5kg/d，伴腹水及水肿的患者不应超过 1kg/d。反复腹水穿刺对利尿剂抵抗

患者有效。若抽出腹水 5L,需静脉给予白蛋白以避免低血容量。对于血钠水平<125mEq/L 的腹水患者,限水<1500ml/d 是有效的。肝硬化患者腹水控制后才可进行肝移植。

2. 自发性腹膜炎(SBP) 是肝硬化常见的并发症之一。肝硬化腹水患者若出现发热、低血压、腹痛、肠鸣音减弱、肝性脑病突然发作,均应穿刺排除 SBP。腹水中白细胞总数>500/ml、中性粒细胞数>250/mm^3 或细菌培养阳性则诊断为细菌性腹膜炎,推荐预防性抗生素治疗阻止反复的 SBP。

3. 肝性脑病 被认为是最严重的并发症,亦是最常见的死亡原因,主要表现为性格行为失常、意识障碍和昏迷。感染、消化道出血、药物、过多蛋白摄入可诱发肝性脑病。推荐使用支链氨基酸,限制蛋白饮食。乳果糖 30ml 每 4~6 小时口服,症状加重时可用抗生素,如阿莫西林 4g/d 或新霉素 1~4g,qid,需注意长期新霉素治疗引起的耳、肾毒性。

4. 凝血障碍 每天使用维生素 K 10mg 皮下注射,持续 3d,可以改善凝血功能。

5. 食管静脉曲张 常继发于门静脉高压。食管静脉曲张出血是肝硬化最常见的死亡原因,内镜检查发现 60% 肝硬化患者有食管静脉曲张。非选择性受体阻断药普萘洛尔 10mg,每天 3 次,或纳多洛尔 20mg,每天 1 次,可有效预防其出血。单硝酸异山梨酯作为二线治疗药物,常用剂量 20mg,每天 2 次。内镜下硬化剂或食管套扎可有效地治疗静脉破裂出血。

C. 肝硬化病因的特异性治疗

1. 酒精性肝硬化的治疗 首先必须戒酒。在小样本临床研究中证实秋水仙碱 1mg/d、丙基硫尿嘧啶 300mg/d 可减少患者死亡,但由于种种原因限制了其使用。美他多辛也显示对酒精性肝病有生化益处,可能将来会批准在美国使用。

2. 丙肝的治疗 建议 HCV RNA 阳性或者肝活检证实有炎症、纤维化、肝硬化,且无禁忌证者可给予抗病毒治疗。目前丙肝治疗首选聚乙二醇干扰素 a-2b(PEG-Intro),剂量为每周 1 次 1.5μg/kg 皮下注射,聚乙二醇干扰素 a-2a(Pegasys)剂量为每周 1 次 180μg 皮下注射,联合或不联合利巴韦林治疗持续 48 周,利巴韦林剂量

600mg,每天 2 次。24 周后检测 HCV 病毒来预计病毒的耐药性及是否继续治疗。

3. 熊去氧胆酸(UDCA) 13~15mg/(kg·d)可治疗胆汁淤积性肝硬化,4~16g/d 分次服用,每餐与食物或果汁混合进食。

4. 血色素沉着病 因过多的铁沉着于肝组织,引起血清铁蛋白浓度增高。每周放血 500ml,直到血红蛋白<12g/dl,铁蛋白<50ng/ml 表明有效。

5. Wilson 病的治疗 D-青霉胺 250~500mg,每天 2~4 次口服,起始剂量 250mg/d,每 4~7 天增加 250~500mg/d,直到最大剂量 1000~1500mg/d,分 2~4 次口服,经过 4~6 个月初始治疗后,减少到 750~1000mg/d,分 2 次口服,维持终身。对不能耐受青霉胺的患者可用曲恩汀 250~500mg,每天 4 次口服,儿童剂量为 20mg/(kg·d),分 2~3 次口服。

6. 乙肝的治疗 当 ALT 水平高于正常 2 倍时,HBV DNA(+)、抗 HBe(+)的患者给予干扰素 a-2b 500 万 U 皮下注射或每天肌内注射。或者每周干扰素 a-2b 1000 万 U 皮下注射或肌内注射 3 次,持续 16 周。拉米夫定每天 100mg 口服,持续 1 年,或者阿德福韦 10mg/d,持续用药 48 周。

四、治疗策略

肝硬化不仅仅是药物治疗,还有并发症的监测、住院时机、患者健康宣教和必要时建议患者肝移植。

A. 监测

1. 随访实验室数据,应包括 AST、ALT、凝血酶原时间、血清白蛋白、电解质、胆红素、血细胞计数等。患者应进行相关临床检查有无食管静脉曲张、低血容量、出血和肝性脑病。每 6~12 个月随访超声和 AFP 以早期发现肝癌。

2. 发生消化道出血、肝性脑病、氮质血症、顽固性腹水时,患者必须住院治疗。

3. 新发生腹水、腹水增多或怀疑自发性腹膜炎时,可考虑进行诊断性腹穿。

4. 临床上发生不明原因的肝硬化或水性腹泻时,应高度怀疑肝癌。

B. 饮食控制:至关重要,必须戒酒,大多数患

者将要求得到全科医师的指导,家庭和康复项目也有助于戒酒。

C.肝移植:见第88章预计肝硬化有3～6个月生存期而又无禁忌证的患者可以考虑转诊进行肝移植治疗。丙型肝炎是目前肝移植最常见的原因。肝移植的绝对禁忌证包括门静脉血栓、重症疾病、恶性肿瘤、肝胆源性脓毒血症、缺乏患者理解。相对禁忌证有饮酒、HIV阳性、乙肝表面抗原阳性、既往腹部手术史和家属及个人不支持。

五、预后

肝硬化的预后取决于病因和有无临床并发症。其并发症有门静脉高压、消化道出血、脾大、腹水和肝性脑病。

A.肝硬化并发症的预后

1.门脉高压引起脾大、静脉曲张、腹水,导致严重的不良预后。

2.肝性脑病是一种复杂的神经精神疾病,肝功能障碍和门静脉分流,导致一种或多种源于肠道的物质不能代谢。在肝硬化终末阶段,除非急性的、可逆性诱发因素被去除,肝性脑病倾向于反复发作。

B.没有胃肠道出血、肝性脑病、低蛋白血症和腹水的患者比有这些并发症的预后要好。

C.酒精性肝硬化的预后取决于戒酒。戒酒患者的5年生存率在60%以上,相比而言,持续饮酒者只有40%。

D.20年的肝硬化前瞻性研究发现,肝衰竭、肝细胞性癌和消化道出血占死亡原因的3/4,病因不明的肝硬化患者5年生存率是14%,慢性活动性肝炎患者是60%。

(左君丽 译)

参考文献

[1] Gilbert D, Moellering RC, Eliopoulos GM, et al. The Sanford Guide to Antimicrobial Therapy. 37th ed. Sperryville, VA: Antimicrobial Association, 2008.

[2] Goldberg E, Chopra S. Overview of complications, prognosis and management of cirrhosis. www.uptodate.com. Accessed August 25, 2007.

[3] Goldberg E, Chopra S. Diagnostic approach to patients with cirrhosis. www.uptodate.com. Accessed August 25, 2007.

[4] Pawlotski J. Therapy of hepatitis C: from empiricism to eradication. Hepatology, 2006, 43: S207-S220.

第72章 充血性心力衰竭

Philip M. Diller，MD，PhD

要点

- 心力衰竭（heart failure，HF）是一种常见的、没有敏感预测指标并逐步进展的终末期状态，其在人群中的发生率随年龄增长而逐步增高。
- HF 患者的理想治疗依赖于 HF 的分级（A～D），分型（收缩性还是舒张性），以及所采用的阻止心力衰竭（控制血压、降低血脂 A 级证据）、减缓心脏重塑（血管紧张素转化酶和 β 受体阻滞药 A 级证据）、达到体液平衡（饮食及利尿剂 B 级证据）、保持及提高生活质量（运动 C 级证据和洋地黄 A 级证据）的治疗。
- 在左心收缩功能不全的临床实验中，已证实血管紧张素转化酶和 β 受体阻滞药、醛固酮、血管紧张素 Ⅱ 受体阻滞药可以降低死亡率（A 级证据）。
- 舒张功能不全的心力衰竭主要针对以下的病因治疗：典型的缺血、高血压以及合并心律失常时的心率控制（C 级证据）。

一、引言

A.**定义**：HF 是一种症状和体征的综合征，包括疲乏、劳动耐力下降、消化不良、外周水肿以及肺充血。当心脏射出的血液不能满足机体组织灌注及代谢需要时表现出 HF 的症状及体征。"心力衰竭"比充血性心力衰竭的概念更好，因为约 1/3 的合并心力衰竭的能行走的患者不表现为肺及全身的充血。

B.**分级**：在临床实践中，心力衰竭的分级常用两种方法。第一，根据左心射血分数（LVEF）：收缩性心力衰竭即 LVEF＜40％，或舒张性心力衰竭即 LVEF＞45％，第二，根据进展的阶段，阐述概念描述以认识早期、甚至是无症状的心力衰竭的起始阶段，以及至更高级阶段的进展。

1.A 阶段 有发展至心力衰竭的危险，但还没有客观的心脏的异常（在美国，有 5000 万～6000 万人）。

2.B 阶段 没有心力衰竭的症状，但存在客观的心脏的异常（在美国，有 800 万～1000 万人）。

3.C 阶段 出现结构异常的心脏疾病，正存在心力衰竭或已经有心力衰竭的症状（在美国，有 500 万人）。

4.D 阶段 晚期心脏病，有严重的心力衰竭症状，接受特殊的治疗策略（在美国，有 5 万人～20 万人）。

这种疾病分期系统强调了初级护理医生在心力衰竭预防方面的重要性。

C.**流行病学**

1.**患病率** 在美国大概有 500 万人患有心力衰竭，每年又有新诊断的病例约 50 万。心力衰竭是每年超过 1 百万的入院患者的主要原因，也是超过 65 岁的新入院患者的最常见原因（1/5）。在美国，大约每年发生 30 万与心力衰竭相关的死亡，尽管治疗在进步，这个数字还在增加。＞65 岁的人群中有 6％～10％患有心力衰竭。

在初级护理实践中,有约 40％ 的患者存在心力衰竭的症状和体征而收缩功能正常,其他 60％ 存在左心室收缩功能异常。左心室射血分数正常的心力衰竭原因见表 72-1。

2. 病因学 心力衰竭的症状和体征是各种原因导致心脏无法灌注组织以及满足机体代谢的需要。一些最常见的患病因素如下所列。

a. 高血压:在福明翰研究中,5143 名基线无心力衰竭的成年人平均随访 14 年,在 392 名发展为心力衰竭的患者中,357 例(91％)在诊断为心力衰竭前已有高血压。在男性新的心力衰竭患者中高血压占 39％,而女性新的心力衰竭患者中高血压占 59％,慢性高血压导致左心室肥大是心力衰竭发展的共同路径。

表 72-1

左心室射血分数正常心力衰竭的常见原因

心力衰竭诊断不准确(例如 COPD)

左心室射血分数测量的不准确

通过左心室射血分数过高评价左心室的收缩功能(例如二尖瓣反流)

间断性左心室收缩功能异常,而在评估时正常(严重的高血压、缺血、心动过速、感染、容量负荷过重、自发变异的射血分数)

左心室流入道的梗阻(二尖瓣狭窄)

舒张期功能障碍原因有:

   左心室舒张异常

   缺血

   高血压

   心肌疾病

   高输出量状态

   容量负荷过度

   老化

   糖尿病

   淀粉样变性病

   心包疾病

COPD:慢性阻塞性肺疾病;EF:射血分数;HF:心力衰竭;LV:左心室;LVEF:左心室射血分数(选自 Dauterman KW, Massie BM, Gheorghiade M. Heart failure associated with preserved systolic function:A common and costly clinical oentity. Am Heart J,1998,135:S310-S319.)

b. 冠状动脉疾病:冠状动脉疾病是 2/3 有左心室收缩功能不全的心力衰竭患者的病因。在明显的心力衰竭症状出现之前,可检测的收缩功能下降已经存在数月或数年。急性心肌缺血和心肌梗死可以导致心室收缩或舒张功能的突然变化,引起急性充血性收缩性心力衰竭。

c. 心肌病的其他病因:病毒感染、糖尿病和过量的酒精摄入对心肌有直接作用并导致心肌病和心室功能不全。糖尿病是心力衰竭发展显著的致病因子。

d. 心瓣膜病:显著的瓣膜狭窄、反流或者两者兼有,特别是发生在二尖瓣和主动脉瓣,是文献已经证实的导致心室功能不全的因素,而且是最常见的老年人心力衰竭的致病因素。

e. 随年龄增长而发生的心血管变化能解释为什么心力衰竭的发病率和患病率随年龄而增加。随年龄的增长,即使血压正常的个体也会出现动脉硬化以及后负荷和外周阻力的增长,随年龄的增长左心室质量的增加将损伤心室的舒张期充盈。

3. 心力衰竭的预防 常见的病因学因素为预防心力衰竭提供预防策略。预防措施包括应用已知可以控制或逆转左心室肥厚的药物适当地控制血压（A级证据），戒烟（A级证据），强有力的控制血脂（A级证据），糖尿病患者血糖达到靶目标（A级证据），戒酒（C级证据），外科的瓣膜换置术，通过适当的血管成形术技术提高冠状动脉血流（A级证据），对无症状的左心室收缩功能不全应用血管紧张素转化酶抑制剂（ACEIs）（A级证据）。

D. 病理生理学

1. **心力衰竭综合征**　是一个由中心及周围的病理生理学机制综合引起的表现不同、逐渐进展的过程。这些机制经常是动态的，在可测量心室功能和物理损害方面变异较大，在同一患者身上只有通过长期观察才能看到。

2. **中枢和心脏因素**　心肌的损伤和压力导致收缩期、舒张期或两期心室功能受损，从而引起心力衰竭。最初，心排血量不足仅在强体力活动时表现出来，最终，晚期的心力衰竭静息状态下也有呼吸困难症状。这种症状的进展与左心室几何学的变化相关联：扩张、肥大、形成更明显的球形。这种心脏的重塑导致血流动力学的不足持续并进展。

3. **周围因素**　外周对收缩期、舒张期或两期的代偿性反应最初可以帮助维持心脏功能和器官灌注，但最终会使心力衰竭的症状和体征进一步恶化。

a. **肾素-血管紧张素-醛固酮系统（RAAS）**：对左心室功能不全的反应，RAAS被激活，使血管紧张素Ⅱ、醛固酮水平增加，前负荷和后负荷增加，钠水潴留。最初，RAAS系统的激活可以帮助维持或提高左心室功能，但是持续增加的血管容量和外周阻力最终对左心室功能是有害的，导致容量负荷过重。

b. **交感神经系统**：左心室功能不全交感神经系统也被激活，通过升高儿茶酚胺浓度增加心脏收缩性和提高心率维持血压和肾脏灌注，持续的交感神经激活导致后负荷慢性增加（外周血管收缩），最终使左心室功能恶化。在严重心力衰竭患者，升高的静息状态下的血浆去甲肾上腺素水平是临床预后以及死亡率的独立预测因子。

c. **利钠肽以及其他类激素**：心房利钠肽和脑利钠肽根据心腔内压力的增加而产生于心肌细胞，这种肽类最初促进尿钠排泄和利尿，但在慢性心力衰竭的患者随着时间的推移，对这种作用逐渐产生抵抗力。在心力衰竭的患者中，内源性的内皮素水平很高，并且有强大的血管收缩和血管加压作用；促尿钠排泄和缩血管性的肽类水平提高与心力衰竭的恶化及死亡率相关。检测氨基末端脑钠肽前体是可行的，而且这种检测对心力衰竭的诊断是有帮助的。

二、诊断

心力衰竭的诊断包括：首先，能识别由特征性的临床症状和体征相互影响而组成的临床综合征；其次，找出引起上述综合征的潜在的心脏结构异常。可以帮助诊断心力衰竭的临床标准包括福明翰标准和波士顿标准（表72-2）。这些标准不能区分一些有轻度的或间歇性症状的左心室功能不全患者。测定血浆脑钠肽水平可以帮助鉴别心源性和非心源性的呼吸困难（B级证据）。

A. 临床症状和体征

1. **症状**

a. **气短**：可以呈轻度或重度，劳累性呼吸困难可以发生于任何程度的活动，取决于心力衰竭综合征的严重程度。没有劳累性呼吸困难不太可能诊断心力衰竭（B级证据）。如果心力衰竭较为严重，患者会主诉端坐呼吸，即在夜间平躺时需要枕头垫高自己或坐着睡。只要一躺下就会因呼吸困难或干咳而醒来，即阵发性夜间呼吸困难或夜间咳嗽，提示有心力衰竭。静息时呼吸困难发生于严重的心力衰竭或急性容量负荷过重时。

b. **疲乏和无力**：这些症状都是非特异性的，部分由四肢末端血流异常自身调节以及肌肉的除极所造成。

2. **临床体征**　心力衰竭的体格检查所见如下（C级证据）。

a. 很多心力衰竭的患者存在心动过速，反映了肾上腺素能活动度提高。其他反映肾上腺素能活动度提高的体征有苍白、四肢湿冷、指趾末端发绀（外周血管收缩）。

b. 湿性啰音，常见于两肺基底部，是液体渗出于肺泡的结果，基底部胸膜腔积液导致叩诊时呈浊音。如果支气管黏膜充血，支气管痉挛时可伴随高音调的哮鸣。

表 72-2

临床研究中用于诊断充血性心力衰竭的标准

福明翰心脏研究标准	波士顿等级标准
重要标准	种类Ⅰ:病史
● 阵发性夜间呼吸困难	● 静息时呼吸困难(4分)
● 颈静脉扩张	● 端坐呼吸(4分)
● 啰音	● 阵发性夜间呼吸困难(3分)
● 心脏扩大	● 呼吸困难升级(1分)
● 急性肺水肿	种类Ⅱ:体格检查
● 第三心音奔马律	● 心率:90~110/min(1分);≥110/min(2分)
● 静脉压升高(>16cm)	● 颈静脉压升高>6cmH₂O 加上肝大或下肢水肿(3分)
● 循环时(间)≥25s	● 肺内啰音:基底部(1分),超过两个底部(2分)
● 肝颈静脉回流阳性	● 哮鸣(3分)
次要标准	● 第三心音(3分)
● 踝部水肿	种类Ⅲ:胸部 X 线摄影(术)
● 夜间咳嗽	● 肺泡肺水肿(4分)
● 肝大	● 间质肺水肿(3分)
● 胸膜(腔)积液	● 两侧的胸膜(腔)积液(3分)
● 肺活量较预测减少 1/3	● 心胸比率≥ 0.50(3分)
● 心动过速(≥120)	● 上部的血液重新分配(2分)
主要或次要标准	分值计算
● 5d 内经治疗体重减轻>4.5kg	每项括号内的分值,最高 12 分
诊断充血性心力衰竭	诊断充血性心力衰竭
两个主要标准或一个主要标准加两个次要标准	● 8~12 分
	可能的充血性心力衰竭
	● 5~7 分

资料选自 McKee PA, Castelli WP, McNamarra PM, et al. The natural history of congestive heart failure; the Framing ham study. N Engl J Med. 1971;285;1441-1446. Remes J, Miettenen H, Rennanen A, et al. Validity of clinical diagnosis of heart failure in primary heart care. Eur Heart J,1991,12;315-321. Young JB. The heart failure syndrome. In Mills RM, Young JB, eds. Practical Approaches to the Treatment of Heart Failure. Philadelphia;Lippincott Williams & Wilkins; 1998.

c. 当患者 45°平躺体检时颈静脉压高于胸骨角上 4cm 提示静脉系统压力增高。在较重的患者,静脉压力极高以至于在抬高上肢高于肩部时扩张的手背静脉仍然不能塌陷。

d. 肝颈静脉回流对于区别心源性还是区别其他原因的肝大很有帮助。观察颈静脉,然后压迫右上 1/4 腹部持续 1min,指导患者平静呼吸,这个动作增加静脉回心血量。心力衰竭的患者因为心脏无力对增加的经脉回流做出反应,颈静脉在按压后迅速扩张。

e. 肝大是因为肝脏淤血。如果是急性发生

的肝大,触诊时较柔软;如果是持续的心力衰竭,肝脏仍然增大,但触诊就没有那么柔软了。

f. 外周水肿在心力竭衰患者中虽是非特异性的,但很常见。相对应的症状是体重增加。水肿的特点是对称出现于躯体两侧的低垂部位。对不卧床的患者,水肿在白天活动后加重而夜间休息后缓解。

g. 心脏扩大在心力衰竭患者也是非特异性且常见的体征。常见的心尖搏动是一个短暂的敲击,位于第 4 或第 5 肋间。只有大约 50％的心力衰竭患者的心尖搏动可以触及。如果心尖搏动的

范围波及大于一个肋间,提示存在心脏扩大。心前区的叩诊对检测左心室的异常较心尖搏动更敏感。在第 5 肋间隙叩诊心浊音界＞10.5cm 对左室扩大的敏感性是 91％,特异性 30％。

　　h. 第三心音奔马律是舒张期迅速充盈引起的振动。这是一种低调的声音,最佳听诊为听诊器置于心尖搏动位置。让患者 45°左侧卧位可以使听诊区域进一步扩大。

　　B. 胸部 X 线片(B 级证据):在心力衰竭患者可能有以下发现。

　　1. 心脏扩大。在胸部 X 线后前位检查心胸比率≥50％。

　　2. 肺水肿表现为肺尖部和基底部的血管直径相同,间质水肿(可见 Kerley B 线,小叶间间质水肿表现为沿线密度增高)和肺泡性水肿(肺门云雾状阴影或蝴蝶影)。

　　C. 新诊断的心力衰竭患者的实验室检查:应包括心电图(心律失常、缺血、左心室肥大);全血细胞计数(贫血);尿检验和血清肌酐、钾(肾功能)、白蛋白;甲状腺评价(甲状腺素、促甲状腺激素、甲状腺功能减退)。用动态心电图监测心律失常不是常规的需求。

　　检测心力衰竭患者的脑钠肽(brain natriuretic peptide,BNP)。在收缩性和舒张性心力衰竭患者 BNP 均升高,当医生对患者呼吸困难的病因是心源性还是非心源性不清楚时,检测 BNP 是很有用的。以 100pg/ml 为分界,BNP 的敏感性是 90％,特异性是 76％,其阳性预测值是 83％;而以福明翰临床标准诊断左心室功能不全的患者,其敏感性 83％,特异性 67％,阳性预测值是 73％。升高的肺动脉高压和肺血栓也可以使 BNP 在 100～400pg/ml 的范围升高,因此,当临床表现怀疑有以上可能时,进行适当的检查可以帮助作出诊断。

　　D. 诊断心脏的结构异常(心力衰竭的类型):帮助了解治疗和个体化用药的生理学目标。

　　1. 二维超声心动图加多普勒超声(B 级证据)可以帮助医生判断心肌、瓣膜、心包是否存在结构性异常,如果是心肌原因,是收缩性还是舒张性功能不全。左心室射血分数(left ventricular ejection fraction,LVEF)可以通过这项检查来测量。LVEF＜40％的患者是收缩功能不全。在左

心室收缩功能不全、LVEF 正常、单纯舒张功能不全的患者其生理学治疗目标以及特殊治疗选择的依据是不同的。多普勒超声测量舒张期充盈功能需要对每个不同个体分别计算,因为经常在健康的没有心力衰竭的老年患者显示不正常,而在进展的限制充盈模式下伪正常化或在肥胖患者很难进行评估。

　　2. 在心力衰竭的患者如果有心绞痛或心肌缺血的证据应进行冠状动脉造影术,如果证实有病变应考虑血管成形术。

　　E. 评价心力衰竭严重性的级别:从心力衰竭得出的功能障碍的级别是强有力的预测因子,可以帮助医生对一些治疗的作用进行监测,确定患者是否可以从一些特殊治疗中获益。纽约心脏病协会(NYHA)的功能分级是最简单的也是最常用的评价劳动耐力的方法(表 72-3),其他检测功能能力的客观指标包括六分钟步行法(六分钟所能走的距离)、正规的运动试验、以及最大摄氧量(VO_2max)。

三、治疗

　　心力衰竭的不均质性要求治疗方式的个体化,关注病因学、心力衰竭的类型、非心源性合并疾病的状态;如果是收缩性心力衰竭,是第几级。大部分影响心力衰竭治疗的大型临床试验只包括收缩性功能不全,舒张性心力衰竭的治疗还是要基于可能的病理生理机制。

　　A. 治疗特殊的潜在的心脏因素可能显著地改善心室功能和心力衰竭症状。应该特别关注对严重的瓣膜疾病的外科矫治以及支架治疗或旁路搭桥术来逆转心肌缺血。对有房颤和心力衰竭的患者,心室率的控制和转复为窦性心律可以提高心室功能。

　　B. 一部分合并的非心源性疾病影响正确的诊断和心力衰竭的临床过程,应认真评估及治疗。

　　1. 慢性阻塞性肺疾病。呼吸困难、运动耐力下降、夜间咳嗽以及慢性肺部疾病的其他症状可能会误认为是心力衰竭症状,治疗慢性阻塞性肺疾病将会是最佳的选择。

　　2. 糖尿病会造成患者的无痛性心肌缺血使左心室心功能恶化,心室僵硬,以及舒张期功能障碍。对两种类型的心力衰竭,糖尿病的控制都是

很重要的目标。然而,噻唑烷二酮类药物可以使液体潴留和急性容量负荷过重,因此在心力衰竭患者中一定要慎用。

3. 肾功能不全将影响心力衰竭的液体及电解质问题,可能使一些药物有效性降低以及剂量发生变化,特别是 ACEIs 及利尿剂。

4. 严重的关节炎可能会进一步限制体力活动,恶化发生在心力衰竭患者身上的骨骼肌变化。非甾体抗炎药和环氧化酶-Ⅱ抑制剂可以引起钠潴留以及外周血管收缩,导致其有效性的降低,可能使利尿剂、ACEIs 的药物毒性提高。这类的抗炎药物在心力衰竭患者要慎用。

表 72-3

纽约心脏病协会功能分级

Ⅰ级	体力活动不受限
	日常活动不引起过分的疲劳、心悸、呼吸困难、心绞痛
Ⅱ级	体力活动轻度受限
	患者在休息时很舒适,日常活动可引起疲劳、心悸、呼吸困难、心绞痛
Ⅲ级	体力活动显著受限
	患者在休息时很舒适,低于日常活动也可引起疲劳、心悸、呼吸困难、心绞痛
Ⅳ级	不能进行无症状的体力活动
	患者在休息时也出现心力衰竭症状,即使轻度的体力活动也使症状加重及不适

选自 Criteria Committee, New York Heart Association. Nomenclature and Criteria for Diagnosis of Disease of the Heart and Great Vessels. 9th ed. Boston, MA: Little, Brown; 1994:253-256.

5. 在缺血性心脏病患者中,抑郁和社会关注不足是临床预后、住院和死亡的重要预测因子。抑郁在心力衰竭患者中很常见。

6. 物质滥用。应鼓励戒烟。因酗酒导致左心室功能不全的患者显示戒酒可使心室功能显著提高。

7. 甲状腺功能减退或甲状腺功能亢进可使心力衰竭症状恶化。

8. 肾病综合征和血白蛋白减少或两者兼备使容量负荷过重进一步恶化。

C. 收缩性心力衰竭的治疗。收缩性心力衰竭的治疗根据分级来确定。分为 A 级(无症状,有极高的危险发展为心力衰竭)、B 级(无心力衰竭症状的结构功能异常)、C 级(有心力衰竭症状的左心室功能异常)、D 级(需要特殊干预的难治性心力衰竭),治疗建议列于表 72-4。

这个充血性心力衰竭分级建议的中心观点是在所有的有收缩性心力衰竭的患者中应用 ACE 抑制剂和 β 受体阻滞剂以减少死亡率(A 级证据)。另外死亡率的减少可能与一部分严重心力衰竭的患者应用醛固酮拮抗剂有关(A 级证据)。除了降低死亡率的治疗目标之外,对 C 级的患者还有另外一个生理学目标。以下的讨论复习了达到上述目标所需要的必须策略。

1. 获得并保持最佳的容量状态。尽管 ACEIs 是治疗由收缩性功能不全导致慢性心力衰竭的一线药物,对伴有肺和全身淤血的心力衰竭患者,最初处方要求立即给予利尿剂治疗,以减少液体过剩迅速,并缓解症状。静脉注射利尿剂对缓解急性肺充血是必要的(A 级证据)。下面的讨论更多倾向于慢性心力衰竭患者的治疗。

a. 呋塞米(A 级证据)是治疗心力衰竭容量负荷过重最常选择的襻利尿剂。对于那些有劳力性呼吸困难和液体潴留体征但无急诊入院指征的患者,最初的口服剂量 10～40mg,每日 1 次。严重的负荷过重及肺水肿是住院和静脉应用呋塞米的指征。其他使用利尿剂的指征有以下情况。

(1)一些轻度的心力衰竭可以给予噻嗪类利尿剂有效地治疗。应用氢氯噻嗪 50mg/d 仍持续存在容量负荷过重的患者应换用口服的襻利尿剂。

(2)口服襻利尿剂的作用在心力衰竭患者常有生理性减低,特别是在餐后胃饱胀情况下。托拉塞米是选择性的襻利尿剂,在心力衰竭患者的胃肠道能被很好地吸收。

表 72-4
根据心力衰竭分级的治疗建议

A 级　心力衰竭的高危因素,但没有结构性心脏疾病或症状性心力衰竭

治疗高血压

　　鼓励戒烟

　　治疗血脂异常

　　鼓励常规锻炼

　　不鼓励酒精摄入、违禁药品应用

　　在合适的患者选择 ACE 抑制剂

B 级　结构性心脏疾病但无症状性心力衰竭

　　所有适合于 A 级的措施

　　在合适的患者选择 ACE 抑制剂

　　在合适的患者选择 β 受体阻断剂

C 级　结构性心脏疾病但无心力衰竭的前驱或现存症状

　　所有适合于 A 级的措施

　　常规治疗的药物

　　　　利尿剂

　　　　ACE 抑制药

　　　　β 受体阻滞药

　　　　洋地黄

　　　　限盐饮食

D 级　特殊干预的难治性心力衰竭

　　所有适合于 A、B、C 级的措施

　　机械辅助装置

　　心脏移植

　　持续地而不是间断给予静脉注入收缩性药物以缓解症状

临终关怀

ACE:血管紧张素转化酶;资料来自 Hunt SA，Abraham WT，Chin MH，et al. ACC/AHA 2005 Guideline Vpdate for the Diatnosis and Management of Chronic Heart Failure in the Adult:a report of the American College of Cardiology/ American Heart Association Task Force on Practice Guidelines. Circulation,2005,112:e154-e235.

（3）心力衰竭的患者口服吸收差或存在肾功能不全,或两者兼备,则需要更大剂量的襻利尿剂以达到利尿剂的阈值,呋塞米最大剂量可达到 300mg,每天 2 次。

（4）要定期监测利尿剂的主要副作用,包括直立性低血压、肾前性氮质血症、低钠血症、低镁血症和低钾血症。许多患者口服呋塞米 40mg/d 或更大剂量时应通过饮食调节或处方药补钾,或者两者同时补充。

（5）一旦容量负荷过重被纠正,就应该开始 ACEI 的应用,利尿剂剂量可以小心地减量甚至停用。一些患者只需要在有症状时或每日的体重增加提示容量负荷过重时间断应用利尿药。

b. 有时为保持理想的液体平衡需要增加第

二种利尿剂(C 级证据)。每日呋塞米应用的基础上增加美托拉宗,2.5～10mg/d 可以显著地增加利尿剂对门诊患者中度容量负荷过重的治疗反应。要尽量避免长期美托拉宗的联合治疗,因为明显增加电解质耗竭的危险。

c. 在标准用药法(利尿剂、ACEI、地高辛和 β 受体阻断剂)的基础上可以加用螺内酯以增加利尿,但这个药还是对 NYHA 分级 Ⅲ～Ⅳ级以及血清钾浓度<5mmol/L、肌酐<2.5ml/dl、内生肌酐清除率>30ml/min 的患者所保留的。这个药和一个更特别的醛固酮拮抗剂依普利酮(起始剂量,25mg 口服)可以增加伴有中度至重度收缩性心力衰竭患者的存活率(A 级证据)。在螺内酯开始应用时就应监测血清钾,之后定期复查。

d. 限制钠的摄入（C 级证据）。患者应限制钠在 2～3g/d，或者更少。限盐的方法包括避免过咸食物、餐桌上不放盐、仔细阅读营养标签选择低钠食品。突然增加饮食中的钠摄入常常是急性容量负荷加重、肺充血和住院治疗的原因。

e. 患者应该每天都测量并记录体重，超过或低于基础值 3 磅都应汇报。基础体重数值由稳定的服药治疗后体液平衡达到理想状态时测定的。当每天的体重增加时，可以指导有经验的患者增加每天利尿剂剂量 2～4d。

2. ACEIs 治疗应作为收缩性功能不全导致的心力衰竭的一线治疗。ACEIs 通过阻滞外周代偿性反应来降低前后负荷。

a. ACEIs，许多临床试验已经有一致的证据证实 ACEIs 可以减轻症状，提高生活质量，减少住院率，减少 NYHA 分级 Ⅱ～Ⅳ 级心力衰竭患者的死亡率（A 级证据）。另外，ACEIs 可以延迟无症状性左心室收缩功能不全患者进展为心力衰竭的进程（A 级证据），除非对这类药物有禁忌，所有的左室收缩功能不全患者均应给予 ACEIs 治疗。

（1）ACEIs 的禁忌证包括妊娠、双侧肾动脉狭窄、血管性水肿或其他过敏反应，或已经证实的对 ACEIs 的永久不耐受（症状性低血压、严重的肾功能不全、高钾血症或咳嗽）。

（2）ACEIs 的有益作用可能适用于这类药物的所有品种，但更应该偏重于那些有明确临床依据改善预后的药物。依那普利、卡托普利、赖诺普利、雷米普利有最有力的证据可以降低死亡率（A 级证据）。

（3）为把症状性低血压的危险降到最低，对合并低钠血症（<135mEq/L），近期增加利尿剂剂量的，血清肌酐>1.7mg/dl，以及年龄>75 岁的老年患者，起始剂量应为常规剂量的一半。症状性低血压的高危患者在开始每天 ACEI 治疗前，应在诊所内在医生的监护下给予短效 ACEI（卡托普利，6.25mg）实验观察 2h。

（4）在 ACEI 治疗前、初始治疗 1～2 周、剂量调整后以及每 3～4 个月，都应复查血尿素氮、血清肌酐、血钾浓度及血压。肌酐平均增加 0.4mg/dl，而且观察到大部分肌酐增加发生在前 6 周。可逆的肾功能损害大部分可以在小心的调整利尿剂剂量后缓解。只要肌酐稳定在 3.5 或更低，高钾血症或症状性低血压就不会持续存在。ACEIs 应该持续应用以及逐步滴定至目标剂量（表 72-5）。如果目标剂量不能耐受，应减少剂量继续应用，因为即使低剂量仍能带来受益（C 级证据）。收缩压 90～100mmHg 对医生来说亦不应控制增加剂量逐渐滴定的进程，除非低血压症状出现。

（5）干咳是 ACEIs 最常见的副作用，继发于缓激肽水平的增加。在心力衰竭的患者中，干咳不能全部归因于 ACEIs，因为咳嗽是心力衰竭最常见的症状。临床试验中只有 1%～2.5% 的患者因为咳嗽停用 ACEIs。在最初应用 ACEIs 的试验中有咳嗽的患者，换用另外的 ACEIs 制剂后咳嗽能缓解。

（6）联合应用阿司匹林可能降低 ACEIs 对血流动力学及对存活率的作用，但氯吡格雷不会。然而，还没有足够的证据证实不能对特定的患者联合应用 ACEIs 和阿司匹林。

表 72-5

ACEIs 及肼屈嗪-异山梨醇联合制剂的目标剂量

	起始剂量/每日最大剂量	目标剂量	副作用和注意事项	花费
首选 ACEIs（见正文）				
卡托普利*	6.25～12.5mg，每日 3 次/100mg，每日 4 次	50mg，每日 3 次	应用 ACEIs 要监测肾功能皮疹，血管性水肿，高钾血症，低血压，味觉丧失，咳嗽，中性粒细胞减少症，血浆肌酐升高	$

（续　表）

	起始剂量/每日最大剂量	目标剂量	副作用和注意事项	花费
依那普利	2.5mg，每日 2 次/20mg，每日 2 次	10mg，每日 2 次	对赖诺普利和雷米普利还应监测头痛和头晕情况	$（商业医院$$）
赖诺普利	5mg，每日/40mg，每日	20mg/d		$（商业医院$$-$$$）
雷米普利	1mg，每日 2 次/10mg，每日 2 次	5mg，每日 2 次		$$
用于心力衰竭的其他 ACEIs				
福辛普利	5mg，每日/40mg，每日	20mg	与其他 ACEIs 相同	$$$
喹那普利	5mg，每日 2 次/20mg，每日 2 次	20mg，每日 2 次	与其他 ACEIs 相同	$$$
肼屈嗪-异山梨醇联合制剂				
肼屈哒嗪（HYD）	25mg，每日 3 次/150mg，每日 4 次	75mg，每日 4 次	药物导致的狼疮样综合征；液体及钠潴留；心动过速；低血压；小心肾衰竭	$
异山梨醇二硝酸盐（ISDN）	10mg，每日 3 次/80mg，每日 3 次	40mg，每日 3 次	低血压，头痛，头晕	$

*对发生症状性低血压的高危患者单次给予卡托普利 6.25mg 观察 2h；ACEIs：血管紧张素转化酶抑制剂；平均患者每月花费：$：0～10 美元；$$：10～25 美元；$$$：25～75 美元；$$$$：75～150 美元

b. 对不适合应用 ACEIs 的患者，应开始关于肼屈嗪-硝酸异山梨醇联合制剂（HYD-ISDN）降低前后负荷的试验（A 级证据）（表 72-5）。症状性低血压的高危患者开始剂量应较低并监测副作用。已有临床试验显示 HYD-ISDD 可以降低死亡率，但这种联合制剂的依从性较差，需要吃的剂量太多以及较高的副作用发生率（头痛以及胃肠道不适）。

c. 血管紧张素受体拮抗剂（ARBs）是不能耐受 ACEIs 患者的替代治疗（A 级证据）。ARBs 不影响缓激肽的水平，因此对应相同剂量 ACEIs 的 ARB 不引起血管性水肿和咳嗽。证据还显示单独应用这类药物和 ACEIs 对死亡率的影响相同，对心力衰竭的患者在 ACEIs 和 β 受体阻断剂的标准治疗基础上加用这类药物可以减少住院率。最近的一项研究显示在 ACEIs 和 β 受体阻断剂的基础上加用 ARBs 可以进一步降低死亡率。但是在应用 ACEIs 和 β 受体阻断剂的心力衰竭患者不推荐再加用 ARBs（A 级证据）。

d. 第一和第二代钙通道阻滞剂，如硝苯地平、地尔硫䓬、尼卡地平，因为它们的负性肌力作用，会进一步恶化心脏收缩性功能不全的症状。氨氯地平有较好的耐受性，证据显示即使无有益作用也是中性的。应用 ACEIs 和利尿剂的持续高血压患者，以及那些有症状的缺血而已应用硝酸酯类、β 受体阻断剂或两者兼用的患者可以考虑应用氨氯地平。

e. 运动锻炼是一项有效的干预措施，可以逆转稳定的轻至中度（Ⅰ～Ⅲ级）收缩功能不全性心力衰竭患者过度激活的外周代偿性反应。一系列的随机试验显示外周血流动力学参数有改善以及症状减轻和劳动耐力提高。许多研究使用的是有监护的活动平板以及原地自行车进行有氧运动。一项评估运动锻炼长期作用的单项研究显示住院率和死亡率都有下降。尽管有限的几个用死亡率作为观察终点的临床试验显示应限制运动锻炼，所有稳定的心力衰竭患者可考虑运动锻炼。

3. 另外有两种药物可能改善症状及延缓收

缩性功能不全性心力衰竭的病情进展。一个是近200年来心力衰竭治疗的一部分（强心苷类/地高辛），而另外一种药在近几年也被接受了（β受体阻断剂）。

a.β受体阻断剂阻断心力衰竭患者交感神经系统激活的副作用（例如心脏肥厚和凋亡，刺激性的心律失常，心室容积的增加）。在超过10000例患者参与的临床试验中已观察了3种药物：β_1-肾上腺素受体选择性阻断剂（比索洛尔和美托洛尔），α_1、β_1 和 β_2-肾上腺素受体阻断剂（卡维地洛）。综合的结果显示心力衰竭的患者应用β受体阻断剂可以缓解症状，改善生活质量，降低死亡风险35%，减少住院（A级证据）。这些研究中的患者也同时应用 ACEIs、利尿剂、地高辛；因此这些收益是在 ACEIs 的收益之外的。除非有禁忌证（症状性心动过缓，过敏）或其他不能耐受的情况（哮喘的患者），β受体阻断剂推荐用于所有稳定的左心室收缩功能不全的患者。

（1）当正常血容量没有达到之前应暂缓β受体阻断剂的应用。在β受体阻断剂治疗前应先纠正容量负荷过重。

（2）这类药物的开始剂量应非常小，之后逐渐小剂量递增才能有较好的耐受性（每2～4周），如果出现液体潴留，应加大利尿剂剂量以使体重恢复基础体重。目标是达到临床试验中达到的目标剂量。表 72-6 显示的是试验中心力衰竭患者 β受体阻断剂的开始剂量及目标剂量。有些患者可能需要较长的滴定达到目标剂量。

（3）患者应该监测 β受体阻断剂最常见的副作用：低血压/低灌注，心动过缓，房室传导阻滞和支气管痉挛。

（4）应该告诉患者要达到获益及期盼的临床结果可能需要2～3个月的时间。疲劳是常见的副作用，除了一小部分患者，常常在几周后自行缓解。

表 72-6

β受体阻断剂的初始剂量及目标剂量

药物	初始剂量/每日次最大剂量	目标剂量	副作用及注意事项用药开始前应达到容量正常	花费
比索洛尔	1.25mg 每日 1 次/20mg 每日 1 次	10mg 每日 1 次	昏昏欲睡，失眠，性欲降低，心动过缓，抑郁，支气管痉挛	$ $
卡维地洛	3.125mg 每日 2 次/50mg 每日 2 次	25mg 每日 2 次	低血压，头晕，疲劳/无力，高血糖，体重增加，腹泻，心动过缓，水肿，头痛	$ $
美托洛尔				
快速释放制剂	6.25mg 每日 2 次/225mg 每日 2 次	75mg 每日 2 次	心动过缓，低血压，头晕，疲劳，抑郁，支气管痉挛	$
缓释制剂	12.5～25mg 每日 1 次/400mg 每日 1 次	200mg 每日 1 次		$ $

花费：平均患者每月花费 $:0～10美元；$ $:10～25美元；$ $ $:25～75美元；$ $ $ $:75～150美元

b.地高辛在许多强心苷制剂中应作为首选，地高辛既不增加也不降低心力衰竭的死亡率，但确实在收缩功能不全性心力衰竭患者中改善症状、增加运动能力，降低住院需求（A级证据）。地高辛对在 ACEIs、β受体阻断剂、利尿剂治疗下仍有症状的以及合并房颤或快速心室反应的患者是非常合适的。

（1）常常不需要负荷剂量。每日口服0.125～0.25mg，1～2周即可达到血浆稳态。

（2）一旦达到稳定状态，应监测血清地高辛水平、心电图、血清尿素氮/肌酐水平、血浆电解质。

（3）洋地黄观察组（DIG）试验的结果建议血浆浓度在较低的有效药浓度范围内（0.7～1.2ng/ml）可保持临床的有效获益而不致中毒。应该每年或在心力衰竭及肾功能显著变化时监测浓度。

D. 单纯的舒张期功能障碍。与大量治疗收缩性功能不全的证据相比较,用于指导舒张性功能不全的心力衰竭的资料非常少。仅有的对各种治疗有效的证据都来源于小型研究,这些研究显示舒张性心力衰竭应用维拉帕米增加运动耐力及心力衰竭症状积分。大部分治疗是经验性的,直接针对逆转可能的假设的病理生理学(C 级证据)。目前有很多针对保留收缩功能的心力衰竭患者应用 ACEIs、β 受体阻断剂和 ARBs 干预的试验研究。

1. 减轻充血状态。获得及保持液体平衡理想状态的方法与在收缩功能不全中所描述的相似。尽量避免迅速及过度利尿,因为小的血管内的容量变化也会导致显著地舒张期充盈及心排血量下降。

2. 治疗心肌缺血可能提高舒张功能。硝酸盐类、β 受体阻断剂和钙通道阻滞剂都是有效的,但几乎没有直接的证据证实它们治疗舒张功能不全的有效性。对合适的缺血患者也应考虑冠状动脉重建术。

3. 对高血压有效的药物治疗可以限制甚至逆转左心室肥大(ACEIs,ARBs,CCB>β 受体阻断剂),因此可以提高心室的顺应性。β 受体阻断剂特别受关注,因为其抗心肌缺血及控制心率的作用都可以改善舒张期充盈。ACEIs 也是合适的,但相对于收缩性功能不全来说,没有证据证实对舒张性功能不全的心力衰竭有特殊适应证。坎地沙坦已经证实可以降低收缩功能保留的患者的住院率,但没有死亡率方面的受益(CHARM 保留试验)。

4. 心房颤动转复为窦性节律可以恢复舒张期充盈时心房的射血从而提高心排血量。如果转复为窦性节律不可能实现,那么用降低心率的钙通道阻滞剂或地高辛控制心室率可以使舒张期心室的充盈更完全。

5. 在舒张功能不全的患者中控制心室率是很重要的。有心动过速的舒张功能不全的患者减慢心室率可以提高心排血量。在这些患者过度利尿常导致心动过速,是呼吸困难急性发作的混合因素之一。

6. 理论上,地高辛不推荐用于舒张期功能障碍的患者,然而,最近的 DIG 临床试验的亚群分析显示,在一小部分左心室射血分数正常的患者

得出令人惊讶的临床结果。然而在得到更多的证据之前,地高辛应作为有特殊适应证如房颤的舒张功能不全患者的推荐。

四、治疗策略

A.患者教育和自我护理是保持临床稳定状态的重要组成部分(B 级证据)。总体包括症状的解释,病因和预后;运动建议包括适当的运动处方;药物的适当应用;限盐;监测每天的体重;症状的监护以及何时与医生联系(表 72-7)。

表 72-7

内科医生对病人的特殊询问

体重增加 3 磅,与饮食调节无关

对饮食调节不清楚

足部和腹部出现新的水肿

轻微运动呼吸即变得急促

平躺困难或因呼吸急促而惊醒

剧烈咳嗽

持续恶心、呕吐或不能进食

眩晕加剧或水肿加重,突然晕倒并与体位变化无关

心悸时间延长

患者如果感觉突然病重如胸痛、严重气短、意识丧失请打"120"或急送急诊室

B.患者管理策略已经显示可以提高生活质量,降低住院需求(B 级证据)。管理患者的护士与患者共同工作,提高患者的教育;提高对药物治疗和饮食疗法的依从性;提高以家庭为中心的自我监护;综合医生、社区以及社会支持各方面的资源。

C.对经过标准治疗但仍有症状的患者应考虑向心脏病学家以及心力衰竭专科诊所咨询和安排治疗,是否有瓣膜或外周渗出性疾病或有可逆性缺血性心脏病。患者可以在心脏病学专家的协同治疗下达到 ACEIs 的目标剂量或开始 β 受体阻断剂治疗从而获益。那些有症状的房性或室性快速型心律失常也应经心脏病学专家进行评估。对心脏移植进行评估,包括含有 $VO_2 max$ 的运动耐力评估。$VO_2 max < 14ml/(kg \cdot min)$ 且没有其他合并症的患者是心脏移植的合适人群。

五、预后

A. 心力衰竭患者经常发生病情恶化及住院。超过 40% 的心力衰竭住院患者在出院后 6 个月内再次住院。患者经常经历一个以周期性体液超载和运动耐力下降为特点的变动临床过程。可预防的常见导致住院的原因有对限制钠盐及服药的依从性差，社会支持系统不完善，或当症状恶化或每天的体液增加时没有及时寻找医学救助。收缩性和舒张性心力衰竭的住院率是相似的。

B. 心力衰竭的死亡率是很高的，对严重的心力衰竭（NYHA 分级 IV）每年死亡率高达 50%。左心室射血分数是最常见的死亡率预测因子，对左心室射血分数低于 20% 的患者死亡率显著增加。低钠血症、升高的血浆去甲肾上腺素浓度、脑钠肽的浓度、显著的室性心律失常也是死亡率危险增加的独立预测因子。对左心室射血分数正常的心力衰竭患者，死亡率是最低的。

（张　燕　译）

参考文献

［1］ Adorisio R，De Luca L，Rossi J，et al. Pharmacological treatment of chronic heart failure. Heart Fail Rev,2006,11:109-123.

［2］ Aurigemma GP, Gaasch WH. Clinical practice, diastolic heart failure. N Engl J Med,2004,351:1097-1105.

［3］ Fonarow GC，Adams KF，Abraham WT，et al. Risk stratification for in-hospital mortality in acutely decompensated heart failure: classification and regression tree analysis. JAMA,2005,293:572-580.

［4］ Heart Failure Society of America. 2006 Comprehensive Heart Failure Practice Guideline. J Card Fail, 2006, 12（1）: e1-122. http: // www. heartfailureguideline. org/index. Cfm ? id＝131&s＝1. Accessed August 4,2008.

［5］ Hunt SA, AbrahamWT, Chin MH, et al. ACC/AHA 2005 Guideline Update for the Diagnosis and Management of Chronic Heart Failure in the Adult: a report of the American College of Cardiology/American Heart Association Task Force on Practice Guidelines. Circulation,2005,112:e154-e235.

［6］ Jessup M, Brozena S. Heart failure. N Engl J Med, 2003,348:2007-2018.

［7］ Redfield MM, Jacobsen SJ, Burnett JC, et al. Burden of systolic and diastolic ventricular dysfunction in the community: appreciating the scope of the heart failure epidemic. JAMA,2003,289:194-202.

第73章 痴 呆

Richard J. Ham，MD

要点

- 痴呆是一种以记忆力减退以及认知功能缺陷为主要表现,严重影响患者日常生活能力的综合征,而不是一个疾病的最终诊断(表73-1)。
- 大多数进行性痴呆是由阿尔茨海默病(Alzheimer disease,AD)引起的。其起病缓慢,早期症状常常隐匿而仅有反复紧张,故经常耽误了痴呆的识别和诊断。年龄是AD最重要的、潜在的危险因素,在85岁以上的老年人中发病率高达45%。
- 对痴呆家族史、特征性症状和体征分析进行早期识别,使得AD早期诊断和鉴别诊断显得更为重要。
- 早期的综合性管理:确保安全,缓解和阻止家庭的紧张状况,为患者的照顾者提供早期教育,尤其是行为管理上;在患者的参与下进一步明确治疗目标。存在轻度症状时,应在基层医疗机构尝试进行初始药物治疗以改善病情。
- 药物治疗以及诊断痴呆的类型也很重要,在这种情况下基层医疗机构的医生给予胆碱酯酶抑制药(cholinesterase inhibitor,ChEI)是一种常规治疗。对于大多数"中度"痴呆患者,推荐加用美金刚治疗。这些对症治疗并不能改变疾病的进程(表73-2)。给照顾者带来的压力也应考虑,由于照顾者的看护质量也是决定患者预后的重要因素,给予照顾者充分的支持和教育对痴呆的治疗也相当重要,包括阿尔茨海默协会(www.alz.org)等其他社会资源。

一、序言

A.痴呆是十分常见的疾病,尤其在老年人群。两个以美国城市85岁以上老年人的临床研究显示,阿尔茨海默病(AD)的发病率约为45%。在基层医疗机构中痴呆的发病率更高,临床研究中65岁以上老年人痴呆发病率为6%,65～69岁老年人为2%,70～79岁老年人为7%,80岁以上老年人为17%。即使女性寿命更长,患痴呆的女性仍比男性多(比例为3:2)。

B.该病的组织病理特点(仍是公认的诊断技术,通常在尸检中发现)是在1907年由阿尔茨海默医师首先报道:脑组织中存在β-淀粉样核心的斑块和神经原纤维缠结,这些改变本身不能解释神经元退行性改变的程度以及最终发生的结果。受损部位周围的炎症改变可能发挥着一定作用;雌激素干扰了这些斑块和神经原纤维缠结的形成过程;相当多的研究还在继续探讨β-淀粉样物质的形成。一项阻止β-淀粉样物质形成的疫苗试验由于一些病例出现脑病已经终止,但是,在一例死于无关原因的患者身上,仍发现有β-淀粉样的斑块形成,因此,阻止β-淀粉样物质的形成并不能阻止疾病的进展。对σ-蛋白的去磷酸化进一步研究发现,初始阶段导致神经原纤维缠结。随着对发生过程到病理机制研究的逐步深入,将会揭示新的药物治疗前景。最近,几个有前途的治疗痴呆的药物正在研制当中。

C. 大量神经递质的缺乏,尤其是乙酰胆碱以及最近关注的谷氨酸盐的不足是已经公认的药物治疗的基础。"胆碱能假说"(降低胆碱能神经活性已成为一种治疗方法)已有 20 年的研究文献积累,胆碱酯酶抑制药(ChEI)抑制乙酰胆碱酯酶,从而阻止天然的乙酰胆碱降解,是 1997 年获美国批准的处方药,用于痴呆的症状治疗,其改善受损神经细胞功能而受到推荐广泛使用。除了疾病终末阶段外,这类药物与对照组相比,对认知、社会功能和行为能力都有明显的疗效,对某些非阿尔茨海默病也有效。该治疗会延迟患者进护理院,很少引起患者或家属注意到的异常,也不会影响疾病自身的进展过程。

D. 遗传性"危险因素"可能起决定作用,家族聚集性尚有待明确。在过去几年,有些罕见的遗传性改变已经确定。1994 年在典型的迟发 AD 患者中发现,载脂蛋白 ε2、ε3、ε4 等位基因是典型迟发性 AD 的"风险"(apo-ε 4)性和"保护"(apo-ε 2)性因素。目前正在积极寻找三个或更多遗传性的临床危险因素,以预测典型 AD 患者的遗传特征。

E. 存在淀粉样斑块和神经原纤维缠结的病理改变与临床症状并不完全相关。所有患Down 综合征的患者如果活到 55~65 岁都出现明显的 AD 样斑块和缠结改变,但是只有大约一半的患者后期有进展性痴呆的证据。有一种理论解释这些事件(如卒中、脑创伤)与痴呆的发生或认知功能下降的相关性就是遗传性风险,甚至在 AD 的病理机制上,这种急性事件或者伴发的糖尿病等慢性疾病仍不能解释其与临床症状的关系。

F. 脑血管病(可能是血管疾病,如高血压)和脑创伤(尤其是在婴幼儿阶段严重的脑创伤)被认为与新发 AD 的风险增加有明显的关联。目前,高脂血症和糖尿病也被认为是危险因素(表 73-3)。

G. 尚无明确的证据显示环境因素能够影响AD 的发病,但是化学物质(如杀虫剂和一些园艺和农用化学试剂)能够对线粒体产生不良影响,可能也是危险因素。

表 73-1

痴呆是什么?

多重认知功能缺损,如记忆力下降、一种或多种语言失语、失用、失认,或者执行功能的障碍(如计划、组织、排序、概括)
职业和社会功能受损,表现为从先前身份、状态的下降,不仅仅在谵妄状态下出现

资料来源:美国精神疾病学会,DSM-IV. 1997.

表 73-2

阿尔茨海默病的管理原则

早期诊断	对照顾者的关怀
疾病诊断,指定其委托人	培训,支持,休整
坚持治疗	发展社区服务资源
胆碱酯酶抑制剂、维生素 E、美金刚	使用、促进
对认知、功能和行为的综合性治疗	
近期事件记忆下降更明显	

表 73-3

阿尔茨海默病的危险因素（和保护性因素）

风险增加	可能保护作用
年龄	
家族史	受教育水平高
载脂蛋白 ε-4	载脂蛋白 ε-2
头部外伤	抗炎药物
女性	他汀类药物
脑血管疾病	抗氧化剂
心血管疾病	低三酰甘油饮食
14、19、21 号染色体改变	低胆固醇饮食
Down 综合征或家族史	持续智力活动
糖尿病	持续、有规律的身体锻炼
睾丸激素水平过低	
应用雌激素	

二、诊断

A. 症状和体征

1. 早期痴呆常常不会引起注意，没有给予充分的照顾，否认病情或没有给予识别。缺乏对 AD 的识别不仅仅是家庭和患者认为这些早期症状属于"衰老"，而且也与临床医生有关。AD（和其中缓慢进展的痴呆）早期症状的显著特征是逐渐形成的，其发病相当隐匿。这些症状在许多老年人中普遍存在，是非特异性的（记忆力下降、功能减退、行为改变等），通常初发时表现为个体的紧张（患病、躁动、焦虑等），许多早期 AD 患者社会功能和语言能力得到维持（在家庭医师诊所熟悉的环境下，但并不能处理好复杂的外部生活）。

2. 表 73-4 和表 73-5 总结了一些"提示"可能存在早期痴呆的症状，以及可以在基层医疗机构观察到（或者寻找到）的临床表现。表 73-6 列举了一些在基层医疗机构进行"基线"和随访（间隔 6 个月）筛查，提示患痴呆风险明显增加的临床事件。

3. 表 73-7 总结了明确痴呆早期诊断的理由。表 73-8 总结了在基层医疗机构进行典型痴呆的早期诊断流程。

4. 由于缺乏足够的预后资料证实，并增加患者潜在的、不必要的焦虑，最近美国预防工作专家组否定了对无症状人群进行集中筛查的做法。然而，当患者患病风险增加时，询问简单的症状回顾性问题在临床工作中都受到推荐，如"你的记忆力怎么样？"，或者"你的记忆是不是更差了？"（或者询问患者家属——但不是在患者面前，最好是得到患者的默许）。

5. 既往史（PMH） 尤其是心血管病史有助于临床诊断。特别应该了解头部创伤的情况（可能涉及头部的摔伤、车祸以及其他意外事件造成的影响）。

表 73-4

阿尔茨海默病早期的警示：部分症状

进行性记忆力减退

遗失物品

重复同样的问题

行动迟缓

驾驶困难

财务计算错误

挑衅或不恰当的行为（行窃、性行为、暴发性情绪）

精神不振

体重减轻

不讲卫生

易怒

猜忌

表 73-5

阿尔茨海默病早期的警示:部分临床现象

记不住近期的信息
依赖照顾者
不恰当的衣着
不讲卫生或不愿理发
难以表达自己的想法
坚持"不表露"或在错误的时间出现
固执
过度延误
体重减轻和(或)"虚弱"

表 73-6

阿尔茨海默病早期的警示:推荐进行筛查的临床情况

谵妄
抑郁
头部创伤
卒中
灾难性创伤后反应

表 73-7

进行阿尔茨海默病的早期诊断的原因

安全性(如驾驶、依从性、烹饪)
家庭焦虑和误解(如指责、否认)
照顾者早期处理能力的教育(如选择、启动交流)
当患者有能力时(愿望、代理、委托、进一步指导)的提升
　指导
患者和家属知晓的权利
目前可靠、有效的治疗方法

表 73-8

进行阿尔茨海默病早期诊断的临床流程

注重一些暗示、线索和早期征象
询问患者和家属有关记忆的问题
质疑的情况:
确认病史:多长时间?突然发生什么?怎么变得更差?
　多快?
是否存在其他早期 AD 的症状?
认知功能测验的情况(MMSE,画钟试验)
记录功能状况问卷(FAQ)
大多数情况下可以确定的诊断
调查促发因素、病因和目前的状况

　　FAQ:功能状况问卷;MMSE:简易智能状态量表

6. 家族史(FH),了解临床 AD 患者(即使没有解剖证据,仅仅是一般病例)的家族史,对其一级亲属(尤其是兄弟姐妹)患 AD 可能性增大具有重要的意义。这种常见病有一两个远亲家族史的家庭成员不必过于担忧家族因素。有 Down 综合征家族史可作为较重要的危险因素。在两项报道中,所有 Down 综合征患者在中年(50~60 岁)阶段都出现阿尔茨海默类型的病理改变。

7. 全面的用药情况　要求了解目前和近期用药的情况。早期痴呆患者容易忘记和混淆用药情况。个别情况下,单纯药物也会成为痴呆的起因,并且药物的调整也会减轻 AD 症状。许多非处方抗过敏、抗感冒和镇痛药(苯海拉明等)的抗迷走神经副作用,常常会引起老年人认知功能的减退,尤其在那些已出现痴呆的患者中,可观察到胆碱能神经受损。不同药物的抗迷走神经副作用是累加的,因此,如呋塞米和雷尼替丁轻微的抗迷走神经作用也会加重这种效应。尿道解痉药(奥昔布宁和托特罗定)有时对这些人群有效,但是这位作者推荐对所有存在认知障碍、没有应用这类药物的患者可以尝试,除非确定其利大于弊,一般情况下避免给老年人应用。

8. 全面的体格检查　是必需的。患者的一般情况可能很好,没有引起关注。在患病过程中,可能忽略了健康维护。常见问题的征象包括药物滥用、忽略或未报告的跌倒、听力丧失、平衡能力减退或步态异常(表 73-9)。同时,一项作为体格检查的系统回顾显示,对每一个系统进行检查可以提高患者回忆的可靠性(家庭成员应该接受系统回顾的询问,书面格式化方式可以节约时间)。

表 73-9

痴呆的体格检查

营养状况?
听力丧失?
视力下降?
忽略口腔、足部和会阴检查?
体检的滥用或忽视?
站立或行走时是否安全?
观察到前面或侧面的机动车标志?
震颤麻痹的体征?
对患者的系统回顾

B.痴呆的确诊,分期和鉴别诊断:AD这样的进展性痴呆在患病任何阶段作出"第一时间"的诊断。有时这些改变是隐匿的,患者的口头表达和社会能力都得以保留,并没有真正觉察到这些能力的下降。有时患者认知能力下降是由于一种或多种慢性或进展性疾病,变得更加依赖于这些疾病的状态。对已知疾病的处理会掩盖认知功能的下降,或者这种下降是由疾病(如COPD)本身引起的。众所周知,老年人的特点是多种临床情况伴发,传统的临床训练就是试图把所有的症状归纳到少数的诊断上。

临床上对痴呆的表现通过三个方面进行描述:早期症状的识别上,认知、功能和行为可能只在一到两个方面的改变。对于诊断和管理来讲,记录下列三个方面的特异性症状十分有用,必要时可直接询问这些问题。

有三个额外的问题(表73-10)有助于进行识别缓慢进展的痴呆(如AD,路易体型痴呆,血管性痴呆)和其他类型的痴呆(如心肺复苏后缺氧性脑损伤所引起)。在不同疾病中可出现类似痴呆的症状(如谵妄或严重的抑郁状态)。

表 73-10

所有记忆力障碍患者的三个额外问题

这种情况存在了多长时间?
它如何突然开始的?
症状还在进展中吗? 如果是,发展有多快?

1. 轻度认知功能障碍(MCI) 是一个在临床应用中逐渐增多的术语,尽管它并不是一个真正、独立的诊断,也没有出现在ICD-9或DSM-Ⅳ编码中。界定这样一个综合征有利于研究那部分过去疑似有"良性健忘"的患者,即有轻度的症状,没有明显的病情进展,不足以引起功能损害的患者。对这类患者的研究显示:发展成为"临床AD"有一个较宽范围的"转化"率,例如这部分MCI患者实际上就代表着早期AD——进展到引起功能损害的痴呆之前,因此,这对疑似患者是有害的,尤其是老年人随着时间的推移、记忆力的减退被认为是"正常的"。这样的病人应该给予定期的认知功能测试,访视至少6个月进行1次,确保AD的早期诊断和识别。

2. 对痴呆的确诊 应该尽可能的客观。最常用的客观记录认知功能的检测工具是简易智能状态量表(mini-mental state examination,MMSE),这种检测量表简单、易行,能够简要地评估患者的时间和地点概念、短期记忆力、视觉空间能力、阅读和书写能力、命名物品、辨别顺序和语言能力(写一句话和重复一些熟悉的段落)见图73-1。MMSE并不是一个敏感的检测工具,其涉及应用的范围也不宜扩展。一位接受良好教育的早期AD患者评分可以达到100%! 然而,如果存在异常,这种检测可以量化地反映痴呆认知方面的受损情况,间隔6个月以上的临床改变也很敏感。

a. 医生(或者护士)并不一定要亲自进行这项测验;一个接受过培训的访视员(如医师助理)都可以准确地记录MMSE评分。这样做可以缓解测验带来的紧张情绪,使其就像常规的健康状况调查。然而,应告知患者进行记忆力测验,使其能够努力完成,这类问题也不是简单的穿插在访视提问中。非常重要的一点是要保留MMSE的原始记录,仅用总分并不能区分存在障碍的方面,有些分值的意义更大一些。

b. 如果评分结果是模棱两可的,增加对症状的检出更有帮助,而不是MMSE评价。通过解释格言的能力来评估抽象思维(例如,被问及"glass houses"的含义时,具体思维能力尚好的早期AD患者可能回答"the glass will break")。对于文化程度较低的患者进行抽象思维能力测试时,可以询问患者哪些物品与胳膊、腿类似(接着再复杂些提问),询问有关哭、笑、吃饭、睡觉等类似的问题。通过"目录检索"式问题的询问来检测患者的长期记忆力,可使MMSE的应用范围进一步扩展,如"你能在30秒内回想出所有四条腿的动物吗?"(应回答10种以上)。

c. 画钟测验:这项测验有时要求标准化,有时也可以做得很随意。用一张纸和一支铅笔,要求患者"画一个钟"。如果需要提示他或她画一个圆,然后提示/告诉他们"像钟面一样"标出数字,让他们表述指针的位置"指出8:20"(表73-11)。有抽象思维障碍的患者不能找到代表20min的数字,钟的形态变得混乱无序提示疾病的加重。家庭成员中一个或几个(大家庭中对时间的准确性发生争执)不能接受他们父母存在思维障碍时,画钟测验有一定的帮助。

表 73-11

画钟测验

"画一只钟(表)"
"在钟面上标出数字"
"标出 8 点过 20 分的指针"

---

d. 一种可进行比较的功能受损检测方法是社会功能评价问卷(FAQ)(图 73-2)。是目前得到广泛推荐的用于评估"功能性日常生活活动",也是患者更复杂的日常活动能力,不是自我照顾能力,但是对日常生活是"功能性"内容:维持个人收支平衡、准备一顿饭、追随某一电视栏目、单独旅行和购物等。如果需要的话,FAQ 可以由家庭成员来完成,但最好是由专业人员访视这个家庭,并根据他们的反馈填写表格。每一项功能都划为 0~3 分——3 表示患者根本不能履行这项任务,0 意味着他们完成这项任务毫无困难,或者他们从不会这么做。这项评估得到功能受损的程度,可用于追踪患者病情进展或稳定,其结果对照料者的作用和负担提供了更多的信息。

e. 推荐临床医生对大多数治疗中的 AD 患者每隔 6~12 个月重复检测 MMSE 和 FAQ,以评价病情的进展情况。部分治疗计划要求进行 MMSE 或类似的检测,为持续的、昂贵的胆碱酯酶抑制药治疗提供证据。

3. 痴呆严重程度和分期的评估　帮助看护患者的家庭成员根据痴呆的进程设定临床分期,有助于医生依据 FDA 的许可进行药物干预。尽管每一个患者都有特异性,但是 Galasko 法分为三个阶段,根据患者多重功能受损中最明显的受损区域来进行划分(表 73-12)。单独 MMSE 不是评价标准,基于所有三个方面(认知、功能和行为)的全面评价将由基层的全科医师进行。

4. 痴呆的种类(表 73-13)

a. 阿尔茨海默病(AD):70 岁以上老年患者中进展缓慢的痴呆。起病隐匿,进展缓慢(除非同时发生其他的疾病或损害,重新定位或其他干扰),常常会把对 AD 的诊断作为痴呆的原因。其他类型痴呆的原因有待于在初诊和以后的随访中进一步明确。

b. 路易体痴呆(DLB):可能是第二种常见的原发性痴呆类型,发病早期与 AD 相似,或者早期特征提示抑郁,并进展出现幻觉等精神症状,伴或不伴有明显的锥体外系症状(如运动迟缓,"搓丸样",震颤,面具脸,"齿轮样强直",特有的步态,启动困难,行走时上肢的摆动减少),这些症状可能难以觉察,需要特别关注。不幸的是,这类患者对抗精神药物的锥体外系不良反应特别敏感,除了喹硫平,甚至一些现代的"非典型"的药物也是如此。由于面临长期神经损害的风险,专家建议对路易体痴呆患者出现的各种精神症状避免应用抗精神药物治疗。患者可能被诊断为 AD,如果患者害怕,或者是出现锥体外系症状,伴有停药后症状持续存在,临床医生可能试图给予抗精神治疗,故这类痴呆的基础治疗还是 ChEI。路易体痴呆的随访缺乏一定的预测性,病情发展往往比一般的 AD 更为迅速。

c. 血管性痴呆(VaD):一度认为是痴呆发病的主要原因,是一组由于血管损害引起的痴呆,包括多发性梗死性痴呆、Binswanger 病(由于小血管病变引起)和卒中后痴呆。然而,混合性痴呆(AD 和 VaD)更为常见。卒中是进展为痴呆的一个重要的可识别危险因素(也可能是其他脑血管疾病的表现)。因此,与过去相比,VaD 作为痴呆病因的发生频率要低一些。VaD 的诊断有时是依据 CT 或 MRI 脑血管改变的结果,这些改变在 AD 初发特有年龄阶段的患者中普遍存在,并经尸检确诊 AD。诊断 VaD 作为痴呆的病因时,要求有明确"阶梯样"进展的病史(不同于 AD 的病史是平缓的、不可逆转的),或者临床(病史)以及出现短暂性脑缺血(TIA)的影像学证据。实际上,从事基层医疗的医师们一直在所有进展性痴呆的患者中积极寻找血管损害的危险因素,关注 CT 或 MRI 中的血管改变,并作为血管疾病和身体其他疾病的潜在原因。如果存在血管损害或危险因素,必须给予积极的处理(控制血压,阿司匹林,心律失常尤其是房颤、心脏传导阻滞,病态窦房结综合征,其他形式的心动过缓—颈动脉杂音和颈动脉超声)。

项目	评分		项目	评分	
	正确	错误		正确	错误
时间定向			回忆能力		
1. 现在是			5. 回忆刚才复述过的3个物体名称		
哪一年?	1	0	皮球	1	0
哪一季节?	1	0	国旗	1	0
几月份?	1	0	树木	1	0
几号?	1	0	语言		
星期几?	1	0	6. 说出所示物体的名称		
地点定向			手表	1	0
2. 我们在			铅笔	1	0
哪个国家?	1	0	7. 复述"四十四只石狮子"	1	0
哪个城市?	1	0	8. 诵读卡片上的句子		
什么地址?	1	0	请闭上您的眼睛	1	0
哪个医院?	1	0	9. 按照卡片所说的做		
第几层楼?	1	0	右手拿纸	1	0
记忆力			两手对折	1	0
3. 复述以下3个物体名称			放在人腿上	1	0
（由检查者连续说出）			10. 写一个完整的句子	1	0
皮球	1	0	（要有主语、谓语,且有一定意义）		
国旗	1	0	11. 模仿画出下图	1	0
树木	1	0	（两个五边形交叉形成一四边形）		
注意力和计算力					
4. 计算					
100 − 7	1	0			
− 7	1	0			
− 7	1	0			
− 7	1	0	总分		
− 7	1	0			

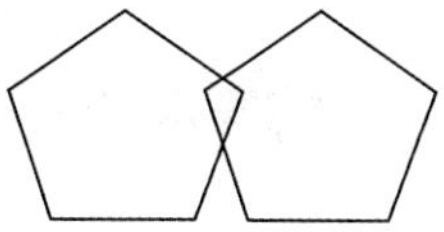

图 73-1 简易职能状况检查表（中文版,张时园等,1988 年）

社会功能评价问卷（FAQ）

调查内容	完全不能 （3）	需人帮助 （2）	有困难自 己能做（1）	完全自理 （0）
1．每月平衡收支的能力，算账的能力				
2．患者之工作能力，能否写出简单记录				
3．能否到商店买衣服、杂货和家庭用品				
4．有无爱好、会不会下棋和打扑克				
5．会不会做简单的家务，如点炉子、泡茶				
6．会不会准备做饭				
7．能否了解发生的近事				
8．能否参加讨论和了解电视、书、杂志				
9．能否记住约会时间、家庭节日、吃药等				
10．能否拜访邻居，自己乘公共汽车等				
各项分数				
总　分				

（注：总分30分。分值>9分就提示存在社会活动功能障碍）

图73-2　社会功能评价问卷（FAQ）

表73-12

轻度、中度和重度痴呆的临床特点

轻度 （MMSE 评分 21～30）	中度 （MMSE 评分 10～20）	重度 （MMSE 评分＜10）
认知	认知	认知
回忆	短期记忆	注意力
文字学习	语言（命名，错语	执行日常行为困难
解决问题	症）	语言
判断	领悟	功能
计算	定向力	日常生活行为
功能	视空间能力	穿衣
工作	功能	理发
购物	功能性日常生活	洗澡
做饭	活动	吃饭
做家务	放错位置	节制
阅读	迷路	行走
书写	穿衣困难	慢速驾驶
个人嗜好	行为	行为
行为	妄想	躁动
淡漠	抑郁	口头语言
胆怯	恍惚	行为上
抑郁	失眠	失眠
易怒	躁动	

表 73-13

轻度、中度和重度痴呆的临床特点

原发进展性痴呆	继发性痴呆
阿尔茨海默病	酒精相关性
路易体痴呆	帕金森病痴呆
血管性痴呆	AIDS 相关性
额颞叶痴呆	缺氧后脑病
亨廷顿病	卒中后
克雅病	进行性核上性麻痹

d. 其他非典型性痴呆：由于不具有 AD 典型症状的特征而怀疑的这类痴呆。例如，亨廷顿病有明显的家族史（常染色体显性遗传）；早期脱抑制和人格改变，间歇受累的记忆缺失是额颞叶痴呆（如 Pick 病）的表现。所有非 AD 的痴呆（表73-13）起初的表现都与 AD 相似，然而，错误地诊断为 AD 和治疗带来的损害比没有及时的识别和治疗要少。

e. 严重抑郁症（MDE）："抑郁性痴呆"是目前用来表述 MDE 的术语，特别是指老年人出现类似于痴呆的认知功能障碍。以前使用的"假性痴呆"无法表述这种实际情况，其实就是抑郁。从病史上看，这种抑郁与痴呆有着明显的差别，在面谈中症状特征也有隐隐约约的不同，包括在精神状态测验中回答问题的方式（表 73-14）。研究提示先前的抑郁，尤其是持续时间较长的抑郁是进展

性痴呆的危险因素。或许由于抑郁是大脑受损的一个征象，抑郁期间大脑的物理改变实际上给衰老大脑带来了损害。作者推荐对这类病人（如这种抑郁似乎对 SSRI 治疗有反应）每隔 6 个月进行筛查并持续下去，当出现明显"抑郁"的症状实际上是淡漠，这也是早期痴呆的一个典型症状。

f. 谵妄与痴呆的区别：当一个患者出现急性的意识障碍，在急诊室、没有家庭成员陪伴的情况下可能是谵妄。谵妄是痴呆常见的一个主诉，也可能是痴呆的症状。谵妄患者存在着病情瞬时易变和生理性紊乱的症状，有助于与痴呆的鉴别（表73-15）。意识状态的急性改变是急诊诊断的一个标志，从定义上看，急性谵妄可能是危及生命的急性疾病（如卒中、心肌梗死、脓毒血症、肺炎）脑部表现。

表 73-14

痴呆和抑郁的比较

痴呆	抑郁
起病隐匿（可能几个月）	突然发病（可能几天）
持续时间长	持续时间短
没有精神障碍史	常有精神障碍史
隐匿性失能（经常未意识到）	明显失能（抱怨）
含糊的回答	"不知道"的回答
日复一日的情绪波动	昼夜的情绪波动，每天的情绪基本一致
稳定的认知功能丧失	波动性的认知功能丧失
可能努力尝试完成，不在意出错	常怕困难而不去尝试，怕出错而更加灰心
近期事件记忆下降更明显	近期事件记忆下降与远期相似
先出现记忆减退（在情感障碍之前）	先出现抑郁（在认知障碍之前）
伴随不爱交际、不愿合作、敌对、不稳定情绪、混乱、丧失方向感、反应迟钝	伴随抑郁/焦虑情绪，睡眠节律异常，食欲改变、自杀倾向

表 73-15	
谵妄和痴呆的比较	
谵　妄	痴　呆
发病时间准确(可确定日期)	逐渐起病(不能确定日期)
急性过程,数天到数周	缓慢,数年
通常是可逆的,可完全恢复	通常是不可逆的,一般呈进行性加重
早期方向感丧失	后期方向感丧失(数月或数年)
症状随时变化,数小时内	典型的是每天变化很少
明显的生理性改变	缺乏生理性改变
不良的、易变的意识状况	意识不变,直到终末期才改变
明显的注意力下降	注意力没有明显的改变
睡眠节律异常,数小时变化	睡眠节律异常,昼夜颠倒
显著的精神活动改变	精神活动能力改变不明显

g. 必须排除引起痴呆的可逆性原因。然而,有时很难找到病因,阿尔茨海默样进展性痴呆完全可能由一些可治疗的疾病引起。这种病因实际上与尚未诊断的痴呆伴随发生,如果不予治疗可能会加重病情,但是治疗这种疾病不会使痴呆逆转。过去几年中,作者改进了众所周知的"痴呆"的概念(表 73-16),提出了一个有助于记忆的新版本"痴呆的可逆性原因","促进痴呆加重的因素"就是基于对痴呆新的认识和打破人们旧概念的总结。

C. 实验室检查:检查方法取决于上面提及的鉴别诊断和必须寻找的促使病情加重的因素(表 73-16)。

1. 脑部影像改变　在美国只有在"排除"痴呆发病因素时,才进行脑部 CT 扫描或 MRI 检查。大多数病例进行没有增强的 CT 平扫就可以了,并且该检查不需医疗保险限制。对有些医学影像专家而言,MRI 可能对血管改变更敏感,但是对全科医师来讲,必须谨慎地对待这些血管改变的不合理解释。由于这些改变是 AD 的危险因素,而不是 VaD 的确诊依据,后者是基于病史、一些神经病学改变等。对于一些严重的痴呆,在患病后期表现为无特异性的病史(无创伤史)、没有神经定位体征的患者可以放弃影像学检查。有些患者不能耐受检查的过程,从偏远地区转运患者带来的风险/受益;为配合检查而应用镇静剂可能影响扫描的结果(尽管家庭成员需

要知道这样一个结果,有时出现无法排除少见颅内病变的情况)。因此,必须向家属明确脑部扫描是为了排除颅内占位病变,如明确的脑肿瘤或转移瘤、硬膜下血肿一类的损伤,或者卒中或 TIA 后的脑梗死以及不能确诊的认知功能障碍性疾病。在脑影像学检查中单纯的脑萎缩不能作为存在痴呆的证据,脑萎缩会出现在没有认知功能损害的患者中。然而,脑萎缩在老年人群发生率较高的事实,使得老年人(尤其是患痴呆的)发生脑部受损,或者涉及高速车祸而急诊进行 CT 检查,脑萎缩增加了硬膜下出血以及"反向"脑挫伤的风险。

2. 必需的血液学检查　相当标准化:甲状腺刺激激素 TSH、维生素 B_{12} 和叶酸水平,筛查梅毒抗体(RPR 或 VDRL),如果有其他异常的临床状况还应检查电解质和肾功能(表 73-17)。

三、治疗

A. AD 的药物治疗

1. 胆碱酯酶抑制剂(ChEIs)　这类药物是第一个被 FDA 批准用于治疗轻、中度 AD 的药物。相对于 AD 的流行状况给家庭、经济上及对社会等其他方面带来了严重损害,ChEIs 在社区没有得到充分的应用。美国以及国际上已完成的多中心、双盲、安慰剂对照临床研究证实了这类药物的作用。如持续用药,一般能延缓患者认知和生活功能下降,减少 AD 和其他痴呆引起的

行为异常。服用 ChEIs 的患者病情会有一段时期的相对稳定,少数患者会有迅速的改善(特殊的病例,有时短时间能明显改善)。然而,不要给患者家属过高的治疗期望,告知他们患者保持一段时间的病情稳定,在 6 个月或 1 年的时间内症状"没有变化",就认为是这种进展性疾病的治疗成功。他们还应该知道延缓功能下降也是 ChEIs 治疗成功的结果。因为从理论上讲,给予患者的治疗至少应持续数年,治疗费用也值得考虑。因此,全科医师应确保任何一家制药厂能够为需要治疗的患者提供不受限制的药物治疗。

表 73-16

痴呆的病因和加重的因素

D	药物
E	情绪异常(包括抑郁)
M	代谢/内分泌因素
E	视力/听力/环境因素
N	营养/神经因素
T	肿瘤/创伤
I	感染/埃顿
A	酒精中毒/贫血/动脉硬化
P	疼痛("补充说明"!)

表 73-17

记忆障碍的辅助检查

所有患者	大多数患者	部分患者
TSH	CT 或 MRI	神经心理测验*
B_12	(如有累及进行代谢性检查和评估)	PET 检查*
叶酸		心电图*
RPR/VDRL		LP*
(如有累及进行代谢评价)		HIV†

*一般只作为专科检查的部分内容;†HIV 性痴呆是 AIDS 终末期的表现

a. 预后:有资料表明 ChEIs 能够使 AD 患者的病情进展延缓 3～5 年(安慰剂对照、双盲试验数据)甚至更长(可达 10 年,开放、无安慰剂对照试验数据)。最近 MCI 的临床研究在治疗有效性上模棱两可,但是,作者和其他研究者都对似乎有进展的 MCI 患者,或者伴有多种 AD 危险因素的 MCI 患者开具处方用药。

b. 何时开始治疗:目前,治疗的标志是只要存在典型的、隐匿发病的痴呆病史和平缓进展的 AD 就应开始 ChEIs 治疗。伦理学上不再接受"观察和等待"到认知功能下降到有 AD 存在的"证据"才开始治疗。

c. 如何选择药物:在 4 种 FDA 批准的药品中,第一个有效药物是他克林,由于其频繁的给药次数和无法耐受的副作用,加之其可能存在的肝毒性现在已不再应用。其他三个"第二代"的 ChEIs(表 73-18)临床疗效相当,多奈哌齐自 1997 年在美国上市,具有每天 1 次、起始剂量有效的优

点。卡巴拉汀的给药方式稍微复杂一些,每天 2 次,需要逐渐增加剂量。FDA 粗体字警示其增加胃肠道不良反应的风险,给患者带来不适和增加痛苦,经皮外用敷贴剂克服了上述的问题。加兰他敏与多奈哌齐一样都有较少的不良反应,每天 1 次临床有效。已经接受 ChEIs 治疗的患者不能随意地"更换"成另一种药,这样的更换药物会导致血药浓度明显下降,引起先前 ChEIs 治疗期间已经升高的乙酰胆碱浓度降低。如有可能多奈哌齐不应停药超过 3 周。停用多奈哌齐治疗 2～6 周,部分患者就会完全丧失疗效。当重新开始治疗时,先前获得的功能性生活能力不能恢复。短效的卡巴拉汀和加兰他敏给药的余地更小,因此,用药的规则是"不能停、不能换"。不能换药的例外是患者确实不能耐受某一种 ChEIs(通常是由于持续的胃肠道症状,少见的是腹泻)。预计没有治疗的患者比例持续减少(轻度到中度的患者每年 MMSE 下降 2～4 分),因为在理论上,对一种

药物治疗反应好的一组患者,另外一种可能不好(尽管没有得到证实)。在后面这个病例中,卡巴拉汀或多奈哌齐换成加兰他敏,或者加兰他敏换成多奈哌齐或卡巴拉汀也符合逻辑,由于加兰他敏与另两种药的药理作用略有不同。ChEIs 唯一的禁忌证是不稳定的心动过缓或完全性心脏传导阻滞。特殊情况下仍需要 ChEIs 治疗的患者可以考虑起搏治疗。同样,理论上服用胆碱类药物可加重胃溃疡患者的病情,应询问溃疡症状的病史,溃疡进展、病情加重者应给予检查和治疗;实际上,胃溃疡并发症十分少见。应提醒家属在用药早期可能发生短暂的恶心或腹泻,尤其是在增加药物剂量时,不需停药这些症状也会逐渐好转(表 73-18)。

2. 美金刚　于 2004 年 1 月在美国上市。当患者病情达到中度痴呆以上或者首次发病已达到中、重度时,美金刚是最常用的 ChEIs 制剂的补充治疗。现有资料显示美金刚与安慰剂相比,或者美金刚加多奈哌齐与安慰剂加多奈哌齐相比,加用美金刚组可明显减缓,患者认知和生活功能上持续减退,部分患者有短期改善。显然,对未治疗的患者给予该药,不论病情的改善多少都能明显减少照顾者、服务人员的负担。这些临床研究包括血管性痴呆(VaD)患者,尽管 FDA 并没有批准 VaD 患者应用美金刚或 ChEIs,但是有经验的医师常常在怀疑 VaD 的患者中"超范围"应用 ChEIs;事实上在社区存在着这样的诊断不确定性,经常发生"混合型"痴呆(VaD 和 AD)。对于认知功能障碍的患者不论是否诊断为 AD,由于其增强胆碱能神经功能而使其获益。

B.精神与行为症状的治疗:早期诊断的主要好处,就是能够较早的培训家庭照顾者如何照顾 AD 患者,从而改善患者和照顾者的生活质量,减少(至少是管理)可能发生的行为障碍。开展这项培训工作的是阿尔茨海默协会,许多分支机构负责当地的指导和支持团体。可以通过免费电话(1-800-272-3900)或网站(www.alz.org)与阿尔茨海默协会总部联系。

1. 许多科普书籍都会介绍如何照料 AD 患者。经典的读物还是 Mace 和 Rabins 撰写的《每天 36 小时》(4th ed.,Johns Hopkins University Press,2006)。

2. 通过照顾者经验和既往的研究逐渐形成了许多简便、易行的技巧,保留患者更多的生活功能,使得他们能够享受生活。这样的技巧包括以下方面。

a. 为患者做出选择,而不是仅仅去做。根据每天的天气选择合适的衣服,并把这些衣服放在患者的橱柜里,便于患者不需要挑选就能拿到合适的衣服,这样使者不需帮助就能穿衣服;宁可减少患者的食物选择,使患者方便进食,如果让患者选择时犹豫不决,结果什么都没吃到;组织化的回忆,如家庭相册,或者寻找音乐、电影的光盘和磁带以唤起患者的记忆(蜜月录像带-非商业的-对一群老年人是最好的选择)。

b. 应告知家庭成员 AD 早期的特征性淡漠症状,缺乏组织能力意味着患者失去了自主的能力,但是,一旦患者在不受监督的情况下,能够继续有条理地处理事务,那么,照顾者的角色就转变成"组织"回忆活动,这也是患者和家属同样喜爱的形式。表 73-19 列举了常见的行为举止以及验证有效的照料方式。

四、管理策略

A.事先指导:一旦进展性痴呆诊断成立,患者家庭成员应进行文本工作,完成事先的指导和照料委托,准备一份长期的照顾者委托书。对于患病期间可能发生的结果,患者可能会变得糊涂不清,获得这样的委托书十分迫切,因此,尝试在极端的情况下帮助患者做出决定的情况尽量避免。家庭成员也应意识到在如此长的患病期间,他们(她们)有能力自己做出决定,但是,一旦做不到这点,照顾者或拥有长期照料委托书的人,就有权利如同"病人本人"一样做出决定。他们将决定患者想要做的事,而不是他们个人挑选做的事情。预先指导和照料委托书都应包括有关细节,如希望或不希望了解有关药物的治疗情况。这位作者建议避免使用一些特殊药物,如过去几年病情持续进展,患者的态度也会发生变化,部分患者不能正确地接受"非鼻饲管喂养",如果他们只是暂时性的吞咽困难(例如,随之伴发一次卒中),不能认识到这种技术可以延长患者寿命。禁止使用抗精神药物和静脉输液治疗同样是不明智的。

B.营养:是一个贯穿长期治疗过程反复强调

的问题。这类患者早期不情愿就不会进食,到了后期,这些患者需要照顾者喂养,自主进食变得很困难,再往后就需要保持鼻饲管喂养。大多数学者认为在痴呆后期给予长期的鼻饲管喂养是不合适的,然而,患者(或者家庭成员作为委托人)必须做出自己的选择;有时给一部分较早丧失食欲或者吞咽困难的患者维持鼻饲也是合理的。

C.健康维护:生活能力自然不会受到大多数痴呆患者的关注。随着疾病进展和患病不同的阶段,预防措施也需要进行改进(如观点:如果发现病情变化,是否开始治疗?)。保持一定范围的活动、能够行走、没有听力障碍、口味丰富、腿脚不痛,对严重痴呆患者来讲,这些体现了更加接近的"健康"的生活能力。

D.活动力:意味着"锻炼"大脑接受更多的注意力,"保持您的智力"是阿尔茨海默病协会的口号,吸引人们意识到人体活动的原则是"使用它或者失去它",所以为什么不锻炼你的大脑来阻止阿尔茨海默病的发生呢?至少在生命后期是可能的。填字游戏、定向力训练以及诸如"危险"的游戏都能够锻炼记忆力。一项研究明确证实患者定期开展一些"休闲活动",使得与年龄相关的认知障碍发生的晚一些,并能延缓一系列认知障碍的症状。4种较好的锻炼方式是阅读、演奏乐器、跳舞和玩益智游戏,如桥牌或象棋。还不能证明这些活动的缘由和锻炼的效果,但是足以向患者和家庭成员推荐这些活动或类似的活动,将会延缓或减慢认知功能的下降。

E.驾驶:是一个大问题。只有他们没有困难做到如视力障碍、不能转头、或者右腿僵直或虚弱,或者提供一个陪伴司机,需要时能够替换驾驶,早期AD患者能够进行可完成的、安全的驾驶。一旦AD患者发生由于其自身的因素引起的交通事故,就很难判决他们事故后的驾驶活动了。为了避免这样的事故发生,最好的办法是在模拟情况下进行驾驶能力评价,但是很少有效。其次的选择是患者家庭成员定期的巡查患者的驾驶行为。如果没有家庭成员愿意与患者同行,就应取消患者上路驾驶。如果邻居提醒家属AD

患者不能正常驾驶时,需要听从别人的劝告,否则,即使明智的家庭有时也会冒巨大的风险。有时副驾驶员确实会增加驾驶的安全性,但需要的是及时的警示。应该限制任何老年人在安静的街道上驾驶和驾驶时间,并避免在恶劣天气驾驶车辆。

F.抑郁:能够发生在任何阶段。痴呆患者发生抑郁相当突然,或者几天内发生,常有明显的特征性的MDE症状:食欲改变、丧失兴趣、晨起情绪低落或者典型的失眠;在一项抗抑郁临床研究中发现,甚至有两种症状同时发生。选择性5-羟色胺再摄取抑制剂(SSRI)作为首选治疗(表73-20),起始剂量较低,但可增加到年轻患者使用的常规剂量水平。应规定家庭成员观察和记录目标症状。一项常规剂量治疗至少8周是否缓解目标症状的临床研究尚未结束。

G.幻觉和妄想:可自发,有时会与疾病伴发。轻微的幻觉在AD早期十分普遍,常常涉及童年,甚至患者自己也意识到这些幻觉不是"真实的",他们不会感到特别恐惧,因此,也不会寻求治疗。然而,幻觉变得逼真和令人恐惧,或者直接引起患者妄想,应注意环境避免引起患者的妄想活动(例如,患者会曲解夜间的噪声,或者是影子、悬挂的物品)。常规使用抗精神药物治疗也是合理的。喹硫平因几乎没有锥体外系不良反应而列为首选,应用比精神分裂症患者推荐量更低的剂量(如喹硫平起始剂量为每天25mg),并逐渐地监测下增加剂量(表73-20和表73-21)。

H.休眠治疗:如同牙医常常使用劳拉西泮或其他短效的苯二氮䓬类镇静催眠药达到治疗目的。在牙医使用之前,口服劳拉西泮0.25mg就可能满足临床需要,这种药物经过验证在周末使用来判断患者的反应性。如果静脉用药,剂量(0.5~1.0mg比较合理)滴定增加,或者根据患者的个体反应来增加。任何情况下,应对可能比年轻患者休眠时间延长有所准备,明显增加跌倒的风险或者对患者短期注意力带来损害。由于认知功能受损和增加跌倒的风险,AD患者一般应避免应用长效苯二氮䓬类药。

表 73-18

"第二代"胆碱酯酶抑制剂(ChEls)

名称	起始剂量	剂量调整安排	推荐剂量范围
多奈哌齐	5mg,每天 1 次	4～6 周后增加至 10mg	5～10mg/d
卡巴拉汀	1.5mg,每天 2 次	每 2 周增加 1.5mg,每天 2 次,最大剂量至 12mg/d	6～12mg/d
加兰他敏	4mg,每天 2 次或 8mg,每天 1 次	每 4 周增加 4mg,每天 2 次,最大剂量至 24mg/d	16～24mg/d

表 73-19

痴呆患者行为异常的识别方式

计算能力丧失(笔记本、日历、备忘录、通知、时钟、定向力)

改善生活能力(有限的选择项,方便患者,简化的衣着,可用手抓的食物,组织/启动一项任务)

创建良好的环境(明亮的灯光,悦耳的声音和谐的影像)

帮助他们回忆(照片、录像带、音乐、录音,包括不在的家庭成员)

组织化愉悦的体验(音乐,骑车,照片,谈话和社会团体)

表 73-20

一线抗精神治疗药物

临床问题	药　物
抑郁	SSRIs,偶尔可用安非拉酮
持续焦虑,经常发生的进攻行为	双丙戊酸钠,喹硫平
持续/周期性惊恐症状	喹硫平
焦虑	劳拉西泮(短效),丁螺环酮(偶尔)
骚动、抑郁伴焦虑	SSRIs,短效劳拉西泮(很少)
失眠	唑吡坦类药,或曲唑酮,如合并抑郁,SSRIs

表 73-21

痴呆抗精神治疗指征(行为干预失败后)

严重的精神痛苦或恐惧

具有进攻性骚动(考虑双丙戊酸钠)

反复灾难性反应

日落现象(如存在惊恐特征)

受惊吓幻觉(或他们引起妄想)

持续偏执(更多的是猜忌或无端指责)

惊吓或命令妄想

进攻性行为或坐立不安(如果它阻止其他必要的治疗)

I.**日落现象**:是一种在夜间发生的精神症状或近似精神异常的情况,一般是在傍晚发生,可能与患者对黑暗原始的恐惧有关。有时通过光线、音乐、温暖、安全或陪伴可以缓解和(或)者预防症状发生。然而,患有精神病、惊恐症状的患者有指征使用抗精神药物,当然,DLB 的可能性要预先考虑到,任何痴呆患者的夜间昏睡都会增加他们醒来跌倒的风险(多数老年人是因为遗尿症)。

J.**照料的等级**:随着痴呆的进展,需要的照料服务也要增加,居家照料可以减轻负担。不幸的是大多数保险并不支付这些费用,一般由家庭另外支付。医生应建议家庭成员或看护人员明智地开销,目的是协助他们能够坚持提供尽可能长时间的照料服务,并使之能安全地做到这点。

1. 辅助生活设施 对于中度痴呆患者的住所来讲是一个快速发展的产业,这些患者仍能够管理自我起居,还需要做饭、服药等。

2. 有技能的护理措施(SNF) 是痴呆患者一天大多数时间需要的专业照料。许多 SNF 现在都拥有特殊的"阿尔茨海默"单元,或者改进他们的生活设施使得更"友好"。然而,保持几乎"医院一样的"环境,对 AD 患者很不恰当,他们需要备忘、熟悉、回忆和平静,这些并不能在护理院忙碌和烦杂的氛围中实现。随着越来越多的临床并发症带来的挑战,实际上,大多数 SNF 都会遇到住院、肺炎带来的影响,压疮或一些并发症最终使得患者至少在短期内需要有技能的专业照料。SNF 的准入还相当仓促,选择上也有很大的限制。这可能也是一种"康复试验",不论患者是否能够回家,或者住在 SNF 较长一段时间,在几周内能够做出决定。

3. 护理院照料 一旦痴呆患者在护理院生活,环境和护理在不断地调适。即使以前没有明确的,在某种程度上提高了预先指导和治疗决策的作用。作为疾病终末阶段是否需要住院治疗?是否照料某些后期并发症(如有关无症状肺炎)都予以考虑。可能存在社区全科医师不能持续随访病人,对病人的处理不熟悉的情况。在社区医院里,医师/患者/家庭的关系与长期的亲属有很大不同。做出恰当的重症治疗也是经常争论的问题,在医师的带领下指导决策是足够的,但是还不充分,认识到终末期患者的生存质量比生存时间更重要。医师应该帮助家庭成员认识到患者接近死亡的时间,给予临终关怀,或者至少姑息性关怀技术的临床效果。由于痴呆患者复苏的结果比护理院其他的患者更差,复苏抢救必须在接受照料前重申,痴呆患者大脑对缺氧损害更敏感。

五、预后

AD 患者常常在出现典型症状 3~4 年或以后明确诊断,AD 从诊断到死亡的过程接近 10~20 年。尽管一些研究已提示其期望寿命在相当窄的范围,然而,部分病例生存数十年或者更长的时间,对个别病例来讲预测生存期十分困难。另外一些痴呆患者在预后、受累人群、伴发的慢性病上差异很大,尤其是心血管病的情况决定其预后。

(曲 毅 译)

参考文献

[1] Boustani MA, Callahan CM, Unverzagt FW, et al. Implementing a screening and diagnosis program for dementia in primary care. J Gen Intern Med, 2005, 20(7):572-577.

[2] Boustani MA, Ham RJ. Alzheimer's disease and other dementias. In: Ham RJ, Sloane PD, WarshawGA, Bernard MA, Flaherty E, eds. Primary Care Geriatrics: A Case-Based Approach. 5th ed. Philadelphia: Mosby, Elsevier; 2007:Chap 16.

[3] DeKosky ST. Pathology and pathways of Alzheimer's disease with an update on new developments in treatment. J Am Geriatr Soc, 2003, 51(5 suppl): S314-S320.

[4] Petersen RC, Doody R, Kurz A, et al. Current concepts in mild cognitive impairment. Arch Neurol, 2001, 58(12):1985-1992.

[5] Sloane PD, Zimmerman S, Suchindran C, et al. The public health impact of Alzheimer's disease, 2000-2050: potential implication of treatment advances. Annu Rev Public Health, 2002, 23:213-231.

第74章 糖尿病

Mark B. Mengel，MD，MPH

要点

- 2 型糖尿病的发病率不断升高反映出肥胖发病率的增加。
- 45 岁以上者应每隔 3 年筛查空腹血糖（C 级证据）。糖尿病诊断标准为两次空腹血糖（FPG）≥126mg/dl，或一次随机血糖≥200mg/dl。
- 制定维持理想体重的健康饮食计划并进行规律运动是 1 型和 2 型糖尿病治疗的基础（B 级证据）。1 型糖尿病需要胰岛素治疗，2 型糖尿病通常先用磺脲类药物治疗，如格列吡嗪控释片，5mg 口服，1 次/日；对于肥胖患者，可用二甲双胍，500mg 口服，1~2 次/日，或根据需要加用其他口服药物。
- HbA1c 是评价血糖控制的最佳方法，需 3~6 个月复查，应控制在 7% 以下，以减少糖尿病合并症的发生（A 级证据）。控制血压、血脂和戒烟对减少糖尿病大血管合并症的发生非常重要（A 级证据）。
- 临床医生需要对患者的情况进行综合评估，减少和关注阻碍糖尿病控制达标的常见因素，如抑郁，家庭不和以及医学知识缺乏。

一、序言

A. 糖尿病（DM）是胰岛素绝对和相对缺乏引起的多因素疾病，可导致糖类和脂肪代谢的异常。本章主要关注两种基本类型，1 型和 2 型糖尿病。

B. 胰腺 β 细胞的破坏是 1 型糖尿病发病的原因，占糖尿病患者的比例为 5%~10%，通常于 5~15 岁发病。

C. 胰岛素抵抗是 2 型糖尿病发病的主要原因，占糖尿病患者的 90%~95%，通常在 40 岁以后发病。由于近 20 年来美国肥胖患者的发病率增高（目前超重或肥胖者已达 2/3），导致 2 型糖尿病的发病率增高（8%，其中还有 1/3 的患者尚未诊断）。由于儿童和青年人肥胖的发病率增高，儿童糖尿病患者的数量也有所增加。2 型糖尿病的主要危险因素包括超重、糖尿病家族史、未达糖尿病诊断标准的异常空腹血糖水平、缺乏运动和种族等，其中非洲裔美洲人、西班牙人、土著美洲人、亚裔美国人和太平洋岛国居民的糖尿病患病率更高。

二、诊断

A. 症状和体征

1. 1 型糖尿病　多尿、多饮和多食（"三多"），体重减轻和疲乏是 1 型糖尿病患者的典型症状。许多 1 型糖尿病患者在诊断之时已合并糖尿病酮症酸中毒。

2. 2 型糖尿病　大多数 2 型糖尿病患者在患病初期几乎没有临床表现。根据患者的临床症状（如"三多"症状）、危险因素、反复感染、视力减退、无明确原因的外周神经病变，以及与胰岛素抵抗相关的多囊卵巢综合征或代谢综合征等情况，医生应注意糖尿病的问题。年龄超过 45 岁,尤其 BMI≥25,应每 3 年常规筛查空腹血糖(C 级证据)。

3. **体格检查** 对于新诊断的 2 型糖尿病患者需要进行相关合并症的检查,包括血压、视网膜、外周血管搏动和足部感觉(C 级证据)。

B.**实验室检查**

1. **尿液分析** 在糖尿病诊断之时,大多数患者的尿糖为阳性,但多种物质、年龄和妊娠等因素均会影响尿糖水平。因此,尿糖检测对于糖尿病的诊断和疗效的监测不具有临床指导价值。另外,糖尿病患者需要检查尿酮体,尤其在患病期间,可以监测糖尿病酮症酸中毒的发生。

2. **血浆葡萄糖测定** 是目前推荐的糖尿病诊断方法。如果血糖增高,需进一步测定空腹和餐后血糖以明确诊断(C 级证据)。对于非妊娠状态的成年患者,如符合以下标准之一,即可确立诊断。

a. 有典型糖尿病的症状和体征,一次随机血浆葡萄糖测定超过 200mg/dl(11.1mmol/L)。

b. 两次空腹血浆葡萄糖(FPG)超过 126mg/dl(7.0mmol/L)。

c. 口服葡萄糖耐量试验(75g)的 0~2h 任意一次血糖水平超过 200mg/dl。

d. FPG 水平异常[110mg/dl(6.1mmol/L)≤FPG≤126mg/dl9(7.0mmol/L)],或葡萄糖耐量试验负荷后的血糖水平为 140~200mg/dl,诊断空腹血糖异常(如果测定的是 FPG),或糖耐量低减(如果进行葡萄糖耐量试验)。上述两种情况需要每年复查。

三、治疗

治疗目标:①减轻症状;②预防急性合并症(如糖尿病酮症酸中毒,高渗性非酮症昏迷,低血糖症)发生;③促进糖尿病患儿的正常生长和发育;④预防慢性合并症的发生。

A.**饮食治疗**

1. 所有 1 型糖尿病患者需在营养师指导下,制定合理的饮食方案,以达到食物消耗和胰岛素用量的平衡。恰当的热量摄入、均衡的饮食计划和高纤维食物的摄入对血糖控制具有明确的作用。

2. 对于 2 型糖尿病,单纯饮食控制很少能够显著降低患者的体重,因此,单纯饮食治疗往往不能有效控制血糖。肥胖导致胰岛素抵抗,80% 的 2 型糖尿病患者为超重或肥胖,轻度体重减轻能够明显改善血糖控制。如果患者能够参加行为修正项目(behavior modification programs)或辅助项目,家庭成员的共同参与均有助于患者成功减肥(B 级证据)。

B.**运动**:运动能够降低血糖,改善血糖控制(A 级证据)。2 型糖尿病患者进行有计划的运动,配合饮食治疗,能够减轻体重,改善血糖控制。运动计划制定的指南如下。

1. 从低强度运动开始,逐渐增至每周 3~5d、每次 30~45min 的有氧运动。然后每周加入 3 次阻力肌肉训练(resistance training),逐渐增至 3 套动作,每套动作重复 8~10 次,1 周左右就能够锻炼主要肌群。患者需在医生指导下,将运动治疗和药物治疗结合起来。如果血糖超过 300mg/dl(16.7mmol/L),不建议进行运动,直至血糖控制改善。患有增殖性视网膜病变或严重糖尿病视网膜病变的患者禁忌运动。运动期间的自我血糖监测非常重要,如果运动前测血糖偏低(≤100mg/dl),需要加餐。

2. 尽可能在餐后运动,以降低餐后的高血糖。

3. 避免在胰岛素作用的高峰期间进行运动,注射胰岛素后的肢体应避免过度运动。

C.**口服降糖药物(表 74-1)**:口服降糖药物是 2 型糖尿病患者治疗的主要措施,随着病情的进展,需要多种药物联合应用(A 级证据),但不用于 1 型糖尿病的治疗。

1. **口服磺脲类药物** 是通过刺激胰岛素分泌达到降低血糖的作用。第一代药物的价格差别不大,普通品牌(generic brands)的药物价格不高。

2. **第二代口服磺脲类药物** 降糖效果明显高于第一代药物,半衰期较长,每天给药 1~2 次,是 2 型糖尿病的常用治疗药物。第二代药物能够平均降低糖化血红蛋白 1%~2%,有低血糖和体重增加的副作用。所有磺脲类药物经肝代谢,肝功能异常患者慎用。格列吡嗪可以用于肾功能异常

表 74-1

口服降糖药物

药　　物	起始剂量/日最大剂量	副 作 用	费用
第一代磺脲类药物			
乙酰苯磺酰环己脲	500mg po qd/1500mg	低血糖、体重增加、皮疹、肝酶增高	$
氯磺丙脲	100～250mg po qd/750mg	低血糖、体重增加、皮疹、肝酶增高、戒酒硫药物样反应（disulfiramlike reaction）、低钠血症、半衰期过长	$
甲磺氮草脲	100～250mg po qd/1000mg	低血糖、体重增加、皮疹、肝酶增高	$
甲磺丁脲	250～500mg po qd/3000mg	低血糖、体重增加、皮疹、肝酶增高	$
第二代磺脲类药物			
格列美脲	1～2mg po qd/8mg	低血糖、体重增加、皮疹、肝酶增高	$
格列吡嗪（普通剂型/控释片）	5mg po qd/40mg（控释片 20mg）	低血糖、体重增加、皮疹、肝酶增高	$
格列本脲	1.25～2.5mg po qd/20mg	低血糖、体重增加、皮疹、肝酶增高	$
微粒化格列本脲	1.5～3mg po qd/12mg	低血糖、体重增加、皮疹、肝酶增高	$
α-糖苷酶抑制剂			
阿卡波糖	25mg po tid 餐前/300mg	腹胀、胀气、腹泻/肠易激综合征禁用	$ $ $
米格列醇	25mg po tid 餐时/300mg	腹胀、胀气、腹泻/肠易激综合征禁用	$ $ $
双胍类			
二甲双胍（普通剂型/缓释片）	500mg po qd～bid/2550mg（缓释片 2000mg/d）	恶心、呕吐、腹泻、乳酸性酸中毒/酒精中毒、充血性心力衰竭和肾功能不全禁用	$ $
非磺脲类促泌剂			
那格列奈	60mg po tid 餐前/360mg	低血糖、体重增加、肝酶增高	$ $ $
瑞格列奈	0.5mg po tid 餐前/16mg	低血糖、体重增加、肝酶增高	$ $ $
噻唑烷二酮类			
吡格列酮	15mg po qd/45mg	肝炎、水肿/第 1 年每 2 个月复查肝功能	$ $ $ $
罗格列酮	4mg qd 或 bid/8mg	肝炎、水肿/第 1 年每 2 个月复查肝功能	$ $ $ $
DPP-4 抑制剂			
西格列汀	100mg qd/100mg	URIs 头痛/肾病患者少量应用	$ $ $ $

费用：AWP：平均批发价格；$，AWP：$ 0～10；$ $，AWP：$ 10～25；$ $ $，AWP：$ 25～75；$ $ $ $，AWP：$ 75～150

常的患者。此类药物中格列吡嗪的普通制剂、格列美脲（亚莫利）、格列吡嗪控释片和微粒化格列本脲（micronized glyburide）的性价比最高。

3. α-糖苷酶抑制剂　是通过抑制小肠刷状缘上的 α-糖苷酶，从而延缓单糖在肠道的吸收。需在餐时服用，以降低餐后血糖。总体上可使糖化血红蛋白平均降低 0.5%～1.0%。该类药物可以和其他口服降糖药物合并应用。由于该药阻止多糖分解为单糖，合并该药治疗的患者如果发生低血糖，应直接口服葡萄糖。肠道疾病患者慎用此类药物。

4. 双胍类药物　二甲双胍是美国目前唯一使用的双胍类药物。它是通过降低肝糖输出和增加外周组织对葡萄糖的利用发挥降糖作用。二甲双胍不刺激胰岛素分泌，需要通过内源性胰岛素发挥其降糖作用。临床研究显示二甲双胍对 2 型糖尿病的疗效与其他口服降糖药物相当，与磺脲类药物相比，不增加体重，用于治疗肥胖或其他口服降糖药物治疗后体重增加的 2 型糖尿病患者。与饮食、磺脲类药物或单纯胰岛素治疗相比，二甲双胍可降低患者的死亡率（B 级证据）。胃肠道反应是其主要的副作用，包括恶心、呕吐、食欲减退、腹泻、口腔有金属味等。乳酸性酸中毒虽罕见，却存在潜在的致命威胁。由于乳酸性酸中毒通常发生于肾衰竭的患者，肾功能不全的患者慎用。二甲双胍可与其他口服降糖药物合并应用，已经用于糖耐量低减患者的治疗，可降低糖耐量低减患者糖尿病的发生率（虽然运动和体重减轻能够显著降低糖尿病的发病率）。目前已有二甲双胍与磺脲类或噻唑烷二酮类药物的复合制剂。

5. 非磺脲类促泌剂 瑞格列奈是快速刺激餐后胰岛素释放的药物，必须餐前服用。如不进餐，不可服药。瑞格列奈平均降低糖化血红蛋白 0.5%～1%，但药价明显高于磺脲类药物，适用于肾功能不全或进食不规律的患者，肝功能异常的患者慎用。

6. 噻唑烷二酮类药物 通过直接刺激肝细胞和骨骼肌细胞的核受体增强胰岛素的作用，从而增加胰岛素的敏感性。噻唑烷二酮类药物在 6 个月内可平均降低糖化血红蛋白 1%～1.5%，这类药物可以单独应用，或与其他口服降糖药物联合应用。开始用药的 12 个月内需每 2 个月复查肝功能，以后需监测肝功指标。水钠潴留引起体重增加较为常见，可导致充血性心力衰竭。心功能Ⅲ级或Ⅳ级患者禁用此类药物。

7. 二肽基肽酶-4（DDP-4）抑制剂（格列汀类） 是通过延缓增加胰岛素释放和降低胰高糖素释放的肠促激素的灭活达到降糖作用。单药、联合二甲双胍或噻唑烷二酮类药物治疗 6 个月，平均降低糖化血红蛋白 0.5%～1.0%。肾病患者需调整剂量。

D. 胰岛素治疗

1. 适应证

a. 所有 1 型糖尿病患者均需要胰岛素治疗（A 级证据）。

b. 在饮食、运动和口服降糖药物不能够将血糖控制良好的情况下，2 型糖尿病患者需应用胰岛素治疗（B 级证据）。根据患者的具体情况，胰岛素可与口服降糖药物合并应用［如睡前小剂量甘精胰岛素治疗（0.1U/kg）］，或停用口服降糖药物，开始单纯胰岛素治疗。根据早晨空腹血糖水平调整夜间胰岛素的用量。如果患者在糖尿病诊断之时空腹血糖＞400mg/dl，尤其是年轻、非肥胖和有明显糖尿病症状的患者，应尽早开始胰岛素治疗。随着葡萄糖毒性的消除，这些患者有可能转换为口服降糖药物治疗。预混胰岛素制剂，如优泌林或诺和灵 70/30［70% NPH（中性精蛋白锌胰岛素），30% 正规胰岛素］、优泌乐 75/25（75% 赖脯胰岛素精蛋白混悬液和 25% 赖脯胰岛素）和诺和锐 70/30（70% 门冬精蛋白胰岛素混悬

液和 30% 门冬胰岛素）治疗 2 型血糖患者效果显著，由于减少了注射前长、短效胰岛素混合可能引起的错误，使血糖控制得到进一步的改善。

2. 胰岛素制剂的特征 根据现有胰岛素的浓度（通常为 U-100）、种属来源（几乎所有的人胰岛素是 DNA 重组合成）、纯度和种类（表 74-2）选择胰岛素制剂。近来速效胰岛素，如赖脯胰岛素和门冬胰岛素，对于餐后血糖的控制明显优于普通胰岛素。长效胰岛素，如甘精胰岛素和地特胰岛素，没有胰岛素作用高峰，每天 1 次给药就能够模拟基础胰岛素的分泌。对于 1 型和 2 型糖尿病患者，应用甘精胰岛素（而不是每天 2 次注射 NPH），已显示出低血糖发生率低、体重增加少和血糖控制更佳的优点。餐前吸入型胰岛素的疗效与速效胰岛素相仿。最近研究显示吸入型胰岛素与速效胰岛素的疗效相当，但患者对药物的满意度和生活质量均高于速效胰岛素。由于药物在肺部吸收，药物用量较大，目前正在评估药物引发的肺部疾病的风险。吸入型胰岛素不能用于吸烟患者和有肺部疾病的患者。

3. 初始胰岛素治疗 新诊断的 2 型糖尿病患者在接受糖尿病知识教育的同时开始胰岛素治疗，无酮症酸中毒的患者可以在门诊调整胰岛素治疗。单次胰岛素注射常常无法控制夜间和清晨的高血糖，很难控制 1 型糖尿病患者的血糖，因此，对于 1 型糖尿病患者通常采用多次注射的治疗方式。在早餐和晚餐前注射短效和中效胰岛素的混合制剂，或每日 1 次甘精胰岛素加餐前速效胰岛素注射治疗。根据每餐糖类的摄入量和餐前血糖的水平调整速效胰岛素的剂量。通常采用以下两种初始胰岛素治疗。

a. 根据餐前血糖水平，在餐前注射普通或速效胰岛素，具体剂量参照表 74-3。多次胰岛素治疗时，早晨胰岛素用量占全天总量的 2/3，晚上胰岛素的用量占全天用量的 1/3。其中，NPH 分别占早、晚胰岛素用量的 75%，短效胰岛素占 25%。如果采用甘精胰岛素加餐前速效胰岛素注射治疗，早晨或睡前甘精胰岛素的用量需占全天总量的 40%～50%，其余的 50%～60% 为速效胰岛素，根据餐前血糖水平，分配在各餐前注射。

b. 另外，1 型糖尿病患者也可采用甘精胰岛素联合速效胰岛素的多次治疗方案。对于 1 型糖尿

病患者,全天初始胰岛素的总量为 0.6U/kg,早晨注射总量的 2/3,晚上注射另外 1/3。如果采用 NPH 联合普通胰岛素的治疗方案,NPH 分别占早、晚胰岛素用量的 75%,剩余的 25% 为短效胰岛素。如果采用甘精胰岛素联合速效胰岛素的治疗方案,胰岛素总量的 50% 为甘精胰岛素,在早晨或睡前注射,另外总量的 50% 为速效胰岛素,根据餐前血糖水平分配在各餐前注射。自我血糖监测(见 Section Ⅵ.B)协助胰岛素调整(表 74-4)。

表 74-2

胰岛素种类

种　类	起效时间(h)	达峰时间(h)	作用时间(h)
速效			
赖脯胰岛素(优泌乐)			
Glulisine(Apidra)			
门冬胰岛素(诺和锐)			
吸入型胰岛素(Exubera)	0.2～0.5	0.5～1	3～5
短效			
正规胰岛素	0.5～1	2～3	4～12
中效胰岛素			
中性精蛋白锌胰岛素(NPH)	1～2	4～8	10～20
长效			
甘精胰岛素(来得时)	1～2	无峰	24
地特胰岛素(诺和平)			

表 74-3

初始胰岛素治疗剂量调整

血糖水平(mg/dl)	普通胰岛素剂量(U)
150～200	6～8
200～250	8～12
250～300	12～16
≥300	16～24

表 74-4

根据自我血糖监测调整多次胰岛素治疗

血糖测定时间	血糖超出控制标准的剂量调整
7:00	下午 NPH
12:00	早晨普通胰岛素
17:00	早晨 NPH
22:00	下午普通胰岛素
3:00	下午 NPH

　　胰岛素调整方案:如果血糖≤60mg/dl,减少 2U;如果 60mg/dl≤血糖≤120mg/dl,无需调整剂量;如果 120mg/dl ≤血糖≤150mg/dl,增加 2U;如果 150mg/dl≤血糖≤ 180mg/dl,增加 4U;如果血糖≥180mg/dl,增加 6U

　　4. 强化胰岛素治疗　每天注射 3 次或 3 次以上胰岛素,或持续皮下胰岛素泵入(CSII),称之为强化胰岛素治疗。上述两种治疗方法需要进行多次自我血糖监测,谨慎操作,避免低血糖的发生,保证良好的血糖控制。一般情况下,大多数医生可以调整 1 型和 2 型糖尿病患者每天 3 次或更多次的胰岛素注射治疗方案,如果每天 4 次胰岛素注射治疗仍不能有效控制患者的血糖,需要咨询内分泌专科医生,考虑改用 CSII。

　　5. 蜜月期　几乎所有 1 型或 2 型糖尿病患者开始初始胰岛素治疗后不久,进入为期 12～18 个月的"蜜月期"。在此期间,患者的胰岛素用量通常大幅减少,其原因可能是由于葡萄糖毒性的改善。因此,鼓励患者进行自我血糖监测,根据患者胰岛素用量的减少制定减量方案。

　　E.其他注射类药物

　　1. 艾塞那肽(百泌达)　是一种肠促胰素类似物,具有增加胰岛素释放、减少胰高糖素、延缓胃排空和抑制食欲的作用。艾塞那肽用于二甲双胍或二甲双胍与其他口服降糖药物的联合治疗未能达标的 2 型糖尿病患者,不能用于 1 型糖尿病的治疗。起始剂量为 5μg,每日 2 次皮下注射,分别于早餐和晚餐前 60min 给药。治疗 1 个月后，剂量增至每次 10μg。副作用包括恶心、呕吐（通常在治疗初期出现）和低血糖。

2. 普兰林肽（Symlin） 是一种胰淀素类似物，具有延缓食物吸收、抑制胰高糖素分泌和降低食欲的作用。普兰林肽与餐前胰岛素同时注射（注射器须分开），能够改善血糖控制和降低体重。对于 1 型糖尿病患者，餐前注射，起始剂量为 15μg；如患者能够耐受，以 15μg 的剂量递增至 30μg 或 60μg。对于 2 型糖尿病患者，起始剂量为 60μg 每日 2 次注射；如患者能够耐受，则增至 120μg 每日 2 次注射。普兰林肽治疗的同时，胰岛素的剂量应相应减少 50%。主要副作用是恶心，低血糖通常发生于 1 型糖尿病患者，胃排空延迟可延缓口服药物的吸收。

四、管理方法

1 型和 2 型糖尿病的治疗目标是达到理想的血糖控制水平、接近正常的 HbA1c 和尽可能减少低血糖发生。控制 HbA1c 接近于正常水平，能够降低 1 型和 2 型糖尿病患者微血管和大血管的合并症（A 级证据）。尤其对于 2 型糖尿病患者，大血管合并症的其他危险因素，包括血压、胆固醇、三酰甘油水平和吸烟都应得到控制。美国糖尿病协会推荐糖尿病患者的控制标准为 HbA1c≤7.0%，空腹血浆葡萄糖水平在 80~120mg/dl，血压≤130/85mmHg，HDL-Ch≥40mg/dl，三酰甘油≤150mg/dl，吸烟患者应戒烟。

A. HbA1c（糖基化血红蛋白）：是血红蛋白 A 的组分之一，由血液中葡萄糖与血红蛋白 A 经非酶促反应生成。在红细胞的生存期（约 120d）内，HbA1c 的浓度依赖于平均血糖的水平，是反映过去 2~3 个月血糖控制的良好指标。尿毒症、胎儿血红蛋白、酒精中毒和服用阿司匹林等情况下，能够引起 HbA1c 的假性升高。

B. 自我血糖监测（SMBG）：由于血糖与尿糖水平之间的相关性较差，血糖监测技术得以快速发展。

1. SMBG 为患者提供了正确的指导和发现问题（B 级证据）。

2. 糖尿病患者进行快速血糖监测，测定餐前、睡前和夜间血糖，按照简单规则调整胰岛素剂量（表 75-4）。在定期随访时，医生根据 SMBG 的结果调整胰岛素剂量。接受强化治疗的糖尿病患者应依照 SMBG 调整餐前胰岛素剂量。SMBG 还有助于患者在患病期间的胰岛素调整。

C. 减少影响血糖控制的因素：某些非医学因素可以影响糖尿病患者的血糖控制。

1. 以患者为中心的治疗 鼓励患者参与制定血糖控制标准和选择治疗方案，良好的医患关系和交流技巧，尤其是医患双方良好的沟通与血糖控制的改善紧密相关（B 级证据）。

2. 相关知识和自我管理技巧 糖尿病患者需要接受内容多样的教育形式，鼓励患者进行自我决策和管理。最近的一项荟萃分析结果显示，上述方法有助于增加患者的糖尿病知识，提高 SMBG 的检查频率和准确性，改进饮食习惯，改善血糖控制（A 级证据）。

3. 社会心理因素 医生需要注意以下各种影响血糖控制的社会心理因素，患者的悲观情绪，缺乏社会认可，自我封闭，不易自制，能力低下，过度紧张，对于必要的行为变化过度关注以及悲观被动的处理问题的方式等。定期进行有关抑郁的筛查和家庭关系的调查，接受相应治疗；与患者讨论疗效时多使用赞美的语言等。上述方法具有改善血糖控制的作用，减少了患者对以往不恰当治疗的依赖。

4. 医学知识 医生惯于使用患者不熟悉的医学术语。出于羞愧心理，患者很少承认对医学知识的无知，从而降低了治疗的依从性。培训教材的语言要通俗易懂，尽可能让大部分患者理解。

5. 经济 即使有健康保险，仍然需要控制糖尿病的相关用药和医疗耗的费用，医生应尽可能选择现有的、性价比最高的治疗方法。

D. 合并症的预防和早期诊断

1. 达到接近正常的糖尿病控制 制定有效的治疗方案，评估和避免导致血糖控制不佳的因素，是预防糖尿病微血管和大血管合并症发生的首要措施。降低其危险因素的要点是戒烟、控制血压和控制高血脂。2 型糖尿病患者每日口服阿司匹林 325mg 可以预防大血管合并症。

2. 早期诊断合并症 定期检查眼底、神经、血管、肾（测定血清肌酐和尿微量白蛋白）以及足部有助于糖尿病合并症的早期诊断。眼底、血清肌酐和尿微量白蛋白需要每年复查,足部检查的频率取决于血糖的控制情况。多数医生每年对患者进行 4 次随访,如果血糖控制不佳,应增加随诊次数。

3. 治疗糖尿病合并症　一旦糖尿病合并症诊断成立,减少危险因素和减轻症状是主要的治疗目标。对于痛性周围神经病变,通常给予小剂量三环类抗抑郁药物治疗,如阿米替林 50mg 睡前口服。血管紧张素转化酶抑制剂能够延缓糖尿病神经病变的进展(即使患者没有高血压),如开博通 25～50mg 口服,每日 2 次,或赖诺普利 10mg 口服,每日 1 次。

E. 免疫:成年患者需要每年接种流感疫苗,每 5～7 年接种一次肺炎球菌疫苗,每 10 年接种 1 次破伤风疫苗。

F. 机构管理:对于在医疗机构就诊的糖尿病患者的调查显示,有组织和有循证医学依据的治疗措施能够获得良好疗效。多种措施共同干预,达到血糖的良好控制。这些措施包括通过教材和讲座培训工作人员,制定符合当地大多数人意愿的糖尿病患者治疗程序,审查治疗效果,向工作人员提供反馈意见,提醒医生各项检查的时间,如每年进行眼底检查,提高医疗机构护士的专业水平,对于需要额外帮助的患者采用个别管理和疾病管理等措施。对于多数患者来说,尤其是接受胰岛素强化治疗的患者,需要接受多学科治疗。最近,Kaiser Permanente System 已经为糖尿病患者开办了团体随访。访视期间,20 名左右一组的患者接受糖尿病宣教,患者间讨论互助方法,然后接受医生随诊。目前还没有充分研究这种团体访视的效果,但患者们似乎乐于接受这种相互关爱和交流的方式。

五、预后

糖尿病患者的预后取决于以下几个因素:疾病的性质和严重性、其他伴发疾病、糖尿病合并症的危险因素(病程长短最为重要)、对于某种合并症的基因易感性以及患者对治疗的反应。患者对疾病的适应能力也会影响病程。

平均生存时间:30 岁以前发病的 1 型糖尿病患者的平均寿命比普通人短 10～15 年。虽然酮症酸中毒和低血糖昏迷始终是死亡的重要病因,但终末期肾病或冠心病则是常见的死亡原因(占 40%～50%)。

2 型糖尿病患者的平均寿命比同年龄非糖尿病患者的平均寿命缩短约 1/3。75% 的 60 岁以上糖尿病患者死于心血管疾病。除了酮症酸中毒,2 型糖尿病的合并症与 1 型糖尿病相同。但是,2 型糖尿病患者中大血管合并症更为常见。高渗性非酮症昏迷是另外一种糖尿病的急性合并症,几乎可发生于所有非胰岛素依赖性糖尿病患者。

(宗文漪　译)

参考文献

[1] American Diabetes Association website. www. diabetes. org/home. jsp. Accessed November 26, 2006.

[2] Clinical Practice Recommendation 2006. Diabetes Care,2006,29:S1-S85.

[3] Egede LE, Zheng D, Simpson K. Comorbid depression is associated with increased health care use and expenditures in individuals with diabetes. Diabetes Care,2002,25:464-470.

[4] Feit S. Putting evidence into practice: Outpatient management of type 2 diabetes mellitus. Clinical Evidence. A report funded by United Health Foundation. London:BMJ Publishing Group, summer 2006.

[5] Peterson KA, Hughes M. Readiness to change and clinical success in a diabetes educational program. JABFP,2002,15(4):266-271.

第75章　血脂异常

Michael A. Crouch，MD，MSPH

> 要点
>
> - 在美国，50％成年人的血脂水平不健康［包括低密度脂蛋白（LDL）或高密度脂蛋白（HDL）胆固醇，伴或不伴三酰甘油异常］。
> - 尽管胆固醇水平是最密切的危险因子，仍有一半以上的心肌梗死患者的 LDL 胆固醇水平低于最适水平（100～129mg/dl）或临界值（130～159mg/dl）。
> - 减少膳食中饱和脂肪、反式脂肪和胆固醇的摄入，是治疗高胆固醇血症、降低冠心病风险的基石 A 级证据）。
> - 有益的膳食措施包括摄入纤维、鱼或鱼油（ω-3 脂肪酸）、坚果，大豆蛋白，植物固醇或二氢睾酮（B 级证据）很多高 LDL 胆固醇的患者除膳食调节外，还需要药物治疗方能达到。
> - 治疗目标。（A 级证据）减肥和运动可升高 HDL 胆固醇，降低三酰甘油，但不能改善 LDL 胆固醇。
> - 1 个月的膳食调节可使 LDL 胆固醇降低，但更长的膳食调节并不能使之降得更低。因此，在使用调脂药治疗之前，没有必要观察 6 个月以上。
> - 经过 1 个月的充分的膳食调节，如高危患者（10 年冠心病危险度≥20％）的 LDL 胆固醇不低于 130mg/dl，或中危患者（10 年冠心病危险度为 10％～20％）LDL 胆固醇不低于 160mg/dl，应开始调脂药物治疗（A 级证据）。
> - 降低 LDL 胆固醇最有效的药物是 HMG-CoA 还原酶抑制剂（他汀类药物）。通常的初始日剂量是：阿托伐他汀（立普妥）10mg、瑞舒伐他汀（Crestor）5mg、辛伐他汀（舒降之）20mg、普伐他汀（普拉固）40mg、洛伐他汀（美降脂，氢甲庚醇）40mg 或氟伐他汀（来适可）80mg。
> - 低剂量的联合药物 Vytorin（辛伐他汀-依泽替米贝）有降低 LDL 胆固醇的效能，不亚于最大剂量的他汀药物的作用。但 Vytorin 与单用他汀对于减少心脏病发作和中风危险的作用，目前尚无对比性的研究结果。
> - 治疗高胆固醇血症的目的，是减少心肌梗死和卒中危险 1/3 以上，将糖尿病或冠状动脉或颈动脉疾病患者的 LDL 胆固醇水平控制在 100mg/dl 以下，将尚未检出糖尿病或冠状动脉及颈动脉疾病的患者的 LDL 胆固醇水平控制在 130mg/dl 以下。
> - 他汀类药物的长期依从性并不理想。很多患者担心药物潜在的副作用，并不清楚药物的效益与风险比。通过口头、文字和图表等多种方式向患者做针对性的宣教，可以培养患者长期使用他汀的依从性，达到最佳治疗效果。

一、序言

A. **血脂障碍**：指各类脂质异常，范围很广，其病因有遗传性、后天代谢性、生活方式和医源性以及综合因素。

1. 原发性脂质异常是家族性的，通过基因和后天行为因素世代相传。

2. 血脂障碍的继发性原因，包括糖尿病、甲状腺功能减退、妊娠、肾病综合征、梗阻性黄疸、慢性肾衰竭、丙种球蛋白异常血症、神经性厌食症、卟啉病和糖原病。

3. 血脂障碍的筛查、诊断和治疗的详细内容可参考美国国家胆固醇教育计划（NCEP）成人治疗组（ATP）Ⅲ指南（2001）。而 NCEP 发布的 2004 指南，主张将高危患者的 LDL 胆固醇控制在更严格的目标（A 级证据）。

B. **高脂血症**：指血液总胆固醇、LDL 胆固醇或三酰甘油（TG）水平的升高（或两者都有）。家族性联合（混合型）高脂血症则是 LDL 胆固醇和三酰甘油均升高。

C. **高胆固醇血症**：是指血液总胆固醇升高。

1. 家族性杂合子和纯合子高胆固醇血症是多基因的，符合孟德尔显性遗传学说。

2. 高胆固醇血症发病随年龄而增加，在 55～65 岁达到高峰。

3. 若以 240mg/dl（6.2mmol/L）作为判断胆固醇的标准，大约 10％成年人患有高胆固醇血症。

4. 若以 200mg/dl（5.2mmol/L）作为总胆固醇升高的阈值，大约 50％的美国成年人高胆固醇超标。

D. **高三酰甘油血症**：是指空腹三酰甘油。

1. 高三酰甘油的标准：≥200mg/dl 或 1.7mmol/L。

2. 三酰甘油水平在 150～199mg/dl（1.3～1.7mmol/L）为临界升高。

3. 20％～25％的美国成年人有三酰甘油升高。

4. 饱和脂肪和胆固醇在消化道内吸收，被包装为富含三酰甘油的颗粒（乳糜微粒），然后裂解为极低密度脂蛋白（VLDL）颗粒（仍富含三酰甘油）。

5. 过量的酒精、饮食中的糖类和易消化食品可升高三酰甘油。

6. 缺乏运动、超重或肥胖可升高三酰甘油和 VLDL 胆固醇。

E. 高 β-脂蛋血症可升高 LDL 胆固醇，而 LDL 胆固醇是冠心病（CAD）的主要危险因素之一。

1. 高 LDL 胆固醇的标准：≥160mg/dl（4.15mmol/L）心肌梗死患者中，大约 30％的 LDL 胆固醇≥160mg/dl（4.15mmol/L）。

2. LDL 胆固醇"临界增高"指其值在 130～159mg/dl（3.35～4.15mmol/L），心肌梗死患者中，大约 33％的 LDL 胆固醇在此范围之内。

3. "超过理想"的 LDL 胆固醇是指 100～129mg/dl（2.6～3.35mmol/L），心肌梗死患者中，大约 33％的 LDL 胆固醇在此范围之内。

4. "合适的" LDL 胆固醇水平是≤100mg/dl（2.6mmol/L）。

5. "理想的" LDL 胆固醇水平是 ≤70mg/dl（1.8mmol/L）。

6. 在脂蛋白酯酶的催化下，VLDL 可被代谢为富含胆固醇的 LDL 微粒，LDL 颗粒结合于细胞膜上的 LDL 受体。来自 LDL 颗粒的胆固醇进入细胞内，胆固醇进入细胞后抑制胆固醇合成限速酶的活性，该酶即为 3-羟-3-甲基戊二酰辅酶（HMG-CoA）还原酶。

7. 与摄入胆固醇相比，过多摄入饱和脂肪能更显著地升高 LDL 和总胆固醇。

8. 在易感人群中，紧张和冠脉倾向的（A 型）行为可显著升高 LDL 胆固醇和总血胆固醇。

9. 医源性的脂质异常很常见。

a. 利尿药可短暂升高 LDL 胆固醇，但很少产生明显的长期影响。

b. 无内源性拟交感活性的 β 受体阻滞剂（如普萘洛尔等）可降低 HDL 胆固醇，升高 LDL 胆固醇。

c. 胆结石溶解药鹅脱氧胆酸具有降低 HDL 胆固醇和 LDL 胆固醇的作用。

d. 具有强效雌/孕激素的口服避孕药可降低 HDL 胆固醇，升高三酰甘油，有的升高 LDL 胆固醇。

e. 大剂量类固醇和抗乙醇中毒药(双硫仑)升高三酰甘油。

F.α 低脂蛋白血症:指 HDL 胆固醇降低。

1. 低 HDL 胆固醇指其水平≤40mg/dl 或 1.0mmol/L。

2. HDL 胆固醇的标准是 40~49mg/dl (1.0~1.3mmol/L)。

3. 5%~10% 的成年人的 HDL 胆固醇偏低,大部分有遗传学基础。

4. HDL 颗粒促进 LDL 代谢,导致外周组织的胆固醇向肝转移。

5. 低 HDL 胆固醇、高三酰甘油的患者,容易产生致动脉粥样化的小而致密的 LDL 颗粒。

6. 缺乏运动、超重或肥胖降低 HDL_2 胆固醇。

7. 吸烟降低 HDL_2 胆固醇。

8. 酒精略升高 HDL_3 胆固醇,而不是 HDL_2 胆固醇。

G.代谢综合征:是一个复杂的危险因素,超过 25% 的美国成年人受此影响,代谢综合征是 CH 的一个高危因素。下列特征有三个以上者,提示代谢综合征。

1. 男性腰围＞102cm,女性＞89cm(NCEP 标准),或体重指数(BMI)≥30(WHO 标准)。

2. 三酰甘油水平≥150mg/dl(1.7mmol/L)。

3. 血压≥130/85mmHg。

4. 空腹血糖≥100mg/dl(5.55mmol/L)。

5. 男性 HDL-C 水平＜40mg/dl(1.0mmol/L),女性＜50mg/dl(1.3mmol/L)。

二、诊断

A.症状和体征:脂质异常通常数十年无症状。

1. 角膜老年环、黄斑瘤、腱黄瘤和出疹性黄瘤是脂质异常晚期或罕见的体征。

2. 视网膜动静脉交叉的变化提示动脉粥样硬化。

3. 心绞痛、间歇性跛行和阳萎是动脉粥样硬化进展的预警信号。

4. 心肌梗死、脑血管意外(卒中)或猝死常是脂质异常的首发症状。

B.实验室检查

1. 美国国家胆固醇教育计划(NCEP)推荐,对于 70 岁以上的老年人,应每 3~5 年筛查 1 次(D 级证据)。如成年人的 LDL 胆固醇水平≤130mg/dl(3.35mmol/L)和 HDL 水平≥50mg/dl(1.3mmol/L),一般无须复查,除非发现有体重、饮食或体力活动的异常。应筛查有血脂障碍或早期动脉粥样硬化病家族史的儿童和青少年(D 级证据)。

a. 首先,应根据随机或空腹血脂水平(总胆固醇、LDL 胆固醇和 HDL 胆固醇、三酰甘油)检出高 LDL 胆固醇和三酰甘油升高,以及低 HDL 胆固醇。更便捷的随机血脂测定有助于了解餐后血脂情况(餐后血脂是重要的致动脉粥样化因素)。

b. 对于冠心病的高危患者或随机 LDL 胆固醇临界或中度升高者,应了解空腹脂质情况,以判断 LDL 胆固醇升高的程度。

2. 解读胆固醇结果

a. 食物摄入后,血脂会迅速地出现相应变化。空腹时,三酰甘油水平最低,餐后平均升高 50mg/dl,3~6h 达到高峰。三酰甘油水平升高的同时,总胆固醇和 LDL 胆固醇平均下降 5~15mg/dl,因此,空腹时总胆固醇和 LDL 胆固醇略高。HDL 胆固醇水平在餐前和餐后变化很小,男性平均为 45mg/dl(1.16mmol/L),女性 55mg/dl(1.42mmol/L)。

b. 受疾病、情绪紧张或营养不良的影响,血脂质可在数分钟、几天或数周内发生变化。

c. 血脂质水平可季节性波动。气候寒冷时,因更多的脂肪摄入,胆固醇和三酰甘油水平会一定程度地增加。

d. 根据其致动脉粥样硬化的程度,血总胆固醇和 LDL 胆固醇的水平被分为预防范围,允许范围或侵袭范围,见图 75-1 和图 75-2。

3. 脂质异常的诊断

a. 如筛查发现高 LDL 胆固醇,低 HDL 胆固醇或者高三酰甘油,治疗前应进一步判断脂质情况(空腹),明确增高的程度,确定基线水平(D 级证据)。

b. 如症状或体征提示血脂异常,应排除继发性原因,医师应考虑进行甲状腺、肾功能或肝功能检查,以排除继发性原因。

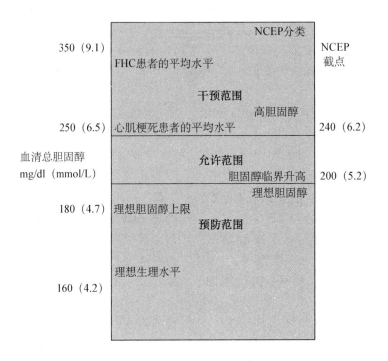

图 75-1　总胆固醇的诊断范围

FHC:家族性高胆固醇血症;MI:心肌梗死;NCEP:美国国家胆固醇教育计划

c. 预后评估:判断高危患者。脂质比值是将2个或多个脂质数值归纳为一个与长期预后密切相关的数值,但是,对于预测预后,比值(总胆固醇:HDL 胆固醇或 LDL 胆固醇:HDL 胆固醇)略优于单一的 HDL 胆固醇和 LDL 胆固醇值。

(1)极高危患者:吸烟、糖尿病、代谢综合征、左心室肥大或 C-反应蛋白(CRP)中度升高(高敏"心脏"CRP:3.0~9.9)。

(2)低 HDL 胆固醇的患者即使其 LDL 胆固醇水平不高,其患病风险也增加。HDL 胆固醇是提示预后不良的最好的脂类物质。但是,较高的HDL 胆固醇水平[≥60mg/dl(1.55mmol/L)]并不能避免 CAD 的风险。HDL 水平≥80mg/dl(2.1mmol/L)的患者的血液中存在一种 HDL 的炎症前状态,这种形式的 HDL 显著增加动脉粥样硬化的风险。

(3)LDL 胆固醇显著升高[≥190mg/dl(4.9mmol/L)]的患者,即使 HDL 胆固醇水平不低于正常水平,仍具有较高的患病风险。

(4)空腹三酰甘油水平较高的患者,特别是肥胖和糖尿病者,患病风险增加。

d. 为明确患者的风险和积极治疗,有时需要进一步的辅助检查,特别是有 CAD 或卒中家族史者。

(1)在健康人群中,测量心脏高敏 CRP(不是传统的定量法),预测心肌梗死和卒中的价值优于LDL 胆固醇。在急性感染、炎症的急性反应期,CRP 由肝产生,可达到 10mg/L 的水平。并在某些慢性疾病情况下维持高水平(见于大约 5% 的入选病例)。疾病缓解后,迅速降至正常水平。大约 25% 的患者处于 3.0~10.0mg/L 的高危水平(表 75-1)。大约 50% 的患者处于 1.0~2.9mg/dl 的"平均危险",其余 25% 处于低危水平(≤1.0mg/dl)。如 CRP 水平≥10.0mg/L,通常提示急性或慢性疾病,应该复查。CRP 中度升高应在数周内至少复查 1 次。对于中低危患者,尚不清楚应复查 CRP 的频率,但阿司匹林或他汀类药物所致的 CRP 降低是有益的。尽管 CRP 检测可提供有益信息,但其费用(约 75 美元)不在医疗保险报销范围,患者需自费。

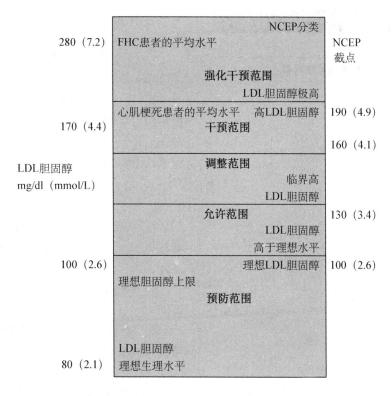

图 75-2　LDL 胆固醇的诊断范围

FHC:家族性高胆固醇血症;LDL:低密度脂蛋白;MI:心肌梗死;

NCEP:美国国家胆固醇教育计划

表 75-1		
C-反应蛋白预测危险的范围		
	C-反应蛋白水平(mg/L)	患病率(%)
极低危	≤1.00	25
一般危险	1.00~2.99	45
高危	3.00~10.00	25
超出正常范围	≥10.00	5

(2)同型半胱氨酸增加可提示心肌梗死和卒中的危险。同型半胱氨酸增加(≥10.0mg/L)见于约 5% 的成年人。但预后干预研究表明,同时服用叶酸、维生素 B_6 和维生素 B_{12} 以降低同型半胱氨酸,但未见益处。

(3)与 LDL 胆固醇或 HDL 胆固醇相比,载脂蛋白水平能更准确地预测预后,但其临床价值尚未得到证实。对于 LDL 胆固醇在 130~189mg/dl(3.35~4.90mmol/L)、HDL 胆固醇≤40mg/dl(1.0mmol/L)、LDL 胆固醇≤130mg/dl(3.35mmol/L)的患者,载脂蛋白水平有助于确定治疗策略。

载脂蛋白 B(LDL 中主要的载脂蛋白)升高,提示预后不良。脂蛋白 A-I(HDL 中主要的载脂蛋白)降低,也提示预后不良。

(4)脂蛋白 α≥50mg/dl 提示预后不良,即使胆固醇<130mg/dl(3.35mmol/L),对于可疑病例,进一步的检查对于明确预后、确定治疗策略更为有用。

(5)PLAC 是检测 Lp-PLA2 酶的新技术。p-PLA2 与 LDL 结合,促进其向动脉内膜运动。在动脉内膜,LDL 被氧化并在血小板中聚集。高 Lp-PLA2 的患者,CAD 的风险增加 2 倍。

(6)炎症前 HDL 的检测方法尚不成熟。该方法有助于确定有冠心病家族史的高 HDL 者的风险水平。

三、治疗

A.治疗应结合患者的临床情况、危险因素(表 75-2)和 CHD 的 10 年危险度,确定治疗目标。

表 75-2
冠心病的危险因素
美国国家胆固醇教育计划列出的危险因素
男性
吸烟
糖尿病
高血压病
低 HDL 胆固醇
肥胖
动脉粥样硬化症病史
脂质异常家族史
其他因素(美国国家胆固醇教育计划未列出)
C-反应蛋白升高
同型半胱氨酸升高
脂蛋白 α 升高
载脂蛋白 B 升高
低 载脂蛋白 A-I 水平
女性绝经后状态
Lp-PLA2 升高
小而致密的低密度脂蛋白颗粒
致炎性高密度脂蛋白
冠状动脉倾向的(Type A)行为或特质
高龄(危险度随年龄增长而升高)

B. 对于糖尿病或 CHD 等危症的患者,确定 CHD 的 10 年危险度是权衡他汀治疗的关键。

1. 10 年 CHD 危险度的确定可依据 NCEP 危险度计算表。

2. 下列方法可更便捷地确定 CHD 10 年危险度。

a. 应用可靠的在线的危险度计算器(http://hp2010.nhlbihin.net/atpiii/calculator.asp)。

b. 从计算机上下载危险度计算程序(如 http://www.pdacortex.com/NCEP ATPIII CHD Risk Calculator Download.htm.)。

C. 对于临床 CAD、CAD-equivalent(外周动脉疾病,腹主动脉瘤或有症状的颈动脉疾病,包括短暂的缺血发作和卒中)、糖尿病或 CHD10 年危险度超过 20% 的患者,其治疗目标和危险度水平见表 75-3。

D. 高血脂者的空腹三酰甘油应控制在 150mg/dl(1.3mmol/L)含以下(B 级证据)。

E. 卫生学手段通常可有效改善血脂水平,应鼓励所有 LDL 胆固醇≥130mg/dl 或 HDL 胆固醇 ≤40mg/dl(1.0mmol/L)的患者改变其生活方式(A 级证据)。同时建议 HDL 胆固醇水平在 40~49mg/dl(1.03~1.16mmol/L)的患者照此执行。

1. 调整膳食 减少膳食中饱和脂肪和胆固醇的摄入,通常可降低血液总血胆固醇的 10%~20%。

a. 少食牛肉和猪肉(特别是脂肪部分)(A 级证据)。

b. 每周吃两次冷水鱼(鲑鱼、鲔鱼、鲱鱼和鲭鱼),而汞含量高的鱼(如剑鱼),每月至多吃 1 次(C 级证据)。

c. 多吃鸡肉和火鸡(去皮的白肉)(C 级证据)。

d. 每日摄入 40~50g 豆类蛋白(豆腐、豆汉堡、豆热狗、豆奶)(A 级证据)。

e. 喝无脂或低脂(1%)奶,而不是 2% 的或全脂(3.5% 脂肪)奶。少食全脂奶制品,如乳酪、黄油、冰淇淋和酸奶。

f. 用多不饱和的油制品(红花油、玉米油、豆油)或单不饱和油制品(橄榄油)作为黄油和烹调油来源(理想的多不饱和脂肪与饱和脂肪比例≥1.5:1)。避免使用人造黄油中的氢化油,推荐使用桶装人造黄油(合理的小包装)(A 级证据)。

g. 限制摄入商业化的油炸的快餐食品,因其为反式脂肪的主要来源(C 级证据)。

h. 多吃燕麦麸如谷类,每天 3~6 份,燕麦麸使高 LDL 胆固醇患者的总胆固醇和 LDL 胆固醇减少 5%~10%(B 级证据)。

i. 将坚果(核桃、美洲山核桃、杏仁、花生和腰果)作为蛋白质的来源,每天 28.3g。坚果富含 α 亚麻酸酸(在人体内转化为 ω-3 脂肪酸)。坚果摄入可减少 CAD 事件的风险(A 级证据)。

表 75-3

LDL 胆固醇治疗目标 mg/dl(mmol/L)

	CAD 危险因子≥2 个	CAD 危险因子≤2 个
已知 CAD 或糖尿病	≤70(≤1.8)	≤70(≤1.8)
未知 CAD		
一般危险	≤100(≤2.6)	≤100(≤2.6)
高危	≤130(≤3.36)	≤160(≤4.2)
超出正常范围	≤160(≤4.2)	≤190(≤4.9)

CAD:冠心病;LDL:低密度脂蛋白

j. 鱼油富含有益的 ω-3 脂肪酸,如二十五碳烯酸 EPA 和 docosahexaenoic(DHA),鱼油可降低肝脏分泌的三酰甘油和血液中的三酰甘油,但对血胆固醇和 HDL 胆固醇影响很小。随着鱼油的摄入,LDL-胆固醇水平不变或者增加。如无法做到常规摄入冷水鱼,每天 3 粒鱼油胶囊可提供大约 1g 的 EPA 和 DHA,这是推荐的可起到预防作用的摄入量。如要降低三酰甘油,推荐量为每天 2～4g EPA 加 DHA(A 级证据)。

k. 植物二氢睾酮或固醇类可作为有益的营养保健品,可使用黄豆和玉米来源的二氢睾酮类非处方药物。二氢睾酮阻断肠道内膳食和胆道胆固醇的吸收。类固醇的作用相似,但比二氢睾酮更易吸收。与人造黄油类似,Benecol 作为辅食,每周约需 5 美元,无明显的药物反应和副作用。在推荐的每天 2～3 份的剂量下,二氢睾酮可使胆固醇降低 10%～12%,LDL-C 降低 14%～17%(A 级证据)。

2. 运动。经常性的有氧运动,每次至少30min,每周 3 次以上,可使 HDL 胆固醇增加 5～15mg/dl,降低 TG 和 VLDL 胆固醇,亦可减少LDL 胆固醇。每天散步数英里对血脂的有利影响较小(A 级证据)。

3. 减轻体重可降低 TG 和 VLDL 胆固醇,升高 HDL 胆固醇 5～10mg/dl,但仅在体重减少时短暂地降低 LDL 胆固醇(A 级证据)。

4. 戒烟可增加 HDL 胆固醇 5～10mg/dl,而对 LDL 胆固醇、VLDL 胆固醇或三酰甘油无影响(A 级证据)。

5. 在没有其他因素干预的情况下,改变冠心病倾向的行为(A 型行为)可降低 LDL 胆固醇(C级证据)。

F. 药物:2001 NCEP 成年人治疗专家共识 III认为,非药物方法干预后,LDL 胆固醇水平仍在190mg/dl(4.9mmol/L)以上,无论患者病情和其他 CAD 危险因素,均应接受药物治疗。对于糖尿病、冠状动脉或颈动脉疾病、10 年 CHD 危险度估计高于 20% 的患者,无论其 LDL 胆固醇水平多少,均推荐他汀类药物治疗(他汀类可稳定已有的动脉粥样硬化斑块,降低斑块破裂和血栓形成的危险)。结合危险因素和 LDL 胆固醇水平的药物治疗指南见表 75-4(A 级证据)。

1. 非处方药物常常是药物治疗的首选,因其廉价,相对安全,有的相当有效。

a. 车前子亲水胶浆(欧车前亲水胶和其他品牌)。蚤草平均可降低 LDL 胆固醇和总胆固醇5%～10%,适用于 LDL 胆固醇中度升高(130～159mg/dl)且 HDL 胆固醇≥45mg/dl 的患者,特别是老年患者(A 级证据)。该药促进胃肠蠕动,偶致胃肠胀气,但无严重副作用。

b. 尼克酸。HDL 胆固醇低(≤35mg/dl)或高三酰甘油的患者中,LDL 胆固醇中度升高者可首选尼克酸,有减少心肌梗死和 CAD 死亡的作用(A 级证据)。

表 75-4

LDL 胆固醇药物治疗目标(mmol/L)

危险因素分类	预测的 10 年 CHD 危险	药物治疗的 LDL 目标
冠心病或冠心病等危症(糖尿病、卒中)	≥20%	无论 LDL 水平高低*
2 个危险因素	10%~20%	≥130mg/dl(3.35mmol/L)
	≤10%	≥160mg/dl(4.2mmol/L)
0~1 个危险因素	通常≤10%	≥190mg/dl(4.9mmol/L)
		(160~189mg/dl 或 4.2~4.9mmol/L:药物选择)

* 他汀类药物稳定已有的粥样硬化斑块,降低其破裂和栓塞的危险

(1)尼克酸 1~3g/d,可使 LDL 胆固醇降低 15%~20%,升高 HDL 胆固醇 5~15mg/dl,并显著降低三酰甘油。初始剂量应为:常规剂型100~200mg,控释剂型 250~500mg,根据患者耐受情况,逐渐增加至 2~3g/d。

(2)多数患者应用控释尼克酸后出现潮红和发痒,可在服药前口服阿司匹林(每日 325mg)进行控制。

(3)肝毒性。一般情况下,尼克酸易耐受、安全,但是,可加重糖尿病性高血糖和痛风,诱发心脏病患者严重的心律失常,可出现可逆的严重肝毒性。

2. 调脂药物治疗相对较贵,特别是大剂量应用时。

a. 考来烯胺(消胆胺)是一种树脂,作用是分离消化道中的胆汁酸,常为粉末,可与水或食物混合后服用。考来烯胺比较适合长期服用。考来烯胺适用于中度 LDL 胆固醇增加和 HDL 胆固醇水平≥45mg/dl 的可以耐受的患者。服用考来烯胺 2 勺或 2 包,每天 2 次,可使 LDL 胆固醇和总胆固醇降低 15%~20%,每天 4 包以上可致严重的便秘,而每天 6 勺/包会出现耐受不良。

b. 考来替泊(降脂树脂 2 号)在剂型、剂量、有效性、价格、耐受性方面均与考来烯胺相似,优势不明显。

c. 考来维仑是和考来烯胺和考来替泊类似的另外一种胆汁酸分离剂,无更多优势。

d. 吉非贝齐(诺衡)改变脂蛋白在肝中的代谢,适合于低 HDL 胆固醇和三酰甘油中重度升高而对尼克酸反应不佳的患者。该药耐受良好,长期应用相对安全。

(1)吉非贝齐可使 LDL 胆固醇降低 5%~15%,显著降低三酰甘油,使 HDL 胆固醇升高 5~15mg/dl。通常剂量是 600mg,每日 2 次,最大剂量为 900mg,每日 2 次或 600mg 每日 3 次。

(2)有结果表明,吉非贝齐可使高 LDL 胆固醇和(或)三酰甘油的 CAD 患者的发病率和死亡率降低 40%。HDL 胆固醇≤45mg/dl 的患者受益最大。该药可与 HMG-CoA 还原酶抑制剂慎重地合用。

e. 非诺贝特与吉非贝齐一样,适用于相同的患者。其长期安全性尚不明确。

f. HMG-CoA 还原酶抑制剂(他汀类),适用于中重度 LDL 胆固醇和多数高危患者。(A 级证据)

(1)可降低 LDL 胆固醇达 30%~60%,超过其他药物。

(2)对照研究提示,他汀类可减少心脏病发作、卒中、CHD 死亡和总死亡率达 25%~40%,分析研究表明该类药物具有合理的费用/效益比。

(3)根据患者的经济状况,通过目标剂量加倍和服用半片药物的方法,可提高治疗的成本-收益。表 75-6 显示,不同的 LDL-C 基线水平和治疗目标下合适的药物及其剂量。

(4)所有的他汀类药物通常耐受良好,罕见严重的不良反应。

(5)报道的最常见的不良反应是肌肉疼痛、头痛、肠胃气胀、便秘、消化不良、失眠以及肝转氨酶

轻度增加。

（6）他汀治疗少见的不良反应包括瘙痒、皮疹、肌病、横纹肌溶解和罕见的红斑狼疮、记忆力缺失。

（7）在活动性肝病或血清转氨酶明显增高（超过正常上限 3 倍）患者禁用他汀。由于在接受他汀治疗的人群中，有 5%～10% 的患者可能出现 ALT 轻度增高，有 1%～2% 出现显著增高（但无症状），因而，在开始他汀治疗和他汀加量时获得 ALT 的基线数值、并在接受治疗 6～12 周后重新测定 ALT 是非常必要的。监测 aspartine 转氨酶或其他肝酶没有必要。目前尚未见因他汀治疗引起的严重或威胁生命的肝毒性。

（8）大约 10% 的患者出现肌痛或肌肉，可见于长期治疗的早期或晚期。他汀类药物所致的肌肉症状可在停药后几天到数周内缓解。肌病少见，偶可导致横纹肌溶解和急性肾衰竭。他汀类药物与烟酸、吉非贝齐、非诺贝特或其他药物合用时，肌肉毒性更常见（表 75-8）。他汀与辅酶 Q-10 合用（推荐剂量 100mg，2 次/日）利于防止肌痛患者的肌肉不适症状。

（9）单独服用普伐他汀者，肾衰竭是肌肉不良反应的一个危险因素。

（10）许多药物都可能与他汀类药物发生相互作用而增加它们的血药浓度，同时也增加了发生严重不良反应的风险。表 75-8 所列药物应尽量避免与他汀同服，或在服用这些药物时将他汀减量。由于普伐他汀、瑞舒伐他汀和氟伐他汀与其他他汀代谢途径不同，所以它们发生药物相互作用的可能性更小。

（11）葡萄柚汁与辛伐他汀、阿托伐他汀、洛伐他汀（但无普伐他汀、瑞舒伐他汀和氟伐他汀）相互作用并提高其血药浓度，从而增加了发生不良反应的风险。由于葡萄柚汁的效应可能持续 24h 或更长时间，所以在服用辛伐他汀、阿托伐他汀、洛伐他汀的患者应该避免或尽量少饮用葡萄柚汁。

（12）不建议额外添加维生素 E，因为心脏保护研究中发现其可能干扰他汀治疗的益处。

（13）一种他汀可能出现的不良反应在换用其他他汀后常可避免。因为普伐他汀、氟伐他汀是亲水性的，所以它们发生不良反应的可能性更小。

（14）由于存在可能的致畸性，他汀应禁用于育龄妇女，除非避孕效果最大化，或潜在的利益超过风险。

（15）美国食品药品监管局未批准他汀用于 14 岁以下儿童，除非用阿托伐他汀治疗纯合子性家族型高脂血症。

（16）他汀类药物的选择

洛伐他汀是第一个 HMG-CoA 还原酶抑制剂。20mg 起始剂量耐受良好，效果也好。更新的配方包括一般剂型（较便宜）、缓释剂型（Altocor）和烟酸复方剂（Advicor）。

普伐他汀与洛伐他汀相似，但价格更低廉。①常用剂量是 20～40mg/d，晚餐后 2～3h 服用，可降低 LDL 胆固醇 25%～35%。②在一级和二级预防试验中，普伐他汀可降低冠心病事件 24%～40%。③普伐他汀是唯一的主要经肾排泄（约 50%）的他汀类药物，所以慎用于肾功能不全或肾衰竭的患者。辛伐他汀（舒降之）效能较强（10mg 辛伐他汀相当于 20mg 洛伐他汀或普伐他汀），可在晚间任何时候服用。①辛伐他汀 20～80mg/d，降低 LDL 胆固醇 35%～50%。②一项大规模二级预防研究表明，辛伐他汀降低 42% 的急性心肌梗死或 CHD，使总死亡降低 30%。③辛伐他汀可一定程度升高 HDL-C。④辛伐他汀的专利开放很大程度地降低了其成本。

氟伐他汀（来适可）的价格大大低于其他他汀类药物。①增加剂量（40～80mg/d）可降低 23%～33% 的 LDL 胆固醇。②氟伐他汀的相关研究说明该药与其他他汀类药物一样有效。

对于重度升高的 LDL 胆固醇，阿托伐他汀（立普妥）是最有效的他汀类药物之一。①常规剂量的阿托伐他汀（10～20mg/d），可降低 38%～45%LDL 胆固醇和 20%～35% 的三酰甘油。②较大剂量的阿托伐他汀（40～80mg），可使 LDL 胆固醇平均降低 50%～55%，三酰甘油降低 35%～50%。③阿托伐他汀效果分析表明其效果与其他他汀类药物一样有效甚至更优。

瑞舒伐他汀（可定）于 2003 年获得批准。①瑞舒伐他汀降低 LDL 胆固醇和升高 HDL 胆固醇的能力优于其他现有他汀类药物。瑞舒伐他汀（10mg/d）比阿托伐他汀（10mg/d）或辛伐他汀（20mg/d）更容易达到治疗目标。②瑞舒伐他汀与其他他汀类药物有相同的不良反应,药物相互作用较少。③偶致蛋白尿(通常剂量在 40mg),因此应定期检查微量白蛋白/肌酐比值。

依泽替米贝(Zetia)于 2002 年获得批准,通过减少消化道中胆固醇的吸收而减低胆固醇。①单独使用依泽替米贝,仅能轻度降低 LDL 胆固醇和三酰甘油(15%～20%)。②依泽替米贝与其初始剂量的他汀类药物合用,降低 LDL 胆固醇的联合效应等同或优于大剂量的他汀治疗。③因依泽替米贝吸收较少,该药与低剂量汀合用时的不良反应少于大剂量他汀治疗。④加用依泽替米贝的费用通常高于大剂量剂量他汀治疗。

他汀的联合用药①联用小剂量(10mg)Vytorin(辛伐他汀-ezetimide),其降低 LDL 胆固醇的能力等同或超过单用大剂量他汀。目前尚无预后研究来比较 Vytorin 与他汀类药物降低心脏病发作和卒中危险的作用。②Caduet(阿托伐他汀-氨氯地平)是他汀与钙拮抗剂联用。适用于高脂血症和高血压病患者。

G.部分回肠旁路、联合低脂膳食:可降低40%～50%的 LDL 胆固醇。手术和术后死亡率和死亡率较低。该手术适于药物联合调脂效果不满意的重度高 LDL 胆固醇患者(B 级证据)。

四、管理策略

A.满意的卫生措施和药物调脂的长期依从性很低。没有症状时,多数患者不愿预防性服药。坚持服药的主要障碍可能是患者担心长期用药带来的不良反应。专门的"知情选择"过程,应用文本或表格式材料,更有效地交流治疗获益和疾病危险,可以改善依从性,有助于缓解患者的担忧,增强对他汀类药物治疗的信心。

B.患者的教育和主要家庭成员的沟通非常重要,有助于从卫生学和医学管理的角度深入理解脂质问题需要终生治疗的重要性。可通过解释和扩展重要概念,借助设备帮助人们进行记忆。如画一个"笑脸",将 HDL 标示为"健康"的胆固醇,将 LDL 胆固醇标识为"棕脸",用"脏脸"表示"致命"胆固醇。通过 AHA、NCEP 网站和商业渠道可找到很好的教育材料。

C.重视家庭护理,对脂质异常的患者,应筛查尽可能多的家庭成员,并对家庭成员进行教育。

对购买和准备家庭食品的人进行教育非常重要,这样他们可以知道如何选择和准备"有利于心脏健康"的食品。

D.老年患者心肌梗死或猝死的风险较高。随机对照研究表明,治疗 65～85 岁患者的血脂障碍可降低冠状动脉事件首发和复发的危险。在该研究中,心血管疾病的发病率和死亡率至少降低了 29%。目前缺乏 85 岁以上老年人的相关资料。用作用温和又不贵的药物,如欧车前似乎较为妥当。因为预后表明,老年患者获益处相同,不良反应没有增加,他汀治疗花费不高,风险较低,适合那些想尽可能保持当前现有生活质量的患者。

E.血脂异常的儿童和青少年,应接受家庭教育,如膳食、运动、控制体重。对于 6 岁以下的儿童,应避免过度的低脂饮食,防止因脂肪酸营养不良影响神经系统发育。对于儿童和青少年调脂药物治疗的成本效益和长期安全性,目前尚缺乏相关资料。对于严重血脂异常的儿童和青少年,调脂治疗应谨慎,其父母应了解治疗的效益和风险,做到知情同意。

F.二级预防的重点是确定已有临床动脉粥样硬化的患者。基于"调脂治疗控制栓塞并发症为时已晚"的错误逻辑,这些患者的脂质问题常被忽视或低估。动脉粥样硬化患者的冠心病死亡风险更高,通过预防斑块破裂和限制现有粥样斑,这些患者获益更多。二级预防研究已表明,降低 LDL 胆固醇获益显著(A 级证据)。对于因急性心肌梗死或不稳定型心绞痛住院的患者,如在出院前开始他汀治疗,其长期依从性较高(C 级证据)。

G.定期系统随访对脂质异常的长期有效管理非常重要。建议开始时每月随访以观察病情和维持既定目标。膳食和药物管理后,可延长至间隔至 6～12 个月。可利用手册或计算机流程图记录血脂结果,改进膳食和运动,调整药物方法,实现最佳治疗效果。

五、预后

脂质问题的临床过程与下列因素有关:血脂异常的类型及程度、动脉粥样硬化的危险因素(特别是吸烟、糖尿病)、高血压病以及其他不良因素,包括 CRP 水平异常、脂蛋白 α，小而致密的氧化的 LDL 颗粒、高半胱氨酸和其他未知的因素。

A.动脉粥样硬化疾病。在儿童和青年期，脂肪在易损动脉形成条纹，继而发展为粥样斑块。成年期，胆固醇堆积和纤维组织导致粥样斑块以不同程度进展。动脉粥样硬化进展、血小板破裂和血栓形成会最终阻塞重要动脉，引起缺血症状和供血区域的组织坏死。

B.急性胰腺炎可出现三酰甘油增高≥1000mg/dl(11mmol/L)，这种严重的脂质异常需要立即静脉注射肝素进行治疗。

C.控制动脉粥样硬化的重要措施，或减少其损害，包括戒烟、控制高血压病和糖尿病以及每天服用阿司匹林肠溶片(81mg 或 325mg)。有研究表明，每年注射流感疫苗可降低冠心病发病的危险。

（杨　雪　译）

参考文献

[1] AHA Scientific Statement. Fish consumption, fish oil, omega-3 fatty acids and cardiovascular disease, ♯71-0241. Circulation. 2002,106:2747-2757.

[2] Ballantyne CM. Current and future aims of lipid-lowering therapy: changing paradigms and lessons from the Heart Protection Study on standards of efficacy and safety. Am J Cardiol,2003,21:92(4B): 3K-9K.

[3] Food and Drug Administration. Mercury content of selected fish. U. S. Food and Drug Administration Center for Food Safety and Applied Nutrition, Office of Seafood. www. cfsan. fda. gov/～frf/seame-hg. html. Accessed May 15, 2001.

[4] Grundy SM,Cleeman JI, Merz NB, et al. Implications of recent clinical trials for the National Cholesterol Education Program Adult Treatment Panel III guidelines. Circulation,2004,110:227-239.

[5] Heart Protection Study Collaborative Group. MRC/BHF Heart protection study of cholesterol lowering with simvastatin in 20,536 high risk individuals: a randomized placebo-controlled trial. Lancet, 2002, 360:7-22M.

[6] Hu FB,WillettWC. Optimal diets for prevention of coronary heart disease. JAMA, 2002, 288: 2569-2578.

[7] Jones PH, Davidson MH, Stein EA, et al. Comparison of the efficacy and safety of rosuvastatin versus atorvastatin, simvastatin, and pravastatin across doses(STELLAR trial). Am J Cardiol,2003,92(2): 152-160.

[8] Summary of the third report of the National Cholesterol Education Program(NCEP). Expert Panel on Detection, Evaluation, and Treatment of High Blood Cholesterol in Adults(Adult Treatment Panel III). JAMA,2001,285:2486-2497.

第76章 高血压

Charles B. Eaton MD, MS

要点

- 多项流行病学研究表明,收缩压和舒张压的升高与心血管疾病的危险性呈线性相关。从整个血压分布情况(115/75mmHg 到 185/115mmHg)看,收缩压每升高 20mmHg 和舒张压每升高 10mmHg,卒中、心肌梗死、充血性心力衰竭和终末期肾疾病的发生率会增加 1 倍(A 级证据)。

- 美国预防、检测、评估和治疗高血压全国联合委员会第七次报告(JNC 7)对血压水平作了如下定义,正常血压:收缩压<120mmHg 和舒张压<80mmHg;高血压前期:收缩压 120~139mmHg,舒张压 80~89mmHg;高血压:收缩压≥140mmHg,舒张压≥90mmHg。以上数据基于两次以上测量结果的平均值(C 级证据)。

- 大量研究结果证明,生活方式的调整为高血压的防治带来益处,抗高血压药物不仅能够控制血压,而且在预防和改善冠心病、心肌梗死、心力衰竭、脑卒中和慢性肾疾病方面起着重要作用(A 级证据)。

- 临床上最有效治疗高血压的策略是先对危险因素、靶器官损害和并发症进行评估,然后制定出相应的治疗方案(图 76-1)。所有高血压患者血压控制的目标值为≤140/90mmHg;伴有冠心病(A级证据)、冠心病高危因素(Framingham 危险度评分≥10%)(B 级证据)、糖尿病(C 级证据)或慢性肾病(GFR≤60ml/min)(A 级证据)其目标值≤130/80mmHg;伴有左心室功能不全的目标值≤120/80mmHg(B 级证据)。大多数患者需要两种及以上的降压药才能使血压达标并且需要长期维持治疗。对于舒张压升高伴有心肌缺血证据的患者或者伴有糖尿病、60 岁以上、脉压增大的高危无症状心肌缺血患者舒张压降到 60mmHg 以下时要特别小心,要防止造成潜在性的低灌注而导致有症状的心肌缺血(C 级证据)。

一、序言

A.流行病学:在美国大约有 6 500 000 高血压病患者,每 4 个成年人中就有 1 个患高血压病。最近的一项调查结果显示,高血压病患者知晓率为 70%,治疗率 59%,若将血压的标准定为<140/90mmHg 的话,控制率只有 34%。最近 Framingham 心脏研究结果表明,每个人一生中有发展为高血压的危险接近 90%。那些高血压前期人群最终发展为高血压是低危人群的 2 倍。

B.原发性高血压:90%~95%的高血压病患者没有明确的原因,因此命名为原发性高血压。

C.继发性高血压:在美国有 5%~10%的高血压病患者是有继发性原因的。为了便于治疗,有必要对继发性高血压患者的病因进行评估,包括年龄、病史、临床表现以及实验室检查等情况。

继发性高血压往往有明确的病因,这些独立的疾病包括睡眠呼吸暂停综合征、药物诱发或药物相关性疾病、肾疾病(多囊肾、肾小球或肾间质疾病)、肾血管疾病(肾动脉狭窄占1%~2%)、

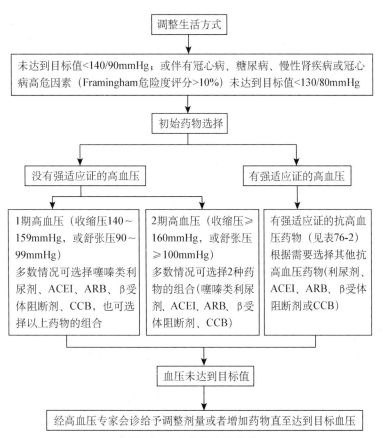

图 76-1 高血压治疗策略

原发性醛固酮增多症（占 0.5%）、颅内压增高、长期类固醇治疗、库欣综合征、嗜铬细胞瘤、大动脉缩窄、甲状腺功能亢进和原发性甲状旁腺功能亢进。

D. 难治性高血压： 难治性高血压是指高血压病患者使用包括 1 种利尿药在内的足量的 3 种药物治疗仍未达到目标血压。难治性高血压的常见原因包括：不正确的血压测量、摄入钠盐过多、利尿剂使用不当、药物剂量不当、酗酒、药物相互作用（如使用非甾体类抗炎药物、违禁药物、口服避孕药、拟交感胺、中药和一些非处方药物）。分析和找出上述原因对评估和治疗难治性高血压是至关重要的。

二、诊断

确定高血压病的诊断必须针对危险因素、合并症、明确的病因、靶器官损害进行评估，这是做出恰当的危险度分层和个体化治疗的基础。心血管疾病的主要危险因素除了高血压以外还包括：吸烟、肥胖（BMI≥30），尤其是腹型肥胖、缺乏体

力活动、血脂紊乱、糖尿病、男性＞55 岁或女性＞65 岁、早发心血管病家族史、微量白蛋白尿（或估计 GFR≤60ml/min）。靶器官损害包括：心脏（左心室肥厚、心绞痛/以前发病的心肌梗死、以前做过冠状动脉血供重建术、心力衰竭）、脑（脑卒中或短暂性脑缺血发作）、肾脏（慢性肾脏疾病）、外周动脉（外周动脉疾病）和视网膜（视网膜病）。

A. 症状： 高血压病患者通常是无症状的，除非血压显著升高（譬如收缩压≥220mmHg，舒张压≥130mmHg）。高血压病的症状包括疲乏、晨起枕部搏动性头痛、面红、鼻出血、胸痛、视觉和语言障碍以及呼吸困难。

一些特殊症状有助于诊断继发性高血压，譬如：大动脉狭窄（下肢动脉发生缺血可造成下肢跛行）、库欣综合征（多毛症和面色潮红）、嗜铬细胞瘤（多汗、持续或阵发性血压升高、发作性头痛、心悸、焦虑、面色苍白、颤抖、恶心、呕吐）、原发性醛固酮增多症（低血钾、肌肉无力、抽筋、多尿、瘫痪、遗尿症）和肾脏、肾血管疾病（腰痛）。

B. 体征： 首先应该测量卧位、坐位或立位血

压 2 次以上,得出收缩压和舒张压的平均值。被测量者至少安静休息 5min,在测量前 30min 内禁止吸烟和饮咖啡。袖带内气囊至少应包裹 2/3 的上臂,并且与心脏处于同一水平。气囊内压力需要达到使肱动脉搏动音消失后再升高 30mmHg。当听到第一次肱动脉搏动声响(柯氏第一音)时,汞柱凸面的垂直高度为收缩压,声音完全消失时(柯氏第五音)为舒张压。要分别测量两侧上臂的血压,如果两侧读数的差异较大时取读数较大的血压值。

C.**动态血压监测**:动态血压记录患者日常活动和休息时的全天血压变化,通常要比诊所血压值略低。动态血压监测要比诊所血压值更好地反映出靶器官损害情况。动态血压监测能更好地发现可能存在的"白大衣高血压"、难治性高血压、低血压事件和是否存在自主神经功能紊乱现象。一般认为,动态血压监测白天平均血压 > 135/85mmHg、夜间平均血压 > 120/75mmHg 时可诊断为高血压。正常情况下,血压有昼夜节律的改变,夜间休息时收缩压平均下降 15mmHg、舒张压平均下降 10mmHg。如果这种"夜间血压下降现象"消失提示可能出现高血压的继发性损害,且使心血管事件的发生率增加。动态血压监测除了有助于高血压的诊断外,对于评估全天血压负荷值和夜间血压下降率有着重要意义。

D.**体格检查**:高血压患者的首次体格检查应该包括对靶器官损害的表现、继发性高血压特异性体征和代谢综合征方面的综合评估。

1. 靶器官损害的表现 反映靶器官损害的表现有:血管检查(小动脉狭窄、出血、异常分泌物)、眼底检查见视神经盘水肿、颈部检查(颈动脉血管杂音、颈静脉扩张)、心脏检查(主动脉瓣区第二心音增强、心前区抬举性搏动、心律失常、收缩早期喀喇音)、肢端检查(外周动脉脉搏减弱或消失、水肿)、腹主动脉瘤和异常神经征。

2. 继发性高血压的体征 一些体征有助于诊断继发性高血压:多囊肾(腹部和腰部包块)、大动脉狭窄(股动脉搏动消失)、嗜铬细胞瘤(心动过速、多汗、直立性低血压)、肾血管疾病(腹部血管杂音)、库欣综合征(腹型肥胖、皮肤花纹)、甲状腺功能亢进(甲状腺增大、甲状腺结节)。

3. 代谢综合征的评估 对高血压是否伴有代谢综合征的评估是很重要的,因为它与胰岛素抵抗密切相关并能增加心血管疾病发生的危险性。代谢综合征是一组存在以下 3 种或 3 种以上危险因素的综合征,主要包括腹型肥胖(男性腰围 ≥ 40 英寸、女性腰围 ≥ 35 英寸)、高血压(血压 ≥ 130/85mmHg)、糖代谢异常(空腹血糖 ≥ 100mg/dl)、血脂异常[空腹血 TG ≥ 150mg/dl 或 HDL-C ≤ 40mg/dl(男性)、HDL-C ≤ 50mg/dl(女性)]。

E.**实验室检查**:实验室检查对于评估靶器官损害情况、确定高危患者心血管并发症的发生、其他心血管危险因素的存在以及查找继发性高血压的病因具有重要的意义。

1. 常规检查 对于新诊断的高血压病患者常规做以下检查:血红蛋白、血细胞比容、血钾、肌酐、空腹血糖、血钙、血脂(包括总胆固醇、低密度脂蛋白胆固醇、高密度脂蛋白胆固醇以及三酰甘油)、尿液检查和心电图。还有随机尿微量白蛋白/肌酐比率。通常不包括为了确定病因而进行更为广泛的检查(C 级证据)。

2. 确定继发性因素的实验室检查 基于病史、体格检查和常规实验室检查结果怀疑可能有继发性高血压病因时需要进行以下检查有助于诊断。

a. 胸部 X 线检查(主动脉狭窄)。

b. 血管紧张素转化酶抑制剂肾图扫描或肾血管磁共振检查以评估肾动脉狭窄情况。

c. 尿中氧甲基肾上腺素和香草基杏仁酸的水平(嗜铬细胞瘤)。

d. 血浆肾素活性水平(原发性醛固酮增多症和肾血管疾病)。

e. 超声心动图检查以评估左心室肥厚、无症状收缩性心功能不全及心肌梗死既往史。

三、治疗

A.**治疗目标**:血压升高或高血压病前期患者重在通过生活方式的调整而预防和延缓高血压病的发生。若患者已有靶器官损害的证据就要进行治疗,应该立即使用抗高血压药物。若患者血压明显升高,治疗目标在于控制血压、预防心血管和肾的并发症和降低死亡率。正因为大多数高血压患者只要收缩压达到目标值舒张压随着达标,所以治疗的首要目标就是收缩压达标。

B.**生活方式的调整**:不论高血压前期和高血

压病患者严重程度如何,给予生活方式的调整是至关重要的。生活方式的调整不仅对控制血压是积极有效的,而且有助于减少抗高血压药物的剂量。生活方式的调整包括以下几个方面:超重患者体重控制、限制钠盐摄入、加强体育锻炼和限酒(表 76-1)。

表 76-1

高血压患者生活方式的调整

调整生活方式	建　议	收缩压下降范围
减轻体重	维持正常体重(BMI 为 18.5～24.9kg/m²)	5～20mmHg/体重减轻 10kg
DASH 饮食计划	多食用水果和蔬菜、适当控制脂肪摄入量	8～14mmHg
限制钠盐摄入	每日钠的摄入不超过 100mEq/L(或钠 2.4g 或氯化钠 6g)	2～8mmHg
体育锻炼	规律的有氧运动,譬如散步(每天至少 30min,每周数天)	4～9mmHg
限酒	每天的酒精摄入量应少于 30ml(相当于 60ml 威士忌),而女性或轻体重的患者每天酒精摄入应少于 15ml	2～4mmHg

注:对包括吸烟在内的所有心血管危险因素进行控制。对部分人群而言以上措施的实施呈量和时间依赖性

1. 减轻体重　体重指数≥25kg/m² 的高血压病患者体重减轻 10%,收缩压可下降 5～10mmHg。减轻体重能够改善胰岛素敏感性、降低血浆去甲肾上腺素和醛固酮水平以及降低肾素活性。通过制定减轻体重计划、每天增加 30min 中等强度的运动(譬如散步)、自我监测和调整等措施能够减少 500～1000kcal 热量。

2. DASH 饮食计划　富含钾、钙和镁的饮食有助于降低血压。水果和蔬菜中这些矿物质的含量较高。最近,一项具有里程碑意义的研究结果表明,仅在 2 周时间内给高血压病患者多食用新鲜的水果和蔬菜(8～10 种)能够显著地降低收缩压和舒张压,即控制高血压的饮食方法的研究(DASH)。目前,推荐大多数高血压前期和高血压病患者都采用 DASH 饮食计划。DASH 饮食计划的详细资料可在网上获得(http://www.nhlbi.nih.gov/health/public/heart/hbp/dash/index.htm.)。

3. 限制钠盐摄入　以前的流行病学资料显示钠与高血压的关系是不一致的,目前的随机试验清楚地表明,高血压病患者可从限制钠盐摄入中获益。DASH 研究和高血压预防和协作的系列研究均表明,通过限制钠盐摄入可以成功地阻止高血压前期和 1 期高血压的进一步发展。每日食盐的摄入量减少 1500mg 或者只用 2/3 茶匙能使收缩压降低 2～8mmHg。通过限制钠盐摄入而降低血压的作用因人而异,那些"盐敏感"人群降压作用显著,而其他人群降压作用较弱。因此,

对于那些难以接受限制食盐摄入的患者可尝试其他限制钠摄入的方法以获得好的疗效。

4. 体育锻炼　一系列研究的荟萃分析显示,体重正常或超重的高血压前期或者高血压病患者进行体育锻炼能够有效地降低血压。有氧运动能够使收缩压下降 3～5mmHg、舒张压下降 2～3mmHg。与坚持体育锻炼的人群比较那些久坐不动但血压正常人群中有 20%～50% 的风险进展为高血压。PREMIRE 研究表明,增加体育运动能够更有效地实现 DASH 饮食计划和限制钠盐摄入,从而更好地降低血压。因此,需要鼓励所有久坐不动的高血压前期或者高血压患者进行 30min 中等或较强的运动,每周 5～7d。

5. 适度的限酒　15 个随机临床试验结果表明,适度的限酒能够使收缩压下降 3mmHg、舒张压下降 2mmHg。因此,建议所有的男性高血压前期或者高血压患者每天的酒精摄入量应少于 30ml,而女性或轻体重的患者每天酒精摄入应少于 15ml。

C.药物治疗:一系列临床试验结果显示,抗高血压药物治疗能使脑卒中发生率下降 35%～40%、心肌梗死下降 20%～25%、心力衰竭下降 50%。使收缩压下降 12mmHg,就能使每 11 例高血压 1 期患者中减少 1 例发生死亡,同样使每 9 例高血压伴靶器官损害的患者减少 1 例发生死亡。最近,一项长达 2 年时间的应用血管紧张素受体拮抗剂(ARB)治疗高血压前期(SBP 130～

139mmHg,DBP 85~89mmHg)的研究结果提示,ARB能够降低高血压的发生率,但由于该研究的设计缺陷而不能评估心血管终点事件的发生。因此,不推荐高血压前期的患者使用药物治疗。

1. 初始药物治疗　JNC 7 报告中推荐使用小剂量的利尿剂作为最有效的一线药物以降低心血管并发症和死亡率。然而,最近美国心脏病协会(AHA)报道,单独或联合使用 ACEI、ARB、CCB 或噻嗪类利尿剂作为一线治疗药物是有循证医学证据的。JNC 7 强调在伴有收缩性充血性心力衰竭、透壁性心肌梗死、糖尿病和慢性肾疾病时使用非噻嗪类利尿剂作为一线抗高血压药物的

重要性。表 76-2 是基于系列临床实验结果并结合 JNC 7 和最近 AHA 科学报道而提出的建议和适当的药物治疗意见。正如 ALLHAT 研究显示:与利尿治疗比较,应用多沙唑嗪能够增加充血性心力衰竭和其他心血管疾病事件的发生率,因此,临床医生应该避免使用多沙唑嗪来控制血压。

尽管抗高血压治疗的靶点目前尚未阐明,然而越来越多来自流行病学、观察研究和临床试验的证据清楚地表明,有效地控制血压能够降低已患血管疾病和心血管疾病的危险性。正因为如此,最近 AHA 科学报道中推荐的血压目标值分别为≤130/80mmHg 和≤120/80mmHg。

表 76-2

高血压的治疗建议

病　情	血压目标值	生活方式的调整	利尿药	β受体阻滞药	ACEI	ARB	CCB	醛固酮拮抗剂	备注
一般情况	≤140/90	是	●	●	●	●	●	●	若SBP≥160mmHg 或 DBP≥100mmHg,则用 2 种药物
高危冠心病	≤130/80	是	●	●	●	●	●	●	若SBP≥160mmHg 或 DBP≥100mmHg,则用 2 种药物
稳定型心绞痛	≤130/80	是	●	● 加 ACEI 或 ARB	● 加 β受体阻滞药	● 加 β受体阻滞药			若β受体阻断药效果不佳,可换用地尔硫草(但无心动过缓或左心室肥厚时)
不稳定型心绞痛	≤130/80	是		● 若血流动力学稳定可加 ACEI 或 ARB	● 若血流动力学稳定加 β受体阻滞药	● 若血流动力学稳定加 β受体阻滞药			
左心室肥厚	≤120/80	是	● 加	● 加	● 或 ARB	● 或 ACEI	●		
糖尿病	≤130/80	是	●	●	●	●	●		
慢性肾疾病	≤130/80	是			●	●			
预防脑卒中再发	≤130/80	是	●		●				

2. **药物选择** 降压药物的选择必须体现个体化原则,选用药物要考虑以下多个临床因素,包括年龄、药费、安全性、疾病的严重程度、基本生活方式(饮食和锻炼)、生活质量的影响(身体状况、情绪、性生活、社交和认知力)、是否方便、服药次数、与其他药物之间的相互作用、病理机制、并发症和危险因素、既往用药情况及不良反应。例如,糖尿病合并高血压或心力衰竭出现蛋白尿可选择ACEI 或 ARB。高血压合并心肌梗死可使用 β 受体阻滞剂(无内在拟交感活性)、ACEI 或 ARB。当出现收缩性心功能不全时可选择利尿药、β 受体阻滞药、ACEI、ARB 或醛固酮拮抗药,且推荐血压目标值为≤120/80mmHg(表 76-3)。

表 76-3

口服抗高血压药物

分类	药物	开始剂量（mg）	最大剂量（mg）	每天服药次数	费用
噻嗪类利尿药					
	氯噻嗪	125	500	1	$
	氯噻酮	12.5	25	1	$ $
	氢氯噻嗪	12.5	25	1	$
	泊利噻嗪	2	4	1	$ $
	吲哒帕胺	1.25	2.5	1	$
	美托拉宗	0.5	1.0	1	$ $ $
襻利尿药					
	布美他尼	0.5	2	2	$ $
	呋塞米	20	80	2	$
	托拉塞米	2.5	10	1	$ $
保钾利尿药					
	阿米洛利	5	10	1～2	$ $ ～ $ $ $
	氨苯蝶啶	50	100	1～2	$ $ ～ $ $ $
醛固酮受体拮抗药					
	依普利酮	50	100	1～2	$ $ $
	螺内酯	25	50	1～2	$ $ ～ $ $ $
β 受体阻滞药					
	阿替洛尔	25	100	1	$
	倍他洛尔	5	20	1	$ $ $
	比索洛尔	2.5	10	1	$ $
	美托洛尔	50	100	1～2	$ $ $ ～ $ $ $ $
	美托洛尔缓释片	50	100	1	$ $ $
	纳多洛尔	40	120	1	$ $ ～ $ $ $
	普萘洛尔	40	160	2	$ $ ～ $ $ $
	长效普萘洛尔	60	180	1	$ $ $ ～ $ $ $ $
	噻吗洛尔	20	40	2	$ $ $
具有内在拟交感活性 β 受体阻滞药					
	醋丁洛尔	200	800	2	$ $ ～ $ $ $
	喷布洛尔	10	40	1	$ $ $
	吲哚洛尔	10	40	2	$ $
兼有 α 受体和 β 受体阻滞药					
	卡维地洛	12.5	50	2	$ $ ～ $ $ $
	拉贝洛尔	200	800	2	$ $ $

（续　表）

分类	药物	开始剂量（mg）	最大剂量（mg）	每天服药次数	费用
血管紧张素转化酶抑制药（ACEI）					
	苯那普利	10	40	1～2	\$ \$～\$ \$ \$
	卡托普利	25	100	2	\$～\$ \$
	依那普利	2.5	40	1～2	\$～\$ \$
	福辛普利	10	40	1	\$ \$ \$
	赖诺普利	10	40	1	\$～\$ \$ \$
	莫昔普利	7.5	30	1	\$ \$ \$
	培哚普利	4	8	1～2	\$ \$ \$～\$ \$ \$ \$
	喹那普利	10	40	1	\$ \$
	雷米普利	2.5	20	1	\$ \$
	群多普利	1	4	1	\$ \$
血管紧张素受体拮抗药（ARB）					
	坎地沙坦	4	32	1	\$ \$
	厄贝沙坦	75	300	1	\$ \$
	奥美沙坦	5	40	1	\$ \$
	氯沙坦	25	100	1	\$ \$～\$ \$ \$
	缬沙坦	40	320	1	\$ \$ \$～\$ \$ \$ \$
	替米沙坦	20	80	1	\$ \$ \$
	依普沙坦	400	800	1	\$ \$ \$ \$

注：\$：0～10美元；\$ \$：10～25美元；\$ \$ \$：25～75美元；\$ \$ \$ \$：75～150美元

3. 药物疗效　在长期用药过程中即使是最有效的单一药物其降压效果也不足70%。约80%的高血压患者需要1～2种降压药才能将血压控制在≤140/90mmHg。如果第一种药物不能有效地控制血压，就可以增加第二种药物，但每种药物尽量使用小剂量以减少不良反应的发生。小剂量联合治疗是非常有效的，尤其是利尿药和另一种降压药联用时。例如，老年高血压患者联用ACEI和利尿药，疗效可提高到85%。常见的联合用药有：利尿药＋β受体阻滞剂、利尿药＋CCB、CCB＋ACEI等。高危冠心病患者有时需要3种或3种以上的药物联用才能使血压达标，即血压≤130/80mmHg或≤120/80mmHg。

D.随访：要定期复查血清钾、钠、肌酐、尿素氮、尿酸和血糖，尤其是慢性肾疾病、糖尿病或服用利尿药患者。伴随血脂异常和代谢综合征等疾病的患者还要定期检测血脂。根据靶器官损害的程度和药物治疗的效果而确定随访复查的项目和间隔时间。定期检测尿常规和尿微量白蛋白/肌酐也有助于评估亚临床血管损害。

四、防治策略

要根据血压的分级、降压药的种类、治疗的依从性、心血管疾病危险因素和并发症而制定高血压患者个体化防治策略。血压控制不好的常见原因有：患者依从性差（约50%导致治疗失败）、剂量不够和用药不当。

A.健康宣教：健康宣教是高血压防治策略的重要组成部分。宣教工作从测量血压就启动了。发现某一患者有3次血压升高，就要对是否确定高血压诊断做出简要而准确的解释，并向患者解释清楚治疗的效果和不治疗的后果以及并发症的发生率和死亡率，要简洁而明确地写清楚药物的用法、用量。要尽早确定患者的生活习惯对治疗依从性的影响。在适当的情况下可提供家庭教育。有研究表明，通过患者自身教育来防治高血压等慢性疾病效果往往不佳。很重要的一点就是让患者参与治疗目标的确立、防治策略的制定以及降压措施的实施等环节。高血压患者血压控制的目标值为≤140/90mmHg；伴有糖尿病、慢性肾疾病、冠心病或冠心病等危症（颈动脉疾病、外周动脉疾病、腹主动脉瘤）以及高心血管危险因素（10 年 Framingham 危险度评分≥10%）血压控制的目标值为≤130/80mmHg。

B.**自我监测**：目前，血压控制良好的高血压患者只有 34%。近期一些研究表明，通过自我监测血压，控制率有所提高。做好血压记录和信息反馈工作能够显著地增加血压控制率。

C.**早期随访**：建议新诊断的高血压患者前 6 个月每月都随访 1 次，随访的内容包括：病史中是否出现症状及其进展情况、健康热点问题、依从性问题、药物疗效评估和可能出现的不良反应，并且要测量血压和体重。有时，可通过选择长效制剂或减少剂量而提高服药的依从性，对于用药情况复杂或记忆力差的患者可使用一种记忆辅助装置以提高依从性。

D.**早期监测**：早期监测高血压并发症的发生（视网膜病变、冠心病、脑血管疾病、肾疾病）是一项重要的防治策略，它能够有效地降低并发症的发生率和死亡率。此外，高血压患者罹患血管疾病、靶器官损害、血脂紊乱、糖尿病、肥胖、关节炎和肝肾疾病的风险有所增加，因此，早期监测、预防和治疗这些相关疾病有着重要意义。

五、病情转归和预后

病情的转归和预后直接与治疗效果、患者依从性、并发症的发生、病程的长短、患者的配合程度以及行为生活方式调整等方面密切相关。一系列研究发现，70% 的高血压患者死于充血性心力衰竭或冠状动脉疾病，15% 的死于脑出血，10% 死于尿毒症。左心室肥厚（LVH）是高血压的重要并发症，血压的良好控制能够预防和逆转左心室肥厚的发生和发展。左心室肥厚能够预示高血压并发症的发生和发展，并能使死亡率增加 4~8 倍。高血压患者在 5 年内发展为左心室肥厚，约有 1/3 的患者将发生主要心血管事件。

糖尿病合并高血压的患者进展为糖尿病肾病的风险更大。然而，有效的抗高血压治疗（譬如使用 ACEI 或 ARB）能够减少蛋白尿和肾小球滤过率的下降，延缓终末期肾衰竭的发生。收缩压的高低有助于预测老年高血压患者心血管并发症的发生，控制好 80 岁以上患者的血压就能够降低心

血管事件的发生。

（贾国栋 译）

参考文献

[1] ALLHAT Officers and Coordinators. Major cardio-vascular events in hypertensive patients randomized to doxazosin vschlothalidone：the Antihypertensive and Lipid-lowering Treatment to Prevent Heart Attack Trial（ALLHAT）. JAMA, 2000, 283：1967-1975.

[2] ALLHAT Officers and Coordinators. Major outcomes in high-risk hypertensive patients randomized to angiotensin-converting enzyme inhibitor or calcium channel blocker vs diuretic：the Antihypertensive and Lipid-lowering Treatment to Prevent Heart Attack Trial（ALLHAT）. JAMA, 2002, 288：2981-2997.

[3] Appel LJ, Champagne CM, Harsha DW, et al. Effects of comprehensive lifestyle modification on blood pressure control：main results of the PREMIER clinical trial. JAMA, 2003, 289：2083-2093.

[4] Chobanian AV, Bakris GL, Black HR, et al. The seventh report of the Joint National Committee on Prevention, Detection, Evaluation, and Treatment of High Blood Pressure：the JNC 7 report. JAMA, 2003, 289：2560-2572.

[5] Hansson L, Hedner T, Lund-Johansen P, Kjeldsen SE, Lindholm LH, et al. Randomized trial of effects of calcium channel antagonists compared with diuretics andβ-blockers on cardiovascular morbidity and mortality in hypertension：the Nordic Diltiazem（NORDIL）study. Lancet, 2000, 356：359-365.

[6] Hansson L, Lindholm LH, Ekborn T, et al. Randomized trial of old and new antihypertensive drugs in elderly patients：cardiovascular mortality and morbidity the Swedish Trial in Old Patients with Hypertension-2 study. JAMA, 2002, 288（23）：2981-2997.

[7] Julius S, Nesbitt SA, Egan BM, et al. Trial Preventing Hypertension（TROPHY）Study Investigators. Feasibility of treating prehypertension with an angiotensin-receptor blocker. N Engl J Med, 2006, 354：1685-1697.

[8] Mancia G, Brown M, Castaigne A, et al. Outcomes with nifedipine GITS or Co-amilozide in hyperten-

sive diabetics and nondiabetics in intervention as a goal in hypertension (INSIGHT). Hypertension, 2003,41:431-436.

[9] Psaty BM, Lumley T, Furberg CD, et al. Health outcomes associated with various antihypertensive therapies use as first-line agents: A network meta-analysis. JAMA,2003,289:2534-2544.

[10] Rogers MAM, Small D, Buchan DA, et al. Home monitoring service improves mean arterial pressure in patients with essential hypertension: A randomized, controlled trial. Ann Intern Med,2001,134: 1024-1032.

[11] Rosamond W,Flegal K, Friday G, et al. Heart disease and stroke statistics-2007 update: A report from the American Heart Association Statistics Committee and Stroke Statistics Subcommittee. Circulation,2007,115:e69-e171.

[12] Rosendorff C, Black HR, Cannon CP, et al. Treatment of hypertension in the prevention and management of ischemic heart disease: a scientific state-ment from the American Heart Association Council for High Blood Pressure Research and the Councils of Clinical Cardiology and Epidemiology and Prevention. Circulation,2007,115:2761-2788.

[13] Sacks FM,Svetkey LP, Vollmer WM, et al. Effects on blood pressure of reduced dietary sodium and the Dietary Approaches to Stop Hypertension(DASH) diet(DASH-Sodium). N Engl J Med,2001,344:3-10.

[14] Vasan RS, Larson MG, Leip EP, et al. Impact of high-normal blood pressure on the risk of cardiovascular disease. N Engl J Med,2001,345:1291-1297.

[15] Whelton S, Chin A, Xin X,et al. Effect of aerobic exercise on blood pressure: a meta-analysis of randomized, controlled trials. Ann Intern Med, 2002, 136:493-503.

[16] Xin X, He J,Frontini MG, et al. Effects of alcohol reduction on blood pressure: a meta-analysis of randomized controlled trials. Hypertension, 2001, 38: 1112-1117.

第77章 缺血性心脏病和急性冠脉综合征

Allen L. Hixon, MD, & Damon F. Lee, MD

要点

- 评估胸痛患者的第一要务在于区分胸痛是由心源性疾病还是非心源性疾病所致。
- 包括心脏危险因素在内的病史对评估每位患者都至关重要。循证医学提示一级和二级预防应致力于纠正危险因素。
- 心电图正常不能被用来排除缺血性心脏病。运动平板实验还是最有价值的诊断方法。
- 慢性稳定型心绞痛和急性冠脉综合征患者的处理应依据达成共识的指南。所有缺血性心脏病患者都应考虑使用阿司匹林和 β 受体阻断药。

一、序言

A. 定义：急性冠脉综合征（acute coronary syndrome, ACS）是一组与急性心肌缺血有关的临床症状。这些症状通常由粥样硬化板块破裂导致心肌血流被堵引起。ACS 这个概念包括 ST 段抬高和非 ST 段抬高性（包括 Q 波与非 Q 波）心肌梗死及不稳定型心绞痛（图 77-1）。

B. 流行病学

1. 心血管病是男性和女性的最主要死因。在发达国家，大约占所有死亡原因的 1/2；在发展中国家占死亡原因的 1/4。仅仅在美国，每年就有多达 100 多万男性和女性死于冠脉疾病或中风。50% 的绝经后妇女死于冠状动脉疾病或其后遗症。据估计，到 2020 年在全世界范围内心血管疾病将超过感染性疾病成为主要死因并夺去 2500 万人的生命。

2. 缺血性心脏病（ischemic heart disease, IHD）对美国医疗卫生产生了巨大的经济负担。预计心血管疾病的治疗费用将随着美国人口的老龄化而增加。在工业化国家，冠脉疾病导致的经济损失、残疾和死亡超过任何其他疾病。

3. 未发现的心肌梗死很常见，并且与有症状心肌梗死具有一样的致死性。至少 25% 的心肌梗死是无症状的，另外 25% 表现为非典型的胸痛。仅 20% 的心肌梗死之前有心绞痛。许多心肌梗死患者发生在休息时，在睡眠中发生心肌梗死和重体力活动时发生心肌梗死几乎一样多。据报道，心肌梗死前数月让人痛苦的生活事件发生频次增加。

C. 病因学：心肌做功几乎只能靠有氧代谢，只有少许功能通过无氧代谢。静息时，心脏摄取出大约 80% 的氧供，这导致它更易受血流灌注减少效应的影响。急性冠脉综合征是由心肌氧供给与氧需求之间的不匹配所导致的。这种不匹配多由粥样硬化斑块破裂引起正常冠脉血流阻断造成，部分或完全的机械梗阻可能由血栓或冠脉血管收缩所致的动力性阻塞引起。除了全身血流动力学因素，炎症也在缺血性心脏病的进展或恶化中起一定作用。导致心肌缺血的这个过程引起一系列的体征和症状，对临床医生而言识别这种疾病过程的多种表现很重要。胸痛是心肌缺血的最重要表现，它由心肌氧需求和冠脉血流之间的差异引起。

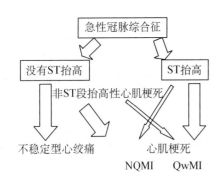

图 77-1 急性冠脉综合征组成的临床诊断

NQMI:非 Q 波心肌梗死；QwMI:Q 波心肌梗死（源自 ACC/AHA 2002 Guidelines Update for the Management of Patients with Unstable Angina and Non-ST-Segment Elevation Myocardial Infarction.）

二、诊断

胸痛是患者就诊初级保健医师的常见原因之一。对胸痛的主要诊断思路在第 10 章已经讲述。首先要区分心源性和非心源性胸痛。研究证明，10%～30%行冠脉造影的胸痛患者没有发现动脉有异常改变。导致胸痛的许多非心源性病因中，胃肠道（食管）、支气管肺和精神方面（恐惧症和严重抑郁症）的疾病比较常见。少见的原因包括胸痛包括胸壁（带状疱疹、肋软骨炎）、主动脉夹层和与胃有关的牵涉痛。

A.危险因素：吸烟、高脂血症、高血压病、糖尿病、老年人和男性通常被认为是缺血性心脏病的危险因素。另外，同型半胱氨酸水平和高敏 C 反应蛋白等血管炎症标志物升高也与缺血性心脏病有关。精神紧张越来越被认为和缺血性心脏病有关。

B.症状和体征

1. **心绞痛** 并不只是一种疼痛，而是与心肌缺血有关的一组症状。心绞痛的描述可能有几种模式。

a. 典型心绞痛表现为难以言表的压迫、沉重（像有重物压迫）或压榨感，由劳累诱发，休息缓解。典型心绞痛的位置最常在胸骨下和左侧，可以向下腭、肩胛间区或沿上肢向下放散。心绞痛通常逐渐开始，仅持续数分钟。对疼痛性质的描述在很大程度上受社会经济地位、教育、文化和个性的影响，了解这一点非常重要。

b. 不典型心绞痛。患者的疼痛或者表现为具有心绞痛的性质或者疼痛表现为有劳力性的特点。例如，这可能是一种并不总是与劳累有关或由休息缓解的沉重感。相反地，这种疼痛可能有一个不典型的特征——锐痛或刺痛，但诱发因素是心绞痛性的。这类胸痛最容易导致误诊。所以，除非证明疼痛为良性，否则各种胸痛表现都应被认真对待。

c. 心绞痛的等价症状。这种胸闷感觉可能是唯一或主要表现。

d. 非心绞痛疼痛。这种疼痛既不具备心绞痛的性质也没有心绞痛的诱发特征。其胸痛性质和缺血性心脏病并不一致，包括下述术语：针刺样、枪击样、震动样、刺痛感、猛击感、刀割样和切割样。

e. 代谢综合征，胰岛素抵抗和糖尿病。缺血性心脏病是成年糖尿病患者的主要死因。高血压病、肥胖和高脂血症集中发生于糖尿病患者，糖尿病使粥样硬化性血管疾病的进展加速。甚至在达到糖尿病诊断标准之前，胰岛素抵抗就已经促进了动脉粥样硬化。虽然糖尿病患者出现不典型的临床表现更多见，但糖尿病患者比总的人群出现更多"沉默心肌梗死"的观点最近受到挑战。

f. 妇女。妇女可能 2 倍于男性表现为心绞痛，而更少表现为梗死或猝死。女性患糖尿病增加了心肌梗死的风险和死亡率。妇女有明显的缺血性心脏病时经常被忽视。65 岁以上的妇女患缺血性心脏病的死亡率与男性一致。在自然或外科手术绝经后，女性患缺血性心脏病突然增加。

2. **基于病史的缺血性心脏病的概率** 尽管在确定胸痛病因时面临众所周知的问题，但临床病史在评价每位患者时还是至关重要的。通过病史采集到的信息，医生应当尽量把患者症状归类为非心绞痛、不典型心绞痛或典型心绞痛。表 77-1 提供了一个基于病史判断患者是否有明确的缺血性心脏病的指南。The Framingham Global Prediction 模型包括了年龄、总胆固醇、低密度脂蛋白胆固醇、高密度脂蛋白胆固醇、血压、糖尿病和吸烟，可以用来计算 10 年患冠心病风险，有一个在线版本可以使用：http:∥hp2010.nhlbihin.net/atpiii/calculator.asp。

表 77-1

基于年龄、性别和症状患冠心病的预测概率

年龄（岁）	性别	典型/明确心绞痛	不典型/可疑心绞痛	非心绞痛性胸痛	无症状
30～39	男	中等	中等	低	很低
	女	中等	很低	很低	很低
40～49	男	高	中等	中等	低
	女	中等	低	很低	很低
50～59	男	高	中等	中等	低
	女	中等	中等	低	很低
60～69	男	高	中等	中等	低
	女	高	中等	中等	低

数据源自 Gibbons RJ, Balady GJ, Bricker JT, et al. ACC/AHA 2002 guideline update for exercise testing: summary article. A report of the ACC/AHA Task Force on Practice Guidelines (Committee to Update the 1997 Exercise Testing Guidelines). Circulation. 2002;106:1883-1892.

3. 硝酸盐的使用和对硝酸甘油的反应　胸痛对舌下含服硝酸甘油的反应可以被用来（要谨慎）确定患者胸痛是否为缺血性心脏病的辅助手段。例如，不超过 3min 的迅速反应就增加了缺血性心脏病的可能性，然而食管痉挛和胆绞痛也可能对硝酸盐制剂有较好的反应。未能对硝酸甘油产生反应不应当被用来排除诊断缺血性心脏病。

4. 体征　缺血性心脏病查体时往往没有可靠的、一致的体征。查体的主要目的是评估动脉粥样硬化性疾病并发症的证据（例如，外周血管性疾病、脑血管病、充血性心力衰竭）。医生应当注意进行血管检查，诸如外周动脉杂音、视网膜动脉改变和第三、第四心音的存在以及心肌收缩能力下降的结果，如下肢水肿。

C. 诊断性检查

1. 12 导联心电图和系列心肌酶　常用来排除心肌梗死。几种分子标记物和取样时间表被列在表 77-2 中。

表 77-2

急性心肌梗死诊断中使用或建议使用的分子标志物

标志物	开始升高时间（h）	达峰值平均时间（未溶栓）	恢复正常的时间	最常用取样时间表
肌红蛋白	1～4	6～7h	24h	频繁，胸痛后 1～2h
肌钙蛋白 I	3～12	24h	5～10d	胸痛后至少每 12 小时 1 次
肌钙蛋白 T	3～12	12h 至 2d	5～14d	胸痛后至少每 12 小时 1 次
肌酸激酶同工酶	3～12	24h	48～72h	每 12 小时×3*

* 每 6～8 小时取样一次可以提高敏感性

2. 标准的缺血性心脏病激发试验是运动平板试验（exercise treadmill test，ETT）　美国心脏病学会（the American College of Cardiology，ACC）和美国心脏协会（the American Heart Association，AHA）已经对运动平板试验制定了如下共识指南。

a. 在确定有中度预测概率的患者是否存在冠心病时，ETT 是一种适合的诊断试验（B 级证据）（表 77-1）。包括有完全性右束支传导阻滞或固定的 ST 段压低少于 1mm。

b. ETT 可以用于有已知或可疑缺血性心脏病的患者，但临床表现发生改变（C 级证据）。

c. 已经 12h 没有缺血症状或心力衰竭的低危不稳定型心绞痛患者做负荷试验可能是适合的。相似地，发作心绞痛 2～3d 后和没有缺血症状或心力衰竭的中危的不稳定型心绞痛患者进行运动试验也可能是适合的。

3. Bruce 标准　虽然已经制定有多种标准，但 Bruce 标准使用最广泛。

4. ETT 的预后价值　ETT 除了诊断意义，还有预后价值。下面所述被认为是与预后不良或疾病严重性增加有关的指标：未能完成 Bruce 标准的第二阶，心率未能达到≥120 次/分，心率≤120 次/分时发生 ST 段压低，ST 段压低≥2.0mm，ST 段压低持续≥6min 后才恢复正常，多个导联 ST 段压低，由运动产生的收缩压降低，运动时心绞痛和运动诱发室性心律失常。最近，心率恢复和 Duke 平板运动评分被确定为判断死亡率的独立预测因子。

5. 静息心电图　尽管对所有可疑缺血性心脏病患者进行静息心电图检查很重要，但对静息心电图的解释要慎重。多达 50% 以上的缺血性心脏病患者的心电图是正常或表现为非特异性改变。正常的静息心电图不能被用于排除缺血性心脏病。急性缺血的典型心电图改变是尖耸、超急性 T 波、T 波低平或倒置伴或不伴 ST 段压低、水平型 ST 段压低和 ST 段抬高。

6. 血管造影　并不推荐将心脏导管常规用于稳定型心绞痛患者的初始评价。可以使用这种评估方法的是那些在非侵入性检查时表现有严重心肌缺血证据的患者（B 级证据）或是那些心绞痛症状对抗心绞痛药物有抵抗的患者（C 级证据）。进行导管检查的患者中，决定存活的最重要因素是左心室功能，继之是病变血管的数量。

三、预防

A. 一级预防：对无症状的成年人，一级预防应当把目标定为戒烟、血压和胆固醇筛查、保持正常的体重指数和考虑开始阿司匹林治疗。有关 USPSTF 筛查指南和证据水平见表 77-3。

B. 二级预防：诊断高血压病、高脂血症或糖尿病的那些患者应当着眼于按照取得共识的指南控制血压、胆固醇和血糖，例如，美国全国预防、检测、评估和治疗高血压联合委员会（JNCT）、美国全国胆固醇教育计划（NCEP）及美国糖尿病协会、糖尿病医疗保健标准。这些和其他重要的共识指南可以在 National Guideline Clearinghouse 找到（www. guideline. gov）。

表 77-3

USPSTF 关于筛查方法推荐及证据水平

病情或干预	人　群	证据水平
患者阿司匹林治疗	冠心病风险增加的成年人	A
戒烟	所有成年人	A
高血压病	≥18 岁	A
严格的饮食方式咨询	高脂血症和心血管/饮食相关的慢性病危险因素	B
胆固醇	25～35 岁有冠心病危险因素的男性	B
	≥35 岁的男性	A
	25～45 岁有冠心病危险因素的女性	B
	≥45 岁的女性	A
肥胖筛查	成年人	B
增加身体锻炼	基本保健措施	I
2 型糖尿病筛查	没有症状的成年人	I
	有高血压病或高脂血症的成年人	B
心电图或运动平板筛查	无症状的成年人	D

A=强烈推荐此项措施给适合患者，B=推荐此项措施给适合患者，D=不推荐此项措施，I=没有足够的证据支持或反对常规提供此项措施；数据源自 Agency for Healthcare Research and Quality, U. S. Preventive Services Task Force. The Guide to Clinical Preventive Services，2006.

四、治疗

A.慢性稳定型心绞痛:稳定型心绞痛具有发作频次、严重性或诱发因素至少超过 2 个月没有变化的特点。稳定型心绞痛的治疗包括找到特定心血管危险因素并对其处理、阿司匹林和抗心绞痛治疗。治疗目标包括降低死亡率和缓解症状。

1. 纠正危险因素　应当制定改变膳食、戒烟和体质调节计划。

2. 相关疾病的治疗　应当早期发现并治疗糖尿病、高血压病、高脂血症、甲状腺疾病、贫血、充血性心力衰竭、血管疾病和心律失常。降脂:有高胆固醇的病人应将 LDL 胆固醇降低至≤100mg/dl 的目标值,按照 ATP Ⅲ 指南(见第 75

章),还可考虑其降至≤75mg/dl。血压应当按照 JNC 7 指南管理(见第 76 章)。

3. 阿司匹林　大多数专家推荐每天 75～325mg 的阿司匹林来降低血小板聚集率(A 级证据)。

4. 抗心绞痛药物治疗　目标是消除或减少心绞痛发作和心肌缺血,达到更正常的生活方式。常用的 3 种抗心绞痛药物是硝酸盐类、β受体阻断剂和钙离子通道阻断剂。尽管它们可能各自有特定倾向性的临床适应证(例如,舒张性功能不全、左心室肥厚、高血压病、哮喘、抑郁、糖尿病),但这些药物中的这一种或另一种并没有表现出缓解胸痛或降低运动诱导的缺血比其他种类有更好的效果。见表 77-4。

表 77-4 抗心绞痛药物

药物	常用起始剂量	每日最大用量	费用	常见不良反应	说明
β受体阻断剂 非心脏选择性					
普萘洛尔	20mg,4 次/日	320mg/d,分为 2～4 次	$	乏力(剂量相关性)、加重支气管痉挛、心动过缓、房室传导障碍、左心室衰竭	β受体阻断剂在治疗伴随缺血性心脏病的下列情况时特别有用:高血压病、室性心律失常、室上性心律失常
普萘洛尔(长效)	80mg/d	320mg/d			
纳多洛尔	40mg/d	240mg/d	$	雷诺现象、阳萎、噩梦、血脂轻度升高;可能阻断糖尿病患者的低血糖症状	β受体阻断剂和 ISA 或 αa1-拟交感神经阻滞剂一起使用没有益处,随着剂量增加,心脏选择性将会受到影响,突然停药可能加重心绞痛
卡维地洛	3.125mg,2 次/日	25mg,2 次/日(如体重 ≥ 80kg,50mg,2 次/日)	$ $ $	水肿、低血压、心动过缓、房室阻滞	剂量个体化,心肌梗死后射血分数≤40% 考虑使用,3～7d 后可以逐渐调整剂量,监测心动过缓、低血压或液体潴留
卡维地洛(缓释)	20mg/d,3～10d	80mg/d	$ $ $		
心脏选择性					
阿替洛尔	25～50mg/d	100mg/d	$		
美托洛尔	50mg,2 次/日	400mg/d	$		
美托洛尔(缓释)	100mg/d	400mg/d	$		
钙离子通道阻滞剂短效制剂					
地尔硫草	30mg,4 次/日	360mg/d,分为 3～4 次/日	$ $	水肿、头痛、恶心、头晕、便秘、左侧心力衰竭、房室传导障碍。与β受体阻断剂或洋地黄合用要慎重(可能加重充血性心力衰竭或传导延迟)。所有钙离子通道阻断剂都有潜在诱发低血压的可能,逐步调整剂量量很重要,尤其是老年人	在治疗下列疾病是可以选用钙离子通道阻滞剂:缺血性心脏病、高血压病和室上性心律失常。有些人把它们作为血管痉挛性心绞痛的治疗药物的选择
维拉帕米	40～80mg 3～4 次/日	480mg/d			

（续　表）

药物	常用起始剂量	每日最大用量	费用	常见不良反应	说明
长效制剂					
地尔硫䓬	120~180mg/d	360~480mg/d	$		根据商标和剂型不同,剂量差异很大
硝苯地平	30~60mg/d	120mg/d	$		治疗心绞痛时剂量≥90mg要谨慎
维拉帕米	180mg/d	480mg/d	$		
第二代钙离子通道阻断剂(二氢吡啶类)					
氨氯地平	2.5~5mg/d	10mg/d	$ $	水肿、低血压、面红、头痛	血浆 $T_{1/2}$ 36h,负性肌力作用轻微,可用于伴有高血压病的心绞痛的治疗。老年人和肝功能障碍者要用最小剂量
非洛地平	2.5~5mg/d	10mg/d	$		
硝酸盐类					
短效硝酸甘油					
耐绞宁	0.4mg 每5分钟1次,共3次		$	头痛和低血压。当与钙离子通道阻断剂合用时出现低血压的风险增大	耐药性是使用硝酸盐类药物时最主要的问题。口服大剂量硝酸盐制剂(每天2次)比更频繁的低剂量要有效
硝酸甘油气雾剂	400μg 每5分钟1~2喷,共3次		$		
长效硝酸甘油					
透皮硝酸甘油贴膜	0.2~0.4mg/h 持续12~14h	0.8mg/h	$ $		长效硝酸盐制剂不应被用在心绞痛急性发作时。为防止耐药性,夜间应去掉硝酸甘油贴膜。硝酸盐制剂不论与β受体阻断剂还是钙离子通道阻断剂合用效果都很好
硝酸异山梨酯					
即刻释放					
爱速得(Isordil)	5~20mg 2~3次/日	160mg	$		老年人要从治疗范围的最小剂量开始,要有14h未服药间隔,服用治疗勃起障碍药物的患者要慎用,可造成低血压
长效制剂					
Isordil SR	40mg,2次/日	160mg	$		要有18h的未服药间隔。可能产生严重低血压
单硝酸异山梨酯					
即刻释放	20mg,2次/日		$		首剂在睡醒时,然后在7h后服用
缓释剂型	30~60mg/d	120mg/d			

AV:房室;IHD:缺血性心脏病;ISA:内在拟交感活性;$:最少费用;$ $:中等费用;$ $ $:最贵费用

　　a. β受体阻断药：β受体阻断剂减慢心率、降低收缩力和动脉血压，因此降低心肌氧需求，随之减少心绞痛症状。推荐用于慢性心绞痛和之前有心肌梗死病史（A 级证据）的患者的起始治疗，也可用于那些之前没有心肌梗死的患者（B 级证据）。不管 β受体阻断药有何选择性特点，所有 β受体阻断药对心绞痛患者都同样有效。大约 20％的患者对 β受体阻断药无效。没有效果的患者更可能是有严重的缺血性心脏病。β受体阻断药的禁忌证包括心脏阻滞、病态窦房结综合征和严重的心动过缓。β受体阻断药应当慎用于有哮喘/阻塞性肺疾病、严重抑郁或外周血管疾病的患者。β受体阻断药的剂量应当调整至心率达到 50～60 次/分。

　　b. 钙离子通道阻滞药：这是一大类对房室结、心率、冠状动脉、舒张松弛、心脏收缩力、体循环血压和后负荷有不同效应化合物的统称。多数研究表明，β受体阻断药和钙离子通道阻断剂间有相同作用。钙离子通道阻滞剂可能更适合于不能耐受 β受体阻断药或对使用 β受体阻断剂有禁忌证的患者（B 级证据）。最主要的不良反应是便秘、水肿、头痛和加重充血性心力衰竭。研究提示，由于短效的二氢吡啶类钙离子通道阻滞剂增加了不良心脏事件的风险，所以应避免使用。没有证据表明长效钙拮抗剂有相似作用。

　　c. 硝酸盐类：硝酸盐类药物通过内皮源性血管扩张作用改善了心肌供血和耗氧量。短效的硝酸甘油片或气雾剂用于即刻缓解心绞痛（B 级证据）。长效硝酸盐制剂用于对 β受体阻断剂有禁忌证的患者预防症状（B 级证据）。这种药物最主要的争议是耐药性。多数研究显示当服用长效硝酸盐类药物时耐药性迅速进展。耐药性可以在 24h 内发生。当处方硝酸盐贴膜时，为了维持其抗心绞痛作用，保持 10～12h 没有贴膜的时间间隔非常重要。应当警告患者，在服用硝酸盐制剂后 24h 之内服用西地那非有导致严重低血压的潜在风险。

　　d. 联合治疗：钙离子通道阻滞药或长效硝酸盐类药物与 β受体阻断剂合用比单独使用可产生更强的抗心绞痛作用，但起始用 β受体阻断药治疗不成功时可以考虑联合治疗（B 级证据）。钙离子通道拮抗剂和硝酸盐类药物可用于联合治疗，作为不能耐受 β受体阻断药起始治疗患者的替代方案（C 级证据）。应慎用钙离子通道拮抗剂和 β受体阻断剂联合，这样可能增加出现严重心动过缓或心脏阻滞的风险。

　　5. 血管紧张素转化酶（angiotensin-converting enzyme，ACE）抑制剂　如 the Heart Outcomes Prevention Evaluation（HOPE）试验的研究显示，使用 ACE 抑制剂大大降低了存在血管疾病高危患者发生死亡、心肌梗死、卒中、冠脉再血管化和心力衰竭的风险。ACE 抑制可能有血管保护作用。应考虑给所有有糖尿病或左心室收缩功能受损的缺血性心脏病患者使用 ACE 抑制剂（A 级证据）。

　　6. 抗氧化剂　氧化型低密度脂蛋白颗粒与动脉粥样硬化发生和发展有关。最近的研究发现对于死亡率、心肌梗死和心血管事件，维生素 C、E 或 β胡萝卜素补充剂并不能带来益处。

　　7. 维生素 B_6、维生素 B_{12} 和叶酸　同型半胱氨酸水平升高和缺血性心脏病相关。尽管其机制还不清楚，但推论有可能是导致凝血机制改变或内皮损害所致。尽管维生素 B_6、维生素 B_{12} 和叶酸补充剂降低血浆同型半胱氨酸水平，但这种减低的临床意义还在调查中。

　　8. 激素替代治疗　The Women's Health Initiative（WHI）和 the Estrogen/Progestin Replacement Study 有助于澄清关于缺血性心脏病激素替代治疗（hormone replacement therapy，HRT）的作用。HRT 导致缺血性心脏病事件增加 29％。基于这些研究，并与 ACC/AHA 推荐一致，HRT 不被推荐用于缺血性心脏病的一级或二级预防（A 级证据）。虽然 WHI 对子宫切除术后妇女进行的无对抗的雌激素对安慰剂的研究显示心脏病发生率没有增加，但治疗组显示卒中发生率增加了。

　　B. **不稳定型心绞痛**（unstable angina，UA）：不稳定型心绞痛临床上不仅表现为静息时缺血症状突然发作或缺血症状加重或形式发生了变化，还有诱发因素的增加（静息或轻微用力时即有症状）。不稳定型心绞痛的急性期治疗包括住院；卧床休息并持续心电图监护；阿司匹林；硝酸甘油；

吸氧；如果给了硝酸甘油心绞痛症状仍持续，则给予硫酸吗啡；除非有禁忌证，还要给予β受体阻断药。对阿司匹林有包括过敏或胃肠道不良反应等禁忌证者，可以考虑给予氯吡格雷（A级证据）。

1. 早期侵入性治疗　ACC对不稳定型冠心病治疗的2002指南推荐对高危患者通过血管造影进行诊断检查，如果有适应证，行再血管化治疗。高危患者是那些有任何下述表现者。

a. 反复发作的静息性胸痛或尽管已药物治疗但轻微活动即有胸痛。

b. 肌钙蛋白 I 或肌钙蛋白 T 升高。

c. 新的 ST 段压低。

d. 心绞痛伴有充血性心力衰竭症状、第三心音奔马律、肺水肿或新发/恶化的二尖瓣反流。

e. 非侵入性负荷试验有高危表现。

f. 射血分数<0.40。

g. 低血压/血流动力学不稳定。

h. 持续的室性心动过速。

i. 在过去6个月内进行过经皮冠状动脉介入治疗。

j. 以前曾行冠状动脉旁路移植术。

2. 早期保守治疗　没有上述高危特点的患者可以成为早期保守治疗的候选人，这包括药物治疗和非侵入性操作（例如，超声心动图、负荷试验）来进一步确定那些可以从冠脉造影和可能的再血管化治疗中获益的患者（静息或非侵入性负荷试验时反复发生缺血）。

C. 经皮冠脉介入（percutaneous coronary interventions, PCI）：PCI 包括经皮腔内冠脉血管成形术（percutaneous transluminal coronary angioplasty, PTCA）和支架术。PCI 的一般适应证包括除左前降冠状动脉近端以外的单支或双支血管病变，行最大限度药物治疗已无效的慢性缺血性心脏病患者也可考虑行 PCI。虽然一直以来有 PTCA 后再狭窄这个并发症，但即使与行外科搭桥术后的患者相比，成功血管成形术后的长期效果还是很乐观的。由于支架术与 PTCA 相比有更少的相关闭塞和再狭窄，支架术已经成为目前应用最为广泛的 PCI 方法。如 Ⅱb/Ⅲa 抑制剂和氯吡格雷等抗血小板药物的应用已经提高了 PCI 后的短期和长期结局。与金属裸支架相比，覆盖了抗增殖药物的药物洗脱支架为进一步降低再狭

窄率和需要再次介入操作方面前途光明，然而药物洗脱支架的亚急性和晚期支架内血栓形成最近增多了，其可能原因受到关注并在进一步调查。还有一些领域需要进一步的研究，如多支血管病变、弥漫性病变的长期疗效以及避免诸如支架内血栓形成等并发症。

D. 冠脉旁路移植术（coronary artery bypass grafting, CABG）：CABG 的适应证包括严重的左主干病变（狭窄≥50%）、三支血管病变或包含有严重左前降支近端病变的两支血管病变并且射血分数≤50%或非侵入性检查有缺血者（A级证据）。对有多支血管病变的糖尿病患者而言，CABG 也可作为优先选择（B级证据）。大量的随机研究已表明，适合 CABG 患者，5年后与仅药物治疗相比，CABG 可达更好的症状缓解、运动耐量提高和抗心绞痛药物需求降低。移植血管动脉粥样硬化进展导致的心绞痛通常在5～10年出现。与药物治疗相比，CABG 提高生存率仅在"sicker"亚组患者中看到，这些患者为高龄、症状更重、特别是左主干病变、有左心室功能不全的多支血管病变或者包括左前降支近端病变的三支血管病变。

五、预后

决定心绞痛患者预后的三个主要因素包括存活但已受损害的左心室心肌、不可逆转的瘢痕心肌的百分比和基础冠状动脉粥样硬化的严重性。ETT 已被用来确定有症状的缺血性心脏病患者的预后，与预后不良有关的运动参数上面已有阐述。

药物对侵入性治疗。与药物治疗和 PTCA 相比，一项针对有单支血管病变的男性患者的随机研究发现在6个月时 PTCA 组比药物治疗组要更优，尽管15%的患者需要第二次介入。PTCA 在多支血管病变组比药物治疗更优。The 2007 Clinical Outcomes Utilizing Revascularization and Aggressive Drug Evaluation（COURAGE）研究提示尽管 PCI 已经显现出降低 ACS 患者的死亡率和心肌梗死，对慢性冠状动脉疾病患者，与单用药物治疗相比 PCI 并不降低死亡或心肌梗死的发生率。对于已行 CABG 的患者，可以预测大约75%的患者5年后会免于再发症状、

缺血事件或猝死,10 年后大约 50% 的患者无症状,15 年后大约 15% 仍很好。

(高　伟　译)

参考文献

[1]　Agency for Healthcare Research and Quality(AHRQ). The Guide to Clinical Preventive Services:Recommendations of the U. S. Preventive Services Task Force. 2006. Washington, DC: Agency for Healthcare Research and Quality; AHRQ Publication Number 06-0588.

[2]　Bodoen, William E, et al. Optimal medical therapy with or without PCI for stable coronary disease. (COURAGE TRIAL) NEJM, 2007, 356(15): 1503-1516.

[3]　Braunwald E. Heart Disease: A Textbook of Cardiovascular Medicine. 7th ed. Philadelphia, PA: Saunders; 2005.

第78章 绝经期

Tammy J. Lindsay，Mark B. Mengel

要点

- 绝经期和围绝经期是生育期的自然过渡。它通常表现为月经周期的逐渐延长、月经不规则、潮热、睡眠障碍。月经完全停止12个月即可确定为绝经。
- 在很大程度上，一个人的文化观念决定了她对老化过程的态度、方式和接受程度。
- 对于进入老年，到了绝经期的妇女很少进行诊断性检查，但在年轻妇女中，有必要进行卵泡刺激素（FSH）水平的检测，FSH的水平≥30MU/ml提示处于绝经期状态。
- 绝经与许多器官系统的变化有关，包括皮肤、生殖系统和骨骼。
- 妇女健康倡导（WHI）与心脏和雌激素/孕激素替代研究（HERS）结果的发表，揭示了人工合成雌激素/孕激素替代治疗会增加妇女患许多重大疾病的风险，研究结果改变了以前激素替代疗法广泛使用的情况。妇女在绝经期的虚弱症状，短期（少于5年）使用激素替代疗法是适当的，但为防止慢性疾病，已不再推荐长期使用。
- 某些药物（可乐定、加巴喷丁、氟西汀、帕罗西汀、文拉法辛）和草药如黑升麻、大豆蛋白、并异黄酮已被一些临床研究证实能温和、有效地减少围绝经期潮热。
- 妇女一旦停止分泌生殖激素，骨密度将迅速下降，提示需要减少骨质疏松症的危险因素，包括定期的负重运动、摄取足够的维生素D和钙，常规进行骨密度测试。

一、引言

A. 定义：绝经期是由于卵巢功能衰退引起的月经永久停止。这种情况可以在闭经12个月后得到证实。围绝经期是绝经前的过渡时期。绝经后是指女性停经以后的生命阶段。40岁以前绝经称过早绝经。

B. 流行病学

1. 0.2%～1%的患者由于绝经期的症状而向基层全科医师求助。

2. 绝经年龄范围为41～59岁，平均年龄51.4岁。吸烟是一个公认引起绝经年龄提早的危险因素。其他因素也发挥着重要作用，这些因素包括提早绝经的家族史、未育史、心脏病史或1型糖尿病史。95%的妇女在55岁时均已绝经。

3. 有10%～15%的围绝经期妇女是因为雌激素水平下降引起的症状而寻求治疗。吸烟和体重指数增高是发生潮热症状的危险因素。

C. 病理生理学：绝经与卵巢、激素和靶器官的变化有关。从第20孕周到绝经期，卵巢卵泡数进行性减少。在围绝经期，FSH的水平显著提高，而血浆雌二醇水平（主要的卵巢雌激素）相对于FSH水平而下降。许多脏器都有特异的类固醇激素的受体，由于循环中雌激素水平的下降或缺失最终导致器官功能减退（表78-1）。

表 78-1

雌激素缺乏而导致的器官变化

靶器官	改变或症状
神经内分泌器官 （下丘脑）	潮热，潮红，或两者兼有 萎缩，干燥，瘙痒
皮肤/黏膜	头发干燥，或头发损失 面部多毛 口干
骨骼	骨质疏松相关骨折 腰痛
声带	声音低沉
乳房	尺寸减小，更柔软 下垂（丧失韧带支持）
心脏	冠状动脉疾病
外阴	萎缩，营养不良，或两者兼有之 外阴瘙痒症
阴道	性交疼痛 阴道炎
子宫/盆底	阴道子宫脱垂
膀胱/尿道	膀胱输尿管炎 外翻 尿频和（或）尿急 应力性尿失禁

引自 Utian WH. Overview on menopause. *Am J Obstet Gynecol*, 1987, 156: 1280.

二、诊断

A. **症状和体征：**大多数妇女 40 岁以后会经历一个月经周期逐步延长、月经颜色变浅的过程。月经周期不规则是排卵障碍引起，也常见于围绝经期。

1. **血管功能改变的症状**　潮红和潮热是血管舒缩功能异常的两个主要症状。研究人员认为因雌激素分泌减退而使下丘脑激素调定点发生变化，引起潮红。有嗜铬细胞瘤、甲状腺功能亢进、焦虑、过多摄入咖啡因、低血糖或类癌综合征的患者，除了有血管舒缩功能异常的症状外，还有其他伴随症状，如高血压、心动过速、腹泻。这种伴随状况的存在提示并非绝经期的原因。

a. 潮热是突然发热，持续 2～3min。据 75%～85% 绝经期妇女的经验，潮热症状比潮红提前约 1min 出现，持续约 1min。

b. 潮红发生于上胸部、脸部和颈部，并伴有出汗。潮红持续 2～3min，同时皮温平均升高 2.5℃。未予治疗时，潮热通常在症状出现的第 1 年或第 2 年发作较频繁，程度较严重，之后发作频率及严重程度逐渐下降。一般来说，妇女血管功能异常的症状会持续 4 年。然而，有 25% 的妇女潮热症状超过 5 年，少数的症状持续 7 年或 8 年。

c. 相关的症状还有心悸、头痛、头部或颈部跳动感、恶心。因为症状常常夜间定时发作，所以睡眠经常被中断。

2. **心理症状**　围绝经期中疲劳、失眠、焦虑和抑郁症状均有报道，然而，研究并不支持绝经导致抑郁症。有人认为睡眠剥夺和许多可能的生活变化（子女离开、退休、年老的父母）是导致情绪波动的主要原因，而不是绝经。

3. **下生殖道萎缩**

a. 外阴瘙痒是常见症状，皮肤白皙的妇女更易发生。

b. 有 10%～20% 的女性会由于阴道黏膜萎缩而发生阴道炎和性交疼痛，症状包括阴道干燥、烧灼感、白带、瘙痒、出血。

c. 尿道黏膜萎缩导致有症状的尿道炎、排尿困难、尿急和尿频，但是不常见。

4. **体征**　围绝经期早期的体检一般是正常的，绝经后雌激素减少时可出现明显的体征。

a. 乳房变得柔软、萎缩，腺体组织退化，脂肪组织增加。

b. 会阴部检查是围绝经期主要的检查。

(1) 大阴唇萎缩，会阴区的阴毛稀少。

(2) 阴道上皮细胞出现苍白、萎缩、干燥、皱褶变平和分泌减少。

(3) 宫颈口往往是缩小的，可能狭窄。宫颈上皮变薄，更容易受到创伤。

c. 子宫缩小。固定骨盆的韧带中胶原蛋白减少，可能导致子宫脱垂及骨盆松弛。这种情况更易发生在有多产史、分娩创伤、子宫脱垂或骨盆松弛家族史，或因慢性咳嗽、便秘、重体力工作而使盆腔压力长期增加的妇女。骨盆松弛往往导致尿失禁。

d. 绝经后卵巢不易触及。绝经后妇女若触及肿大的卵巢应考虑卵巢癌，需进一步检查予以排除。

e. 尿道脱垂的发生是因为尿道黏膜的萎缩。脱垂的尿道口呈现为红色、质软、易受损伤。

f. 由于绝经和年龄因素,皮肤干燥、皱纹增多、更容易受到创伤,明显出现稀疏的头发和面部毛发增加(多毛症)。

B. 实验室检查: 45 岁以上的妇女出现血管舒缩功能异常的症状,月经稀少,生殖器官萎缩,则几乎可以肯定进入围绝经期。诊断性检查(例如,血浆雌激素和促性腺激素水平)很少进行。

卵巢早衰的定义是女性在 40 岁以前出现绝经期症状和体征。卵巢早衰的具体原因包括遗传异常、自身免疫性疾病、罕见的激素缺陷(见第 3 章)。血浆 FSH 水平是卵巢功能衰竭最敏感的指标,FSH ≥ 30MU/ml 提示绝经期状态。由于 FSH 水平在围绝经期易变化,应在 1～3 个月后进行第二次检验证实。依靠雌激素和孕激素的单一检测来诊断妇女绝经期是不可靠的。

三、治疗

WHI 和 HERS 的研究(WHI 是绝经后妇女的一级预防研究,HERS 是合并冠状动脉疾病的绝经后妇女的二级预防研究)结果彻底改变了绝经期妇女使用激素替代治疗的状况。两份研究都显示人工合成雌激素/孕激素替代疗法的长期风险大于受益。合成雌激素/孕激素治疗增加了妇女患心脏病、卒中、进展性乳腺癌、血栓栓塞事件、胆囊疾病和老年痴呆症的风险。激素替代治疗的益处包括降低骨折、骨质疏松症、大肠癌、糖尿病的发生(表 78-2)。然而,鉴于两项研究中的妇女平均年龄都在 60 岁以上,其中许多人同时存在冠状动脉疾病的危险因素,可能没有危险因素的年轻妇女的风险会降低。因此,绝经后妇女如绝经症状明显,短期使用激素替代疗法是合理的。

表 78-2

激素替代治疗临床研究小结

临床事件	HERS(雌激素＋孕激素)	WHI(雌激素＋孕激素)	WHI(雌激素)
冠心病	0.99(0.80～1.22)	1.29(1.02～1.63)	0.91(0.75～1.12)
脑卒中	1.23(0.89～1.70)	1.41(1.07～1.85)	1.39(1.1～1.77)
肺栓塞	2.79(0.89～8.75)	2.13(1.39～3.25)	1.34(0.87～2.06)
乳腺癌	1.30(0.77～2.19)	1.26(1.00～1.59)	0.77(0.59～1.01)
结肠癌	0.69(0.32～1.49)	0.63(0.43～0.92)	1.08(0.75～1.55)
髋部骨折	1.10(0.49～2.50)	0.66(0.45～0.98)	0.61(0.41～0.91)
死亡	1.08(0.84～1.38)	0.98(0.82～1.18)	1.04(0.88～1.22)
全球指数*		1.15(1.03～1.28)	1.01(0.91～1.12)

HERS＝心脏和雌激素/孕激素替代研究;WHI＝妇女健康倡导;引自 Hulley SB, Grady D. The WHI estrogen-alone trial—do things look any better? *JAMA*,2004,291:1769. Copyright © 2004 American Medical Association.

A. 雌激素替代疗法的适应证

1. 中度至重度的血管舒缩功能异常的症状。

2. 中度至重度生殖器萎缩。

3. 因绝经期症状而引起生活质量下降。

4. 在预防骨质疏松症的其他治疗方法有禁忌时,且患者存在明显的骨折风险。

B. 雌激素替代疗法的禁忌证

1. 雌激素依赖性肿瘤(乳腺癌或子宫内膜癌)。

2. 未明确诊断的阴道出血。

3. 既往有静脉血栓栓塞(深静脉血栓、肺栓塞)病史。

4. 过去 12 个月内有动脉栓塞(脑血管意外或冠状动脉疾病)病史。

5. 肝脏疾病。

6. 注意是否存在多个心血管危险因素,如高血压、高血脂、过量吸烟、糖尿病等。

7. 注意是否存在胆囊疾病。

8. 注意年龄是否在 65 岁以上。

C.雌激素剂型：有丸剂、片剂、外用凝胶和乳液，还有阴道环，霜剂。

1. 丸剂　目前使用的最早和最广泛的口服雌激素制剂是结合型雌激素（倍美力），每天口服 0.3～2.5mg，开始剂量为 0.625mg，已证明低剂量 0.45mg 和 0.3mg 可有效缓解血管舒缩症状以及预防骨质疏松症。合成结合雌激素（Cenestin 和 Menest）0.3～2.5mg/d，微粉雌二醇（Estrace 和 Gynodiol）0.5～2mg/d，炔雌醇（Estinyl）0.02～0.05mg/d，也可用雌酮硫酸酯哌嗪（Ogen or Ortho-est），0.75～6mg/d。许多妇女宁愿用非结合型的雌激素，担心代谢分解影响了该剂型的效果。这些制剂一般 4 周的费用为 25～40 美元，与之相比，普通微粒雌二醇是最便宜的，28d 用药的费用低于 10 美元。

2. 贴片　雌二醇透皮贴片的剂量为 25～100μg/d。许多制剂都可采用该剂型，包括 Climera 和 Menostar（每周 1 片），Estraderm、Alora、Vivelle、Vivelle-dot 和 Esclim（均为 1 周 2 次）。贴片通常较为昂贵，28d 的费用为 40～50 美元。贴片的好处是对肝功能的影响较小。已有一些初步证据表明，贴片比其他剂型更少并发血栓栓塞，但是，大约 24% 使用这种剂型的妇女出现各种形式的皮肤刺激，一般通过改变帖服部位即可缓解。

3. 阴道环　美国 FDA 最近批准了一种醋酸雌二醇阴道环的使用，剂量为 50～100μg/d，可持续作用 90d。Estring 是一种可提供 7.5μg/d 的雌二醇的阴道环，非常低的剂量，仅用于治疗阴道症状，每只的费用是 110～130 美元，其优势是可持续作用 3 个月，折算 28d 的成本类似于其他激素替代治疗。

4. 外用凝胶和乳液　还可以考虑在局部用凝胶剂型的雌激素（Estrogel）每次 0.75mg，适用于手臂，或者乳液剂型（Estrasorb），每袋 0.025mg，1 袋可提供单侧腿部一天用量。凝胶和乳液费用较高，28d 的费用需 50～120 美元。

5. 阴道药膏　阴道药膏最适用于有严重特异性阴道炎症状和轻微血管舒缩症状的妇女。阴道药膏如每克含结合雌激素（倍美力）0.625mg，或每克含雌二醇（estrace vaginal cream）0.1mg，可能都会有些帮助。推荐的每日药膏用量是 1.2～2.4g，在每月的第 1 天至第 21 天用药，持续治疗数周，使用越来越广泛。阴道雌激素药膏可全身吸收。阴道瘙痒对局部雌激素治疗反应不佳，其他治疗亦有帮助，如棉质内衣，保持局部充分干燥，穿宽松的衣服以及应用类固醇药膏，如使用最低有效剂量的丙酸氯倍他索。睾酮激素药膏不再推荐。

D.单独使用孕激素或与雌激素联合使用：已被证明可减轻绝经期患者的血管舒缩症状，还有助于防止雌激素替代治疗妇女发生子宫内膜增生。

1. 单孕激素治疗　醋酸甲羟孕酮（孕酮），每日口服 20mg，尤其适用于使用雌激素有禁忌证或难以忍受其不良反应（如雌激素治疗时出现乳房胀痛、子宫出血、恶心）的妇女。其他制剂包括孕酮（prometrium）和醋酸炔诺酮（aygestin）。

2. 雌激素和孕激素联合疗法　单纯雌激素替代治疗可能会导致子宫内膜增生，而其中一小部分会发展为子宫内膜癌。对子宫内膜增生最大的保护是每月使用孕激素至少 10d。因为治疗可能会导致周期连续，连续每天复方制剂治疗是首选。有几种可供选择的方案：在片剂中，倍美力和孕酮联合治疗有两种不同的方案，倍美罗（连续）和 premphase（循环）。倍美罗有多种剂量（0.3～1.5mg，0.45～1.5mg，0.625～2.5mg，0.625～5mg）可供选择。其他选择包括炔雌醇和醋酸炔诺酮（femHrt）、雌二醇和诺孕酯（ortho-prefest）、雌二醇和炔诺酮（activella）。另外使用雌二醇和炔诺酮醋酸（combipatch）、雌二醇和左炔诺孕酮（climara Pro）的复方贴剂也有效。孕激素是否用于子宫已切除、并接受雌激素替代治疗的妇女尚不确定。

E.有效缓解绝经期症状的非激素治疗方法：鉴于 WHI 和 HERS 的研究结果，非激素治疗在改善绝经期症状上已应用地越来越广泛。有效的治疗方法包括以下几种。

1. 可乐定（catapres）0.1～0.2mg/d。

2. 加巴喷丁（neurontin）300mg 口服，每日 3 次。

3. 文拉法辛（effexor）37.5～150mg/d，口服。

4. 帕罗西汀 20～40mg/d，口服。

5. 氟西汀(百忧解)20mg/d。

6. 黑升麻 16～127mg/d。

7. 大豆异黄酮等 40～164mg/d。

F.选择性雌激素受体调节剂:雷洛昔芬每天口服 60mg,对骨骼、肝脏以及心脏产生雌激素受体激动剂的效应,而对乳腺和子宫产生雌激素拮抗剂的影响,可降低绝经后妇女乳腺癌和骨质疏松症的风险。对于雌激素潜在的促肿瘤增殖作用而言,雷洛昔芬的这些作用更引起关注,但是,雷洛昔芬不会对生殖器萎缩发挥作用,并可能加重血管舒缩症状的潮热和出汗。与雌激素一样,以安慰剂对照,雷洛昔芬增加了血栓性静脉炎的发生率,30d 的费用在 80～90 美元。

G.补充和替代疗法

1. 在小样本临床研究中已证实经常运动可有效预防潮热。因为一般效果较好,故在防治肥胖、糖尿病、高血压以及骨质疏松症中也非常重要。这一建议超出了单纯的对症治疗。

2. 当归、人参似乎不起作用。野生山药作为一个"自然"前体激素进行推广,但其在体内不能转换成为生殖激素,在一个小样本的临床研究中也未证实比安慰剂更有效。

3. 生物来源的激素替代。"抗衰老"提倡推广使用生物来源的激素或天然雌激素、孕激素和睾酮进行替代治疗,认为天然激素替代将减少合成激素的风险和不良反应。北美绝经期协会"不推荐使用经过验证的复方产品,政府批准的可用于大多数妇女的产品,不建议通过唾液测试检测激素的水平。"

四、管理策略

A.患者教育:对于许多妇女,最糟糕的事情是不知道绝经期会发生什么。全面地评估女性对绝经期的了解情况,准确指导其如何识别绝经期症状和如何应付,这将大大减少绝经后妇女的焦虑。许多有关绝经期的传言,包括绝经是一个女人性体验结束的信号,绝经与心理健康问题、癌症和心脏病的高发病率相关。为减少心脏病和癌症的风险,组织一个患者关于性兴趣和性活动的讨论,适当的教育是一个良好的开端(表78-3)。表格的最后两个问题可以利用网络提问,也是患者基线信息的一部分。

表 78-3
围绝经期和绝经期间性的主要问题
你有活跃的性生活吗?
你目前有性伴侣吗?
请问你对性活动的兴趣或渴望是否发生改变?
性交是否愉快?
在性交时是否遇到任何不适?
你是否注意到润滑方面有什么变化?
你是否达到满意的性高潮?
您的伴侣与您的性关系是否存在问题?

引自 Iddenden DA. Sexuality during the menopause. Med Clin North Am,1987,71:87.

B.随访

1. 必须定期随访监测激素替代治疗的妇女。每次随访都应询问妇女是否出现激素替代治疗的不良反应。一旦症状减轻或完全缓解,应尽快减少或停止激素替代治疗。建议治疗1～2 年后,每3～6 个月应复查 1 次激素替代治疗的药物剂量。目前的建议是妇女激素替代治疗的时间不应超过5 年。最新的黑框警示应向患者告知有关 HRT 的风险。年龄超过 65 岁的妇女给予 HRT 治疗4～5 年后,痴呆的发生风险可能上升。心脏病、乳腺癌、卒中、肺栓塞的风险较低,但随着治疗时间的推移而增加。目前的推荐是使用最短时间、最低有效剂量的激素替代治疗。

2. 子宫内膜活检。对于激素替代治疗过程中阴道出血的妇女,需要结合子宫内膜活检和(或)阴道超声对子宫内膜厚度作出一个评估。如果超声检查显示子宫内膜厚度<5mm,那么子宫内膜癌是罕见的。建议有子宫内膜癌高危因素的妇女,每 2～3 年做 1 次组织活检病理检查,即使无症状,也需谨慎。

3. 骨质疏松症的处理。妇女一旦生殖激素停止分泌,其骨密度迅速下降。减少骨质疏松风险的措施包括负重运动、摄取足够的维生素 D 和钙,常规使用骨密度测试(见第 81 章关于骨质疏松症)。

(杜 娟 译)

参考文献

[1] Armstrong C. NAMS updates recommendations on diagnosis and management of osteoporosis in postmenopausal women. Am Fam Physician,2006,74: 1631-1634, 1636, 1639.

[2] Carroll DG. Nonhormonal therapies for hot flashes in menopause. Am Fam Physician, 2006, 73: 457-464, 467.

[3] Freeman R, Lewis RM. The therapeutic role of estrogens inprostmenopausal women. Endocrinol Metab Clin N Am,2004,33:771-789.

[4] Grady D. Management of menopausal symptoms. N Engl J Med,2006,355:2338-2347.

[5] Harris D. Menopause Guidebook. 6th edition. Cleveland, OH: The North American Menopause Society; 2006.

[6] National Heart, Lung, and Blood Institute. Facts about menopausal hormonal therapy. October 2002, revised June 2005 NIH publication 05-5200. www. nhlbi. nih. gov/health/woman/pht facts. pdf. Accessed April 22, 2007.

[7] Nelson HD, Haney E, Humphrey L, et al. Management of Menopause-Related Symptoms. Rockville, MD: Agency for Healthcare Research and Quality; 2005. Summary, Evidence Report/Technology Assessment No. 120. AHRQ publication 05-E016-1.

[8] North American Menopause Society. Amended report from the NAMS Advisory Panel on Postmenopausal Hormone Therapy. Menopause,2003,10(1): 6.

[9] Rossouw JE, et al. Risks and benefits of estrogen plus progestin in healthy postmenopausal women: Principal results from the Women's Health Initiative randomized controlled trial. JAMA, 2002, 288 (3):321.

[10] U. S. Preventive Services Task Force. Postmenopausal hormone replacement therapy for the primary prevention of chronic conditions. Recommendations and rationale. Am Fam Physician,2003,67(2):358.

第79章 肥 胖

Radhika R. Hariharan，Brian C. Reed，Sarah R. Edmonson

要点

- 体重指数≥30kg/m² 者可诊断为肥胖。
- 治疗的首要目标是至少减轻初始体重的10％，保持下降后的体重是下一步的关键。
- 减肥策略包括低热量饮食、运动、行为疗法和药物治疗，其中低热量饮食是控制体重的基石。
- 其他疗法坚持治疗3个月体重控制不理想，或有其他合并症需要积极减肥的患者可进行药物治疗。
- 药物治疗是一个长期过程，应慎重考虑患者服药后产生的风险。
- 对传统治疗效果不佳的患者可进行减重手术，但术前必须谨慎考虑到长期和短期的风险。

一、引言

A.定义

1. 肥胖 是一种机体脂肪过量从而对健康状况带来潜在风险的疾病。

2. 体重指数（BMI） 1997年，世界卫生组织国际肥胖专家小组建议，把BMI作为评价人体脂肪情况的标准。体重指数的计算方法是体重（千克）除以身高（米）的平方。当一个人体重指数为 25.0～29.9kg/m² 时被认为是超重，体重指数≥30kg/m² 是诊断肥胖的标准（表79-1）。

表 79-1

世界卫生组织对肥胖的分类

体重指数（kg/m²）	
正常	18.5～24.9
超重	25～29.9
轻度肥胖	30～34.9
中度肥胖	35～39.9
重度肥胖	≥40

B.流行病学

1. 患病率 有超过9700万的美国成年人超重或肥胖。据国家健康与营养调查（NHANES）在2003－2004年的调查数据显示，在美国20岁以上的成年人肥胖患病率为32.2％，超重则达到了66.3％。

2. 危险因素

a. 种族：最近NHANES的调查结果显示，非西班牙裔黑种人和墨西哥裔美国人在肥胖或超重的患病率明显高于同年龄段的非西班牙裔白种人。在非西班牙裔黑种人中，20岁以上的人群中有76.1％达到超重的标准，45.0％达到肥胖的标准。数据显示75.8％的墨西哥裔美国人达到了超重的标准，36.8％达到了肥胖的标准。而相比之下，在20岁以上的非西班牙裔白种人中，64.2％达到超重的标准，30.6％达到肥胖的标准。

b. 年龄：随着年龄的增长肥胖患病率也随之上升，这个特点在40～60岁的人群中尤为明显。

c. 缺乏运动：在美国，每天观看电视节目超过5h的儿童，肥胖的发生风险是观看电视少于2小时的儿童的5.3倍。这一结果是校正广泛的社会经济变量后产生的。

　　d. 社会经济状况：在工业化国家里，低教育水平和低收入者的肥胖发病率较高。

　　e. 婚姻状况：婚后和产后都会出现体重增加的趋势。

　　目前的趋势表明肥胖患病率将会继续增加。

　　C.病因

　　1. 肥胖　表现为由多种因素造成的异质性比较大的群体。从定义上看，肥胖是由能量摄入和支出之间的不平衡造成的。能量的支出主要是由基础代谢率和体力活动组成的。

　　2. 环境因素　移民研究证明了环境在肥胖症的发展中起着关键作用。同基因人群在进入食物丰富而运动缺乏的环境后，其体重指数会出现非常明显的变化。例如，生活在美国的皮马印第安人比生活在墨西哥的皮马印第安人平均增重25kg。

　　3. 遗传因素

　　a. 数个双胞胎研究数据显示肥胖有很强的遗传倾向。最近，在一些罕见的极端肥胖儿童中发现了造成人类肥胖的特定单基因遗传突变。与极度肥胖相关的遗传综合征包括 Prader-Willi，Bardet-Biedl，Cohen，Alstrom 以及 Klinefelter 综合征。

　　b. 瘦素是新发现的一种脂肪细胞激素，在过度肥胖小鼠中发现这一激素明显缺乏，这大大推进了神经生物学在肥胖方面的研究进展。一些突变的瘦素和瘦素受体也被证明可引起人类的单基因性肥胖。

　　c. 肥胖的遗传学研究表明，位于 2 号染色体的一段区域是影响几个不同种族肥胖的相关基因型，这个区域包含了阿片黑皮质素前体基因。

　　4. 基因与环境的相互作用　体重取决于遗传、环境和社会心理因素的共同作用。虽然肥胖往往有家庭遗传因素的影响，但通过改变非遗传因素的方式减弱这一影响。遗传因素通过易感基因增加了肥胖发生的可能，易感基因假说得到了双胞胎研究结果的支持。该项研究中双胞胎组暴露于不同的能量平衡状况，在体重增加的程度、比例以及肥胖部位上，双胞胎组要较普通对照组更加相近。

　　5. 其他原因　医疗条件和某些药物，如长期使用类固醇药物、吩噻嗪和抗抑郁药使用也可导致肥胖，但这些原因占病例总数不到 1%。甲状腺功能减退症和库欣综合征是导致肥胖的最常见疾病，下丘脑疾病也可导致肥胖，但较为罕见。重度忧郁症通常会导致体重减轻，但偶尔也会有体重增加的病例。对于短期体重增加应考虑上述这些原因存在的可能。

二、诊断

　　A.评估患者的体重：涉及三个关键的测量：体重指数、腰围、与个体疾病和肥胖相关的危险因素（表 79-2）。

表 79-2

肥胖症的风险评估

	正常/超重	轻度肥胖	中度肥胖	重度肥胖
腰围≤40 英寸（男性），≤35 英寸（女性）	低危	中危	中危	高危
腰围≥40 英寸（男性），≥35 英寸（女性）	中危	中危	高危	高危
出现骨关节炎、胆结石、应力性尿失禁、女性月经不调	中危	高危	高危	高危
出现冠心病、动脉粥样硬化、2 型糖尿病、睡眠呼吸暂停	中危	高危	高危	高危

　　1. 腰围评估非常重要，因为过多的腹部脂肪可作为一个独立的疾病风险警示。男性肥胖（脂肪主要位于腹部或上半身）会增加充血性心力衰竭、高血压、血脂代谢紊乱与 2 型糖尿病的风险，而女性肥胖（脂肪主要是在下肢或臀部）的危险则相对较小。体重指数为 25～34.9，且腰围≥40 英

寸(约101.6cm)的男性和≥35英寸的女性,其肥胖所带来的风险会显著增加。

2. 粗略的体重指数计算对以下人群的风险评估是无效的。

a. 儿童和青少年的体重与身高比率有别于婴幼儿,这一比率必须借由年龄和性别的专门表格进行评估。儿童过量摄入热量通常会表现为身高和体重同时增长。因此,对身高异常增长的儿童应评估其肥胖相关生活方式的风险。

b. 对于身高≤4英尺(1.22m)或≥7英尺(2.13m)者也是无法进行BMI评价的。这类人群可用其他方法进行评估,如机体脂肪分析或身体素质测试。

c. 竞技及健美运动员可能有较高的体重指数水平。这类人群往往有较低的总脂肪和健康的心血管系统。虽然没有他们的长期生存数据,但似乎可以肯定,他们过多的肌肉量并不代表与其他超重患者有相同的风险。

d. 孕妇不应使用体重指数来评估,特别是在妊娠晚期。

B. 可能导致肥胖加重的情况

1. 内分泌系统紊乱导致体重增加,如甲状腺疾病、高雄激素血症、多囊卵巢综合征、皮质醇增多症。一般临床上都伴有皮肤改变,脱发和毛发分布变化,月经周期紊乱,情绪和功能紊乱,胃肠道症状以及脂肪重分布等。有部分或全部症状的患者,实验室检查评估应先于减肥治疗。

2. 许多药物都与体重增加有关,包括类固醇、胰岛素或胰岛素促泌剂、抗癫痫、抗焦虑或抗抑郁药、抗精神病药等。对这些患者而言,减重计划不是禁忌的,然而,调整治疗用药可能使患者的体重得以控制。

3. 评估患者是否存在合并的精神疾病,因为这可能影响患者理解及遵循减肥计划依从性。

C. 评估合并疾病

1. 已确诊的冠心病、动脉粥样硬化疾病、2型糖尿病、睡眠呼吸暂停综合征都是高危疾病,这些患者应积极的控制体重。

2. 骨关节炎、胆结石、应力性尿失禁、月经不规则同时伴肥胖者较少出现危及生命的情况。

3. 其他可能会增加与肥胖有关死亡风险的疾病或情况,包括高血压、吸烟、高血脂、空腹血糖升高、高龄等。

D. 膳食史:膳食史应包括典型的每日摄入量以及与日常饮食偏差的情况。收集的信息应包括家庭事件、庆祝行为、暴食行为等。不同于日常饮食行为的频率和类型都要记录在册,还应询问高热量饮料(如汽水、果汁、牛奶及酒精)的摄入量,这些都要量化后记录在册。

E. 运动史:应包括类型、强度、持续时间和频率。鼓励患者记录除运动计划以外的,在工作或家庭生活中非正式的体力活动。

F. 实验室评估:为了排除继发因素引起的肥胖,同时筛查与肥胖并存的疾病,必须对患者进行实验室检查,包括空腹血脂、生化检查、甲状腺刺激激素等。

三、治疗

治疗的目的是减轻体重和维持降低后的体重,而治疗方案也应做到因人而异。一般来说,基本目标是降低原先体重的10%,成功的减肥至少应减去超过5%的体重,而更为理想的减肥目标应该大于原先体重的20%。体重减少10%的临床效益非常明显,如血压下降、总胆固醇和三酰甘油降低、高密度脂蛋白(HDL)增高、糖尿病症状显著改善。图79-1描述了基本的治疗过程。

A. 饮食干预

1. 饮食控制是肥胖治疗的基石,必须对患者反复强调。为了成功减肥,患者每天必须消耗多于摄入500~1000kcal的能量。一些饮食方案能帮助患者实现这一目标。

a. 低热量饮食包含1000~1200kcal/d的摄入,已证实能够使体重减轻以及腹部脂肪减少。

b. 极低热量饮食包含400~500kcal/d,可以使初始体重减轻13~23kg。然而,随机对照试验显示1年以上的体重控制管理中,极低热量饮食与低热量饮食相比,其长期的体重控制略逊于后者。

2. 除了总热量摄取得到控制外,患者还受益于膳食组分的改变。

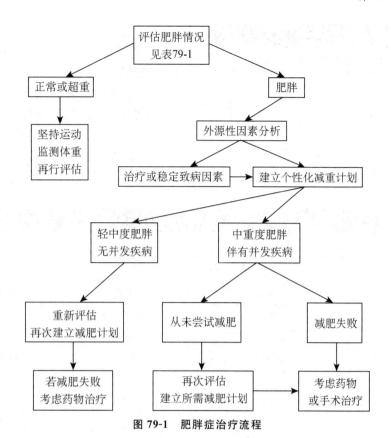

图 79-1 肥胖症治疗流程

a. 低脂饮食使患者每日脂肪摄入占总能量摄入的比重下降至 20%～30%。由于膳食脂肪摄入与血胆固醇水平、各种心脏病和某些癌症的发生有关,因此,低脂饮食应推荐给多种疾病共病的患者。

b. 低糖类饮食,如迈阿密饮食法、区间减肥法对那些很容易使糖类转变为脂肪的肥胖或超重患者很有效。低糖类饮食主张限制糖类摄入总量在 40～100g/d。到目前为止,对这一观点尚无足够的证据支持或反对。

(1)迈阿密饮食法有别于阿特金斯食谱,使用食物的血糖指数来区分糖类的"好"与"坏"。在开始计划的 2 周后,会逐渐适应糖类的消耗。迈阿密饮食法通过增加促进心脏健康的脂质和全谷物来降低胆固醇和三酰甘油。

(2)区间减肥法的优点在于保持机体胰岛素水平稳定。其组分为 40% 糖类、30% 的蛋白质和 30% 的脂肪。

B. 行为治疗

1. 行为疗法是指应用心理学技巧帮助肥胖治疗的方法,现已被广泛认可。减重行为计划设法改变患者的生活方式和环境,以达到减轻体重的目的。鼓励患者改变饮食习惯,积极投身体育活动,并把重点放在行为的改变上。这种形式的主要特征是强调起始治疗以及维持治疗时个人的责任心。

2. 行为疗法通常是有组织的且形式广泛,包括刺激控制、自我激励、认知结构调整等组成部分。

3. 虽然单独实施行为治疗对于减肥而言收效并不显著,大多数研究显示单一使用该方法减轻体重不到 10kg,但几乎无不良反应是其最大的优点之一。

C. 运动:2 年的随机、对照研究显示,仅采取运动减肥的单一治疗结果不甚理想,只有运动与饮食治疗同时进行才能收到理想的效果。经常性锻炼能有效控制血压、改善血脂代谢、控制血糖水平以及促进心血管健康。但要说服一个肥胖患者参与并保持一个锻炼计划是相当困难的。因此,建议患者选择如游泳、快步行走等强度较低的运动。

D. 药物治疗

1. 适应证 见表 79-3。

表 79-3

美国国家心肺血液研究所的肥胖药物治疗指征

体重指数≥30

或

腹围：女性≥35 英寸；男性≥40 英寸

或

体重指数≥27，至少存在一项肥胖相关疾病
（包括高脂血症、糖尿病和高血压）

a. 强烈提示：肥胖的管理指南与药物治疗肥胖有一定区别的。

（1）美国国家心肺血液研究所（NHLBI）于 1998 年发布报告，建议对高风险患者，除了改变生活方式外，应用药物治疗肥胖（表 79-4）。

（2）加拿大研究机构认为，对于肥胖症的治疗，尚无充分的数据来评估药物长期治疗的效果。

表 79-4

当前被美国政府批准应用的减肥药物比较

	脂质隔离剂	食欲抑制剂		
类别	奥利斯特（赛尼可）	苯丁胺（盐酸芬特明）	西布曲明	利莫那班*
机制	抑制胃肠道脂酶	去甲肾上腺素能激动剂	混合型去甲肾上腺素能/5-羟色胺激动剂	选择性大麻素受体-1拮抗剂
美国FDA认可时间	长期：2 年内	短期：3 个月	长期：2 年内	待定
剂量	120mg 一次，每天 3 次，与餐同服	18.5～37.5mg/d，可分开服用	5～15mg/d	20mg/d
费用	5～6 美金/天	1～2 美金/天	3～4 美金/天	未定价
效能	9%的干预前体重，12 个月后比安慰剂组减少2～3kg，停药后 35%反弹	较安慰剂组减少 3～4kg，易反弹	5%～8%的干预前体重，12 个月后比安慰剂组减少 4～5kg，第2 年 50%反弹	12 个月后比安慰剂组增加 4～5kg，停药后100%反弹
其他作用	改善胰岛素水平、总胆固醇及低密度脂蛋白水平、血红蛋白水平、高血压状况	无独立的与肥胖相关症状改善情况的报道	可以有效控制肥胖共存疾病，改善胰岛素水平、脂质代谢、高血压状况	腰围减小，胰岛素抵抗降低，改善高密度脂蛋白及三酰甘油水平
不良反应	脂泻，胃肠胀气，脂质相关营养素吸收障碍如维生素 E、维生素 D、维生素 K	肾上腺素刺激症状，如口干、失眠、心悸、便秘	口干、便秘、失眠或困倦、头痛、心动过速、血压升高	恶心、腹泻、关节痛、头晕、抑郁、焦虑，可能有助于戒烟
相互作用	环保霉素 A，他丁类药物，华法林，脂溶性维生素补充剂	选择性 5-羟色胺再吸收抑制剂，胍乙啶，部分拟交感神经药物	普通抗生素、镇痛药物、抗抑郁药物	缺乏相关信息
注意事项	注意胆汁变化，炎症性肠病	可能引起药物依赖，禁止与单胺氧化酶抑制剂、拟交感神经类药物、呋喃唑酮联用	肯能引起药物依赖，注意高血压、心脏病、脑卒中、肝胆疾病、肾病风险	缺乏相关信息

* 利莫那班近期已在中国香港以及其他地区应用，美国食品药品管理局已批准 2007 年 6 月将此药纳入药品目录

b. 由于药物减肥需要长期的维持使用,短期药物减肥往往是不成功的。长期服药的风险和利益需要患者仔细权衡。

c. 目前,还没有批准可用于治疗儿童肥胖症的药物。

d. 减肥药物不适合妊娠期妇女使用。

e. 目前尚不推荐多药物联合治疗肥胖。虽然安全的组合用药将会应用,但目前,还没有来自大型试验的数据支持这一点。

2. 药物治疗机制

a. 食欲抑制剂抑制食欲或增加饱腹感。目前食欲抑制剂主要通过提高抑制食欲的神经递质水平发挥作用,如去甲肾上腺素、多巴胺、5-羟色胺等。选择性大麻素受体-1 的拮抗剂也能起到抑制食欲的效果,许多食欲抑制剂还能起到产热作用,从而增加机体能量的消耗。

b. 抑制脂肪吸收药物主要通过阻断膳食摄入时脂肪在肠道内的吸收。

c. 肥胖药物的研究发现 β-肾上腺素受体拮抗剂通过儿茶酚胺能介导在棕色脂肪组织中发挥产热作用;瘦素作为一种代谢激素在能量代谢中发挥作用。

3. 批准治疗肥胖的药物

a. 表 79-4 比较了当前在美国批准治疗肥胖的药品,其中打星号的是不在美国销售的药物,但这类药物预计将会获得美国的批准。

b. 所有这些减肥药物必须在改变生活行为方式的前提下才能发挥作用。

c. 没有任何临床研究表明,长期服用减肥药物是否安全或有效;药物使体重减轻是否与肥胖相关疾病的发病率和死亡率降低有关。

4. 无药品许可的减肥药物

a. 一些选择性 5-羟色胺再摄取抑制剂,如氟西汀、氟伏沙明和舍曲林,已被证实可导致体重短期内下降,但在较长期的研究没有得到一致结果。这些药物可能仅对暴食症患者有帮助。

b. 丁氨苯丙酮能在抗抑郁的同时,在 6～12 个月起到减肥的效果。前瞻性研究表明对无忧郁症的患者使用该药是无效的。

c. 胰岛素介导的药物,如二甲双胍、艾塞那肽和普兰林肽与糖尿病患者体重减轻有着密切联系。在非糖尿病患者应用二甲双胍减肥的临床试验正在进行中。

d. 抗癫痫药物托吡酯和唑尼沙胺在前瞻性、随机性试验中已证实对非癫痫患者的减肥作用,但试验结果仍有一定的异质性。

5. 食品添加剂

a. 壳聚糖、吡啶羧酸铬、共轭亚油酸和藤黄果有助于减轻体重。虽然这些物质有减肥作用的相关机制,但目前仍没有足够的数据表明其安全性和有效性。

b. 麻黄碱是一类交感神经兴奋药,具有产热和食欲抑制的作用。对照研究发现此类药物有促进减肥的作用。短期随机、双盲、对照研究发现含有麻黄生物碱及咖啡的草药制剂能够有效促进体重减轻。麻黄作为食品添加剂有其不可预知性,同时没有固定的有效剂量标准,因此不推荐使用。更重要的是麻黄的不良反应可能较大,引起高血压、心律失常、心肌梗死、癫痫发作、卒中甚至猝死。2004 年 4 月美国 FDA 宣布禁止销售以减肥为目的、含有麻黄碱的食品添加剂。

6. 不被推荐的减肥药物

a. 安非他命有减肥的作用,但由于其有潜在滥用的危险,因此不建议常规使用。

b. 生长激素曾被作为一类潜在的减肥药物,但前瞻性的研究表明其没有任何效果。

7. 禁用药物

a. 苯丙醇胺,唯一非处方减肥药物。近来因其可能显著增加妇女出血性卒中的风险而被禁用。

b. 氟苯丙胺和右氟苯丙胺,两种 5-羟色胺类药物因导致肺动脉高压和心脏瓣膜病于 1997 年被禁止使用。不同于单纯的 5-羟色胺类药,西布曲明不会诱导 5-羟色胺的释放,没有导致心脏瓣膜病发生的风险。

E. 在认真选择病态肥胖成年人的前提下,肥胖症的外科治疗是非常有效的。近期发展的技术使得手术治疗肥胖更为安全、有效,但尚无大量数据表明其长期的安全性和有效性。最近几年出现的腹腔镜胃减容术,因其并发症发生率低,赢得了许多肥胖患者的欢迎。

1. 不良反应 已观察到减肥手术有改善胰岛素敏感性、高血压、左心室射血分数、胆固醇和三酰甘油水平、睡眠呼吸暂停、妊娠、月经不调及应力性尿失禁等方面的有益作用,但这种手术也可能会影响饱胀感觉食行为改变,相关的神经内分泌反馈通路异常以及代谢引起的长期饥饿和异食癖。

2. 手术指征

a. 减肥手术的患者首先要有正确的动机以及知情同意,其次,一般选择体重指数≥40,或患者体重指数≥35且伴有如2型糖尿病等共存疾病。患者在非手术治疗无效的情况下也可考虑手术治疗。

b. 减肥手术禁忌证包括精神疾病或明显的情绪不稳定者,酒精或药物滥用者,存在可能导致心脏或其他手术高风险的患者,由内分泌失调引起的肥胖,无法理解手术风险和受益的患者,儿童以及妊娠期妇女。

3. 手术的种类

a. 限制食物摄入的手术包括可调节胃束带胃减容术和胃间隔减肥术。胃间隔减肥术将近胃食管连接处的胃部进行分隔,同时建立一个连接小肠的小口径出口。可调节胃束带胃减容术是将一个可调节直径的装置安置于胃体部,通过调节体外皮下水囊调整该装置的尺寸大小。由于患者胃容量减少而在进食初期即出现饱腹感,达到减少热量摄入的目的。

(1)风险:直接的术后并发症包括可能发生外科感染或伤口裂开,患者也可能出现严重的胃食管反流、剧烈呕吐、慢性腹痛、肠梗阻、切口疝等问题。当患者出现吻合口狭窄时,高达20%的患者可能需要再次手术矫正。可调节胃束带胃减容术可能导致体内异物反应或胃体糜烂,需要急诊手术治疗。

(2)效果:手术可使早期减重达到术前超重部分的60%以上。术后5年,较多患者恢复到以前的体重,而术后10年,则有近80%的减肥失败率。

b. 胃旁路术可以造成胃肠道的"吸收不良",该术式减少了胃容积,使其一部分小肠改道,从而导致热量不能充分吸收。最热门术式是空肠Roux-en-Y式旁路术,它是将胃囊与空肠的长臂进行吻合,将空肠短臂与长臂进行端侧或侧侧吻合,而使绕道的十二指肠和部分空肠成为盲管。新近的技术通过改变解剖学位置,最大限度地造成热量吸收不良,同时保持重要营养素的吸收。其他手术术式还包括胆胰旷置术、十二指肠转位术、远端空肠Roux-en-Y吻合术等。

(1)风险:围手术期并发症如肺栓塞和吻合口漏可能达15%,而死亡率在1%。长期并发症则多为吸收不良综合征,包括贫血、脂溶性维生素缺乏症、蛋白质能量的营养不良等。腹泻是术后常见的不良反应,有些患者可能会出现倾倒综合征,引起恶心,胃胀,腹泻,腹痛,头晕,心悸,盗汗等。

(2)效果:手术可使早期减重达到术前超重部分的75%~80%,长期的效果不能确定,但总体上优于单纯的容量限制型手术。

4. 减肥手术的远期疗效 瑞典肥胖病中心的一项非随机、前瞻性研究报告了减肥术后10年对机体内分泌代谢和心血管事件的影响。这项研究和其他长期研究一起为预测长期减肥术的疗效提供了基础。

a. 呼吸系统:大多数受试者长期哮喘和阻塞性睡眠呼吸暂停症状得到改善。

b. 心血管系统:减重手术已证实可短期内改善高血压、高脂血症、高三酰甘油血症,但这些改善随着时间的推移而减少,以致在手术后10年与控制体重组无法区分。

c. 内分泌系统:减重手术者短期内胰岛素抵抗和糖尿病症状明显改善,而长期的症状改善程度与体重控制程度密切相关。

d. 消化系统:减肥手术后,患者有长期的消化系统风险,包括吻合口狭窄、瘘管形成、肠梗阻、消化障碍、切口疝、倾倒综合征和慢性腹泻等。这些患者也可能由于突然的营养摄入改变而造成营养不良。

F. 减肥的并发症:体重下降,特别是突然大幅度体重降低会出现各种后遗症。临床上,我们经常强调体重下降的积极影响,但也应告知患者减肥将会带来的医疗风险。这些风险包括以下方面。

1. 胆管并发症 体重快速下降会增加胆结石和胆囊炎的发病率,且与低脂或高脂饮食无关。已提议膳食补充剂——熊去氧胆酸作为处理这一问题的预防措施,但目前少有数据支持。

2. 酮症 糖类摄入不足会促进大量酮体产生。这种现象对患者长期健康的影响仍有争议,主要的分歧在于是否会对肾脏造成损害以及肾结石的产生,而儿童控制癫痫的生酮饮食已充分证明这些并发症发生的可能。

3. 饮食营养不足　热量限制可导致维生素、矿物质、必需脂肪酸和蛋白质的摄入不足。从长期来看,这可能导致蛋白质热量摄入不足、维生素缺乏和骨质疏松症。

4. 整形问题　体重快速下降可能会导致皮皱明显,对患者而言就产生了美容问题。

5. 精神状况的变化　体重的急剧变化可能会影响患者与家人、朋友和同事,甚至自身的交流,这种变化并不总是积极的,可能会造成严重的情绪应激。

四、管理策略

A. 肥胖的管理应该是因人而异。

B. 尽管治疗目标是减轻最初重量的 10%,但只要减轻 5% 也应视为成功,由此,肥胖相关的危险因素会有明显的改善。

C. 体重减轻后的维持往往是比较困难的,需要不断的饮食、运动和行为治疗共同达成。

D. 定期与医师交流是维持体重不反弹的重要一环。

五、预后

肥胖会导致或加重许多疾病,尤其是相关的糖尿病、冠心病、充血性心力衰竭、阻塞性睡眠呼吸暂停、胆囊疾病,癌症如乳腺癌、结肠癌、前列腺癌,大、小关节的骨关节炎以及胎儿过早死亡。Framingham 心脏研究显示,30～42 岁的患者体重每额外增加一磅,其在 26 年内的死亡风险将上升 1%,而在 50～62 岁的患者,这个比率将上升到 2%。

（张紫欢　曲　毅　译）

参考文献

[1]　Lyznicki JM, Young DC, Riggs JA, Davis RM. Obesity: assessment and management in primary care. Am Fam Physician,2001,63:2185-2196.

[2]　Mango VL,Frishman WH. Physiologic, psychologic, and metabolic consequences of bariatric surgery. Cardiol Rev,2006,14(5):232-237.

[3]　National Institutes of Health. The Practical Guide: Identification, Evaluation and Treatment of Overweight and Obesity in Adults. Bethesda, MD: National Institutes of Health, National Heart, Lung, and Blood Institute, and North American Association for the Study of Obesity; 2000. NIH publication 00-4084.

[4]　Ogden CL, Carroll MD, Curtin LR, et al. Prevalence of obesity and trends in obesity among U. S. adults 1999-2004. JAMA,2006,295:1549-1555.

[5]　Palamara KL, Mogul HR, Peterson SJ, et al. Obesity: new perspectives and pharmacotherapies. Cardiol Rev,2006,14(5):238-258.

[6]　Yanovski SZ, Yanovski JA. Obesity. N Engl J Med, 2002,346:591-602.

[7]　Li Z, Maglione M, Tu W, et al. Meta-analysis: pharmacologic treatment of obesity. Ann Internal Med,2005,142(7):532-546.

第80章　骨关节炎

Charles M. Kodner

要点

- 骨关节炎不再被视为正常的老龄化和关节磨损的结果,而是一种复杂的病理改变,包括生理性及机械性的损伤、关节和软骨损伤、滑液炎症、软骨修复与损伤的失衡。

- 诊断基于临床依据,主要为典型的关节疼痛、捻发音、骨赘形成,活动时关节疼痛加剧,关节不稳定。X线的特征性表现为关节间隙狭窄、骨赘、关节面不平整以及软骨下骨硬化。

- 疾病管理上强调非药物干预措施,包括定期的运动、理疗、减肥、戒烟、缓解疼痛、步态支持和其他辅助设施,并给予耐心的教育。

- 药物治疗应适量、规律,对乙酰氨基酚剂量从每次 500mg,每日 2 次开始,增加到每次 1g,每日 4 次。

- 其他可选择的药物包括非甾体类抗炎药(NSAIDs),镇痛药曲马多和其他麻醉镇痛药。详见表80-1,上面列举了最常见的药品和剂量。

- 与传统的非甾体类抗炎药相比,COX-2 选择性抑制剂能有效地缓解疼痛,并减少对胃肠道的损伤,但应有选择地应用于适合的人群,以避免心血管意外的发生。

- 许多处于进展期的患者需要长期阿片类药物治疗,对此类治疗应进行适当的药品管理。

- 局部应用辣椒素或口服氨基葡萄糖和软骨素补充剂也可以缓解疼痛。

- 即使没有足够的证据,关节内注射皮质类固醇、透明质酸以及针灸已被证明对那些其他治疗无效或使用非甾体类抗炎药有并发症危险的患者仍有效。

- 对于有持续性疼痛,且其他治疗无效的髋或膝关节骨关节炎患者,可考虑关节置换手术或其他手术治疗。

一、引言

A.定义:骨关节炎是一种以慢性进展性关节疼痛、软骨破坏以及功能不稳定为特征的疾病。典型的影像学表现为骨赘及其他特征性改变。随着病情发展,骨关节炎可能会致残,影响生活质量。骨关节炎可分为两类,一为原发性,累及手、足、膝、髋、脊柱及其他关节。二为继发于外伤、肥胖、先天性四肢畸形、其他关节病(如痛风、类风湿关节炎等)、代谢异常(如血色素沉积病)、胶原异常或其他情况的骨关节炎。类风湿关节炎、全身性红斑狼疮、痛风或其他炎症性疾病患者都会有关节退行性改变的慢性症状,但没有急性或活动性关节炎症的证据。

B.流行病学:骨关节炎是引起关节疼痛和肢体功能丧失的最常见原因。近期的调查发现超过4000 万的美国人存在有症状的骨关节炎;患病率随着年龄的增长而增加,由于美国人口的老龄化,预计患病率将增加。肥胖人群的增长也可能会增加骨关节炎的患病率。更多的患者有骨关节炎影像学或临床上的证据,但没有相应的临床症状。在超过 65 岁的人群中接近 50% 有膝关节骨关节炎的影像学改变。

C.病理生理:骨关节炎的发生不仅仅是因为活动、体位、体重相关的关节负重或其他因素而引起的老化关节磨损,还是一个复杂的涉及所有关节的疾病,其中物理负重是引发或加重疾病的因素,但这种病主要涉及关节软骨的破坏及修复力量的失衡。

1. **骨关节炎的诱发因素**　包括关节的超负荷运动,例如重复冲击,关节软骨或软骨下骨的先天性或代谢性缺陷。由于这些诱发因素,导致软骨细胞增殖,代谢活跃,从而产生过多的关节软骨,以维持关节功能。随着时间推移,这些因素可导致关节软骨中产生变性的蛋白多糖和胶原蛋白,引起磨蚀、裂缝及其他骨关节炎的典型损伤。

2. **滑液炎症**　在骨关节炎的发展中具有重要作用,可能导致关节肿胀和渗出、僵硬、疼痛和其他症状。滑液炎症最终会导致细胞因子等物质的产生,引起关节软骨的进一步退行性改变。

3. **代谢活跃的软骨细胞**　是软骨下骨成骨细胞的信号,后者沿关节边缘形成新骨组织。由此产生的"骨刺"或骨赘是临床或影像学的特征性表现,可导致骨关节炎后期关节疼痛、不稳定和功能丧失以及可见的明显畸形。

二、诊断

病史及体格检查是诊断的关键,可指导治疗的原则和分级。骨关节炎的诊断没有金标准,近期的临床诊断指南强调典型的疼痛症状、影像学特征并排除化脓性关节炎。

A.症状及体征

1. **病史**　骨关节炎具有特征性的关节疼痛及僵硬,当关节固定不动时,僵硬症状会加重,活动后可迅速缓解(一般为晨起后 30min 内)。疼痛为典型的钝痛及酸胀不适,遇冷或潮湿天气时可加重,过度活动也可加重症状。如果存在活动相关的疼痛,那么当活动开始时即可发生并会持续至活动结束后数小时。病史中常包括一些导致症状恶化的次要损伤,但骨关节炎的真正诱发因素常常是较为隐匿的。最终疼痛变为持续性,患者甚至会从梦中痛醒。许多患者会有髋或膝关节

不稳定、难以上下楼梯的主诉,有些患者可能会因此而跌倒。活动时可有摩擦音或摩擦感。

2. **体格检查**　评估典型的骨关节炎体征,检查包括是否存在其他的骨关节病,评估关节的活动功能。特征性表现包括关节肿大(包括骨赘或结节);炎症症状包括红斑、局部皮温增高或关节浮髌感;被动运动时可有摩擦感;局部疼痛;步态不稳、蹲立等。检查正常活动的关节时,当关节被动运动时可有摩擦感并伴有局部疼痛。当有骨关节炎时,关节活动范围受限。检查活动度时,患者需首先主动运动关节,因为被动关节运动会引起疼痛。在检查负重关节时,评估关节的稳定性及肌肉的状态对治疗非常重要。

3. **关节特异性体征及症状**　除了以上病史及体格检查中的发现,特异关节的骨关节炎还有其他的临床表现。

a. **膝关节:**摩擦感在膝关节处表现明显,关节屈伸受限。患者主诉由于肌痉挛而引起的大腿、腓肠肌及腘部的疼痛。有时可摸到骨赘,但通常情况下会有关节积液。美国风湿病学院为膝骨关节炎制定了诊断标准,包括典型的膝部疼痛,骨赘形成或以下所有症状:晨僵≤30min,有摩擦音或摩擦感,年龄>40 岁或有骨关节炎的滑膜液表现(三项中符合两项:透明,黏稠,每毫升滑膜液中性粒细胞数少于 2000)。基于 30% 的患病率,对符合标准的患者,这些标准有 77% 的阳性预测值(PPV),对不符合标准的患者,这些标准有 97% 的阴性预测值(NPV)。

b. **髋关节:**临床表现包括特征性屈曲的步态改变,髋外旋,选择有利于减少患侧活动的步态。股骨头半脱位可能会引起肢体短缩。髋关节骨关节炎所引起的疼痛常为牵涉痛,在腹股沟、臀部甚至膝部也可感受到。骨关节炎在髋部首先表现为旋转功能丧失(因为髋关节为球窝关节);所以在所有老年患者中均应检查该功能。最终,关节的所有运动将均受限制。美国风湿病学院为髋部骨关节炎制定的诊断标准包括典型的髋部疼痛以及至少以下两项:红细胞沉降率≤20mm/h;股骨或髋臼骨赘形成;关节间隙变窄(52% PPV,99% NPV)。

c. **手:**典型的病变部位包括远端指间关节、近端指间关节以及第一腕掌关节。Heberden 结

节为特征性改变;这些结节质硬,有压痛,长于远端指间关节的背面,是指骨增粗或骨赘形成的表现。Bouchard结节为长于近端指间关节的相似病变。手部的疼痛会因园艺、运动、兴趣活动等精细运动或体育活动而加重。骨关节炎可能会产生关节的破坏性改变,但不如类风湿关节炎中发生的普遍。美国风湿病学院制定的手部骨关节炎诊断标准需符合以下所有:手部疼痛,酸胀不适或僵硬;十个关节中(双手第二及第三远端指间关节,第二及第三近端指间关节以及第一腕掌关节)有两个或两个以上的关节指骨增粗或有骨赘形成;少于三个掌指关节肿胀;两个及两个以上远端指间关节指骨增粗或有骨赘形成或十个关节中至少有一个关节畸形(99% PPV,86% NPV)。

d. 颈椎:慢性颈部疼痛与工作体位、反复的运动性损伤及其他因素有关。椎骨骨赘会压迫神经根,引起神经根症状。

e. 腰椎:腰椎常存在骨关节炎症状,但体格检查或影像学检查常与临床症状不符。人们不清楚退行性变来自哪里(关节面病变,肌痉挛,椎间盘突出,软组织改变),或是以上所有的因素导致了腰痛。

f. 其他关节:许多其他关节也会受骨关节炎的影响,包括足踝关节,颞颌关节,肩关节和肩锁关节以及胸锁关节。这些部位如有疼痛,在鉴别诊断时应考虑骨关节炎,其他诊断(颞颌关节功能紊乱,回旋肌腱腱炎等)也需考虑。

B. 实验室检查

1. 影像学检查　骨关节炎的影像学改变十分常见,但在脊柱和髋关节病变中,影像学改变和临床症状的联系相对较弱。在具有膝关节骨关节炎影像学改变的患者中,近50%的人主诉有持续性的疼痛。

a. X线片:典型表现包括关节软骨破坏引起的关节间隙变窄,包括椎间盘变窄;受累关节边缘骨赘形成;关节面不平整;软骨下骨硬化;骨内囊性变。

b. MRI及CT:CT和MRI的应用日益增加,但对骨关节炎的诊断作用不大。这些影像可使人们清晰地看到软组织及软骨下骨的改变,以及韧带和半月板的损伤,有助于排除引起关节疼痛的其他疾病,例如肩袖撕裂、膝部韧带撕裂、腰椎间盘突出等。

2. 血液测试　血液检查并不是骨关节炎常规检查的一部分。"风湿学检查"例如红细胞沉降率,风湿因子以及抗核抗体检查常被用于有关节痛的患者,但对于患系统性红斑狼疮或其他结缔组织疾病可能性很低的患者来说,这些检查的预测值很低。这些检查不应被作为关节疼痛患者的筛查项目,而低危患者中如有阳性结果需认真干预。患者如有患结缔组织疾病、类风湿关节炎或类似情况的可能性,那么这些检查可作为确诊依据。全血计数、尿酸水平、生化检查可作为评估化脓性关节炎、痛风、肾性骨营养不良等疾病的依据。

3. 关节腔抽液　若存在关节腔积液,关节腔抽液可缓解症状。当关节存在轻度炎症、僵硬、肿胀并伴有积液时,可行诊断性抽液以排除化脓性关节炎、痛风、假性痛风等疾病。在疾病早期,化脓性关节炎的患者不一定具有典型的全身中毒症状、高热以及明显的关节疼痛和炎症症状,而可能仅有局部的关节炎症。

4. 关节镜　关节镜在关节炎的诊断中占有一席之地,特别是对于交锁关节。通过关节镜可以取出组织碎片,磨平引起早期症状的软骨中的纤维性改变。由于风险/受益比相近,关节镜手术本身暂时禁用,不可轻率施行。

三、治疗

同其他慢性疾病一样,骨关节炎的治疗需考虑到疾病的部位和进展,疾病的分期,要注意日常保健及其他并存的情况。慢性疼痛的治疗可能会占用过多的门诊随访时间,但我们不应忽视其他治疗的需要。骨关节炎治疗的目标是缓解疼痛;提高或维持关节功能及活动性;预防破坏性的关节改变;使致残的可能性降到最低,保留关节功能;提高生活质量。另外一个治疗的目标是教育患者及他们的家人对疾病有一定的认知,使他们参与到疾病的治疗中去。

A. 物理治疗:非药物性干预应作为骨关节炎的首要治疗措施,完成以上所列出的治疗目标。

1. 锻炼　在家里或在指导下进行锻炼,对主要是膝和髋关节骨关节炎的患者在疼痛控制,功能维持,疾病预后和预防残疾等方面十分有益。

负重关节的锻炼强度不能过大,应避免扭转、长期站立以及跪地。患者可在医生的指导下进行锻炼,或交由物理治疗师指导或监督。锻炼种类包括活动度及灵活性的练习;指导关节定位和姿态;有氧运动,尤其是水上有氧运动;健走;力量训练,特别是加强股四头肌的力量,因为股四头肌力量不足在骨关节炎患者中十分普遍。非负重训练是首选,施加于膝盖上的外力可通过走路时鞋与肢体接触的缓冲面来缓解。室内滑雪机对膝部骨关节炎非常有帮助。

2. 物理治疗　物理治疗师可以指导患者锻炼,保证锻炼的正确性和安全性,监测疗效,亦有助于在疼痛控制的辅助下纠正肌力不足,矫正步态,为患者选择合适的辅助装置。职业治疗评估能够为手关节骨关节炎患者提供日常活动所需的支持或辅助装置。

3. 步态辅助装置　拐杖、助行器对一些患者有一定帮助,但不能取代肌力训练、关节活动度练习及其他提高关节功能的方法。鞋矫形器有助于关节定位塑形,防止关节损伤。

4. 疼痛控制　持续性疼痛、特别是神经根痛可通过经皮电刺激神经疗法、超声波及其他物理治疗技术缓解。

5. 膝关节固定带　一些患者发现使用膝关节固定带等可缓解疼痛,提高关节稳定性。这些方法短时间内是有效的,但同样不能代替其他维持关节功能、增强肌力的治疗方法。对早期膝关节骨关节炎患者,髌骨开孔的橡胶膝关节固定带十分有效。黏弹性鞋垫也可在疾病早期提供帮助。对于严重膝骨关节炎患者,动力护膝是最有益的,但这些治疗的循证依据不足。

6. 足部护理　当足部受累时,鞋及足部健康应受到关注。矫形装置可帮助矫正慢性足部畸形,该处畸形易引起膝、髋、腰椎的肌肉骨骼痛而不仅仅是足部本身的疼痛。使用气垫运动鞋是有益的。习惯于高跟鞋的女性若突然转向平跟鞋(包括运动鞋)易引发跟腱炎和其他问题。

7. 日常生活活动　在所有类型的手部关节炎中,患者的日常动作需引起重视。开启包装盒需要扭转力和握力,而这些功能会逐渐恶化并急速引起关节疼痛,因此在做这些动作时可使用辅助装置。其他减少关节负荷、提高关节功能性的

措施如马桶座升高、使用扶手、浴缸座或淋浴座等均可减少意外的发生。

B. 行为治疗

1. 减重　涉及负重关节的部位,如有可能,必须减重。患者应参加专门的减重教程,节食及锻炼。推荐饮食包括限制摄入量,避免低纤维高糖类膳食,增加水果和蔬菜的摄入。从限制膝部负重的角度来看,水中有氧运动是非常有价值的。

2. 戒烟　戒除烟草有助于提高患者的整体舒适感,降低非甾体类抗炎药引起胃病的风险,维持关节的血流量及组织修复,降低心血管意外的发生。应特别让吸烟患者意识到戒烟是骨关节炎治疗中的一部分。

C. 药物治疗:大多数患者使用药物来缓解疼痛,但没有证据证明这些治疗能够改变疾病的自然转归。药物治疗应被视为是一种附加治疗,而不是主要的干预措施。

1. 镇痛药　对乙酰氨基酚是治疗骨关节炎的一线药物。近期的荟萃分析表明其效果显著优于安慰剂,但从缓解疼痛的角度来说不如非甾体类抗炎药;一些关于生活质量的调查也表明患者更青睐非甾体类抗炎药。然而,对乙酰氨基酚的安全性及低廉的价格使得它成为骨关节炎的首选治疗用药。药物治疗最好是每天定量服用而不是需要时才服用,后者在疼痛治疗中非常常见。治疗起始量为$1\sim2g/d$,分为2次服用,每日最大剂量为4g,分为4次服用。过量服用或肝病患者服用可引起肝损伤或华法林的半衰期延长。

曲马多:其他镇痛药包括盐类阿片药酸曲马多。曲马多为不定期服用,可用于缓解中到重度疼痛,药效与中等强度的麻醉药如可待因相当。对老年患者及非甾体类抗炎药使用的高危人群尤其有效。剂量为$200\sim400mg/d$,可分为4次服用。可能的不良反应包括嗜睡、呕吐、便秘,成瘾或中毒的可能性较低。有报道称可引起癫痫发作,但罕见,只在服用过高剂量或有癫痫史的患者中有发生过。曲马多以和对乙酰氨基酚组合的形式或缓释形式在市场上发售。

2. 抗炎药　大剂量抗炎药可用于对乙酰氨基酚治疗无效的患者。许多患者认为这些抗炎药可有效地缓解疼痛,并优于对乙酰氨基酚,这里强调了炎症反应在骨关节炎中的地位。在开具非甾

体类抗炎药时应考虑药物的选择、剂量以及预防急性和慢性不良反应的发生。

　　a. 药物选择:荟萃分析表明各类非甾体类抗炎药的疗效并无显著区别,包括传统的乙酰类药物或是新研发的 COX-2 特异性抑制剂。因此,药物的选择主要是基于费用或是否容易获得、不良反应以及是否服用方便。由于未知的原因,一些患者对不同种类的非甾体类抗炎药的反应不一。如果发现患者对一种非甾体类抗炎药无效,那么可以选择另一类的非甾体类抗炎药。药物的选择及剂量见表 80-1。出于对服用方便、有效、费用低、无明显不良反应的考虑,传统的非甾体类抗炎药如布洛芬常被推荐给患者服用。

表 80-1

选择性抗炎镇痛药

药物分类	通用名	有效剂量
乙酰水杨酸	阿司匹林 *	325~500mg 每日 1 次
	二氟尼柳	250~500mg 每日 2 次
	双水杨酯†	1500mg 每日 2 次
丙酸	布洛芬 *(美林,雅维)	200~800mg 每日 3 次
	萘普生(甲氧萘丙酸)	250~500mg 每日 2 次
	酮洛芬(欧露维)	50mg 每日 4 次 或 75mg 每日 3 次
	奥沙普秦‡	600~1200mg 每日 1 次
	氟比洛芬	200~300mg/d 分 2~3 次使用
乙酸	吲哚美辛(消炎痛)	25~50mg 每日 2~3 次
	舒林酸(奇诺力)	150mg 每日 2 次
	双氯芬酸(扶他林片)	50mg 每日 2~3 次
	托美丁(托来汀)	200~600mg 每日 3 次
	依托度酸	300~400mg 每日 2~3 次
无酸脂类	甲芬那酸(扑湿痛)‡	250mg 每日 4 次
苯并噻嗪类	吡罗昔康(费啶)	20mg 每日 1 次
	美洛昔康(莫比可)‡	7.5mg 每日 1~2 次
吡咯嗪羟基酸	酮咯酸(酮咯酸注射剂)	10mg 每日 4 次(每日不超过 5g)
萘基烷酮	萘丁美酮(瑞力芬)‡	1000mg 每日 1 次
COX-2 选择性药物	塞来考昔(西乐葆)‡	100~200mg 每日 1 次(或 50~100mg 每日 2 次)
	美洛昔康(莫比可)‡	7.5mg 每日 1~2 次

　　* 非处方药;† 老年患者应减量使用;‡ 一般难以获取

　　b. 剂量:如同其他的镇痛疗法,建议规律的服用非甾体类抗炎药以达到最好的镇痛效果,而不是仅仅在需要时服用。鉴于长期服用非甾体类抗炎药的毒性危险,推荐从低剂量开始逐步增加。

　　c. 预防不良反应:非甾体类抗炎药的主要不良反应为胃肠道出血、肾功能不全以及血小板凝集抑制,凝血时间延长。对年老患者或有其他慢性疾病的患者应尽可能减少药物使用或使用剂量,这样可预防后两项并发症。使用非甾体类抗炎药使得肾功能恶化的危险因素包括年龄大于65 岁,高血压,充血性心力衰竭,同时使用利尿剂或血管紧张素转化酶抑制剂,或原有肾功能不全。超敏反应及肝毒性也是非甾体类抗炎药的不良反应之一。但是,药物选择的主要依据是能够减少胃肠道出血。

　　在年龄＞65 岁的住院患者和死亡患者中,有将近 25％的人是由于服用非甾体类抗炎药后引发消化性溃疡而导致的。易引发 NSAID 导致胃病的高危因素列于表 80-2。对于低危患者,各类 NSAID 的安全性无明显差异,对于这些患者,药物选择需基于价格、疗效、及其他因素的考虑,医生应尽量减少药物使用的剂量、次数,缩短疗程。

建议患者饭后服用药物,减少或停止使用酒精类或烟草类物品。

表 80-2
NSAID 引起胃病的危险因素
明确的危险因素
年龄＞65 岁
有过溃疡史或上消化道出血史
服用多种 NSAIDs 或大剂量使用其中一种药物
同时口服激素治疗
同时进行抗凝治疗
疗程(治疗的前 3 个月风险较大)
可能的危险因素
滥用烟草
滥用酒精
幽门螺杆菌

对于高危患者,可服用 COX-2 特异性药物或胃黏膜保护药降低胃肠道意外发生的风险。COX-2 特异性药物可显著降低胃肠道并发症的发生率。若患者有溃疡或胃炎需服用药物,质子泵抑制剂是理想的选择。H_2 受体拮抗剂、米索前列醇或硫糖铝(价格过高)也可作为选择(具体剂量见第 82 章)。

由于 COX-2 特异性药物引起心血管意外的不确定性,在选择这类药物作为骨关节炎的长期治疗药物时需额外小心。对患胃肠道并发症的风险较高,患心血管意外的风险较低或对非选择性NSAIDs 无效的患者,可选择 COX-2 特异性药物。

3. 麻醉剂　许多进展期骨关节炎患者对对乙酰氨基酚、曲马多或者 NSAIDs 治疗无反应。而长效阿片类药物,如可待因、羟考酮、二氢可待因酮和吗啡(见表 69-1)可安全有效地治疗此类患者。一些患者仅需要这些药物在疾病加重时作为短期治疗的方法,但更多的人需要接受长效阿片类药物治疗,如使用药物疗法以推迟关节置换的时间。镇静、呼吸抑制、恶心、呕吐为使用该类药物后出现的不良反应,但多数出现于过量服用后。服药可能导致成瘾,但对于无药物滥用或药物成瘾倾向的患者,该不良反应的发生率较低。普通人群中的成瘾风险较低。

药物依赖很常见,需分清依赖与成瘾的区别,剂量增加需缓慢。就目前来说,还没有什么临床指南是针对何时调整剂量以避免生理耐受的。

便秘和顽固性便秘是较常见的并发症,对接受长期麻醉剂治疗的患者应予适当的肠道管理,包括 步行,摄入液体,补充纤维,定期使用大便软化剂,并视需要使用泻药。许多阿片类药物是以乙酰氨基酚或阿司匹林的混合配方出售。监测药物的合理应用,药物的成瘾性以及药物的浓度分布是十分重要的。

4. 局部镇痛药　辣椒素霜与安慰剂相比能更加有效地缓解疼痛,特别是对于膝或手关节病变,但需每日使用 4 次,这可能会限制患者使用的连续性。非处方外用水杨酸和处方利多卡因贴片,对某些患者来说是一种有效的选择,但没有证据证明可常规应用。

5. 其他　荟萃分析表明氨基葡萄糖(1500mg/d,分 3 次使用)和软骨素(800～1200mg/d,分 3 次使用)可缓解部分疼痛,可作为辅助药物以减少NSAIDs 或麻醉剂的用量。这些药物为非处方药,配方不同可能需要的剂量较低。患者可能不愿意长期购买这些药物,但可以作为一种尝试。其他的一些药物包括 S-腺苷甲硫氨酸(SAMe),400～1200mg/d;局部用二甲基亚砜(DMSO),25％的凝胶;鳄梨/大豆非皂化物,300mg/d,可能有一定疗效。

D. 关节腔内注射:对有膝关节腔积液或炎症的患者,皮质激素注射有助于缓解 1～2 周的疼痛,但对于长期疼痛缓解无效。

通过关节腔内注射透明质酸可有效缓解疼痛,对药物治疗无效或容易发生 NASIDs 引起的胃病或容易对麻醉剂成瘾及产生不良反应的患者可选择这一类治疗。对有持续性疼痛或功能限制但不适合手术的患者有一定益处。但注射治疗的适宜人群并不明确,荟萃分析中它的疗效也不那么肯定。每周注射 1 次,持续 3～5 周,每年重复2 次,但费用可能过高(1 个疗程约 600 美元)。

另外针灸对膝骨关节炎患者有一定缓解作用,但未与其他治疗方法比较过。

E. 外科治疗:骨关节炎的手术治疗包括关节镜下清理术、股骨远端截骨术、单髁膝关节置换术或人工股骨头置换或全膝关节置换。手术适应证包括疼痛、关节不稳定或物理及药物治疗无法控制的残疾。鉴于植入体可能松动，约10年后可能需要再次手术，使用植入体的手术时间应尽量推迟至患者年龄较大，活动较少时进行。对膝骨关节炎患者采用关节镜下清理术的循证依据有限，部分患者可能受益但不作为常规治疗方法。

四、管理策略

对全科医师来说，应把患者作为一个整体来治疗，而不仅仅着眼于药物的使用和常规的物理治疗方法。以患者为中心的治疗包括告诉患者（及监护者）如何通过减少施加于患处的压力来减轻症状。这些方法可减轻骨关节炎带来的对生活的影响，缓解疼痛，提高生活质量。

A. 耐心教育与支持：应告知患者及家属骨关节炎的病理生理情况，让他们知道何为严重症状，何为炎症阶段，哪些症状出现时需调整治疗方案。对疾病有一个良好认知对于年轻患者来说尤为重要，因为他们将被迫开始慢性病的治疗。患者及家属应由专门的机构如关节炎基金会进行指导，这些机构有地方分会，可提供教育和支持活动。

对于年老患者，关节炎以及它的并发症常被认为是与年龄有关的正常情况。应让患者理解该疾病的本质，了解可选择的治疗方案。经常性的有计划的随访要比"有需要时随访"好，这样患者可以得到连续的健康教育及其他治疗。教育的议题应包括性生活，包括性姿势；姿态，包括椅子的高度和类型；如厕及沐浴的需求；锻炼及兴趣活动；驾驶，包括如何上车和下车。

B. 抑郁：慢性关节疼痛常伴有抑郁，鼓励患者提高对疼痛本身的认识。良好的疾病管理应包括对患者生活、日常功能及其他部位的健康情况的整体关注，因为运动及日常活动将不可避免地受疾病影响。对抑郁患者应采取积极的心理疏导及药物治疗。必要时可使用三环抗抑郁药，对缓解疼痛和帮助睡眠可能有一定的好处。

C. 残疾评估：有慢性疼痛或自我评估残疾的患者往往在申请残疾津贴时要求他们的医生提供帮助。从整体残疾或某个四肢及关节残疾的角度来看，残疾评估是一件复杂的事情。由于信用问题、继发受益、患者主观努力、医生缺乏经验等因素，理性的伤残评估变得更加复杂。伤残评估有

指南可循，并可参考受过专业医学培训的医生的建议。没有对其能力进行彻底评估的患者不能被认定为完全残疾。

D. 慢性麻醉剂治疗的管理：接受慢性麻醉剂治疗的患者，对其常态管理包括：解释药物的用法及取药模式（从同一位医生和同一个药店获取药品；按处方服药；不提前补药；如有药物滥用的倾向将停止给药；患者需按医生指示进行随访）；定期尿液药物测试有助于评估药物分布情况；评估是否有其他药物成瘾的证据。许多医生喜欢把患者转给疼痛治疗的专科医生或让患者签署"麻醉剂使用协议"以达到上述要求。

管理使用阿片类药物的患者可能需要额外的工作和协议，以确保适当使用药物，预防药物外流；但是，大多数全科医生都能承担这样的工作，并且如果诊断明确、治疗方案完整以及有适当的监管和文档管理，那么就不大可能会引起执照或监管的问题。

如上所述，生理耐受或依赖主要是由于药物成瘾，这在没有药物滥用史的慢性疼痛患者中是比较罕见的。

E. 转诊标准：一般情况下，关节炎患者可在基层全科医生的帮助下得到有效治疗。转诊到物理治疗师或职业治疗师是很常见的，与治疗师进行合作对患者的整体治疗是十分有效的。如需明确类风湿关节炎或其他情况的诊断可转诊给风湿病学家。当需要手术干预或全科医生腔内注射不畅时可转介给矫形科医师。当患者需要长期麻醉剂治疗时可转诊给疼痛治疗专科医师。

五、预后

虽然进行肌力训练、体育锻炼并注意保持关节活动度可延缓病情数年，但骨关节炎症状仍会随着时间的推移而恶化。骨关节炎的主要干预措施，例如关节置换术（特别是膝或髋关节），可以治愈受累关节，但前提是患者在康复训练中能充分合作。

（张紫欢　译）

参考文献

[1]　American College of Rheumatology. Recommenda-

tions for the medical management of osteoarthritis of the hip and knee: American College of Rheumatology Subcommittee on Osteoarthritis Guidelines. Arth Rheum,2000,43(9):1905-1915.

[2] Easton BT. Evaluation and treatment of the patient with osteoarthritis. J Fam Pract,2001,50(9):791.

[3] Lo V. When should COX-2 selective NSAIDs be used for osteoarthritis and rheumatoid arthritis? J Fam Pract,2006,55(3):260-262.

[4] Nicholson B. Responsible prescribing of opioids for the management of chronic pain. Drugs, 2003, 63 (1):17-32.

[5] Sisto SA. Osteoarthritits and therapeutic exercise.

Am J Phys Med Rehab,2006, 85 (suppl 11):S69-S78.

[6] Stitik TP. Pharmacotherapy of osteoarthritis. Am J Phys Med Rehab,2006,85(suppl 11):S15-S28.

[7] van Dijk GM. Course of functional status and pain in osteoarthritis of the hip or knee: a systematic review of the literature. Arthritis Rheum, 2006, 55 (5):779-785.

[8] Yonclas PP. Orthotics and assistive devices in the treatment of upper and lower limb osteoarthritis. Am J Phys Med Rehab, 2006, 85 (suppl 11): S82-S97.

第81章 骨质疏松症

Richard O. Schamp, MD, & William T. Manard, MD

要点

- 骨质疏松引起的骨折,影响着 40％ 50 岁以上的妇女和 13％ 50 岁以上的男性。
- 椎体骨折仍然存在诊断和治疗不足,由此带来不良的健康状况。
- 评估临床危险因素可以预测骨质疏松患病风险。
- 一旦发生脆性骨折,应该尽早开始抗骨质疏松治疗(C 级证据)。
- 骨质疏松症治疗人群包括:
  - 所有发生过椎体、前臂和髋部骨折的绝经后妇女(A 级证据)。
  - 骨密度测定 T 值<−2.0,但无危险因素存在的妇女(A 级证据)。
  - 骨密度测定 T 值<−2.0 的男性(C 级证据)。
  - 骨密度测定 T 值<−1.5,同时有其他危险因素存在的人群(B 级证据)。
- 需要充足的钙摄入(包括饮食和钙剂补充):
  - 男性和绝经前 20～30 年的女性,每日需要元素钙 1200mg(C 级证据)。
  - 绝经后妇女,尤其是在敬老院生活的女性,每日需要元素钙 1500mg(A 级证据)。
  - 碳酸钙价格最便宜,500mg 钙吸收最佳。
  - 柠檬酸钙吸收好,较适合胃酸缺乏症、便秘、用碳酸钙胀气、有肾结石病史的患者(C 级证据)。
- 需要充足的维生素 D 摄入:
  - 有骨折风险的人群,每天最低需要量为 800U(B 级证据)。
  - 维生素 D 不足者,可能初始用量更大(A 级证据)。
  - 日照和食物(如强化奶)是维生素 D 的重要来源(B 级证据),但对于某些有危险因素的特定人群不现实。
- 药物治疗(需要提供充足钙和维生素 D):
  - 大多数药物每 12～30 人服用 3 年以上可以减少 1 个人骨折发生的风险。
  - 阿仑膦酸钠(福善美)每日 10mg 或每周 70mg 空腹口服,服药后站立 30min 以减少食管炎的风险(SOR Ⓐ)。
  - 利塞膦酸钠(Actonel)每日 5mg 或每周 35mg 空腹口服,服药后站立 30min(A 级证据)。
  - 伊班膦酸钠(Boniva)每月 150mg 空腹口服,服药后站立 30min,或每 3 个月 3mg 静脉滴注(A 级证据口服,B 级证据静脉)。
  - 降钙素(密盖息鼻喷剂)200U 每日 1 喷,交替喷入两侧鼻孔,或降钙素注射剂(密盖息)100U 隔日一次皮下注射(A 级证据),降钙素能减轻急性压缩性骨折引起的疼痛(C 级证据)。
  - 雷诺昔芬(易维特)60mg/d,相对禁忌证有潮热、血栓栓塞史(A 级证据),只适用于女性。

—特立帕肽每日 20mg 皮下注射,用于难治或严重的骨质疏松(A 级证据)。

—激素替代治疗(HRT):随机对照试验显示 HRT 增加骨密度,临床研究提示能减少骨折的发生,最近一项对随机对照试验的荟萃分析也提示能减少骨折发生,但是除非针对权衡风险和获益比之后的特定患者,否则不推荐使用(B 级证据)。

- 公共保健机构:

—有急性背痛者,尤其因为新发椎体骨折(卧床不起和痛觉缺失)、股骨上段和骨盆骨折的患者,需要住院(C 级证据)。

—骨折恢复期需要在护理之家或卫生保健中心治疗(C 级证据)。

—一旦确诊,应该完善治疗或开始药物治疗,急性期治疗出院后的患者常常忽略后续治疗(C 级证据)。

- 改变生活方式

—通过急性事件或新诊断机会,帮助患者建立健康的生活方式(C 级证据)。

—戒烟和避免过度饮酒有益于减少骨质疏松的风险(A 级证据)。

—通常推荐做一些可承受的负重锻炼,能够减少跌倒和适当改善 BMD,比如每日 2 次,每次步行 1km 或跳舞。但没有证据显示对预防骨折有益(B 级证据)。

—骨质疏松症患者应该避免增加脊柱压力的机械动作(C 级证据)

一、引言

A. 骨质疏松症是一组复杂的骨代谢性疾病,以严重的骨矿丢失、骨微细结构紊乱、骨质量下降导致骨的脆性增加为特征,使脊柱、股骨近端、桡骨远端、肱骨近端、耻骨支和肋骨骨折风险增加。

B. 骨质疏松通常定义为(表 81-1)BMD 测定 T 值低于正常均值−2.5 个标准差,或轻微创伤引发骨折(脆性骨折)。

骨量减少:BMD 测定 T 值为−1～−2.5。

骨软化以异常骨为特征,是一种多病因引起的可以治疗的骨代谢紊乱,例如,维生素 D 不足。

C. 骨骼不断通过骨吸收和骨形成过程进行骨重建,此过程在不同年龄有不同比率,从出生后的第 1 年全部骨骼的骨重建到成年后每年15%～30%骨骼骨重建,BMD 减少这个单一因素只能解释60%～80%的骨强度变化,小梁骨结构变化显著增加骨折风险,但临床上很难去评定。

D. 骨量在 35 岁达到峰值,无论男女,40 岁后开始骨量丢失,绝经后骨吸收速度超过骨形成,女人一生丢失 35%皮质骨和 50%小梁骨,男性小梁骨骨量丢失只有女性丢失量的 1/3,同女性肌肉量丢失相同。

表 81-1

骨密度 BMD 定义

骨状况	BMD 分类(WHO 标准)
正常	与年轻成年人 BMD 平均值比较在 1 个标准差以内(T≥−1.0)
骨量减少	与年轻成年人 BMD 平均值比较在−1～−2.5 个标准差(−1.0≥T≥−2.5)
骨质疏松	与年轻成年人 BMD 平均值比较低于−2.5 个标准差(T≤−2.5)
确诊骨质疏松症	与年轻成年人 BMD 平均值比较低于−2.5 个标准差(T≤−2.5),既往发生 1 次或 1 次以上脆性骨折

E. 骨质疏松症分为 5 种类型

1. 绝经后骨质疏松症(Ⅰ型):是白种人妇女和亚洲妇女最常见的类型,由于绝经后最初 10～20 年小梁骨的吸收加速所致。

2. 退化性骨质疏松症(Ⅱ型):发生在 75 岁以上的男性和女性,因为骨吸收和骨形成之间出现细微和持续失衡。Ⅱ型比Ⅰ型的骨皮质减少更明显，Ⅱ型和Ⅰ型状态常常并存，伴随多种影响因素。

3. 特发性骨质疏松症：一种少见的发生在绝经前妇女和75岁前男性的原发性骨质疏松症，与继发原因或骨丢失的危险因素无关。

4. 青少年性骨质疏松症：一种罕见类型，伴随不可预测的严重性，多发于青春期前以及因骨折生长停止的青春期人群。

5. 继发性骨质疏松症（表81-2）：虽然继发因素引起骨质疏松，但通常认为是附加的危险因素，此类型能够治疗。

F. 在美国大约2800万人受到骨质疏松症的困扰（超过1500万的患者有临床症状），在初级医疗机构中成年人骨质疏松症患者很常见，50岁以上有行走能力的绝经后妇女中7％确诊骨质疏松症，调查显示一个50岁的白种人妇女一生中发生脊柱、髋部、桡骨远端骨折的概率分别为32％、16％和15％，这种风险大大超过子宫内膜癌和乳腺癌的总和，年龄是一个高危预测因素，65岁以上妇女比65岁以下的妇女风险增加5倍。

G. 骨质疏松危险因素见表81-3，降低骨质疏松风险的因素包括高体重指数、非裔美国人、使用雌激素、服用噻嗪类利尿剂、适当的锻炼、有节制的饮酒。临床危险因素在预测骨折和决定是否需要做骨密度测定方面没有得到验证。

表 81-2

骨质疏松症的继发因素

性激素缺乏	Paget 病
性腺衰竭（性腺功能减退症，包括睾丸切除术）	类风湿关节炎
垂体分泌泌乳素性腺瘤（泌乳素瘤）	成骨不全（骨矿化缺陷）
吸烟（降低了循环中雌激素水平）	维生素 D 缺乏
激素水平增加	抗惊厥药物和慢性肝病（维生素 D 的 25-羟化异常）
甲状腺功能亢进症	吸收不全综合征
甲状旁腺功能亢进症	摄食紊乱
糖皮质激素，外源性（不包括吸入）	酗酒
库欣综合征	钙缺乏
增加骨转化	肾钙丢失（如：远端肾小管酸中毒）
长时间制动（局限性骨质疏松）	先天性异常
太空飞行（每周使骨量丢失10％）	成骨不全症
长期使用肝素	先天性结缔组织发育不全综合征
肿瘤（如：多发性骨髓瘤、淋巴瘤、白血病、乳腺癌）	高半胱氨酸血症

表 81-3

骨质疏松症的危险因素

不可控因素	可控因素
大多数继发原因	过度竞技运动
绝经期（生理性或外科手术）	吸烟
年龄增长	饮食中蛋白质过多（≥120g/d）或维生素 A 过多
女性	（视黄醇）膳食中低钙、低维生素 D、低维生素 C 或低镁
骨质疏松症的家族史	不爱活动或缺乏锻炼
个人既往骨折史	饮酒过多
白人、西班牙人、亚洲人	
瘦体型、矮身材、小骨骼、低体重	

二、诊断

A.当出现症状和体征,不能用其他原因解释,已经发生显著的骨丢失,包括骨折和微骨折,可以确定骨质疏松症的诊断。

1. 背痛:可能是由于急性压缩性骨折或既往骨折导致生理力学变化所致。

2. 脊柱、髋部、前臂骨折导致疼痛和残疾,骨折可能因为弯腰、举物或从床上摔下来这样一些轻微损伤引起。

3. 身高变矮:随着脊柱的骨丢失或骨折,身高可以变矮,体型变丑。

4. 牙齿不好或过早掉牙:在骨质疏松症患者中常见。

5. 机械性畸形:椎体压缩性骨折造成驼背或鞠躬背,可能引起呼吸和腹部功能异常,出现早期厌食、腹胀、耐力下降、便秘、尊严受损。

6. 如果怀疑骨质疏松,有些继发性疾病的体征能被观察到(如:满月脸、突眼等)。

B.谨慎对待诊断(引起症状和体征的病因判定)和筛查(在有危险因素的特定人群中发现病例)之间的区别,支持一方的证据可能不支持另一方,可疑或确定骨质疏松症需要后续的诊断手段介入。实验室检查不仅能证实骨质疏松症的诊断而且有助于排除相似状况。

C.实验室检查

1. 对外表健康的骨质疏松症患者化验检查可以显示骨代谢紊乱,一项回顾性调查研究显示173 例妇女中有 55 例(32%)存在过去未被发现的代谢紊乱,包括高钙血症、吸收障碍、甲状旁腺功能亢进、维生素 D 缺乏、外源性甲状腺功能亢进、库欣综合征、低钙尿高血钙(C 级证据)。

2. 依次查 CBC、血沉、CMP(诸如钙、碱性磷酸酶、肌酐)、血清磷、TSH 试验,原发性骨质疏松症上述结果正常(C 级证据)。

3. 考虑测定 25-羟维生素 D,尤其有危险因素的人群(足不出户、养老院、阳光缺乏的环境生活)、全片断甲状旁腺激素、血清蛋白电泳(SPEP)、睾酮(男性)、雌二醇(女性)和 24h 尿钙测定都有助于排除其他继发性原因(C 级证据)。

4. 对那些确定的患者应做骨代谢检查。

a. 尿钙/肌酐比值。

b. 肾小管磷重吸收试验。

c. NTX 测定(骨代谢标志物)或吡啶交联(Pyrilinks-D)测定。它们是 I 型胶原裂解产物,可以在尿和血清中测得,通常用以评估成骨细胞活性。

d. 骨特异性碱性磷酸酶。

e. 骨钙素。

5. 骨活检很少用于临床,需要取一块经四环素标记的骨组织和用一种特殊的实验方法来完成。

6. 如果临床需要,骨髓穿刺和活检有助于排除多发性骨髓瘤、转移性肿瘤、淋巴瘤。

D.影像学检查

1. X 线 一旦发展到骨质疏松阶段,X 线改变已经很明显,丢失 20%~40%骨量。下述改变在脊柱纵轴 X 线平片上能够观察到:透光度增加,皮质骨变薄,椎间盘周边密度增高,椎体前部楔形变,椎体双凹征和水平性骨小梁丢失。

2. 骨密度测定 怀疑或确定骨质疏松症的患者在下列几种情况下,应安排骨密度测定。

a. 主要依据测定结果调整治疗。那些处于骨质疏松性骨折高风险的患者(如 70 岁以上伴多种危险因素的老年人),如果依赖临床症群指导治疗,无论如何不可能从测定骨密度中获益(C 级证据)。

b. 判断患者是否需要做骨密度测定应该权衡个体危险因素,表 81-4 列出骨密度测定指征(C 级证据)。

c. 有些临床医生通过一系列骨密度检查来随访治疗效果。然而很少有证据支持这一做法或去确定再评估需要的检查频率(C 级证据)。

d. 三维图像成形是常用的方法:双能 X 线吸收法(DXA)、定量计算机断层成像法(QCT)、跟骨超声波检查法。WHO 诊断标准是以 DXA 测定值为基础,若结合其他技术有利于筛选某些特殊病例。

e. DXA 是最准确的技术,在骨密度测定方面应用最广泛,与 WHO 诊断标准最相关(表 81-1),经典的测量部位是腰椎和股骨近端。

f. 与脊柱 DXA 测定相比 QCT 的结果很少受脊柱退行性变的影响。与 DXA 不同,QCT 对小梁骨的评估选择性好,可以早期显示骨代谢变化,在预测椎体骨折风险方面与 DXA 扫描相似,但费用和辐射暴露量较高。

g. 超声测定法测定的是具有代表性的跟骨的声速(与骨密度相关)和宽带超声衰减(与骨结构相关),预测骨折风险与 DXA 相当,尤其是髋部骨折,超声可以在诊所应用,而且便携,用于评价长期护理器械作用,但准确性低使这种技术在一系列测定方法中不被推荐(C 级证据)。

h. 选择哪种骨成像方法依据适用性、年龄、感兴趣部位、费用而定,比如,绝经后 15 年以内的女性更关注椎体骨折胜过髋部骨折,任何影像特征都可能有用,尤其那些包括了脊柱的影像;65 岁以上的老年妇女,髋部骨折成为最关注部位,因此,髋部 DXA 或跟骨超声可能更加适用。

表 81-4
诊断骨质疏松症测定骨密度的指征[*]
强指征
雌激素缺乏的妇女需要基于骨密度测定去决定治疗
长期接受治疗的患者
脊柱畸形或在 X 线片上提示骨量减少的患者
无临床表现的原发性甲状旁腺功能亢进或其他伴骨质疏松高风险疾病的患者
弱指征
身高变矮或可能发生骨质疏松性骨折的患者
正在接受骨质疏松治疗,需要监测治疗后变化的患者

　[*] 无论男性或女性,住院患者除外(资料来自国际骨质疏松基金会)

三、治疗

A. 依据骨密度测定的动态变化和近期有临床意义的迹象,可以考虑初始治疗,避免以"骨折风险阈值"作为绝对的初治标准,同时还需要考虑其他因素,如骨关节病变(影响测定的潜在原因)、跌倒风险、锻炼方式、个人生活期望值、药物不良反应、患者优先理念、危险因素荟萃(表 81-3)等因素,就像处理高脂血症或高血压病那样需要依据血脂水平和血压水平,包括那些有特定骨折风险

因素和骨密度测定结果的骨质疏松症患者,其治疗也没有统一和确定的规则,所以,目前的治疗必须个体化。

B. 初级预防

1. 生活方式:应该避免导致钙吸收减少、骨吸收增加或骨形成不足的因素,如吸烟、过度饮酒和医源性骨质疏松(C 级证据)。

2. 负重锻炼:应该做一些负重和增加骨骼压力的锻炼,持续低到中等量的负重活动与习惯于久坐的生活方式或训练耐力的体育锻炼比较,更能提高骨密度(B 级证据)。

3. 补充钙剂:美国人每日平均钙摄入量≤800mg,钙参考摄入量依年龄而不同。表 81-5 列出了专家推荐意见,单纯补钙可以预防骨量丢失和骨折(B 级证据)。

表 81-5
饮食钙推荐量
4~8 岁儿童:800mg/d
9~13 岁儿童:1300mg/d
19~50 岁成年人(包括孕期和哺乳期妇女):1000mg/d
50 岁以上成年人:1200mg/d
绝经后妇女:1500mg/d

　资料来自医学研究院 1997,国立卫生院 1994

a. 评估钙摄入:依据 Repka 原则,患者膳食钙在 300mg 时吸收最快且最容易:基本膳食中含有 300mg 钙,乳制品中能提供 300mg 钙的份额有:8 盎司牛奶、8 盎司酸奶、1.5 盎司奶酪或 2 杯盒装奶酪,非乳制品中富含钙的食物有沙丁鱼(3 盎司含钙 372mg)和淡红色大马哈鱼(3 盎司含钙 167mg)。

b. 基本信息:没有证据赞同特定的钙剂对预防骨质疏松性骨折有效,剂量≤500mg 与食物一起服用,能加强钙的吸收,与其他矿物质或许多药物一起使用会干扰钙吸收,如铁、锌、喹诺酮类、双膦酸盐、四环素。参考表 81-6 提供的建议。

表 81-6

常见钙剂的比较

钙剂	商品名	基础含钙量 (mg)	维生素 D (U)	每天片数	相应费用
碳酸钙	碳酸钙	500	200	2	$
	Os-Cal	500	200	2	$
	Caltrate + D	600	200	2	$ $
	Tums 500	500	0	2	$
	Viactiv(chewable)	500	100	2	$ $
柠檬酸钙	CitrusCal D	315	200	3	$ $
	Cal Citrate 950	200	0	5	$ $
	Citracal D	200	200	5	$ $
乳酸钙	乳酸钙 650	100	0	10	$ $
葡乳醛酸钙溶液	Calcionate 液	115/5ml	0	45ml	$ $ $
复合钙(碳酸钙、乳酸钙、葡萄糖酸钙)	Calcet	150	100	7	$ $
磷酸钙	Posture-D 1500	600	125	2	$ $
醋酸钙	Phos-lo	169	0	6	$ $ $
葡萄糖酸钙	葡萄糖酸钙 650mg	60	0	17	$ $

c. 碳酸钙:通常来源于牡蛎壳,是一种价格便宜、易获得、每天服用最少药片数的钙补充剂,但比其他钙剂引起胃肠不适更多见,如便秘、腹胀、胀气,胃酸有助于钙吸收,老年人、正在服用质子泵抑制剂和那些有胃酸缺乏的患者可能因为胃酸低使钙吸收减少,碳酸钙使用剂量过大会导致乳碱综合征。

d. 柠檬酸钙最容易被吸收,不良反应最少,不需要为了最大吸收而和进餐同时服用,费用高于碳酸钙,如果不能耐受碳酸制剂,选择柠檬酸钙有益,从理论上讲,因为其吸收较好,低剂量就有效,但这个结论没有被很好的研究证实(C 级证据)。

e. 如果合用充足的维生素 D、补充镁盐或用噻嗪类利尿剂,所有钙剂的吸收都能提高,限制盐摄入可以减少尿钙排出,但还不清楚对骨骼有无影响。

4. 因为摄入的和内生性维生素 D 常常不能达到理想水平,传统上维生素 D 被推荐为补充剂,这种维生素的产生随太阳光直接照射皮肤的变化而变化,对于皮肤正常的人,每周 3 次让双手、双臂和面部暴露在阳光下 10～15min,足以获得充足的维生素 D,黑皮肤、抹防晒霜、隔玻璃窗、穿衣服、空气污染、老龄化、缺乏阳光照射(北纬地区、蜗居者、与文化习俗相关的着装)都可以造成维生素 D 产生量减少。

a. 配合充足的钙摄入,700～800U 的维生素 D 能显著减少骨折的发生,家庭病房的患者减少骨折达 50% 以上,每年 45 人中可预防 1 人发生骨折。

b. 在高钙血症中 3%～5% 可能是因为使用维生素 D 过量所致。

c. 长期使用糖皮质激素的所有患者都应强力推荐联合补充钙和维生素 D。

5. 必须查找骨质疏松症的继发原因并给予治疗(表 81-2)。

6. 应该寻查诸如直立性低血压、下肢功能障碍、使用某些药物、视力受损尤其是体弱者、老年人等骨折危险因素,并减少危险因素(表 81-3),家中环境安全评价被认为有助于防止跌倒。

C. 次级预防:尝试着及早确定诊断,对那些无临床症状的骨质疏松症患者,通过筛查或临床疑似,尽可能防止漏诊。初级预防策略继续实施,药物治疗在次级预防中通常被提出来,药物显示能预防绝经后妇女的椎体骨折,比如阿仑膦酸钠、利塞膦酸钠、伊班膦酸钠、特立帕肽和雷诺昔芬,然而只有阿仑膦酸钠、利塞膦酸钠和特立帕肽能预防髋部骨折(表 81-7),雌激素和降钙素缺乏大规模的关于骨折方面的研究结果。

1. 双膦酸盐抑制骨吸收,在疗效上证据最好(A级证据)。

a. 双膦酸盐本来吸收率只有 0.5%~1%,与钙补充或食物同时服用会进一步减少药物的吸收,所以应该空腹用一杯水送服(通常在早餐前),服药 30min 内不进食或平躺。双膦酸盐可以引起心痛、食管疼痛感、食管炎、腹痛和腹泻,双膦酸盐治疗和下颌骨坏死之间的因果关联尽管有黑框警示,仍然没有得到证实。

表 81-7

治疗骨质疏松症药物说明

通用名(商品名)	分类	剂量	服药频率	每年大致费用 $
阿仑膦酸钠(福善美)	双膦酸盐类	70mg	每周 1 次	1058.20
		10mg	每天 1 次	1032.00
利塞膦酸钠(Actonel)	双膦酸盐类	35mg	每周 1 次	935.87
		5mg	每日 1 次	1051.56
伊班膦酸钠(Boniva)	双膦酸盐类	150mg(口服)	每月 1 次	940.92
		3mg(静脉注射)	三月 1 次	1575.00
雷诺昔芬(易维特)	选择性雌激素受体调节剂	60mg	每日 1 次	1095.96
降钙素(密盖息)	降钙素	200U	每天 1 次	1346.64
特立帕肽(Forteo)	PTH	20μg(SQ)	每天 1 次	7850.51

* 价格信息资料来自 http://www.drugstore.com. 采集时间 2007 年 6 月 22 日

b. 阿仑膦酸钠(福善美),每日 10mg 或每周 70mg 口服,对已知患有骨质疏松症的妇女(曾经有过椎体骨折),每年 45~140 名服药者预防 1 例特征性骨折。在中止 HRT 后,阿仑膦酸钠能预防骨密度降低。如果服用 5 年阿仑膦酸钠,即使中止治疗,疗效仍然可以持续。

c. 利塞膦酸钠(Actonel),每日 5mg 或每周 35mg 口服,可以预防发生既往有椎体骨折妇女的非椎体骨折,NNT 90/年。

d. 伊班膦酸钠(Boniva),每月 150mg 口服,可以预防临床椎体骨折,NNT120/年,每 3 个月静脉给药 3mg 也能得到同样的疗效,与口服给药的效果相当。

e. 唑来膦酸钠(Zometa)是一种双膦酸盐类药物,可以用于骨髓瘤、代谢性骨病和恶性高血钙,每隔 1 年以上静脉给药 1 次,能像其他双膦酸盐一样产生调节骨转换和增加骨密度的作用,建议绝经后骨质疏松症妇女,每年 1 次静脉给唑来膦酸钠可能是一种有效的治疗方法。FDA 正在进行中的许多研究,还不能证明唑来膦酸钠治疗骨质疏松症。

2. 雷诺昔芬(易维特)是选择性雌激素受体调节剂的一种代表,这类药物提供了雌激素的有益作用,而又不像雌激素那样出现严重、潜在的不良反应。

a. 雷诺昔芬降低已知的绝经后骨质疏松症妇女经常发生椎体骨折的风险(NNT 90/年 60mg/d;64/年 120mg/d)。

b. 预防髋部骨折的作用还未经证实。

c. 不良反应包括静脉血栓形成(NNH 440/年)。

d. 长期用雷诺昔芬不增加心脏病和乳腺癌的死亡率。

3. 降钙素(密盖息)鼻内每日 1 喷(200U),双侧鼻孔交替,能减少骨丢失,降低椎体骨折的风险(NNT 65/年)。

a. 临床上没有获得对非椎体骨折有益的研究证据。

b. 降钙素显示能维持类固醇性骨质疏松症的骨量,但预防骨折的作用没有得到证实。

c. 药物必须冷藏保存。

d. 降钙素通过增加内啡肽的刺激作用,缓解急性椎体骨折引起的骨痛。

e. 多数情况下鼻内给药替代了每周 3 次

100～200U 皮下注射,然而皮下给药比鼻内预防骨丢失效果更好。皮下给药可能引起恶心和偶发过敏反应。

4. HRT:过去认为单独雌激素或与孕激素联合可以预防绝经后骨质疏松症,从已经获得的证据看,预防骨折作用的结论变数大(预防椎体骨折 NNT 从 132/年到 1429/年,预防髋部骨折 NNT2000/年)。补充雌激素的风险是明显的,如癌症、心脏病和其他一些状况,雌激素和雌-孕激素治疗仅仅用在那些骨质疏松风险的影响明显超过药物带来风险的患者(B 级证据)。

5. 特立帕肽(Forteo)是重组人甲状旁腺素 N-端片段(1-34),是 FDA 首个批准针对绝经后骨质疏松妇女刺激新骨形成和因原发性或低睾酮性骨质疏松男性。

a. 特立帕肽增加骨密度。

b. 已确诊骨质疏松症的高危人群,特立帕肽预防新发椎体骨折(NNT10-11),新发非椎体骨折(NNT30)和新发非椎体脆性骨折(NNT35),因此,可能比双膦酸盐更有效(A 级证据)。

c. 750μg/3ml 规格的注射剂,每天 1 次,每次 20μg 皮下注射于大腿和腹壁。

d. 黑色警示规定,特立帕肽不能用于存在发生下列基础风险的情况:骨肉瘤、Paget 骨病、不明原因的碱性磷酸酶增高、骨骺未闭合、过去骨骼接受过放射线治疗、骨转移、恶性骨骼疾病史、代谢性骨病(除骨质疏松症外)、既往有高钙血症。

e. 不良反应包括疼痛不适、关节痛、乏力、恶心、鼻炎、眩晕、头痛、高血压、咳嗽加重、咽炎、便秘、腹泻、消化不良。

6. 氟化物治疗。近年大多数专家不推荐使用氟化物,某些氟化物的形式可能将来有治疗骨质疏松的作用(C 级证据)。

7. 依普拉封是一种合成的类黄酮(异黄酮)药物,作为 OTC 药,依普拉封促进循环钙沉积到骨骼,抑制骨重吸收。

a. 异黄酮在欧洲和亚洲某些国家作为骨质疏松症的预防和治疗药物。

b. 它不具有内源性雌激素的作用,更像一种 SERM 类药,没有明显的不良反应。

c. 关于疗效的研究结果存在争议,但依普拉封似乎可以预防绝经后骨丢失,还没有研究显示能减少骨折发生率(C 级证据)。

d. 在美国 OTC 产品不受管控,这也限制了 OTC 生产的纯正和效力可信度。

8. 在一项随机试验中,低剂量氢氯噻嗪(每天 25mg 以上)可以维持骨密度。每天 50mg 噻嗪类利尿剂通过改善胃肠道钙吸收治疗先天性高尿钙症的高尿钙可能有益。噻嗪类利尿剂只能与其他抗骨质疏松药物联合使用(C 级证据)。

9. 骨质疏松症的继发因素必须寻找并治疗(C 级证据)。

D. 三级预防:针对确诊的有症状的骨质疏松症患者,努力恢复最大功能状态,把疾病带来的不良后果降到最低限度,预防疾病相关的并发症。疾病刚得到诊断,初级预防措施可能失败,尽早确定二级预防措施可以把疾病的影响降到最低。

1. 缓解疼痛对急性骨折的患者很重要,常常需要住院或入住私人小型医院家庭病房,依照骨折的类型选定具体的治疗措施。

a. 椎体压缩性骨折通常卧床,防止进一步损伤,偶尔采取脊柱固定(C 级证据)。

b. 充分恢复功能需要长期进行治疗性锻炼。

c. 出现上述情况,降钙素可以减轻急性疼痛(C 级证据)。

d. 在临床情况需要时可以使用镇痛药,如果无禁忌证用非甾体类抗炎药较适宜。镇痛药和非甾体类抗炎药慎用于老年人。

2. 长时间卧床,需预防深静脉血栓形成。

3. 经皮椎体成形术

a. 椎体成形术是将聚甲基丙烯酸甲酯粘合剂(骨水泥)注射到压缩的椎体,在骨水泥注射前,先行球囊扩张术在压缩椎体内行球囊扩张。

b. 在一些非对照的研究中,椎体成形术和球囊扩张术联合能减轻疼痛和改善功能。

c. 由脊柱外科医生、放射介入科医生、疼痛科专家共同完成的这些手术,目前应用越来越广泛,因为缺乏好的研究和无法去做适合的对照双盲介入研究,远期效果还不确定。

4. 查寻并减少引发骨折的危险因素,如直立性低血压、下肢功能障碍、药物、视力受损(尤其是弱视)和老年患者。家庭环境安全评估有助预防跌倒(SOR C)。

E. 筛查

1. USPSTF 推荐 65 岁和 65 岁以上的妇女应该定期筛查骨质疏松（C 级证据）。

2. USPSTF 推荐女性有骨质疏松性骨折危险者，60 岁开始常规筛查。

3. 国际骨质疏松基金会（NOF）积极主张年龄 65 岁以上，伴有除绝经以外的其他骨质疏松性骨折危险因素的妇女检测骨密度（C 级证据）。

4. 美国国立卫生院（NIH）骨质疏松共识小组声明：没有证据显示广泛筛查能够减少重大的临床事件（如骨折率）。

5. 谁需要筛查？现有的证据提示 BMD 测定能在群体而不是个体中预测骨折风险，在识别绝经后妇女有无低骨量（T 值≤−2.5）存在，Four 风险指数需要很好的去执行，60～65 岁的妇女谁需要选择去做筛查，Four 风险指数可能是最有用的。骨质疏松自我评价工具（OST）最简单，因为它只基于年龄和体重两种因素。

6. 体重（kg）−年龄（岁）　女性≤10 或男性≤3 提示危险性增加，可能需要筛查。筛查工具主要在发达的西部白种人中使用，在其他种族人群中还没有得到充足的证实（C 级证据）。

7. 如果做筛查，股骨颈的 DXA 扫描可能是最好的髋部骨折预测因子，因为骨质疏松症的治疗已经显示使髋部骨折减少，这也间接支持了对老年妇女常规每 2～3 年筛查 1 次的观点（B 级证据）。

8. 跟骨超声的便携性和实用性，使它在筛查方面有一定作用，与 DXA 比较，危险因素分析或超声检查可达 90％敏感性、38％特异性和 22％的阳性预测价值，对照 BMD 诊断标准，超声在诊断上的阴性预测价值达 95％。

四、管理策略

A. 患者教育

1. 应该向全世界的妇女提出预防骨质疏松症的建议，如骨折风险、钙和维生素 D 的摄入、负重锻炼、停止吸烟、防止跌倒、避免饮酒过度以及 HRT 的风险和益处（C 级证据）。

2. 国家骨质疏松资源中心是一个由联邦政府出资，提供有关骨质疏松症的风险因素、预防、治疗和相关信息的医疗机构（国家骨质疏松基金会；http://www.nof.org）。

B. 做过骨密度检查的患者，用药的依从性高（C 级证据），可能是因为看到检查报告后加深了对疾病的客观认识。

C. 确诊或骨折后的随访包括以下方面。

1. 最初 2 个月安排 1 次复诊，以后 6 个月 1 次（C 级证据）。

2. 订出周期性多方面的筛查，每年 1 次体检，以及预防性筛查（C 级证据）。

3. 每 2～3 年获取 1 次 BMD 结果，尽可能用同一技术和设备测定（C 级证据）。

4. 出现急性疼痛或怀疑骨折时复查 X 线片（C 级证据）。

五、预测

A. 危险性

1. 已经有 1 个椎体骨折＝更多椎体骨折的风险增加 5 倍。

2. 已经有 1 个以上椎体骨折＝更多椎体骨折的风险增加 12 倍。

3. 已经有 1 个症状性椎体骨折＝髋部骨折风险增加 2 倍。

4. 髋部骨密度减少 1SD＝髋部骨折增加 2～3 倍。

B. 平均寿命：50％髋部骨折的患者不能完全恢复，25％的患者需要长期护理。

（孟　萍　译）

参考文献

[1] Campion JM, Maricic MJ. Osteoporosis in men. Am Fam Physician, 2003, 67: 1521-1526.

[2] Fitzpatrick LA. Secondary causes of osteoporosis. Mayo Clin Proc, 2002, 77(5): 453-468. [Commentary in Mayo Clin Proc, 2002, 77(9): 1005-1006].

[3] Poole KES, Compston JE. Osteoporosis and its management. BMJ, 2006, 333: 1251-1256.

[4] South-Paul JE. Osteoporosis: Part I. Evaluation and assessment. Am Fam Physician, 2001, 63: 897-904, 908; and Osteoporosis: Part II. Nonpharmacologic and pharmacologic treatment. Am Fam Physician, 2001, 63: 1121-1128.

[5] Tannenbaum C, Clark J, Schwartzman K, et al. Yield of laboratory testing to identify secondary con-

tributors to osteoporosis in otherwise healthy women. J Clin Endocrinol Metab, 2002, 87: 4431-4437.

[6] Wagman RB, Marcus R. Beyond bone mineral density—navigating the laboratory assessment of pa-

tients with osteoporosis. J Clin Endocrinol Metab, 2002,87:4429-4430.

[7] Zizic TM. Pharmacologic prevention of osteoporotic fractures. Am Fam Physician,2004,70:1293-1300.

第82章　消化性溃疡

Carol Stewart，MD，Lesley D. Wilkinson，MD，& Nancy Tyre，MD

要点
- 消化性溃疡病(PUD)主要原因为幽门螺杆菌感染或应用非甾体抗炎药(NSAID)。
- 许多患者主诉心口痛。大部分患者是因为胃食管反流或功能性消化不良,大约15%甚至更少的患者是消化性溃疡病。如有以下"报警症状"则首选内镜检查(体重下降、贫血、出血、吞咽困难、吞咽痛、PUD病史、持续呕吐),这些症状提示出血、穿孔或肿瘤(C级证据)。
- 幽门螺杆菌高危患者均应给予"检查和治疗"(A级证据),许多年轻患者根据经验给予抑酸剂治疗(A级证据),Zollinger-Ellison综合征等特殊疾病发病率很低。
- 治疗应首先停用阿司匹林或非甾体抗炎药,给予抑酸剂。如幽门螺杆菌阳性给予抗幽门螺杆治疗。

一、引言

A.定义:消化性溃疡病:当胃酸损伤胃肠黏膜引起黏膜上皮层损伤形成溃疡,胃食管反流疾病主要表现为频繁胃灼热、反酸(至少每周1次),消化不良表现为慢性或复发性上腹部疼痛或不适。

B.病理生理学:消化性溃疡病主要由以下1~2种原因造成:①幽门螺杆菌感染;②应用非甾体抗炎药。次要原因有:①原发性;②高胃酸状态(如:Zollinger-Ellison综合征)。目前有很少一部分消化性溃疡病患者发病与服用非NSAID药物有关,如氯化钾、含氮二膦酸盐、免疫抑制剂。消化性溃疡病也可由慢性疾病引起,如全身性肥大细胞增多症、酗酒、恶性肿瘤、病毒感染(单纯疱疹病毒、巨细胞病毒)、结核、梅毒、应用可卡因。胃酸是消化性溃疡的必需条件,但不是充分条件。

1. 幽门螺杆菌(HP)　是革兰阴性菌,尿素酶产生的细菌,适合在胃黏膜内生存,HP通过免疫应答反应引起胃持续炎症(20%的儿童可清除HP感染)。HP胃炎临床表现多变,经常是无症状的,在美国HP感染患者患PUD的终生危险是3%,而在日本为25%。

2. NSAID　NSAID引起溃疡的机制不同,不会引起弥散性胃炎,NSAID首先通过破坏前列腺素细胞保护和增殖途径引起黏膜损伤,破坏黏膜的保护机制——抑制胃酸分泌、碳酸氢盐保护膜的生成、胃黏液、黏膜的生长修复。另外许多NSAID本身就是弱酸性的,在胃酸性环境里直接破坏胃上皮细胞。

C.流行病学:消化性溃疡病在美国每年发病大约300万,目前终生患病率高达10%,在美国每年因消化性溃疡病死约3500人。

1. 许多患者表现为消化不良,而不是"消化性溃疡",美国门诊2%~5%的有症状患者表现为消化不良。15%消化不良患者有消化性溃疡,其他患者中,1%~2%是肿瘤,6%~25%为胃食管反流疾病,内镜检查60%的患者消化功能正常,大部分有典型消化性溃疡症状的患者并没有消化性溃疡。

2. 消化性溃疡的诊断和治疗在过去的 25 年间发生了重要的改变。抑酸药物有了新的发展，并发现了消化性溃疡的初始病因——幽门螺杆菌，证明了消化性溃疡是一种可治疗的传染性疾病。

a. HP 感染在发展中国家非常常见（患病率高达 80%）。在工业化国家，因卫生条件和公共健康的改进，发病率已明显下降。在工业国家 HP 传染几乎仅发生在 10 岁前，所以 HP 现患率

表现出群体效应。成年人感染率约为 0.5%（图 82-1）。

b. HP 通过粪-口传播或口-口传播，患病率与社会经济地位密切相关，在美国，风险因素包括：境外出生、高龄、社会经济状况差、家庭拥挤、环境不卫生，这种情况在非白种人人群中更普遍。在美国，HP 患病率在 30 岁以下年轻人中＜10%，消化性溃疡的发病率与病因学已经发生改变，并在将来继续发生变化。

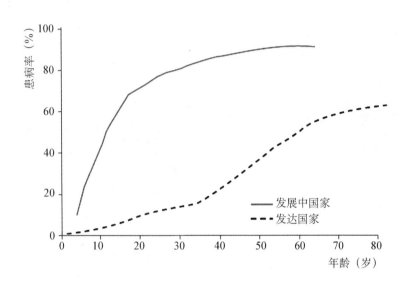

图 82-1 幽门螺杆菌感染患病率与年龄关系
（Walker MM. ABC of the upper gastrointestinal tract：epidemiology
and diagnosis of Helicobacter pylori infection. BMJ. 2001;323;920.）

3. 非甾体抗炎药是消化性溃疡的主要危险因素，首先，大量人群服用该类药物，在美国，每年至少 300 亿片剂非甾体抗炎 OTC 药物和 7000 万张处方剂药物被购买。并且随着老龄化和阿司匹林预防作用的扩大，非甾体消炎药的应用还在增加，尽管不能把消化性溃疡症状直接与非甾体抗炎药联系起来，但在开始使用非甾体消炎药时应重点考虑消化性溃疡的风险。

4. 少数情况下，消化性溃疡由其他危险因素造成。表 82-1 解释了以前认为的一些原发性溃疡的情况。

表 82-1
非甾体消炎药胃肠道并发症的危险因素
幽门螺杆菌感染（即使无症状）
老龄（与年龄正相关）
消化性溃疡病史
酗酒
老年女性
一般情况差
吸烟
使用类固醇药物、化疗、抗凝治疗、二膦酸盐
大量或长期应用非甾体抗炎药

二、诊断

A.**病史**:上腹部不适是 PUD 最常见的表现。患者常描述腹中线附近的疼痛不适或饥饿感。有时是心口痛或者烧心,或者是恶心伴或不伴呕吐。胃食管反流病常有酸味。典型的不适常出现在餐后 1～3h 或夜间(凌晨 1～2 点钟典型)。进食食物、抗酸剂或呕吐,可能在数分钟内减轻症状。最多 50% 良性胃溃疡患者可出现轻微体重减轻。明显的体重减轻提示恶性肿瘤。十二指肠溃疡患者常通过进食以缓解疼痛可能会出现体重增加。报警症状提示复杂的诊断(表 82-2)。在消化不良患者,有报警症状应立即行内镜检查(A～C 级证据)。

表 82-2

消化性溃疡的危险症状

年龄>55 岁(肿瘤发病率随年龄增长而增加,50 岁以下<1%)

体重下降或食欲下降/厌油腻

贫血(缺铁性)

胃肠道出血(呕血或便血)

吞咽困难

吞咽痛

呕吐

上腹部包块

消化道手术或消化性溃疡病史

消化道肿瘤家族史

严重疼痛或锐痛,或两者兼有

B.**体格检查**:体检常无特异性,上腹部压痛是最常见的发现。

C.**检查**

1. 消化性溃疡的明确诊断需要内镜检查,钡剂检查也可明确诊断,但无法活检。质子泵抑制剂治疗可以明显降低内镜检查的敏感性。理想状态下,内镜检查应在质子泵抑制剂使用前或停药 4 周以上进行。质子泵抑制剂甚至可使肿瘤部分恢复,干扰技术高超的内镜医师的判断。

2. 如怀疑有消化道活动性溃疡出血应检查血常规,如怀疑有急性消化道出血应检查粪潜血和抽吸胃液。

3. HP 感染的诊断金标准是 2 个以上不同部位组织活检阳性,许多其他检查也可证实 HP 感染(表 82-3),血清学检查是诊断常用方法,但不能作为进行治疗的标准。有效治疗 1 个月后,大便 HP 抗原实验及呼气实验一般会转阴。在判断是否应用质子泵抑制剂时,大便 HP 抗原实验不敏感。

D.**鉴别诊断**:如上所述,许多消化性溃疡病患者的症状其实是功能性消化不良或胃食管反流病。重症患者需要鉴别:出血性溃疡、穿孔性溃疡、胃或食管肿瘤(十二指肠溃疡很少恶性变)、严重的胃食管反流疾病伴狭窄、胰腺炎、胆囊炎、心肺疾病。

表 82-3

幽门螺旋杆菌的诊断检查

诊断检查	敏感性(%)	特异性(%)
组织学检查(特殊染色)	93～96	97～99
细菌学培养(胃内容物)	80～94	100
尿素呼吸试验	90～96	90～98
大便抗原检查	88～95	90～98
快速尿素酶测定	88～95	95～99
实验室血清学检查	70～88	75～90
全血测试	70～88	75～90

数据来自:Smoot DT,Go MF,Cryer B. Peptic ulcer disease. Prim Care;Clin Office Practice 2001;28(3):487.

三、治疗

一体化治疗方案见图 82-2(仅适于低 HP 感染地区,不适合发展中国家或俄罗斯、中国、日本或其他)。

A.**检查和治疗**:目前专家已经达成共识,消化不良患者在确诊为溃疡病之前就可以给予抑酸治疗或进入"检查和治疗"程序（A 级证据）。如果一个年轻患者（＜55 岁）并不来自 HP 感染高危人群，如来自高发国家的移民（经验治疗的患病率截断点为＜10％，C 级证据），如有必要，先进行无创的 HP 检查，如结果阳性应给予治疗，如患者正在服用非甾体抗炎药应尽可能停用并开始给予抑酸治疗。如果这些治疗不能控制症状，可考虑内镜检查。

B. 抑酸治疗：抑酸剂促进溃疡愈合，HP 治疗需要高 pH 环境。从临床经验看，＜55 岁的年轻患者建议常规给予 4～8 周抑酸治疗（A 级证据）。如果症状控制不佳，进入"检查和治疗"程序，如仍控制不佳，行内镜检查。如初始治疗成功，但停药后症状出现反复，在检查前重复给予抑酸剂（C 级证据）。

1. 质子泵抑制剂是最有效药物（A 级证据），可通过抑制壁细胞质子泵明显提高胃 pH 值，因为质子泵不是同时开放，所以服药后 3～4d 才可达到最大药效。所有质子泵抑制剂效果相似，但药物间存在相互作用（表 82-4）。

2. H_2 受体拮抗剂可通过阻断组胺对壁细胞作用迅速降低胃酸分泌（表 82-5），但有耐药性，其抑酸及治疗溃疡均不及 PPI，在美国不是一线用药。

3. 其他药物抑酸及治疗溃疡均不是首选药物（表 82-5），患者可使用硫糖铝控制症状，但效果不及 H_2 受体拮抗剂，胶体次枸橼酸铋对保护有溃疡风险的、服用 NSAID 的患者有效，但有并发腹泻（30％），且价格昂贵。

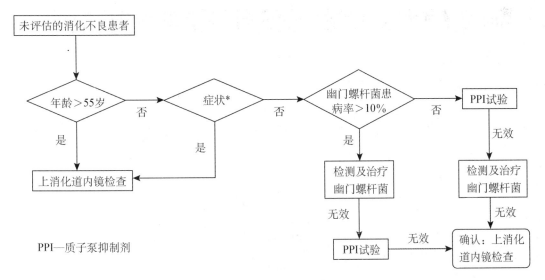

图 82-2　消化不良诊治流程

资料来源：Talley NJ, Vakil N; the Practice Parameters Committee of the American College of Gastroenterology. Guidelines for the management of dyspepsia. Am J Gastroenterol. 2005;100;2324-2337.

表 82-4

消化性溃疡病防治药物（第一部分）

药物	剂量	备注	价格
质子泵抑制剂			
艾美镁拉唑	20～40mg　qd	维持：20mg　qd ♀(生育期)B	$ $ $ $ $
兰索拉唑缓释胶囊剂	DU:15mg　qd GU:30mg　qd	维持：15mg qd for DU 高分泌状态:60mg qd,最多可达 90mg bid, ♀B	$ $ $ $ $

（续　表）

药物	剂量	备注	价格
奥美拉唑	DU：20mg qd GU：40mg qd OTC：20mg qd	维持：20mg qd 高分泌状态：60mg qd，最多可达 120mg tid 非处方药♀C 更多潜在药物	$ $
泮托拉唑	40mg qd	维持：40mg qd 高分泌状态：40mg qd，最多可达 240mg qd，♀B	$ $ $
雷贝拉唑钠	早餐后 20mg	维持：20mg qd 高分泌状态：60mg qd，最多可达 100mg qd，或 60mg bid 整片吞服，注意严重肝损伤；♀B	$ $ $ $

所有质子泵抑制剂与抗真菌药或 atazanavir 合用有 D 级风险评级（考虑治疗修正），是因为药物引起的非酸性环境减少了药物的吸收。奥美拉唑与药物联合作用有更多潜在问题，有 C 级风险评估，尤其是：华法林、苯二氮䓬类、所有治疗癫痫药物、地高辛、他汀类、甲氨蝶呤。这些药物与质子抑制剂类药物合用应注意监护。兰索拉唑与雷贝拉唑如果与圣约翰草合用，会降低疗效。DU：十二指肠溃疡；GU：胃溃疡；OTC：非处方药；♀：孕期。价格：$：<25 美元；$ $：25～49 美元；$ $ $：50～99 美元；$ $ $ $：100～199 美元；$ $ $ $ $：>200 美元。每月或 1 个疗程

表 82-5

消化性溃疡病防治药物（第二部分）

药物	剂量	备注	费用
H₂受体拮抗剂			
西咪替丁	300mg qid 或 400mg bid 或 800mg hs OTC 100mg	维持：400mg qhs 高分泌状态：300mg qid，可达 2 400mg qd，与多种药物 有相互作用导致精神错乱，尤其是老年人，♀B	$ $ $ $
法莫替丁	40mg qhs 或 20mg bid OTC 10mg	有报道中枢神经系统不良反应，或严重肾功能不全 几乎无药物相互作用，♀B	$ $
尼扎替丁	300mg qhs 或 150mg bid OTC 75mg	维持：400mg qhs Multistix. 尿胆素原假阳性，♀C	$ $ $ $ $ $
雷尼替丁	150mg bid 或 130mg qhs OTC 75mg	维持：150mg qhs 高分泌状态：150mg bid 大量注射有心动过缓报道 几乎无药物相互作用，♀B	$ $ $
其他消化性溃疡防治药物			
胶体次枸橼酸铋 （Cytotec）	200μg qid，如不耐受 100 μg qid	保护溃疡风险的服用 NSAID 患者 ♀X	$ $ $
硫糖铝	1g qid 饭前和睡时	维持：1g bid 空腹服用，附着在溃疡龛上，♀B	$ $ $

费用：每月或每个疗程，$：<25 美元；$ $：25～49 美元；$ $ $：50～99 美元；$ $ $ $：100～199 美元；$ $ $ $ $：>200 美元

C. HP 治疗

1. 所有的 HP 感染均应治疗（即使最终排除了消化性溃疡诊断）。药物应包括至少 2 种抗生素和一种抑酸剂（表 82-6），临床使用过多种药物组合，效果均不理想。所有的都有缺点：潜在的不良反应、较差的依从性、费用昂贵、明显的失败率（大约 40% 甲硝唑和 10% 克拉红霉素有抗生素耐药性）。

2. 消化性溃疡抑制 HP 感染治疗 4～8 周后

应复查 HP 清除情况,复查尿素呼吸试验或大便抗原,治疗失败需要第二次治疗,可选择四联药物,第二次治疗失败需要进行内镜检查并进行细菌敏感性培养(注:患者需要治疗消化性溃疡和 HP 感染,但胃食管反流疾病或功能性消化不良也需要口服 PPI 进行症状治疗)。

D.NSAID 相关溃疡的治疗:首要治疗是停止服用所有非甾体抗炎药,开始使用抑酸剂,一般使用 PPI,一般情况下,非甾体抗炎药停用后治疗效果明显。不幸的是,许多患者需要继续服用非甾体抗炎药或阿司匹林。在这种情况下,应将非甾体抗炎药减少到最小量,并使用 PPI 药物抑制胃酸。COX-2 非甾体抗炎药因为心血管不良反应而被减少应用,因心脏问题需要口服阿司匹林的

患者胃肠功能的改善可能会逆转。

E.复发:如果非甾体抗炎药已停用且 HP 已清除,但患者症状复发,应到专科医师处,应重新应用 PPI,此时应考虑其他少见因素,尤其是胃酸高分泌状态,应行空腹促胃泌素水平测定,如:多发溃疡、溃疡治疗抵抗、等待手术的溃疡患者、合并明显食管炎、有相似溃疡病或内分泌肿瘤家族史。

F.特发性消化性溃疡:如所有病因均排除,治疗应集中在抑酸治疗,HP 感染引起的溃疡比例下降而自发性溃疡比率在增加。

G.手术:消化性溃疡合并急性并发症或难治性溃疡需手术治疗。消化性溃疡患者手术比率已明显下降。

表 82-6

幽门螺杆菌治疗方案

疗法	PPI	抗生素 1	抗生素 2	铋剂	天数	有效率(%)
三联疗法(首选疗法)	PPI* bid	阿莫西林 1g bid(如青霉素过敏,甲硝唑 500mg 2 次/日或四联疗法)	克拉红霉素 500mg bid(如大环内酯过敏,甲硝唑 500mg 2 次/日或四联疗法)	N/A	14	70～85
价格	‡	$	$ $			
四联疗法——感染抵抗或首次治疗: (1)过敏患者 (2)最近联合使	PPI* bid(如必要使用 H₂ 受体拮抗剂)	四环素 500mg qid	甲硝唑 500mg qid	铋次水杨酸盐† 525mg qid	14	75～90
价用过 3 种抗生素	‡	$	$	$		
序贯疗法——用于首次治疗,但在美国未得到证实	PPI* bid	第1～5 天,阿莫西林 1g bid	第6～10 天克拉红霉素 500mg bid ＋替哨唑 500mg bid	N/A	10	85～90
价格	‡	$	$ $			
1～2 种抗生素方案后补救疗法,美国无研究	PPI* bid	阿莫西林 1g bid	左氧氟沙星 500mg/d	N/A	10	87
价格	‡	$	$ $ $			

　*:每种 PPI 均可应用:奥美拉唑(Prilosec),20mg;艾美拉唑(Nexium),20mg;兰索拉唑(Prevacid),30mg;泮托拉唑(Protonix),40mg;雷贝拉唑(AciPhex),20mg,见表82-4。‡:胃肠用铋;‡:PPI,质子泵抑制剂,价格见表82-4。$:<25 美元;$ $:25～49 美元;$ $ $:50～99 美元;$ $ $ $:100～199 美元;$ $ $ $ $:>200 美元。每月或 1 个疗程。数据来源:Chey WD, Wong BCY. American College of Gastroenterology guideline on the management of *Helicobacter pylori* infection. *Am J Gastroenterol*. 2007;102(8):1808.

四、治疗策略

溃疡的治疗目标是完全治愈并不再复发,治疗阶段的回顾(第三阶段)非常关键。首先应鉴定有无 HP 感染,生活方式也被认为是消化性溃疡的重要病因和重要治疗方面,但目前认为它们属于继发因素,甚至无关联。

A. 吸烟:吸烟可引起溃疡,尤其是 HP 感染阳性患者,吸烟对溃疡的发展、治疗和并发症都有不利影响。然而,如果幽门螺杆菌已根治,吸烟并不继续增加消化性溃疡的风险。推荐吸烟的溃疡患者戒烟,但初发溃疡患者首要治疗仍是病因学治疗(如:HP、非甾体抗炎药物)。

B. 酒精:很久以来就认为酒精是消化性溃疡的病因,实际上,它不是重要因素,大剂量酒精可直接损伤胃上皮细胞,每周饮酒 20 次的患者,溃疡发生率明显增高,且肝硬化明显。

C. 情绪应激:在某种程度上情绪应激会影响溃疡的发生率,严重的社会应激(如较大的地震)会增加该事件区域内溃疡的发病率。严重的生理应激(如手术或重症入院)也会引起患者消化性溃疡。情绪应激或许是少部分感染 HP 或应用非甾体抗炎药患者发展为 PUD 的原因之一,尽管过去认为"应激"直接引起溃疡,但针对病因治疗是第一位的,减少应激不是必需措施。

D. 饮食:饮食与发生消化性溃疡无关,治疗期间对饮食也无特殊要求,患者需要重视饮食,因为饮食会引起消化不良的症状,但饮食不会影响溃疡的治疗。

E. 其他:溃疡病治疗的其他方案尚未经过临床证明,列出如下。

1. 针灸治疗可缓解心口痛或减少胃酸分泌。

2. 中药:如逍遥丸 8 粒,3 次/日可缓解压力和消化道不适。

3. 自然疗法:如芦荟提取液 2 汤匙,2 次/日或"胃处方"。

4. 个体化应用顺势疗法,执行非西方标准。

五、预后

尽管急性上消化道出血病死率达 5%,但目前消化性溃疡预后明显提高,大部分消化性溃疡患者一般可治愈或控制良好。

A. 非甾体抗炎药:每年有多达 4% 的非甾体抗炎药服用者发生溃疡合并出血或穿孔,5%～20% 长期服用非甾体抗炎药患者有消化性溃疡,在溃疡患者中,服用非甾体抗炎药患者发生并发症的概率增加 400%～500%。然而,在必须服用非甾体抗炎药患者中,持续给予 PPI 可使消化性溃疡复发率下降至 5%。

B. 幽门螺杆菌:HP 根治可明显改变消化性溃疡的病史,以前认为消化性溃疡是慢性和易复发的,超过 75% 的患者出现溃疡复发,现在 HP 根治后一般不需后续治疗,消化性溃疡复发率下降至 5%。

六、预防

美国胃肠病学会提示:当以下患者准备使用非甾体抗炎药时,应首先考虑溃疡病的危险因素。

a. 消化道事件史(溃疡、出血)。

b. 年龄＞60 岁。

c. 大剂量服用非甾体抗炎药。

d. 同时服用糖皮质激素。

e. 同时服用抗凝剂。

这些患者应考虑使用 PPI,尤其有超过 1 个危险因素或需要继续长期服用非甾体抗炎药(C 级证据)。非甾体抗炎药在消化性溃疡中危险不大,但使用的剂量和时间是重要危险因素。对服用非甾体抗炎药的溃疡患者,合并 HP 感染是一个危险因素,所以,对老年患者和 HP 感染高危患者,当开始服用非甾体抗炎药时检测和治疗 HP 是很重要的。尽管并不是每一个研究都证明这点(C 级证据)。

合用非甾体抗炎药与选择性 5-羟色胺再吸收抑制剂与消化性溃疡之间的关系并不明确。一些研究认为:合用非甾体抗炎药与选择性 5-羟色胺再吸收抑制剂者消化性溃疡出血发生率提高了 12～15 倍,这一研究还有许多工作要做。同时老年人或有消化性溃疡病史的高危患者服用非甾体抗炎药或抗抑郁药时,仍可从服用 PPI 中获益。

(张海峰　译)

参考文献

[1] Arents NLA，Thijs JC，Kleibeuker JH. A rational approach to uninvestigated dyspepsia in primary care：review of the literature. Postgrad Med J，2002，78：707-716.

[2] Chey WD，Wong BY. American College of Gastroenterology guideline on the management of Helicobacter pylori infection. Am J Gastroenterol，2007，102(8)：1808-1825.

[3] Smoot DT，Go MF，Cryer B. Peptic ulcer disease. Prim Care，2001，28(3)：487-503.

[4] Suerbaum S，Michetti P. Helicobacter pylori infection. N Engl J Med，2002，347(15)：1175-1186.

[5] Talley NJ，Vakil N. the Practice Parameters Committee of the American College of Gastroenterology. Guidelines for the management of dyspepsia. Am J Gastroenterol，2005，100：2324-2337.

第83章　经前综合征

Carol Stewart，MD，Lestey D. Wilkinson，MD，Mancy Tyre，MD

要点

- 经前综合征是影响许多育龄妇女健康的一组症状。抑郁和焦虑是许多疾病的症状，而经前期综合征有着明显的特征性差别，其只发生在月经周期的黄体期。

- 症状只发生在月经来潮前的大约2周内，随着月经出血而减轻。可能发生在排卵或非排卵周期。

- 症状通常包括以下一个或多个症候群：

  一焦虑，易怒，或情绪波动。

  一体重增加，水肿，腹胀，或乳房胀痛。

  一食欲变化，食欲增强和疲劳。

  一抑郁，睡眠障碍，或认知困难。

  一疼痛，包括头痛和全身肌肉疼痛。

- 需排除存在自杀风险的抑郁症，甲状腺功能减退也可能有类似的症状。

- 改变生活方式，包括以下内容：

  一高蛋白质饮食和复含糖类丰富的食物/饮料，而且是低脂、低盐和低糖（见食物指南金字塔www.eatright.org/pyramid/）。

  一补充含镁饮食，200~400mg；维生素 E 400mg，维生素 B$_6$ 50~100mg 以及钙 1000mg/d。

  一规律的有氧运动。

  一避免咖啡因、烟草和过量饮酒。

- 教育和认知治疗也有帮助。

- 此外，如果有必要也可给予以下药物治疗，大约从月经周期的第12~14天开始。包括：

  一选择性5-羟色胺再摄取抑制剂。研究发现对经前期综合征/经前焦虑症有效：氟西汀 20~60mg/d；舍曲林 50~100mg/d；西酞普兰 10~20mg/d。

  一如果对选择性5-羟色胺再摄取抑制剂不能耐受，或主诉主要是与焦虑相关或疼痛者，考虑用丁螺环酮 30mg/d，分次给药。

  一阿普唑仑的适应证与丁螺环酮相似。

  一促性腺激素释放激素（GnRH）激动剂和卵巢切除手术，因不良反应可能会限制其应用。

  一口服避孕药可改善一些临床症状。

一、引言

A. 定义：经前综合征（premenstrual syn-drome，PMS）是指在月经周期的黄体期反复发作，涉及身体、心理和行为变化的临床症候群，严重者会影响女性人际关系或正常行为活动。经前焦虑症(PMDD)是经前期综合征中一个更为严重的类型,其主要精神症状有特定的 DSM-IV-R 诊断标准(表 83-1)。

表 83-1

经前焦虑症(PMDD)的诊断标准

过去 1 年大多数月经周期中,黄体期的最后 1 周存在 5 个(或更多)下述症状,并于卵泡期开始后的几天内缓解,月经来潮后消失,其中至少有 1 种症状是(1),(2),(3)或(4):

(1)明显的抑郁情绪,自我否定意识,感到失望

(2)明显焦虑、紧张,感到"激动"或"不安"

(3)情感不稳定,如突然伤感、哭泣或对拒绝变得更敏感

(4)持续和明显易怒或发怒,或与他人的争吵增加

(5)对平时活动(如工作、友谊、嗜好)的兴趣降低

(6)主观感觉注意力集中困难

(7)嗜睡、易疲劳或精力明显缺乏

(8)食欲明显改变,有过度嗜食或产生特殊的嗜食渴望

(9)睡眠过度或失眠

(10)主观感觉不安或失控

(11)其他身体症状,如乳房触痛或胀痛,头痛、关节或肌肉痛、"肿胀感",体重增加

这些失调必须是明显干扰工作或社会活动或关系,不是另一种疾病加重的表现,如重症抑郁症、恐慌症、心境恶劣或人格障碍(尽管可能有任何叠加)。必须对至少 2 个周期的患者自我记录症状进行前瞻性评估

引自 American Psychiatric Association(APA). Diagnostic and Statistical Manual of Mental Disorders. 4th ed. APA; 1994.

B.流行病学:据报道大多数妇女在月经周期的排卵期至少有轻微的机体和情绪症状,30%～40%有中等强度的症状。据估计,3%～5%育龄妇女有严重的经前综合征症状,甚至会导致暂时的失能。

1. 年龄　经前综合征的症状可能发生在生育期的任何年龄,35 岁左右呈发病高峰,有些妇女甚至绝经后仍有症状。

2. 社会阶层　没有临床意义上的差异。

3. 种族　在所有种族群体均有 PMS 的报道。患病率及症状特点因文化差异而变化,但临床诊断或治疗尚未无差异。

4. 生殖因素　据报道月经周期规律(有排卵)、月经周期较长、经量较多的妇女,较其他妇女多见水肿症状、情绪波动、抑郁的情况。PMS 也可能发生于自发性无排卵月经和卵巢切除或子宫切除的妇女。超过 50%严重经前综合征的患者有先兆子痫或产后抑郁症的病史。

5. 遗传学　大多数研究支持 PMS 和 PMDD 发病与遗传因素关系密切。

C.病理生理学:目前尚无单一学说能解释 PMS 的所有症状和病理生理学特征。PMS 有着与抑郁症相似的症状,以及对抗抑郁药的治疗反应,提示两者有着共同的病理过程,然而,两者的代谢差异已被发现。几个途径相互作用导致 PMS 的发生。研究主要集中在激素、神经递质(最常提及的 5-羟色胺)、营养、行为或环境因素等方面的相互作用。由于有类似症状的妇女对治疗的反应有差别,经前综合征已被设定为不同的亚型。多元共存的生理变化可能产生同样的症状;纠正单一的异常不能改变其他的异常情况,这些可以解释在不同研究中不同的治疗效果产生的差异。

一项研究结果显示,PMS 症状说明了机体对正常的激素周期变化产生的异常反应。20 例 PMS 和 20 例非 PMS 妇女均给予 3 个月的亮丙瑞林与安慰剂,非 PMS 组妇女使用亮丙瑞林与安慰剂者没有差别,而 PMS 组使用亮丙瑞林的妇女

症状显著改善。对亮丙瑞林有效的患者随后给予雌激素和孕激素,其临床症状又有反复。这也是支持5-羟色胺在 PMS 中发挥作用的证据,雌激素和黄体酮的周期性波动可能对5-羟色胺系统产生影响,PMS 患者血浆5-羟色胺水平较低。

二、诊断

对于有 PMS 症状的女性,若以开放式的问诊方式询问,可以获取大量有用的信息。常见症状(表83-1 和图83-1)包括忧郁情绪、绝望,或自我否定的感受;焦虑、情绪不稳、烦躁不安、愤怒、注意力集中困难、无精打采、睡眠、食欲改变(增加或减少)、不能自制的精神症状;腹胀、乳房触痛、肌肉或关节疼痛以及头痛等躯体症状,这些症状一般会影响日常活动。美国国立精神卫生研究院建议:诊断经前综合征,必须符合月经周期第5~

10d 的症状较经前6天的症状有显著的改变(至少30%),并且这些变化至少连续两个周期。

在一些研究中,高达50%的符合 PMS 诊断标准的妇女没有作出诊断,而被诊断为其他疾病:最常见的是严重抑郁症,其次是心境恶劣、焦虑症、更年期,或其他妇科或非妇科疾病(如甲状腺功能减退)。较之抑郁或焦虑,"经前综合征"这个诊断可能更容易被患者接受。通过非系统性的评估,临床医师可避免草率(甚至是错误的)的诊断。

一旦了解病情概况,患者的症状以及其他必需的资料,可以评估或建立基线(表83-2 和图83-2),包括以前是否诊断经前综合征?采用什么标准来作出诊断?随着时间症状是否改变?以前的治疗中哪些是有效或无效的?通过文献查询到的信息,许多患者能够自我诊断 PMS。其他的重要问题包括以下方面。

姓名:_____   月份:_____

从今天开始写,写在第一个日期,围绕月经周期展开。每一天给你的症状严重程度进行评估:1=没有症状;2=轻微症状;3=中度症状;4=严重症状。

日期	1	2	……	30	31
烦躁或紧张					
焦虑或神经过敏					
愤怒或易激惹					
抑郁或悲伤					
哭泣或流泪					
社交关系问题					
疲倦或精力不足					
失眠					
性欲改变					
食物渴望或暴饮暴食					
注意力集中困难					
感觉不堪重负					
头痛					
乳房压痛或胀痛					
腰痛					
下腹部疼痛					
肌肉和关节疼痛					
体重增加					
恶心					
其他(请注明)					
其他(请注明)					

图 83-1 患者症状家庭跟踪日志

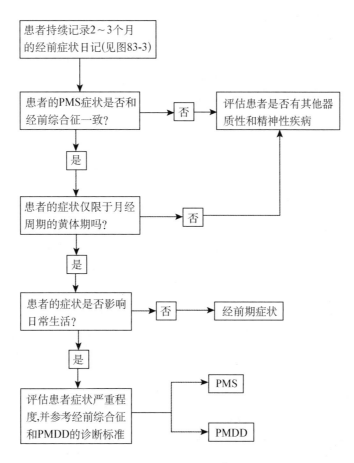

图 83-2 鉴别经前症状、经前综合征(PMS)以及经前忧郁症(PMDD)

表 83-2
经前期评估简表
询问患者有关当前月经周期方面的变化:乳房疼痛,压痛,肿大或肿胀
感觉无法应付日常需求
紧张
易激惹或易怒
悲伤或忧郁
背痛、关节和肌肉疼痛或僵硬
体重增加
下腹部坠胀,不适或胀痛,肿胀,水肿,或"水潴留"
臃肿
患者可以根据表格上的每一项改变从1(不存在或没有变化)到6(极端的改变,甚至变化显而易见)进行评估打分

引自 Allen SS, McBride CM, Pirie PL. The shortened premenstrual assessment form. J Reprod Med,1991,36:769.

A. 是否有情感障碍的治疗史: 据报道多达 10% 的经前综合征患者可能有自杀意识和死亡的愿望和想法。抑郁症的症状是否有发展(第 92 章)? 超过 50% 的重度忧郁症妇女在经前期症状会加重,包括以往症状加重或增加新的症状,如攻击性行为、自杀倾向或人格分裂。

B. 忧郁症状是否有季节性的变化: 光疗对季节和非季节 PMDD 治疗已见成效。

C.是否认为自己的全身健康状况良好,或者有慢性疾病:经前综合征必须与慢性疾病引起的症状相区别,但这些慢性病在经前期会加重("经前放大")。有些患者合并其他疾病会因此诱发或加重,如哮喘、偏头痛、癫痫、月经前双相疾病。

D.月经正常吗:有无盆腔炎、手术史或子宫内膜异位症?使用什么避孕方法?有关疼痛的主诉可能与妇科疾病有关,通过抑制排卵、口服避孕药可以缓解PMS症状,但有些研究结果与这种观点并不一致,一项研究报告安宫黄体酮能显著减轻PMS症状。建议坚持记录症状日记(图83-1)2~3个月和绘制基础体温图(或其他方法)能够可靠地确定排卵时间。

E. 是否怀孕了:结果是什么?是否在怀孕期间她还存在这些症状?有产后抑郁症吗?PMS在怀孕期间不发病。目前的情绪症状可能影响到妊娠结局,如流产、胎儿缺陷或畸形。产后抑郁症者常被发现伴有PMDD。

F. 患者是否服用药物:是否服用维生素或矿物质补充剂,以及听取谁的建议?她尝试过哪些替代治疗?使用利尿剂会导致事与愿违的水潴留,尤其是"特发性水肿";大量的乳制品可能会干扰镁的吸收,导致慢性镁缺乏,这些问题都在PMS中出现。高磷摄入(如可乐)可引起钙摄入的相对不足,尤其在奶制品摄入量低时更易发生。有些妇女试图用大剂量(200mg或以上)的维生素 B_6 缓解PMS的症状,而不考虑周围神经病变的风险。然而,以适当的剂量给予一些营养补充剂亦可治疗PMS。有些寻求PMS治疗的妇女,遇到的医生可能对她们的主诉缺乏同情,故寻求其他从业人员的帮助,后者提供一些缓解症状的替代治疗,这些疗法与临床医生的传统疗法都可以同时使用。对目前各种治疗方法的了解是必要的,可避免不利的相互作用。

G.是否有酒精或药物滥用的个人史:与普通人群相比,寻求PMS治疗的妇女中更倾向有抑郁症、焦虑症、自杀企图、恐慌症和滥用药物的病史。

H.是否有吸烟史:吸烟的妇女更容易出现经前综合征症状。

I.是否有贪食症的表现:食欲如何?是否遵循某一特定的饮食习惯?因频繁呕吐以至电解质紊乱可产生行为症状,尤其是疲劳。大量蔗糖的摄入可加剧症状,其途径至少有两个:糖增加了尿液中镁排泄(像利尿剂),并干扰肾脏水和钠的排泄。作为对大量糖负荷的反馈,胰岛素分泌增加,酮酸的产生受到抑制,因此,产生水钠潴留、细胞外液体增加,伴随着水肿、腹胀、乳房触痛。这种钠潴留对醛固酮抑制剂存在抵抗。食盐增强肠道对葡萄糖的吸收,从而提高胰岛素的反应,这容易导致水肿。酒精可能在PMS发生低血糖反应中起作用。

J.是否有性侵害和外伤情况:高达40%的诊断为PMS的患者有性虐待史。

K.是否有经前综合征、情感障碍、药物滥用或酗酒的家族史:需要对家族史进行详细记录。

L.症状群:PMS的症状可能属于"群",这可能有助于治疗上的选择。有些患者更多的表现为焦虑、易怒或情绪波动。对于一部分患者来说,体重增加、肿胀、腹胀是主要症状;对另一部分患者来说,食欲的变化或渴望、疲劳、头痛是最麻烦的症状;还有一些人有抑郁、睡眠障碍或认知困难。一些患者经历着某一种或所有症状,严重程度和症状随着月经周期的循环而改变,但治疗成功的关键并不取决于某一特定的症状群。

M.症状的定时发作:应鼓励患者记录前瞻性的月经周期症状日记(图83-3),以帮助确认症状是否在经前发生;有些妇女的症状发作不稳定,错误地把原因归结为经前综合征。基础体温测量有助于排除排卵障碍,提供下一步确认经前期症状的时间。

N.体检:一般性体检和骨盆检查是为了排除风湿性疾病、贫血、电解质紊乱、肿瘤、子宫内膜异位症或绝经期。

O.实验室检查:PMS发作时没有特异性的实验室检查。在个别情况下进行其他实验室或生理检查是必要的,以排除症状的其他潜在原因。除非还怀疑其他原因,包括卵泡刺激素、促黄体激素、雌激素、孕酮、睾酮等检查在PMS的诊断上帮助不大。临床上应考虑的检查包括以下方面。

1.如果有慢性疲劳或月经过多应进行全血细胞计数。

2.如果有慢性疲劳或电解质紊乱应进行常规血生化分析。

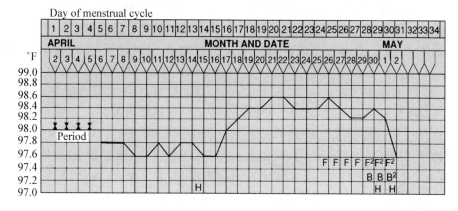

图 83-3　经前综合征的症状日记(诊断必须包括至少两个周期的症状)
F:水肿;B:乳房压痛;H:头痛;严重性:1,2,3

3.进行促甲状腺激素检查(除非在最近 3 个月已做过该检查),这个年龄组的妇女甲状腺病发病率很高。

4.有溢乳、月经周期不规则、不孕症病史、性欲降低、不规则乳腺痛的患者应检查血清泌乳素。

5.如果有高风险行为、宫颈炎、盆腔检查时疼痛的患者进行衣原体和淋病检查。

三、治疗

A. 患者教育:患者能接触到许多有关 PMS 的医学和非医学信息,并对其表现和治疗可能有一定的了解,有人甚至担心她们的症状是不治之症。尽管在文献中 PMS 的病因不明,但是其治疗成功率还是很高的,这一事实是确保治疗成功的第一步。移情和肯定对 PMS 的治疗特别有用。

当患者完成 3 个月的症状日记,单纯患者教育就可使症状明显减轻。此外,这种治疗使患者建立了自尊和应付症状的能力。在 PMS 治疗的临床对照研究中,安慰剂有效率通常>20%,有时高达 50%,强调了与临床医生讨论症状具有显著的治疗价值。

B. 对症治疗

1. 根据目前美国健康成年人的日常膳食指南,鼓励适当的饮食与合理的饮食结构。指导患者遵循食物金字塔要求(http://www.nal.usda.gov/fnic.html),特别强调避免高盐、高糖和高动物脂肪食物。这将缓解临床症状,并为患者健康带来好处。糖类丰富的食物可以改善情绪症状,减轻对食物的渴望。

a. 为确保有足够的营养物质,适当的补充是必要的,包括钙元素(每天 1000mg),维生素(维生素 E,400U/d;维生素 B_6,50~100mg/d)。过高的摄入会导致周围神经损害。

b. 微量元素(镁元素,200~400mg/d),已被证实有助于减少水肿。

c. 摄入钙元素(1200mg/d)和维生素 D(700U/d)能减低 PMS 发病风险的观点已超过 10 年。

2. 规律的有氧运动,消除或减少有害健康的生活习惯,如吸烟和酗酒,可通过一定的病理生理机制直接改善 PMS 的症状。

3. 借助认知重构理论,教会女性通过控制症状减少负面情绪,提高解决问题的能力和自信,处理不适症状可显著缓解身体和情绪症状。如果上述方法治疗 2~3 个月以后症状改善不明显或症状比较重,可以考虑后续的治疗方式。

a. 焦虑、易怒和情绪波动。已发现几种选择性 5-羟色胺再摄取抑制剂(SSRI)抗抑郁药对抑郁症以及 PMS 的焦虑症状有效,氟西汀和舍曲林一直备受关注。SSRIs 可同时减少 PMS 的行为和躯体症状,并且连续或间断给予处方治疗同样有效(仅限于黄体期)。美国 FDA 已批准氟西汀和舍曲林用于 PMDD 的治疗。具体用法是:氟西汀,20~40mg/d;舍曲林,50~100mg/d;西酞普兰,10~20mg/d。以前曾建议应用帕罗西汀,但因其增加孕早期胎儿心脏畸形的风险,故在 2005 年被列入妊娠 D 级。如果 SSRIs 无效或不能使用,在月经期前 12d 使用丁螺环酮,30mg/d

（10mg，每日 3 次），不仅对改善社会功能有效，对疲劳、痉挛、躯体疼痛也有效。也有报导可乐定（0.1mg，每日 2 次）和维拉帕米（80mg，每日 3 次，或缓释胶囊 240mg，每日 1 次）在改善 PMS 情绪方面有效。抗焦虑药阿普唑仑 0.25mg，每日 3 次，已被证实对严格按 PMDD 标准诊断的患者有效，但是不良反应和成瘾的风险限制了其使用，仅作为二线治疗。三环类抗抑郁药、单胺氧化酶抑制剂和锂剂治疗 PMS/PMDD 是无效的。

b. 体重增加、水肿和腹胀。螺内酯口服 25mg，每日 4 次，可减轻躯体和情感症状。利尿治疗仅用在限制单糖和盐的摄入 2～3 个周期之后，因为糖盐引起的水肿对利尿药有抵抗，这些限制还有其他益处。

c. 乳房压痛。维生素 E 可减少乳房痛，如果低剂量无效，可用到 400U，每日 2 次。治疗通常持续 4～6 个月，如果症状复发可重新开始使用。

d. 食欲变化，食欲增加和疲劳。坚持合理饮食，保证充足的睡眠，尽量减少在高压力环境的暴露，可能有助于缓解症状。

e. 抑郁症，睡眠障碍，认知困难。SSRIs 类抗抑郁药已被证实比安慰剂更有效。

f. 疼痛症候群。孤立的头痛和全身肌肉疼痛最好单用镇痛药治疗，如对乙酰氨基酚和布洛芬。偏头痛作为 PMS 症状的一部分，从行经前 10d 左右开始，每日用药症状可缓解。合理的预防措施和偏头痛发作的治疗已在第 34 章介绍。

C. 基于推测激素原因的治疗

1. 孕激素　治疗无效。

2. 避孕药　口服复方避孕药可减轻 PMS 的躯体症状。短的停药间隔（4d 而不是 7d）可能会有帮助。最近的两项研究表明了口服避孕药 Yaz 的功效，这是第一个获得 FDA 批准用于治疗 PMDD 的口服避孕药。

3. 促性腺激素释放激素类似物　已证实亮丙瑞林能有效地减少 PMS 的症状，但也会引起不良反应、临床和后遗症状（骨质流失、阴道干燥），这些症状可能等于或超过 PMS 引起的困扰。

D. 补充和替代疗法：按摩疗法已被证明可减少妇女经前综合征或痛经的疼痛症状。在抑郁症的研究中，金丝桃素（圣约翰草的主要活性成分）300mg，每日 3 次，发现其有着与三环类抗抑郁药一样的疗效，且不良反应较少、费用更低，起效慢。使用金丝桃素可能发生光敏感，尚缺乏与其他药物相互作用和潜在不良反应的信息。L-色氨酸（2g，每日 3 次，随餐服用，从周期的第 14 天开始使用 3d）是一个有效的辅助抗抑郁治疗药物。Silix Donna，一种酵母营养补充剂可有效地改善 PMS 轻度至中度的情绪症状。发现圣洁莓（20mg/d）在很大程度减轻 PMS 的症状。一项包括 27 个有关补充类药物临床研究的荟萃分析，明确没有充分的证据推荐上述疗法。

E. 可能没有帮助的治疗

1. 孕酮/孕激素　虽然过去这是一个常规的治疗方法，但现在大部分证据表明，其实是一个无效的治疗。

2. 樱草油　临床证据并不支持 PMS 患者使用樱草油。

3. 游离脂肪酸

4. 银杏叶提取物

四、管理策略

PMS 的管理方法详见图 83-4。

五、预后

大多数 PMS 患者在绝经期前后症状会消失。许多疗法能够缓解一部分患者的症状，因此，PMS 的预后很好。医疗团队必须体谅、创新、耐心，坚持尝试不同的或联合疗法。其他并存的情况，如过去的创伤记忆可能在治疗 PMS 时出现，有指征进一步的治疗或转诊。罕见的难治的严重 PMDD，可以考虑手术治疗（通常是双侧输卵管卵巢切除术和子宫切除术），经过多个病例的观察研究后证明该手术方法是有效的。应严格遵循手术适应证，选择合适的患者进行手术治疗。

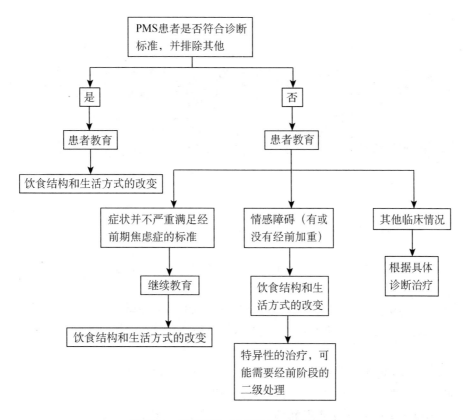

图 83-4　经前期综合征(PMS)的管理办法

（杜　娟　译）

参考文献

[1]　Casper RF，Yonkers KA. Clinical manifestations and diagnosis of premenstrual syndrome and premenstrual dysphoric disorder，Version 15. 1，2007. www. utdol. com. Accessed August 5，2008.

[2]　Casper RF，Yonkers KA. Epidemiology of pathogenesis of premenstrual syndrome and premenstrual dysphoric disorder，Version 15. 1，2007. www. utdol. com. Accessed August 5，2008.

[3]　Casper RF，Yonkers KA. Treatment of premenstrual syndrome and premenstrual dysphoric disorder，Version 15. 1，2007. www. utdol. com. Accessed August 5，2008.

[4]　National Guideline Clearinghouse. Premenstrual syndrome. www. guidelines. gov. Current as of Dec 2005.

[5]　Premenstrual Syndrome(PMS). www. dynamed. com. Updated May 20，2008. Accessed August 6，2008.

[6]　Schellenberg R. Treatment for the premenstrual syndrome withagnus castus fruit extract：prospective，randomized，placebo controlled study. BMJ，2001，322：134-137.

[7]　Schmidt PJ，Nieman LK，Danaceau MA，et al. Differential behavioral effects on gonadal steroids in women with and in those without premenstrual syndrome. N Engl J Med，1998，338：209-216.

[8]　Stevinson C，Ernst E. Complementary/alternative therapies for premenstrual syndrome：a systematic review of controlled trials. Am J Obstet Gynecol，2001，185：227-235.

[9]　Premenstrual syndrome recommendations. www. essentialevidenceplus. com. Accessed August 6，2008.

第84章 肾衰竭

Terrence T. Truong

要点

- 肾缺血致肾前性或急性肾小管坏死导致的肾衰竭,如能在 24～72h 提供充分的血流灌注,肾功能可以恢复。

- 对于收缩性心力衰竭患者,当血清肌酐、尿素氮(BUN)随着利尿药的使用上升时,应使用强心药和血管扩张药治疗。如果存在舒张性心力衰竭,应使用钙离子通道阻断药或 β 肾上腺素受体阻断药。

- 伴随有结节性大动脉炎和肾病的高血压患者进行降压治疗时,需要用钙离子通道阻断药。如果使用血管紧张素转化酶(ACE)抑制药可使肾功能恶化。

- ACE 抑制药和血管紧张素 Ⅱ 受体阻断药治疗高血压有效,并保护高血压肾硬化患者的肾功能。然而,噻嗪类利尿药也能发挥更大的心脏保护作用。

- 造影剂引起的肾衰竭可以通过用低剂量低渗或等渗透压非离子剂型的造影剂来预防。维持正常的血容量,避免同时使用非甾体类抗炎药(NSAIDs)。

- 膀胱导尿以排除膀胱颈梗阻,也可用于膀胱和尿道梗阻的治疗。

一、引言

A. 定义:肾衰竭是以内环境紊乱,全身及肾血流动力学改变,钙和骨代谢紊乱以及红细胞生成障碍为结果的肾功能受损或丧失。急性肾衰竭是指血肌酐最近基线浓度 <3.0mg/dl 的情况下,增加了至少 0.5mg/dl;若基线浓度较高,则血肌酐浓度至少增加 1.0mg/dl。急性肾衰竭可能发生在以前肾功能正常或存在稳定肾功能损害的患者。

B. 病因:在病理学基础上,肾脏疾病主要根据受损的解剖部位来描述特征。

1. **肾前性疾病** 在循环血容量下降或低血压后,继发肾小球低灌注时发生,导致肾小球滤过率下降。病因包括急性脑出血,消化道、泌尿系或皮肤表面的液体损失,充血性心力衰竭,肝肾综合征,败血症及休克。

2. **血管性疾病** 可引起急性或慢性肾衰竭。

a. 急性:恶性高血压、血栓栓塞、硬皮病和系统性血管炎是急性肾功能不全的原因。

b. 慢性:高血压肾硬化症和双侧肾动脉狭窄是慢性肾衰竭的主要原因。

3. **肾小球疾病** 是由局灶性肾炎、弥漫性肾小球肾炎、或肾病综合征引起的,这些疾病也可以重叠发生。

a. 局灶性肾小球肾炎:病因包括感染后肾小球肾炎、过敏性紫癜、IgA 肾病、薄基底膜疾病、遗传性肾炎、系膜增生性肾小球肾炎和系统性红斑狼疮。

b. 弥漫性肾小球肾炎:病因包括感染后肾小球肾炎、膜性肾小球肾炎、急进性肾小球肾炎、血管炎和纤维性肾小球肾炎。

c. 肾病综合征：病因包括糖尿病肾病、IgA肾病、微小病变性肾病、局灶性肾小球硬化、系膜增生性肾小球肾炎和膜性肾病。

4. 肾小管或间质疾病　可导致急性或慢性肾衰竭。

a. 急性：急性肾小管坏死、急性肾小管肾炎以及管型肾病是急性肾衰竭的重要原因。

b. 慢性：多囊性肾病、膀胱输尿管反流、自身免疫性疾病、镇痛药滥用引起慢性肾衰竭。

5. 尿路阻塞　继发于尿道的任何部位发生的尿流阻塞。

a. 成年人：前列腺疾病、泌尿系结石、盆腔和腹膜后肿瘤是成年人尿路阻塞的主要原因。只有双侧阻塞才会发生肾功能不全，否则肾功能正常。

b. 儿童：尿道口狭窄，膀胱输尿管接合处和肾盂输尿管接合处狭窄是儿童尿路阻塞的主要原因。

二、诊断

A.症状和体征

1. 肾前性疾病　症状和体征都与血容量丧失以及由此产生的电解质紊乱有关。如果在24～72h改善血容量后肾功能即可恢复，虽不能诊断但高度提示为肾前性疾病。

2. 血管性疾病

a. 急性：除了特异的、全身症状，系统性血管炎会引起肾功能损害和高血压。血栓栓塞患者有典型的腰痛、恶心、呕吐、发热和高血压。与之相比，肾动脉粥样硬化栓塞，可能会造成明显的急性肾功能损害，肾功能损害在几周内逐渐稳定，或出现慢性肾功能不全。一般情况下，上述情况发生在主动脉或其他大血管。

b. 慢性：高血压肾硬化患者没有特别的症状，表现为进展缓慢的肾功能恶化，有轻、中度高血压史的轻度蛋白尿。继发双侧动脉狭窄的慢性肾衰竭患者应考虑全身的动脉粥样硬化，严重高血压或抵抗，随着 ACE 抑制剂摄入血清肌酐升高，或双肾大小不对称。

3. 肾小球疾病

a. 局灶性肾炎患者可能无症状。其血压正常，无水肿，通常有血尿和蛋白尿，无肾功能损害。

b. 弥漫性肾病患者常有高血压、水肿、肾功能不全。

c. 肾病综合征患者可出现全身乏力、食欲不振、水肿、体重增加以及泡沫尿。根据肾病综合征定义，要求尿蛋白≥3g/d,血清白蛋白<3.0g/dl,伴有外周水肿。

4. 肾小管间质疾病

a. 急性肾小管坏死一般无任何特殊的症状或体征。通常有接触肾毒性制剂或医源性肾缺血的病史。从肾前性急性肾衰竭中区分急性肾小管坏死很困难，可能需要连续监测尿素氮和血肌酐。

b. 急性间质性肾炎最常见的诱发药物有NSAIDs、抗菌药和磺胺类，常在使用这些药物的3d 至数月内发生。相关药物引起的症状和体征包括发热、皮疹、血清肌酐浓度急剧上升，全身疼痛可能与近期感染史有关。此外，可能出现范科尼综合征的症状。

c. 管型肾病的发生与多发性骨髓瘤继发肾小管损伤有关，形成管型并阻塞肾小管。继发于多发性骨髓瘤的症状和体征包括乏力、骨痛、贫血、溶骨性病变和高钙血症，肾衰竭可以是急性或慢性的。造影剂导致的肾衰竭通常是急性的。

5. 肾后性疾病　尿路梗阻可能会导致急性或慢性肾衰竭。是否疼痛取决于阻塞的位置和阻塞发展的速度。尿路梗阻通常可以维持正常的尿量，除非双侧发生完全性梗阻，高血压时也可能出现。为排除膀胱颈梗阻，可以进行膀胱导尿。

B.实验室检查

1. 血清肌酐浓度　可评估肾小球滤过率。血清肌酐浓度上升说明肾小球滤过率下降。

2. 肌酐清除率　可通过收集 24h 尿液获得。与血清肌酐浓度相比，肌酐清除率评估肾小球滤过率更加准确，对于血清肌酐浓度稳定的患者，可根据 Cockcroft-Gault 公式计算获得。

3. 尿液分析　是评估肾衰竭的基本检验。尿中沉积物的表现可能是潜在的肾脏疾病的指标。

a. 正常或接近正常的细胞，很少或没有管型常提示肾前性疾病：梗阻、高钙血症、多发性骨髓瘤、急性肾小管坏死或血管疾病。

b. 血尿伴红细胞管型、大量蛋白尿表明肾小球疾病或血管炎。

c. 肾小管颗粒细胞和上皮细胞管型提示急性肾小管坏死。

d. 脓尿及颗粒或蜡样管型,无或轻度蛋白尿表明肾小管间质疾病或阻塞。

e. 血尿和脓尿(无或有易变管型),或蛋白尿提示肾小球疾病、血管炎、感染、梗阻、肾梗死或药源性、间质性肾炎。

f. 单纯血尿提示血管炎或阻塞。

4. 尿钠浓度　可用于急性肾小管坏死或血容量丧失导致的肾衰竭的鉴别。

5. 钠排泄分数　较尿钠浓度在评价肾小管坏死程度上临床意义更大。

C. 疾病特异性检验

1. 肾前疾病　升高的血尿素氮与血清肌酐比值往往>20:1,在尿素量不增加的情况下发生,然而,如伴随肝脏疾病或蛋白质的摄入减少,该比例可以正常。尽管可能存在透明管型,尿检也是正常的,肾前疾病通常尿钠浓度<20mEq/L,钠排泄分数<1%,尿渗透压>500mOsm/kg。

2. 血管性疾病

a. 急性

(1)系统性血管炎:尿液分析提示有红细胞的沉积物,红细胞和颗粒管型,非肾病蛋白尿。经典的结节性多动脉炎可能仅引起肾小球缺血,故尿液相对正常。肾组织活检、免疫荧光和电镜检查可帮助诊断。

(2)血栓栓塞:1/3的患者有严重血尿或镜下血尿,血清乳酸脱氢酶水平升高,而血清转氨酶无显著变化;同位素肾图有助于诊断。

(3)肾动脉粥样硬化栓塞:尿检结果显示少量的细胞或管型,蛋白尿一般在肾病范围以外,可能存在嗜酸粒细胞增多、嗜酸细胞尿和补体减少。

b. 慢性

(1)高血压肾硬化症:一般是微量蛋白尿,除非同时存在其他肾脏疾病,尿沉渣一般正常。肾活检少有指征,除非患者在没有明确高血压史的基础上,出现进展性的蛋白尿和肾功能损害。

(2)双侧肾动脉狭窄:使用 ACE 抑制剂会使血清肌酐增加。肾脏大小可能会不对称,多普勒超声检查可确诊。

3. 肾小球疾病

a. 局灶性肾炎:尿检结果显示有红细胞,偶尔有红细胞管型,蛋白尿<1.5g/d,肾功能得以保留。光镜显示不到50%的肾小球呈炎性病变。

b. 弥漫性肾病:尽管在肾病蛋白尿范围上可能有所不同,但是尿液分析与肾炎患者的病灶特点相仿。光镜显示大部分或所有肾小球发生病变。

c. 肾病综合征:尿液中观察到几种细胞或管型。蛋白尿至少是 3g/d,血清白蛋白<3.0g/dl。肾病综合征可能还存在高脂血症和高脂尿症。

4. 肾小管间质疾病

a. 急性肾小管坏死:尿素氮与血清肌酐的比值仍正常,血清肌酐上升速率> 0.3~0.5mg/dl/d,尿钠浓度>40mEq/L。如肝硬化等慢性肾前疾病,钠排泄分数>2%,尿、血肌酐比值<20。尿液中常见粗大棕色颗粒、上皮细胞管型和游离上皮细胞,尿渗透压通常<450mOsm/kg,尿流量在鉴别肾前疾病与急性肾小管坏死的价值有限。

b. 急性间质性肾炎:除外服用 NSAID 药物外,嗜酸细胞增多和嗜酸细胞尿出现于无发热、皮疹或嗜酸细胞增多症的患者中。尿液分析显示脓尿、血尿及白细胞管型;蛋白尿最低<1g/d,但老年患者除外。肾病综合征合并使用 NSAID 药物的老年患者蛋白尿高达 3g/d。肾穿刺活检是唯一能明确诊断的检查手段。

c. 管型肾病:虽然磺基水杨酸试验表明存在轻链,但是尿液分析试纸显示白蛋白很少或没有,骨髓检查可确诊。

5. 肾后疾病　尿液分析可能是正常的。大多数病例可通过腹部的 X 线平片、肾脏超声或断层扫描(CT 扫描)诊断。静脉肾盂造影除了在怀疑鹿角样结石、多囊肾或肾盂旁囊肿的诊断价值有限,但在 CT 扫描不能确定梗阻水平,或结石梗阻后未出现泌尿系扩张,静脉肾盂造影有助于鉴别诊断。

三、治疗

仔细的问诊、体格检查及恰当的实验室辅助检查,将有助于识别获得准确干预的进程。支持治疗可以纠正液体平衡和电解质紊乱,并维持最佳的营养状况。药物治疗需要反复评估、取消或做出相应调整。给予药物治疗后,仍出现液体超负荷、酸中毒、电解质紊乱进展或尿毒症先兆时,提示需用透析治疗。

A. 肾前疾病

1. 低血容量　首先必须要恢复足够的循环血量,以改善肾脏灌注血流,其渗透压依赖于血清钠浓度。如果低血容量的主要原因是急性出血则需要输血。

2. 低血压　低血压可能由低血容量、心功能不全或败血症引起,将针对病因治疗。此外,低血压也可能是重度高血压治疗的结果,除非患者存在双侧肾动脉狭窄,肾功能改善并不意味着停止ACEI降压药物的使用。

3. 心力衰竭　提高心排血量将改善肾功能。利尿治疗可降低肺和外周水肿,从而增加心排血量。但是,使用利尿剂时,血清肌酐和尿素氮水平上升,则应加用强心剂和血管舒张药物,除非有潜在的舒张功能障碍。在这类患者中,非二氢吡啶类钙离子通道阻断剂(维拉帕米和地尔硫䓬),或β肾上腺素能受体阻断剂能改善心室充盈(表84-1)。维拉帕米或地尔硫䓬每天口服120~240mg,或分次口服。阿替洛尔或美托洛尔初始量为每天12.5~25mg口服。证据显示非选择性β受体和α_1受体拮抗剂卡维地洛能降低心血管死亡率,剂量为12.5mg口服,每日2次。需仔细监测血流动力学并滴定药物浓度。

4. 肝硬化　肝肾综合征的治疗目的是逆转肝衰竭,恢复肾功能。药物治疗与手术分流只提供短期的益处。根治性治疗是肝移植。

B. 血管疾病

1. 急性

a. 血管炎:糖皮质激素和免疫抑制剂用于治疗该类疾病。治疗结节性多动脉炎伴高血压时,如ACEI可能使肾功能损害加重,则需要使用钙离子通道阻断剂,如氨氯地平2.5~5mg,每天口服(表84-1)。

b. 血栓:静脉注射肝素和口服华法林是标准的治疗方法。如果在2h内进行溶栓治疗可能是有益的。高血压的治疗可以是暂时的,用ACEI如卡托普利12.5~25mg口服,每日2次;依那普利(5mg)或赖诺普利(10mg)每天口服(表84-2)。对未曾使用过ACEI,或正在使用利尿剂的患者监测首剂低血压是明智的。

c. 粥样硬化栓塞:目前没有有效的药物治疗。

2. 慢性

a. 高血压肾脏硬化:控制血压至关重要,不同级别的血压可能需要药物联合治疗。ACEI和ARB是肾脏保护的首选药物(表84-2),然而,噻嗪类利尿剂如氢氯噻嗪(12.5~25mg,每天口服)可提供更好的心脏保护作用。

b. 双侧肾动脉狭窄:ACEI可以控制大多数患者的血压,然而,不论是由肾动脉搭桥术或经皮血管成形术,血管重建都会造成严重或反射性高血压和进行性肾功能下降。

C. 肾小球疾病:治疗包括针对病理学基础的类固醇和免疫抑制药物。

D. 肾小管间质疾病

1. 急性肾小管坏死　由于这个过程是短暂的,在支持治疗的同时,停止任何引起肾功能损害的药物。造影剂引起的肾衰竭可通过使用低剂量、低渗或等渗透压非离子制剂,维持正常的循环血量,避免同时使用NSAIDs等措施来预防。治疗包括维持水、钠平衡。

2. 急性间质性肾炎　药物引起的急性间质性肾炎,撤药是首选方法,也可用糖皮质激素。

3. 管型肾病　充足水化、类固醇激素、环磷酰胺可减少轻链的产生。如果有高钙血症,可用利尿剂;血浆置换和透析也可以考虑。

E. 肾后性疾病:治疗上通过解除尿路梗阻恢复排尿,包括膀胱导管、经皮肾造口术、碎石术、输尿管支架。

表 84-1

抗高血压药:钙离子通道阻断剂和 β 受体阻断剂

药物名称	起始量/最大量	肾损害剂量	不良反应/优势/备注	费用
钙离子通道阻断剂				
氨氯地平	5mg/10mg 每日 1 次口服		黄疸,LFTs 升高 LFTs 异常者 2.5mg 每日 1 次	$ $
地尔硫䓬	180mg/540mg 每日 1 次口服		肝功能升高	$ $ $
非洛地平	5mg/10mg 每日 1 次口服		肝功能不全老年人,血药水平升高	$ $
伊拉地平	5mg/20mg 每日 1 次口服		肝功能不全老年人,血药水平升高 轻度肾功能损害者血药水平升高	$ $
尼卡地平	30mg/120mg 每日 2 次口服		服药后 2～6h 对血压影响最大	$ $ $
硝苯地平	30mg/120mg 每日 1 次口服		眩晕,面部潮红,肌肉震颤,Coombs 阳性	$ $
尼索地平	20mg/60mg 每日 1 次口服		肝功能不全的老年人,血药水平升高	$ $
维拉帕米	180mg/480mg 每日 1 次口服		LFTs 升高	$ $ $
β 受体阻断剂				
醋丁洛尔	200mg/1200mg 每日 2 次口服	减少每日总用量	当 GFR＜50%,75% GFR＜25%,选 　择性 β₁ 受体阻断剂量减少 50%	$
阿替洛尔	50mg/100mg 每日 1 次口服	GFR＜35,最大剂量 50mg/d,GFR＜15,最 大剂量 25mg/d	选择性 β 受体阻断剂适用冠心病心绞 　痛者	$
卡维地洛	6.5mg/50mg 每日 2 次口服		降低充血性心力衰竭死亡率,总死亡 　率	$ $ $ $
拉贝洛尔	100mg/2400mg 每日 2 次口服		非选择性 β 受体及 α₁ 受体阻断剂 黄疸,肝功能升高 肝功能不全的老年人,血药水平升高	$ $ $ $ $
美托洛尔	100mg/400mg 每日 1 次口服		长效制剂适用于冠心病心绞痛患者能 　降低心力衰竭死亡率	$
纳多洛尔	40mg/320mg 每日 1 次口服	GFR≤50,36h 1 次, GFR≤30,48h 1 次	非选择性 β 受体阻断剂 适用于冠心病心绞痛	$ $
普萘洛尔	80mg/640mg 每日 1 次口服	GFR＜10,72h 1 次	非选择性 β 受体阻断剂,减少心血管 　和再梗死死亡率,适用于冠心病心 　绞痛患者	$
噻吗洛尔	10mg/60mg 每日 2 次口服		非选择性 β 受体阻断剂 减少心血管和再梗死死亡率	$

LFTs:肝功能检验;$:最少的花费;$ $ $ $:最多花费

四、管理策略

有效的肾衰竭管理在诊断与评价潜在疾病阶段就已经开始。良好的管理包括预防、监测、治疗并发症、营养支持和限制蛋白质。

A.**急性肾衰竭**:肾前性疾病和急性肾小管坏死是住院治疗最常见的原因。如两者鉴别有困难时,在无心力衰竭和肝肾综合征的情况下,可先进行补液治疗,同时需剔除肾毒性药。在随后的 24～72h,肾功能恢复将提示肾前性疾病。其他急性原因有其特征的病史、体征或尿检结果,进一步的处理将根据其病理学基础而定。

B.**慢性肾衰竭**:慢性肾衰竭的治疗视初始诊断和支持治疗而定。从治疗高血压开始,防止肾功能进一步恶化。此外,监测和维护正常代谢、体液平衡、预防血液系统和营养并发症也极为重要。

监测机体代谢包括定期检查血清钾、钙、磷、白蛋白水平,有无酸中毒。肾脏病专科会诊有助于诊断肾脏疾病、处理并发症,确定透析治疗和肾移植的时机。

1. 一旦发生慢性肾衰竭常出现高血压。通常 ACE 抑制剂或血管紧张素 II 受体阻断剂对高血压有较好的治疗反应(表 84-2)。目标血压是 <130/80mmHg,对 ACE 抑制剂不能耐受或体

表 84-2

抗高血压的药物:血管紧张素转化酶抑制剂(ACEI)和血管紧张素受体阻断剂(ARB)

药物名称	起始量/最大量	肾损害剂量	不良反应/优势/备注	费用
ACEI				
贝那普利	10mg/40mg 每日 1 次口服	CrCl<30ml/min,5mg/d	延缓肾衰竭的进展	$ $
卡托普利	25mg/450mg 每日 2~3 次口服	降低初始剂量	中性粒细胞减少,肾病综合征,皮疹,减少心肌梗死死亡率,减缓糖尿病肾病进展	$
依那普利	5mg/40mg 每日 1 次口服	CrCl<30ml/min,2.5mg/d	降低 NYHA II~IV 级心务衰竭死亡率,延缓 2 型糖尿病患者肾功能下降	$
福辛普利	10mg/80mg 每日 1 次口服	5mg/d	肝功能受损不需减量,发生心肌梗死,脑血管损伤的风险比氨氯地平更低	$ $ $
赖诺普利	10mg/40mg 每日 1 次口服	CrCl 10~30,5mg/d CrCl <10,2.5mg/d	降低心肌梗死死亡率,延缓 2 型糖尿病患者肾功能下降	$
莫昔普利	7.5mg/40mg 每日 1 次口服	CrCl ≤30,3.75mg/d	生物利用度低,肝功能异常者减少用量	$
培哚普利	4mg/16mg 每日 1 次口服	CrCl >30,2mg/d	CrCl<30ml/min 的安全性不清楚	$ $
喹那普利	10mg/80mg 每日 1 次口服	CrCl 30~60,5mg/d CrCl 10~30,2.5mg/d	四环素吸收减少,不能通过透析清除体内药物	$ $
雷米普利	2.5mg/20mg 每日 1 次口服	CrCl <40,1.25mg/d 最大剂量 5mg/d	肝功能受损不需减量,可降低心肌梗死合并心力衰竭死亡率,减少 CVA、CVD、MI,减少有心血管疾病高风险患者的死亡率	$ $ $ $
群朵普利	1mg/4mg 每日 1 次口服	CrCl <30,0.5mg/d	肝硬化患者降低剂量至 0.5mg/d	$ $ $
ARB			无血液透析清除体内药物资料	
坎地沙坦	16mg/32mg 每日 1 次口服		减少 2 型糖尿病患者的尿微量白蛋白	$ $ $
依普罗沙坦	600mg/800mg			$ $
厄贝沙坦	150mg/300mg 每日 1 次口服			$ $ $
氯沙坦	50mg/100mg 每日 1 次口服		减少心力衰竭发病率及死亡率,降低心肌梗死后 CHF 发病率和死亡率	$ $ $
奥美沙坦	20mg/40mg 每日 1 次口服			$ $
替米沙坦	40mg/80mg 每日 1 次口服			$ $
缬沙坦	80mg/320mg 每日 1 次口服			$ $ $

CHF:充血性心力衰竭;CrCl:内生肌酐清除率;CVA:脑血管意外;CVD:心血管疾病;LFT:肝功能检验;MI:心肌梗死;NYHA:纽约心脏病协会;$:最便宜的;$ $ $ $:最昂贵的

弱患者可使用卡托普利,其半衰期较短,一旦停药相关的作用迅速清除,可口服 6.25mg,每日 2～3 次,可增加至 50mg,每日 3 次。另外,长效制剂如依那普利 5mg/d 口服,或赖诺普利 10mg/d,可加量至 40mg/d,提高患者依从性而不会明显增加成本。不能耐受 ACE 抑制剂的患者,也可口服氯沙坦(50mg)或厄贝沙坦(150mg)1 次/日,分别增加剂量至 100mg/d 和 300mg/d,有肾损害的患者不必减量。然而,这些药物使患者的医药费用大约增加了 1 倍。除非高血压加重,治疗过程中血清肌酐增加 35% 仍可以用药。一旦肾小球滤过率下降至 30ml/min 以下,有必要增加髓襻利尿剂和其他类别药物剂量来控制血压。

2. 钾代谢障碍

a. 高钾血症:通常继发于肾小管分泌减少、药物、容量消耗、饮食摄入及低胰岛素血症。具体治疗方法根据高钾血症的严重程度而定,包括停用引起血钾增高的药物,恢复体液平衡,严格的低钾饮食控制,使用噻嗪类或髓襻利尿剂以及降钾药物,如口服降钾树脂(聚苯乙烯钠)15～30g,每 6 小时 1 次。

b. 低钾血症:由多尿或肾脏疾病引起。血钾每下降 1mEq/L 代表了全身减少 200mEq 钾。轻度低血钾患者可口服氯化钾 40～100mEq/d,严重低钾血症可静脉补钾。谨慎补钾量为 10mEq/h,同时要频繁的进行血清钾水平监测。

3. 钙代谢障碍

a. 肾脏病患者肾小球滤过率<30ml/min,或有甲状旁腺功能减退或低蛋白血症时可发生低钙血症。依据血清钙离子和校正后的低白蛋白血症可诊断低钙血症。补充钙元素 500～2000mg,每日 3～4 次,进餐时服用。发生高磷血症时可用碳酸盐或醋酸盐替代治疗,碳酸钙含有 40% 的钙元素,醋酸钙含钙元素 25%,虽然价格较昂贵,但在血清磷>4.5mg/dl 时,醋酸钙的作用超过碳酸钙而作为首选。

b. 肾衰竭者发生高钙血症与多发性骨髓瘤、恶性肿瘤、结节病和钙替代治疗有关。治疗应针对病理学基础,停止或减少钙剂的补充。当钙磷乘积超过 70 时,可用氢氧化铝 300～600mg,3 次/日,进餐时口服,使用不超过 10d。

4. 肾衰竭引起磷代谢异常:磷酸盐的蓄积可导致高磷血症并继发甲状旁腺功能亢进。治疗从限制饮食中的磷开始,磷摄入控制在每日 0.8～1.2g。如果存在高磷血症,可添加磷结合剂,如碳酸钙或醋酸钙。如果没有柠檬酸结合剂,也可短期口服氢氧化铝 1.9～4.8g,2～4 次/日。

5. 血清白蛋白和前白蛋白:尽管在炎症存在时的指导价值有限,但仍可用于估算营养状况。透析患者的死亡率随着白蛋白水平的下降而增加。

6. 肾衰竭可继发于有机酸累积而出现代谢性酸中毒,并损伤肾脏组织。治疗上按 0.5mEq/(kg·d)的原则补充碳酸氢盐,分次给药,旨在将血清碳酸氢盐水平提高至 20mEq/L。每 650mg 的片剂可提供 7.6mEq 的碳酸氢钠。

7. 慢性肾衰竭时继发于肾脏进行性损害,发生容量超负荷、钠潴留、尿量减少和药物不良反应。基本的治疗包括监测体重和限制钠盐的摄入。如果容量增加每天可使用 1 次或 2 次髓襻利尿药,如果每天使用 2 次髓襻利尿剂,疗效仍不理想,可增加噻嗪类利尿药。难治性容量超负荷最好的治疗方法是透析。

8. 当绝经前和青春期前的女性血红蛋白<11g/dl,成年男性和绝经后女性<12g/dl 时,需要进行贫血评估。评估包括铁代谢、网织红细胞计数、红细胞指数以及粪隐血检查。如有消化道出血应积极治疗肠胃道疾病。贫血治疗可口服铁剂,如硫酸亚铁(没有食物或其他药物补充时,每次口服 325mg,3 次/日)。当铁蛋白<200ng/ml 时开始服用,持续 6 个月或直至缺铁性贫血痊愈;如果铁蛋白<100ng/ml 或转铁蛋白饱和度<20%,可考虑静脉应用铁剂,如右旋糖酐铁。尽管使用各种针对贫血原因的治疗后,血红蛋白仍然<10g/dl,应考虑使用促红细胞生成素,还要考虑是否有血液病/肿瘤合并肾病的可能。对有严重贫血症状或慢性失血但对促红细胞生成素拮抗的患者,有必要进行红细胞输注治疗。

9. 肾衰竭患者常见营养失衡,病程中应尽早咨询营养学家。营养评估包括总的营养和能量状态,电解质需求的调整和脂质的状况。年龄<60 岁的患者每天的热量需求为 35kcal/kg,对于那些年龄超过 60 岁的患者为 30～35kcal/kg。低蛋白饮食,给予蛋白质 0.6g/(kg·d)可延缓肾功能损

害的进展;非常低蛋白饮食,给予蛋白质 0.3g/
(kg·d),每天补充 10g 的必需氨基酸更有效,然
而患者的依从性仍可能存在问题。此外,必须平
衡因高血钾治疗而坚持低钾饮食可能导致的蛋白
质营养不良。

10. 透析适应证包括代谢紊乱,药物治疗无
效,难治性容量超负荷,通过饮食限制尿毒症症状
仍难以控制,尿毒症进展期。

五、预后

总之,肾功能恢复的结果取决于病理学基础、
共存疾病以及肾衰竭相关的并发症。

A. 肾前性疾病:迅速解决肾小球灌注不足的
状况,肾功能有可能恢复。长期缺血可能导致持
续性的残留损害,肝肾综合征患者往往综合预后
差。

B. 血管性疾病:预后依赖于基础血管疾病治
疗的效果。其可能与心脏和血管疾病的严重程度
相关,动脉粥样栓塞患者往往预后极差。

C. 肾小球疾病:预后取决于病理学改变。链
球菌感染后肾小球肾炎的儿童患者通常在肾衰竭
初期可完全恢复,然而,部分患者在以后的生活中
可能发生高血压、蛋白尿及肾功能不全。

D. 肾小管间质疾病

1. 急性肾小管坏死　　除了那些既往已存在
肾病、反复发生肾缺血或使用肾毒性药物的患者,
肾功能可在 3 周内恢复。

2. 急性间质性肾炎　　虽然肾功能可能不会
恢复到患病前的水平,但大部分患者在停用导致
急性间质性肾炎的药物或控制感染后,肾功能可
以得到恢复。

3. 管型肾病　　预后取决于肿瘤发展和轻链

生成的速度。期待改进个体化的治疗。

E. 肾后性疾病:肾功能恢复与阻塞的严重程
度、持续时间呈负相关,与先前存在的任何肾脏疾
病和感染有关。<1 周的完全阻塞,肾功能可能
完全恢复。不完全阻塞的预后是复杂多变的。

(杜　娟　曲　毅　译)

参考文献

[1] ALLHAT Officers and Coordinators for the ALL-HAT Collaborative Research Group. Major outcomes in high-risk hypertensive patients randomized to angiotensin-converting enzyme inhibitor or calcium channel blocker vs. diuretic: the Antihypertensive and Lipid-Lowering Treatment to Prevent Heart Attack Trial(ALLHAT). JAMA,2002,288:2981-2997.

[2] Chobanian AV, Bakris GL, Black HR, et al. The Seventh Report of the Joint National Committee on Prevention, Detection, Evaluation, and Treatment of High Blood Pressure: The JNC 7 Report. JAMA,2003,289(19):2560-2572.

[3] K/DOQI clinical practice guidelines on hypertension and antihypertensive agents in chronic kidney disease. Am J Kidney Dis,2004,43:5(suppl 1):S1.

[4] Palevsky PM. Acute renal failure. Neph SAP,2003,2(2):41-76.

[5] Veterans Health Administration, Department of Defense. VHA/DoD Clinical Practice Guideline for the Management of Chronic Kidney Disease and Pre-Esrd in the Primary Care Setting. Washington, DC: Department of Veterans Affairs(U. S.), Veterans Health Administration; 2001.

第85章 癫痫

Shawn H. Blanchard, William L. Toffler

要点

- 癫痫是某些基础疾病的一种临床征象,并不一定需要立即采取积极治疗措施。
- 如果癫痫反复发作,则需要明确诊断和治疗。
- 癫痫持续状态是一种急性持续或频繁发作的状态,可持续 5～30min,如无意识或不清醒,需要急诊治疗。
- 如果患者癫痫发作,要确定发作的持续时间,确保气道通畅,维护呼吸和循环功能,避免患者的身体受到伤害。
- 癫痫发作持续时间超过 5min,应给予劳拉西泮 2～4mg 或地西泮 5～10mg,静脉注射(表 85-1)。
- 患者病情稳定后,尽快从第三方目击者获得简要病史,以确定病因,进行体检并分析患者陈述的病史。

一、导言

A.定义:癫痫是大脑皮质电活动的突然变化,通过运动、感觉或行为的变化表现出来,伴有或没有意识的改变。

B.分类:首先需要判定癫痫发作或非癫痫发作(NES)。

C.非癫痫发作可进一步定义为生理或心理性非癫痫发作。

1. 生理性非癫痫发作需要紧急评估,并根据病因进行治疗(表 85-2)。

2. 心理性非癫痫发作,以前称为假性发作,需要心理治疗,可能还需要抗抑郁和(或)抗焦虑药物治疗(见表 85-2)。

D.经典的描述进一步阐述了癫痫的定义。

1. 单纯部分(病灶)性发作 引起癫痫的病灶涉及一侧半球,发作时无意识障碍。单纯部分性发作可能有运动性、感觉性、精神性和自主神经性的特征,也可能进展到更广泛的发作。

2. 复杂部分性发作可出现意识障碍,但是病灶仍维持在一侧大脑半球。这一类型包括失神性(意识或姿势丧失)、肌阵挛性(反复性肌肉收缩)、强直阵挛性(四肢肌肉持续节律性的收缩)发作。

3. 全身性发作时伴随意识改变,病灶来源于两侧大脑半球皮质。全身性发作包括失神发作、强直阵挛发作、强直发作、无张力性发作。

E. 若没有其他发病原因的证据,3 个月至 5 岁小儿发热引起的热性惊厥是可能导致全身性癫痫发作的主要原因。

F.癫痫持续状态是神经科急症,表现为癫痫全身性发作,反复出现,且在发作间期意识未恢复至正常水平(表 85-1)。

表 85-1
癫痫持续状态的治疗

1. 确保气道通畅,必要时给予辅助通气

2. 静脉补充生理盐水

3. 静脉输注右旋糖酐,或给予 50% 葡萄糖溶液 50ml

4. 地西泮 0.25～0.4mg/kg(最大量为 10mg),最大注射速率为 1mg/min,如有需要可在 20～30min 后重复

5. 如果癫痫持续发作,苯巴比妥 10～15mg/kg,每 5～10 分钟给予总剂量的 20%,速率低于 50mg/min;优于苯妥英钠,特别是对于幼儿

6. 苯妥英钠,负荷剂量为 15mg/kg,未稀释,输注速率为 0.5～1.5mg/(kg·min),12h 后可追加 5mg/kg

7. 可考虑给予全身麻醉

表 85-2
非癫痫发作的分类

生理性	精神性
心律失常	身体症状的曲解
复杂性偏头痛	精神病进展
神经功能紊乱	焦虑症
药物和毒品的过量和戒断症状	创伤后应激障碍
运动性障碍	转化性障碍
睡眠障碍	分离性障碍
晕厥发作	疑病性神经症
短暂脑缺血发作	精神病
前庭症状	躯体化障碍
甲状腺功能亢进症	认知障碍患者的强迫行为模式
低血糖	急性应激反应
非酮症高血糖	惊恐发作
低钠血症	
尿毒症	
卟啉病	
缺氧	

二、流行病学

A. 在美国每年有 400 万人至少发作 1 次癫痫。无明显诱因的癫痫复发的风险约为 35%。

B. 在美国有 270 万人,约占 1% 的人口被诊断为癫痫。

C. 有精神发育迟滞或脑瘫的儿童中,癫痫复发的风险增加至 10%,两者兼有者增加至 50%。

D. 男女在癫痫的患病率上没有显著差异。

E. 在 7 岁之前,大约每 15 个儿童中有 1 个发作 1 次癫痫。臀先露儿童癫痫的患病率是 3.8%,而头先露儿童的患病率为 2.2%。

F. 3%～4% 的儿童会发生热性惊厥。50% 的热性惊厥发生在 1～2 岁,几乎 90% 发生在 3 岁之前。64% 的热性惊厥患儿只发作 1 次。孩子惊厥发病年龄越早,越有可能是热性惊厥。没有证据表明经常发生热性惊厥会增加癫痫发作的风险。

G. 在美国每年超过 1 万人次发生癫痫持续状态。

三、诊断

A. 症状:患者的家族史,发病时的详细情况,包括前驱症状、先兆、进展、持续时间、发作周期以及长期的神经损伤都是确诊至关重要的资料。

B. 癫痫发作的可能原因分为以下类别,患者的年龄有助于寻找原因(表 85-3)。

表 85-3

基于年龄复发癫痫的可能原因

发病年龄	最可能的病因
婴儿期(0～2岁)	围生期缺氧,出生损伤,先天性异常,代谢性低血糖,低钙血症,低镁血症,维生素 B_{12} 缺乏,苯丙酮尿症,急性感染,热性惊厥,特发性
儿童期(2～10岁)	急性感染,外伤,特发性
青少年(10～18岁)	外伤,药物和酒精戒断,动静脉畸形,特发性
成年早期(18～25岁)	药物和酒精戒断,肿瘤
中年(25～60岁)	药物和酒精戒断,外伤,肿瘤,血管性疾病
晚年(60岁以上)	血管性疾病,房室结构异常,肿瘤,退行性疾病,代谢性低血糖,尿毒症,肝衰竭,电解质异常,药物和酒精戒断

1. 局部脑部疾病包括脑血管事件(如卒中)、头部外伤及肿瘤。

2. 感染如脑膜炎、脑炎和脓肿。

3. 与药品有关的原因,如可卡因、苯丙胺类药物、酒精戒断。

4. 代谢紊乱,包括尿毒症、低钠血症、低血糖、遗传缺陷性疾病如苯丙酮尿症。

5. 亚急性疾病,如克雅病和亚急性硬化性脑炎。

6. 毒素,如铅中毒(尤其是儿童)和成年人汞中毒。

7. 导致晕厥的疾病,包括血管迷走性发作,直立性低血压和心律失常。

8. 缺氧窒息,一氧化碳中毒或产伤。

9. 原发性癫痫 无法明确病因的情况。

C. 体征

1. 发热提示可能是感染因素,如脑膜炎或脑炎,也可能由发热直接引起惊厥。

2. 局灶性神经系统体征提示可能是肿瘤或局部脑损伤。

3. 视盘水肿提示颅内压增高,可能是由颅内出血或肿瘤引起。

4. 眼底出血提示基础血压高,高血压性颅内出血也可能是癫痫发作的一个原因。

5. 颈强直(假性脑膜炎)提示可能存在脑膜炎。

6. 头痛是感染或出血的一种非特异性主诉。

D. 实验室检查

1. 所有新发的癫痫患者都应进行以下的实验室检查,对于反复发作的癫痫患者可根据病史和体检的情况进行相关检查。

a. 常规进行血清检测(葡萄糖、钠、钾、钙、磷、镁、尿素氮和氨的水平),尤其在出现脱水、恶心、呕吐和意识改变时。

b. 抗癫痫药物(AED)的水平。儿童和成年人癫痫反复发作的最常见原因是抗癫痫药剂量不足。应根据患者已经使用的抗癫痫药与目前其癫痫复发的情况,个体化选择药物剂量。

c. 如果不能获得足够的病史,可进行麻醉药和毒物检测。

d. 全血细胞计数分析有助于帮助诊断感染。

e. 脑部影像学检查是必要的,除非医生肯定癫痫是由代谢性因素引起的。

(1)计算机断层扫描(CT):头颅 CT 扫描可帮助确定病灶性质或出血。

(2)磁共振成像(MRI):颞叶病变的评价上,头颅 MRI 优于 CT 扫描。

2. 只有当检测结果可能影响治疗策略时,应考虑以下检查。

a. 脑电图(EEG):癫痫的诊断并不是完全由脑电图结果决定,除非脑电图能记录到客观的癫痫发作情况。这些检查的灵敏度、特异性及预测值的多少取决于癫痫病灶的潜在原因及解剖位置。脑电图和视频脑电图在诊断癫痫方面正变得越来越重要,尤其对那些单药治疗效果较差的患者颇有价值。

(1)δ波：(每秒少于 3 个波形)提示脑功能失调。

(2)广泛慢波：与急性异常相关，比如脑炎、脑病、缺氧、代谢紊乱或药物影响。广泛慢波可能发生于换气过度、睡眠、昏睡时，尤其在年轻患者出现更多。

(3)局限慢波：暗示急性局部异常，例如挫伤、卒中、局部感染或肿瘤。局限慢波可能是一个发作后的现象，可能在病灶发生癫痫后数小时或数天仍持续存在。慢波也随着年龄及觉醒状态而发生改变。

(4)棘波：总的来说是描述脑损伤的陈旧性异常，但它也可能在脑损伤数年之后才逐步显示出来。与局限慢波相比，棘波在深入评价病因方面所提供的参考作用较少。棘波每秒有 3 个波峰，出现于失神发作。

b.24h 动态脑电图：有助于确定"事件"性质，有助于鉴别心理性非癫痫发作与癫痫发作，尤其是在两者同时存在。

c.视频监控器：可以与连续的脑电图连接。如考虑为局灶癫痫，医生可进行该检查。例如额叶癫痫或颞叶癫痫，需要外科治疗时应用。这个方法还可用于评估可疑精神性非癫痫样癫痫发作和其他阵发性行为，还可用于住院患者的评价。

d.颅骨 X 线检查：通常没什么价值，除非有严重的颅脑外伤。

e.>12 个月的儿童首次发生热性惊厥，腰椎穿刺不作为常规检查。年龄<12 个月的婴儿，由于此时的癫痫发作和脑膜炎临床症状难以鉴别，一定要考虑腰椎穿刺。

f.正电子发射断层扫描(PET)：主要用于研究，但对于需要考虑手术治疗的顽固性癫痫正变得更有帮助。

四、治疗

A.紧急治疗

1.保护患者气道通畅。

2.不使用口服药物。

3.如果癫痫发作持续时间超过 5min，可静脉注射药物(表 85-1)。

B.药物治疗

1.只能使用一类药物(表 85-4)。由于特异性的不良反应，如认知功能减退，可能会使医生选择另一种特定的药物(如苯巴比妥、苯妥英钠)。

2.为达到有效治疗的血药浓度应增加用药剂量，然而，临床治疗反应是比血药浓度水平更可靠的指标。

3.如果一种药物治疗无效可以用另一种药物替代。只有在每个单药失效时，才应考虑联合治疗。

C.妊娠期的治疗

1.妊娠期间药物的代谢可能有显著的变动。

2.母亲使用抗癫痫药物控制癫痫发作，则胎儿有加倍的先天性畸形(主要是面裂、神经管缺陷)的风险。与畸形发生相关密切的药物是三甲双酮和丙戊酸。

D.从多药联合用药转换为单药治疗

1.应选择最有可能治疗成功的单药。替换药物的剂量缓慢增加，而撤回药物的剂量应缓慢减量。长效药物应每周 1 次减半剂量，持续 1～3 个月缓慢停药。

2.该计划包括药物选择和风险评估，应与患者充分讨论。如果控制癫痫发作的效果较差，则应更改原治疗方案。

E.热性惊厥

1.一般而言，热性惊厥患者不用抗惊厥药。某些情况下，为预防热性惊厥发作可考虑抗惊厥治疗。例如，神经学检查异常，癫痫发作超过 15min，存在短暂或永久性的神经功能缺损，或者有非热性惊厥的家族史。

2.苯巴比妥或其他抗惊厥药物用于预防热性惊厥复发有效。治疗不会影响患者将来发生癫痫的概率。

表 85-4

基于年龄复发癫痫的治疗

针对癫痫类型 选择的药物	成年人剂量 （mg/d）	小儿剂量 [mg/(kg·d)]	成年人初始 剂量	不良反应	治疗范围 （μg/ml）	治疗费用
全身性发作-强直阵 挛						
苯妥英钠 （大仑丁）	300～400	4～7	100mg,2～3/d	认知功能减退,镇静,共济失调, 复视,牙龈增生	10～20	$
苯巴比妥	120～250	4～6	30～60mg,2/d	呼吸抑制,多动,镇静	15～40	$
卡马西平 （得理多）	600～1200	20～30	200mg,2～4/d	镇静,复视,步态不稳,再生障碍 性贫血,渗透压降低	6～12	$
丙 戊 酸 (Depakene)	1000～3000	10～60	250mg,3/d	镇静,恶心,呕吐,体重增加、脱发、 胃肠及血液系统不良反应	50～100	$ $ $
扑米酮 (Mysoline)	750～1500	10～25	250mg,3～4/d	镇静,眩晕,恶心,共济失调,行 为变化	6～12	$
全身性发作-失神						
乙琥胺 (Zarontin)	250～1000	20～40	250mg,2/d	恶心,呕吐,嗜睡,打嗝,头痛,血 质失调	40～100	$ $ $
丙戊酸 (Depakene)	1000～3000	10～60	250mg,3/d	镇静,恶心,呕吐,体重增加,脱 发,胃肠及血液系统不良反应	50～100	$ $ $
氯硝西泮 (Klonopln)	1.5～20	0.01～0.3	0.5mg,3/d	嗜睡,共济失调,行为变化	0.013～0.072	$ $ $
全身性发作-肌阵挛						
丙戊酸 (Depakene)	1000～3000	10～60	250mg,3/d	镇静,恶心,呕吐,体重增加,脱 发,胃肠及血液不良反应	50～100	$ $ $
氯硝西泮 (Klonopln)	1.5～20	0.01～0.3	0.5mg,3/d	嗜睡,共济失调,行为变化	0.013～0.072	$ $ $
苯妥英钠（大仑 丁）	300～400	4～7	100mg,2～3/d	认知功能减退,镇静,共济失调, 复视,牙龈增生	10～20	$
部分性发作						
卡马西平 （得理多）	600～1200	20～30	200mg,2～4/d	镇静,复视,步态不稳,再生障碍 性贫血,渗透压降低	6～12	$
苯巴比妥 （仑丁）	120～250	4～6	30～60mg,2/d	呼吸抑制,多动,镇静	15～40	$
丙戊酸 (Depakene)	1000～3000	10～60	250mg,3/d	镇静,恶心,呕吐,体重增加,脱 发,胃肠及血液毒副作用	50～100	$ $ $ $
扑米酮 (Mysoline)	750～1500	10～25	250mg,3～4/d	镇静,眩晕,恶心,共济失调,行为 变化	6～12	$
奥卡西平 (Trileptal)	最大剂量1200, 2/d	300～450,2/d	600mg,2/d	低钠血症,皮疹,头晕,视力改变, 语言障碍,行为改变	—	$ $ $ $
托吡酯 （妥泰）	200,2/d	200,2/d	25mg,2/d	代谢性酸中毒,行为问题,肾结石, 糖尿病,皮疹,言语表达障碍	—	$ $ $ $
左乙拉西坦 (Keppra)	1000,2/d	1000,2/d	500mg,2/d	抑郁症,头痛,全血细胞减少,脱 发,行为改变	—	$ $ $ $

（续 表）

针对癫痫类型选择的药物	成年人剂量（mg/d）	小儿剂量[mg/(kg·d)]	成年人初始剂量	不良反应	治疗范围（μg/ml）	治疗费用
加巴喷丁（Neurontin）	最大剂量1200,50 3/d		300mg,1/d	皮疹,血小板减少,白细胞减少,头晕,水肿,视放模糊,头痛	—	$$$$
癫痫持续状态						
劳拉西泮（Ativan）	0.05mg/kg 静脉注射	0.05mg/kg 静脉注射	2~4mg/ 20~30min	视物模糊,头痛 呼吸抑制,镇静	—	$$$
地西泮（安定）	0.25~0.5mg/ kg,静脉注射	0.25~0.5mg/ kg,静脉注射	5~10mg/ 20~30min	呼吸抑制,镇静	—	$
苯妥英钠（大仑丁）	15~20mg/kg, 30~50mg/ min,静脉滴注	15~20mg/kg, 0.5~1.6mg/ min,静脉滴注	—	认知功能减退,镇静,共济失调,复视,牙龈增生	10~20	$
苯巴比妥	300~800mg,25 ~50mg/min 静脉滴注	20mg/kg,25~ 50mg/min 静脉滴注	—	呼吸抑制,镇静	15~40	$

$:最便宜的;$$$$:最昂贵

五、管理策略

以患者的癫痫类型来制定管理策略。

A. 婴幼儿阶段发生癫痫,可能是发育缺陷、大脑灌注不足、胎儿宫内缺氧或胎儿感染等因素造成的,帮助患者处理癫痫带来的其他问题,如学习困难与控制癫痫发作同等重要。

B. 尽管进行了全面详尽的检查,仍有80%的儿童癫痫患者没有明确的病因。如果癫痫发作得到控制,通常不会出现进展性功能障碍。如果癫痫发作难以控制,情绪问题、学习和社会适应困难可能出现加重。

C. 青春期新发癫痫患者,只要癫痫得到控制,通常不会对患者的发育产生不利影响。这一年龄组的治疗依从性还是一个突出的问题。

D. 成年人新发癫痫提示可能患有严重疾病,包括酗酒或滥用毒品。对成年早、中期患者必须仔细检查有关酒精和"娱乐"药品的使用情况,以及处方药使用是否恰当。鉴别和干预可以制止上述情况大量发生。

E. 老年患者癫痫发作提示可能患有脑血管疾病或肿瘤。如果癫痫发作的原因没有明确,那么一个潜在的危险因素可能遗漏,同时癫痫控制也难以实现。

六、预后

A. 随着时间的推移,癫痫可能进入休眠。患者连续2年未发作,可考虑逐渐撤药。停药3年的复发率约为33%。复发与癫痫的类型有关。复杂部分性发作并伴有全身性发作的患者预后最差,只有部分性发作而没有全身性发作的患者预后最好。

B. 预后也取决于癫痫的病因和患者是否可以改变诱发癫痫发作的行为。

（杜 娟 译）

参考文献

[1] Alsaadi Taoufik M, Marquez Anna V. Psychogenic nonepileptic seizures. Am Fam Physician,2005,72: 849-856.

[2] Gelb DJ. Introduction to Clinical Neurology. 2nd ed. Woburn, MA:Butterworth-Heinemann, 2000:129-151.

[3] National Institute for Clinical Excellence(UK). Newer drugs for epilepsy in adults, full guidance. Technology appraisal guidance 76. 2004. www. nice. org. uk/guid-ance/TA76. Accessed August 15, 2008.

[4] Reuber M, Elger C. Psychogenic nonepileptic sei-

zures: review and update. Epilepsy Behav, 2003, 4
(3):205-216.

[5] www. epilepsy. org-at International League Against

Epilepsy. Accessed August 7, 2008.

[6] www. epocrates. com. Accessed August 7, 2008.

第86章 卒 中

Michael P. Temporal, MD

要点

- 迅速评估(包括非对照头颅 CT 扫描)以及缺血性卒中症状发生 3h 内给予重组组织型纤溶酶原激活剂(recombinant tissue plasminogen activator,rtPA)静脉溶栓可以改善预后。
- 卒中的即刻处理包括血氧和心脏节律监护,以及控制发热、情绪、血糖。
- 在缺血性卒中综合征急性期血压控制过低是有害的,除非当收缩压≥220mmHg 或舒张压≥120mmHg。在出血性脑卒中、溶栓治疗后、颈动脉内膜剥脱术后或蛛网膜下腔出血时要严格控制血压。
- 二级预防应以卒中的病因为基础,包括华法林治疗(适用于心源性血栓或颅内疾病)和动脉粥样硬化性疾病的抗血小板治疗(阿司匹林 325mg/d,氯吡格雷 75mg/d,噻氯匹定 250mg,2 次/日,或阿司匹林与双嘧达莫联合制剂,2 次/日)。
- 因心源性栓子所致的卒中应给予长期的抗凝治疗。
- 可控危险因素包括戒烟、控制血压、减少酒精摄入、降低升高的胆固醇、糖尿病控制等,对降低卒中的危险非常重要。

一、引言

卒中是一个迅速发生的继发于血管事件的以一系列神经功能不全为表现且超过 24h 的临床综合征。"脑中风"是用于警示保健人员、患者及其亲人和朋友的一个词,提醒他们对这种危及生命和神经功能不可逆损伤疾病的重视。

卒中或脑血管疾病是美国第 3 位危及生命的病因,常见致残的病因,以及最常见需要长期护理的病因。每年约有 50 万美国人发生新发(75%)或复发(25%)卒中。尽管 1/3 的卒中存活者患有长期自主功能不全需要别人的照顾,而 440 万存活者中又有近 50% 以上患者没有或几乎没有功能损害。

短暂脑缺血发作(transient ischemic attaks,TIA)是可恢复的神经功能不全,临床医生应进行积极的处理。在第一次 TIA 之后有 10%~25% 的患者在之后 90d 内又发生一次脑血管事件,而这些事件中近 50% 又发生在 TIA 后 48h 内。

卒中的类型:在成年人中,80% 的卒中是缺血性,动脉血栓性或动脉粥样硬化血栓性卒中(占卒中的 60%~70%)、脑动脉栓塞或腔隙性(小血管阻塞)。剩下的成年人卒中则是出血性,根据部位分类为颅内出血或蛛网膜下腔出血。

卒中的鉴别诊断包括神经系统损伤(例如硬膜下血肿或肿瘤),代谢紊乱(例如低血糖、低钠血症、高钠血症等),感染性疾病(如脑膜炎或脑脓肿),炎性疾病(如颞动脉炎),先天性疾病(如癫痫,偏头痛),晕厥;急性心脏事件或心律失常也可以类似卒中表现,违禁药物的应用也应考虑。

二、诊断

卒中代表的是从 TIA(迅速缓解的神经功能不全)到急性卒中综合征(进一步加重的神经功能不全,最常见的是大血管的血栓形成或腔隙性脑梗死、栓子)直至完全卒中(神经功能完全不能恢复)的进展过程。早期发现症状,迅速诊断和及时治疗是保健人员及其所服务社区所关注的目标。在专业的卒中单元进行评估及管理可以改善预后(SOR Ⓐ)。

A.卒中的症状和体征:反映卒中时所累及脑血管的范围。表 86-1 所列的是最常累及的血管。突然发生的无力、麻痹、言语或视力障碍,或突然发展的头晕、行走困难或头痛都是卒中的早期预警症状。初诊的病史记录应记载症状的发生时间,伴随的活动或创伤,其他神经系统症状(头痛、恶心、呕吐、意识改变等)以及现在及过去的疾病和手术史,所服药物,违禁药物的应用和过敏史。同时也要掌握卒中的危险因素以及是否有溶栓治疗的禁忌证。

B.体格检查:NIH 卒中评分(NIHSS)(表 86-2)提供了一个快速和相对较全面的神经系统评估方法,便于保健专业人员之间的交流(SOR Ⓑ)。常规的体格检查应该鉴别创伤,感染,合并的心脏、呼吸、腹部疾病。

C.脑影像学检查:适用于排除出血及发现其他病因(肿瘤、脓肿或硬脑膜下血肿)。最初检查应在症状发生 3h 内进行,理想的是在症状发生 60min 内进行以指导溶栓治疗的决定(SOR Ⓒ)。脑成像的优点在于可以区分严重缺血损伤的核心区与缺血边缘区,也就是鉴别那些轻度缺血、虽然电活动受到损伤但仍有细胞代谢及活力的区域。

表 86-1

卒中的临床表现

卒中类型/动脉或受累部位	临床表现	特别注意

动脉血栓性卒中
动脉粥样硬化血栓性卒中
  颈内动脉(主要是颅外)
  椎动脉(主要是颅内)
	逐步缓慢发生,可以发生于行走中,脑梗死引起的严重水肿可以使脑干受抑制	50%的病例由短暂性脑缺血发作进展而来

栓塞性卒中
  大脑中动脉
  大脑前动脉
  大脑后动脉
	突然发生的功能不全	

腔隙梗死(分支动脉)
  大脑中动脉豆状核纹状体的分支动脉
  大脑后动脉分支动脉
  基底动脉分支动脉
	突然或在数小时内发生,不发生头痛、意识丧失以及呕吐	腔隙梗死综合征:轻度偏瘫,感觉轻度丧失,下肢局部麻痹,以及共济失调/构音障碍(笨手综合征)

大脑内出血
  深部大脑半球(壳核)
  皮质下白质(叶间颅内出血)
  小脑
  丘脑
  中脑
	安静时发生,可以突然出现,发生意识丧失以及呕吐	选择性外科血块排出;在小脑出血的过程不可预测,一些中脑出血通过支持疗法可以改善

蛛网膜下腔出血(动脉瘤破裂)
  大脑动脉环
  颈内动脉
  前交通动脉
  大脑中动脉
	突然发生(剧烈头痛,呕吐,意识丧失,清醒后伴头痛及颈项强直)
	注意:动脉瘤破裂前很少有症状
		并发症:再破裂,脊髓液梗阻(交通性脑积水),事件发生后 3~14d 血管痉挛

1. 卒中初期 72h 内 CT 扫描可以明确鉴别缺血性还是出血性事件,如果给予重组组织型纤溶酶原激活剂(rt-PA)必须依赖于症状发生 3h 内进行的非对比 CT 扫描,以排除出血性事件(SOR Ⓐ)。在事件发生 5d 内 CT 扫描对蛛网膜下腔出血的敏感性是 95%。普通 CT 扫描常常可以看到小的腔隙性梗死或脑干梗死,在缺血性梗死的早期,CT 平扫的结果常常是阴性的,除非存在水肿性改变。CT 平扫的最高诊断价值是在缺血事件后 7d。

多排计算机成像技术包括灌注及血管造影术,从而可以提供更多信息。尽管其可以提高对缺血的检出,但在急性卒中初期的价值还没有确定。全脑灌注 CT 扫描可以鉴别低灌注的区域,区分可逆和不可逆性缺血的阈值,动态灌注 CT 扫描可以测量血流及血容量,但对所选血管分布区的显像不完全。螺旋 CT 血管造影可以在急性、亚急性以及慢性卒中过程中迅速地非侵袭性地评价颅内和颅外的脉管系统(SOR Ⓐ)。

2. 磁共振成像(magnetic resonance imaging,MRI):在检测缺血性卒中方面较 CT 更敏感。多模式 MRI 在评价急性脑梗死时可以对表现为卒中症候群的脑组织提供更多的功能信息:液体衰减翻转复原成像,弥散加权成像(DWI),灌注加权成像(PWI),功能 MRI,还有磁共振光谱学。这些技术提供一个组织轮廓图,可以区分梗死区域(不可逆损伤)与顿抑区域(存在危险因素,潜在的可以恢复的缺血)。在卒中发生数小时内常发生异常情况(SOR Ⓐ)。

D. 实验室检查:所有怀疑发生急性脑缺血的患者进行以下血液检查:基础代谢成分,血糖,全血及血小板计数,凝血酶原时间(prothrombin time,PT),国际标准化比率(international normalized ratio,INR),心肌酶(SOR Ⓑ)。在有些特殊患者中还要附加肝功能检验、毒理学检验、血乙醇水平、妊娠试验、动脉血气。

在急性卒中后的检验包括脂质水平、特殊凝血因子(蛋白 C、蛋白 S、凝血因子、抗凝血酶Ⅲ)(SOR Ⓑ)。升高的同型半胱氨酸血症已被证实是脑卒中的危险因素,可以通过补充复合维生素 B 来预防(SOR Ⓒ)。

表 86-2

美国国立卫生研究院 NIH 卒中量表*

项目	描述	评分
	意识水平	0-清醒,反应敏锐
		1-嗜睡的
		2-昏睡的
		3-昏迷,无反应的
	定位问题(2 个)	0-全部答对
		1-答对一个
		2-两个均未答对
	对命令的反应(2 个)	0-完成命令均正确
		1-完成一个正确
		2-两个完成均不正确
	凝视	0-正常水平运动
		1-部分凝视麻痹
		2-完全凝视麻痹

（续　表）

项目	描述	评分
	视野	0-无视野缺损
		1-部分偏盲
		2-完全偏盲
		3-双眼偏盲
	面瘫	0-正常
		1-轻度面瘫
		2-部分面瘫
		3-完全面瘫
	上肢运动功能 右 左	0-于要求位置无下落
		1-于要求位置 5s 内无下落
		2-于要求位置 10s 内无下落
		3-无能力对抗重力
		4-无运动
	下肢运动功能 右 左	0-于要求位置坚持不下落
		1-于要求位置 5s 内无下落
		2-于要求位置 10s 内无下落
		3-无能力对抗重力
		4-无运动
	肢体共济失调	0-无共济失调
		1-一个肢体共济失调
		2-两个肢体共济失调
	感觉	0-没有感觉丢失
		1-轻度感觉丢失
		2-重度感觉丢失
	言语	0-无失语
		1-轻度失语
		2-中度失语
		3-无声或完全失语
	构音障碍	0-正常
		1-轻度构音障碍
		2-严重构音障碍
	感觉消减或抑制	0-缺失
		1-轻度(丢失 1 个感觉模态)
		2-重度(丢失 2 个感觉模态)

* http：// www. ninds. nih. gov/doctors/NIH-Stroke-Scale. pdf

E.辅助检查

1. 所有的卒中患者初诊时都要进行心电图检查,观察有无心律失常以及其他心脏情况。只有怀疑肺部病理情况时才进行常规 X 线胸片检查。

2. 颅内和颅外血管成像。对有症状的急性缺血性脑血管患者最初的评估包括非创伤性的颈动脉检查(颈动脉多普勒超声和彩色多普勒血流显像),寻找颈动脉的显著损伤。经颅多普勒(transcranial doppler,TCD)检测大脑中部及远端颈内动脉狭窄的敏感性达 92%,特异性达 100%。然而这种技术对检测后循环的狭窄及阻塞是不够的,在 1/4 的患者中看不到大脑中动脉。在颅内动脉 TCD 有能力检测微小栓塞的栓子,不管是气体还是固体。螺旋 CT 血管造影术提供了血管病变的精确定义,然而,能筛选出颅外颈动脉还是颅内动脉疾病(包括后循环病变)的优先技术还是磁共振血管成像。脑血管造影术是血管成像的金标准,只在特别情况的患者实施,例如准备进行外科的干预、已经通过其他方法发现血管有狭窄而需要血管造影术来确定。数字减影血管造影术是另外一种技术。眼体积描记术可以通过测量眼视网膜动脉的动脉搏动间接测量颈动脉的阻塞。

3. 当怀疑有血栓形成的可能、拟行外科干预或当卒中患者是血栓的高危人群时(如房颤、可疑的感染性心内膜炎、修复的心瓣膜病、扩张性心肌病或近期的前壁心肌梗死)应进行超声心动图(经胸或经食管的)和 24h 动态心电图监测。

4. 当脑显像正常而不能排除蛛网膜下腔出血或感染性脑膜炎时腰椎穿刺则非常有意义。尽管在心室扩张的高血压脑出血、血管畸形的动脉瘤破裂时脑脊液是血性的,但清亮的脑脊液也不能保证没有脑出血。脑脊液白细胞增多提示感染。

5. 当卒中侵及皮质以及癫痫发作或有可能发作时,脑电描记法可记录到慢波。

三、治疗

A. **医疗救助**:脑卒中是医学急症,治疗第一步是指导患者在症状发生即刻就能想到寻求医疗救助。最初数小时内的诊断和治疗对最大限度减少缺血性脑损伤及改善预后意义重大。已证实特殊的卒中单元可以改善预后。在急性事件后应尽早把目标转至康复中心。

1. **稳定患者** 包括稳定血压、监测及治疗心律失常、保护气道,如果必要则进行辅助通气来改善低氧血症。保持正确的体位以避免压疮,及时纠正代谢紊乱,通过有经验的、反复的神经系统检查,能够及时监测卒中的进展,这是非常重要的。因为有心律失常的高危险,建议在最初的 24h 行连续的心脏监护。

2. **控制血压** 在卒中患者,控制过高或过低的极端血压所造成的神经系统和心血管系统损害为临床提出了一个尖锐的挑战。在卒中后升高的血压会在 24h 内自然地下降大约 10%。实际上,血压升高是急性脑缺血时的生理性反应。当卒中导致的一系列症状(包括疼痛、恶心、兴奋、膀胱膨胀、颅内压升高、卒中应激和潜在的高血压)消失后血压也就正常了。此外,对降压药物的过度反应可能导致血压突然下降、脑灌注减少,进一步损害神经功能。在缺血性卒中时高血压的药物治疗只有在特殊适应证时才选用(比如心肌梗死和动脉狭窄)或者在 30~60min 反复测量收缩压≥220mmHg,舒张压≥120mmHg(SOR Ⓑ),治疗药物选择包括静脉应用拉贝洛尔(10~20mg)、硝酸异山梨醇、尼卡地平(5mg/h),不管在事件之前患者血压正常与否,均应考虑血压的控制方法。另外,出血性脑卒中在溶栓或术后(比如颈动脉内膜剥离术或血肿清除后)要求更严格的血压控制,在急性事件后可以考虑应用长效降压药物控制 24 小时的血压(SOR Ⓒ)。

B. **逆转缺血**

1. **再灌注**治疗目的是使卒中受累的血管再通,是目前最新的进展。目前可选择的方式有药物、血管再通术、外科血管再通三种方法。

a. 药物常在卒中症状发生 3h 内注入。rtPA 被美国食品与药品管理局批准用于经 CT 证实的发病 3h 内的非出血性卒中。研究显示,越早干预,收益越好。血压在 185/110mmHg 以上是 rtPA 的禁忌证。在对 rtPA 的适应证及排除标准评估后(表 86-3),rtPA 按照 0.9mg/kg(最高至 90mg)由静脉注入,最初经动脉 rtPA 注射推荐用于颈内动脉、大脑中动脉主干、基底动脉阻塞的患者。经静脉的 rtPA 最适于颅内的皮质支阻塞。溶栓的最大危险是脑内出血,在溶栓后重症监护病房的监护指标包括脑出血的症状:进行性意识不清、头痛、恶心、呕吐及进展的神经功能不全。通过降低血压(治疗≥185mmHg 的收缩压和≥110mmHg 的舒张压)可以降低脑出血的危险,溶栓后 24h 不能给予阿司匹林和抗凝血药物,直到重复 CT 扫描排除出血。

b. 颈动脉内膜剥离术(carotid endarterectomy,CEA)对有症状的同侧严重颈动脉狭窄(70%~99%)

且近期发生非致残性缺血事件(TIA或卒中)是明确获益的。NASCET(北美症状性颈动脉内膜剥离试验)已经证实：颈动脉内膜剥离术与药物治疗相比较,对再发缺血事件在严重狭窄患者中有明显的获益($P \leqslant 0.001$),对中度狭窄(50%～69%)也有轻度获益($P = 0.045$)(SOR Ⓐ)。

AHA颈动脉内膜剥离术的指南中指出,推荐无症状患者预防性颈动脉内膜剥离术治疗要考虑到外科手术操作的风险。外科手术特殊的发病率和死亡率在评估这种危险时是一个显著的影响因子。患者的选择以及手术后可修复因素的处理也是影响因素。对一个无症状的以及预期寿命至少5年、手术危险性≤6%、同侧颈动脉狭窄>59%的患者,不管斑块的特点(例如溃疡)、对侧的情况以及抗血小板的治疗,施行颈动脉内膜剥离术可能受益(SOR Ⓑ)。同侧的颈动脉狭窄≥59%的无症状患者在冠状动脉旁路移植术时单侧的颈动脉内膜剥离术是可取的。对那些外科手术风险≥3%的患者没有推荐依据(SOR Ⓑ)。

表 86-3

重组组织型纤维蛋白酶原激活剂(rtPA)在卒中患者的应用

选择标准	血小板计数异常(≤100 000/mm³)
药物注入前卒中发生≤3h	升高的国际标准化比率(≥1.7)或部分凝血致活酶时间(PTT)
患者年龄≤75岁	
血糖正常	在过去24h应用肝素
凝血指标正常	胸部压迫
排除标准	在既往21d内出现胃肠道及泌尿道出血
在最近14d有大的外科手术及创伤	近期发生心肌梗死
在不可压迫的大动脉点有穿刺	近期(在过去的7d)腰椎穿刺
CT结果显示有超过1/3的颈动脉分布区域受累	妊娠
传染性心内膜炎	未控制的高血压(收缩压≥185mmHg,舒张压≥110mmHg)
卒中发生时有癫痫发作	
CT扫描中任何可能的出血依据	

---

c. 其他血管内的干预正在评价中并有可喜的结论。所有这些研究与动脉内溶栓治疗相联系并限于综合性的卒中治疗中心。外科手术高危的人群可以考虑支架血管成形术,急诊支架血管成形术结合动脉内溶栓治疗收益好(SOR Ⓒ)。大脑中动脉和颈内动脉的机械性血栓去除术可以提高血管再通率(SOR Ⓒ)。一种血栓抽出装置(MERCI)已经通过FDA的验证可用于颅内的血栓去除(SOR Ⓑ)。

2. 急性期的抗凝治疗　对急性卒中患者肝素的应用无明确的监护标准,也不是溶栓治疗适宜人群的替代方案(SOR Ⓐ)。从国际卒中试验研究可以看出尽管早期再次发生卒中的风险降低,但是高发的出血并发症使所有的收益均抵消了。同样,用低分子量肝素或达那肝素治疗急性卒中的研究也没有得出有益的结论(SOR Ⓐ)。

肝素作为一个辅助治疗,不应在溶栓治疗24h内开始(SOR Ⓑ)。

3. 脑水肿是卒中1周内死亡的主要原因。治疗或避免可能增加颅内压的条件：发热、疼痛、低氧、激动、液体过剩、高碳酸血症以及扩张颅内静脉的药物。皮质激素对继发于卒中的脑水肿是无效的。对颅内压显著升高的患者治疗脑水肿的两种医学方式是渗透疗法(如甘露醇或甘油)和过度通气治疗(SOR Ⓒ)。有时外科干预(如颅骨切除减压术)对控制颅内压的升高是必需的(SOR Ⓑ)。

4. 尼莫地平是二氢吡啶类钙通道阻滞剂,主要影响中枢神经系统的脉管系统,已经证实尼莫地平在治疗伴随蛛网膜下出血的脑缺血是有益的。剂量是出血96h内,每4小时60mg,共21d(这期间认为血管痉挛是神经功能不全的主要原因)。

C. 预防再发作：通过降低继发危险因素从而

预防卒中的再发作是降低卒中发病率及死亡率的关键。

1. 不可逆的危险因素包括年龄(超过 55 岁后每 10 年危险增加 2 倍)、家族史、男性、种族(非裔美国人和西班牙后裔)。最大的危险因素是之前的卒中病史:卒中导致卒中。

2. 可逆的危险因素。一般生活方式的修正包括保持健康的体重,戒烟,酒精控制(SOR Ⓒ)。体重目标是体重指数在 $18.5\sim24.9kg/m^2$。推荐每天至少 30min 适当强度的体育锻炼。坚决限制烟草及违禁药品的应用。可以适当的饮酒(每天少于 2 杯),狂饮性饮酒,特别是在年轻人中伴随卒中危险的增加。血糖的控制糖化血红蛋白要求在≤7.0%(SOR Ⓑ)。

3. 血压的控制可以使卒中危险下降 30%~40%(SOR Ⓐ),不管有无高血压病史,对所有 TIA 及急性卒中后的患者降压治疗均可获益(SOR Ⓑ)。血压目标应考虑在 130/80mmHg 以下,至少平均下降 10mmHg/5mmHg(SOR Ⓑ)。鼓励生活方式的改变(第 76 章)。一项荟萃分析结果显示利尿剂、利尿剂联合 ACE 抑制剂显著降低再次卒中的危险。在单独应用 β 受体阻断剂和 ACE 抑制剂中未见到这种下降,但所有的收益均与血压水平的下降有关(SOR Ⓑ)。对血管阻塞性疾病血管紧张素 Ⅱ 阻断剂是有益的。HOPE 研究证实应用雷米普利任何卒中的相对危险性降低 32%,致死性卒中降低 61%(SOR Ⓑ)。PRO-GRESS 研究采用一种可变通的用药法,应用哌道普利,如果需要加用吲达帕胺,与对照组比较。可以见到相对危险降低 28%(SOR Ⓑ)。LIFE 研究显示氯沙坦较阿替洛尔可以使相对危险降低 25%(SOR Ⓑ)。

4. 胆固醇控制应遵循全美胆固醇教育计划成年人治疗小组(NCEP-ATP Ⅲ)的建议。在合并冠心病和症状性动脉粥样硬化的患者低密度脂蛋白目标应低于 100mg/dl,对高危的合并多种危险因素的患者应≤70mg/dl(SOR Ⓐ),即使那些没有应用他汀类药物的患者也可在应用他汀类药物后减低血管事件的危险(SOR Ⓑ)。

5. CEA 的作用在上文中已经讨论。

6. 用华法林抗凝治疗显示有 20% 的缺血性卒中的原因是心脏血栓。对持续性或阵发性房颤的患者推荐抗凝治疗(SOR Ⓐ)。如果不能口服抗凝血药物,推荐阿司匹林 325mg/d(SOR Ⓐ)。在急性心肌梗死和左心室血栓情况下,抗凝治疗需要达 3~12 个月(SOR Ⓑ)。对合并冠状动脉疾病要应用阿司匹林肠溶片剂(SOR Ⓐ)。扩张性心肌病患者应给予华法林或抗血小板治疗(SOR Ⓒ)。对合并风湿性二尖瓣疾病的患者华法林是合适的。应用华法林时不推荐常规联合应用阿司匹林肠溶片,但当有再发血栓时可以给予 81mg/d 的阿司匹林(SOR Ⓒ)。同样,人工瓣膜置换的患者在华法林治疗中发生缺血性卒中时 81mg/d 的阿司匹林也是合理的(SOR Ⓑ)。

7. 抗血小板治疗。对非心脏血栓导致的卒中或 TIA,与口服抗凝治疗比较推荐应用抗血小板制剂降低再发卒中和其他心血管事件(SOR Ⓐ)。在荟萃分析中,可以使非致死性卒中的相对风险降低 28%,致死性卒中的相对风险降低 16%。

a. 急性事件后 24～48h 给予阿司匹林 325mg/d 用于二级预防(SOR Ⓐ)。尽管早期应用阿司匹林或血小板糖蛋白 Ⅱb/Ⅲa 受体阻断剂对急性冠状动脉综合征是有益的,但在试验研究外不推荐用于急性卒中的治疗(SOR Ⓑ)。

b. 氯吡格雷 75mg/d,是诱导血小板聚集的二磷酸腺苷受体非竞争性抑制剂,可以用于对阿司匹林过敏的患者。在 CAPRIE 研究中,卒中、心肌梗死、周围血管疾病的患者应用氯吡格雷比阿司匹林仅使卒中的危险轻度降低(SOR Ⓑ)。对合并糖尿病和心肌梗死的患者降低卒中风险的获益可能更大。虽然推荐在急性冠脉综合征后 12 个月联合应用阿司匹林和氯吡格雷,但在 MATCH 研究中有卒中和 TIA 的高危人群中应用氯吡格雷预防动脉粥样硬化血栓,未证实有相似的风险获益(SOR Ⓑ),而且,出血的风险增加。腹泻和皮疹是常见的不良反应,尽管中性粒细胞减少症不是问题,已有报导血栓性血小板减少性紫癜。

c. 缓释双嘧达莫和阿司匹林联合制剂 Ag-grenox,200mg/20mg 每日 2 次,也可抑制血小板的激活及聚集。在欧洲卒中预防研究(European Stroke Prevention Study,ESPS-2)中显示这种联合制剂降低卒中风险 38%,较单用阿司匹林(18%)和单用氯吡格雷(18%)降低(SOR Ⓑ)。

头痛是最常见的不良反应,与阿司匹林比较没有出血风险的增加。

d. 在噻氯匹啶/阿司匹林研究中噻氯匹啶250mg,2次/日与氯吡格雷一样,较阿司匹林使相对危险度降低21%(SOR Ⓑ)。与氯吡格雷一样,腹泻和皮疹是常见的不良反应。另外,要保证初期每周监测中性粒细胞减少症,也有报导血栓性血小板减少性紫癜。

四、管理策略

卒中是常见的血管疾病,是长期、慢性的疾病过程。为预防疾病的进一步发展以及卒中后功能最大改善,治疗策略中心集中在卒中的三个阶段。

A.阶段Ⅰ:卒中的急性过程是发病后第1周。注意功能的评估、保持及恢复,包括四肢的被动活动、正确的体位、关节的旋转以及保持良好的卫生(C级证据)。进食和饮水前要对吞咽功能进行评价(B级证据)。

B.阶段Ⅱ:卒中的亚急性期常持续3个月。

在这个阶段,神经功能的恢复是最好的。功能恢复包括由护士、理疗医师、职业治疗师、言语治疗师、营养医师和内科医师组成的团队对不同专业进行评估和治疗以使功能恢复和自主达到最大值。选择功能恢复的场所(例如康复病房、熟练的护理团队、患者家庭和家庭保健治疗机构的协调、门诊患者的设备)依赖于患者的医疗条件、家庭状况(支持或无力支持)、财政状况和可能的资源。从任何形式的功能恢复中获益,患者必须能交流(口头或非口头),在两或三步命令后能记得所学的内容。当患者合并严重的痴呆、严重的慢性阻塞性肺疾病、严重的心血管储量不足、严重的多发性关节疾病时,尽管这样的患者可能在立即住院后的阶段因熟练或亚急性的护理中受益,但不可能从急性住院康复中获益。

C.阶段Ⅲ:卒中的慢性恢复阶段开始于3个月后。事件和功能恢复后神经病学的恢复至少持续1年,甚至2年。在亚急性阶段获得功能受益的保持非常重要。

表 86-4	
巴塞尔指数	
60分以上一般代表每天<2h的个人生活护理辅助,60分或小于60分则代表每天需要≥4h的个人生活护理辅助,标准都不能满足时给0分	0-依赖 5-自理
功能活动	6.行走,50码,水平面
1.进食	0-完全依赖
5-依赖	5-依赖轮椅但是可以推进
10-自理	10-可以在辅助装置下行走
2.从床到轮椅的移动,回至床上(包括坐至床上)	15-不需要辅助装置即可行走
5-仅靠辅助起床	7.上下楼梯(允许机械的辅助装置)
10-需要一些帮助	5-依赖
15-自理	10-自理
3.梳洗打扮(洗脸;梳头;刮胡子:包括准备剃须刀;刷牙;如果穿衣适当的化妆)	8.穿衣(包括试鞋及穿鞋的辅助装置;解开鞋带)
	5-依赖
0-依赖	10-自理
5-自理	9.肠道控制(应用栓剂,允许灌肠)
4.如厕(打开关闭卫生间;处理衣服;擦洗;冲厕)	5-依赖
5-依赖	10-自理
10-自理	10.排尿控制
5.洗澡(浴盆;淋浴;或完全的海绵擦身浴)	5-依赖
	10-自理

在 Mahoney FI,Barthel DW 的允许下有修改,摘自 Mahoney FI,Barthel DW. Functional evaluation:The Barthel index. Md State Med J,1965,14:61.

1. 根据患者的情况,在卒中急性阶段或之后家庭或护理人员的配合可以提高认知及预后。患者与家属的耐心配合,包括出院后治疗计划,以及家属或护理人员在恢复阶段与患者、与患者的每一个治疗师和护理团队的配合是有益的。

2. 家庭保健治疗机构可以保证顺利地转运及患者回家后有效地解决问题。

3. 定期医生对患者的随访监护非常重要。评价及促进危险情况的处理,鉴别及治疗复杂的疾病(例如抑郁症),评价再发的症状,评价功能状态(巴塞尔指数,表86-4),疏通潜在的阻滞以保持功能,促进患者接受疾病状态。

五、预后

总的来说,绝大多数最初病情凶险的患者可以从急性期存活下来。急性期的死亡大部分归咎于大脑脑干生命功能不可逆的衰竭,肺栓塞和心血管事件影响卒中患者的早期死亡率。全身性原因(如肺炎、肺栓塞、缺血性心脏病、再发的卒中)是亚急性期和慢性期常见的死亡原因。再发卒中的危险是客观存在的。卒中的主要并发症是吸入、感染(如泌尿道感染、肺炎)、压疮、角膜上皮擦伤和抑郁症。第Ⅲ对脑神经麻痹(信号颞叶沟回疝形成),患者年龄的增长,出血性事件,都与严重直接预后相关。在出血性事件中,单侧运动缺陷和昏迷的总体预后是不良的。脑干梗死如脑桥出血预后极差。对所有卒中来说皮质下小血管的腔隙性栓塞是对死亡率影响最小的。

(张 燕 译)

参考文献

[1] Adams HP, delZoppo G, Alberts MJ, et al. Guidelines for the early management of adults with ischemic stroke. Stroke,2007,38:1665-1771.

[2] Bravata DM, Kim N, Concato J, Krumholz HM, Brass LM. Thrombolysis for acute stroke in routine clinical practice. Arch Intern Med,2002,162:1994-2001.

[3] Sacco RL, Adams R, Albers G, et al. Guidelines for prevention of stroke in patients with ischemic stroke or transient ischemic attack. Stroke,2006,37:577-617.

[4] http://www.ninds.nih.gov/is the Web site for the National Institute of Neurologic Disorders and Stroke with links to multiple organizations. Accessed August 15, 2008.

[5] http://stroke.ahajournals.org/is theWeb site of the American Heart Association with links to consensus statements and journal articles. The parent site is www.strokeassociation.org. Accessed August 15, 2008.

[6] http://www.stroke.org is the Web site of the National Stroke Association with excellent resources for patients, providers, and caregivers. Accessed August 15, 2008.

[7] http://www.strokecenter.org is the clinical Web site of Washington University in St. Louis also with clinical updates and useful tools. Accessed August 15, 2008.

第87章 甲状腺疾病

Jeri R. Reid，Stephen F. Wheeler

要点

- 敏感的促甲状腺激素测定(sTSH)是诊断甲状腺功能减退症和甲状腺功能亢进症最好的筛查方法。
- 左旋甲状腺素是甲状腺功能减退治疗的首选。对于<65岁,没有心脏病的患者,初始替代剂量为 $1.6\mu g/kg$;但对于>65岁,确诊或者怀疑有心脏病的患者,初始剂量建议用上述剂量换算的 25%。
- 放射性碘(^{123}I)摄取扫描有助于诊断病因不明的甲状腺功能亢进。
- 在美国,口服放射性碘(^{131}I)是大多数甲状腺功能亢进症患者首选的治疗,但抗甲状腺药物和手术也适用于有指征的患者。
- 通常可用sTSH、超声影像和细针穿刺活检来评估甲状腺结节的性质。

一、引言

A.**生理学**:下丘脑分泌的促甲状腺激素释放激素,刺激垂体前叶产生促甲状腺激素(TSH)。由促甲状腺激素刺激甲状腺释放的主要激素是甲状腺素(T4),它可被转换为活性更强的甲状腺素(T3)。T4和T3是通过血浆甲状腺结合球蛋白(TBG)相互转换的,在较小范围内也通过白蛋白和前白蛋白。只有少量的游离部分是代谢活跃的。反映甲状腺状态最敏感的指标是促甲状腺激素,受游离甲状腺素浓度负反馈性调节。

B.**诊断评估**:甲状腺疾病的诊断依赖于临床症状、体征和实验室检测。

1. 表87-1列出了甲状腺功能减退最常见的症状和体征。

2. 表87-2列出了甲状腺功能亢进症最常见的临床表现。

3. 敏感的血清促甲状腺激素(sTSH)是最重要的实验室诊断依据。sTSH的正常值范围为 $0.45\sim4.5mIU/L$。

a. 在大多数情况下,正常的sTSH水平可以排除甲状腺功能异常。然而,当sTSH水平正常伴随甲状腺功能减退的症状和体征时,应进一步检测有无中枢性甲状腺功能减退。

b. sTSH降低可出现在甲状腺功能亢进症,也可出现在一些非甲状腺疾病,如使用多巴胺或糖皮质激素治疗的患者。此外,sTSH降低也可能出现在一些甲状腺功能正常的老年患者中。

c. sTSH升高通常提示甲状腺功能减退,但在一些危重的非甲状腺疾病恢复期可能轻度升高,如使用各种药物,包括锂剂和安非他明,以及一些甲状腺功能正常的老年患者。

d. 直接检测游离甲状腺素(FT4、FT3) 现在普遍用于甲状腺疾病的常规诊断评估。这些检测减少了传统的TT3、TT4、rT3检测需求。

表 87-1

甲状腺功能减退症常见的体征和症状

体征或症状	受影响的患者(%)
虚弱	99
皮肤改变(干燥或粗糙的皮肤)	97
昏睡	91
讲话缓慢	91
眼睑水肿	90
发冷	89
出汗减少	89
皮肤冰凉	83
舌体肥厚	82
面部水肿	79
毛发粗糙	76
皮肤苍白	67
健忘	66
便秘	61

本表中列出 60% 以上的甲状腺功能减退患者的症状与体征。摘自 Larsen PR，Davies TF，Hay ID. The thyroid gland. In：Williams Textbook of Endocrinology. 9th ed. Philadelphia，PA：Saunders；1998：461.

表 87-2

甲状腺功能亢进症常见的症状和体征

临床症状和体征	70 岁以上老年患者(%)	年龄<50 岁患者(%)	P 值
心动过速	71	96	0.1
疲劳	56	84	0.1
体重减轻	50	51	0.87
震颤	44	84	<0.001
呼吸困难	41	56	0.20
淡漠	41	25	0.20
厌食	32	4	<0.001
精神紧张	31	84	<0.001
反射过敏	28	96	<0.001
虚弱	27	61	0.01
忧郁	24	22	0.87
出汗增多	24	95	<0.001
烦渴	21	67	<0.001
腹泻	18	43	0.02
精神错乱	16	0	0.01
肌萎缩	16	10	0.52
怕热	15	92	<0.001
便秘	15	0	0.01
食欲增加	0	57	<0.001

摘自 Trivalle C，Doucet J，Chassagne P，et al. Differences in signs and symptoms of hyperthyroidism in older and younger patients. J Amer Geriatr Soc. 1996；44：51.

C.甲状腺疾病筛查：除了新生儿，在普通人群中进行甲状腺疾病的筛查尚有争议。最近一个知名内分泌学会制定的共识中建议，所有年龄在60岁以上的妇女和以前所有颈部受过辐射、1型糖尿病、其他自身免疫性疾病、心房纤颤或甲状腺疾病家族史的人都应进行甲状腺疾病的筛查。他们还建议有任何甲状腺异常症状的患者也进行筛查，包括甲状腺肿大和结节。但另一个著名的内分泌学术团体提出，所有成年人都应进行筛查，包括怀孕妇女和那些考虑怀孕的妇女。

二、甲状腺功能减退症

A.简介：甲状腺功能减退症（简称"甲减"）是甲状腺激素分泌不足的结果。甲状腺功能减退症患者占总人口的 $0.3\%\sim2\%$，女性患者至少是男性的2倍，患病率随着年龄增长而递增。

1. 原发性甲状腺功能减退最常见的病因是慢性自身免疫性（桥本）甲状腺炎，放射性碘治疗或手术后甲状腺功能减退。高 sTSH 和低 FT4 是甲状腺功能低下的主要指标。

2. 继发性甲减是脑垂体分泌 TSH 减少而导致的结果。这种情况通常伴有其他脑垂体激素分泌不足的表现，原因包括产后垂体坏死（sheehan综合征）和垂体瘤。

B.诊断

1. 对于有明显甲减症状和体征的患者来说，高 sTSH（$>4.5\mu U/ml$）和低 FT4 是原发性甲减的诊断依据。考虑诊断自身免疫性甲状腺炎时，血清抗甲状腺过氧化物酶抗体（TPOAb）的检测可能会有帮助。

2. 如有甲减的症状和体征，并且 sTSH 正常或轻度升高，提示继发性甲减的可能。并发闭经、溢乳、直立性低血压、腋下和阴部脱毛和视觉区域性缺失提示可能有中枢性因素。

C.治疗

1. 甲状腺素是常规替代治疗的首选药物。甲状腺素等效性研究显示，品牌产品和普通产品之间转换时激素水平没有出现明显的波动。目前并不支持的替代治疗组合为甲状腺素和 T3。

2. 成年人替代治疗剂量大约每天需要 $1.8\mu g/kg$，年龄较大的患者可能每天只需要 $0.5\mu g/kg$，年龄 <65 岁的患者通常需要完全的替代剂量。

已知或怀疑有心脏病的患者，不论年龄是否超过65岁，起始剂量均应为推算替代剂量的 25%，并逐步调整。

3. 用药后 $6\sim8$ 周，进行临床及生化的重新评估是必要的，直到甲状腺素剂量逐步调整到 sTSH 正常水平。随后，与甲状腺相关的病史、体检和 sTSH 检测每年至少进行1次。

4. 考来烯胺、硫酸亚铁、硫糖铝和制酸剂等药品含有氢氧化铝，可能会干扰甲状腺素的吸收。其他药物如苯妥英钠、卡马西平和利福平，可能会加快甲状腺素代谢，因此需要较高的替代剂量。

D.亚临床甲状腺功能减退症

1. 简介　亚临床甲状腺功能减退症可出现 sTSH 升高，FT4 正常，没有或少量的甲状腺功能减退症状。据估计，这种亚临床甲状腺功能减退症发生率占总人口的 $4\%\sim8\%$，60 岁以上的妇女多达 20%。大约 20% 服用甲状腺素替代治疗的患者有亚临床甲状腺功能减退。

2. 临床过程　亚临床甲状腺功能减退发展到甲状腺功能减退的比例，每年在 $2\%\sim5\%$。病情进展的危险因素包括甲状腺自身抗体阳性、年龄 >65 岁、女性、较高的 sTSH 水平（$\geqslant10\ \mu U/ml$）。未发展为甲减的患者被认为可能由于甲状腺损害轻微，是甲状腺功能的自我调节。亚临床甲状腺功能减退与心脏不良事件、总胆固醇和低密度脂蛋白（LDL）的升高、全身性或神经系统症状的进展有关。

3. 治疗　建议 sTSH 水平在 10 mIU/L 以上的患者使用甲状腺素，因为这些患者可能出现症状改善和低密度脂蛋白降低。对于有临床症状，且 sTSH 在 $4.5\sim10mIU/L$ 的患者，可考虑应用甲状腺素，但如果症状没有改善就应该停止。对于那些已怀孕的或打算怀孕的妇女，由于未治疗的亚临床甲减与胎儿或母亲的不良预后有关，不论 TSH 水平和有无临床症状都应该接受治疗。未治疗的患者应每年进行临床和生化检查来监测甲状腺功能的变化。

三、甲状腺功能亢进症

A.简介：甲状腺功能亢进症（简称"甲亢"）是甲状腺激素水平升高的结果。甲状腺功能亢进症在总人口中较甲状腺功能减退症少见。社区调查发现，女性患病率 2%，男性 0.2%，大约 15% 的病例发生在 60 岁以上的人群。Graves 病占甲亢的 60%～80%，甲亢还包括其他多种类型的疾病。

1. Graves 病是一种自身免疫性疾病，是甲状腺刺激球蛋白 G 抗体（TS Ab）作用于甲状腺 TSH 受体的结果，已证实有家族易感性。

2. 多结节性甲状腺肿伴甲亢（Plummer 病），是 40 岁以上甲亢患者最常见的病因，常为无毒性多结节性甲状腺肿发展到一个或多个自主功能亢进的结节。

3. 毒性结节，是甲状腺功能亢进症最常见的原因。毒性结节是由一个或多个不依赖 TSH 具有分泌功能或能刺激甲状腺分泌的腺瘤组成。

4. 甲状腺炎，发炎腺体可导致短暂甲状腺功能亢进症的激素释放，这些短暂性甲状腺激素常常会引起甲状腺内储存激素的耗竭。

B. 诊断

1. 病史和体格检查是鉴别甲状腺功能亢进症病因的重要因素（表 87-3）。

2. 有甲亢症状和体征的患者诊断流程见图 87-1。受抑制的 sTSH 和升高的 FT4 是甲状腺功能亢进症的诊断依据。对于一个 sTSH 受抑制且 FT4 水平正常的患者来说，T3 和 FT3 的水平将作为 T3 型甲状腺炎的评价标准。

表 87-3

甲状腺功能亢进症的常见病因和临床诊断

病因	病理生理	腺体大小	结节	压痛
毒性结节	自主分泌激素	萎缩	单个结节	无
毒性多结节性甲状腺肿	自主分泌激素	肿大	多个结节	有
亚急性甲状腺炎	腺体激素缺乏	肿大	无	有
淋巴细胞性甲状腺炎 产后甲状腺炎 药物性甲状腺炎	腺体激素缺乏	轻度肿大	无	无
Graves 病 （甲状腺刺激抗体）	腺体刺激因子增加 （物质造成的刺激）	肿大	无	无
碘源性甲状腺功能 亢进（碘摄入，X 线 造影，胺碘酮）	腺体刺激因子增加 （物质造成的刺激）	肿大	多结节或 无结节	无
垂体腺瘤功能（促甲 状腺激素）；肿瘤 （绒毛膜促性腺激素）	腺体刺激因子增加 （物质造成的刺激）	肿大	无	无
外源性甲亢	外源激素的摄入	萎缩	无	无
卵巢甲状腺肿，甲状 腺癌转移	腺体外生产激素	萎缩	无	无

转载 Reid JR，Wheeler SF. Hyperthyroidism：diagnosis and treatment. Am Fam Physician，2005，72：623-630.

3. 放射性碘（[123]I）摄取有助于明确甲亢的原因。甲状腺[123]I 摄取增加且分布比较弥散符合 Graves 病的特征，反之，摄取浓度集中表示毒性结节性腺瘤或多结节性甲状腺肿。如果[123]I 摄取减少，检测血清甲状腺球蛋白可以区分外源性甲状腺肿和甲状腺炎（甲状腺球蛋白下降），垂体性甲亢或腺体外生产甲状腺激素（甲状腺球蛋白增加）。

C. 治疗

1. 抗甲状腺药物（ATDs）　在欧洲、日本和澳大利亚是 Graves 病治疗首选的一线药物。他巴唑与丙基硫氧嘧啶（PTU），这两种在美国具有代表性的药物通过抑制甲状腺激素合成而发挥疗效，PTU 抑制外周 T4 转化为 T3。抗甲状腺药物抑制甲状腺自身抗体，降低甲状腺刺激球蛋白抗体，60% 使用 ATDs 治疗 2 年的 Graves 病患者病情得到缓

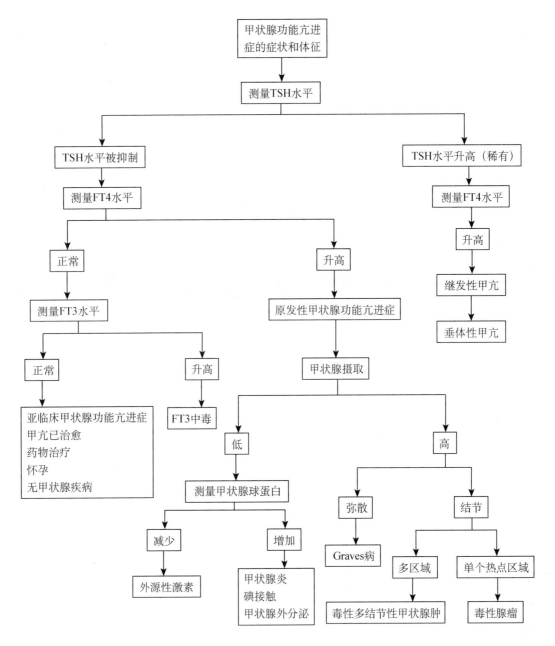

图 87-1 甲状腺功能亢进症的诊断

转载 Reid JR，Wheeler. SF. Hyperthyroidism：diagnosis and treatment. Am Fam Physician，2005，72：623-630.

解。对于抗甲状腺素药治疗的患者，增加左旋甲状腺素的摄入没有明显的症状改善缓解率。

a. 他巴唑由于成本低、半衰期长以及血液学方面不良反应低，是未妊娠患者的首选药物。他巴唑通常首次剂量为 15～30mg/d。由于他巴唑可引起一种罕见的先天性发育异常，故丙基硫氧嘧啶是妊娠患者治疗的首选药物，起始剂量为每次 100mg，每日 3 次。如果 4～8 周后 FT4 没有

下降，剂量应增加。他巴唑的剂量可高达 60～90mg/d，或使用丙基硫氧嘧啶每次 300mg，3～4 次/日，可使甲状腺功能恢复正常。TSH 在甲状腺激素水平正常后数月内仍然受到抑制。

b. 甲状腺功能一旦正常（通常在 6～8 周内），剂量可调至维持量。丙基硫氧嘧啶典型的维持剂量为 100～200mg/d 或他巴唑 5～10mg/d。

c. 大多数临床医师在治疗 12～24 个月之

后，才考虑撤销抗甲状腺治疗。停止治疗前，甲状腺功能的临床和生化指标应正常，并且检测不到甲状腺刺激抗体水平。高达 50% 的患者可能复发，多发生在吸烟、甲状腺肿大和甲状腺刺激抗体水平持续升高的患者，复发更可能发生在停药后的第一个 3～6 个月。

d. 抗甲状腺药物治疗的主要不良反应包括多发性关节炎（1%～2%）和粒细胞缺乏症（0.1%～0.5%）。粒细胞缺乏症通常发生在开始治疗的 3 个月。PTU 有一个较高剂量相关风险的不良反应，而他巴唑剂量每日低于 30mg 的情况下，这种不良反应非常少见。如患者遇到突然发热或喉咙痛，应立即停用这种药物。例行检测白细胞计数是有争议的，但可能对粒细胞缺乏症的早期检测有益。与抗甲状腺药物治疗相关的其他不良反应还包括皮疹、发热、关节痛、肝功能异常，但一般只有不到 5% 的患者发生这些情况，不会导致停药。

2. 放射性碘（RAI，^{131}I）　一般口服，它集中在甲状腺组织内，破坏滤泡细胞。这是美国治疗 Graves 病、结节性甲状腺肿、年龄超过 40 岁的毒性结节和抗甲状腺治疗后复发患者的首选。

a. 推荐给予一个较高的剂量，特别是对老年人和心脏病患者，大约 80% 的患者可得到永久性缓解。如果症状在治疗 3～6 个月后仍存在，应给予第二次 ^{131}I 治疗。

b. 放射性碘在 2～6 个月期间发挥全部作用。后续的 4～6 周应检测 FT4 水平和评估临床反应是否适当，直至甲状腺功能稳定在正常范围内或发生甲状腺功能减退。

c. 如不注意放射性碘所用剂量，82% 的患者在 25 年内将发生永久性甲状腺功能减退。用较大剂量治疗的患者发生较早，应在频繁的随访中及时地诊断和治疗。毒性结节或结节性甲状腺肿较少出现甲状腺功能减退，因为治疗后剩余的甲状腺体仍可保持正常的功能。甲状腺替代治疗应从 FT4 和 sTSH 正常开始，到甲状腺机能减退的范围内。

d. 妊娠期禁忌进行放射性碘治疗，一般建议放射碘治疗后应推迟 6～12 个月再怀孕。另外，放射性碘治疗在育龄妇女中的应用并无禁忌，因为它并未证实会导致癌症、不孕症或对治疗后出生的孩子成长造成坏的影响。哺乳期妇女应避免放射性碘治疗，因为可在乳汁中检测到放射性。放射性碘在儿童中的应用尚有争议，但是已出现长期安全性资料，使其乐于被业内接受。

3. 由于抗甲状腺药物和放射性碘治疗的有效性，甲状腺功能亢进症手术治疗的比例已经下降。甲状腺次全切除术是通常的手术方法。

a. 手术适应证包括患者不愿或不能采取抗甲状腺药物治疗或不能采取 ^{131}I 治疗，如颈部梗阻，^{131}I 耐受的甲状腺结节，或关注外表的患者。病情严重或巨大甲状腺肿的患者行全甲状腺切除术。

b. 患者应使用抗甲状腺药物或碘化物治疗维持甲状腺功能正常，避免出现甲状腺危象。

c. 并发症包括：暂时或永久性甲状腺功能低下，可能有喉返神经麻痹。有经验的外科医师择期手术的死亡率接近 0%，据报道并发症的发生率为 3%。

d. 手术治疗后复发甲亢的发生率为 8%，接受甲状腺大部切除患者的永久性甲减发生率为 25%，全甲状腺切除是 100% 有效，但有永久性甲减的风险亦为 100%。

4. 辅助性药物治疗有助于缓解那些长期药物治疗和暂时性甲状腺功能亢进患者的症状。

a. β-肾上腺素能受体阻断剂能拮抗甲状腺功能亢进症的交感神经兴奋。普萘洛尔是应用最广泛的 β 受体阻断剂，初始剂量为每次 10～20mg，每日 4 次，调整剂量以控制心动过速和临床症状。在大多数情况下，80～320mg/d 的剂量是足够的。

b. 地尔硫䓬或维拉帕米等钙离子通道阻断剂可用于治疗那些不能耐受 β 受体阻断剂或有禁忌证的患者。

D. 治疗选择

1. Graves 病

a. 放射性碘是老年患者的首选。

b. 对于儿童和青少年，在初始治疗中已被普遍推荐抗甲状腺药物。抗甲状腺药物治疗无效或有并发症的患者才应用手术或放射性碘治疗。然而，抗甲状腺药物治疗失败率较高，而放射性碘治疗的疗效和安全性明显，促使这一年龄组更多的患者使用放射性碘。

c. 年轻成年人的治疗也有争议。需考虑患者的特点、治疗的风险和效益。怀孕和准备怀孕的年轻妇女往往倾向于使用放射性碘治疗，以避免抗甲状腺药物引起的胎儿甲状腺肿或甲状腺功能减退。

d. 放射性碘治疗可能使 15% 的 Graves 病患者眼病恶化,尤其是吸烟者。泼尼松可预防和改善 2/3 患者的症状(40~80mg/d,在 3 个月内剂量递减至 0)。尽管这样做有争议,有些医师还是用其替代抗甲状腺药物和低剂量放射性碘治疗 Graves 病活动性眼病,因为治疗后甲状腺功能减退与 Graves 眼病恶化相关联。对于大剂量糖皮质激素的强化治疗,具有眼病治疗经验丰富的眼科会诊医师亦考虑用于治疗进展性或严重的眼病。

2. 毒性多结节性甲状腺肿 结节性甲状腺病不会产生自发性免疫性甲状腺功能亢进症,放射性碘治疗一般是治疗的首选。手术治疗适合于巨大甲状腺肿大,如成年人或儿童、青少年或青年的甲状腺癌。在甲状腺手术前的预处理、老年和有健康问题的患者应用放射性碘治疗之前或之后,抗甲状腺药物治疗是很有价值的。

3. 毒性腺瘤 放射性碘通常是治疗的首选。手术切除可能适用于年龄<40 岁的患者。

4. 甲状腺炎(亚急性,淋巴细胞性,产后性)可能会产生短暂的、一般在 8 个月内消退的甲状腺功能亢进症。治疗的重点是使用 β 受体阻断剂和辅助性的非甾体抗炎药控制症状。重症患者使用泼尼松,20~40mg/d。短暂性甲状腺功能减退可出现在甲亢的最初阶段,也可在甲状腺素治疗时出现。

E. 亚临床甲状腺功能亢进症

1. 简介 亚临床甲状腺功能亢进症的特征是 sTSH 水平过低或测不出(<0.45 mIU/L),且 FT4、FT3 正常的无症状人群。

a. 亚临床甲状腺功能亢进症比亚临床甲状腺功能减退少见的多。除接受甲状腺激素治疗的患者以外,亚临床甲状腺功能亢进症的发生率为 2%,多见于妇女、老年人和低碘摄入的患者。

b. 过多的甲状腺激素替代是最常见的原因(14%~21%)。其他重要的原因包括结节性甲状腺病、亚临床甲亢、甲状腺炎和摄取含碘药物等。放射性碘扫描有助于确定其病因。

c. 抑制 sTSH 水平的因素应排除在外,如重症疾病、大剂量糖皮质激素、多巴胺及垂体功能障碍等。

d. 老年人亚临床甲亢的实验室指标可能在正常范围波动。

2. 临床过程 亚临床甲状腺功能亢进症往往会自动消失,sTSH 波动于 0.1~0.45 mIU/L 的患者,很少发展成显性甲亢。然而,患者的 sTSH 低于 0.1mIU/L 时,发展成为显性甲亢的风险是每年 1%~2%。这种情况与心房纤颤、其他心脏畸形和 60 岁以上心脏病患者死亡率的增加有关。sTSH<0.1mIU/L 的患者房颤发生率增加 3 倍,骨密度随亚临床甲状腺功能亢进症下降,但与骨折发生率上升的关联尚未证实。

3. 治疗

a. 如果原因是过多的激素替代,剂量应予以减少。

b. 如果亚临床甲亢与结节性甲状腺疾病、亚临床 Graves 病、心脏病、骨质疏松或 60 岁以上的患者相关,抗甲状腺治疗应谨慎。

c. 患者不符合上述标准,应进行仔细的随访。

四、甲状腺结节

A. 简介

1. 北美洲成年人中有甲状腺结节的占 3%~7%,然而,体检是不够敏感的。随着过去 20 年超声仪器的使用增加,现在估计甲状腺结节在总人口中比例是 20%~76%。此外,许多孤立结节的患者经超声检查发现为多个结节。大约 5% 的甲状腺结节是癌肿。

2. 甲状腺结节常见于老年人、女性、缺碘患者和接触辐射的患者。放射线照射增加了良性和恶性结节进展的发生率约每年 2%,在放射线照射后 15~25 年发生率最高。

3. 由于甲状腺触诊中单个结节和多个结节的患者癌症发生率相近,在多结节中的显性结节也应在诊断评估中予以考虑。

B. 甲状腺癌的危险因素

1. 良性或恶性甲状腺病的家族史,尤其是家族性甲状腺髓样癌和多发的内分泌肿瘤。

2. 个人史中头颈部的辐射暴露病史,童年期的放射线辐射导致甲状腺癌的风险增加 10 倍。

3. 体检发现肿瘤进展或迅速增长、硬度增加、活动度差、局部淋巴结肿大、持续的声音沙哑、发声困难、吞咽困难或呼吸困难。

4. 其他危险因素包括年龄未满 20 岁或 70

岁以上的男性。

C.诊断和治疗策略

1. 应有一份侧重于甲状腺癌危险因素的完整病史,并行全面的体格检查。

2. 对所有具有甲状腺癌危险因素的患者进行高分辨率的多普勒超声检查。除了体检,还应对明显的甲状腺结节或结节性甲状腺肿患者进行超声检查。超声和彩色多普勒应检查以下内容:结节边界、形状、血管和内部回声,并利用回声特点来确认结节的性质。

3. 血清 sTSH 能够用来分辨疑似甲状腺功能障碍的患者。如果 sTSH 水平是正常的,就不必做进一步的实验室检测。如 sTSH 水平升高,应进一步检测 FT_4 水平和甲状腺自身抗体,以排除甲状腺功能减退。如 sTSH 水平下降,应检测

FT_4 甲状腺素和 T_3 以排除甲亢。有甲状腺髓样癌或多发的内分泌瘤肿瘤家族史的患者应检查基础的血清降钙素水平。

4. 甲状腺细针穿刺(FNA)活检在甲状腺结节的诊断上起着不可或缺的作用。超声引导下活检(US-FNA)比直接细针活检更为准确,所有存在高风险因素、超声下有 2 个以上可疑结节的患者都建议使用 US-FNA。活检标本必须送有经验的病理医师诊断。

5. 细胞学诊断被分为证据不足、良性、可疑或恶性。获得的活检样品不足,应再次做 US-FNA。可疑、恶性或多次活检不能确诊都是手术指征。细胞学诊断为良性的结节,应每 6~12 个月复查。

6. 甲状腺结节的评价和处理方法参见图 87-2。

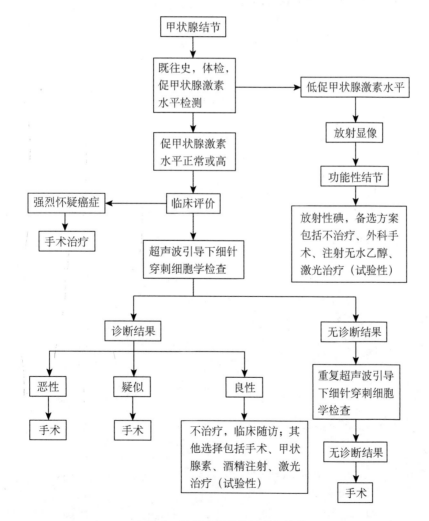

表 87-2　甲状腺结节的诊断和治疗

转载自 Hegedus L. The thyroid nodule. N Engl J Med. 2004;351(17):1764-1771.

7. 对于大多数甲状腺结节,不建议使用甲状腺素抑制。缺碘的患者,有小结节的年轻患者,或没有自主功能的结节性甲状腺肿患者,可考虑甲状腺激素治疗。然而,临床上能被甲状腺素显著抑制的结节很少。必须考虑甲状腺素可能增加亚临床甲状腺功能亢进症的风险。

(杜 娟 曲 毅 译)

参考文献

[1] American Association of Clinical Endocrinologists (AACE)Thyroid Task Force. AACE medical guidelines for clinical practice for the evaluation and treatment of hyperthyroidism and hypothyroidism. Endocr Pract,2002,8(6):457-469.

[2] American Association of ClinicalEndocrinologists (AACE) and Associazione Medici Endocrinologi (AME) Task Force on Thyroid Nodules. AACE/AME medical guidelines for the diagnosis and management of thyroid nodules. Endocr Pract,2006,12: 63-102.

[3] Gharib H,Tuttle M,Baskin HJ,et al. Subclinical thyroid dysfunction:a joint statement on management from the American Association of Clinical Endocrinologists,the American Thyroid Association, and the Endocrine Society. Endocr Pract,2004,10: 497.

[4] Reid JR,Wheeler SF. Hyperthyroidism:diagnosis and treatment. Am Fam Physician,2005,72(4): 623-630.

[5] Roberts CG,Ladenson PW. Hypothyroidism. Lancet,2004,363:793.

[6] Surks MI,Ortiz E,Daniels GH,et al. Subclinical thyroid disease:scientific review and guidelines for diagnosis and management. JAMA,2004,291:228-238.

第三篇
精神疾病

第88章 酒精和药物滥用

Robert Mallin, MD, & D. Todd Detar, DO

要点

- 应用精神作用物质所致精神障碍的诊断一般是从筛检试验开始,来确认高危人群。CAGE 调查问卷(表 88-1)也许是使用的最广泛的筛检工具,用于确认高风险的物质使用紊乱患者。当 CAGE 问卷上有两个甚至更多的肯定答案时,其灵敏性为 60%~90%,特异性为 40%~60%。当对有可能患病的人群提供筛检时,该试验更具有前瞻性,所以根据有关物质使用问题者的临床线索(表 88-2),就有可能决定谁需要筛检。一旦病人被筛检出确实存在物质使用不当的问题,那么问题就变成了:是物质滥用还是物质依赖?

- 物质滥用是一种错误使用模式,这时患者仍能控制使用,当达到物质依赖时,患者就会对使用失去了控制。生理性的依赖,有明显的戒断症状,可以发生在物质滥用状态也可以发生在物质依赖状态(物质滥用和依赖的诊断标准见表 88-3 和表 88-4)。使用首选方法诊断物质滥用或是物质依赖后,应该详细询问病史。虽然物质使用紊乱患者可能会有意隐瞒病史,但通常患者的否认防卫机制会使自身无法看清物质滥用和其后果之间的联系。

- 生化标记物有助于支持病史收集中的诊断标准,也可以作为筛选方法进一步评估患者(表 88-5)。

- 酗酒和药物滥用的时间和强度与成功戒除之间存在着紧密的联系。

- 有专业人士参与治疗后监测的预后比非专业人士要好。

一、引言

基层医疗门诊中,酒精和药物滥用的患病率为 23%~37%。在基层医疗中这些疾病的高患病率表明家庭医生每天都要面对这些问题。但是,这类问题并不会很明显地表现出来。否认物质滥用和后果之间存在联系的患者通常隐瞒物质滥用的量,而且不会因为这类问题而积极寻求帮助。

美国国立精神卫生流行病学项目研究所(ECA)对关于酒精和药物问题的流行病学进行了深入的研究并提供了相关的数据。据显示,酒精问题的终身患病率是 13.5%。其中男性为 23.8%,女性为 4.7%。国家共病率调查显示酒精滥用但非依赖的终身患病率为男性 12.5%,女性 6.4%。至于酒精依赖,男性终身患病率是 20.1%,女性是 8.2%。ECA 的数据显示药物使用障碍的总患病率为 6.2%。和酒精使用障碍一样,药物使用障碍的发生更多见于男性(终身患病率 7.7%),高于女性(4.8%)。流行病学资料显示影响物质使用障碍的因素包括性别,年龄,家族史,婚姻状况,就业状况和职业/教育状况。男性的风险比女性高,随着年龄增长,应用精神作用物质所致精神障碍变得少见,酗酒患者的孩子成为酗酒者的风险度约为 50%,单身人士比已婚者的风险更高,失业和受教育程度较低者存在较高的风险。

滥用和依赖之间的差异是一个重要的问题。物质滥用者仍有能力控制物质的使用。这种控制力可能会受到不良的判断和社会环境因素的影响以及因为物质使用后果而削减。当变为依赖（成瘾），患者不再有能力控制使用。大脑已经被"一种物质所操纵，而这种物质掌控着成瘾物质的使用"。这种成瘾不仅仅是生理上的依赖。对药物的需要已变得和对水及食物的需求一样强烈。有显著的证据表明，成瘾者的大脑和无成瘾人群的是不同的。许多早于物质使用的大脑异常，被认为是遗传所致。在有遗传倾向的个体，物质滥用引起中脑边缘多巴胺能系统的改变，从而导致物质使用控制能力的缺失。这些变化是由一系列神经递质所介导的：多巴胺，γ-氨基丁酸（GABA），谷氨酸，血清素和内啡肽。不同类型的物质滥用，是通过一种或多种神经递质发挥作用，最终影响中脑边缘的多巴胺水平，也有的称之为奖赏途径。大脑的这些变化是永久性的，同时也是成瘾患者在维持戒除的稳定状态时，容易复发的主要原因。

表 88-1

调整后的 CAGE 问题（包括药物）

1. 你曾感到应该减少饮酒或药物使用吗？
2. 有谁曾因批评你饮酒或药物使用而惹你烦恼了吗？
3. 你曾因饮酒或药物使用而感到内疚吗？
4. 你曾有过早上第一件事就是喝一点酒或服药，以便稳定情绪或摆脱宿醉或者开始一天的生活吗？（让你清醒）

　　两个或更多的肯定答案表明需要进一步深入的评估。即使只有一个肯定的回答也应该对饮酒或药物的使用问题引起注意

表 88-2

关于酒精和药物问题的临床线索

社会史	病史
酒后驾驶被逮捕	任何药物的成瘾史
因为酒精或药物的原因而被勒令回家或丧失工作	戒断综合征
家庭暴力	抑郁症
对儿童的虐待和忽视	焦虑症
家庭的不稳定（离婚，分居）	复发性胰腺炎
频繁的，无计划的缺席	复发性肝炎
自我封闭	肝大
工作或学校的问题	周围神经病变
心境不稳	心肌梗死＜30 岁（可卡因）
	血液酒精浓度超过 300 或超过 100 不伴有临床表现
	就诊时可以闻到酒味或是已经醉酒
	震颤
	轻微的血压升高
	雌激素介导的征象（微血管扩张，蜘蛛状血管瘤，手掌红斑，肌肉萎缩）
	胃肠方面的主诉
	睡眠障碍
	进食障碍
	性功能失调

表 88-3

《精神疾病的诊断和统计手册》(第 4 版)物质滥用的诊断标准

导致患者临床上明显的身体损害或痛苦的物质使用的适应不良,患者在 12 个月之内的任何时候出现以下情况的一种(甚至更多):

1. 反复的药物使用使他们不能完成在工作、学校或家庭中所承担的主要义务(例如,与物质使用相关的反复旷工或者极差的工作表现;旷课,中止学业或被学校开除;忽视孩子或家务)

2. 反复物质使用使身体处于危险境地(例如,由于物质的使用导致机体的损害而使得驾车或操作机器时发生事故)

3. 反复物质使用引发的法律问题(例如,因与物质使用有关的行为不当而被逮捕)

4. 尽管已有与物质使用有关的社会和人际关系问题的持续存在或加重,还是照用不误(例如,与配偶就关于物质毒性的后果进行争吵,动手打架)

以上症状不符合物质依赖诊断标准。经作者同意加以修改,摘自 American Psychiatric Association. Diagnostic and Statistical Manual of Mental Disorders IV. Americar Psychiatric Press,1994,82.

表 88-4

《精神疾病的诊断和统计手册》(第 4 版)物质依赖的诊断标准

导致患者临床上明显的身体损害或痛苦的物质使用适应不良,同样患者在 12 个月之内的任何时候出现以下情况的三种(甚至更多):

1. 出现以下任何一种情况称为耐受:
   a. 为了达到毒性反应或是预期效果而显著加大物质使用量
   b. 持续使用同样剂量的物质,作用却明显减弱
2. 出现以下任何一种戒断症状:
   a. 与某种物质相关的特异性的戒断症状
   b. 同样的物质(或相似的物质)可以减轻戒断症状或避免其发生
3. 使用上经常远远超过原来计划服用的剂量和时间
4. 当终止使用或控制该类物质时,患者会有难以抑制的渴求或无力感
5. 大部分的时间用于寻求及使用该物质上,或者需要更长时间从不良作用中恢复过来
6. 因为物质的使用而放弃或减少重要的社交、职业和娱乐活动
7. 尽管已知道该物质的使用会导致持续或是复发的生理心理问题或是加重这些问题,可还是要继续服用

经作者同意加以修改,摘自 American Psychiatric Association. Diagnostic and Statistical Manual of Mental Disorders IV. American Psychiatric Press,1994,181.

表 88-5

诊断物质使用不当的生化标志物

标志物	物质	敏感性(%)	特异性(%)	预测率(%)
平均红细胞体积(MCV)	酒精	24	96	63
γ-谷氨酰基转移酶(GGT)	酒精	42	76	61
缺糖转铁蛋白(CDT)	酒精	67	97	84

二、诊断

A. **鉴别诊断**:因为药物滥用是一种行为异常,医师进行鉴别诊断时,首先想到的是精神方面的异常。精神疾病患者合并药物滥用率很高。约50%的精神病患者有物质使用障碍。然而,当面对一个成瘾患者时,其患精神疾病的可能性类似于一般人群。某些物质会引起情绪障碍(常见于

酒精,阿片和兴奋剂滥用)以及某些物质会引起精神疾病(最常见的与滥用兴奋剂有关)。这些问题会使鉴别原发性精神疾病以及原发性物质使用问题变得复杂。大多数医师认为对于正处于或者最近有过中毒表现的患者,不能准确地进行精神障碍的评估。因此,在有效地对其他的精神异常进行评估之前,必须考虑患者是否已经脱瘾和戒断。

B. **症状和体征**:物质滥用的症状和体征是多种多样的,并且通常不易察觉。多数患者并没有意识到物质的使用是他们存在问题的原因,同时非常抗拒这种相关性。体征,如表 88-2 所描述,是诊断药物滥用的潜在线索,这应该引导临床医师从患者身上获得完整的物质使用史(表 88-6)。

尽管物质滥用的生理性依赖并不常见,但是这种依赖的存在表明有物质滥用,除非患者正在长期使用成瘾处方药。

C. **戒断的症状和体征**:在处理镇静催眠药、酒精、阿片类的戒断问题上,评估戒断症状的严重程度的是非常重要的,为了缓解症状和预防抽搐以及死亡(尤其那些使用包括酒精在内的镇静催眠药的人容易发生这两种情况)而决定如何正确使用剂量合适的药物。临床机构戒断评估量表(表 88-7)以前瞻性的方式来量化戒断的症状和体征,使临床医师能够针对某一患者情况来判断阶段症状的严重程度,从而选择有效和安全的干预措施。

表 88-6

物质使用史的要素

1. 确定物质使用的类型、频率、给药途径和剂量
   a. 酒精
   b. 烟草
   c. 其他药物
      ①可卡因
      ②大麻
      ③其他
2. 确定物质使用的后果;询问关于
   a. 法律问题
      ①被捕(药物作用下驾驶,公众场合表现出亢奋状态,扰乱治安的行为,等)
      ②因为经济问题,破产等接受民事诉讼
   b. 社会问题
      与社会隔离
   c. 家庭问题
      ①婚姻问题
      ②父母对孩子的养育问题
      ③家庭暴力
      ④家庭成员患有抑郁症
      ⑤离婚
   d. 工作或学习问题
      ①频繁的缺席
      ②表现差
      ③频繁的工作更换
   e. 经济问题
      ①巨额债务
      ②出售个人财产

   　　③偷窃和出售他人财产
   f. 心理问题
      ①激越
      ②激惹
      ③焦虑
      ④惊恐发作
      ⑤情绪不稳
      ⑥敌意
      ⑦暴力
      ⑧睡眠障碍
      ⑨性功能失调
      ⑩抑郁症
      ⑪晕厥
   g. 医疗问题
      ①胃炎
      ②消化性溃疡
      ③腹痛
      ④高血压
      ⑤周围神经病变
      ⑥鼻中隔穿孔
      ⑦血管痉挛
      ⑧心律不齐
      ⑨体重下降
      ⑩艾滋病
      ⑪皮肤脓肿
      ⑫外伤

表 88-7

临床机构戒断量表评估

患者＿＿＿＿＿　日期＿＿＿＿＿　时间＿＿＿＿＿
血压＿＿＿／＿＿　年龄＿＿＿＿　种族/性别＿＿＿＿＿
主要服用的药品＿＿＿＿＿　其他＿＿＿＿＿

1. 自主神经系统亢进
   脉搏/分钟

0	<80
1	81～100
2	101～110
3	111～120
4	121～130
5	131～140
6	141～150
7	>150

出汗情况（观察）

0	无汗
1	几乎察觉不到的出汗,手掌潮湿
2	
3	
4	额头上明显的汗珠
5	
6	
7	大汗淋漓

2. 手颤:双臂伸直,手指分开
   观察

0	无震颤
1	不明显
2	
3	
4	患者双臂伸直时可见中等程度的颤抖
5	
6	
7	严重,即使双臂没有伸直就可以观察到

3. 焦虑:询问:"你觉得紧张或焦虑吗?"
   观察

0	无焦虑,平静的
1	轻度的焦虑
2	
3	
4	中度的焦虑
5	
6	
7	十分严重,近乎恐慌

总分＿＿＿＿　最高分＝56
初始的评估＿＿＿＿＿

4. 短暂的触觉、听觉、视觉障碍:询问:"你是否有瘙痒、针刺、烧灼或麻木的感觉? 或者是否感觉到有虫子在皮肤表面或皮下爬行""你是否对周围声音很敏感并感到很刺耳? 你是否听到实际上不存在的声音? 光线是否太亮了? 刺眼吗? 你是否看到让你心烦的东西?"
   观察

0	无
1	存在但轻微
2	
3	中等
4	经常性的
5	
6	
7	持续性的幻觉

5. 激越
   观察

0	正常活动
1	活动轻度增多
2	
3	
4	中等程度坐立不安
5	
6	
7	面谈中的大部分时间在来回踱步,或持续性的四处晃动

6. 恶心或呕吐:询问"你是否觉得恶心或者吐过吗?"包括上一次观察时的呕吐在内
   观察

0	无
1	非常轻微
2	
3	
4	中等
5	
6	
7	严重

7. 头痛:询问"你感觉头胀吗? 是否感觉头部紧箍?"头晕不算

0	无
1	非常轻微
2	
3	
4	中等
5	
6	
7	严重

D. 实验室检查

1. γ-谷氨酰基转移酶(GGT)　是由肝脏生成的一种酶,大量饮酒可引起其升高。此外,长期大量饮酒可引起肝细胞的损害,导致 GGT 从肝细胞进入血清。它的灵敏度要高于平均红细胞体积这个指标,但特异度仍是中等偏下,因为非酒精性肝病,糖尿病,胰腺炎,甲亢,心衰,抗惊厥药物和抗凝药的使用,都可以引起 GGT 值升高。

2. 其他肝功能评价指标　关于大量饮酒的其他肝功能评价指标异常还包括谷草转氨酶和谷丙转氨酶升高。也是因为大量饮酒损害了肝细胞,这些标志物才会升高。这些标志物的敏感度较低,因为在这些指标升高之前,肝功能损害已经非常严重了。非酒精性肝病也会引起 AST 和 ALT 升高,所以它们缺乏特异性。AST/ALT 比值有助于区分酒精性和非酒精性肝病。比值＞2时,高度怀疑酒精性肝病。

3. 缺糖的转铁蛋白(CDT)　最近用于酗酒的筛检。每天饮酒 4～5 杯,至少持续一周,可导致转铁蛋白的糖类成分减少。酗酒者 CDT 的敏感度和特异度要高于不喝酒者或少量饮酒者。但是,在大量的不同类型人群中使用该指标时,它的敏感度减低,CDT 对于女性的敏感度要低于男性。

4. 尿液药物筛检　对于常见滥用物质的检测是敏感的。气相色谱分析出的药物半衰期和确证阳性结果的重要性,对于结果的解释是必不可少的。

5. 尿乙基葡糖苷酸试验(EtG)　近来常用于检测近期饮酒的测试为 EtG。与 CDT 不同的是,尿中的 EtG 只能证实患者最近喝过酒,而不能说明饮酒量的多少。因此,它最大的用处是监测那些已承诺戒酒的患者。

三、治疗

很多物质使用障碍的患者会自发地解决问题,或是在医师以及工作,法律体系,家庭或社会中的某些权威人物实施短暂的干预下解决问题。这是因为这样的患者一直有能力控制药物的使用,当物质使用的后果不再使者受益,他们就会选择停止使用。当然,也有一部分患者的控制能力受到损害,在没有外界的帮助下,他们的情况不会好转。

物质使用障碍者可以成功治疗。短暂的干预,门诊治疗,住院治疗,家庭治疗均可以降低物质滥用和物质依赖相关的发病率和死亡率。解毒,教育患者,识别防御,克服否认,防止复发,定位于 12 步骤治疗方案和家庭服务都是物质滥用治疗的目标。

A. 正式的程序:对于酒精或药物成瘾,传统的干预是一个正式疗程,需要受过专业训练的处理成瘾的专家参与。这种方法往往是有效的,大约对 80% 的病例产生积极效果。这种传统正规的方法虽然有效,但不适用于初级保健。而且有时专家很难参与进来,并与患者建立起重要的关系。此外,如果干预失败,医生与患者的关系即使有可能继续下去,也会变得很糟。

B. 短暂的干预:这种有效的干预是在 Miller和 Rollnick 的动机访谈以及 Prochascka 和 Di-Clementi 的阶段改变工作基础上发展起来的。自身对物质使用障碍作出诊断就是一个简短的干预。当提到这个诊断时,多达 70% 的患者还处于思考前期或思考期。这个阶段存在的阻力迫使临床医生选择以下两种方式中的一种,一是避免诊断,二是与患者当面对质和争论,二者都是徒劳的。一个好的方法是当与患者谈及成瘾问题时,可先根据 SOAPE 表(表 88-8),使用积极的建议。

即使患者在提到诊断时处于思考期,持续的短暂干预即使不能完全戒断药物最终也会减少药物的用量。简短的干预应包括某些动机访谈的要素。这些要素包括移情,客观的反馈数据,满足患者的期望,解决患者的矛盾心理,评估的障碍和优势,根据目前的医疗成果,重新诠释过去的经验,商讨后续计划,并给予希望。

C. 解毒:必须首先处理解毒,戒断治疗,以及任何并发症。酒精及其他镇静催眠药物具有相同的神经生物学戒断过程。这类药物的长期使用结果是整个中枢神经系统的 GABA 受体下调(GABA 是一种抑制性神经递质)。突然停止镇静催眠药物的使用可导致 GABA 受体上调和相关的 GABA 抑制作用缺失。这种结果会激发自主神经系统活性。

表 88-8

SOAPE 表

支持(Support)：使用一些语句比如"我们需要共同处理这个问题"，"我很关注你而且会一直密切跟进你的情况，""和其他疾病一样，和越多的人一起处理，你的感觉会越好"。这些话语可以密切医师和患者之间的关系，强化慢性疾病管理的合作模式，有助于让患者确信医师不会仅仅作出诊断，而没有后续的工作

乐观(Optimism)：大部分患者在一段时间内已经控制了酒精和药物的使用，甚至已经停止使用一段时期。他们也许会以为是失败告终。给予其一种强的乐观的信息，医师能通过以下话语激励患者，比如"你可以好起来"，"治疗起作用了"，"你可以在生活中的许多方面都看到自己的进步"

解除负担(Absolution)：把成瘾看作是一种疾病，告诉患者生病不是他们的错误，但是现在只有他们自己能够对康复负起责任，这样医师可以减轻患者的负罪感和羞耻感，这两种感觉常常是康复的阻碍

计划(Plan)：制定计划对患者认可自己的疾病很重要。使用随时可以调整的分类有助于医师设计出能让患者愿意进步的计划。指出戒断是可以实现的，但是必须意识到不是所有的患者都能够马上实现该目标，这能够防止患者在整个过程中过早产生挫败感。询问："在这个问题上你认为自己能够做些什么？"

解释性模式(Explanatory model)：理解你的患者对于成瘾的信念很重要。许多患者认为成瘾是道德上的脆弱或是自身缺乏意志力。要向患者解释意志力不能解决身体上的疾病，如糖尿病，高血压，酒精中毒等，而且这种解释需要长期反复进行，以给患者信心相信康复是有可能的

---

1. **戒断性癫痫发作**　这是镇静催眠药戒断中的一个共同症状。在戒酒的患者中，11%～33%会出现这种情况。癫痫发作时最好用苯二氮䓬类药物治疗，并中断戒断进程。劳拉西泮是一个很好的选择，因为可以静脉注射或肌内注射，根据控制癫痫活动的需要每 1～4 小时给予 2～4mg。如果患者癫痫持续发作，则应进行心电监护，可能还需要气管插管以保护气道。酒精戒断癫痫发作不建议长期治疗，而且避免使用苯妥英钠治疗。

2. **其他戒断症状**　酒精戒断综合征治疗的基础是苯二氮䓬类药物。这类与酒精有交叉耐药性的药物可以减轻症状和减少后遗症，但目前还没有关于苯二氮䓬类药物安全资料和高效性的证据(见酒精戒断治疗建议表 88-9)。

3. **阿片类药的戒断**　这种戒断尽管不一定危及生命，但症状是非常明显的，如果没有支持治疗，大部分患者不会继续治疗(见阿片戒断治疗建议表 88-10)。可卡因和其他兴奋剂的戒断症状有点复杂，并且更难改善。尽管进行了大量不同种类药物的研究，但尚未证实哪种药物能减轻可卡因戒断过程中的症状以及对该毒品的渴求。

表 88-9

酒精戒断的治疗方法

使用临床研究戒断评价表(CIWA)进行监测

24 小时内每 4 小时做一次 CIWA 的全面测试直到分数低于 8

CIWA>10

给予氯氮䓬 50～100mg 或地西泮 10～20mg 或奥沙西泮 30～60mg 或劳拉西泮 2～4mg

给药后 1 小时重复做 CIWA 以评价是否需要继续给药

非症状驱动治疗

对有可能出现戒断症状的患者：

给予氯氮䓬，每 6 小时 50mg，共 4 次，接下来每 8 小时 50mg，共 3 次，然后每 12 小时 50mg，共 2 次，最后睡前 50mg，1 次

可用同等有效量的苯二氮䓬类药代替

在预设的剂量下，应不间断地监测观察患者是否出现突破性戒断症状或是镇静过度

表 88-10

阿片类物质戒断症状的处理

美沙酮:是一种纯阿片类激动剂,联邦立法规定其仅用于治疗住院患者或特殊的门诊患者。根据患者症状和临床表现,使用美沙酮 $15\sim20$mg,$2\sim3$d,然后每天递减 $10\%\sim15\%$

可乐宁:是一种肾上腺素阻断剂,每 4 小时给予 0.2mg 能有效地缓解戒断症状。血压过低是一个危险因素,会限制药量。可以持续使用 $10\sim14$d,在第 3 天开始按减 0.2mg/d 的量逐渐减量

丁丙诺啡:口服或舌下含服的部分 μ 受体激动剂,治疗阿片戒断症状时可以每 4 小时给予 2mg,4mg 或 8mg 的剂量

纳曲酮/可乐宁:速效阿片解毒组合疗法,先给予可乐宁 $0.2\sim0.3$mg,随后给予纳曲酮(一种纯阿片类拮抗剂)12.5mg。纳曲酮第 2 天加量到 25mg,第 3 天 50mg,第 4 天 100mg,同时给予可乐宁 $0.1\sim0.3$mg,每天 3 次

D. **患者教育**:患者对于物质使用障碍的认识和理解是康复的关键。对于仍有能力控制物质使用的患者,关于如何适当使用药物的教育,有助于他们对自己的选择负责。对于符合物质依赖(成瘾)标准的患者,戒断是唯一安全的选择。一旦上瘾,则患者不可能正确使用成瘾物质。大脑神经生物学的改变是永久性的,所以当大脑接触到成瘾物质时,随时可以失控。不幸的是,失控的发生无法预测。因此,上瘾的患者可能会发现,他们可以在相当一段时间内控制药物或酒精的使用。这种控制感给他们一种错觉,首先是他们永远不会上瘾,或者是他们可能已经完全治愈了。如果继续使用成瘾物质,将变得无法控制该物质的使用,并开始在使用以前的剂量或超过以前的剂量时重蹈覆辙。有必要让患者认识到成瘾作为一种慢性疾病可以得到缓解,但不能治愈。接下来的问题不是考虑患者是否应该保持戒断,而是如何保持戒断。

E. **识别防御/克服否认**:在治疗阶段,患者通常以小组形式进行,医师鼓励患者正视自己内心的防御,正是这种防御妨碍了其尽早求助。否认的定义为患者无法看到药物使用及后果之间的因果关系。因此,对于那些认为是因为失业才喝酒的患者,医师应鼓励他们认识到是因为他们喝酒,才会丢掉工作。

F. **成瘾的药物治疗**

这些药物可能通过以下机制中的一项发挥作用:①通过增加机体的敏感性对药物的摄取产生负面反应,导致机体的厌恶感,如双硫仑对酒精的作用;②降低药物的效力,如纳曲酮或阿坎酸对酗酒者的作用;③通过与受体的某个位点结合阻断药物的作用,如纳曲酮治疗阿片类成瘾;④兴奋剂与特定的受体位点完全结合,如在阿片类成瘾的维持治疗中使用美沙酮;⑤使用独特的方法,如针对可卡因的免疫治疗。药物对物质成瘾治疗还是很有希望的。我们对成瘾神经生物学的认识提高了,可以在分子水平进行干预,以防止复发。然而,以目前的水平,药物治疗防止复发,必须降到辅助地位。防止复吸成瘾行为,目前还没有任何药物能单独起到足够强的作用。尽管如此,在某些患者身上使用适当的药物,可以使他们更容易康复。

双硫仑:通常不是家庭医生首选药物,但在基层医疗部门频繁地被续用和监测。双硫仑的常用剂量为每天早上服用 $250\sim500$mg。它可以阻碍饮酒。当服用双硫仑的患者饮酒后,则会出现严重的不良反应,如脸部潮红,恶心和呕吐。双硫仑能否取得戒断成功的结果不一,但是如果能够检测其使用可以提高效果。下列病人禁用此药:过敏,过去 12h 内喝过酒,或有精神病及重度冠状动脉疾病。双硫仑的零售价格约为 40 美元/月。

纳曲酮:阿片类拮抗剂,已被证明能有效减轻酗酒者对酒精的渴望。50mg/d 的剂量可降低患者的饮酒欲望。禁止与阿片类一起使用,肝功能衰竭或急性肝炎患者禁用。成本高:147.20 美元/月。如果没有一个全面的康复方案支持,该药物治疗效果较差。

阿坎酸:FDA 批准用于治疗酒精中毒,最近才上市,已被证明是一种能有效减低患者对酒精欲望的药物。目前,建议的用量是 333mg,每日 3 次。同样相当昂贵,138.98 美元/月,如果缺乏全面的康复方案支持,该药物无效。

四、管理策略

A. 防止复发：一旦患者明确他们的疾病性质，并识别了破坏性的防御机制，那么防止复发就成为首要目标。为了帮助患者保持戒除状态，要识别酒精和药物使用的触发因素，为预防复发制定计划，寻找新的方法处理问题。在大部分治疗方案中，针对每个患者情况的不同，制定相应的防止复发的计划。如下做法是有效的，当新的康复患者出现时，询问他们的 12 步骤会议出席情况，与保证人的联系情况，自从参加上次会面后，是否能够保持戒断状态。对于没有达到治疗效果的患者，要识别触发因素并且进行认知疗法来避开那些触发因素，这样做有利于患者康复。这些操作相对简单。例如，患者报告与配偶吵架后喝酒，那么就要考虑替代性的应对方式，如给朋友打电话，锻炼，或是进行一些放松练习，也许会有帮助。

B. 12 步定向康复：尽管投入了数百万美元进行研究，科学界也付出巨大的努力，但没有一种治疗，包括药物治疗，心理治疗能取代匿名酗酒者（AA）12 步骤疗法（表 88-11）。

其他物质使用障碍的 12 步骤方案，包括为酗酒者的家人和朋友设计的 AI-Anon 方案，为有除了酒精之外其他药物问题的人设计的匿名的麻醉毒品使用者方案，为可卡因成瘾者设计的匿名的可卡因成瘾者方案。

这些联谊会的核心是 12 步骤疗法列出的康复计划。AA 和相关的 12 步疗法在本质上是精神层面的，非宗教性的。没有人被告知他们必须相信任何事情，包括上帝。不可知论者和无神论者在 AA 中很受欢迎，并不要求他们改变宗教信仰。鼓励 AA 的新来者定期参加会议（刚开始最好是每天到），找到一位保证人，并开始按照 12 个步骤进行。保证人与新来者最好是同性别，而且处于稳定的康复状态，并已完成该步骤。保证人帮助指导新人完成步骤，并提供信息资源和给予鼓励。与会者围绕康复的主题分享彼此的经验，力量，希望。在这种方式中，诉说自己的故事往往是主要形式，如此一来，成员们可以相互传达关于康复的信息。AA 会议可以在组成或结构方面不尽相同，因为 AA 的其中一个传统就是每个小组

是自由组建的。因此，如果病人在一次会议上感觉不舒服，也许另外一组会更易于被接受。有只允许女性或男性参与的会议，也有为青年人，医师或律师而设的会议；实际上在大城市里有各种特殊兴趣小组。

关于 AA 做什么和不做什么，常常存在大量的误解。AA 不是治疗。尽管许多治疗项目都安排了 12 步骤联谊会，但这些聚会的组织并不附属于治疗中心。

C. AA 的效果：多方面资料表明，AA 和其他 12 个步骤康复方案是处理物质使用障碍最有效的工具。6%～10% 的人在一生中曾经参加过一次 AA。对于那些有饮酒问题的人，这个数字翻倍。虽然，那些来 AA 的人有半数会离开；对于那些停留 1 年的，67% 的人保持未醉状态；停留 2 年的，85% 的人保持了未醉状态；停留 5 年的，90% 会无限期地保持了未醉状态。对在 57 个不同的住院部和门诊接受治疗的 8087 例患者的研究结果表明，参加了 AA 一年的与没有参加的相比较，前者有 50% 的患者几乎已达到戒除状态。对青少年的研究发现，与没有参加戒酒/禁毒匿名活动的相比，参加者能达到戒除状态的人数是他们的 4 倍。最后，为了确定什么样的组做得更好，将参与 AA 的活动（把 AA 定性为服务工作，有保证人，主持会议，等等）与只出席 AA 的人进行比较研究，发现在保持戒除状态方面，参与活动的人比只出席的人做得好。

D. 保持联系：医生手里应该有一份 AA 成员名单，这份名单中的成员愿意陪同新来者参加 AA，这样有助于患者的康复。一般来说，每一个 AA 区域，会专门指定一个人负责与职业共同体委员会进行合作。他能帮助医师寻找愿意执行这项服务的人。AA 和匿名麻醉毒品者联谊会有相似的联系方式。12 步骤小组的大部分电话号码可以在电话簿中找到。这些联系往往能为医师提供相关有价值的资料，使医师能够帮助消除某些具有荒诞想法患者的疑虑，使他们有可能开始执行 12 步骤康复。如果不这样做，患者将来就常常会用这些虚构的、荒诞的说法作为借口来说明为什么 AA 不为他们服务。

表 88-11

匿名酗酒者 12 个步骤

我们：

1. 承认对酒精无能为力，它使我们不能掌握自己的命运
2. 认识到有一种超越我们本身的力量，能使我们清醒
3. 决定将我们的愿望和意志托付给我们所能理解的神的手中
4. 进行自我反省，大胆地在精神上自我解剖
5. 向自己和他人坦言自己不良行为的实质
6. 敬请神除掉我们性格中一切弱点
7. 谦卑的请神除掉我们的缺点
8. 列出曾经受我们伤害的人的姓名，并变得愿意补偿他们
9. 尽可能直接补偿这些人，除非这样做会伤害他们或其他人
10. 继续进行自我解剖，一旦我们做错了要立即承认错误
11. 通过祷告和冥想来与我们所能理解的神进行灵魂上的交流，为了懂得他加在我们身上的意愿以及能够执行那意愿的力量进行祷告
12. 完成这些步骤使我们在精神上觉醒，我们致力于将这些经验传递给其他的酗酒者，而且我们将把这些经验应用在我们生活中其他的事务上

表 88-12

物质滥用的医学并发症

药物	并发症
酒精	创伤
	高血压
	心肌病
	心律失常
	缺血性心脏病
	出血性卒中
	食管反流
	Barrett 食管
	Mallory-Weiss 撕裂
	食管癌
	急性胃炎
	胰腺炎
	慢性腹泻性吸收不良
	酒精性肝炎
	肝硬化
	肝功能衰竭
	肝癌
	鼻咽癌
	头痛
	睡眠障碍
	记忆受损
	痴呆
	周围神经病变

（续　表）

药物	并发症
	胎儿酒精综合征
	性功能障碍
	物质诱导的情绪障碍
	物质诱导的精神障碍
	免疫功能失调
可卡因（其他兴奋剂）	胸痛
	充血性心力衰竭
	心律失常
	心血管性虚脱
	癫痫发作
	脑血管意外
	头痛
	自发性气胸
	非心源性肺水肿
	鼻中隔穿孔
注射毒品	乙型、丙型肝炎
	艾滋病
	亚急性心内膜炎
	软组织脓肿

五、预后

每年因酒精约导致 10 万人死亡，而且饮酒与车祸，其他事故，凶杀，肝硬化和自杀相关。注射毒品是导致人类免疫缺陷病毒的感染人数增长最

快的原因。物质滥用的常见并发症见表 88-12。

（王 敏 庞 严 译）

参考文献

[1] Enoch MA,Goldman D. Problem drinking and alco-holism:Diagnosis and treatment. Am Fam Physi-cian,2002,65(3):441-448.

[2] USPTF. Screening and behavioral counseling inter-ventions in primary care to reduce alcohol misuse:Recommendation statement. Ann Intern Med,2004,140:554-556.

[3] Saitz R. Clinical practice. Unhealthy alcohol use. N Engl J Med,2005,352:596-607.

[4] Gomez A,Conde A,Santana JM, et al. Diagnostic usefulness of brief versions of Alcohol Use Disor-ders Identification Test(AUDIT)for detecting haz-ardous drinkers in primary care settings. J Stud Al-cohol,2005,66:305-308.

[5] Beich A,Thorsen T,Rollnick S. Screening in brief intervention trials targeting excessive drinkers in general practice:Systematic review and meta-analy-sis. BMJ,2003,327:536-542.

[6] Kenna GA,McGeary JE,Swift RM. Pharmacothera-py,pharmacogenomics,and the future of alcohol de-pendence treatment, part 1. Am J Health Syst Pharm,2004,61:2272-2279.

第89章 焦虑症

John C. Rogers, MD, MPH

要点

- 18～54 岁的成年美国人中,超过 1900 万人患有焦虑症,包括以下几种临床情况。

广泛性焦虑症:过分夸大超过日常事件的烦恼和紧张。

惊恐障碍:过度担心和害怕遭受意外及无任何原因的再次打击,并伴随强烈的躯体症状。

恐惧:对某一物体或情境恐惧,或对极度的窘迫情境的害怕。

创伤后应激障碍:对可怕事件的反应以令人惊恐的形式持续保留、深刻记忆,导致过度警觉,情感异常。

- 大量证据表明对大多数焦虑症患者认知行为治疗有效,认知行为治疗的评价标志体现在思维、情感和行为的因果关系上,能直接减少症状和降低逃避行为。

- 焦虑症的药物治疗常用的具有代表性的药物是抗抑郁剂、苯二氮䓬类、丁螺环酮(参见 89-5 表处方资料)。

  - 大多数抗抑郁药有明确的抗焦虑和抗惊恐功效,另加抗抑郁作用。目前焦虑症治疗指南把三环类抗抑郁药排在选择性 5-羟色胺再摄取抑制剂(SSRIs)之后,是因为 SSRIs 更易耐受和安全。其他抗抑郁药也有效,如 5-羟色胺去甲肾上腺素再摄取抑制剂、5-羟色胺拮抗剂和再摄取抑制剂、去甲肾上腺素和 5-羟色胺选择性拮抗剂。当抗焦虑、抗抑郁治疗有效时应当维持治疗最少 6 个月。然后逐渐减量,应避免突然撤药而引起焦虑症状反弹(开始剂量:舍曲林 25mg/d、帕罗西汀 10mg/d、依他普仑 10mg/d)。

  - 四种苯二氮䓬类在临床被广泛应用于治疗焦虑症:地西泮(开始剂量 2mg/d,2～4/d)、劳拉西泮(1mg/d,2 或 3/d)、氯硝西泮(0.25mg,2/d)、阿普唑仑(0.25mg,3/d)。这些药物成分简单,目前都很容易购买到。苯二氮䓬类药物有可能产生生物依赖(也就是说在中断药物后出现生理或行为症状),速效的药物更易发生是因为起效快,撤药症状可突然出现。

  - 丁螺环酮最常用于治疗广泛性焦虑症,现常作为 SSRIs 的辅助治疗,像抗抑郁药一样,口服4～6 周起效,起始剂量5mg,3/d,作为基础治疗时作用甚微。

一、引言

A. 焦虑症是指部分人对一次或多次可怕经历反应过度(这种经历大多数人不感到害怕或仅中等程度精神紧张)、深刻的负面记忆导致过度警觉,并逐渐增强,最终导致在多数情形下出现情感焦虑。

B. 最近的研究显示焦虑症可能与杏仁核激活作用有关。

1. 研究发现存储在杏仁核的记忆相对持久,

对其研究的治疗意义在于加强对杏仁核的控制，以便"现在的行为，思维延后"的迟发反应能被阻断。

2. 认知因素在焦虑症发作时起着重要作用，处于危险境地的人对于潜在的危险刺激近乎无反应。

3. 现有的研究证据表明遗传是导致焦虑症发病的因素之一。对双胞胎研究显示遗传在惊恐障碍和社交恐惧症中起重要作用。

C. 广泛性焦虑症是对两个或更多的生活事件过度或不切实际的焦虑、担心，超过 6 个月或更长。

广泛性焦虑症是第 4 位最常见的精神障碍，仅次于药物滥用、严重抑郁障碍、恐惧症，2%～5% 的美国人一生中出现过这种障碍。

1. 起病的平均年龄在 25 岁左右，大多数患者在 16～40 岁，治疗前症状平均持续时间约 5 年。

2. 在综合性医疗中心，女、男比率为（2～3）∶1，但在精神病患者中，性别比率为 1∶1。广泛性焦虑症患者的第一代和第二代亲属患病的危险性增加 3 倍。

3. 合并抑郁常见，超过 50% 的抑郁症患者伴有广泛性焦虑症。

D. 惊恐障碍是极度害怕或恐惧、周期性发作，至少伴有 4 种躯体症状，如出汗、呼吸困难、头晕、感觉异常、颜面潮红。

惊恐障碍在美国人中的发生率为 1.4%。

1. 平均年龄 25 岁，通常起病年龄在 17～30 岁。

2. 女男比率为（2.5～3）∶1，此病有家族倾向，与对照组比较一级亲属患病风险增加 2 倍。

3. 伴有抑郁（近 10% 的抑郁有惊恐障碍）发作更频繁，症状更重。

E. 恐惧症是持续的对某种物体、活动或情境害怕，远远超出了其本身存在的客观危险。

恐惧症是最常见的焦虑障碍，人群发病率为 15%～20%。

1. 社交恐惧症通常起病于青春期，单纯恐惧症可以开始于任何年龄段，然而它依赖于何时暴露于某物体或情境。单纯恐惧症最常见的事物递减次序和频率为动物、暴风雨、高度、疾病和死亡。

2. 据报道社交恐惧症男性比女性常见，然而单纯恐惧症女性比男性常见。

3. 伴有抑郁症常见（超过 20% 的抑郁症患者有恐惧症）。

F. 创伤后应激障碍是经历了精神上或躯体上异乎寻常的痛苦事件后出现的精神障碍，事实上几乎所有经历这些事件的人都会感到痛苦。例如战争或搏斗、自然灾害、被袭击、被强暴、家庭成员受到严重威胁或伤害、家庭或社区突然遭到毁坏。

1. 起病与多种因素相关如应激源的严重程度、受害者的社会环境和社会支持的可用度、受害者的个体性格及受害者病前的身体状况。

2. 创伤后应激障碍在人群中的发病率男性为 0.5%、女性为 1.2%，可起病于任何年龄，但由于突发事件型最常见，因此本病在年轻的成年人中最常见。男性初始创伤通常是战争或搏斗经历，女性则最常见是被攻击或被强暴。

二、诊断

A. 广泛性焦虑症：诊断标准见表 89-1，但须排除躯体疾病和精神障碍。

1. 躯体疾病包括甲亢、阵发性房性心动过速、二尖瓣脱垂、过度换气、咖啡因中毒、刺激物滥用、戒酒、镇静或催眠药撤药。

2. 精神障碍包括惊恐慌障碍、恐怖症、强迫症、适应障碍伴焦虑情绪、抑郁症、心境恶劣、躯体化障碍、精神分裂症。

B. 惊恐障碍：诊断标准见表 89-2。惊恐发作即自发性的、不可预测的发作，一般持续不超过 20～30min，发作超过 1h 罕见，没有任何原由的害怕，即将来临的死亡和厄运感是其特征。这些心理与如下相关：躯体症状、典型的心动过速、心悸、呼吸困难和出汗。多达 20% 的患者在惊恐发作时有晕厥的经历。

表 89-1

广泛性焦虑症诊断标准

A. 对许多事件或活动(如工作或学习成绩等)过度焦虑和担忧(担忧期待),持续不少于 6 个月

B. 无法控制担忧

C. 焦虑和担忧与下列 6 个中 3 个或以上相关(在 6 个月中的,多数日子里至少几种症状)注:儿童只需其中的一项。
   (1)坐立不安或者感觉紧张
   (2)容易疲劳
   (3)思想难以集中,或者头脑一下子变得空白
   (4)易激惹
   (5)肌肉紧张
   (6)睡眠障碍(入睡困难、维持睡眠困难、辗转不安、睡眠不满意)

D. 焦虑和担忧的关键是不局限于围绕某一种轴的障碍,例如这种焦虑或担忧不在于患有惊恐发作(如惊恐性障碍)、不在于在公众场合感到难堪(如社交恐惧)、不在于被污染(如强迫症)、不在于离家或离开亲人(如分离性焦虑障碍)、不在于体重增加(如神经性厌食)、不在于多种躯体诉述(如躯体化障碍)、不在于患有严重疾病,而且这种焦虑和担忧并不是发生在创伤应激障碍之中

E. 焦虑、担忧或身体不适症状临床上引起明显的痛苦烦恼,对患者在社会上、职业上或其他重要方面的功能造成损害

F. 此障碍不是被某种直接的生理上的因素如药物滥用或药物所致,不是由全身性疾病如甲亢所致,也需排除有心境障碍、精神障碍、全身性发育迟缓

经作者允许摘自 American Psychiatric Association(APA). Diagnostic and Statistical Manual of Mental Disorders. 4th ed. Washington,DC:APA,1994

表 89-2

惊恐障碍不伴广场恐惧症诊断标准

A. 同时具备(1)和(2)
   (1)反复、无法预测的惊恐发作
   (2)在一个月或更长时间后,下列症状一项或多项至少出现 1 次上述发作:
     (a)持续地担心再次发作
     (b)担心发作会产生并发症或其后果(如失去控制、心脏病发作、"发疯")
     (c)与发作相关的行为显著改变

B. 无广场恐怖

C. 这种惊恐发作不是由某种物质在生理上的直接效应(如药物滥用、治疗药物)或由全身性疾病(如甲亢)所致

D. 这种惊恐发作不能归类于其他精神障碍,例如社交恐惧(即发生于出现所害怕的社交场合时)、特殊恐怖症(即暴露于所害怕的特殊情境时)、强迫症(即对于污染有强迫思维的人在接触脏物时的害怕)、创伤后应激障碍(即对于伴有严重应激同素的刺激所发生的反应)、离别性焦虑障碍(即对于离家或离开亲人时的反应)

E. 惊恐发作的标准:间断出现极度害怕或不适,突然出现下列四个或更多的症状,并 10min 内达顶峰
   (1)心悸、心慌、心率增快
   (2)出汗
   (3)发抖或摆动
   (4)呼吸短促或憋闷
   (5)窒息感
   (6)胸痛或不适
   (7)恶心或腹痛
   (8)感觉头晕、站不稳、头晕目眩、晕倒
   (9)环境解体(非现实感)或人格解体(感觉并非自己)
   (10)害怕精神失控或将要发疯
   (11)害怕即将死亡
   (12)感觉异常(麻木或刺痛感)
   (13)寒冷或潮热

经作者同意摘自 American Psychiatric Association(APA). Diagnostic and Statistical Manual of Mental Disorders. 4th ed. Washington,DC:APA,1994

C.**恐怖症**:诊断标准见表 89-3。

1. 最常见的生物医学事件是致幻药、拟交感神经药和其他药物滥用中毒及小的脑瘤、脑血管意外。

2. 鉴别诊断上最常见的精神障碍是抑郁、精神分裂症、强迫症和人格障碍(类精神分裂、逃避、妄想)。

表 89-3

特异性恐怖症诊断标准

A. 由于存在或预期某种特殊物件或情景(例如,飞行、高度、动物、接受注射或看见血液)而出现的过度或不合理的、显著而持续的害怕

B. 一接触(暴露于)所恐惧的刺激,几乎毫无例外地立即发生焦虑反应,采取一种仅限于此情景或由此情景所诱发的惊恐发作形式。注:在儿童,焦虑表现为哭闹,发脾气、惊呆、或紧紧拖住他人

C. 患者承认这种害怕是过度的或不合理的。注:在儿童,这个特征可能没有

D. 患者一般都没法避免这种情景,否则要忍受极度的焦虑或痛苦烦恼

E. 这种对所恐怖的情景的避免、焦虑的期待、或痛苦烦恼,会显著地干扰个人的正常生活、职业(或学业)、或社交活动或关系,或者对于具有这种恐怖感到显著的痛苦烦恼

F. 如患者年龄在 18 岁以下,应有至少持续 6 个月以上

G. 这种伴于特殊物体或情景的焦虑、惊恐发作、或恐怖性避免,都不可能归于其他精神障碍,如强迫症(例如,对污染有强迫思维的人在接触脏物 时的害怕)、创伤后应激性精神障碍(避免伴有严重应激因素的刺激)、离分性焦虑障碍(例如,逃避上学)、社交恐怖症(例如,因害怕窘迫难堪而避免社交场 合)、伴广场恐怖的惊恐障碍、或不伴惊恐障碍病史的广场恐怖。注明类型:
(1)动物型
(2)自然环境型(如高度、雷雨、水)
(3)血液-注射-外伤型
(4)情境型(如乘飞机、电梯或密闭场所)
(5)其他类型(如惊恐性地躲避会导致窒息、呕吐、或感染疾病的情景场合;在儿童,躲避响声或某种服装)

经作者同意摘自 American Psychiatric Association(APA). Diagnostic and Statistical Manual of Mental Disorders. 4th ed. Washington,DC:APA,1994.

D. **创伤后应激障碍**:诊断标准见表 89-4。

排除头颅损伤、酒精和药物滥用,精神因素包括广泛焦虑症、惊恐、抑郁、调整性反应、做作性障碍、诈病、边缘性人格和精神分裂症。

表 89-4

创伤后应激障碍诊断标准

A. 患者曾暴露于某一(精神)创伤性事件,存在以下两种:
(1)患者亲自体验、目睹、或遭遇某一或数件涉及真正的或几乎招致的死亡或严重的损伤,或者涉及自己或他人躯体完整性遭到威胁的事件
(2)患者有强烈的害怕、失助、或恐惧反应。注:在儿童,则可能表现为紊乱或激越的行为

B. 以下列一种或多种方式持续地重新体验到这种创伤事件
(1)反复闯入性地痛苦地回忆起这些事件,包括图像、思维或感觉。注:在幼儿,反复地进行表达创伤主题或一些有关的游戏
(2)反复而痛苦地梦及此事件。注:在儿童,可能是令人可怕的梦境而讲不清内容
(3)行为或感觉好像创伤性事件再现(包括现体验、错觉、幻觉、及分离性闪回发作于再现之时的感觉,包括发生在意识清醒或酒醉时)。在幼儿,可发生特异创伤再现
(4)暴露于作为此创伤事件的象征或相似的内心或外界迹象之时,出现强烈的心理痛苦烦
(5)暴露于作为此创伤事件的象征或相似的内心或外界迹象之时,出现生理反应

（续　表）

C. 长期回避与伤害相关的刺激，对一般事物的反应显得麻木（受创伤前不存在这种情况），至少包括下列三个或以上：

　　(1)努力避免有关此创伤的思维、感受或谈话

　　(2)努力避免会唤起回忆起此创伤的活动、地点、或人物

　　(3)不能回忆此创伤的重要方面

　　(4)明显地很少参加有意义活动或没有兴趣参加

　　(5)有脱离他人或觉得他人很陌生的感受

　　(6)情感范围有所限制（如不能有爱恋的感觉）

　　(7)对未来没有远大设想希望的感觉（如不期望有一个好的职业、婚姻、儿女、正常寿命）

D. 警觉性增高的症状（创伤前无），包括下列两项或以上：①入睡困难或维持睡眠困难。②易怒或激惹。③注意力难以集中。④警觉过高。⑤过分的惊吓反应

E. 症状 2、3、4 持续超过 1 个月

F. 临床上此障碍产生了明显的痛苦烦恼，或在社交、职业、或其他重要方面的功能损伤。注明：急性：症状＜3 个月；慢性：症状≥3 个月；延迟起病：发作至少在应激后 6 个月出现

经作者同意摘自 American Psychiatric Association(APA). Diagnostic and Statistical Manual of Mental Disorders. 4th ed. Washington,DC：APA,1994.

三、治疗（表 89-5）

A.广泛性焦虑症治疗目的：是减少症状，以使患者恢复正常社会和工作能力。为达到这个目标，医生须耐心细致地为患者提供本病性质的教育，鼓励参加社会活动，承担工作和家庭责任。

长期干预疗效递减次序是心理学治疗、药物治疗、自我调节。

表 89-5　焦虑症的药物治疗

药物	超始剂量（mg）	通常日剂量（mg）	最大日剂量（mg）	作用快慢	半衰期（hr）	常见副作用
选择性 5-羟色胺再摄取抑制药						
氟西汀（百优解）	5mg qd	10～20	40	延迟	数日	失眠、兴奋、性快感缺失
舍曲林（左洛复）	25mg qd	50～100	200	延迟	26	失眠、恶心、性功能减退
帕罗西汀（赛乐特）	10mg qd	20～40	50	延迟	21	嗜睡、疲劳、射精延迟
氟伏沙明（兰释）	25mg bid	100～150	300	延迟	15	嗜睡、恶心、性快感缺失
艾司西酞普兰（来士普）	10mg qd	10～20	20	延迟	27-32	恶心、失眠、射精延迟、嗜睡、出汗、疲劳
西酞普兰（喜普妙）	20mg qd	20～60	60	延迟	35	恶心、口干、嗜睡、出汗
三环类抗抑郁药						
丙咪嗪	75qd or hs	50～150	200	延迟	11-25	镇静、抗胆碱作用、直立性低血压
地昔帕明	50qd	100～200	300	延迟	12-24	
苯二氮䓬类						
阿普唑仑（安宁神）	0.25 tid	0.5～4	10	中等	12-15	短暂思睡、失读、意识模糊、抑郁
氯氮䓬（利眠宁）	5 tid or qid	15～80	100	中等	5-30	突然停药有戒断症状
氯硝西泮	0.25 tid	0.5～1.5	4	迅速	18-50	突然停药有戒断症状
氯拉卓酸	7.5qd or bid	15～30	60	迅速	30-100	
地西泮	2 bid or qid	4～40	40	非常快	20-80	
劳拉西泮	1 bid or tid	2～4	10	中等	10-20	
奥沙西泮	10-15tid or qid	30～90	120	中等偏慢	5-20	
螺酮类衍生物						
丁螺环酮（布斯帕）	5 tid	20～30	60	延迟	2-3	头晕、神经过敏、恶心、头痛
β受体阻断药						
普萘洛尔（心得安）	40 bid	80～120	320	快速	3-5	心动过缓、头晕、疲劳、抑郁、阳萎

1. 心理治疗

(1)认知行为治疗(CBT)应由受过专业训练的人采用,并建立治疗方案。2/3的患者6个月后临床症状会有改善。

(2)CBT最佳时间是16~20h,每周1~2h,4个月以上。

(3)短期CBT应增加信息和工作量。

2. 药物治疗

(1)短期治疗:苯二氮䓬类药物是马上给予这类疾患合适的治疗药物,但使用不应超过2~4周。常见的苯二氮䓬类药物的药理见表89-5。患者对短半衰期的抗焦虑药的反应最好。快速起效的苯二氮䓬可能优于常规剂量,问题是对这类药物有20%~30%的患者可能无效、耐受性和依赖性可能发生、损伤警觉性、增加危险事件。

抗组胺类镇静剂羟嗪50mg/d立即给予也是有效的。

β受体阻断剂通常被用于治疗一些次要症状,如颤抖、心跳过快。普萘洛尔起始剂量为60~80mg/d,分次服用,逐渐加至合适剂量,最大剂量不超过240mg/d。β-受体阻断剂和苯二氮䓬类联用比单用苯二氮䓬类更有效。

阿扎哌隆优于安慰剂,但在短期治疗上不如苯二氮䓬类。目前不清楚阿扎哌隆是否优于抗抑郁剂。长期效果也不清楚。这些药物作用于5-羟色胺能系统,不作用于γ-氨基丁酸的苯二氮䓬受体,因此耐受性、依赖性和警觉性损害是可以避免的。丁螺环酮起始剂量为5mg,3次/日,使用3~7天,然后增加至通常的维持剂量10mg,2~3次/日,最大剂量不超过60mg/d。

(2)长期治疗:长期治疗时抗抑郁剂作为一线药优于苯二氮䓬类药物。除非有其他选择,选择性5-羟色胺再摄取抑制剂应为首选,需治数(NNT)大约是5。SSRIs类帕罗西汀与安慰剂比较是有效的,同样SNRI类文拉法辛也一样。5-羟色胺拮抗剂和再摄取抑制萘发扎酮以及去甲肾上腺素和5-羟色胺选择性拮抗剂米氮平也是有效的。丙米嗪也常用,起始剂量50~75mg/d,依效果每两周增加一次剂量,最大剂量150mg/d,分次服用。

3. 自我调节

(1)在认知行为疗法的基础上可采用阅读疗法。

(2)定期身体锻炼也能减轻症状,无咖啡因和其他兴奋剂也有帮助。

B.惊恐障碍的治疗:是直接控制症状,以使患者尽可能恢复功能。

现有证据表明,长期有效干预措施依次递减是心理治疗、药物治疗、自我调节。

1. 心理治疗 认知行为疗法是心理疗法的一个选择,在急性期,心理治疗联合药物治疗优于单一治疗法。急性期后,联合治疗也优于单一抗抑郁治疗,与心理治疗相等。选择心理疗法或药物治疗作为一线治疗都是可以接受的。

2. 药物治疗

(1)选择性5-羟色胺再摄取抑制剂是公认的一线治疗药物,与苯二氮䓬类药物一样对于改善焦虑有效,且副作用更小,不影响认知行为治疗,对并发抑郁治疗也有效。氟西汀5~40mg/d,早晨顿服,起始剂量5mg/d,每周增加5mg,假如有明显的失眠或激越症状,起始剂量2mg/d。舍曲林起始剂量是25mg/d,最大剂量200mg/d。帕罗西汀起始剂量10mg/d,最大剂量是50mg/d。氟伏沙明起始剂量是25mg,2次/日,最大剂量150mg,2次/日。依他普仑最常用的剂量是10mg/d,20mg/d较少使用。西酞普兰起始剂量20mg/d,最大剂量60mg/d。起效约在4周后,可能在8~12周,复发常见。治疗至少应持续6个月,可延长12~24个月,缓慢撤药应超过4~6个月。

(2)三环抗抑郁剂:丙米嗪和氯米帕明有效,丙米嗪推荐剂量150~300mg,睡前顿服,起始剂量50~100mg/d,每2周增加一次剂量直至最佳疗效或达最大剂量。地昔帕明有时比丙米嗪耐受性更好。

(3)苯二氮䓬类:阿普唑仑和氯硝西泮能快速缓解症状,但继续使用复发率高。苯二氮䓬类长期应用比抗组胺药效果差,不作常规使用。使用苯二氮䓬类药物的另外一个不利之处在于患惊恐障碍的患者有近50%并发严重的抑郁,而使用苯二氮䓬类药物无效,滥用可能导致潜在的副作用,苯二氮䓬类比三环类抗抑郁药减量更困难。当停药时推荐逐渐减量。认知行为治疗利于减量。

3. 自我调节

(1)基于认知行为治疗的阅读疗法是有效的。

(2)体育锻炼可能有利于控制症状。

C.惊恐症治疗:部分患者需住院治疗,鉴别出惊恐物体或环境。

1. 行为治疗 定期有规律的暴露于害怕的情境中或物体下是最有效的,回想恐怖物体或情境加上肌肉放松作为一个认知方面的新方法也通常使用。认知行为治疗、暴露于害怕情境中、与人群接触对社交恐惧症有效。

2. 药物治疗

a. β受体阻断剂如普萘洛尔在遇到恐惧情境之前使用对某些特殊的焦虑症治疗是有益的,普萘洛尔 10～20mg,最大剂量 40mg,暴露恐惧物体前 45～60min 时服用应该是有效的。

b. SSRIs 是有效治疗社交恐惧症的一线药物,其中对帕罗西汀做了最多的研究。氟西汀和舍曲林可能有用,特别是在社交恐惧症的患者中。

D.创伤后应激障碍治疗:主要是心理疗法,但当患者有抑郁症状或类似惊恐障碍时,越来越多的证据表明药物治疗是有效的。

1. 着重于创伤的认知行为疗法、压力管理和团体聚焦创伤的认知行为疗法是有效的,应该持续 6 个月。初始和持续治疗不宜在初级保健机构进行。有时限的心理疗法应用认知的和支持性的接触,以减少患者依赖性和慢性的危险。鼓励患者获取朋友和亲属的支持。回想与事件相关的感觉,有意识通过想象、语言、行为再次重现事件,做出未来痊愈的计划。团体和家庭治疗尤其有效。

2. SSRIs 有效,应持续治疗至少 12 个月。

四、治疗策略

A.广泛性焦虑症:内科医生就诊次数无需太多,内科医生最初的任务是有关此病的患者教育,安排就诊频次,短时诊室就诊。对问题的倾诉仔细倾听是有益的。特殊的治疗方法包括对患者的选择性支持、扩展至心理应对策略、确认正常化症状、鼓励面对焦虑难熬的情境,缩短临床治理疗是有用。

B.惊恐障碍:应让患惊恐障碍的患者树立信心,相信能治好。有躯体症状的患者应被详述,但应避免与患者的其他病情相关联。患者症状的解释和治疗目标是重要的。着重于惊恐的认知行为治疗和药物治疗均有效,现无证据这两种疗法哪个更有效,因此选择心理疗法或药物治疗应依照疗效、利弊、危险性及患者自己选择。

C.恐怖:治疗的目标是使患者面对以前的害怕的情境时不再害怕,不鼓励回避方式,行为疗法应该使用,直至患者能完全面对恐怖。催眠疗法通常作为放松的辅助疗法及作为恐怖物体的认知评估的可选方法之一。家庭心理治疗是特别有效的方法。

D.创伤后应激障碍:对这部分患者医生必须有效处理多疑、偏执和不信任。与患者面对面沟通对于克服患者否认创伤性事件是必需的,鼓励患者坚持治疗计划和服药。遭受类似事件的小组,如遇袭自助小组也是有用的。假如患者有自杀倾向或对他人造成威胁时必须住院治疗。

五、预后

A.广泛性焦虑症:是慢性病,典型的时程超过 10 年,患者通常对治疗有效,但撤销治疗后有 80% 的患者复发,大约 25% 的患者进展为惊恐障碍。

B.惊恐障碍:是慢性的、时轻时重、易复发,常被生活中的应激事件触发。有研究提示:在 5 年随访中,30% 的患者有中到重度损害,50% 的患者轻度损害,在 20 年的随访中,有 15% 的患者有中到重度症状,70% 的患者有轻度症状而无残疾,30%～70% 的患者在惊恐发作后经历了严重的抑郁障碍,这部分患者自杀、酗酒、药物依赖和强迫症的风险增加了。达到有效药物治疗剂量后,应维持治疗 6～12 个月不变,应缓慢撤药,假如症状复发应再次药物治疗。对先前功能良好的患者短时症状进展,预后良好。

C.恐怖:起始于儿童时期的恐怖无法解决,但其他可能是慢性的。在自然状态下,慢性患者在中年后似乎有增多。多数患者极少残疾,因为恐怖的物体或情境通常是容易避开的。

D.创伤后应激障碍:整个综合征通常在创伤

后有进展,延迟时间从 1 周到长达 30 年。在应激期内,症状波动加剧。通常预后较好有快速起病、症状小于 6 个月、起病前功能良好、有力的社会支持、无其他躯体或精神疾病。随着时间流逝,10% 的患者症状无变化或加重,20% 中度症状,40% 轻度症状,30% 康复。

(何荆贵 译)

参考文献

[1] Bisson J, Andrew M. Psychological treatment of post-traumatic stress disorder (PTSD). Cochrane Database Syst Rev, 2005(2). Art. No.: CD003388. doi: 10.1002/14651858. CD003388. pub2.

[2] Borkovec TD, Newman MG, Castonguay LG. Cognitive-behavioral therapy for generalized anxiety disorder with integrations from interpersonal and experiential therapies. CNS Spectr, 2003, 8(5): 382-389.

[3] Bruce S, Vasile RG, Goisman RM, et al. Are benzodiazepines still the medication of choice for patients with panic disorder with or without agoraphobia? Am J Psychiatry, 2003, 160(8): 1432-1438.

[4] Chessick CA, Allen MH, Thase ME, et al. Azapirones for generalized anxiety disorder. Cochrane Database Syst Rev, 2006(3). Art. No.: CD006115. doi: 10.1002/14651858. CD006115.

[5] Furukawa TA, Watanabe N, Churchill R. Combined psychotherapy plus antidepressants for panic disorder with or without agoraphobia. Cochrane Database Syst Rev, 2007(1). Art. No.: CD004364. doi: 10.1002/14651858. CD004364. pub2.

[6] Hambrick JP, Weeks JW, Harb JC, et al. Cognitive-behavioral therapy for social anxiety disorder: Supporting evidence and future directions. CNS Spectr, 2003, 8(5): 373-381.

[7] Kapczinski F, Lima MS, Souza JS, et al. Antidepressants for generalized anxiety disorder. Cochrane Database Syst Rev, 2003(2). Art. No.: CD003592. doi: 10.1002/14651858. CD003592.

[8] Lepola U, Arato M, Zhu Y, et al. Sertraline versus imipramine treatment of comorbid panic disorder and major depressive disorder. J Clin Psychiatry, 2003, 64(6): 654-662.

[9] Pollack MH. New advances in the management of anxiety disorders. Psychopharmacol Bull, 2002, 36 (4 Suppl 3): 79-94.

[10] Quilty LC, Van Ameringen M, Mangni C, et al. Quality of life and the anxiety disorders. J Anxiety Disord, 2003, 17(4): 405-426.

[11] Rayburn NR, Otto MW. Cognitive-behavioral therapy for panic disorder: A review of treatment elements, strategies, and outcomes. CNS Spectr, 2003, 8(5): 356-362.

[12] Resick AP, Nishith P, Griffin MG. How well does cognitive-behavioral therapy treat symptoms of complex PTSD? An examination of child sexual abuse survivors within a clinical trial. CNS Spectr, 2003, 8(5): 340-355.

[13] Rose S, Bisson J, Churchill R, et al. Psychological debriefing for preventing post traumatic stress disorder (PTSD). Cochrane Database Syst Rev, 2002 (2). Art. No.: CD000560. doi: 10.1002/14651858. CD000560.

[14] Solvason HB, Ernst H, Roth W. Predictors of response in anxiety disorders. Psychiatr Clin North Am, 2003, 26(2): 411-433.

[15] Stein DJ. Algorithm for the pharmacotherapy of anxiety disorders. Curr Psychiatry Rep, 2003, 5(4): 282.

[16] Stein DJ, Ipser JC, Seedat S. Pharmacotherapy for post traumatic stress disorder (PTSD). Cochrane Database Syst Rev, 2006(1). Art. No.: CD002795. doi: 10.1002/14651858. CD002795. pub2.

临床指南

[1] American Psychiatric Association (APA). Practice Guideline for the Treatment of Patients with Panic Disorder. American Psychiatric Press, 1998: 86.

[2] Institute for Clinical Systems Improvement (ICSI). Major depression, panic disorder and generalized anxiety disorder in adults in primary care. Bloomington, MN: Institute for Clinical Systems Improvement (ICSI), May, 2002: 55.

[3] Practice guideline for the treatment of patients with panic disorder. Work Group on Panic Disorder. American Psychiatric Association (APA). Am J Psychiatry. May 1998, 155(5 Suppl): 1-34.

网址

[1] http://www.nlm.nih.gov/medlineplus/anxiety.html

[2] http://www.nlm.nih.gov/medlineplus/panicdisor-

der. html

［3］ http：// www. nlm. nih. gov/medlineplus/phobias. html

［4］ http：// www. nlm. nih. gov/medlineplus/posttrau-

maticstressdisorder. html

［5］ http：// www. surgeongeneral. gov/library/mental-health/chapter4/sec2. html

第90章 注意缺陷障碍（伴多动）

H. Russell Searight, PhD, MPH, Jennifer Gafford, PhD, & Stephanie L. Evans, Pharm D, BCPS

要点

- 注意缺陷障碍（伴多动）（ADHD）有三大核心症状：注意力分散，多动和易冲动。
- 在美国儿童中，该病目前的患病率为 6%～8%，其他国家的研究结果表明其患病率至少同美国研究结果是一致的。
- 被诊断为 ADHD 的儿童中约 80% 在青春期持续表现出该病症状，且其中约 60% 在成年期仍符合 ADHD 的诊断标准。
- 常见的 ADHD 精神科合并症包括对立违抗障碍和品行障碍。
- 对怀疑有 ADHD 的患者需要进行以下评估：病史和体检，详细的问诊，行为分级，有时需要转诊进行特殊的评估。
- 尽管兴奋剂的药物疗法是最常用的治疗方法，但是也有非兴奋剂的药物可以选择。

一、引言

A. 病况总结：注意缺陷多动症（attention-deficit/hyperactivity disorder ADHD）是常见的神经行为紊乱，自儿童时发病，通常持续至成年期。该病的特征为慢性且广泛的注意力缺乏，多动、易冲动，或两者皆有，上述表现与患者的发育水平不符，严重影响患者认知，学习，行为，情绪和社交功能。

1. 最初确诊多在 6～10 岁，这时患者多动和冲动行为趋于高峰。一生中注意缺陷的表现比较平稳。

2. 尽管儿童的 ADHD 可以早在 3 岁就表现出症状，但在这么小的年龄诊断 ADHD 并不可靠。大约 50% 的上述患儿在童年后期将不再具有诊断为 ADHD 的医学指标。但是，对于 4～6 岁时的诊断，特别是症状严重的患儿，上述症状将在其儿童时期持续。

3. 50%～75% 的 ADHD 患儿的症状将持续至成年后。

4. ADHD 通常与其他问题共同发生，包括学习障碍，言语和语言障碍，对立违抗障碍，品行障碍，情绪障碍，焦虑症以及抽动症。

5. 另外，ADHD 通常伴有严重的损害，比如自信不足，被同龄人和成人排斥，在学校学习困难，以及学业成绩不合格。

B. 病因：ADHD 致病机制尚不明确。但是，与神经递质多巴胺，5-羟色胺和去甲肾上腺素的蛋白质编码有关的基因，至少有 7 个可能为致病因素。其他可能因素包括轻度中枢神经系统异常，精神生理性变异以及社会心理因素。过敏原以及环境毒素与该病无关。

C. 危险因子：已经确认了一些促进 ADHD 发病的危险因子。

1. ADHD 家族史是该病的主要危险因素。大量对双胞胎的案例研究显示，该病的平均遗传率高达 77%。

2. 产前和围生期的危险因素包括孕妇吸烟、

饮酒,早产和其他围生期并发症。

3. ADHD 患儿通常过度活跃以及要求过多,如果同时伴有母亲的心理问题和家庭功能不健全,ADHD 症状极可能带入儿童晚期并且经常伴有对立违抗行为。

二、诊断

A. 注意缺陷多动症主要特征:包括注意力分散,过度活动和易产生冲动行为(自我约束力差)。可约束行为的缺乏和行为表现的不稳定性也被认为是该病核心特征。

1. 注意力分散的表现为警觉性,觉醒力,选择性,持久的注意力以及注意力的分散问题,当要求患儿在重复以及单调的任务上集中注意力时这些问题的表现最明显。上述儿童经常被父母和老师形容为"不听指挥""不完成指定任务""做白日梦""三分钟热情"。另外,因为这些儿童没有按照要求完成任务,丢东西或是犯错误,极容易被认为爱忘事,粗心或者懒惰。

2. 多种情境下的过度活动是 ADHD 最经典和具有区别性的特征。被父母和老师形容为"一直都在动""精力过度旺盛"和"爱讲话",认为患病儿童缺乏能力约束自己的活动以适应特定的环境或是完成某项任务。他们同正常孩子相比倾向于活动增多,躁动不安,烦躁,不论是白天或夜晚。除了活动增多以外,ADHD 儿童喜欢说话而且爱评论。过度活动是造成患儿社交困难的主要问题,其过度活动会打破正常秩序比如课堂秩序。

3. 易冲动性或自制能力弱,也被认为是 ADHD 患儿社交困难的重要原因,特别是在需要与人协作,分享和与同龄人发生矛盾的情况下。临床上,该病患儿容易表现为不等指令下达或不考虑行为后果即做出反应。特征:表现为需要立即满足欲望,自制能力差,对高度危险行为的意识差。

B. 其他核心特征

1. 难以按照规则管理行为是该病患儿的另一个主要缺陷。没有办法去按照规则行事或行事不符合规则是该病患儿的常见问题,特别在没有反复重复指令或者没有成年人在场的情况下。患儿不一定拒绝遵守相关规则和指令,但是他们的问题是行为自律问题或是难以保持遵守规则或指

令。

2. 该病患儿在执行任务时的表现具有很大波动性。所有儿童都会有一定程度的前后行为不一致,但是 ADHD 儿童的不一致程度更严重。

C. 除主要的注意力不足,过度活动和易冲动的特征外,ADHD 还与一系列问题相关。

1. 该病患儿经常容易产生矛盾,易争吵,脾气暴躁等行为问题。

2. 该病患儿经常伴有情感功能障碍,包括低自尊,承受挫折能力差,抑郁或者焦虑的症状,或后两者皆有。

3. 这些儿童还有学习和认知及语言能力方面的问题。通常学习成绩较差,表现为学习能力低下和语言障碍。整体而言,该病患儿同正常儿童相比,在标准智力测试中得分较低,且他们在解决复杂任务时表现出更多困难。

4. 和正常儿童相比,该病患儿更易产生健康问题,包括生理伤害,轻度生理畸形,睡眠失调以及耳朵和呼吸系统感染。

D. ADHD 的 DSM-IV-TR 诊断标准:要求包括注意力分散,多动-冲动行为,或两者皆有的 6 个或 6 个以上症状,且上述症状持续时间至少 6 个月,这些症状很严重,难以纠正,且与该患儿正常年龄发展状况不符合。根据定义,一些症状必须在 7 岁前出现。另外,症状需要出现在 2 种或以上的情境中,导致显著的临床损害,包括社交,学习或工作功能损害。上述症状不与其他可判定的精神疾病有关联。

1. 注意力不足

a. 对于学校的功课或其他活动没办法集中注意力关注细节,或者经常出现粗心的错误。

b. 难以在任务或者娱乐活动中保持注意力。

c. 经常好似没有注意听别人说话。

d. 经常跟不上指导,难以完成学校作业,家务或者日常工作(并非因为对抗行为或者没有理解指导)。

e. 经常难以承担组织任务或者活动。

f. 经常回避,厌恶或者不愿意参与需要集中注意力的工作任务(如学校作业或者家庭作业)。

g. 经常丢失活动或者任务必需品(例如玩具、学校作业、铅笔、书或者工具)。

h. 容易被外来刺激影响而分心。

i. 日常生活中容易忘事。

2. *活动过度——冲动行为*

a. 在椅子上烦躁不安，手脚扭动。

b. 在教室里或者其他需要留在座位上的情况时自动离开座位。

c. 经常在不适当的时候四处跑动或者攀爬（对于青少年或者成年人，可能只表现为坐立不安的感受）。

d. 经常难以安静的投入到休闲活动中。

e. 经常处于忙忙碌碌状态或者表现出被支使得团团转。

f. 经常话多。

g. 经常在问题说完之前就将答案脱口而出。

h. 经常难以等到到达自己的顺序。

i. 经常打断或者干扰别人（例如在谈话或者游戏中插入）。

E. DSM-IV-TR 描述了三种不同的亚型：以无法集中注意力为主；以活动过度/冲动行为为主；二者结合。

1. ADHD 结合型是这三种亚型中最常见的诊断，数据统计占到 50%～75%。结合型中的青少年具有的特征是既无法集中注意力又活动过度而且有冲动行为，这种类型同时伴发精神问题以及物质滥用问题的情况较多，是三种亚型中总体功能损害最严重的一种。这种亚型病例通常在6～7 岁时得到诊断，这时活动过度和冲动行为的症状开始达到高峰。

2. 无法集中注意力为主的亚型其次，占所有 ADHD 病例的 20%～30%。注意力不集中的症状并非和活动过度或冲动行为关联。这种亚型的诊断年龄要晚一些，一般在 9～10 岁，此时注意力无法集中的特点更显著。实际上，在 DSM-Ⅳ 领域测试中，只有 57% 的注意力不集中类型在 7 岁之前出现。与其他亚型相比，注意力不集中类型的个体更容易出现在女性中，同时也少有其他情绪和行为的问题。然而对比那些单纯的活动过度或冲动行为患者，这种类型患者学习能力损害较重。

3. 以多动或冲动行为为主的 ADHD 占确诊总数<15%，个体表现为活动过度/冲动行为，但是没有非注意力不集中的表现。这种类型的儿童通常诊断年龄为 6～7 岁。

F. DSM-IV 诊断标准的局限性

1. 这种诊断标准最主要的问题在于它主要适用于 7～12 岁的儿童。而对于更年幼的儿童、青少年以及成年人，该诊断标准并不适用，因为不同时期注意力不集中，活动过度/冲动行为的表现也是不同的。

2. 几乎没有什么证据支持需要 6 个症状来作出诊断。笔者建议对于学龄前儿童的诊断标准至少需要 6 个以上症状，这样才具有发育意义上的敏感性，而对于青少年或者成年人作出诊断需要较少的症状，例如 4 个症状即可。

3. 很难确定症状是否出现在两个及两个以上的环境中，因为不同的观察者对于行为特征的解释也是不同的。例如父母和老师对于行为的认同系数通常<0.5，父母之间的认同也是不同的，系数通常<0.6 或<0.7。

4. 诊断过程主要依靠于一些特异症状的数量而并非功能损害的程度。所以根据 DSM-Ⅳ 标准，病患诊断只是需要长期、普遍的注意力不集中导致的对于社会生活及工作关系的损害而并非其他症状。

5. 最后，由于 ADHD 症状和许多其他疾病症状重叠，使其很难判断是否因为其他疾病误诊为 ADHD 或者是 ADHD 的合并症。

G. 流行病学：在美国，ADHD 是导致学龄儿童就诊于精神科的主要原因。作为一种影响范围最广的精神障碍，ADHD 整体人群的发病率约为男性 9%，女性 3%。以下因素影响发病率的统计：不同人群的研究，所调研的地理区域，所采用的 ADHD 的定义，父母、老师和专家之间的意见统一程度。实际上，在这些因素的影响下，ADHD的患病率在 1%～20% 变化。

1. 对于以无法集中注意力为主和活动过度/冲动行为为主的 ADHD 亚型，通常男孩的患病率是女孩的 2～4 倍。在临床上，由于转诊的偏差，男性和女性的比例大概达到 9:1 之高。

2. 基于目前的儿童患病率，2%～10% 的成年人会有 ADHD 症状。

3. ADHD 病例的患病率似乎与社会经济状况（SES）相关。低收入群体的妇女的子女通常更有可能出现 ADHD。

H. 不同年龄段的症状表现不同：根据个人发

育水平的不同,无法集中注意力或者多动/冲动行为的症状高峰期出现年龄不同,症状随年龄增长减轻的比例也不相同,而且表现也不同。所以从学龄前到成人阶段 ADHD 的表现也不尽相同。

1. 学龄前儿童 很多儿童在学龄前出现 ADHD 的症状,甚至在 3～4 岁。然而这个年龄的儿童很难分清是 ADHD 还是这个年龄的纪律问题;有些儿童只是没有学会行为规范或纪律,或专注于某事。有 ADHD 的学龄前儿童主要表现是活动过度和冲动行为。无法集中注意力的症状通常出现得晚一些,在学龄前通常表现不明显。

2. 儿童末期或者青少年 到了青少年时期,过度活动的特征会逐渐缓解,但是无法集中注意力和冲动行为仍将持续。注意缺陷为主的亚型患者可能是因为后期出现的症状才被诊断为 ADHD。青少年时期 ADHD 的合并症显著增多,"纯粹的"ADHD 甚至超出了这个年龄段的范围。ADHD 患者同时可能会出现以下的问题:学习成绩差,情感障碍,被学校停课或是开除,吸烟饮酒,使用毒品,攻击行为或品行障碍。对于这样的 ADHD 青少年,不予治疗,监管不严,周围环境中容易获得酒精或是其他违禁药物者,都会导致不良后果。

3. 成年人 成年人的症状比儿童轻微。执行功能缺陷表现突出,包括组织能力差,时间管理能力差,以及记忆力差,造成学习和职业上的失败。儿童期的活动过度表现会被烦躁不安,难以放松以及长期处于边缘感等表现代替。冲动行为或者行为失控的患者可能无法控制冲动反应,监测自己行为以及调节紧张情绪的能力可能受损。

I. 鉴别诊断

1. 疾病概况 精神疾病是常见的鉴别诊断,一些疾病可能表现出 ADHD 的症状。对于儿童应该常规筛查视力和听力问题。铅中毒可能损害认知能力以及表现过度活动。有一种听力学上的问题会表现得类似于 ADHD 注意缺陷亚型,称之为听力处理障碍(APD)。APD,通常是由听觉专家诊断,这是在正常的听力状态下表现出的听力系统对于信息接收以及理解的缺陷。APD 可能是由于以下功能缺陷,比如听觉辨别,认知障碍,以及多重听力的认知管理功能缺陷。精神发育迟滞,酒精或药物胎儿综合征可以导致认知缺陷。

甲状腺功能障碍会影响活动及注意力集中。药物会改变认知能力及活动性。例如运动员使用的固醇类药物可能与冲动性攻击相关,而抗惊厥药,苯妥英,通常会导致认知功能下降。癫痫病特别是癫痫持续状态导致的认知损害类似 ADHD 的注意缺陷。在青少年及成年人中,睡眠呼吸暂停可能损害注意,集中以及短期记忆。其他睡眠功能失调的成年人,如昏睡症和自发性嗜睡症也会出现注意损害。患有 ADHD 的儿童和成年人都有很高的睡眠障碍患病率,这也是一个复杂的问题。

2. 精神疾病 许多儿童及成年人精神疾病伴随具有冲动行为以及受损的注意集中和短期记忆特征的症状。ADHD 的诊断因为其他与 ADHD 症状相似的疾病而变得复杂,这些疾病也就需要鉴别诊断。因为这些精神问题经常与 ADHD 并发而变得棘手。下面将分别讨论儿科与成年人患者。

a. 儿童情况:表 90-1 总结了需要与儿童期 ADHD 进行鉴别诊断的常见精神疾病,表内还包括了与 ADHD 共有的特征以及鉴别症状。儿童期的 ADHD 是造成其他精神疾病的一个危险因子。40% 以上的 ADHD 儿童至少患有一种其他疾病,大概 30% 患者会出现两种精神方面的合并症。随着发育和年龄增长,共病率也会上升。例如 50% 左右的 ADHD 青少年同时患有对立违抗性障碍。

b. 成年人情况:成年人 ADHD 的鉴别与儿童的相同,ADHD 和其他精神疾病综合征的症状也因年龄不同而不同。成年人的 ADHD 症状比儿童通常轻微。某些成年人 ADHD 患者可能在儿童时期已被确诊,但大多数是在成年人后才首次就诊。约 2/3 因为注意缺陷,容易分心以及冲动行为而就诊的成年人实际上患有其他原发精神疾病(表 90-2)。

J. 基层医疗的诊断过程(表 90-3)

1. 通过问诊诊断 医生应该鼓励患者的父母对孩子的问题作出补充。医生应该仔细倾听 ADHD 的核心症状以及其他精神疾病的核心症状。应该询问特殊行为问题的具体情况。同时评估功能损害的程度和持续时间。要达到 DSM-IV 的诊断标准,患者至少应该在两个方面(学校,工作,家庭关系)有严重的缺陷。询问父母他们最初是在什么时候开始注意到这些症状。不同环境下和一天当中症状的波动和变化。也要注意询问详细的发育史，尤其注意发育过程中具有特殊意义的事件和 ADHD 症状的最初表现和进程。

表 90-1

儿童 ADHD 的鉴别诊断

情况	共同特征	鉴别特征
行为障碍	分裂，冲动行为	严重违规行为，违法行为，明显攻击性
对立违抗性障碍	分裂行为或是惹人厌恶，抵抗成年人的要求	好争辩，抗拒性，易激怒
学习障碍	学习成绩差，逃学	显著低于 IQ 水平的学习能力
严重抑郁	注意力不能集中，初发失眠	睡眠过多/晚期失眠，食欲/体重出现问题，持续烦躁/易怒，自杀观念
双向障碍	行动过激，注意力分散，周期性情绪变化	妄想，严重失眠，情绪波动剧烈

表 90-2

成年人 ADHD 的鉴别诊断

情况	共同特征	鉴别特征
严重抑郁	主诉难以集中注意力，记忆减退（没有客观数据支持），难以完成任务	持续的烦躁情绪或缺乏生活兴趣，睡眠饮食障碍
双向障碍	多动，难以维持注意力，注意力分散	持续烦躁或者愉快的情绪，失眠，妄想
广泛焦虑	烦躁，难以集中	过度的恐惧和担心，焦虑的躯体症状
物质滥用或依赖	注意力涣散不集中，记忆力减退，情绪起伏不定	物质使用的病态模式以及不良社会影响，心理生理耐受和戒断症状
人格障碍，特别是边缘人格障碍和反社会人格障碍	冲动行为，情绪不稳	犯罪史（反社会行为），反复自杀或自残行为（边缘人格），不能识别自我挫败行为

数据来自于 Searight HR, Bruke JM, Rottnek F. Adult AD/HD: Evaluation and treatment in family medicine. AM Fam Physician, 2002, 62: 2077-2091.

表 90-3

疑似 ADHD 的评估过程

初诊

1. 诊断性面谈

2. 病史研究及体格检查

3. 相关实验室测试

4. 教师，父母或其他填表人完成行为评估表格，如果患者为成年人，可自行填表

5. 回顾评估或其他相关材料（例如报告卡）

复诊

6. 精神状况评估（可能需要持续表现测试）

7. 如果需要，转诊进行特殊心理学或是教育测试

8. 如果诊断为 ADHD，开始治疗

9. 如果有其他疾病转诊精神科治疗或教育性干预（或两者）

2. 病史和体格检查　应该询问所有直系亲属的 ADHD 症状史。在体格检查中，医师可能注意到因为冲动行为造成 ADHD 儿童有多处伤痕和擦伤痕迹。早产和中耳炎也是 ADHD 的危险因子。

3. 实验室检查　甲状腺功能异常和血清铅水平升高的患者应该做出血液化学分析。大多数 ADHD 儿童在实验室数据上表现正常，因而这些测试可以排除其他原因。

4. 行为等级评定表格　患者的父母及老师应该填写标准行为等级评定表格。常用儿童评估表分为两类，一类是宽带测量，用于评估一系列精神疾病；另一类是窄带测量，用于评估具体化的行为问题，如 ADHD，对立违抗障碍以及品行障碍。儿童行为检查表（CBCL）和长版 Connors 家长及教师等级评定表用于评估一系列的精神症状。较关注具体问题的工具包括短版的 Connors 表格，分裂行为障碍表（DBD），以及 NICHQ Vanderbilt 评估表。NICHQ Vanderbilt 评估表是国家级儿童健康标准（NICHQ）ADHD 工具包的一部分，NICHQ Vanderbilt 评估表包括具体化行为以及相应的抑郁症状。

对于成年人来说，Brown 及 Connors 成年人 ADHD 等级评定表（CAARS）和成年人自我报告表（ASRS-v1.1）都可用来评估当前症状。CAARS 和 Brown 表都采用自我报告形式，但也可以由其他人填写，如配偶，父母或者亲近的朋友。Brown 表有 5 个维度：组织性/活动性；注意力和集中性；持续的能量和努力；情绪的控制；工作中的记忆能力/对于曾经习得的知识的使用。CAARS 与评估活动过度，冲动行为，情绪不稳定性，注意力/记忆力，自我概念。ASRS，由世界卫生组织制定，用来评估 DSM-IV-TR 18 项 ADHD 症状。包括 6 个项目的 ASRS 版本由最有 ADHD 诊断预测意义的项目演变而来，用于基层保健的简单筛查。

参考完整的等级评估表，医生应该从其他问题行为中区分出 ADHD 的核心症状，如注意缺陷，注意力分散，冲动行为。对于最终等级评估，尤其是提示显著水平的宽带症状学者，应该仔细分析。虽然这些最终评估显示了显著的分裂行为，但是对于做出特异诊断的价值有限。教师和

父母的对比等级评估是比较有用的。相对于宽带工具，窄带工具中的一致率更好。总的来说，当父母评估提示在家中存在较多问题但是在学校时却无明显症状，诊断为 ADHD 的可能性较小（评估表资源在本章末尾参考部分。多数资料有版权保护）。

5. 诊所中的精神检测　在诊所中进行的简易认知筛查主要针对短期记忆、注意力和集中，但是不适合作出诊断，这个筛查可以提供有用的临床数据。即时回忆和注意力检测可以通过口述一组随机的较长的数字串让受试者复述的方法检测。注意力的测试可通过警觉性测试进行，即医师从一系列随机字母中说出"A"字母时，受试者收起一根手指。对集中力，注意力要求较高的测试则要求受试者将听到的数字倒序重复。儿童和成年人均可要求记住 4 个词语并分别在 5、10、15min 里复述出来。青少年和成年人的短期回忆能力可以通过在进行一小段阅读之后要求他们口述给检查者听来进一步评估。

6. 连续作业测试　有若干计算机测试软件可以对注意力，集中力和控制分心等方面进行测试，如 Gordon 诊断系统（Gordon Diagnostic System），注意力变量检测软件（Test of Variable Attention，TOVA），以及克氏连续作业测试（Conners Continuous Performance Task）。这些测试简单并能在正常就诊时提供有用的数据。计算机程序可特异性计算出因为疏忽所导致的错误数——注意缺陷指标；执行错误数——冲动行为的测量。虽然这些测试能够提供有用信息，但单一测试不足以诊断 ADHD。

7. 诊断及转诊　典型的评估步骤存在以下 4 个结果。

a. ADHD 诊断不成立。症状由其他医学或精神问题引起。

b. 具有 ADHD 的明确指征。应开始药物治疗。

c. 诊断为 ADHD 并伴发其他疾病。应先对 ADHD 进行药物干预，然后将患者转诊给精神科专家进一步评估和治疗共病问题，例如对立违抗性障碍和学习障碍等。

d. 诊断不明。在无法明确诊断的情况下，可以转诊患者做进一步测试。例如，如果怀疑有学

习障碍,医师可将患者转诊给所在学区进行心理教育评估。如果考虑有 APD（听觉处理障碍）转诊给临床听力学家。这些会诊结果可帮助医师排除或诊断 ADHD,并鉴别 ADHD 是单发还是伴发其他疾病。

三、治疗

治疗目的是在不引起副作用的基础上减少 ADHD 的核心症状——注意力分散,活动过度和冲动行为。

A. 药物治疗（表 90-4）：中枢兴奋药物（哌甲酯,右旋苯丙胺,右旋,左旋苯丙胺）是针对 ADHD 的一线药物,如果需要用药同时应配合行为训练。如对药物无反应或存在禁忌证,可换用无中枢兴奋性药物如阿托西汀,抗抑郁类（三环类,安非他酮）,或抗降血压类（可乐定,二氯苯乙酰胍）。

表 90-4

ADHD 治疗中常规药物的剂量制剂（1）

药品名	规格	常规起始剂量	剂量调整	每天最大剂量	用法用量	持续时间	价格
中枢兴奋类 哌甲酯制剂 短效作用							
利他林 Ritalin 盐酸哌甲酯 Methylin	片剂：5mg,10mg, 20mg 咀嚼片：2.5mg, 5mg,10mg 口服液：5mg/5ml, 10mg/5ml	5mg bid	5 ~ 10mg/ 周增量	60mg	bid-tid 早午餐前30min 内服用；必要时放学后服用	3~6h	$ $ $ $ $ $
Focalin 盐酸右哌甲酯	片剂：2.5mg, 5mg,10mg	2.5mg bid	2.5~5mg/ 周增量	20mg	bid	4~5h	$ $
中效作用							
Metadate ER 盐酸哌甲酯缓释	片剂：10mg,20mg	10mg qd	10mg 隔周增量	60mg	qd-bid	5~8h	$ $
Methylin ER 盐酸哌甲酯缓释	片剂：10mg,20mg	10mg qd	10mg 隔周增量	60mg	qd-bid	5~8h	$ $
Ritalin SR 盐酸哌甲酯缓释	片剂：20mg	20mg qd	20mg 隔周增量	60mg	qd-bid	5~8h	$ $
Metadate CD 缓释胶囊（盐酸哌甲酯）	胶囊：10mg,20mg, 30mg, 40mg, 50mg,60mg	20mg qd	10 ~ 20mg 隔周增量	60mg	qd	8h	$ $ $
Ritalin-LA 缓释胶囊（盐酸哌甲酯）	胶囊：10mg,20mg, 30mg,40mg	20mg qd	10mg/周增量	60mg	qd	8h	$ $ $

（续 表）

药品名	规格	常规起始剂量	剂量调整	每天最大剂量	用法用量	持续时间	价格
长效作用							
Concerta 盐酸哌甲酯缓释片	片剂：18mg，27mg，36mg，54mg	6～12 岁 18mg qd 13～17 岁 18mg qd	18mg/周 增量	54mg 72mg 不超过 2mg/(kg·d)	qd	12h	$ $ $
Focalin XR 盐酸右哌甲酯缓释胶囊	胶囊：5mg，10mg，15mg，20mg	5mg qd	5mg/周增量	20mg	qd	8～10h	$ $ $
Daytrana 透皮贴剂（哌甲酯）	透皮贴剂：10mg，15mg，20mg，30mg/9h（in trays of 10 or 30）	10mg qd	每周增加贴片数至最大效用	30mg	敷于臀部2h后起效，9h后除去贴布	12h	$ $ $ $
短效作用							
Adderall 右旋苯丙胺/苯丙胺	片剂：5mg，7.5mg，10mg，12.5mg，15mg，20mg，30mg	3～5 岁 2.5mg qd ≥6 岁：5mg qd～bid	2.5mg/周增加 5mg/周增加	40mg	1～3/d	6～8h	$ $
Dexedrine 右旋苯丙胺	片剂：5mg	2.5mg bid	5～10mg/周增加	40mg	2～3/d	4～6h	$
DextroStat 右旋苯丙胺	片剂：5mg，10mg	2.5mg bid	5～10mg/周增加	40mg	2～3/d	4～6h	$
长效							
Adderall XR 右旋苯丙胺/苯丙胺缓释胶囊	胶囊：5mg，10mg，15mg，20mg，25mg，30mg	10mg qd	5～10mg/周增加	30mg	1/d	10～12h	$ $
Dexedrine Span-sule 右旋苯丙胺	胶囊：5mg，10mg，15mg	5mg qd	5～10mg/周增加	40mg	1～2/d	6～10h	$ $
Vyvanse Lisde-xamfetamine	胶囊：20mg，30mg，40mg，50mg，60mg，70mg	30mg qd	10～20mg/周增加	70mg	1/d	12h	$ $ $
非中枢兴奋性药物							
阿托西汀 Atomoxetine （Strattera）	胶囊：10mg，18mg，25mg，40mg，60mg，80mg，100mg	<70kg：0.5mg/(kg·d) >70kg：40mg qd	3天后增加到1.2mg/(kg·d) 3天后增加到80mg；2～4周后可增至100mg	1.4mg/(kg·d)或100mg	qd～bid	24h	$ $ $

（续　表）

药品名	规格	常规起始剂量	剂量调整	每天最大剂量	用法用量	持续时间	价格
丁氨苯丙酮 Bupropion (Wellbutrin)	IR 片剂:75mg, 100mg	3mg/kg 或 150mg	每7～10 天增加 50～100mg	6mg/kg 或 300mg	qd～tid(二次给药至少间隔 6h,单次给药量不应过 150mg)		$ $
	SR 片剂:100mg, 150mg,200mg				bid(二次给药至少间隔 8h)		$ $
	XL 片剂:150mg, 300mg				qd		$ $ $
可乐定 Clonidine (Catapres)	片剂:0.1mg,0.2mg, 0.3mg	0.05mg qd	每3 ～ 7 天增 0.05/0.1mg, 通常从睡前量起始	0.3mg	bid-qid(使用 hs 量改善失眠者除外)		$
胍法辛 Guanfacine (Tenex)	片剂:1mg,2mg	儿童 0.5mg qd 青少年 1mg qd	每3 ～ 4 天增量 0.5 到 1mg 直至有效	100mg 或 2mg /kg	qd～qid		$
丙米嗪 Imipramine (Tofranil)	片剂:10mg,25mg, 50mg 胶囊:75mg,100mg, 150mg	0.5～1mg/(kg · d)	每7～10 天增量 10mg,20mg 或 25mg (每周 1mg/kg)直至有效	200mg 或 4mg/kg 不应过量	bid(防止过度镇静)		$
去甲替林 Nortriptyline (Pamelor)	胶囊: 10mg, 25mg,50mg, 75mg 口服液:10mg/ 5mg	0.5mg/(kg · d)	每7～10 天增量 10mg,20mg 或 25mg 或每周 1mg/kg)直至有效	100mg 或 2mg /kg	bid		$

1. 中枢兴奋剂能缓解多动,冲动行为,注意力分散等症状。其机制是抑制多巴胺和去甲肾上腺素的再摄取。该类药物对大约 70%的儿童和青少年有效,约 90%在联合使用两种后有效。在药物选择上并无最优选择,但若患儿对一种药物无效,可尝试更换其他兴奋类药物。目前为止尚无法预测患者会对哪种中枢兴奋型药物反应最好。治疗最好一开始就使用长效性药物,这比将患者从短效性药物逐渐调整为长效性药物的方法更好。同短效性药物相比,长效性利地林更能改善青少年的驱动特性。对于幼童(体重＜16kg)来说,短效的兴奋性药物是适合的。尚没有长效性

药物的通用制剂,所以必须慎重选择兴奋药物以解决医药费问题。给药剂量可以每 1～3 周逐步增加。调整至最大剂量或 ADHD 症状消退,或是出现不能耐受的副作用,上述情况出现任何一种就不再加量。即使兴奋剂发挥了作用,也不能诊断患者患有 ADHD,因为患儿有合并症的时候,例如昏睡病和抑郁症也可能用药后改善。另外,没有 ADHD 的儿童和成年人服用兴奋类药物后,在注意力,集中力,记忆力测试中都证明有改善。

a. 哌甲酯类具有多种剂量和剂型,包括经皮肤贴片。速效剂型(如 Ritalin,Methylin)每日 2～3次。可在儿童放学后第三次给药以帮助他们完成

作业以及课余活动。Metadate CD 和 Ritalin LA 是缓释胶囊，它们能产生 2 次给药峰值。Metadate CD 胶囊中混合了速效性和长效性的球型微粒，比例为 30∶70；而在 Ritalin LA 中两种成分比例为 50∶50。胶囊中的这两种成分可以倒出来洒在一汤匙的果酱里。Ritalin SR 由一种蜡状基质构成，从而使哌甲酯能够持续释放。因为其吸收不稳定，作用延迟以及相对较低的血浆峰值浓度，而没有在临床广泛使用。Concerta 每天 1 次，它利用渗透压以恒定的速度转运哌甲酯。表 90-5 包括了速释型和缓释型 MPH 向 Ritalin LA、Metadate CD、Concerta 的转化。Daytrana 是第一个治疗 ADHD 的经皮用药，和口服法相比其优势在于：口服药物有困难的患者更容易接受经皮给药，医护人员能够直接检视患者是否使用药物，可以根据患者调整用药——Daytrana 能恒定释放药物，因而可以在一天中的后期早点撕掉来减少药物副作用。贴片应该在所需效果出现前的 2h 贴于臀部，每 9 小时需更换 1 次，并且贴于臀部另一侧。除去贴片后药效仍持续约 3h。当 MPH 由其他剂型换成贴片时，应该遵守表 90-4 的调整方案并将其作为初始调整，这是因为生物利用度不同。

　　b. 右哌甲酯（Focalin）是由哌甲酯的右旋苏氨酸异构体组成。它有速效型和长效型两种配方。Focalin XR 中含有两种成分，比例为 50∶50，一半是速效型小球，另一半是带有肠衣的缓释型小球。像 Ritalin LA 和 Metadate CD 一样，Focalin XR 可掺入苹果酱里。当把病人的用药由哌甲酯换成右哌甲酯时，每日用药量只用是原先哌甲酯用量的一半（例：MPH-IR 5mg bid＝右哌甲酯 2.5mg bid）。

　　c. D-安非他命：也有速效型和长效型。他具有和哌甲酯一样的效果，可能更能为那些哌甲酯不耐受或对哌甲酯无反应的患者所接受。速效型包括 Dexedrine 和 Dextrostat，用量应是每日 2～3 次，还可额外于下午加一次。Dexedrine Spansule 是一种持续释放型制剂，能够持续 8～10h 并且始终能以稳态吸收。当把病人的用药由哌甲酯换成 D-安非他命时，每日用量大约是原先哌甲酯的一半。

　　d. L-安非他命（Adderall）的半衰期比速效型哌甲酯长，但没 Dexedrine Spansule 长。Adderall

XR 胶囊是由速效型和缓释型小球按 50∶50 的比例构成，可被掺在食物中。

表 90-5

速效型制剂向缓释型制剂的转化

原来使用的哌甲酯类药物（MPH）剂量	推荐用量
MPH IR 速效型 5mg bid-tid	Concerta 18mg qam
MPH-SR 缓释型 20mg qd	
MPH IR 速效型 10mg bid-tid	Concerta 36mg qam
MPH-SR 缓释型 40mg qd	
MPH IR 速效型 15mg bid-tid	Concerta 54mg qam
MPH-SR 缓释型 60mg qd	
MPH IR 速效型 5mg bid	Ritalin LA 10mg qd
MPH IR 速效型 10mg bid	Ritalin LA 20mg qd
MPH-SR 缓释型 20mg qd	
MPH IR 速效型 15mg bid	Ritalin LA 30mg qd
MPH IR 速效型 20mg bid	Ritalin LA 40mg qd
MPH-SR 缓释型 40mg qd	
MPH IR 速效型 30mg bid	Ritalin LA 60mg qd
MPH-SR 缓释型 60mg qd	
MPH IR 速效型 10mg bid	Metadate CD 20mg qd
MPH IR 速效型 20mg bid	Metadate CD 40mg qd

　　e. Lisdexamfetamine（Vyvanse）是最早用来进行 ADHD 治疗的中枢兴奋类药的药物前体。它以惰性状态进入体内，直到被胃肠道吸收并转化为 D-安非他命。它的设计用可来减少滥用、过量中毒以及药物改制的可能。胶囊内容物可以取出并溶解于水中以便给药。

　　f. 不良反应：常见的不良反应包括厌食或食欲不振，失眠，头痛以及体重减轻。不常见的不良反应包括回避社交，神经过敏，易怒以及抽搐。在对照研究中，哌甲酯并不会加剧 ADHD 并发 Tourette 综合征患者的运动抽搐症状，也不会增加没有 Tourette 综合征的 ADHD 患者的运动抽搐症状。研究表明，没有明确的证据证明中枢兴奋药物会影响生长发育或影响最终成年身高。经皮肤贴片会出现局部刺激症状。表 90-6 讨论了可能存在的兴奋性药物引起的不良反应的应对策略。

　　g. 禁忌证：合并使用单胺氧化酶抑制剂，精神病，激越，青光眼，或近期有兴奋类药物滥用或依赖的病史者禁用。

h. 药物相互作用：兴奋类药物不能与单胺氧化酶抑制剂混合使用，因为有引发高血压危象的风险。服用兴奋类药物时会减弱降压药物的效果。哌甲酯和安非他命可能会降低华法林、抗惊厥药（如苯巴比妥，苯妥英）以及三环类的抗抑郁药（如米帕明，地昔帕明）的代谢。当与兴奋类药物合用时，以上药物应酌情减量。抗酸药能通过改变胃肠 pH 而改变如 Metadate CD，Ritalin LA以及 Focalin XR 这些双重控释剂的释放。

表 90-6	
如何处理兴奋性药物产生的不良反应	
不良反应	处理办法
厌食	睡前小餐减小药量
消化不良	和食物一起服用
失眠	加服可乐定或苯海拉明 取消每天最后一次给药或者调整最后一次给药的时间 早点揭掉贴片（Daytrana） 推荐睡眠健康指南 如果出现遗尿，加服米帕明
情绪不稳定，神经过敏，易激惹	减少或调整剂量 换另一种药物
抽搐	换另一种药物 加服 α_2 激动剂

i. 心血管问题：若患者有先天性结构性心脏异常或其他严重的心脏疾病则不能使用中枢兴奋类药物。曾有报道患者在服用中枢兴奋类药物治疗 ADHD 后出现猝死、卒中，心肌梗死等。尽管不能明确药物与这类不良后果之间的因果关系，但是医师必需意识到使用这类药物的风险。

j. 兴奋剂药物的滥用：目前所有治疗 ADHD的中枢兴奋类药物都属于第 2 类管制药物。这种药物的确可以滥用或被用于获得欣快，但是口服该处方药并不能产生欣快感。滥用和娱乐用更常见于速效制剂，而长效制剂少见，一般把药物碾碎，通过鼻子吸入。有研究表明相对于未接受治疗的 ADHD 青少年，接受治疗的青少年的物质滥用风险反而降低。对于病人或家属有物质滥用史

的，医师可选择长效制剂，阿托西汀，MPH 贴片，或者 Lisdexamfetamine。使用长效制剂可以防治药物被娱乐化，因为需要每天在家里一次性口服，从而不能带到学校使用。因为外用的皮肤贴片则很难从贴片中直接提取出 MPH，且用过的贴片很难再利用，所以这种制剂也限制了滥用的可能。lisdexamfetamine 作为前体药需在体内代谢后才有药效，所以限制了滥用的可能。

k. 其他：当为每天各种剂量写处方时，最好把孩子要带到学校去服用的剂量单独放到药瓶中。长效制剂可增加药物依从性，因为孩子可能不愿意在学校服药或是忘记第二次第三次服药。当开皮肤贴片时，尤其是在剂量调整阶段，考虑到经济效益，如果每周调整一次剂量直到达到稳定的剂量，最好只开 10 次的量，因为有些保险公司不会为 1 次开超过 1 个月的药物买单，即使药物剂量改变了。

2. 非中枢兴奋类药物。如果患者对兴奋类药物无效，有禁忌证，或使用兴奋类药物产生严重副作用时，可考虑非兴奋类药物，如阿托西汀，抗抑郁药和抗高血压药。除了阿托西汀，非兴奋剂类药物并非对全部 ADHD 的核心症状（过度活动、注意力不集中、冲动行为）都有疗效。抗抑郁药，如三环类和丁胺苯丙酮，可减轻过度活动和注意力不集中，但是对冲动行为无疗效。抗高血压药，如 α_2 激动剂，与治疗注意力不集中相比，在降低冲动行为和过度活动方面更有效。此类用药选择比起中枢兴奋类药物更需要在用药期间对患者进行密切观察，但较少需要调整剂量。

a. 阿托西汀是第一例被食品和药物管理局（FDA）批准的用于治疗小儿和成年人 ADHD 的非中枢兴奋类药物。与中枢兴奋性类药物相似，阿托西汀能抑制去甲肾上腺素的再摄取。阿托西汀的优势包括滥用和娱乐化的可能性小，对抽搐障碍无副作用和不会抑制生长的情况。

（1）副作用：在临床试验中，食欲差，恶心，呕吐，疲劳，消化不良，头晕和情绪波动等是小儿和青少年最常见的不良反应。在成年人中，口干，失眠，恶心，食欲差，便秘，勃起障碍，痛经，头晕和性欲降低是最常见的不良反应。

（2）禁忌：禁止与单胺氧化酶抑制剂一起使用或用于闭角型青光眼。

（3）药物相互作用：阿托西汀是一种 CYP-2D6 酶作用物，因此当与 CYP-2D6 抑制剂（如氟西汀和盐酸帕罗西汀）共同使用时，它的血药浓度会升高。若患者同时服用阿托西汀和很强的 CYP-2D6 抑制剂时，对于体重<70kg 的患者，4 周后阿托西汀的剂量仅仅应该增加到 1.2mg/(kg•d)，对于体重<70kg 的患者，在 4 周后只能增加到 80mg/d。若同时服用阿托西汀和沙丁胺醇会加快心率。

（4）心血管问题：鉴于使用中枢兴奋类药物治疗 ADHD，有先天结构性心脏异常或患有其他严重的心脏疾病的成年人、幼儿和青少年都有猝死的案例，在成年人中，卒中和心肌梗死的案例也曾报道发生，所以一般不推荐有心脏结构异常的患者使用阿托西汀。另外，制药公司推荐对于患有高血压，心动过速，心脑血管疾病的病人要慎用阿托西汀。

（5）严重肝损害：基于两例关于阿托西汀导致严重肝损害的报道，FDA 强制在药品包装上加入黑体大写的警示语来提醒处方医师其潜在危险。在出现黄疸或实验室检查提示肝损害时应停药。目前并不推荐常规化验肝转氨酶。

（6）儿童和青少年自杀倾向：在短期研究中，儿童和青少年自杀倾向风险有所增加。在无自杀事件发生的前提下，使用阿托西汀治疗的患者中 0.4%（5/1397 例）有自杀想法，高于安慰剂组的 0%。尽管出现此问题的患者例数很低，医师，患者和监护人应在开始治疗的数月以及调整药量后对患者进行密切观察。患者和监护者应对激越、易激惹、反常行为改变以及自杀观念的出现向医生立即报告。在治疗的第一个月的相关事件和对于成年人 ADHD 患者使用阿托西汀的类似分析研究中，并未显示自杀观念风险有所增加。

b. 抗抑郁药物

（1）三环类（TCAs）：抑制去甲肾上腺素和 5-羟色胺的再摄取。使用 TCAs 类药物，应监测血压，脉搏，全血细胞计数，心电图，血药浓度。曾有青少年使用地昔帕明引起心源性猝死的病例报道，因此青少年使用该药时需格外谨慎。对类似事件发生虽无明确解释，但在治疗初期和每次加量时，推荐行心电检查。血压不应超过 130/85mmHg，静息脉搏不超过 100 次/分。血药浓度

与 ADHD 治疗有效性无关，但是与副作用相关。丙咪嗪用于治疗抑郁时，血药浓度为 180～240ng/ml；地西帕明为 100～300ng/ml；去甲阿米替林为 50～150ng/ml。目前不推荐常规监测血药浓度，但是当达到剂量稳态时为了评估中毒水平或出现副作用时要抽血检测血药浓度。

①不良反应：口干，便秘，视物模糊，镇静作用（去甲阿米替林在三种药物中镇静作用最低，丙米嗪最高）。

②禁忌证：禁忌与单胺氧化酶（MAO）抑制剂联用；儿童有心传导异常时应尤其谨慎。

（2）丁胺苯丙酮：抑制多巴胺和去甲肾上腺素再摄取。尽管对 18 岁以下患者的治疗安全性尚未正式确认，丁胺苯丙酮已在儿童和青少年患者中试验性使用，青少年患者比儿童疗效佳。在合并精神病的青少年患者中丁胺苯丙酮的使用显示了特别的优势。不良反应：恶心，头痛，失眠。禁忌证：具有癫痫发作史，厌食症/贪食症史，与单胺氧化酶（MAO）抑制剂使用者禁忌。

（3）单胺氧化酶（MAO）抑制剂：有效的替代治疗，对食物，药物限制较多。

（4）选择性血清素再摄取抑制剂（SSRI）：尚未发现有减轻 ADHD 症状的作用，但可与中枢兴奋类药物合用来治疗并发的抑郁症。

（5）文拉法辛：具有去甲肾上能和 5-羟色胺能效应。一些研究表明该药具有积极作用，目前尚需要进一步证实。

c. 抗高血压类——α₂ 受体激动剂：如可乐定和胍法辛——可用于对仅使用利他林（MPH）无反应的儿童，或创伤后应激障碍或有明显的攻击性的儿童。镇静作用会限制这类药物使用，但是对于有睡眠障碍的患儿在睡前使用比较有用。投予睡眠剂量的可乐定有助于改善患儿睡眠失调。α₂ 受体激动剂不会加剧抽搐，但可与中枢兴奋剂合用来减少不随意的局部抽搐。相对于可乐定，医师更推荐使用胍法辛，因其长效性、较小的镇静作用以及较少引起低血压。对于存在心血管问题，而且尚未咨询心血管专家的情况下不使用 α₂ 受体激动剂。在用药初期和增加剂量时以及定期使用该类药物时，要检查血压和脉搏。可乐定和胍法辛应在 7～14d 或更长时间内逐渐减量，以避免反跳性高血压。不良反应包括镇静作用、口干

等。

B. 与患者探讨药物治疗

1. 听取父母的主诉并解释所有疑惑：向患者家长说明这些兴奋性药物不会使他们的孩子成瘾，也不会影响孩子未来的身高发育，并且这些药物的安全性和功效是经过大量实验研究和多年临床实践所证实的。给家长和孩子设定实际的行为目标。并向他们强调治疗的好处，如过度活动的缓解，集中注意力的改善，破坏性行为的减少，控制冲动的能力的提高等。通过教育使父母们了解未对 ADHD 进行治疗的潜在后果，如在学校成绩差，留级，人际关系紧张，青少年物质滥用、精神疾病(主要是重性抑郁障碍和人格障碍)、违反交通规则和青少年犯罪的风险增加。

2. 中枢兴奋类药物的最常见不良反应是食欲不振(伴随体重下降)，入睡困难，情绪反复，易激惹，告知患者父母这些情况可在出现这些症状时减少他们的焦虑。父母应定期对孩子的营养状况进行评估。早饭后服药可能会好一些。午餐吃得少的孩子可以在下午药效逐渐减弱时吃一些点心。入睡困难时，可将入睡时间推迟到晚上九时以后，或者服用镇静药物，如可乐定。近来有研究表明：使用一套睡眠保健法有助于患 ADHA 的孩子快些入睡。情绪反复和易激惹会发生在药物减弱后 30～60min。在孩子放学后立即给予速效小剂量药物或是在开始写家庭作业前短暂的安静休息有可能减轻这些症状。

3. 50%～75% 在儿童时期被诊断为 ADHD 的患者其症状会持续到成年。同其他的慢性病一样，需要终身药物维持治疗。

4. 虽然过去提倡药物假期，但是很多孩子需要全年药物治疗以维持注意力集中和减少过度活动——这些症状经常困扰着家庭，休闲和社交的正常维持。

5. 对于进行药物数月治疗并反应良好的孩子，可能回去找医生，因为孩子的家长和老师抱怨药物不再有效。这种情况可能提示需要调整药物剂量，但是应该同时考虑其他方面的原因。医生应详细询问患者行为问题的类型。如果是撒谎，顶嘴，发怒等可能是发生了与 ADHD 共病的问题。随着时间的推移，父母对患 ADHD 的孩子的参照标准可能发生转变。起初，孩子在服药后是与自身服药前相比较的。然而，随时间推移，这个参照点可能变化，而将患 ADHD 的孩子和正常的同学龄儿童或兄弟姐妹相比，即使是接受最佳的药物治疗方案，大多数患 ADHD 的孩子还是会有一些失调的症状。当怀疑药物疗效问题时，可能需要新的行为评估方法来明确临床问题。

C. 关于成年人药物治疗的特殊问题：中枢兴奋类药物对成年人有效，但是对有药物滥用史的患者使用时要谨慎。即使患者口服 MPH(由于其向脑内释放缓慢)并不会感觉欣快，但是通过注射液态 MPH 会产生欣快。这种欣快感类似于服用可卡因后的效果。对兴奋剂不敏感或者有使用禁忌证的成年患者，安非他酮，三环类抗忧郁药(TCAs)和阿托西汀是适合的选择。安非他酮和 TCAs 在成年人中较常用，并对合并精神病的患者有益。

D. ADHD 的儿童和青少年的非药物治疗

1. 可以明确的是，进行药物治疗对大多数 ADHD 患者有益。与行为治疗效果相比，药物治疗对异常行为有更大改善作用。

2. 尽管如此，两种社会心理疗法得到经验上的支持：家中的行为训练和教室中的行为规范训练。使用这两种方法训练的效果都明显优于未经治疗的患者，并且可以帮助患有 ADHD 却不能耐受药物或是对药物不敏感的儿童。另外，一些证据指出，系统的行为疗法结合上良好的药物治疗能产生比单用药物治疗更好的效果。

a. 家中的行为训练：主要包括 8～30 个单元，在这些单元中，治疗专家引导家长们通过制定一个循序渐进的行为计划，来加深家长们对 ADHD 和其行为规律的了解。治疗师会着重教授特定目标行为，对于正性行为会给予持续的定期的奖励，而且在行为计划中需要老师的参与，还要使这项技能能在不同场合应用。

b. 教室中的行为规范训练：通过教授班主任或特殊教育的教师如何实施行为策略，如同针对家长的培训中一样(例如特定目标行为和定期奖励)，这些策略要根据教室条件进行一些调整。老师可以做以下事情的部分或全部：安排患有 ADHD 的小孩坐在教室的前排；通过提示来鼓励孩子集中注意力；执行奖励机制；完成每天的行为报告卡。

3. 附加的社会心理疗法包括社会心理教育，特殊教育帮助，儿童干预。

a. 社会心理教育为儿童，家长，家庭和学校提供关于 ADHD 的信息，治疗方法，和其对于学习，行为，自我意识，社会交往技能和家庭作用的影响。教导这种家庭也给医师提供机会去纠正错误的认知。例如，孩子可能觉得自己很笨，或者父母可能觉得兴奋性药物会让孩子"成瘾"。家庭医生为患儿家庭提供合适的 ADHD 信息资源，如儿童和成年人注意缺陷多动症（CHADD，www. chadd. org），儿科发展学和行为学的社会因素（www. dbpeds. org/handouts），美国儿童和青少年心理疾病研究（AACAP）（www. aacap. org/publications/factsfam/noattent. htm）。

b. 特殊教育：在 ADHD 症状的治疗和监测中具有重要的作用。ADHD 是属于个体残障教育法案（IDEA[Pl-101-476]）中的一种疾病。因此，患有 ADHD 的儿童可以根据 1973 年的康复法案 504 部分，接受特殊教育服务或者正常教室环境下的适当调整教育。根据美国残疾人法案，患儿有资格在私人学校或中高级教育机构学习。教室的相应调整可包括在儿童的教育计划中做适当改变，例如家庭辅导，提供空间，延长时间来完成作业，减少工作量。

c. ADHD 的儿童干预：大多数 ADHD 的儿童干预，例如社会技能培训，认知行为治疗，学习或者组织技能在经验上不支持 ADHD 治疗，而且不能在教室或是家庭的环境中获得在治疗环境中获得的好处。尽管如此，在有共病的情况下，尤其是伴有内化症状者，仍建议进行儿童干预，而且此时儿童干预是治疗的中心。此外，最近对于注意缺陷多动症的随访中，患儿父母报告病情改善者显示使用电脑辅助来训练作业记忆的方法效果较好。

E. 针对成年人 ADHD 的心理治疗：组织技能训练，环境适应训练。相对于单独使用药物治疗，最近发现认知行为治疗辅助药物治疗能在很大程度上改善 ADHD 症状和全身症状的严重性。而且以下策略比较有效。

1. 培养自我控制能力　利用日程表、每日计划和掌上电脑等，可持续使用的物品来帮助回忆和增强个人组织能力。

2. 减少工作中分散注意力的刺激　对于拥有弹性工作时间的 ADHD 成年人，在大部分的同事到达之前进行工作这种方法被证明有效。这种"安静时刻"可以帮助 ADHD 成年人在注意力分散前组织和完成工作。类似的，对于家务这种提前唤醒的策略也很有帮助。患者即时的工作场所本身应避免摆放一些令人分心的物品，如家庭照片或者私人备忘录。

对于已经拥有亲密关系的 ADHD 成年患者，双方共同参与咨询能解决他们之间的沟通问题，并且帮助他们理解该病对两人日常生活的影响。通常需要正式记录 ADHD 的诊断。

对于参与正规教育培训课程如大学或者专业学院的 ADHD 患者，应给予他们一些方便。如延长考试时间或者让他们选择在单独的考试地点独自参加考试而不是和其他学生一起在普通的教室考试。

F. 补充和替代药物：补充和可选择的治疗方法被高达 60% 的患儿父母采纳。神经反馈，注意力训练，阶段性放松练习，冥想，铁元素补充，饮食，顺势疗法，中医，食疗都用于治疗 ADHD。

1. 神经反馈　被认为可以改进患者注意力的集中和易冲动的问题。现在看来该疗法在减轻患者症状上有所成果，但长期的治疗效果尚不明确。

2. 注意力集中训练　经常使用实验室警觉任务训练，该任务中患儿自己的正确反馈将得到强化。但当 ADHD 患儿在实验室任务中取得了进步，并未有足够证据显示在日常功能中他们注意力分散和过动问题得到了改善。

3. 阶段性放松和冥想治疗　都可在一定程度上减轻患儿的多动问题。但到目前为止，这种改善的临床显著性以及持久性尚没有足够的证明。

4. 补充铁元素　是基于认为 ADHD 患儿缺乏铁元素的理论基础。如果怀疑缺乏铁元素，应该进行血液检测；否则，对不缺乏铁元素的患儿不能常规使用该种治疗方式。

5. 饮食　为了减轻 ADHD 症状，在不同方面改变患儿的饮食。尽管有一些迷信说法，但实际上糖分摄取不会引起或加剧症状。去除食物和饮料中的色素也尚未被证明有效。

6. 顺势疗法　如 Cina，天仙子（hyoscyamus niger）等都曾用来减轻症状。尽管上述产品有潜在疗效，但需要进一步的评估来确定这种治疗在治疗中的作用和有效性。

7. 中药　如银杏、月见草、结草以及更多的草药都被用于减轻过动症症状。父母需要了解中药成分不属于美国食品与药物管理局认证的范畴，可能其中不包含符合标准的成分。

8. 营养素补充　没有证据表明该病患儿能通过使用大量维生素而受益。

除非有更多的对照研究能够证明补充和替代疗法的有效性，否则已经证实有效的药物治疗仍是首选。

四、预后

ADHD 被认为是长期的神经性疾病，患者将症状带入青春期，甚至成年期的比例达到被确诊患儿的 70%。随着患者的发育，该病的特征会逐渐改变，症状如过度活动和冲动行为将在 9 岁后显著减少。但是，注意力分散的症状通常会持续至青春期，甚至带入成年。

相关的预期研究较少，这些研究认为 ADHD 青少年和成年人触犯法律，造成交通事故，无法完成规定教育，滥用药品以及患有其他精神疾病的风险较高。然而，在患儿父母就 ADHD 预后进行咨询时，已有的 ADHD 研究有以下一些局限性。该病的诊断标准在最近的 15 年内已经改变，相对于以前，目前使用的 DSM-IV 能够诊断较轻微的 ADHD。这些诊断标准的改变，可能是最近该病患病率升高的主要因素。ADHD 成年患者，如果是在儿童期就已经诊断，可能会出现特殊严重的症状。

ADHD 的预后因为在一生中逐渐增加的共病情况而变得更为复杂。ADHD 患者在青春期的患病率超过 50%，在成年期高达 75%。一项持续性研究发现 ADHD 伴有品行障碍者会出现不良精神科以及法律后果。

这些资料显示，有 ADHD 病史的青少年有 2~4 倍的可能被捕，2~4 倍的可能被诊断为反社会人格障碍，4 倍的可能患有非酒精性其他物质滥用问题。对于 ADHD 共病品行障碍者，物质滥用的严重程度更大，相对于没有 ADHD 的年轻人，患有 ADHD 的年轻人更有可能染上吸烟的恶习。对于 ADHD 的青少年，应该进行彻底的基层医疗风险咨询。

在成年人中，ADHD 病史往往会导致患者接受住院以及门诊精神科治疗。相对于非 ADHD 患者，ADHD 患者更有可能被开除或辞去工作，社会经济状况较差。ADHD 也是夫妻关系冲突的危险因素，包括分居和离婚。

尽管数据较少，但是儿童期 ADHD 治疗似乎可以减少后期的不良后果。患儿父母通常担心童年期兴奋剂治疗可能会导致物质滥用。最近的综合分析指出，兴奋剂治疗实际上对于防止青少年和年轻人药物和酒精滥用具有正面作用。

（王彩霞　庞　严　译）

参考文献

[1] Biederman J. Practical considerations in stimulant drug selection for the attention-deficit/hyperactivity disorder patient—efficacy, potency and titration. Today's Therapeutic Trend,2002,20(4):311-328.

[2] Biederman J, Mick E, Faraone SV. Age-dependent decline of symptoms of attention-deficit/hyperactivity disorder. Impact of remission definition and symptom type. Am J Psychiatry,2000,157:816-818.

[3] Clinical Practice Guideline. Treatment of school-aged child with attention-deficit/hyperactivity disorder. Pediatrics,2001,108(4):1033-1044.

[4] Greydanus DE, Sloan MA, Rappley MD. Psychopharmacology of ADHD in adolescents. Adolesc Med,2002,13(3):599-624.

[5] Nass RD. Evaluation and assessment issues in the diagnosis of attention deficit hyperactivity disorder. Semin Pediatr Neurol,2005,12:200-216.

[6] Osterloo M, Lammers GJ, Overeem S, et al. Possible confusion between primary hypersomnia and adult attention-deficit/hyperactivity disorder. Psychiatry Res,2006,143:293-297.

[7] Pliszka S. Practice parameter for the assessment and treatment of children and adolescents with attention-deficit/hyperactivity disorder. J Am Acad Child Adolesc Psychiatry,2007,46(7):894-921.

[8] Rickel AU, Brown RT. Attention-deficit hyperactivi-

ty disorder in children and adults. Cambridge,MA:
Hogrefe & Huber,2007.

[9]   Spencer TJ,Biederman J,Mick E. Attention-deficit/
hyperactivity disorder: Diagnosis, lifespan, comor-
bidities,and neurobiology. Ambulat Pediatr,2007,
7:73-81.

[10]   Voeller KS. Attention-deficit/hyperactivity disorder
(ADHD). J Child Neurol,2004,19(10):798-814.

[11]   Weiss MD,Wadell MB,Bomben MM,et al. Sleep
hygiene and melatonin treatment for children and
adolescents with ADHD and initial insomnia. J Am
Acad Child Adolesc Psychiatry,2006,45:512-519.

[12]   Wilens TE,Faraone SV,Binderman J,et al. Does
stimulant therapy of attentiondeficit/hyperactivity
disorder beget later substance abuse? A meta-ana-
lytic review of the literature. Pediatrics,2003,111:
179-185.

分级评估表格资源

[1]   Achenbach System of Empirically Based Assess-
ment. www. aseba. org. Assessed Auggust 12,
2008.

[2]   Adult Self Report Scale(ASRS v1. 1). http://www.
med. nyu. edu/psych/assets/adhdscreen 18. pdf.
Accessed October 10,2008.

[3]   Brown Attenion Deficit-Disorder Scales for Adoles-
cents and Adults. http://pearsonassess. com. Ac-
cessed October 10,2008.

[4]   Child Behavior Checklist(CBCL). www. aseba. org.
Accessed October 10,2008.

[5]   Conners Rating Scales. Revised http://www. pear-
sonassessments. com/teests/crs-r. htm. Accessed
October 10,2008.

[6]   Disruptive Behavior Disorders Rating Scale. Com-
prehensive Treatment for Attention Deficit Disor-
der. http://ccf. buffalo. edu/pdf/DBD _ rating _
scale. pdf. Accessed October 10,2008.

[7]   National Initiative for Children's Healthcare Quali-
ty. Vanderbilt Parent and Teacher Scales. American
Academy of Pediatrics. http://www. ncpeds. com/
ADHD/05. pdf. Accessed October,10,2008.

第91章　家庭暴力:对儿童、伴侣和老年人的虐待

F. David Schneider, MD, MSPH, Nancy D. Kellogg, MD, & Melissa A. Talamantes, MS

要点

- 熟悉你所在州关于家庭暴力强制报告的法律性文件,包括虐待儿童,亲密伴侣暴力(IPV),和虐待老年人问题。大多数州都为小于 18 岁和 64 岁以上的人群制定了强制报告的法律文件。
- 把询问家庭暴力作为询问患者病史的一个例行项目。允许患者谈论这个问题,他们的感觉会很好。
- 评估毁坏性——侵犯者使用枪支或刀具以及暴力不断升级,这种情形下可能需要警方立即进行干预。
- 了解你所在社区能为家庭暴力受害者提供哪些资源帮助,并用于合适的患者。

一、儿童的虐待与忽视

A. 简介

1. 定义

a. 儿童身体虐待是指导致组织损害的任何有意的伤害,包括打伤、烫伤、割伤、骨折、器官或血管破裂。此外,还包括任何超过 24h 的持续伤害构成的重大伤害。身体虐待大约占了四种类型的虐待和忽视的 25%。

b. 儿童性虐待包括了成年人或青少年利用儿童的脆弱性以各种不同性方式进行彼此之间的互动,包括性接触和制作色情图片或强迫其卖淫。另一种形式的性虐待是通过计算机,近 1/5 的儿童会规律性地上网,陌生人通过此途径认识这些孩子,然后发生性行为。约 15% 的虐待和忽视是性虐待。

c. 忽视是指缺乏营养、住所、照顾(或所有这些)来满足儿童生长发育的基本需要。当照顾者忽略了重要的医疗或牙科治疗计划时,医疗疏忽就会发生。忽视是四种类型中最常见的,占总数的 50%。

d. 情感虐待包括拒绝一个孩子的需要和存在价值,不断痛斥或贬低他们,或者让孩子参加破坏性行为。情感虐待占所有类型的 10%,常伴有身体虐待,性虐待和忽视。

2. 流行病学　在美国,每年有超过 350 万份虐待儿童和忽视的案例报告,每年有2000～4000个儿童因虐待或忽视而死亡。80% 的恶性虐儿事件发生在 5 岁以下儿童,40% 发生在一周岁内。忽视大多发生在尚未学会说话的儿童,而有报道表明性虐待发生在学龄期儿童和青少年。尽管有大量的案件举报,儿童虐待和忽视仍然存在发现和报道不足的问题。据估计,20% 的孩子会在其童年时经历过一次虐待,14%～40% 的女性在她们成年以前曾遭受性虐待。

B. 诊断

1. 诊断的障碍　由于儿童虐待最近才成为公认的儿科附属专科,许多医师缺乏相关的知识和培训去识别虐待和忽视的症状和体征。虐待的被发现受制于以下情形:儿童或家庭成员可能会认为这种伤害是惩罚而不是虐待,一般来说医师会相信照顾者提供的情况,但是如果虐待存在,那么这些情况有可能不真实;受害小孩可能还不会

说话,无法提供重要信息;已经会说话的受害儿不愿意透露真相,原因可能是恐惧、内疚或羞涩;一些伤害是很久以前发生的,模糊的或不存在的。另外,医师在作出诊断时必须保留一定的怀疑性。

2. **身体虐待** 身体虐待和忽视的诊断通常始于"你所看到的"。淤伤是最常见的身体虐待,但大部分童年的伤痕是意外的,而不是有意的。淤伤外观、擦伤的位置(如臀部,颈部,面部侧)有助于区分是意外还是非意外的。此外,任何一个在小孩身上无法解释的伤害都要怀疑被虐待;正如一项研究表明,"如果你不出生(8个月是一个重要转折点),你就不会受虐"。表91-1列出了需要怀疑虐待和忽视的一系列伤害和情形。

a. 解释的一致性。一旦确定可疑性的伤害或类似情况存在,医师必须明确患者的解释是否和伤害的真正情况一致。不详细的或没有对严重伤害作出解释的需怀疑非意外性创伤、犯罪性忽视。与严重程度、年龄、受伤害方式不一致的解释考虑是虐待嫌疑。医师应该细心、态度尊重倾听照顾者的陈述,保持中立态度,同时记录所有的解释,包括解释者的不同说法。医师应单独接见照顾者,收集相关资料,包括孩子的受伤情况,受伤或情况恶化前的发展能力、食物摄入量、行为、活动。如果孩子是4岁或以上,医师可以让父母回避,单独询问孩子。医师必须保持不偏不倚,注意是提出问题而不是诱导或暗示。例如,可以询问:"你的手臂怎么啦?",而不是"谁伤害了你的手臂?""是父亲伤害你吗?"情感上医师应保持中立,同时设法赢得孩子的信任,但不是强迫。医师不要向家庭成员提及虐待、忽视的可能性,因为进一步的调查或转诊到儿童虐待专家处都有可能改变最后的诊断。

表 91-1

谨慎评价身体虐待导致的损害(淤伤、烧伤和骨折)

1.0～6个月:任何伤害

2.0～6个月或更年长的:

  a. 淤伤,撕裂伤,浅表性烫伤,肌肉的或屈肌面烧伤——例如,大腿内侧,腹部,颈部,面部(正面突出除外),耳郭,生殖器

  b. 淤伤,伤口或烧伤是表明一种模仿性模式,例如,带环、香烟烧伤、卷发烫发

  c. 口腔损伤,尤其是系带撕裂伤和软腭(硬腭)撕裂

  d. 三度烧伤或大面积的二度烧伤,尤其是烫伤烧伤

  e. 骨折,尤其是干骺端骨折,复合性或大范围颅骨骨折,肋骨骨折,肱骨或股骨螺旋性骨折以及肩胛骨骨折

  f. 严重头部损伤,尤其是硬膜下血肿,视网膜出血,帽状腱膜下血肿,头发撕脱,复合性或大范围骨折。当孩子出现呕吐或意识改变,或腰穿发现血性脑脊液,要考虑头部外伤,但不能轻易诊断为感染

  g. 腹内损伤,尤其是内部器官破裂或血肿

3.0～10岁:尿液或血液检查阳性,考虑酒精或药物滥用

出现以下情况,需谨慎评价性虐待:

1. 任何外阴部(尤其是女孩的处女膜或前庭)、肛门的损伤

2. STD的识别:衣原体性病,淋病,HSV,HPV,HIV,HBV,HCV,滴虫病,梅毒

3. 怀孕测试阳性

4. 任何与性虐待相关的既往史、报告、目击事件

出现以下情况,需谨慎评价忽视:

1. 生长指数低于相应年龄预期值

2. 对非常严重的健康问题缺乏医疗处理——例如,不给哮喘、糖尿病患儿服药;没有处理严重的龋齿

3. 缺乏和父母/监护人正常的情感交流

4. 漠视孩子的多种基本需要——例如,在婴儿奶瓶中放入软性饮料,流落街头,没有把孩子放在汽车里安全的座位或系上安全带

注:一个孩子身上可以有很多表现,暗示不止一种形式的虐待或忽视

HBV:乙型肝炎病毒,HCV:丙型肝炎病毒,HIV:人类免疫缺陷性病毒,HPV:人类乳头状瘤病毒,HSV:单纯疱疹病毒,STD:性传播性疾病

摘自 Texas Pediatric Society Committee on Child Abuse. Clinical Practice Resource for Hospitals and Emergency Depantments.

b. 检测。严重受伤需要进一步的实验室和影像学检查，以排除凝血性病变，骨骼疾病，类似虐待的情形，并评估隐匿性肝损伤（肝功能试验）、骨损伤（骨骼检查）、颅内损伤（磁共振成像或头部计算机断层扫描）。此外，通过大范围的眼科检查排除因虐待性头部创伤导致的视网膜出血。当高度怀疑 4 岁以下儿童受虐，建议初次评估后的 2 周重复一次骨骼检查。当怀疑营养忽视，全面的电解质和血液检测可以证实营养不良的严重性、长期性，此外，一份全面的既往史，包括社会和家庭因素，可以确诊大部分案例。

3. 性和情感虐待　这种形式的虐待始于"你听到什么。"超过 90% 的儿童性虐待是在他们（她们）告诉了某人关于虐待时，第一次被发现。情感虐待通常是看到孩子令人关注的行为或情绪状况，从而询问并确认诊断的。性虐待的诊断依据是从儿童处收集的病史。在不到 15% 的性虐待或被殴打的受害者身上分别发现法医学证据、生殖器或肛门损伤、性传播疾病。在收集法医学证据时，约 25% 的强暴"取证箱"会提供有用证据；然而，只有少数小孩（少于 1/3）在 72h 内有受侵袭的证据，72h 之内可以反复取证。不到 25% 的急性性侵犯而致受伤发生在 72h 内，而且很有可能在一周内完全愈合。尽管大部分的检查正常，"正常"并不意味"什么都没有发生过"。对 36 个怀孕少女检查发现，82% 的处女膜正常。记录孩子的既往史，特别是用引号标注的，尤为关键和重要，同时可能需要在民事或刑事法庭上宣读。此外，身体或性虐待伤害的照片记录，以及明显的忽视迹象，是评价虐待的一个标准。

C. 治疗策略和干预：一旦医生确定孩子可能已经被虐，所有 50 个州的法律要求医生向儿童保护中心报告或者采取法律强制性措施。每个州都有中央或地方性报告程序。不要求医生证实上报的虐待；没有举报可疑性虐待的是刑事罪行。在报告部门能干预之前，是否把报告通知家庭，取决于这类信息的共享是否对孩子的安全构成潜在危害。

许多地区已经设立了特殊的儿童受虐评估项目，包括培训专业医生。一旦怀疑儿童受虐，初级保健医师可以选择作出一个有限的医疗评估，必要时把这些案例转给特殊的儿童受虐评估项目以

进一步处理。在大多数州设立了儿童宣传中心和性侵害护理检查项目，能帮助医生为受虐待儿童提供相关的资源、服务、评估。

D. 预后：受虐儿童是心理障碍、学习能力丧失、饮食障碍、学校适应性低的高危人群。被虐待和被忽视的儿童可能变为未婚母亲、物质滥用者、青少年罪犯、会离家出走。情感障碍，焦虑和人格障碍常常持续到成年。在儿童性虐待的成年幸存者中，肥胖、创伤后应激障碍、慢性盆腔疼痛很常见。对儿童的虐待和忽视会明显限制儿童成长为对社会有用的人。如果没有有效的干预，儿童虐待会代代相传。一个受过虐待的儿童更有可能成为施虐者、虐待儿童者的同伴或被虐待成年人。

二、对亲密伴侣的暴力

A. 定义：妻子或配偶虐待，常用于形容家庭暴力或亲密伴侣暴力（IPV）。现在，IPV 使用得更常见，因为它包含了所有类型的亲密关系，包括约会、性伴侣、同性恋。IPV 包括口头骚扰、威胁、性攻击、对受害者实施经济封锁或躯体隔离以及人身攻击。殴打综合征包括了所有这些形式的虐待行为，目的是控制对方。这些虐待形式举例如下：

1. 口头虐待　口头虐待包括反复性侮辱、威胁恐吓要伤害或杀掉受害者或其爱人。

2. 性侵犯　性侵犯是指任何形式的非两厢情愿的性行为，发生在 35%～40% 的受虐女性中。

3. 身体虐待　身体虐待包括用以下手段伤害亲密伴侣：拳打、脚踢、掐住咽喉、使用刀或枪，或者任何其他方法。

B. 流行病学：每年最少有 200 万到 400 万的女性被男性伴侣虐待。其中超过 180 万被严重殴打。虐待可以致死；在美国，1/3 被谋杀的女性因为家庭暴力死亡。90% 的这类案件是男性暴力殴打他们女伴的结果。虽然存在相互殴打，但研究表明，男性的暴力行为比女性更严重。男性承认他们的暴力行为是一种强烈控制受害者的欲望以及改变她们的行为。另一方面，承认有暴力行为的女性表示这是她们对潜在性暴力威胁的反应。

C. 暴力关系：在一段虐待关系中，常常存在典型的紧张期，暴力期与蜜月期模式。这个周期

反复出现在一段持续性的虐待关系中,随着周期的不断重复,暴力行动严重升级。

1. 紧张期 特点是经常性充满敌意的口头攻击,加强对受害者的监视,需求不断升级。实际上这个阶段对女性的自尊最具破坏性。

2. 暴力期 紧张局面持续几天或几个月后,不断升级,暴力行动发生。可以因为一件特殊事情或者毫无征兆便突然出现。一些女性因为被殴打而清醒过来。

3. 蜜月期 紧接着的和解阶段。攻击者往往会懊悔,并发誓再也不会伤害她的身体。

4. 虐待者使用许多方法控制他们的伴侣 控制财务、隔离、强迫、威胁、恐吓、使用男性的特权、羞辱、利用他们的孩子。

D. 诊断

1. 察觉 对于初级保健医师来说,识别的关键在于意识到任何女性都有可能是受害者。僵化的思想观念、没有受过教育、少数民族妇女、有些女性莫名其妙的就引起伴侣攻击她,这些都必须消除。当评估妇女时,考虑有被殴打的可能时必须提高警惕性。虐待的受害者普遍主诉多种身体不适,包括头痛、腹痛、肌肉酸痛、关节疼痛、疲劳、阴道不适、骨盆不适、焦虑症、抑郁症。受虐妇女往往去不同的医师就诊,经常被认定为"是问题很多的患者"。内疚、羞耻感、低自尊以及患者察觉到医生不想了解关于虐待的情况,是许多受虐妇女不愿讨论的主要原因。

2. 筛检和病例发现 关注 IPV 已经成为一个有争议的话题。最专业的医疗机构建议医师应在进行既往史回顾和体格检查时,例行询问虐待。然而,美国预防保健服务工作小组最近检查 IPV,发现他们不能推荐或反对筛检。理由是,没有证据表明筛检可以增进健康,也没有证据表明筛检不会导致伤害。

通过询问虐待,医生让患者知道他或她是可亲近的并愿意提供帮助。有的受虐妇女在初次见面时不会透露虐待情况,如果她们感到安全且医生是可接受的,才会和医师讨论这个问题。非判断性说法例如"我经常看见被亲密的人伤害的女性患有抑郁症。你经历过吗?"对伴侣虐待是一个好的筛选性问题。这个说法让患者知道医生愿意并能够帮助她们。此外,在一个安全的地方,如休息室,让患者了解医生是可以开诚布公地讨论 IPV。

E. 管理策略:医生通常不愿询问虐待历史,如果虐待情况被报道,下一步他们不确定应该如何处理。考虑对以下的家庭暴力受害者提供治疗:

1. 承认虐待 当患者告知医师被虐待,治疗过程就已经开始了。医师需要传达以下信息:

a. 许多女性有相似的经历。

b. 这不是她们的错。

c. 虐待是错误的。

d. 她们不是疯狂的。患者快要崩溃的感觉很正常,此时很需要支持。重要的是让其明白她的症状是对虐待的反应。使她们恢复自信有助于减少孤独感和无助感。

2. 对潜在毁坏性的评估 对于持续的危险的水平必须进行评估。如果有严重伤害或死亡危险迫在眉睫,在患者离开诊所之前应另行安排住所。对以下提示潜在毁坏性问题重点进行询问。

a. 暴力的频率/严重性发生改变。

b. 使用毒品或酒精。

c. 拥有枪支弹药。

d. 威胁要自杀或谋杀。

e. 近来关系中止。

f. 用武器威胁或殴打。

g. 试图勒死对方。

h. 跟踪骚扰行为。

如果儿童参与了虐待,根据法律要求,必须向所在州儿童保护机构报告。在一些州(例如,犹他州),在儿童面前实施家庭暴力被视作虐待儿童。每个医生应该了解你所在州关于虐待的法律。如果在你的社区没有收容所,鼓励受虐者向警方报告。大多数警察部门都有帮助受害者机构或类似机构。

3. 提供资源 患者需要知道哪些资源可以利用,即使她还没有准备脱离一段虐待关系。有类似经历的妇女组成的小组会议尤其有帮助。离开诊所之前,患者应把电话号码留给女性庇护机构或该地区其他机构。如果不熟悉当地为家庭暴力受害者提供的资源,联系当地警察部门并询问。

4. 记录 客观的记录包括历史资料和身体检查方面尽可能多的细节,这非常有帮助。绘制图画或图表,描绘淤斑确切的位置,肿胀,裂伤等,进一步完善虐待记录。如果报告被呈递到法院,有关的照片将是证据,这会对受害者有利。记下来过你办公室的警官的名字和徽章号码,随之而来的就是诉讼。

5. 记住你的角色 患者不能或不愿意离开虐待者,医生可能会感到沮丧。医生不能替患者做决定。医生的角色是帮助者,帮助受害者顺利完成康复的过程。

F. 预后:虐待对被虐者的影响不同,但受虐待伴侣的某些情绪和行为后遗症很常见。

1. 抑郁症 抑郁症是受虐妇女最常见的表现之一。抑郁症是因为憎恨施虐者,转而憎恨自身,由于允许虐待发生而产生内疚、自责的情感。此外,幸存者常常到最后缺乏经济来源,使抑郁症病情加重。企图自杀很常见。受害者脱离这段虐待关系后,抑郁症仍然存在。

2. 焦虑症和 PTSD(创伤后精神紧张性精神障碍) 陷入一段虐待的关系很容易引起焦虑,即使这段关系终止后,仍然有许多女性因为环境因素的刺激引起恐慌。初级保健医生在受虐妇女身上见到的常见症状是焦虑、创伤后应激障碍、抑郁症。受害者和幸存者往往变成药物滥用者,自我治疗没有被确诊的心理障碍。其他自我毁灭行为很常见,可以表现为吸烟,不使用安全产品,如不用安全带。

3. 躯体主诉和慢性疼痛 有被虐史的受害者身上,躯体症状如腹部或骨盆疼痛、头痛、慢性肌肉骨骼疼痛很常见。患者把被虐和这些症状联系起来,有助于减轻疼痛。以后这些患者也更容易陷入虐待关系中,所以对其监测很重要。

三、对老年人的虐待

虐待的发生是家庭潜在问题的一个结果。治疗需要包括家庭系统和受害者。医生无法单独处理虐老问题,团队方式,包括社会工作者、精神卫生专业人员、个案经理人、律师,成功的可能性更大。

A. 定义:虐待老年人的形式有多种。全国老龄虐待老人资源中心(NARCEA)定义了虐待和忽视老人。虐待类型包括身体,心理和性虐待;心理和身体忽视;侵犯人权;经济物质剥削。忽视,身体和心理虐待也可能由自己造成。

1. 身体虐待 身体虐待是造成躯体疼痛或受伤的行为,导致淤伤、骨折、脱臼、擦伤、烧伤、伤痕、割伤等多处受伤。身体虐待可以是故意或无意的,但至少包括一种暴力行为,如殴打、打耳光、烧、切割、拘禁、故意过度治疗。

2. 身体忽视 身体忽视是照顾者没有尽到义务,例如提供物品和服务,包括食物、衣服、住房、医疗、个人护理。忽视的指标包括营养不良、脱水、压疮溃疡、卫生条件差、照顾者不遵从医疗方案。

3. 心理忽视 心理忽视是照顾者没有给被照顾的老年人提供社会联系或信息。这类忽视包括长期隔离或忽略老年人。这会普遍导致抑郁、焦虑、极端孤僻、心烦意乱。

4. 心理虐待 心理虐待是通过恐吓、威胁、言语攻击、训斥、剥夺、像对待婴儿般对待老人、羞辱、激发老年人内心的恐惧等手段导致他们内心极度痛苦。这种虐待的最终结果是抑郁、孤僻、恐惧、出现"厌弃生存"的症状。

5. 性虐待 性虐待定义为骚扰或被迫进行性活动。虽然这种类型的虐待现在最少被报道,但它可能会比以前所怀疑的更常发生。

6. 侵犯个人权利 侵犯个人权利包括阻止老人自己决定住房安排、财务事项、个人问题,例如结婚、离婚、治疗。医生可以通过观察照顾者与老人之间的互动,察觉到老人权利是否受侵犯的迹象。照顾者会坚持医师给老人检查时在场吗?会打断医师与老人的谈话,从不允许老人回答医师的问题吗?会剥夺老人决定自己卫生保健的权利吗?

7. 物质或经济虐待 物质或经济上的虐待是指非法利用或剥削老人值钱或重要的物品。这种类型的虐待包括照顾者控制老人的收入和物品;胁迫签订合同、修改遗嘱或长期委任书、偷窃金钱或财物。特异性表现包括照顾者拒绝购买照顾生活必需品、患者抱怨没钱买药。

8. 自我忽视 自我忽视是指老人的行为威胁其自身的健康或安全。当老人拒绝或未能给自己提供足够的食物、水、衣服、住房、个人卫生、药物(需要时)、安全防范措施时,自我忽视便会发生。

自我忽视的症状和体征包括，但不限于这些：脱水、营养不良、缺乏治疗、没有得到正确的治疗、个人卫生差；危险、不安全的居住环境/安排（例如，不正确的接线、室内缺乏水管、热水、自来水）；不卫生不干净的住所（例如，动物/昆虫侵扰、粪便/尿污染、气味）；不适当的穿衣和（或）没有足够的衣服，缺乏必要的医疗援助（例如，眼镜、助听器、义齿）；缺乏住所、无家可归。自我忽视排除以下情况：该老人精神正常，意识清醒；作为个人选择，他/她会实施威胁自身健康或安全的行为。

B. 流行病学

1. 患病率和发病率　NARCEA 估计，在美国，每年有 150 万～200 万老年人遭受身体虐待或忽视。虐待老年人发生在所有社区，不分性别、种族、民族、社会经济地位、宗教信仰。因为每个州对报道要求的不同，所以很难确定实际虐待老人的比率；尽管这样，在过去 10 年，大多数州成年人的保护和监管机构负责鉴定、调查虐待长者的报告，防止虐待老人的报告数目增加。由于对研究虐待老年人患病率和发病率，缺乏全国性的追踪系统，因此数据是来自个人的研究和全州不同范围。在各种抽样方法和案例研究的基础上，估计虐待老人的发生率为 2%～10%。

2. 肇事者的身份和背景　身体虐待的肇事者大部分是患有急性或慢性病、负担经济、为无法独立生活的爱人提供生活费的配偶。成年的孩子可能会心理虐待和忽视父母以及在经济上的剥削。这些孩子往往在经济上依赖父母，有精神病史或物质滥用史。Pillemer 和 Suitor 发现，64% 的虐待者是经济依赖他们的受害者，55% 是住房依赖受害者。

3. 虐待的危险因素　预期寿命的延长、功能性或心理性依赖、无助感、不良健康状态、照顾者的压力和倦怠是虐待的主要危险因素。其他危险因素包括生活安排，有精神病、物质滥用、家庭暴力史的看护者。Lachs 等发现，被虐待老人有可能和某人住在一起，有较少的社会交际。可以预见虐待老人的潜在因素包括贫穷、种族、认知障碍。

C. 诊断

临床医生和研究人员就评估潜在性虐待老人案例的方案达成一致意见。体检评估病人的一般外观、卫生、功能状态、举止是初步评估，随后的部分包括检查皮肤的损伤、擦伤、溃疡、咬痕、脱水。体格检查还包括检查头颈部外伤、头皮血肿、外伤性脱发、其他躯体暴力的直接证据。检查肌肉骨骼系统应该看到任何新或旧的骨折，手腕或脚腕损伤，步态异常，香烟或其他烫伤。在泌尿道方面应注意差的卫生情况、阴道或直肠出血、腹股沟皮疹、粪便堵塞或感染。全面的神经/精神评估目的是评定患者的精神状态、忧郁症状、焦虑，其他精神症状包括幻觉、妄想。自知力损害和抑郁症已被证明是虐待老人的高危因素。最后，判断虐待老人，还要根据临床表现、特异性实验室检查，包括白蛋白含量、血中尿素、氮、肌氨酸酐水平、毒物的检测、其他缺乏的评估。

D. 管理

美国医学协会（AMA）建议所有医师不管是否存在虐待忽视的临床证据或疑点，都要询问患者关于家庭暴力的问题。如果该老年患者认知能力没有受损，把他和照顾者分开，进行一个全面的交谈，应该可以评估患者是否安全。不应询问胁迫性的问题，如"你在家感到安全吗？""谁帮助照顾你的个人生活，如沐浴、吃药、准备伙食？""如果你的家庭成员变得疲倦或不能帮助你，会发生什么事吗？""如果你有不同意见时，会怎么样？""谁帮你支付账单？"如果患者有认知障碍，必要时，从照顾者或家庭成员那里获取相关的历史和筛选问题。

如果老人觉得不安全，并接受医生的干预，应考虑住院治疗。如果住院不可行，医生应与成人保护服务机构（APS）讨论其他安置方案。APS 有一些由法院安排提供的紧急安置地方，APS 的介入能加快进程。以下与照顾者的接触方式能加快面谈过程并减轻可能存在的某些紧张因素："照顾患有这种疾病的母亲一定非常困难。你发现自己感觉疲惫、沮丧、无法处理问题吗？"给家庭成员提供的建议应向 APS 报告，目的是帮助减轻照顾者可能承受的压力，从而减少对他们的威胁。照顾者应被告知可利用的资源，如成人日间照顾、义务服务、家庭保健、高级陪护项目、支持照顾者的团体、个别咨询。

E. 道德和法律义务

医生在评价虐待和忽视老人以及干预过程中扮演关键角色。在彼此相互信任的长期医患关系中，对医师开展工作更有利。

医生在法律上有责任举报虐待或忽视的疑似

案例。大多数州有强制性报告的法律。指定的州机构负责进行调查和干预。APS 被指定为调查和干预虐待长者个案的机构。在提供医疗保健、教育、社会心理健康方面已经获得执照、登记注册、被认定的人员，其他服务者都被要求报告虐待案例。可以匿名报告。在举报疑似虐待或忽视案例过程中，医生当然会受到政府的保护。不举报疑似虐待案例会导致政府承担责任，并因为可能发生的任何可疑损害而要支付罚金。不按照州的指示条例报告虐待案例会被刑事起诉、吊销执照或其他惩罚。

（王 敏 庞 严 译）

参考文献

[1] Adams JA. Evolution of a classification scale：medical evaluation of suspected child sexual abuse. Child Maltreat，2001，6：31-36.

[2] Bonnie RJ，Wallace RB，Eds. Elder Mistreatment：Abuse，Neglect and Exploitation in an Aging America. Washington DC：National Research Council Panel to Review Risk and Prevalence of Elder Abuse and Neglect. National Academies Press，2003.

[3] Christian CW，Lavelle JM，De Jong AR，et al. Forensic evidence findings in prepubertal victims of sexual assault. Pediatrics，2000，106(1)：100.

[4] Fisher JW，Dyer CB. The hidden health menace of elder abuse. Physicians can help patients surmount intimate partner violence. Postgrad Med，2003，113：21.

[5] Kellogg ND. American Academy of Pediatrics Committee on child abuse. The evaluation of child sexual abuse. Pediatrics，2005，116：506-512.

[6] Kellogg ND. American Academy of Pediatrics Committee on Child Abuse. The evaluation of suspected child physical abuse. Pediatrics，2007，119：1232-1241.

[7] Lachs MS，Pillemer K. Elder abuse. The Lancet，2004，364：1192-1263.

[8] Mitchell KJ，Finkelhor D，Wolan J. Risk factors for and impact of online sexual solicitation of youth. JAMA，2001，285：3011.

[9] National Center on Elder Abuse. http：// www. elderabusecenter. org/default. cfm. Accessed November 15，2007.

[10] Rodriguez MA，Wallace SP，Woolf NH，et al. Mandatory reporting of elder abuse：between a rock and a hard place. Ann Internal Med，2006，4：403.

[11] Schindeler-Trachta RE，Schneider FD. Interpersonal violence in Texas：a physician's role. Texas Med，2007，103：43.

[12] Shugarman LR，Fries BE，Wolf RS，et al. Identifying older people at risk of abuse during routine screening practices. J Am Geriatr Soc，2003，51：24.

[13] Taliaferro E. Screening and identification of intimate partner violence. Clin Fam Pract，2003，5：89.

[14] U. S. Preventive Services Task Force. Screening for family and intimate partner violence：recommendation statement. Ann Intern Med，2004，140：382.

[15] Wathen CN，MacMillan HL. Interventions for violence against women. JAMA，2003，289：589.

第92章　抑郁症

Honda A. Faulkner, PhD, Martin S. Lipsky, MD, & Michael Polizzotto, MD

要点

- 抑郁症是初级保健医生最常遇到的心理障碍。根据最近的研究发现，抑郁症比任何其他疾病都要常见（高血压除外），在家庭医生常见的诊断中排第7位。尽管抑郁症是常见疾病，发病率和死亡率很高，但是常常不能获得确诊和治疗。约5%的人口在某个阶段患过重度忧郁症（MDD），一生中，7%～12%的男性存在MDD风险，女性为20%～25%。初级保健患者MDD的患病率为4.8%～8.6%，14.6%的成年住院患者符合MDD的标准。在美国抑郁症每年花费估计为830亿美元，英国11.5亿欧元。

- 大部分重度抑郁症患者从来没有通过初级保健医生去接触到专业的精神科医师并获得他们的关怀。抑郁症患者经常向他们的家庭医生抱怨躯体的不适，而不是情绪沮丧。美国预防服务工作小组（USPSTF）建议所有临床医生常规性地对成年人进行抑郁症的筛查。他们推荐医师询问以下两个关于情绪和快感缺乏的简单问题：①"在过去2周，你是否感觉到沮丧或绝望？"；②"在过去2周，你是否对做任何事情都失去兴趣或乐趣？"

- 美国心理学协会精神障碍的诊断与统计手册（DSM-IV；表92-1）根据症状把抑郁症分成几个类型。并建议家庭医师熟悉抑郁症的每一种类型。需要特别提醒的是，因为有大约1%属于双相障碍情感，家庭医师应特别注意那些接受抗抑郁症药物治疗的患者而突然出现的躁狂发作。

- 治疗抑郁症有多种方法。在所有选择中，与某些古老的抗抑郁药（表92-2）相比，选择性5-羟色胺再摄取抑制剂（SSRIs））便于服用并有较小的副作用。事实证明，抗抑郁药物与心理相结合治疗抑郁症的效果最好。当患者开始一个疗程的抗抑郁药治疗时，应提醒他们症状需要2～6周才会缓解，必要时可使用最大剂量试验性地让患者服用6～8周以确定该治疗是否成功。为了防止复发，建议疗程为6～9个月，已经证明没有哪一种特定的抗抑郁药比另一种有效。因此，在选择抗抑郁药时，需要考虑以下情况：药物副作用，患者是否存在身体和心理合并症以及之前对治疗的反应作为选择抗抑郁药物的指导。

- 接受治疗的患者一般预后良好，第一次接受抗抑郁药物治疗的患者中，50%～60%有效。对某种药物无反应的患者，也许用另外一种药物的效果却非常好。至少80%的患者对至少一种抗抑郁药物有反应。研究表明，患者在服用抗抑郁药物同时结合心理咨询，效果最好。接受抗抑郁药治疗的患者，在治疗刚开始的阶段和剂量变化阶段，应密切监测他们潜在的抑郁恶化或自杀意念。

一、引言

A. 定义

1. 重度抑郁症(MDD)是抑郁症中最严重的,是一种具有特征性的心境障碍,以下 9 个症状应有 5 个或更多,并且症状至少持续 2 周:①抑郁心境;②对日常活动的兴趣或愉快感减少;③体重下降或增加;④失眠或睡眠过度;⑤激越或迟滞;⑥疲倦或精力减退;⑦内疚感或无价值感;⑧无法集中注意力;⑨出现死亡或自杀念头。

2. 心境恶劣是一个较轻的慢性疾病,患者至少 2 年持续抑郁心境,并至少符合 DSM-IV 抑郁症的 2 个标准。心境恶劣患者被认为可能属于抑郁人格。虽然心境恶劣的抑郁症状并不像重度抑郁症那么严重,但由于抑郁症状持续时间太长了,以致被认为很难调整过来。虽然抗抑郁药对恶劣心境患者的效果不如 MDD,但抗抑郁药和心理治疗仍然对相当大比例的患者有效。

表 92-1

重度抑郁发作的 DSM-IV 诊断标准

以下症状存在 5 个(或更多),持续 2 周,并呈现出功能变化;至少存在两个症状中的一个:①抑郁心境;②失去兴趣和愉悦感。注:不包括由一般的医疗状况引起的症状或心境不和谐导致的妄想或幻觉

(1)一天的大部分时间心境抑郁,早晨尤为严重,患者主诉(如难过或空虚)或者被观察到某些异常(如无端流泪)。注:在儿童和青少年,表现出容易激惹

(2)一天的大部分时间对所有活动全部或几乎所有丧失兴趣或愉快感(患者主诉或由他人观察到)

(3)体重明显下降,但没有节食,或者体重增加(如一个月内体重的改变>5%)及食欲减低或增加

(4)几乎每天都失眠或睡眠过多

(5)精神运动性激越或迟滞(由他人观察到,不仅仅是主观感觉无法休息或行动缓慢)

(6)几乎每天都疲倦或精力减退

(7)无价值感或不适当的内疚感(可能是妄想)(不仅仅是自我责备或因为疾病感到内疚)

(8)思维或注意力集中能力减退,或者犹豫不决(患者主诉或由他人观察到)

(9)反复出现死亡(不只是害怕飞行)或自杀念头,但没有一个具体计划,或者尝试自杀,或已有明确的自杀计划

摘自 American Psychiatric Association(APA). *Diagnostic and Statistical Manual of Mental Disorders*. 4th ed (DSM-IV). Washington, DC: APA, 2000.

抑郁情绪的调节障碍是心境障碍的一种类型,是由于最近的心理社会应激源造成的,比如失去爱人或工作,当应激源减低,应该会解决。因为症状不太严重且持续时间较短,它有别于 MDD。一些刚刚失去亲人的患者主要出现心理症状并寻求心理咨询,同时也有其他人因为出现躯体症状而就诊。不幸的是,许多 MDD 患者存在应激源,并被认为是抑郁的原因,结果他们的病情可能被忽略。

3. 未被特别说明的抑郁障碍是一种抑郁性疾病,持续时间超过 6 个月。这一诊断用来描述焦虑合并抑郁,因为该状态不符合焦虑或抑郁的单独诊断标准。

4. 医源性(或物质)性情感障碍。这种情况见于突然出现的毫无征兆的情绪困扰,是由于一些常见的医疗状况(如甲状腺功能低下,艾滋病),物质滥用(如酒精戒断),或药物(如 β 受体阻断剂、左旋多巴、类固醇、利血平和口服避孕药)所导致的一种直接心理反应。

5. 双相情感障碍(也称为躁狂抑郁症),具有很强的遗传倾向,大约 1% 的人患上该病。这些患者的症状是抑郁躁狂混合发作。

6. 其他精神疾病。其他精神疾病可伴随抑郁症的症状,尽管这类症状不是主要表现。特别是抑郁和焦虑高度并存,因此,抑郁症状的评估应包括询问是否具有精神病史和既往机体各系统情况,寻找精神病特征,恐惧症,惊恐发作,躯体化和人格障碍。

7. 季节性情感障碍(SAD) 这种类型的特征与 MDD 类似,每当冬季的日照减少时便会发

病。尽管抗抑郁治疗的前景很好,但是光照疗法已被发现具有适度的作用,特别是在治疗第一周的早晨。抗抑郁药物也被用于治疗 SAD。

8. 经前期紧张综合征(PMDD) 这种严重的经前期综合征影响 3%～5% 的育龄妇女。这种严重的经前综合征被归在精神障碍诊断和统计手册中,诊断为经前紧张综合征 PMDD。选择性血清素再摄取抑制剂(SSRIs)作为一线治疗药物,正越来越多地用于治疗 PMDD。

B. 流行病学: 在某个时段,至少有 5% 的美国人患有慢性抑郁症。超过 17% 的人一生中曾经历抑郁发作,在过去 12 个月内超过 10% 的人刚刚经历过一次发作。流行病学研究表明,重性抑郁的终身患病率,男性为 7%～12%,女性为 20%～25%。研究报告表明在初级保健机构中重性抑郁症的患病率为 5%～10%,在这些患者中,20%～40% 合并其他医疗问题。

1. 抑郁症可以开始于任何年龄,但平均首次发病年龄是 20 几岁后。心理社会事件或应激源在 MDD 患者第一次发作或第二次发作中起到至关重要的作用,但对复发也许几乎或根本没有作用。

2. 多项研究发现重性抑郁症在女性中更常见。这种性别差异来源于社会的样本,而不是来自女性更高的自救行为率。最近的研究已经否定了抑郁症的发病率在妇女更年期更高的说法。MDD 的患病率与种族、教育或收入无关。

3. 某些人是患抑郁症的高危人群,包括酒精和药物滥用者,疑病者,患有危及生命的疾病如卒中或心肌梗死,大手术后恢复期的患者。女性生产后,有抑郁症家族史者。产后抑郁症的筛查尤为重要,因为最近的数据表明 50%～80% 的女性产后 1～5d 内会出现一些"正常"的反应,有可能长达 1 周。这种状况应与产后精神病鉴别,后者发生在 0.5%～2% 的妇女中,在分娩后 2～3d 出现症状。

C. 病因学

1. 遗传因素 生物和环境因素共同作用导致抑郁症的发生。一系列研究表明具有 MDD 遗传易感性的个体可能会因为心理社会或应激源导致个体发病或加速其发病。对于应激源如何与遗传易感性相互作用导致抑郁症的发生,目前的认识仍然有限。

2. 心理社会因素 心理社会应激源如配偶死亡,离婚,生命周期的转变(例如,空巢综合征)可能使病人更容易患上抑郁症。社会支持是减轻抑郁症的因素,因此,基层医疗机构应评估社会支持和资源的可利用性。

3. 环境和遗传因素之间的相互作用 被认为是下丘脑-边缘系统共同通路功能紊乱的最终因素,这也被认为是抑郁症的病因。以前有人认为,神经递质的耗竭,包括去甲肾上腺素,血清素和 γ-氨基丁酸,大脑的下丘脑中心,引起了抑郁症一系列复杂症状。近来更多的研究证明了失调假说,而不是单一的神经递质耗竭。

二、诊断

最近研究证明,初级保健机构对于 MDD 患者的识别和治疗都有进步,2/3 的患者被确诊以及近 50% 的患者服用处方抗抑郁药。

A. 症状和体征

1. 抑郁症的临床诊断取决于一组可识别的,明确的异常症状和体征。见表 92-1,根据 DSM-Ⅳ 的 MDD 的诊断标准。列出的任何症状都有可能是极重要的抑郁症状。例如,最近一项研究发现,80% 的患者主诉疲劳,诊断结果是情感性障碍。DSM-Ⅳ 中,应有 5 个或更多的症状,持续 2 周,至少有一项是情绪低落或丧失兴趣。重要的是要注意到在 DSM-Ⅳ 中提到活动的兴趣完全或几乎丧失,是抑郁心境的最主要症状。抑郁病人否认情绪低落很常见,通常他们会承认"不关心任何事或人"。

2. 虽然 DSM-Ⅳ 用于评价患者是否患有抑郁症是有用的,它主要由精神疾病研究者设计并为他们自己所使用,同时在精神病患者中得到验证。但 DSM-Ⅳ 标准不一定适用于基层。

3. 抑郁症这个术语的广泛应用往往导致与其有关的诊断混淆。下面的指南建议把丧失亲人所导致的或烦躁不安症状和临床抑郁症进行区别。

a. 临床上确诊为抑郁症的患者通常需要更多的治疗,而不是心理社会环境的正性改变。

b. 临床抑郁症通常是无法工作和恰当地处

理人际关系,或者在这两方面受到困扰。

c. 临床抑郁症有昼夜变化的特点,一般是早上感觉很差。

d. 精神运动迟缓,这可能与抑郁症有关,在失去亲人的人群中几乎观察不到。

e. 复发是情绪障碍尤为显著的特征。之前类似的发病史是诊断临床抑郁症的有力证据。超过50%的患者在他们一生中会经历一次复发,应该注意防止该风险。

f. 最后,常见的心理障碍有家族史。

4. 抑郁症诊断中不同年龄人群的特点

a. 老年患者表现出精神运动迟缓,思维缓慢和优柔寡断,可能被误诊为痴呆症(见第73章)。

b. 青春期前的孩子往往是身体不适,易怒或躁动,但在学校的表现不太明显。

c. 在青少年,可能会有类似的表现。反社会行为,烦躁,情绪激动,药物滥用,有侵犯性,在学校表现差,不参加社会活动,情感敏感度的增高也很普遍。儿童和青少年往往无法识别这些变化以及和抑郁症联系起来。三环类药物对青春期前的儿童似乎无效,最好用于青少年,因为效果恰到好处。

d. 抑郁症患者可以出现很多模糊的症状,但并没有发现器质性病变,似乎主诉很多,但体格检查结果阴性。例如主诉疲劳和头晕的患者,多次就诊,但却没有特异性的器质性病变诊断,此时应警惕患者患有抑郁症的可能性。

B. 实验室检查

1. 医患交流仍然是检测抑郁症的有效方法。没有抑郁症特异性的生化标志物。只有少量的实验室检查项目用于检测导致抑郁症发生的潜在医疗原因。排除抑郁症潜在病因的"筛查"手段是没有标准的。直接用人口统计学和历史资料评价。例如,在老年患者中表现出抑郁症状的应该考虑甲状腺功能减退。与抑郁症状相关的药物应该停止应用,尤其是最近刚刚使用的。

2. 一些自我执行的问卷调查和忧郁筛检工

具设计的目的是帮助识别抑郁症患者,在生命的不同周期都可以使用。这些测试,和病例发现一样,比筛检试验更加有用,敏感性为70%左右,特异性是80%。它们很容易使用,因此深受患者的欢迎。以下是被广泛使用的测试:

a. 贝克忧郁量表,包括13个项目的压缩版本。

b. 国立精神卫生中心关于抑郁等级的流行病学研究(CES-D),包括20个项目。

c. Zung自我评定抑郁等级(SDS),也有20项。

三、治疗

大部分抑郁症患者是由初级保健医生接诊治疗,而不是精神卫生专业人员。治疗的目标:①消除抑郁症的所有症状和体征;②重新恢复工作能力,正常的心理状态,社会功能;③减少恶化和复发的可能性。治疗可分为三个阶段:急性期、持续期和长期维持期。

A. 急性期治疗:在初级保健机构,急性期最常见的治疗方法是药物治疗,心理治疗或咨询,或者药物和心理治疗相结合。单纯的药物或心理治疗可以有效地治疗轻度抑郁症,至于中度至重度抑郁症,药物和心理治疗相结合,能产生最佳效果。

1. 药物

a. 所有形式的MDD,药物已被证明是有效的治疗手段,同时应作为第一线方案治疗中等至严重的MDD。

b. 药物的选择应根据以下情况:副作用的资料;之前对药物的反应情况,患者的症状,同时存在的身体情况,以及病人同时服用哪些其他处方药(表92-2)来决定。虽然临床上各种抗抑郁药物的治疗效果没有显著差异,但是SSRI类药通常优于三环抗抑郁药(TCAs)和单胺氧化酶抑制剂(MAOIs),因为该类药服用方便,副作用较少。没有哪一种药物能对所有患者有效。

表 92-2

抗抑郁药

| 药物 | 开始剂量 | 每日治疗剂量 | 费用 | 镇静 | 不良反应 | | 心脏传导 | 失眠 |
					抗胆碱能	直立性低血压		
三环类								
阿密曲替林	50mg qhs*	75～300mg	$	高	高	高	高	非常低
多虑平	50mg qhs*	75～300mg	$	高	中	中	中	低
丙米嗪	50mg qhs*	75～300mg	$	中	中	高	高	非常低
去甲替林	25mg qhs*,†	40～200mg		低	低	低	中	低
杂环化合物								
安非他酮	100mg bid‡	200～450mg		低	非常低	非常低	中	非常低
曲唑酮	150mg qhs*	75～300mg		高	非常低	中	非常低	非常低
选择性血清素再摄取抑制剂								
西酞普兰	20mg qd	20～60mg qd	$ $ $	低	非常低	非常低	非常低	非常低
依他普仑	10mg	20mg qd	$ $ $	非常低	非常低	非常低	非常低	非常低
氟西汀	10～20mg qam	10～80mg	$ $ $	非常低	非常低	非常低	非常低	高
帕罗西汀	10～20mg qd	10～60mg	$ $ $	低	低	非常低	非常低	低
舍曲林	50mg qd	50～200mg	$ $ $	非常低	低	非常低	非常低	低
血清素/去甲肾上腺素再摄取抑制剂								
文拉法辛	37.5mg bid	75～300mg	$ $	非常低	低	非常低	非常低	中
度洛西汀盐酸化物	20mg bid	40～60mg	$ $ $	非常低	低	非常低	非常低	中
其他抗抑郁药								
米氮平	7.5～15mg qhs	30～45mg qhs	$ $ $	高	低	低	低	低
萘法唑酮	50～100mg bid	100～300mg bid	$ $ $	高	低	低	低	低
曲唑酮	50mg qhs	100～300mg bid	$	高	低	中	低	低

c. 要熟练地治疗抑郁症,初级保健医生应该学会如何熟练使用至少 3～4 种抗抑郁药并熟悉其剂量、副作用、血药浓度。所选择的药物有不同的副作用和不同的适应证。

d. 药物选择指南

(1)如果患者有失眠和早醒的症状,应该选择镇静性更强的 TCA 类药物,如阿米替林或丙米嗪。

(2)如果患者症状的主要特点是睡眠过多,应该选择一种刺激性更强,镇静性较弱的药物。安非他酮和文拉法辛对嗜睡症和运动迟缓的患者可能有效,避免使用萘法唑酮和米氮平。

(3)如在复杂的症状中以焦虑最为突出,建议使用有利于睡眠和极少有激越性副作用的药物。对于广泛性焦虑合并失眠的患者,奈法唑酮和米氮平都是不错的选择。

(4)对于以增加体重为其中一个目标的患者,米氮平是一个好的选择。

(5)对于把戒烟也作为其中一个目标的患者,安非他酮有效。

(6)老年患者对存在体位性和抗乙酰胆碱副作用的药物尤其敏感,因此,在老年患者中,SS-RIs 类药已经取代 TCAs,成为一线治疗药物。用药过程中,要仔细观察患者的心功能、生命体征、认知力和躯体不适,这有助于早期发现潜在问题。

(7)如果药物是偏于镇静性的,让患者在睡前或睡前的几个小时服用最大剂量,那么病人的依从性会得到提高。

e. 某些抗忧郁药物的禁忌证

(1)伴有肝病的患者,禁用萘法唑酮。

（2）伴有癫痫症的患者，禁用安非他酮。

（3）患抑郁症之前有过性功能失调病史的患者，禁用 SSRIs。

（4）高血压是文拉法辛的一个相对禁忌证。

（5）有过嗜睡症和运动迟缓病史的患者，禁用游离脂肪酸和米氮平。

（6）有过激动、失眠病史的患者，禁用安非他酮与文拉法辛。

（7）米氮平与 TCAs 极少作为肥胖患者的首选。

2. 心理治疗

a. 研究表明，药物与心理治疗相结合与单独使用任何一种手段的效果更好。

b. 抑郁症极少单独由心理社会问题引起。重要的是，如果真正的康复开始了，那么患者也开始设法解决这些问题。如果家庭成员之间的关系，如夫妻关系恶劣被证明是一个激发因素，那么其他家庭成员参与心理咨询也许是很重要的。

c. 单独的心理治疗对于存在以下情况的轻症 MDD 患者可能更合适：不希望吃药，不耐受副作用，医疗条件受限。

d. 医师也许会发现，使用 BATHE 的问诊方式对心理咨询很有帮助。缩写"BATHE"意思如下：B＝背景："最近你的生活如何？"A＝情感："你对这个问题的感受如何？"T＝烦恼："这种情况或这个问题让你最感烦恼的是什么？"H＝处理："你是如何处理的？"E＝移情："这对于你来说一定很难。"

（1）通常情况下，患者只需要一个具有同情的倾听者，就能够帮助他或她解决内心的矛盾冲突。

（2）见面时间无需太长，开放性问诊可以加快患者以治疗性思维来探究自身的问题，10～15min 足够。

（3）医师要对所有患者的疑问、困惑，或问题给出一个最终的答案是不重要的，重要的是要帮助患者制定目标和减低他们对生活消极的看法。

e. 许多医生与当地的精神病学家、心理学家或家庭治疗师建立了良好的工作关系，必要时把患者转诊，以使他们得到更专业的咨询和心理治疗。

3. 患者教育

a. 急性期治疗的一个关键因素是向患者及其家人提供足够的有关信息。此外，支持、建议、重建信心、给予希望，对于存在疲劳、情绪低落、无法集中注意力症状的抑郁症患者来说，至关重要。好几项研究发现，患者教育能改善门诊患者坚持就医情况。

b. 很重要的一点，是让患者明白服用抗抑郁药物不会产生依赖，因为许多患者有朋友或亲戚可能已经发展到药物依赖而害怕"神经药片"。

c. 近一半的患者会在第一个月内停止服用抗抑郁药物。应告知患者，服药后会出现口干、便秘、性功能减退、镇静等副作用，让患者放心，大部分副作用会随着时间推移逐渐消失。

d. 患者应该被告知不要期望药物在一夜之间能够起效。一般需要 4～6 周才能看出抗抑郁效果。医师可以提醒患者，如果发病时间不长，他们症状持续的时间也大致在这个范围。这样的解释可以使患者不会随便停药。

4. 中药产品　许多患者在咨询家庭医师之前，可能会尝试使用草药疗法，如圣约翰草（贯叶连翘）治疗抑郁症。美国国立卫生研究院对圣约翰草进行了大规模的临床试验，发现该草药对重性抑郁症患者的疗效与安慰剂组相比，没有显著性差异，而且还可能对其他药物产生不良影响。

5. 替代疗法　研究表明已有患者首选自我帮助和替代治疗/非传统疗法来治疗抑郁症。运动常常被认为是防止和治疗抑郁症的一种积极的方法。在少数治疗患者中，通过研究表明，与没有干预者相比，运动已被证明能降低抑郁分值。

一些患者对更多的替代方法感兴趣，如针灸疗法、瑜伽、太极、冥想。但目前没有足够的证据证明这些替代疗法是否对抑郁症有效。

B. **继续和长期维持性治疗**：继续治疗的目的是减少复发（现在的抑郁症状再次出现）。

a. 急性期治疗效果良好的患者，应以同样的剂量继续至少 6～12 个月，直到抑郁症状完全消失。强有力的证据表明这样的持续治疗时间对防止病情恶化和复发有效。

b. 出现抑郁症第二次发作的患者以后多次发作的可能性为 80%，应该持续使用抗抑郁药 1～2 年。第三次发作的患者以后再发作的可能性为 90%，需要长期终身维持治疗。

四、管理策略

A. 战胜患者的抵触情绪

1. 对于初级保健医师来说,治疗抑郁症往往是困难的,因为这个诊断本身就不容易被社会所接受,从文化的角度也无法被患者所接受和理解。对350个家庭医师进行调查发现,治疗抑郁症患者最大的障碍是无法接受诊断结果。

2. 许多医生发现与其让患者自己理解,不如对其详细解释这个疾病,后者更有用。

　　a. 解释可以这样开始:人身体对于压力的反应是怎样的,然后把这个疾病定义为神经系统化学递质的一种失衡。

　　b. 当医师给出这样的解释,患者常常能接受自己确实患上抑郁症,并更愿意说出心中隐藏了很久的心理-社会问题,以及正确地使用药物。

3. 如果病情不是特别紧急,对家庭成员做出同样的解释通常有用,因为家庭的支持对于患者能够成功康复是必不可少的。

B. 自杀:当患者被诊断为抑郁症,医师必须要考虑患者潜在自杀的可能性以及如何预防。

1. 许多医生因为担心患者自杀而避免询问他们关于自杀的问题,这反而会促成患者自杀的企图。这种担心是没有根据的。有证据表明,患者感激医师提出这样的问题和关注。许多医生发现询问那些考虑自杀的患者是否已经制定计划并准备实施,对于及时制止这种行为时有用的。患者同意在采取任何行动自杀之前打电话给家庭医师或其他健康工作者。然而,没有更多的研究证明这种安排有效。

2. 自杀企图风险性最高的人群是年轻女性。这些尝试通常是表面的,一般不会成功。过量用药是女性自杀常用的方法。如果被认定存在自杀风险,那么医师要非常谨慎,无论任何时候处方抗抑郁药剂量都要限制在1500mg之内。

3. 那些存在最高自杀风险的,最终自杀成功的人群是中老年人。其他高风险人群包括社会隔离者和物质滥用者。

C. 转诊或住院治疗:即使大部分的抑郁症患者是在初级卫生保健门诊进行治疗,但有些需要到精神病院住院或者转诊到心理学家处。一般建议如下:

1. 患者出现自杀意念以及有具体的自杀计划,非常危险,需要马上住院。

2. 当患者的抑郁症严重到使日常生活受限,比如穿衣和吃饭,应该住院治疗。

3. 如果患者曾有过双相情感障碍病史,应考虑是否需要转诊。

4. 如果由抑郁症引起的思维障碍的证据很明确,如固定性妄想幻觉,则应寻求转诊。

5. 如果对患者治疗3个月后仍无效,应考虑转诊到精神科医生处。

D. 随访的频率

1. 大多数轻度至中度抑郁症患者在初次诊断的2周后,应安排医患见面。比较严重的MDD患者在治疗的前头4～6周应安排每周见面。随后的4～12周同样安排每周见面,具体见面次数取决于药物反应程度及是否需要进一步咨询。

2. 抗抑郁药治疗的血清水平已很明确。去甲替林,丙米嗪,阿米替林是公认具有最低血清水平的药物。药量的多少应该考虑以下情况。

　　a. 当足够的治疗剂量达不到应有的效果。这类药不能再使用,除非血清水平稳定在2～4周。

　　b. 当正常剂量下,出现严重副作用。症状正在恶化的患者会出现这些介于抑郁和毒性症状之间的情况。

E. 筛检:美国预防服务工作小组(USPSTF)发现,筛检提高了在基层医疗机构中对抑郁症患者的准确识别,同时对识别出的成年抑郁症患者及时进行治疗,降低了发病率。基于这些发现,USPSTF制定了B级推荐,要求初级保健医生常规性筛检成年抑郁症患者。没有足够证据表明需要常规性筛检儿童和青少年患者,初级保健医生应该凭自己的临床判断去考虑是否对年轻患者进行筛检。他们建议提出以下两个简单的问题,是关于情绪和快感缺乏的:①"在过去2周,你曾感到情绪低落、抑郁或无望吗?"②"在过去的2周,你曾感到对做任何事都提不起兴趣或乐趣吗?"另外,DSM-IV的8个症状(抑郁心境除外)可以评价睡眠,兴趣,内疚感,体能,注意力,食欲,心理活动,自杀。

五、预后

A. 未经治疗的预后

1. 未经治疗的抑郁症一次性发作一般持续6

个月甚至更长。症状会自行缓解,同时功能恢复到发病前的水平。

2. 反复性发作的患者,5%在以后会产生躁狂攻击性,他们的诊断变为双相情感障碍。

3. 失去生命的损失是巨大的;半数自杀者有严重的抑郁症。1%的急性发作期患者和25%的慢性抑郁症患者会自杀。

B. 经过治疗的预后

1. 大多数抗抑郁药对 50%～60% 的 MDD 患者有效。对某一特定类型药物没有反应的患者也许对另外一种类型的反应很理想。至少一种抗抑郁药对至少 80% 的患者有效。

2. 严重的 MDD 患者,电休克治疗成功率很高,包括恢复速度和安全性,可以成为老年人和具有严重自杀倾向患者的其中一个治疗手段,但不作为一线治疗,需要实施这种治疗的患者必须转给心理学家进行会诊咨询。

（王　敏　庞　严　译）

参考文献

[1] Feldman MD,Christensen JF. Behavioral Medicine in Primary Care:A Practical Guide. 2nd ed. New York,NY:McGraw-Hill,2003.

[2] Hypericum Depression Trial Study Group. Effect of Hypericum perforatum(St. John's wort) in major depressive disorder:a randomized,controlled trial. JAMA,2002,287:1807-1814.

[3] Pinquart M,Duberstein PR,Lyness JM. Treatments for later-life depressive conditions:a meta-analytic comparison of pharmacotherapy and psychotherapy. Am J Psychiatry,2006,163:1493-1501.

[4] Sharp LK, Lipsky MS. Screening for depression across the lifespan:a review of measures for use in primary care settings. Am Fam Physician,2002,66:1001-1008.

[5] Stuart MR, Lieberman JA. The Fifteen Minute Hour:Practical Therapeutic Interventions in Primary Care. 3rd ed. Philadelphia,PA:Saunders,2002.

[6] Sutherland JE,Sutherland SJ,Hoehns JD. Achieving the best outcome in treatment of depression. J Fam Pract,2003,52:201-209.

[7] U. S. Preventive Services Task Force. Screening for depression:recommendations and rationale. Ann Intern Med,2002,136:760-764.

第93章 饮食失调

Brian C. Reed, MD

要点

- 患有神经性厌食或神经性贪食的患者会对自己的体重及形体产生不正常的评价,并因此陷入暴食或节食的恶性循环中。
- 饮食失调患者体检时应注意其体重的变化及心血管系统的功能,在系统门诊治疗方案下,患者的体重仍然不能维持及有明显生命体征异常的,应该入院治疗。
- 心理治疗和营养康复是治疗饮食失调患者的主要方法,如果同时辅助以抗抑郁等药物治疗,可以协助神经性厌食患者恢复体重,取得更好的效果,同时还可以减少神经性贪食患者的暴食行为。以下是相关药物及剂量:
  - 氟西汀(Fluoxetine):用于恢复体重的治疗阶段,神经性厌食患者剂量40mg/d,神经性贪食患者60～80mg/d。
  - 三环抗抑郁药(Tricyclic antidepressant):使用剂量和治疗抑郁症患者相同。米帕明(imipramine)50～300mg/d;阿米替林(amitriptyline)50～300mg/d;去甲替林(nortriptyline)50～150mg/d。
  - 单胺氧化酶抑制药(MAOIs):苯乙肼或异卡波肼剂量为30～45mg/d,可减轻贪食患者的暴食行为。

一、概述

A. 定义:饮食失调症是一种心理障碍,患者对自己的体重及形体存在不正确的认知,从而导致饮食行为的严重紊乱。

1. 神经性厌食(表93-1):个人持续有以下的行为特征者可诊断为神经性厌食。

a. 准则A:拒绝保持与之年龄身高相适应的最低体重。具体评定标准:根据大都会人寿保险表或儿童生长曲线图体重不能保持在与之年龄身高相适应的最低体重的85%以上,或身体质量指数≤17.5kg/m²。

b. 准则B:对体重增加和肥胖有强烈的恐惧和焦虑。

c. 准则C:对自己的体重和形体有不恰当的评价。

d. 准则D:以往有规律的月经周期女性出现闭经。

e. 神经性厌食症分两个亚型:节制型,患者常通过节食,饥饿,过度运动来减轻体重;暴食/清除型,患者吃下大量食物实施清除行为。

2. 神经性贪食(表93-1)个人有以下行为特征者可有神经性贪食。

a. 准则A:经常性的暴饮暴食。

b. 准则B:重复性地通过自我催吐,使用泻药等来清除吃下的食物,企图控制体重的增加。

c. 准则C:暴食与清除行为平均每周至少2次,持续3个月以上。

d. 准则 D：自我评价时，过度受体重和体型影响。

e. 准则 E：不仅在厌食期表现以上行为。

f. 神经性贪食也分为两种类型：清除型和非清除型。

清除型：和神经性厌食一样，患者暴食后经常自我催吐，或滥用泻药、灌肠剂及利尿剂。

非清除型：患者暴食后无上述清除行为，而是采取继续节食或饥饿，过度运动等方式以防体重增加。

表 93-1

饮食失调症诊断指标

神经性厌食症

A. 拒绝维持与之年龄身高相适应的最低体重标准

B. 体重下降至正常值的 85％ 以下，或者体重不能随发育同步增加，在正常预期的 85％ 以下

C. 虽然体重严重不足，仍对增加体重和肥胖有恐惧感

D. 对体重和形体有不恰当的评价认识，不认为自己的体重有严重问题

E. 女性闭经（至少 3 个月未有月经，或只能靠激素维持月经周期）

F. 分型

　　1. 节制型：患者无狂吃及清除行为（例如：自我催吐、滥用泻药、利尿剂及灌肠剂）

　　2. 狂吃/清除型：患者常常狂吃及清除

神经性贪食

A. 狂吃并伴有以下特征

　　1. 短时间内，例如 2h 内吃下大量食物，此量是正常人在同样时间内不能吃下的

　　2. 饮食时缺乏控制感

B. 反复使用不恰当的方法以防体重增加。例如自我催吐、滥用泻药、利尿剂、灌肠剂等其他药物，或进行饥饿，过度锻炼

C. 狂吃和清除行为可同时存在，平均每周至少 2 次，持续至少 3 个月

D. 自我评价过度受体重及形体影响

E. 不仅仅在厌食期间表现此行为

F. 分型

　　1. 清除型：患者定期使用自我催吐、滥用泻药、利尿剂和灌肠剂

　　2. 非清除型：患者会使用其他不恰当的方法对狂吃行为进行补救，例如饥饿、过度锻炼，但是不常用自我催吐、滥用泻药、利尿剂和灌肠剂

Reprinted with permission from the American Psychiatric Association. Diagnostic and Statistical Manual of Mental Disorders. 4th ed. text revision. American Psychiatric Association, 2000:589,594.

---

3. **其他类型的饮食失调**　有饮食失调但是还没有达到以上两种类型诊断指标的患者。例如：女性有神经厌食症的其他所有症状，但无闭经；有暴食和清除行为的患者，但是平均每周少于 2 次，持续时间少于 3 个月。此种饮食失调也包括两种情况：

a. 暴食症

（1）有类似于神经性贪食症的暴饮暴食行为。

（2）没有神经性贪食症患者所采取的饥饿节食或自我清除行为。

b. 女性运动员三联征

（1）过度训练所引起的饮食不规则、闭经、骨质疏松。

（2）其表现还达不到神经性厌食症的诊断标准。

（3）闭经主要由密集的训练，体重的波动，体内的雌激素水平低引起。

（4）骨质疏松和骨折也是由长期体内的低雌激素水平所致。

B. **流行病学**

1. **神经性厌食**

a. 90％ 的神经性厌食患者为女性。研究发现

女性神经性厌食的发生率为 0.5%～3.7%。男性发生率仅为女性的 1/10。

b. 神经性厌食常见于青少年及年轻女性,年龄多在 14～18 岁青春中晚期。40 岁以上女性发生率低。

c. 对于种族而言,神经性厌食常见于高加索人、印第安人、拉美裔人,非裔和亚裔美国女性少见。

2. 神经性贪食

a. 女性神经性贪食的发生率为 1.1%～4.2%。男性发生率也仅为女性的 1/10。暴食症通常开始于青春期后期或者成年早期。

b. 对比不同种族,神经性贪食也常见于高加索人。研究表明,美国女性神经性贪食症比神经性厌食症常见,并且暴食后的清除行为常采用泻药,而非自我催吐形式。

3. 高危因素

a. 社会因素:在社会文化普遍以瘦为美的观念影响下,青少年和年轻的女性对自己的体重比较在意,最容易发生饮食失调。此种社会文化方面的影响在经济发达国家比较常见。例如:美国、加拿大、西欧、日本等。

b. 家族因素:有研究表明遗传因素在饮食失调症,尤其是神经性厌食症的发生中起一定的作用。

(1)有神经性厌食症的患者,其直系亲属中女性发生厌食症和贪食症的概率比较高,有些虽然达不到诊断标准,但是也会表现出不同程度的饮食失调。

(2)神经性厌食或贪食症的同卵双生兄弟姐妹发生饮食失调的概率较高。

(3)对神经性贪食症患者子女的研究发现,并非一定与遗传有关。

c. 性虐待:研究表明,20%～50% 的神经性厌食或贪食患者都是性虐待的受害者。

d. 精神疾病:神经性厌食或贪食患者中有 50%～75% 同时并存有精神疾病,例如抑郁症或心境恶劣,4%～6% 存在双相情感障碍,25% 存在强迫症。饮食失调人群普遍存在人格障碍。

C. 病理生理机制:饮食失调确凿病因尚未明了,但是现存几种说法。

1. 有研究表明厌食症和贪食症患者存在神经-内分泌功能紊乱。饮食失调患者血清素传输受损,血清中与体重调节相关的主要因子瘦素水平发生了改变。

2. 遗传因素,前已列述。

3. 文化及饮食习惯对饮食失调的发生有影响。

二、诊断

神经性厌食和贪食症的诊断标准见前述。表 93-2 列述了医疗评估的内容。

表 93-2

饮食失调患者的医疗评估

评价指标	神经性厌食		神经性贪食	
	节制型	狂吃/清除型	清除型	非清除型
体重/身高	×	×	×	×
体温/脉搏/血压	×	×	×	×
体检	×	×	×	×
牙检		×	×	
心电图	×	×	×	
全血细胞计数	×	×	×	×
血尿素氮	×	×	×	×
血肌酐	×	×	×	×*
血淀粉酶		×	×*	
电解质	×	×	×	×*

（续 表）

评价指标	神经性厌食		神经性贪食	
	节制型	狂吃/清除型	清除型	非清除型
镁	×	×	×*	
钙	×	×	×*	
磷	×	×	×	×*
球蛋白	×	×	×	
骨密度†	×*	×*	×*	×*
LH/FSH/雌二醇	×*	×*	×*	×*
肝酶	×	×	×	
TSH,T4	×	×	×	×
胆固醇	×	×	×	×
血糖	×	×	×	×
血/尿药物及酒精筛查 泻药/利尿药	×*	×*	×*	×*

* 依患者临床情况而定

†长时间停经妇女

FSH,卵泡刺激素,LH,黄体生成素,TSH,促甲状腺激素

表 93-3

护理等级评定

特征	一级门诊	二级 密切门诊观察	三级 全天门诊观察	四级 暂时住院	五级 入院治疗
并发症	病情稳定,不需要 4 级和 5 级的监测			病情较稳定,不需鼻饲和肠外营养和每日多次实验室检查	成人:HR＜40/min,BP＜90/60mmHg;血糖＜60mmg/dl(3.3mmol/L),K⁺＜3mmg/dl(0.8mmol/L),T＜36.1℃,脱水、肾脏、心血管、肝功能不全 儿童和青少年:P＜50/min,BP＜90/60mmHg;直立性低血压;低钾血症、低磷血症
自杀倾向	无			有自杀倾向但不强烈	自杀愿望强烈并有实施计划
体重/正常体重	＞85%	＞80%	＞70%	＜85%	成人:＜75%,儿童和青少年:拒食、体重迅速下降
恢复愿望(合作性思想控制力)	好	一般	合作,但每天有 3h 自我专注	差,自我专注 4～6h/d 特定环境下合作	非常差,全天自我专注,治疗不合作,强制条件下合作
其他合并情况(药物滥用、抑郁、焦虑)	合并情况会影响护理水平的选择				合并任何精神疾病都要求入院治疗

（续　表）

特征	一级门诊	二级 密切门诊观察	三级 全天门诊观察	四级 暂时住院	五级 入院治疗
用于恢复体重的 饮食结构	自足		需要调整饮食 结构	膳食监督，否则 节食	餐前后严密监督，或需鼻饲
自理能力，锻炼 自我控制能 力	能够健身， 可控制 过度锻 炼		需要辅助阻止 其过度锻炼	有损伤，拒绝进食，拒绝恢复体重 需强制措施停止其极端锻炼	
清除行为	可以减少清除行为，无明显并发症。例如心 电图异常等需要住院治疗的情况		需清除时，技术 娴熟	饮食前后需严密监督	
环境压力	别人能够提 供足够的 情感和实 际支持	别人能够提供 有限的支持		严重的家庭冲突、矛盾、感情空缺，无法提供系统的 治疗 或者独自居住，没有进行系统治疗的足够支持	
获得治疗/居所	生活在可提 供治疗的 区域内			病情严重，需要住院	

（Adapted with permission from Practice guideline for the treatment of patients with eating disorders(revision)American Psychiatric Association Work Group on Eating Disorders. *Am J Psychiatry*. 2000;157(suppl 1):1-39. ）

A. 症状和体征

1. 饮食失调患者常自述疲劳、头晕、乏力等非典型症状。还存在与其饥饿和清除行为有关的其他症状，例如：腹痛、便秘、闭经、喉咙痛、心悸等。但由于其意识不到自己的疾病所在，很少主诉体重下降。患者常被家庭成员或朋友带来就诊。

2. 获取病史时，建立和谐关系并询问患者整个的饮食历史是很重要的，包括最近一年每天进餐几次，询问患者对自己体重的自我认同情况。

3. 饮食失调者体检最重要的是要注意其体重和心血管系统的状态。

4. 治疗过程中，必须密切监测患者的体重，饮食失调症患者往往会在测体重前穿大量衣服，在口袋中装重物或喝大量水以增加体重，造成假象。

5. 患病早期患者，体检结果可能显示正常。

6. 当患者病情加重时，可导致多系统严重的并发症。在体检中可以发现。

a. 心血管：心动过缓，直立性低血压，肢端发绀。

b. 牙齿：龋齿、牙釉质腐蚀、唾液腺肥大（可见于清除行为的患者中）。

c. 胃肠：继发于肠蠕动降低所出现明显的腹胀。

d. 皮肤：皮肤汗毛明显，干燥，皮下脂肪少。频繁的自我催吐导致手指背面出现皮茧和瘢痕（Russell 征）。

B. 实验室检查

1. 并发症出现之前，实验室检查结果一般显示正常。

2. 出现并发症后，检查结果可显示有：电解质紊乱、肾功能不全、全血细胞计数异常、甲状腺功能异常、骨质疏松等。

C. 鉴别诊断

1. 一般医学疾病　当评价一个体重下降明显或有暴食行为的人是否为神经性厌食或贪食症患者时，需要考虑以下几个方面的情况：

a. 胃肠失调、内分泌疾病、隐匿性肿瘤、获得性免疫缺陷综合征（AIDS）。

b. 克-莱综合征（Kleine-Levin syndrome）具

有类似神经贪食症患者的暴食行为。

c. 其他疾病所导致的体重减轻患者,不存在神经性厌食症患者对自己形体的歪曲认知和评价。

2. 精神病　以下精神病患者也可表现严重的体重下降。

a. 抑郁症:可表现厌食行为和体重下降。

b. 精神分裂症:可显现出古怪的饮食行为,伴体重严重下降。

c. 社交恐惧症:患者会觉得在公共场合吃饭有侮辱和尴尬感。

d. 惧畸障碍:患者对自己的形体有歪曲认识。

e. 强迫症:对食物摄取有强迫行为。

三、治疗

A. 目标

1. 神经性厌食　恢复正常体重,治疗并发症和精神疾病,恢复健康的饮食行为,更正对饮食的不恰当想法,建立支持网络,预防复发。

2. 神经性贪食　减少暴饮暴食和清除行为。由于此类患者一般有相对正常的体重,因此体重恢复不是最主要的治疗目标。

B. 治疗场所:体重、心血管状态、机体的代谢状态决定患者的治疗场所。

1. 住院治疗

a. 存在以下并发症:严重的直立性低血压(脉搏超过正常值 20/min 以上,站立时血压下降超过 20mmHg)、心动过缓(<40/min,心动过速(>110/min)、体温失调者。

b. 一些低体重者的体重只能维持在正常最低体重的 75% 以下,或青少年及儿童体重下降速度过快者也需要 24h 住院治疗。

c. 门诊治疗无效,体重持续减轻,尽管在门诊进行治疗后经口摄入食物下降,出现其他应激源如伴有病毒性疾病或精神症状需要住院治疗。

d. 大多数简单食欲亢进者不需要即刻收入院。食欲亢进者伴有严重医学问题的时候可能需要即刻治疗,如有自杀倾向者、严重的精神紊乱者、吸毒者或门诊治疗无效者。

e. 有证据表明对于有饮食功能障碍者,专科治疗的疗效优于普通住院治疗。

2. 门诊治疗

a. 对于体重不能维持正常体重 85% 的神经性厌食患者需要系统性治疗。

b. 需要患者每天至少 8h,每周 5 天的积极配合才能取得较好疗效。

c. 饮食功能障碍者进行非全天住院医疗或日托医院治疗的人数正在增多。

C. 营养康复

1. 应该为体重明显过轻的患者确定一个营养康复疗程。通过治疗恢复患者的体重、正常饮食模式、纠正对营养的错误认识及营养不良后遗症。

2. 典型的体重增加幅度是住院患者每周 2～3 磅,门诊患者是每周 0.5～1 磅。开始的热量摄入控制在 30～40kcal/(kg·d),逐渐增加,在体重增加期间每日饮食摄入量应增加至 70～100kcal/(kg·d)。

3. 在恢复饮食期间固体食物好于流质食物。

4. 如病情危及生命需要用鼻饲或肠外营养。

5. 在营养或饮食恢复期间还要监测一些重要体征,如电解质、水肿和容量负荷。

6. 由于许多神经性食欲亢进者体重正常,不需要恢复体重。对于此类患者应该以纠正饮食行为异常和营养缺陷为主。

D. 社会心理干预

1. 对于神经性厌食症患者,治疗的目标是鼓励患者在身体和营养恢复期间合作,改变与饮食紊乱相关的行为障碍和伴有的心理疾病,以改善患者的社会学行为。

2. 无论是系统性试验、个案研究还是专家的观点都表明良好的心理指导有助于神经性厌食症患者的恢复并减少复发。一项荟萃分析比较了单纯药物治疗和辅以心理治疗的效果,发现后者体重增加更明显而且能缩短住院时间。

3. 通过住院和非全天住院的方式治疗产生了很好的短期疗效。这些治疗通常都辅以一些非惩罚性强化措施,如真诚的表扬并给予一些特权,从而达到恢复体重的目的。

4. 个性化心理治疗和家庭心理疗法已经被证明对神经性厌食的治疗非常有用。

5. 认知行为治疗被认为是一种对神经性食欲亢进最有效的干预方案。

6.此外,研究也显示小组治疗、集体治疗和个性化治疗对神经性食欲亢进也非常有效。

E.药物治疗

1.抗抑郁药 虽然没有发现抗抑郁药对处于急性期厌食症患者心理治疗有益,但对处于体重恢复期的患者有效。此外,抗抑郁药亦对神经性食欲亢进患者急性期有效。抗抑郁药也可以减少50%～75%暴食和呕吐的发生。

a.选择性血清素重摄取抑制剂(selective serotonin reuptake inhibitors,SSRIs):像氟西汀那样的SSRIs经常用于有抑郁的、强迫观念或强迫症的神经性厌食症患者。厌食症的恢复期常用氟西汀的剂量为40mg/d,剂量加到60mg/d可能有助于预防厌食症的复发。与此相似,氟西汀的剂量加到60～80mg/d对神经性食欲亢进有效。目前的氟西汀药物百忧解是经美国FDA批准的唯一用于治疗神经性食欲亢进药。

b.安非他酮:由于安非他酮能增加使用该药患者癫痫的发生,美国FDA对安非他酮用于治疗饮食功能障碍标注了黑框警告。

c.三环类的抗抑郁药和单胺氧化酶抑制剂(MAOIs):三环类抗抑郁药安非他酮和单胺氧化酶抑制剂均可以有效地治疗神经性食欲亢进。MAQIs药物苯乙肼或异卡波肼的用量在30～45mg/d可减少食欲亢进患者的暴食量。三环类抗抑郁的初始用量一般在50mg/d。三环类抗抑郁剂和单胺氧化酶抑制剂应同时避免用于营养不良的厌食症患者以防发生严重不良反应。

2.精神药物 精神科药物奥氮平、维思通和喹硫平对有严重的顽固性体重不增加、严重的强迫症和极端抗拒患者有效。目前为止,有证据表明精神药物如神经松弛剂能有效治疗神经性厌食症和食欲亢进。

3.其他治疗

a.骨质疏松治疗:钙片(500mg,2～3片/日)、雌激素替代和二碳磷酸盐可用于预防神经性厌食症患者的骨质减少和骨质疏松。通常可以口服避孕药作为激素替代治疗并促进月经恢复。但目前还没有证据显示这些干预措施有效。

b.腹痛的处理:10mg甲氧氯普胺随餐服用,用于治疗胃肌轻瘫和早期的饱腹感。

四、治疗策略

A.**确立治疗关系**:唤醒饮食不规则或间断暴饮暴食患者恢复体重的愿望有助于确立医患之间的信任关系,否则很难达到恢复体重的目的。

B.**与其他营养专家保持合作**:为使神经性厌食症和食欲亢进患者完全康复必须与营养咨询、团体心理辅导和药物治疗相关专家协作。

C.**监控饮食行为障碍**:必须认真评价患者对进食的态度及吃东西能导致的焦虑程度。和患者一起进食有助于深入分析患者的进食障碍模式。

D.**监控患者的一般药物使用情况和精神状态**。

E.**评估家庭环境、提供治疗**:父母经常要和患者的反抗、负罪感、恼怒和拒绝行为作斗争。因而家庭环境的评估和家庭治疗是综合治疗的一个重要环节。

五、预后

A.**并发症**:神经性厌食症和食欲亢进患者常由于饥饿或呕吐导致严重的合并症。

1.心血管并发症 常见的心血管合并症有直立性低血压、心悸、心律失常(如心动过缓)。体重过低或滥用催吐药可导致心肌病。此外,严重的电解质紊乱可导致心搏骤停。

2.牙科并发症 厌食症患者的常年呕吐可导致龋齿、牙釉质腐蚀,唾液腺肥大等。

3.胃肠道并发症 神经性厌食症和食欲亢进患者的代偿性呕吐行为最终可导致胃炎、食管炎或马魏氏眼泪。患者可发展成食管运动功能障碍如胃食管反流,反复使用泻药者可出现结肠黑色素沉着病和其他结肠运动功能障碍,滥用泻药者可表现慢性的便秘和胃气胀,有文献报道有见直肠脱垂。

4.内分泌并发症 神经性厌食患者血清皮质醇浓度升高、血清甲状腺素(T4)、三碘甲状腺原氨酸(T3)浓度下降。

5.血液系统并发症 长期饥饿所致营养不良可引起贫血、中性粒细胞减少、血小板减少、甚至会发生凝血功能障碍。

6.代谢并发症 由于饥饿及清除行为,患者可出现严重的水、电解质代谢紊乱。滥用泻药可导致代谢性酸中毒、低镁血症、低磷血症,频繁的催吐可导致代谢性碱中毒(血清碳酸氢盐升高,低氯血症,低钾血症),高淀粉酶血症。

7. 肌肉骨骼并发症　骨骼生长发育受阻,骨质疏松,有闭经和饮食行为改变的年轻女运动员有发生压力性骨折的风险。对于慢性闭经者应考虑测定其骨密度,以此判断其骨质疏松和骨质减少的程度。

8. 肾脏并发症　70％的神经性厌食患者出现肾功能不全,并发症包括肾小球滤过率降低,血尿素氮升高,凹陷性水肿。强烈建议患者在治疗过程中监测肾脏功能。

9. 生殖系统并发症　可发生闭经、不孕。对于女性来说主要是继发于体内低雌激素水平。男性患者血清睾酮水平也下降。无论男女,饮食障碍者都可表现为性欲低下,生殖能力减低,青少年性器官和年轻女性第二性征发育受阻。

10. 皮肤并发症　长期的自我催吐行为可导致手背部皮肤损伤出现瘢痕,这种特征称为罗氏征(Russells sign)。

11. 自杀　自杀是导致神经性厌食症患者死亡的主要原因。

B. 预后

1. 神经性厌食

a. 10～15 年的研究显示,大约 44％的患者通过治疗可以痊愈,体重恢复到推荐的身高体重比的 15％范围内;24％的患者体重不能恢复;2.5％～5％神经性厌食患者死亡。

b. 严重的患者通常表现为极低体重,发病年龄比较小,家庭关系不协调。

c. 康复是一个比较漫长的过程,大概需要 57～79 个月。

2. 神经性贪食

a. 25％～30％患者 1～2 年内有自主性恢复。

b. 通过药物和精神干预治疗,50％～70％患者暴食及清除行为明显减少。

(周　泉　王家骥　译)

参考文献

[1]　American Psychiatric Association. Diagnostic and Statistical Manual of Mental Disorders. 4th ed,text revision. American Psychiatric Association, 2000:583-595.

[2]　Hobart JA,Smucker DR. The female athlete triad. Am Fam Physician,2000,61:3357-3367.

[3]　The McKnight Investigators. Risk factors for the onset of eating disorders in adolescent girls:Results of the McKnight Longitudinal Risk Factor Study. Am J Psychiatry,2003,160:248.

[4]　Practice guideline for treatment of patients with eating disorders(third edition). American Psychiatric Association Work Group on Eating Disorders. Am J Psychiatry,2006,163(suppl 7):1.

[5]　Pritts SD,Susman J. Diagnosis of eating disorders in primary care. Am Fam Physician, 2003, 67:297-311.

第94章　躯体化

Laura B. Frankenstein，MD，& Ryan M. Niemiec，PsyD

要点
- 在初级保健机构 10 个最常见的健康问题中大约 90％没有明确的病因。
- 诊断标准包含在应用化验和程序排除特定疾病前识别的阳性标准（表 94-1）。
- 治疗是多方面的，但依靠积极的倾听，教育，自我调整策略，并且建立一个包括支持疗法和设限的治疗性策略。

一、介绍

A. **定义**：躯体化是人通过有身体不适的经历和通过躯体症状表达不适情感或心理压力的一个过程，但没有疾病或组织损伤。

B. **流行病学**

1. 流行

a. 60％～80％的健康人每周都经历过躯体不适症状。大约 1/3 的初级保健患者有明确的疾病症状但不能归因于躯体疾病，而 70％情绪障碍者去诊所的理由是因为他们的躯体不适。

b. 躯体化障碍的患病率，《精神失常诊断和统计手册》第 4 版（DSM-IV）认为在社区患病率<1％，在基层医疗门诊为 5％，住院医疗和手术中患者的患病率为 9％，大部分患者为女性。临床躯体化的比例更高。例如，一个未分化躯体形式障碍诊断需要一个或多个原因不明的躯体症状，但临床上导致患者的功能明显不适。

c. 心因性疼痛障碍的患病率尚未明确，但在医疗机构中这种障碍似乎很常见。

d. 基层医疗实践中，恐惧或相信自身患有严重疾病的疑病症的患病率可能高达 10％。在男性中，全面爆发躯体化障碍很罕见，但是疑病症在两性发病率相等。

e. 转化病症（如突然失明或瘫痪），虽然几十年前很常见，但现在很少见。

2. 危险因素

a. 个人特征与躯体化密切关联，如老龄、未婚、较低的社会经济阶层和居住在城市中的人群较高发。

b. 文化因素。躯体化发生在世界各地，但更流行于情绪困扰用非心理术语表达的地方。在美国，躯体化似乎在拉美裔和亚裔人口中发生更频繁。遭受战争创伤和酷刑的人往往出现无法解释的症状，而这些症状常令人困扰。

c. 病理生理学。已经提出了多种理论来解释躯体化（表 94-1）。这些理论相互不排斥，躯体化很可能是个多风险因素发挥作用的，并具因果关系的复杂现象。

二、诊断

躯体化是一个复杂，多因素的过程。将其看成是从偶尔功能性躯体症状到 DSM-IV 的躯体形式障碍全面爆发的一个过程可能最合适。

表 94-1

心因性症状诊断阳性标准

1. 患者对症状的描述是含糊、不一致或怪异的
2. 症状超出客观检查结果
3. 有不同器官系统的多种症状
4. 尽管有足够的医疗治疗症状仍然持续
5. 这种疾病开始于一个与心理相关的背景下(例如,亲属的死亡,与配偶的冲突、工伤或职务晋升)
6. 患者否认有任何情绪困扰或心理因素在症状发展中发挥作用
7. 患者已看过几个医生或做过几次手术
8. 有精神障碍的相关证据
9. 讨论结果显示,患者归因于一个特有意义的症状
10. 存在述情障碍(如描述情感困难或词的内部流程困难)

A. **鉴别诊断**(表 94-2~表 94-7)

1. 对躯体化理解不足可能会与以下疾病混淆,包括纤维肌痛,肠易激综合征,吞咽困难,慢性疲劳综合征,对多种化学物质敏感,颞下颌关节功能障碍。其他具有含糊的、多系统混合症状的疾病(如甲状腺功能减退症,多发性硬化,卟啉病,系统性红斑狼疮,肌肉骨骼和神经精神症状的莱姆病)也必须加以考虑,除了甲状腺功能减退症,其他疾病在初级医疗卫生机构的发病率相当低。

2. 潜在器官的疾病症状的扩大也可能与躯体化相关。

3. 在精神病中躯体化不是主要过程,可能会被一系列的躯体不适主诉"掩盖"。这些疾病包括抑郁症(见第 92 章),酗酒和药物滥用(见第 88 章),广泛性焦虑和惊恐障碍(第 89 章)。当患者存在高度躯体化时,医师对精神障碍的认识下降。在一项初级保健机构研究表明,24％的躯体化有重度忧郁症,17％心境恶劣,22％有广泛焦虑症。

4. 躯体形式障碍
a. 躯体化障碍
b. 转换障碍症
c. 疑病症
d. 心因性疼痛障碍
e. 躯体变形障碍

5. 当患者为了呈现病态而假装身体或心理症状时,便产生人为的疾病。低于 5％的患者转诊至精神科,对不明原因躯体症状的人为的疾病进行评价。持续表现人为疾病的患者存在孟乔森综合征。诊断性试验及医学干扰常导致这些患者出现其他症状(如药物副作用)、临床发现(如手术瘢痕)及功能障碍(如肠粘连)。为了得到额外利益或得到其他好处(避免法律责任或经济收益),患者开始假装出现疾病症状。

表 94-2

躯体化障碍的诊断标准

A. 30 岁前开始即有多年的身体不适主诉病史,发生了数年并因造成社会或职业功能明显受损症状而导致求诊治疗

B. 在躯体化障碍的过程中必须满足下面的每一条标准。作为重要的症状,一定不能完全由一个已知的一般健康状况解释,或者由此产生的主诉或损害超出了病史,体格检查及实验室检查得出的预期

1. 4 种疼痛症状:涉及至少 4 个部位或功能的疼痛病史(如头部、腹部、背部、关节、肢端、胸部、直肠、性交过程中、月经期间或排尿过程中)

2. 两个重要的胃肠道症状:除了疼痛,最少有 2 个胃肠道症状的病史(如恶心、腹泻、腹胀,除妊娠期外的呕吐,或不能耐受几种食物)

3. 一种性方面症状:除了疼痛外至少有一种性或生殖系统症状病史(如性冷淡、勃起或射精障碍、月经不规则、月经增多或整个孕期呕吐

4. 一种伪神经症状:至少一种提示非局限于疼痛的神经障碍症状或缺陷病史(转移症状如失明、平衡协调损害、复视、耳聋、触觉或感觉缺失、幻觉、失声、协调或平衡障碍、瘫痪或局部无力、吞咽困难、呼吸困难、尿潴留或失忆症状或意识丧失而不是晕厥

表 94-3

躯体化病因理论

1. 神经生物学：中枢神经系统对传入的感觉信息的异常调节导致注意力受损
2. 心理动力：躯体化是一种防御机制
3. 行为：躯体化是一个学习的行为，环境增强因素可以维持异常病态行为
4. 社会文化：处理情绪和情感的"正确"方式是由文化决定的

表 94-4

转化障碍症的诊断标准

A. 影响随意运动或感觉功能的一个或多个症状或缺陷，提示神经系统或一般医疗问题
B. 心理因素被评定为与症状或缺陷相关是因为症状或缺陷是由冲突或其他压力始动或加重的
C. 症状或缺陷并不是故意产生或假装的（如人为障碍或装病）
D. 症状或缺陷在恰当的检查后并不能完满被神经系统疾病或常见病解释，而且不是从文化角度认可的行为或经验
E. 症状或缺陷造成临床上对社会、工作、或其他重要领域在功能上或保证医学评价的重大的困扰或障碍
F. 症状或缺陷并不局限于疼痛或性功能障碍，不只发生在躯体化障碍的过程中，并不适用其他精神病解释

表 94-5

疑病症的诊断标准

A. 由于一个人对身体症状的误解而恐惧患严重的疾病
B. 尽管采取了适当的医疗评估和保证，关注依然存在
C. 对某疾病的确信并非由于妄想的强度（如妄想症，躯体型），也不是仅限于对外表局限的关注（如在躯体变形障碍）
D. 关注引起显著的临床困扰或损害社会、职业、其他重要领域功能
E. 困扰期至少持续 6 个月
F. 关注并不只是发生在广泛性焦虑症，强迫症，恐慌症，重大抑郁发作，分离焦虑，或其他躯体形式障碍的过程中

表 94-6

心因性疼痛障碍的诊断标准

A. 一个或多个解剖位置的疼痛是突出的临床表现，并有足够的严重性，值得临床重视
B. 疼痛引起显著的临床困扰或损害社会、职业、其他重要领域功能
C. 心理因素被判为在疼痛的启动、严重性、加重或持续中起作用
D. 这种痛苦不好由情绪、焦虑或精神障碍解释，而且不符合性交疼痛的标准

表 94-7

身体条件变形障碍（BDD）的诊断标准

关注于外观上想像中的缺陷。如果存在轻微的身体解剖异常，该人的关注明显过高
（对于所有躯体化障碍，均因关注造成了严重的困扰或功能障碍；这种关注并不好用另一精神障碍解释）

B. 症状及体征

1. 符合躯体化的症状在表 94-2 列出。以上几点强烈提示躯体化，即使也可能存在器质性病变的证据。

2. 疼痛是最常见的单一主诉,在超过 80% 躯体化患者中出现。

3. 以下 3 个症候群提示躯体化继发于抑郁、焦虑或恐慌症。

a. 典型的胸痛、心悸、心动过速或呼吸困难(叹气,不是真正的呼吸困难),或以上全部。

b. 头痛、头晕、头昏、晕厥或感觉异常。

c. 消化不良、胃灼热、胀气或其他胃肠道症状,或以上全部。

4. 癔球症,焦虑或转换症的一个常见症状是吞咽时喉部有肿块感。

C. **实验室检查**:虽然一种疾病的存在并不能排除躯体化的诊断,但实验室及影像学检查常只是用于排除器官疾病。复杂的诊断技术会发现与患者症状无关的异常,并且这些异常结果不是十分有用。如超声心动图发现小的二尖瓣脱垂并不能解释躯体症状。避免效率低,检查程序本身可能对患者造成新的困扰,如增加焦虑或检查的副作用。

三、治疗

对任何潜在的问题进行优先的恰当的治疗。除非持续因素得到强调或最小化,否则治疗很可能无效。

A. **基本治疗原则**

1. 永远不要说"它们都在你的脑袋里"或"你没有什么问题":患者的问题应该被重视。这需要倾听,转移注意力,并肯定患者的痛苦。

2. 用功能性或生理词汇对存在的症状给予清晰的解释。对交感神经系统对压力反应"战斗或逃避"策略进行解释,情绪如何在身体存在和认知身体互动的科学。医师应使用患者能听懂的词汇描述患者的困难,以及适合他们关于健康和疾病信念系统进行描述。应尽量避免贴上疾病的标签。当你并不了解或不能解释一个症状时,告诉患者。

3. 开始一个明确的治疗方案:每 4~8 周进行 1 次常规、简单的"随需"的随访。治疗包括解释、安抚、观察及对症的措施。医生应提供相对明确的关于治疗如何进行,症状可能会持续多长时间,以及下一步该怎么做的信息。含糊不清会增加焦虑的程度。

4. 鼓励患者积极参与:鼓励患者记录影响症状因素的日志或日记,如感情、日常压力及其参与的活动:这可能有助于使这一问题显得不那么难以预料或无法控制。一般改变行为的技术也可启动。如为了增加"肌肉张力"的锻炼或为了减肥而节食的活动,如果成功,普遍提高了患者的控制能力和自我控制意识。

B. **多方面的治疗方法**

1. 药物治疗。对于初级躯体化本身,还没有足够的药物治疗的临床试验。然而,在下面的情况药物可能有效。

a. 具体的棘手症状,如头痛、肌痛及其他形式的慢性疼痛可以用选择性血清素再吸收抑制剂或三环抗抑郁药改善(第 92 章)。

b. 即使抑郁症患者不符合 DSM-Ⅳ 标准,那些证实有抑郁症躯体症状的患者通常能从足量的选择性血清素再吸收抑制剂中得到帮助。同样,焦虑患者即使并不符合 DSM-Ⅳ 关于惊恐或焦虑障碍的标准,但苯二氮䓬治疗后能感觉到躯体症状缓解(第 89 章)。

c. 由于躯体化患者常对药物副作用的耐受性很低,对症的药物(如镇痛药或解痉药)应谨慎使用,并用最小的有效剂量。

d. 阿片类药物很少用于治疗躯体化症状。

2. 咨询精神科医生或心理学家。在综合服务或合作医疗中,基层医疗团队中有一名心理学家是理想的,但在实践中这并不总是可以实行的。咨询或转诊到行为医学、精神病学、认知行为治疗这群人已被证明是有效的。精神病学咨询已被证明在短期内(如 1 年)可以有效减少躯体化障碍患者的住院时间及其整体医疗费用。一项研究中表明,咨询家庭医生一次能削减 12% 的成本。一个疗程的认知行为治疗能改善患者功能,并减少医疗时间长达 18 个月。许多躯体障碍患者对转诊精神科持怀疑态度,因此,应当注意解释他们的痛苦是"真实的",并且这是他们治疗计划的"一部分",没有"替代医生"的治疗或不能拒绝未来的治疗。

3. 有慢性严重躯体化的患者能从密集型,多学科治疗方案中受益,该治疗方案包括个人、团体、家庭治疗,教育计划,物理及职业治疗,生物反馈和职业康复治疗。

四、管理策略

躯体化患者理想的管理策略是缓解症状,治疗潜在的身体或精神障碍,并避免干预病理周期(医疗,暂时的改善,再次出现症状,失望,及患者和医生之间的愤怒)。

A. 应当强调治疗策略和定义它的参数。当认识患者症状的真实性时,应按照以下指南的描述尝试建立更广阔的医患互动的框架。

1. 容忍症状并降低治疗的目标。使用减少、减轻和处理等词语,而不是症状的完全缓解。如果出现新症状就对其进行评估,但以一个保守的方式逐步进行。用逐步深入的方式公开讨论药物副作用的风险及可能的并发症。

2. 精神病或者有心理问题并不仅是导致其症状的直接原因,而是精神病或心理社会问题极有可能是加重因素或是身体症状的不良后果。

3. 通过安排规律的随访增加医患关系的稳定性,从而减少"入场门票"的需要。延长看病的时间从而可以相对缓解紧张情绪。安排尽可能少干扰的时间进行随访,不要安排在像周一或周五这样的有"紧急倾向"的时间。

4. 明确劝阻依赖行为,如不定期电话或访问。预先安排随访电话可能会减少访问次数。叫患者不依赖医生或在没有咨询初级保健医师的情况下寻求特别的照料。

B. 躯体化可能是家庭功能障碍的症状,确定患者的症状可能有助于稳定病理家庭状况。为了使患者不再度获益(如用躯体化为借口逃避家庭责任,借口烦躁和愤怒爆发获得特别的伙食),很有必要列出家庭成员的行为策略。

C. 在帮助躯体化患者的同时,医生应尽量避免证明患者是永远及完全丧失能力的。残疾的标签可以被视为另一种"医疗干预"不利后果。然而,医生应该认识到严重及慢性的躯体化是一种丧失能力的状态。如,慢性疼痛症状作为一个完全残疾的原因是在医疗保险的指引范围内的。虽然也许不是最好的"治疗"躯体化的办法,然而在某些病例中,由于经济及社会原因,残疾可能是姑息治疗的最佳选择。

D. 医生在治疗躯体化患者时会逐渐产生极大的愤怒及挫折感。医生可以运用以下策略使自己保持镇定。

1. 诊断躯体化疾病并对治疗目标做出相应调整,而不是沉溺在对疾病缺乏客观的检查结果的挫折中。

2. 树立坚定和明确的上面提到的方针,并经常与患者回顾。安排好会谈时间,以避免躯体化患者聚集在一起。

3. 与能陈述这些患者病情及治疗的精神科医生及心理医生建立非正式的关系。

五、预后

A. 大部分有功能性躯体化患者在没有特别干预的情况下都能恢复。有利的预后因素包括急性起病及症状持续时间短、年轻、高社会经济地位、无器质性病变、无人格障碍。

B. 躯体化障碍患者通常需要终身支持治疗。如果躯体化障碍掩盖了另一精神病,那么它的预后与原发病密切相关。在一个研究精神病患者的研究中,新近出现身体症状的精神病患者,40%最后发展为慢性躯体疾病。

C. 如果疑病症被构想是一个"放大化的躯体化",那么出现这种情况的患者很可能经常有躯体不适的主诉和需要频繁的医疗干预。对躯体化的恰当的治疗应该通过提供教育、减轻患者的焦虑、增加患者的应对技巧等方式减少患者的主诉。

D. 离散转化症有较好的预后。他们可能会在不再"需要"或对特定的心理治疗有反应后自动缓解。

（王彩霞 庞 严 译）

参考文献

[1] Coulehan JL, Block MR. Seal up the mouth of outrage: interactive problems in interviewing, Chapter 12. In: The Medical Interview: Mastering Skills for Clinical Practice. Philadelphia, PA: FA Davis, 2001: 195-219.

[2] Dickinson WP, Dickinson LM, deGruy FV, et al. The somatization in primary care stydy: a tale of three diagnoses. Gen Hosp Psychiatry, 2003, 25: 1-7.

[3] Escobar JL, Hoyos-Nervi C, Gara M. Medically unexplained symptoms in medical practice: a psychiatric perspective. Environ Health Perspect, 2002, 110

(suppl 4):631-636.

[4] Hiller W,Fichter MM,Riet W. A controlled treatment study of somatoform disorders including analysis of healthcare utilization and cost-effectiveness. J Psychosomatic Res,2003,28:20-29.

[5] Maynard CK. Assess and manage somatization.

Nurse Pract,2003,28:20-29.

[6] Stanley IM,Peters S,Salmon P. A primary care perspective on prevailing assumptions about persistent medically unexplained physical symptoms. Int J Psychiatry Med,2002,32:125-140.

第四篇
生殖健康

第95章 避　孕

Mar jorie Guthrie,MD

要点
- 避孕在美国有很大的需求。
- 医生可以根据人群已有的关于避孕失败率、避孕风险、避孕的好处以及对避孕的可接受性给育龄妇女提供与之相匹配的避孕方法,从而满足其需求。
- 避孕套是唯一一种对性传播疾病具有一定保护作用的方法。
- 利用激素节育是最常用的避孕方法。

一、绪论

避孕是所有育龄期性活跃女性的一个重要的话题。

A.在美国处于性活跃期的女性大约4100万,因此计划生育的需求很大。

B.在美国,50%妊娠属意外怀孕,其中年龄在15~19岁的青少年妊娠占92%。

C.美国15~44岁的妇女中300万不采取避孕措施。

D.意外怀孕发生的原因大多是不使用或极少使用避孕工具或使用方法不正确。

E.可以选择的避孕措施很多,只有在切实了解了各种方法的优缺点,并针对其选择进行指导后才能确保避孕方法的正确使用。

F.唯一100%有效的节育方法是禁欲。正确使用任何避孕器都不能保证绝对的保险。20%以上的妇女在坚持正确使用避孕器具的情况下仍然发生意外怀孕。

二、选择节育方法

考虑以下因素将有助于患者和医师做出最佳的选择:有效性、安全性和可接受性。重要的是告

知患者所选择的节育措施可能出现的风险。最理想的是高效、长效、快速可逆并具有隐秘性,能避免性传播疾病的发生,可接受程度高的避孕方法。

A.功效

1.理论效率　是指100名妇女中,在使用给定的避孕方法之后一年内意外怀孕的概率(假定给定的避孕器具使用方法是正确的)。

2.实际效率　是指在第一年内使用避孕方法后怀孕的妇女的百分比。给定避孕措施的实际效率受生育力、个人动机、使用对象对意外怀孕的风险的态度以及该方法的理论效率的影响。

3.安全问题　包括发病率和死亡率以及一些不避孕的安全问题,性传播疾病或月经问题。

4.可接受性　一种方法是否能被接受取决于多方面的因素。

a.成本:该方法的花费如何,是否在医疗保险覆盖范围内。

b.个人喜好:对于给定方法患者是否存在道德或者宗教方面的问题。

c.持续时间:该方法的起效时间及使用频率。

d.可逆性:患者停药后多久能再次怀孕。

e.隐私权:对患者来说,该方法是否足够隐私。

f.可用性:是否上门服务、回访或需处方或

其他特殊信息。

B.患者的教育程度:如果医生能够针对患者所使用的节育方法进行指导,可以提高效率,并降低中断使用的可能性。约50%的患者因为继发的副作用在第一年内停止服用避孕药,当医生与患者谈到副作用的问题时,医生必须解释怎样去减少可能出现的问题,指出该避孕方法的好处及可能的风险。少量出血大多是漏服药引起的,因此,医生可以通过服药期间是否有不规则出血判断患者是否按时服药。

三、激素避孕

该方法通过抑制排卵,改变宫颈黏液的黏滞度,使精子活性下降以及降低子宫内膜对胚胎植入的容受度而降低受孕概率。

A.口服药:这种节育方法是目前美国最流行的可逆性节育方法,大约18万妇女使用此法。口服避孕药包括不同剂量的2种雌激素和9种孕激素。两相和三相口服避孕药涵盖整个月经周期的不同量激素,以期更加密切的跟正常生理周期相贴近。可根据患者的特点及药物的特征从众多口服避孕药中进行选择。常用避孕药的特征及使用建议见表95-1。

表 95-1

口服避孕药的化学成分

适用人群	口服避孕药	评价
哺乳期妇女	Ovrette(奥瑞特) Micronor(炔诺酮)	只含黄本酮的药物不会影响泌乳
恶心,乳房胀痛,使用口服避孕药丸	Ovrette(奥瑞特) Micronor(炔诺酮)	孕激素或者较低的雌激素活性制剂
之前没用使用过口服避孕药	奥托新创 1/35 三相诺瑞尼 优思明(炔诺酮和炔雌醇三相片 7/7/7) 奥托仑环藤宁 炔雌醇左炔诺孕酮避孕药 乐思醇口服避孕药 1/20	低剂量口服避孕药以降低副作用
痤疮、多毛症或者肥胖	双醋炔诺醇-炔雌醇制剂 去氧孕烯-炔雌醇片剂 炔诺酮-炔雌醇(35μg)片剂 优思明(炔诺酮和炔雌醇)	减低促雄性激素生成
高血压、高脂血症或糖尿病	去氧孕烯-炔雌醇片剂 奥托仑环藤宁 优思明(炔诺酮和炔雌醇) 炔诺酮-炔雌醇(35μg)片剂	所有产品有利于机体胆固醇状况
没有或极少撤退性出血	增加雌激素或减少孕激素	促进子宫内膜
点滴出血(超过3个月)	增加雌激素和孕激素的单相制剂	稳定子宫内膜
使用利福平将血栓形成的风险降到最低	乐思醇口服避孕药 1/20 炔雌醇左炔诺孕酮避孕药 炔诺孕酮-炔雌醇片剂 炔诺酮-炔雌醇(50μg)片剂 双醋炔诺醇-炔雌醇制剂 炔诺酮和炔雌醇三相片 1/50	雌激素减少 雌激素增加

1. 失败率　预计 100 名妇女每年妊娠的概率 1～2 人。

2. 风险　头晕,恶心,月经失调,情绪及体重变化。禁忌证:①35 岁以上吸烟的女性。②患心血管疾病的女性,如血栓病史,脑血管疾病,缺血性心脏病。其他情况包括乳腺癌、肝脏肿瘤、不明原因的阴道出血,杜绝使用口服避孕药(B 级证据)。③产后 6 周的哺乳期妇女,因口服避孕药可减少泌乳。黄体酮是唯一可以接受的药物。

3. 优点

a. 使用一年后预防子宫内膜癌的发生。

b. 使用 6 个月后卵巢癌风险降低。

c. 月经变得规律并减少痛经、减少出血和缺铁性贫血。服用口服避孕药者经前综合征相对少而不严重,同样也较少发生良性乳腺疾病和良性卵巢囊肿,子宫内膜异位症,痤疮,多毛,无排卵性出血等。

d. 盆腔炎(PID)因为口服避孕药对月经、宫颈黏液的影响,衣原体引发的盆腔炎减少。

4. 可接受性

a. 方便程度:需每天服用。

b. 可操作性:凭处方。

B. **仅含孕激素的口服避孕药**:这类药仅含孕激素,通常使用于有合剂禁忌证的患者,机制是减少和增厚宫颈黏液,阻止精子植入。

1. 失败率　每 100 名妇女每年预期怀孕人数 2 人。

2. 风险　不规则出血,体重增加,乳房胀痛。

3. 优点

a. 哺乳期可以使用。

b. 没有合剂所致的心血管疾病风险。

4. 可接受性

a. 方便程度:需每天服用。

b. 可操作性:需凭处方。

C. **注射用激素**:德波孕酮(德波甲羟孕酮)覆盖全球超过 10 万妇女的安全避孕方法。目前已被包括美国在内的 90 多个国家采用。用法:每 12 周肌注 150mg。

1. 失败率　每 100 名妇女每年预期怀孕人数<1 人。

2. 副作用　不规则出血,体重增加,乳房胀痛,头痛。禁忌证:①乳腺癌高风险人群或正在接受乳腺癌治疗的患者禁用。②骨质疏松风险增高的患者慎用(C 级证据)。

3. 优点

a. 闭经,对于很多妇女来说是件极其高兴的事。

b. 产后立即给予该激素不会对哺乳期妇女产生不良影响,可在母乳中检测到微量,但对婴儿没有不良影响。

c. 患癫痫的妇女癫痫发作减少。

4. 可接受性

a. 方便程度:每 3 个月注射 1 次。

b. 可操作性:需凭处方。

D. **注射剂**:雌二醇和安宫黄体酮是一种注射用雌孕激素的合剂。

1. 失败率　每 100 名妇女每年预期怀孕人数 1 人。

2. 风险　引起月经周期和体重的变化,与复合激素相似。

3. 优点　与其他复合激素类似。

4. 可接受性

a. 方便程度:每月注射 1 次。

b. 可操作性:需凭处方。

E. **避孕贴剂**:是一种经皮的复合避孕剂,含 6mg 甲基孕酮和 0.75mg 炔雌醇透皮贴剂,每周贴在臀部,腹部及上躯干或手臂外上部位。每贴含有 150μg 的甲基孕酮和 20μg 炔雌醇的透皮剂,每天一帖。其功效等同口服避孕药,但对一些妇女来说这种方式更为方便。

1. 失败率　每 100 名妇女每年预期怀孕人数 1～2 人。体重超过 198 磅的女性效率下降。

2. 风险　与口服避孕药相似。可能有增加血栓性疾病的风险。

3. 优点　与口服避孕药相同。

4. 可接受性　可每周透皮给药,因此,比口服避孕药更容易接受。

a. 方便程度:一个月经周期中给药 3 次,每周 1 次,经期停药。

b. 可操作性:需凭处方。

F. **阴道环**:是另外一种替代激素避孕的避孕工具。它由一个浸渍了依托孕烯和炔雌醇的可伸屈的环状物构成。每天释放依托孕烯 0.120mg 和乙炔 0.015mg,每周放置在阴道后穹窿部位。

由于是局部用药,因此降低了使用剂量。

1. 失败率:每 100 名妇女每年预期怀孕人数 1～2 人。

2. 风险:阴道易受刺激而产生分泌物。其他类似于组合药。禁忌:类似于口服避孕药。

3. 优点:类似于口服激素药。可能会出现经期延长或少量出血(B 级证据)。

4. 可接受性:适合喜欢低剂量荷尔蒙的妇女。

a. 方便程度:由妇女自行放置,持续 3 周,月经期取出,如果脱落超过 3 小时,则应换其他避孕方法。

b. 可操作性:需凭处方。

G. 紧急避孕药:如果还未排卵,药物可抑制排卵,而且还可以影响卵细胞运输、黄体功能,并影响胚胎植入。

1. 失败率 每 100 名妇女每年预期怀孕人数:几乎减少了 80% 的无保护措施的性行为的受孕率。

2. 风险 恶心,呕吐,腹痛,疲劳,头痛。怀孕是其唯一的禁忌证。

3. 优点 紧急时服用

4. 可接受性

a. 方便程度:72h 以内的无防护措施的性行为,越早服用越有效。

b. 可操作性:需凭处方。

5. 特别说明 与遭到性侵犯后的妇女讨论这种节育措施是非常重要的。如果选用这种方法,关于性传播疾病筛查和选择一种较低失效率的途径的讨论也是必需的。

6. 管理 紧急避孕药首次服用一剂,12 小时后应再次服用相同剂量。妇女应在服用紧急避孕药 3 周后来月经,否则需要在第 4 周做早孕检测。

四、屏障法

该方法提供了一个机械的屏障方法阻止精子进入。避免使用油性润滑剂及药物(硝酸布康唑,硝酸咪康唑,雌激素,阴道润滑剂),因为上述物质会导致乳胶避孕套变质失效。

A. 男用避孕套:是由乳胶、羔羊盲肠或聚氨酯(对于乳胶过敏者)制成。大多数避孕套如果放置在阴凉干燥处,可保存 5 年。

1. 失败率:每 100 名妇女每年预期怀孕人数 11 人。

2. 风险:刺激性和过敏反应。禁忌:一方或双方过敏者不能使用避孕套。

3. 优点:乳胶和聚氨酯避孕套防护性传播疾病;超薄避孕套的渗透性过于强。

4. 可接受性:如果夫妇双方认为使用避孕套比较尴尬或者分心就会限制其使用。

a. 方便程度:性交前一次性使用。

b. 可操作性:不需处方。

B. 女用避孕套:完全覆盖外生殖器和阴道。

1. 失败率:每 100 名妇女每年预期怀孕人数 21 人。

2. 风险:刺激性和过敏反应。

3. 优点:预防性传播疾病。

4. 可接受度

a. 方便程度:性交前一次性使用。

b. 可操作性:不需处方。

五、化学方法

通过干扰精子的活力而达到避孕的目的。杀精剂以凝胶,乳剂,泡沫,栓剂及薄膜的形式提供。

A. 阴道隔膜:一个带有单向阀门和环状襟的圆顶状塑料膜片,放置于阴道壁,覆盖阴道上部与宫颈,阻止精子到达。与杀精剂一起使用。

1. 失败率:每 100 名妇女每年预期怀孕人数 15 人。

2. 风险:皮肤刺激,点滴出血,不适(女性和男性均会出现),泌尿道感染,理论上有中毒性休克的危险。

3. 优点:使用隐秘。

4. 可接受性

a. 方便程度:性交前放置,结束后至少保留 8 个小时,如有重复性交的需要,添加杀精剂,可保留 48 小时。

b. 可操作性:需凭处方。

B. 阴道隔膜:一种碗状、由橡胶制成的有各种尺寸的装置,有拱架或卷曲的边缘,性交前需另外添加杀精剂。

1. 失败率:每 100 名妇女每年预期怀孕人数 17 人。

2. 风险:刺激症状或变态反应,泌尿道感染。

禁忌:中毒性休克史患者禁用。

3. 优点:使用隐秘。

4. 可接受性

a. 方便程度:性交前放置,至少保留 6 个小时。如有重复性交的需要,添加杀精剂,可保留 24 小时。

b. 可操作性:需凭处方。

C.宫颈帽:柔软的带圆边的杯状橡胶物,与宫颈相吻合。每次使用前导入杀精剂。

1. 失败率:每 100 名妇女每年预期怀孕人数):prentiff Cap-17 FemCap 23.

2. 风险:刺激性和过敏反应。偶见中毒性休克。

3. 优点:隐秘。

4. 可接受性

a. 方便程度:放置较困难;可以留置 48h,重复性生活时不需要重复添加杀精剂。

b. 可操作性:需凭处方。

D.单一型杀精剂:一种泡沫,果冻样,薄膜栓剂或小药片,含有壬苯醇醚-9。

1. 失败率:每 100 名妇女每年预期怀孕人数 20～50 人。

2. 风险:刺激性,过敏反应,泌尿系感染。

3. 优点:使用隐秘。

4. 可接受性

a. 方便程度:性交前 5～90min 放入。于性交后 6～8h 失效。

b. 可操作性:无需处方。

六、宫内节育器(IUDs)

IUDs 阻断精子移动,阻止卵细胞植入,防止受精和胚胎着床。两种可用的 IUDs 均为 T 形;Para Gard T380A 由铜将基底围绕,Progestasert 则含黄体酮。两者都有细尼龙吊尾巴穿过宫颈,方便妇女检查 IUD 的存在。

A.失败率:每 100 名妇女每年的预期怀孕率):<1%。

B.风险:痛经,出血,盆腔炎症,不孕症,子宫穿孔。禁忌证:①非单一性伙伴的妇女,有其他原因存在性传播疾病的风险的妇女,或急性盆腔感染者不应使用宫内节育器。②怀孕是一个禁忌。③先前存在的严重痛经会因含铜宫内节育器而加重。

C.优点:Progestasert 可减少月经量,降低痛经症状。

D.可接受性

1. 方便程度:由医生放置。

2. 可操作性:需有处方。

E.特别说明:一定要阅读宫内节育器的产品说明。放环和取环是门诊操作,但必须签署知情同意书。这两种类型的宫内避孕器都需要给患者相当长的时间考虑。

1. 以上讨论的 IUDs 的尺寸适合所有的妇女。

2. 在放环或取环前 1h 内使用一个剂量的非甾体抗炎药,如萘普生或布洛芬是很有帮助的措施。

3. 虽然月经期间放置会使脱落和感染的发病率略增高,但这段时间因为子宫颈口微扩张而最容易放置。在经期的任何时间均可放置。取环的首选时间是月经期,可减少不适,并确保近期的性交不会导致怀孕。

4. 至少留出 4cm 的尾巴,以便患者检查宫内节育器是否脱落,并且在取环的时候也可以很容易地取出。感觉像绳子的尾巴,可让患者每次月经后能知道节育器是否有脱落。

七、自然避孕法

A.定期禁欲:避免在排卵期性交。排卵期可以由许多不同的判定方法。计划生育比林斯法取决于宫颈黏液的变化。其他方法利用过去月经周期或基础体温法合并宫颈黏液的变化(symptothermal 法)。这些方法非常依赖患者的主观意识,但可以提高妇女对周期的认识。两种新方法:包括克赖顿模型 NaProEducation 系统和来自乔治敦标准天数方法。禁欲通常需要每周期 6～9d。有些夫妇在排卵期使用屏障避孕。

1. 失败率:每 100 名妇女每年的怀孕率为 20。

2. 风险:没有风险。无禁忌。月经周期不规则的妇女(如在哺乳期或接近更年期)不应单独使用自然避孕法。

3. 优点:对于希望怀孕的患者来说,对周期的自我认识是有益的。同时也有利于提高性伴侣对计划生育的认知及参与计划生育。

4. 可接受性

a. 方便程度:需要经常监测身体变化。

b. 可操作性:需要特别指导。

B. 哺乳闭经法(LAM): 是指生产后正常的不孕期。如果使用纯母乳喂养,不孕的平均时间是14个月。如果出生后的6个月,是完全母乳喂养(无固体、水、果汁或安抚奶嘴),且没有月经,则避孕率可达98%。两次哺乳最长间隔时间是恢复生育能力的最重要的因素。很少有女性用纯母乳喂养,因此,这个方法不太有效或者在西方国家极少使用。

C. 体外排精或撤退法: 射精前阴茎从阴道内撤出。虽然此方法风险低,但失败率高。

八、绝育

绝育是一种控制生育的相关方式,包括男性的输精管切除术和女性输卵管结扎术。这在美国是最广泛使用的生育控制措施。大约1/3的妇女使用该法避孕。

A. 输精管结扎术: 封闭、结扎或切断输精管抑制精子的通过。

1. 失败率:(每100名妇女每年的怀孕率):<1%。

2. 风险:肿胀,淤伤,疼痛,附睾血肿。

3. 优点:一劳永逸。

4. 可接受性

a. 方便程度:手术操作。

b. 可操作性:手术。

B. 植入绝育: 小金属管植入输卵管。该法将导致输卵管瘢痕性阻塞。

1. 失败率(每100个妇女每年的怀孕率):<1。

2. 风险:疼痛和异位妊娠。

3. 优点:一劳永逸。

4. 可接受性

a. 方便程度:手术操作。

b. 可操作性:手术。

C. 经腹绝育手术: 堵塞输卵管,使卵子和精子不能相遇。

1. 失败率(每100个妇女每年的怀孕率):<1。

2. 风险:疼痛出血,感染,手术并发症和宫外孕。

3. 优点:一劳永逸。

4. 可接受性

a. 方便程度:手术操作。

b. 可操作性:手术。

D. 特别说明

1. 对于一个外科手术,知情同意是至关重要的,必须告知患者这是不可逆的方法,虽然发生的概率很小,但也有手术失败和怀孕(可能为输卵管异常连接)的风险。

2. 重要的是告诉患者应仔细考虑如果配偶或孩子的死亡或分离可能会使他们后悔。可以这样提问(一个很好的问题):"如果有什么事情发生在你目前的配偶和孩子身上,你会想要另一个孩子吗?"

(周　泉　王家骥　译)

参考文献

[1] Hatcher RA, Zieman M, Cwiak C, et al. Managing Contraception. Tiger, Georgia: Bridging the Gap Foundation, 2002.

[2] Herndon EJ. New Contraceptive Options. Am Fam Physician, 2004, 69(4): 853-860.

[3] Kippley JF, Kippley SK. The Art of Natural Family Planning. 4th ed. Couple to Couple League International, 2000.

[4] Lesnewski R. Initiating hormonal contraception. Am Fam Physician, 2006, 74(1): 105-112.

[5] www. fda. gov/fdac/features/1997/babytabl. html. Accessed August 19, 2008.

第96章 不 育

Keith A. Frey, MD, MBA, & Andrea L. Darby-Stewart, MD

要点
- 不育发生于大概 15% 的夫妻中,其中很多夫妻会首先向全科医师咨询。
- 有必要对夫妻双方全面的评估,因为 25% 的夫妻有多于 1 个不育的病因。
- 在对不育夫妻的照料中,情感支持是一个重要的方面。

一、简介

A. **定义**:不育的定义是无避孕情况下经过 1 年性生活仍没有怀孕。在美国 15% 的夫妇不能生育。

B. **一般诊断**:不育的原因包括男性或女性生殖系统中任何部分的异常。尽管大部分夫妻不育是由单一原因导致的,仍有 25% 的夫妇有不止一个病因。无法解释的不育是指没有发现明确原因的不育,见于大约 28% 的不育夫妇。常见的不育病因有以下几个:

1. 男性因素(24%)。
2. 排卵功能障碍(21%)。
3. 输卵管病变(14%)。
4. 其他问题包括子宫内膜异位症、子宫或宫颈因素和罕见的病因(13%)

C. **病理生理学**

1. **男性因素** 男性不育最常见的病因是继发于精索静脉曲张的无精子或少精子。其他男性不育病因包括原发性性腺功能减退症(如先天或后天的睾丸病症、睾丸炎)、精子运输改变(如无输精管)、继发性性腺功能减退(如雄激素过多或药理学效应)。这些病变表现为无精子症或精子减少症、精子功能或活动性异常(精子活力不足)、精子形态学异常(畸形精子)。

2. **排卵功能障碍** 排卵功能障碍占女性不育因素的 40%。可能的病因可以分为以下几类:

a. 老化

b. 卵巢储备减少

c. 内分泌障碍(如下丘脑性闭经、高催乳素血症、甲状腺病、肾上腺疾病)

d. 多囊卵巢综合征

e. 卵巢功能早衰

f. 吸烟

3. **输卵管和骨盆病变** 不育可能与输卵管损伤或附件粘连有关。输卵管堵塞可能是继发于急性输卵管炎引起的瘢痕导致的,尽管很多输卵管堵塞患者都自诉没有输卵管炎病史。子宫内膜异位症也可能导致附件解剖学结构变形。子宫内膜异位症引起的慢性炎症通过引起输卵管损伤或分泌有毒物质而中断正常受孕。

4. **罕见的因素** 宫颈黏液异常见于排卵期黏液质量不高或数量不足。导致这种宫颈黏液形成的原因包括宫颈感染、过往宫颈手术或烧灼术、氯米芬治疗。

二、诊断

医生应在建立诊断的早期安排与夫妇会面,这有助于了解生殖系统生物学情况并为下一步的实验室检查提供依据。

A.**症状和体征**：因为不育可能源自生殖系统一个或多个部分，这需要一个全面的诊断性评估。对男方和女方最初的评估包括详细的病史和查体，特殊部位的检查需要更多关注（表96-1）。

表 96-1

不育检查的提纲：病史（男方、女方或双方）

婚姻

不育持续时间

既往婚姻的孕育史

性生活频率

性能力和技巧

是否使用性交润滑剂

成年疾病

过往3个月内急性病毒性或发热性疾病

流行性腮腺炎性睾丸炎

肾脏疾病

放射性治疗

性传播疾病

应激与疲惫

结核

职业与习惯

放射线、化学物质、过多热量（桑拿、热浴缸等）暴露

童年疾病

隐睾症

青春期到来时间

手术

疝修补术

腹膜后手术

输精管切除术

盆腔手术

药物使用

酒精、烟草、大麻、可卡因

烷化剂

促蛋白合成类固醇

呋喃妥因

柳氮磺胺吡啶

西咪替丁

系统回顾

集中于内分泌情况（糖尿病、甲状腺疾病）

（续　表）

妇科

避孕药使用情况

母亲使用己烯雌酚

月经初潮史

月经规律性和血量

痛经

遗传性疾病

囊性纤维化

Tay-Sachs病

镰状细胞病

其他

B.**实验室检查**（表96-2和表96-3）：除了全面的病史和查体，每对夫妇必须经过一系列常规实验室检查和适当的定时检查来评价每个可能导致不育的生殖系统因素。这一全面的诊断性检查对大部分夫妻来说需时6～12个月。每对夫妇应根据病史和查体进行个体化的评估。每个主要生殖系统因素的初始检查对于所有夫妻都是必要的，可以由首诊全科医生安排。

1.**男性因素**　在两次或更多次精液检查后，精液少的结果提示需要进一步诊断评价。初始评估包括血促卵泡激素（FSH）水平和血睾酮水平。如果睾酮水平低，应通过促黄体激素（LH）水平和促乳素水平来评价脑垂体情况。可能需要睾丸活检，尤其是发现无精子的情况下。

2.**排卵功能障碍**　通过以下检查可能诊断不排卵或排卵不规律：病史（月经不调）、非双相基础体温（BBT）模式、家用排卵预测试验时未发现LH峰、黄体期血清孕酮水平异常减低、子宫内膜活组织检验。

3.**输卵管因素**　女方应进行输卵管开放性的评估。如果病史或查体未见输卵管损伤，则进行子宫输卵管造影检查；否则，建议患者行腹腔镜检查（尤其是有其他腹腔镜检查指征时，如怀疑子宫内膜异位症）。

表 96-2

不育检查的提纲:查体/常规实验室检查(男方和女方)

男方		女方	
查体	常规实验室检查	查体	常规实验室检查
毛发情况	全血细胞计数	乳腺情况	全血细胞计数、快速血浆反应素环
外生殖器	精液分析	体脂分布	状卡片试验、风疹滴度、巴氏涂片
生殖口大小和位置	禁欲 2~8d	乳溢	如有指征进行尿液分析和尿培养
前列腺和储精囊	手淫射精进入无菌容器	毛发情况(男性化)	第 3 天血促卵泡激素与雌二醇检查
阴囊	1h 内送至实验室(温热)	身高和体重	(≥30 岁)
睾丸大小(长轴≥4cm)	结果	神经系统疾病	促甲状腺激素和促乳素(如果排卵
精索静脉曲张(站立位	量:2~5ml	嗅觉丧失	过少或不排卵)
和瓦尔萨尔瓦动作)	液化反应:30min 内完成	视野	自行检查
神经系统疾病	精子计数:>2000 万/L	骨盆	基础体温
嗅觉丧失	精子活动性:50%	外生殖器	家用排卵试验
视野	形态学:50%正常形态	阴道后区域(子宫内	
	如果无精子或严重少精子,重复	膜异位症)	
	试验	子宫与附件	
	如有指征进行尿液分析和尿培养	阴道与宫颈	
	快速血浆反应素环状卡片试验		

表 96-3

不育检查的提纲:进一步诊断性检查

子宫输卵管造影术

推荐检查输卵管开放性

月经结束后 2~6 天进行

可能暂时性增加怀孕机会

腹腔镜检查

如果子宫输卵管造影术未发现阳性结果

可以检查盆腔内容物

血清黄体酮

可以作为替代子宫内膜活组织检验的另一选择

排卵后 5~7 天取样

血清水平 6ng/ml 与排卵一致

三、治疗

一般情况下,治疗应在诊断性评估完成后才开始。男女双方应尽量作为配偶进行治疗。治疗应在夫妇双方感觉舒适的情况下进行。

A.男性因素: 某些抗生素用于治疗感染,如前列腺炎和附睾炎(第 61 章)。一般要求患者就诊泌尿外科医生以完成评估和协调治疗。应注意,没有证据显示精索静脉曲张修复可以增加怀孕的可能(A 级证据)。

B.排卵功能障碍: 排卵功能障碍的潜在病因,如甲状腺异常或高催乳素血症应及时纠正。如果诊断为无排卵,考虑以氯米芬进行治疗。

1. 氯米芬治疗。在治疗前对乳溢和促乳素水平进行仔细评估。慢性无排卵和原因不明的不育患者最适合使用氯米芬治疗(A 级证据)。初剂量常为 50mg/d,在月经周期第 5~9 天口服。剂量可在第 2、3 个周期增加至 100mg/d(C 级证据)。

2. 常见不良反应包括血管舒张潮红(10%)、腹部或盆腔不适(5.5%)、恶心(2.2%)、乳房触痛(2%)。卵巢过度刺激和双胞胎可见于接受氯米芬治疗的患者。多囊卵巢综合征(PCOS)患者有最高风险发生以上并发症。如果经过 6 个月的氯米芬治疗,还未怀孕,应考虑转诊至不育专家。

3. 预计效果。预计治疗结束 5~10d 后排卵,应由双向基础体温或排卵试验阳性结果和第 21 天血清孕酮水平升高来确认。如果氯米芬治疗后仍无排卵,建议患者就诊生殖系统内分泌专家。

4.二甲双胍治疗。已发现二甲双胍可以增加多囊卵巢综合征继发的无排卵患者的排卵概率。但是,单独使用二甲双胍的女性不能增加怀孕概率。氯米芬加二甲双胍治疗与氯米芬单独治疗相比,可能增加顽固性多囊卵巢综合征女性患者怀孕的概率(A级证据)。

C.**输卵管病理和盆腔病理**:输卵管堵塞或畸形可能需要手术修复。渴望怀孕的子宫内膜异位症患者的治疗取决于子宫内膜异位的程度和位置。保守型手术治疗可能通过去除异位的内膜和子宫腺肌瘤来增加怀孕机会。腹腔镜保守手术治疗应作为轻度子宫内膜异位症相关不育的治疗选择。子宫内膜异位症患者也可能受益于诱导排卵、伴或不伴有其他辅助生殖技术(A级证据)。对于输卵管和盆腔病变严重的患者,应转诊至使用辅助生殖技术的科室。

D.**少见情况**:对于宫颈黏液异常,应使用抗生素来治疗。小剂量雌激素可以用于治疗非感染原因导致的宫颈黏液不足。宫内人工授精(IUI)是宫颈因素最后的治疗选择。

四、治疗策略

不育的检查、诊断和治疗可能突然出现强烈的情感反应。敏感的医生应与夫妇讨论情感如愤怒、内疚、自我怀疑、抑郁和悲伤。以下策略可能有用:

A.帮助夫妇理解他们想生育的动机,可能包括①成为父母的渴望;②经历怀孕的渴望;③达到他人期望;④基因延续。

B.帮助夫妇建立相互支持和适应性的夫妻处理方式。讨论性因素,鼓励夫妇更为亲密;他们会需要这些理论来处理不育带来的问题。定期与夫妇会面以回顾诊断过程,进一步加强处理技巧。

C.帮助夫妇拓展他们的支持,包括自我帮助小组等。

五、预后

因为多种潜在病因,不育的准确预后难以定义。对于大部分患者,如果没有进一步治疗,很难怀孕。但是,研究显示,经过治疗后怀孕概率有所增加。不明原因的不育指的是经过对长期不能怀孕的夫妇的全面诊断性评估后仍不能得出准确诊断。如果全面的诊断检查不能发现病因,或者如果治疗无效,医生应与夫妇商量是否领养。

(赵　晶　王家骥　译)

参考文献

[1] Al-Inany H. Female Infertility. BMJ Clin Evidence. Accessed on April 19,2007 from http:// www. clinicalevidence. com/ceweb/conditions/woh/0819/0819. jsp.

[2] Frey KA, Patel KS. Initial evaluation and management of infertility by the primary care physician. Mayo Clin Proc,2004,79(11):1439-1443.

[3] Jose-Miller AB, Boyden JW, Frey KA. Infertility. Am Fam Physician,2007,75:849-856.

电子资源

RESOLVE National Home Page. http:// www. resolve. org. Accessed July 24,2008.

第97章　孕前保健与产前护理

要点

- 孕前保健,包括戒烟,补充叶酸,(SOR Ⓐ)糖尿病患者的血糖控制,(SOR Ⓐ)癫痫发作的单一疗法,避免苯妥英钠和丙戊酸的使用,(SOR Ⓑ)免疫接种风疹疫苗和戒酒均能改善妊娠的结果。
- 全面的产前护理,特别是如果在怀孕早期开始,已被证实可以改善妊娠结局。(SOR Ⓐ)对有产科紧急征象的孕妇,尤其是妊娠后期,医师应根据既定的特殊程序进行特别监护。
- 35 岁以上的妇女应进行遗传咨询和检测。所有孕 20 周内参与产前检查的孕妇应在孕早期进行唐氏综合征筛查。
- 为了准备分娩,所有的妇女和配偶应该参加产前培训班。绝大多数的妇女在医院提供的家庭中心分娩室分娩,应重点关注妈妈和孩子安全,并为妇女及其家庭提供一些积极的经验。

一、介绍

A.**产前护理**(antenatal care):是指从受孕前开始至生产结束期间一个全面的医疗救护和来自家庭的心理社会支持。

B.**孕前保健**(preconception care):是父母双方在孕前为怀孕与生育做的身体和心理准备,以达到改善妊娠结局的目的。

C.**产前保健**(prenatal care):从确诊妊娠正式开始,包括风险评估、产前教育和健康促进咨询,以及对存在问题的识别与控制。

二、孕前保健

A.**病史**:几乎有 50% 妊娠是意外怀孕,因此所有的育龄妇女,特别是那些没有采取有效避孕措施的妇女,都应列为孕前评估对象。孕前评估最主要的任务是查明可能对以后的怀孕产生不良影响的情况和风险,并采取适当的干预和咨询以改善妊娠结局。

1. 对慢性疾病患者应同时评估疾病对怀孕的潜在影响,以及怀孕可能对疾病的影响。重大慢性疾病包括糖尿病、高血压、甲状腺疾病、贫血、凝血异常、癫痫、哮喘、人类免疫缺陷病毒(HIV)/获得性免疫缺损综合征(AIDS)和心血管疾病。另外经常性尿路感染,静脉炎病史也应该引起重视。

2. 注意手术史,特别是腹部和盆腔的手术。

3. 全面了解目前正在使用的处方药与非处方药,有助于预测并尽量减少不利影响,尤其是胎儿器官形成期,即孕 4～10 周。美国食品和药物管理局关于怀孕的分类和一些其他相关分类,如 Teris 分类,对于确定用药利弊及致畸的风险可能非常有帮助。已明确对人类有致畸风险的药物包括酒精、化疗药物、抗癫痫药物、激素、华法林、锂和异维甲酸。

4. 注意药物过敏与麻醉药敏感史。

5. 避孕方法。理想情况下,在怀孕前停止使用数个月经周期才能有助于受孕准确日期的确定。

6. 遗传风险评价应在孕前期而不是产前进

行,这样可使妇女及其配偶进行计划生育时有更多的选择。先天性畸形的发生率约为3%,其中约20%的异常是遗传因素引起的。当存在以下情况时,遗传咨询和进一步检查可能会有帮助:高龄产妇(年龄超过35岁)或父亲年龄55岁以上;或以下疾病家族史或已育有以下疾病的孩子:神经管缺损(NTD)、先天性心脏病、血友病、地中海贫血、镰状细胞病、泰-萨克斯(Tay-Sachs)病、囊性纤维化、亨廷顿舞蹈病、肌营养不良症、智力低下、唐氏综合征,或其他遗传性疾病;产妇代谢紊乱;习惯性流产(3次或更多);使用酒精,康乐药物,药物治疗;环境或职业暴露。

7. 生育史和月经。详细调查之前的怀孕次数,日期,持续时间及怀孕的结果;记录任何与怀孕有关的健康问题,例如妊娠糖尿病、胎儿宫内发育迟缓(IUGR)、早产或大出血;记录任何分娩中发生的并发症。详细的月经史将很有帮助,尤其要注意月经不规则及不孕。

B.社会心理学病史:这是病史中非常重要的部分,可能会发现一些在孕前就必须知道的重要风险。可能发生的妊娠可能会促使患者改变某些不良生活的习惯,如吸烟、酗酒、非法使用毒品和营养不良。社会心理学风险包括精神病史,个人支持和应对能力不足,压力过大,家庭暴力或虐待,单亲家庭,居住环境差,收入低,受教育程度低。

C.免疫接种史:最好受孕前接种风疹,水痘,乙型肝炎疫苗。

D.身体检查

1. 身高和体重　体重＞200磅或＜90磅孕期出现问题的风险更大。

2. 血压

3. 乳房检查

4. 盆腔检查　包括临床骨盆测量(虽然骨盆测量不大可能影响妊娠结果)。

E.实验室检查

1. 推荐的实验室检查包括血红蛋白或血细胞比容,风疹滴定试验,巴氏涂片检查,筛查淋病、衣原体,乙肝表面抗原检查,梅毒血清学检查。应对所有患者进行关于艾滋病毒检测相关的咨询。尿试纸检测蛋白质和葡萄糖是否有用仍有争议。

2. 对高危妇女应额外筛查结核病、弓形虫

病、巨细胞病毒、单纯疱疹、水痘和血红蛋白病等。

F.健康促进

1. 优先治疗已有疾病,如糖尿病和高血压。

2. 进行适当的免疫接种(见第101章)。

3. 美国公共卫生署建议所有育龄妇女每天补充0.4mg叶酸,以减少神经管畸形的危险。(A级证据)

4. 针对以下主题进行咨询和教育

a. 计划怀孕。准确的月经周期将很有帮助。应停止口服避孕药,使用屏障方法避孕,尝试在怀孕之前建立规律的月经周期。

b. 如有必要进行营养和体重调整。肥胖妇女(体重指数＞30)异常围生结局及手术并发症的风险会增加(A级证据)。应鼓励她们在试图怀孕前减肥。

c. 戒烟(A级证据)、酒(A级证据)和非法药物(C级证据)。

d. 遗传风险,如果有的话。

e. 避免致畸原,包括处方药和非处方药、职业和环境暴露。

f. 家庭成员为怀孕的准备和社会支持的提高。家庭暴力可能在孕期开始或升级。除了发生先兆子痫外,这种情况是最普遍的。

g. 适当的运动。目前的建议是:在没有禁忌证的情况下,应以周为单位,每天或大部分天运动30min或以上(C级证据)。

三、产前保健

A.妊娠的早期诊断

1. 症状包括月经停止,乳房压痛及肿大,恶心,疲劳,尿频。

2. 体征:如子宫增大和宫颈及阴道黏膜变为深蓝色(Chadwick征)。

3. 尿检β-人绒毛膜促性腺激素(β-hCG),通常在发现停经时即为阳性,灵敏度98%、特异性99%。

B.第一次产前检查:应在妊娠8周以前,是确定预产期、评价孕期风险及提供必要的产前教育的关键时期。若最近进行过孕前期咨询,此次检查可以简化。

1. 病史　详细的月经史以及最后的避孕方法对怀孕时间的计算非常重要。预产期应在孕

20 周内确定,此时建立的数据最为准确。利用末次月经期的开始日期来确定预产期。妊娠早期超声可以确定孕龄,误差在 ± 4d 内,而且被认为比末次月经准确,但作为常规使用仍有争议(B 级证据)。此外,还必须了解病史、药物史及末次月经后的暴露史。患者所关心的怀孕初期的常见症状,可在这个时候给予解答。

2. 全面的身体检查　应包括胎心检查(通常在孕 11～13 周由手持多普勒听到)。

3. 常规实验室检查　除了孕前期检查时建议做的常规实验室检查,还建议进行 ABO 和 Rh 血型检查、抗体筛查,镜下尿分析,尿培养。

4. 怀孕早期对患者的教育至关重要　需要强调的重要问题说明如下。

a. 高危行为

(1)吸烟:吸烟可能引起胎儿宫内发育迟缓,早产,前置胎盘,胎盘早剥和胎膜早破。已证实孕早期检查时进行简短的咨询辅导就能有效减少每天吸烟量(B 级证据)。如果非药物治疗失败,应考虑贴片或口香糖尼古丁替代治疗。

(2)饮酒:与胎儿酒精综合征(颅面畸形,肢体和心血管缺陷,生长及精神迟滞)和一些其他儿童行为问题,如学习障碍和注意缺陷多动症有关。目前还没有关于怀孕期间安全饮酒量的数据。

(3)可卡因可增加自然流产、胎盘早剥、早产、低出生体重儿,新生儿戒断综合征,以及中枢神经系统损伤的风险。为了加强或鼓励戒除毒品,应考虑定期询问或随机药物筛查。

(4)阿片类药物可能会使胎儿宫内发育迟缓,早产,胎儿宫内缺氧及宫内窒迫的发生率增高。

(5)每日摄入咖啡因超过 300mg(约 3 杯咖啡)会使胎儿宫内发育迟缓与低出生体重的风险增加。

b. 营养和体重增加。如果妇女在怀孕时体重适合,整个孕期体重增加 25～35 磅为佳。为了使孕期风险最小化,体重 < 90% 或 > 120% 理想体重的妇女孕期体重的增加值应分别为 30～35 磅及 15～25 磅。孕 20 周时体重增加 10 磅以下孕期并发症发生率升高。

(1)孕妇平均需要热量 1900～2750kcal/d(比没有怀孕的患者多 300kcal)。评价母体摄入足够能量的方法是检测母亲体重。

(2)饮食方面,应该增加钙(1 200mg/d,相当于每天 3～4 份牛奶),铁(30mg),维生素 C 和维生素 D,叶酸(0.4～0.8mg/d)的摄入,日常膳食中应含 50%～60% 糖类,超过 20% 蛋白质及不多于 30% 的脂肪。当饮食摄取量不足时,建议补充复合维生素与矿物质。素食者需要额外补充铁、维生素 B_{12} 和锌。过量的维生素,特别是维生素 A、维生素 C 和维生素 D 会对胎儿有害。

c. 应当针对患者期望,产前教育课的好处及家庭问题进行讨论。

d. 前置胎盘、有流产史或早产危险患者孕期禁止性交。

e. 怀孕期间不应该特别增加体力活动,但有规律的,低强度的运动(步行、游泳和骑自行车)应予以鼓励。身体接触性运动,需要反复腹式呼吸、快速转向运动,或涉及难以预料的危险的运动,应予以阻止。

f. 应明确列出需立即联系医生的症状。包括任何阴道出血或阴道流液,脸和手指水肿,严重持续的头痛,视物模糊或旋转,腹痛,持续呕吐,发冷,发热,排尿困难,以及胎动频率和强度的变化。

C. 常见的症状

1. 恶心和呕吐。通常从孕 6 周开始,14～16 周消失,上午较重,超过 70% 的孕妇会发生。妊娠剧吐的发生率为 0.5%～2%。非药物疗法包括少量多餐,避免油腻、辛辣食物;睡前补充少量蛋白质食物,早晨起床前吃些饼干,并避免空腹饮水或饮料。(C 级证据)有目的的刺激 P6(内关穴),该穴位于手腕上三指,两侧屈肌腱中间,清醒时每 4 小时使劲按压 5min,或使用 Seabands 腕带按压效果都非常明显(B 级证据)。每日补充复合维生素可以改善恶心和呕吐。生姜胶囊可减轻症状。(B 级证据)美国产科和妇科学院(ACOG)推荐使用维生素 B_6 2～3 次/日,每次 25mg,或与多西拉敏 10mg 联用作为一线药物治疗(A 级证据)。其他药物包括异丙嗪 12.5～25mg 口服或直肠给药,每 4 小时 1 次;茶苯海明 50～100mg,每 4～6 小时 1 次;甲氧氯普胺 5～10mg,每 6～8 小时 1 次(B 级证据)。严重的情况下,可以用昂丹司琼,甚至可以考虑使用类固醇激素。早期治疗相当重要,可避免剧吐症状,告诉患者产生这种症状可能与孕妇雌激素水平较高有关,并将伴随良好的妊娠结局可能会有用。

2. 头痛。是妊娠 20 周前常见的症状,大多数情况没有特别的诱因,通常是良性的。使用乙酰氨基酚治疗是安全的,休息和热敷也会有帮助。偏头痛的表现在怀孕期间可能会发生变化。医生必须考虑先兆子痫,尤其是孕晚期。

3. 怀孕期间胃肠道症状非常常见。

a. 近一半的孕妇在怀孕的某阶段曾发生胃灼热。这种情况可能因下食管括约肌张力减弱,子宫对胃的移位和压迫,胃动力降低而造成。治疗方法包括少食多餐,避免食后弯腰或平躺。低钠液体制酸剂是有益且安全的,但是,这些含镁或铝的氢氧化物制剂能阻碍铁的吸收。在妊娠中晚期 H_2 受体阻断剂,如雷尼替丁也是安全的选择。

b. 便秘也很常见,其原因是激素引起的肠道蠕动的抑制。主要采取饮食疗法,包括高纤维食物,增加水和其他液体的摄入,进行有规律的低强度运动。中等强度的泻药,如镁乳、粪便软化剂及容积性泻药,都是安全有效的。

c. 怀孕期间可能发生腹痛并且需要评估。医生应该考虑与非孕期腹痛相同的原因,但是,怀孕的患者可能会出现特别的情况。孕妇特有的腹痛具体描述如下。

(1)怀孕早期下腹部或骨盆疼痛者应排除异位妊娠(见第 51 章)。

(2)发生在上腹部或右上腹的疼痛可能与先兆子痫有关。

(3)妊娠晚期发生腹痛且伴有出血时应考虑胎盘早剥。

(4)泌尿道感染(见第 21 章)。

(5)其他不常见的原因有随子宫增大引起的圆韧带或阔韧带张力增加而导致腹痛。

4. 妊娠早期及晚期排尿异常,如尿频和张力性尿失禁比较常见,主要由于子宫对膀胱的压力所致。尽量减少夜间的液体摄入量(但不能过度限制),Kegel 练习可能会有帮助。然而,当出现排尿困难时感染是最常见而应列入考虑的原因。

5. 阴道分泌物(白带)增加是常见的,通常没有病理原因而是雌激素增加引起的生理性分泌。出现瘙痒,灼热,恶臭,阴唇肿胀或相关症状时应排除感染(第 64 章)。

6. 阴道出血可能发生在怀孕的任何阶段,怀孕期间应始终引起重视并需要进一步的诊断,包括盆腔检查,适宜的实验室培养和盆腔超声。

a. 孕早期出血发病率相对较高,原因可能是胚胎植入引起的生理性出血,也可能是严重影响生命的重大疾病。这一时期的出血,即使不伴腹痛,亦应考虑宫外孕的可能。任何怀孕 20 周之前的出血,尤其伴有腹部绞痛时,应考虑自然流产。

b. 孕 20 周后出血的发生率较低,可能与性交时的宫颈损伤有关。无痛性出血可能意味着前置胎盘,而伴有腹痛的出血通常提示胎盘早剥。

7. 足和距小腿关节的水肿比较常见,尤其在孕晚期。水肿的原因是水钠潴留以及下肢静脉压增加引起的。高血压和蛋白尿患者伴有水肿应警惕先兆子痫的可能。如为良性水肿可将腿抬高,避免长时间坐或站立并可使用抗静脉曲张袜。

8. 孕期背痛非常常见,主要与关节松弛及子宫增大引起的体位改变有关。要避免体重增长过多,要穿平底或低跟鞋,改善体位可能会有帮助。在孕期采用按摩疗法是安全有效的。

9. 静脉曲张可能因为妊娠、长时间站立、年龄增长而加重,并且随着怀孕时间延长,由于股骨压力的增加而导致静脉曲张加重。治疗仅限于定时抬高腿部、穿弹力袜,更有针对性的治疗要延至产后。

10. 痔疮是增大的子宫及孕期便秘对痔静脉压力增加所致。有效的治疗方法为温水坐浴 20 分钟后局部使用金缕梅花水、麻醉药及大便软化剂(第 52 章)。

D. 额外的产前保健:一般情况下,产前检查从怀孕初期至孕 28 周,每 4 周 1 次,孕 28 周至孕 36 周每 2～3 周 1 次,之后每周 1 次直至分娩。检查的频率应随着患者的风险状况而改变。尽管没有证据证明降低检查次数影响产妇或胎儿,但是可能会降低患者的满意程度(A 级证据)。每次检查应测量体重、血压、宫高,进行水肿评估及记录胎心率,有些还在每次产检的时候进行尿蛋白及尿糖试纸检查。在怀孕期间的某些特定时间还需要进行一些其他测试和干预,如下所述:

1.14 周之内的(孕早期)保健。怀孕头 3 个月开始早期保健有利于孕妇及临床医生均做好准备。

a. 了解孕早期实验室检查结果,更精确地判断孕妇风险状况。

　　b. 询问患者是否有妊娠初期症状,例如恶心,疲劳,情绪变化,鼓励充分的营养,注意是否有流产的迹象,询问配偶的状况。

　　c. 所有孕 20 周内参加产前检查的患者应在孕早期进行唐氏综合征筛查(B 级证据)。检查胎儿颈部透明度(NT)加血清标志物与唐氏缺陷四联筛查是等效的,并能更早地进行干预。有几种方法可以完成筛查。

　　(1)综合筛查:孕 10～13 周的 NT 和血清 PAPP-α 水平的检测及 15～20 周血清 hCG,雌三醇,甲胎蛋白(AFP)和抑制素的测定。

　　(2)血清综合筛查:检测上述血清标志物,但是不包括 NT。

　　(3)序贯筛检:孕早期做如上筛查,中等风险的孕妇应在孕中期再次筛查。高风险的孕妇必须在孕早期做出诊断。

　　d. 对所有存在遗传危险因素的患者进行早期产前诊断。孕 9～12 周时进行绒毛膜活检(CVS),有利于更早地终止妊娠,从而减少母体并发症。羊膜穿刺术,通常在孕 15 周后进行,亦可早至孕 13 周,与羊膜穿刺术不同,CVS 不能用于 NTDs 的产前诊断,且可能与胎儿肢体缺损有关。羊膜穿刺术可引起 0.5%～1% 的流产风险,CVS 的风险略高。孕中期进行详细的超声波检查,可能有助于胎儿畸形的评价,但不建议作为筛检措施。

　　e. 胎心音可通过多普勒超声在孕 11～13 周第一次听到,经产妇可早至孕 8 周。

　　2. 孕 14～28 周(孕中期)保健。明显的身体变化和第一次胎动的感觉通常会增加怀孕的欣喜。孕中期非常适合安排与孕妇及其配偶共同讨论应如何成为合格的父母。

　　a. 确定预产期。约孕 20 周时,宫底高度与脐平,用胎心听诊器可以听到胎心音。通常在 16～20 周首次有胎动感觉(胎动初觉),第一次的感觉就像一种扑动。

　　b. 错过早孕筛查的孕妇应常规进行神经管缺陷及染色体异常如唐氏综合征(21-三体)的筛查。神经管畸形发生率 4/10000。筛查应包括检测孕 16～18 周孕妇的血清甲胎蛋白(MSAFP)。每 1000 个孕妇中将有近 50 个孕妇 MSAFA 升高

(> 2.5 倍中位数),这意味着有神经管缺陷的可能性。但其中大部分是由于孕期计算不准确,多胎妊娠,或其他异常情况造成的假阳性。单纯的 MSAFP 升高与不良妊娠结局有关。利用解剖学超声确定怀孕日期,可以确定 90%～95% 的神经管畸形和其他与 MSAFP 升高相关的缺陷(脐膨出,腹裂及囊性瘤)。

　　MSAFP 下降(<0.7 倍中位数)表明唐氏综合征的风险增加,联合雌激素水平降低及 hCG 和抑制素 A 水平升高(最近发展起来的四联筛查),可以确定 76% 的病例为假阳性率 5%(传统的三联检查假阳性率相似,但检出率较低,仅为 60%～69%)。一旦经过超声确定孕期,羊膜穿刺术是唯一能明确诊断的方法。父母应当仔细衡量这些筛选试验的好处和风险,要有与此讨论及其决定相关的书面记录。

　　c. 孕 24～28 周的妊娠糖尿病筛查已经广泛普及。针对危险因素的筛查仅能排除少数孕妇。最近的证据显示,妊娠糖尿病的治疗减少了如巨大儿及继发性产伤等妊娠并发症(A 级证据)。最常用的是检测口服 50g 葡萄糖后 1h 的血浆血糖水平,不要求检测空腹血糖。血糖>140mg/dl 需要做 3h 口服葡萄糖耐量试验进一步评估。血糖水平在 130～140mg/dl 的孕妇须在接下来的几周内重复测试。有的医生主张应在患妊娠糖尿病风险增加时进行早期筛查(孕 24 周前)。这些风险包括以下这些情况:既往妊娠糖尿病史或巨大儿(>4000g),2 型糖尿病家族史,或产妇体重>200 磅。

　　d. 血红素与血细胞比容可在进行糖尿病筛查的同时进行复查,Rh 阴性妇女须同时进行抗体筛查。

　　e. Rh 阴性妇女抗体筛查为阴性时应当在孕 28 周补充免疫球蛋白。若孕妇已经接触了胎儿血液(如 CVS,羊膜穿刺术,或严重损伤),应尽早给予 Rh 免疫球蛋白。在分娩后 72h 内重复给药也是必要的。

　　f. 流感季节应给所有孕妇注射流感疫苗。

　　3. 孕 28 周以后(孕晚期)保健。通常这段时期孕妇的不适症状增加,睡眠障碍,呼吸困难,尿频,疲倦都非常普遍。由于可能发生先兆子痫、妊娠高血压,胎位不正等并发症,需要对胎儿进行更

频繁和严密的监测。应花更多的时间来讨论分娩方面的意愿和期望,并再次告知需要立即就医的症状。良好的分娩教育将有利于分娩时产妇的表现(A级证据)。

a. 应仔细监测血压。收缩压≥140mmHg或舒张压≥90mmHg均可诊断为妊娠高血压并应进一步评估先兆子痫的可能,尤其是伴有蛋白尿时。

b. 定期检查胎位。大多数婴儿在孕期最后一个月头先入盆。对于其他体位,通常采用外转胎位术能成功校正并增加阴道分娩的可能性。

c. 性传播疾病高危妇女,如果可能,应在孕36～38周进行复诊使其在分娩前接受治疗。

d. 根据普查比针对风险因素治疗能更有效(有效率超过50%)的预防新生儿B组链球菌(GBS)的发现,美国疾病预防和控制中心(CDC)在2002年修订了筛查GBS感染的指导手册。现在CDC建议所有孕妇(除了有GBS感染史或有婴儿GBS疾病史的孕妇)应在孕35～37周进行阴道和直肠拭子GBS感染筛查。筛查阳性以及有GBS菌尿病史的妇女和既往生过患有GBS感染的婴儿的妇女应在生产时预防性使用抗生素,但不推荐产前预防。

e. 有剖宫产术史的患者若想尝试自然分娩,应权衡利弊。此外肥胖妇女应在分娩前请麻醉师会诊。

f. 应向孕妇宣传母乳对婴儿营养与免疫的益处(B级证据)。

E. 妊娠期间的药物使用:大多数药物应仅在作用显著大于风险时使用,尤其是在孕早期。患者必须了解,在妊娠期间服用任何药物都可能造成一些小风险。

1. 正常治疗剂量使用抗组胺药一般是安全的,但是最好不要使用溴苯那敏。

2. 如果其他保守措施失败,镇吐药是比较安全的。

3. 减充血剂。伪麻黄碱(每6小时30mg)可在短期内使用,但应避免大剂量,因为它们可能会造成子宫灌注减少。子宫胎盘功能不全患者禁用减充血剂。推荐使用生理盐水喷鼻或滴注或适量地使用局部减充血剂。

4. 口服镇痛药和消炎药

a. 对乙酰氨基酚是解热镇痛的首选药物。连续大剂量使用可导致孕妇贫血和新生儿肾脏疾病(有病例报告)。

b. 小剂量阿司匹林已被用来降低高危孕妇先兆子痫的风险。虽然对阿司匹林是否能预防先兆子痫仍未达成共识,而且可能会增加胎盘早剥的风险,但阿司匹林仍被证实是相对安全的药物。应注意尽量避免在怀孕的后半期使用。

c. 非甾体抗炎药物(NSAID),如布洛芬和萘普生,在接近预产期时使用,理论上存在产前动脉导管闭合的风险,同时,还可能导致羊水可逆性减少。吲哚美辛,若在孕34周后使用,可导致新生儿持续肺动脉高压,抑制分娩,并延长怀孕期。NSAIDs已被证明可阻止胚胎着床及增加自然流产的危险。

d. 尽管可待因报道与胎儿畸形有关,但并不是绝对的禁用药。它还可能引起新生儿戒断综合征。二氢-乙酰氨基酚组合(Vicodin)可能比可待因更安全。

5. 抗生素

a. 青霉素(含或不含克拉维酸盐)和头孢菌素是最有效、毒性最低的可用抗生素,可以在怀孕的任何阶段使用。

b. 依托红霉素为孕期禁用药,但尚未见其他红霉素类药造成胎儿损害的报道。

c. 因为对牙齿和骨骼的发育有影响,四环素类和喹诺酮类药物为禁用药。

d. 磺胺类药物可用于孕早、中期。产前与哺乳期应避免使用,因为磺胺类药物可能会导致新生儿严重黄疸或溶血性贫血。

e. 口服甲硝唑被认为是安全的,但有些人认为应在孕早期避免使用(C级证据)。局部使用甲硝唑在整个孕期都是安全的。

f. 在怀孕后期应小心使用呋喃妥因,可能引起新生儿红细胞溶血。

6. 抗抑郁药及苯二氮䓬类

a. 三环抗抑郁药应谨慎使用,因为没有足够的研究证明其在孕早期使用的安全性。

b. 选择性5-羟色胺再摄取抑制药,特别是氟西汀,已被证明可在孕期安全使用。然而,最近的证据显示帕罗西汀与先天性心脏缺陷有关。孕晚期使用需要谨慎,极少数情况下可能导致易激惹和癫痫发作等新生儿戒断反应。

c. 锂是孕期的禁忌药。

d. 有证据表明,苯二氮䓬类药有增加唇裂或腭裂的风险,需谨慎使用。

四、早产(PTL)

被定义为从末次月经开始计算至孕 37 周前规则性的子宫收缩伴随着先露下降及宫颈逐步扩张和展平。早产的发生率仅占妊娠的 8%～10%,但与超过 60% 的围生期发病率与死亡率有关。风险因素包括产妇隐匿性泌尿生殖道感染,吸烟,心理压力大,社会经济地位低,年龄小于 18岁或大于 35 岁,26～34 周妊娠宫颈扩张＞1cm或宫颈管展平＞30%,以及子宫异常。多数情况下是各危险因素的协同作用。高风险妇女细菌性阴道炎的筛选和治疗可减少早产的发生率(SOR)。

A.诊断:保胎在宫颈扩张 3cm 或宫颈展平50% 之前最有效,因此,早期诊断是至关重要的。当出现规律性宫缩时应检查宫颈变化并体外监测子宫活动从而进行评估。通过阴道超声评价宫颈长度,加上胎儿纤维连接蛋白的测量,有助于预测早产的可能性。

B.治疗:早产的风险必定大于保胎的风险。如果延迟生产至接近孕 35 周对整体状况没有明显影响,则胎龄越长早产儿的预后越好。孕 29 周的早产生存率上升到 90%,每增加一周则死亡率下降约 1%。早产的紧急性和严重性决定早产的治疗方法。

1. 有子宫刺激症状但宫颈无明显改变时可卧床休息,进食流质,对可能存在的诱因进行治疗,如尿路感染等。

2. 如果没有诸如严重先兆子痫或绒毛膜炎等禁忌证,可使用宫缩抑制药治疗。所有的宫缩抑制药对母亲和胎儿都有潜在的严重副作用。可选择交感神经 β 受体阻断药,硫酸镁,硝苯地平或吲哚美辛。

3. 评价可能导致早产的病因,特别是隐匿性尿路感染。随机对照试验未发现当早产不伴胎膜早破时,抗生素在延长孕期或改善新生儿的发病率或死亡率方面有明显的好处。妊娠不足 34 周,在分娩前给予超过 24h 但少于 7d 的皮质类固醇治疗已被证明有利于减少呼吸窘迫综合征的发病率及严重度并且可以提高新生儿的存活率。此外,使用倍他米松可使脑室周围软化的发生率降低 50%。

五、胎儿评价和过期妊娠

A.胎儿评价:当存在危险因素时,已有数种方法可对胎儿的预后进行评价。胎儿的风险评价可始于孕 32～34 周或出现任何危险因素时。存在特别令人担忧的状况时,应提前至 26～28 周进行检测。产前评价的主要适应证包括糖尿病,高血压,孕产妇药物滥用,孕晚期出血,胎儿宫内发育迟缓,原因不明的死胎史,D(Rh)敏感,羊水过少,多胎妊娠,母亲自诉胎动减少。胎儿评价技术也被常规用于过期妊娠(末次月经后 42 周)。一般每周或每两周重复检测,直至分娩。

1. 胎动计数-胎动计数已成为临产前胎儿评价的手段。要求孕妇每天记录连续 2h 的胎动,如果小于 10 次需报告医生。胎动测试阳性(少于10 次胎动)意味着需要进一步的胎儿评价。这个测试的优点是成本低和产妇参与。

2. 胎儿心率检测

a. 无负荷试验(NST)是以健康胎儿为前提的一种无创方法,胎动时胎心加速。利用体外监测仪,在母亲自诉有胎动时进行胎心监测。正常的测试反应为 20min 内 2 次或更多次的心跳加速15 次以上,每次长达 15s,不出现心跳减速。如果20min 不出现胎动,可用腹部触诊或振动声刺激唤醒沉睡的胎儿。NST 鉴别健康胎儿准确率达98%。

如果可能,应延长 NST 无反应对象评价时间至 60～90min。NSTs 无反应及变异性减速均需迅速进行进一步评价。必须指出,孕期小于 32 周时,有 15% 的 NST 无反应可能出现在没有胎儿窒息的情况下。

b. 宫缩应激实验(CST),检测胎心率对子宫收缩的反应。可通过间歇性刺激单侧乳头或静脉滴注低剂量缩宫素引发子宫收缩。要达到检测目的需要 10min 内至少有 3 次宫缩。若宫缩时胎儿心率没有减速,表示阴性或正常,如出现超过50% 或以上的后期减速则为阳性或不正常。阳性CST 高度提示胎儿窘迫,必须立即吸氧治疗,改变体位,引产或剖宫产。出现间歇性晚期减速或明显变异性减速等可疑结果应在 24h 内复查。

3. 羊水指数是胎心率检测的补充测试。用超声估计羊水量,是对胎盘功能的间接评价。应测量宫内四个象限的最大液体回声直径,总和应超过 5cm。

4. 胎儿生理物理评分(BPP)是结合 NST 与胎儿超声观察 30 分钟及羊水指数进行定量评分的方法。每项检查正常各得 2 分(胎儿呼吸运动,胎动,胎心,羊水指数和 NST),不正常者为 0 分。总分 8～10 分为正常,6 分为不确定,4 分以下则预后不佳。如测试结果不确定者,如接近生产则应尽快分娩,或 12～24h 内复查。4 分及以下则不应考虑孕期或其他进一步评价手段而直接分娩。NST 合并羊水指数评价,作为改良的 BPP 评分,对于胎儿预后评价可以与传统的 BPP 方法相媲美。

B. 过期妊娠:定义为自末次月经起妊娠超过 42 周,过期妊娠的发生率为 3.5%～12%。孕期延长是指持续时间超过 41 周。准确计算怀孕日期对于避免过期妊娠的误诊非常重要(SOR Ⓐ)。

1. 过期妊娠时,超过 20% 会出现慢性胎盘功能不全导致胎儿窒息。其他并发症包括羊水过少,胎粪排泄,巨大儿,这些将导致剖宫产率增高。

2. 评价 应对所有的过期妊娠进行胎儿评价。超过 41 周后围生期发病率和死亡率增加,因此,通常进行产前试验监测妊娠状况。(SOR Ⓒ)

3. 处理 国际随机对照临床试验明确显示孕 41～42 周时引产是有益的。这个孕龄的胎儿死亡率可由 2/1000 降至几乎为 0,并降低剖宫产率。选择缩宫素诱导宫缩,前列腺素使宫颈成熟,是相对安全而有效的。宫颈条件良好的孕妇通常能诱发分娩(SOR Ⓒ)。宫颈条件不佳可能需要期待疗法与诱导(SOR Ⓐ)。若有胎儿窒息或羊水过少的迹象,应考虑尽快分娩(SOR Ⓐ)。人工破水可以减少其他诱导方法的使用,但可能会导致患者不适(SOR Ⓐ)。

六、正常分娩

分娩指征有黏液分泌,见红(阴道见少量血性、黏液分泌物),规律宫缩以及自发破水。一般来讲,约 90% 的妇女不需要医疗处置而能正常分娩。大多数妇女在医院提供的家庭分娩中心分娩,主要是考虑孕妇与胎儿的安全,而且这样对孕妇与其配偶及家庭将是一种积极的体验。

(周 泉 王家骥 译)

参考文献

[1] American Academy of Pediatrics and the American College of Obstetricians and ynecologists:Guidelines for Perinatal Care. 5th ed. Elk Grove, IL: American Academy of Pediatrics,2002.

[2] Committe on Obstetric Practice. ACOG Committee Opinion:Antenatal corticosteroid therapy for fetal maturation. Obstet Gynecol,2002,99:871-873.

[3] Antepartum Fetal Surveillance. ACOG Practice Bulletin No. 9,October 1999. American College of Obstetricians and Gynecologists.

[4] Assessment of Risk Factors for Preterm Birth. ACOG Practice Buletin No. 31, October 2001. American College of Obstetricians and Gynecologists.

[5] Briggs GG, Freeman RK, Yaffe SJ. Drugs in Pregnancy and Lactation:A Reference Guide to Fetal and Neonatal Risk. 6th ed. Baltimore, MD: Williams & Wilkins,2001.

[6] Centers for Disease Control and Prevention. Prevention of Group B streptococcal disease. MMWR, 2002,51(No. RR-11):1-22.

[7] Cochrane Pregnancy and Childbirth Group. Cochrane Database of Systematic Reviews(available in the Cochrane Library). www. cochrane. org. Accessed August 19,2008.

[8] Committe on Obstetric Practice. ACOG Committee Opinion No. 267:Exercise during pregnancy and the postpartum period. Obstet Gynecol, 2002,99:171-173.

[9] Kirkham C et al. Evidence-based prenatal care:part I. General prenatal care and counseling issues. Am Fam Phys,2005,71:1307-1316.

[10] Muchowski K,Paladine H. An ounce of prevention: The evidence supporting periconception health care. J Fam Pract,2004,53:126-133.

[11] Nausea and Vomiting of Pregnancy. ACOG Practice Bulletin No. 52, April 2004. American College of Obstetricians and Gynecologists.

[12] American College of Obstetricians and Gynecolo-

gists. ACOG Committee Opinion No. 315. Obesity in pregnancy. Obstet Gynecol,2005,106:671-675.

[13] Screening for Fetal Chromosomal Abnormalities. ACOG Technical Bulletin No. 77,January,2007. American College of Obstetricians and Gynecologists.

[14] ACOG Committee on Obstetric Practice. ACOG Committee Opinion No. 316. Smoking cessation dur-ing pregnancy. Obstet Gynecol,2005,106:883-888.

[15] US Preventive Services Task Force. Guide to Clinical Preventive Services:Report of the US Preventive Services Task Force. 2006. Available through the Agency for Healthcare Research and Quality(http://www. ahrq. gov). Accessed August 19,2008.

第98章 产后护理

Jeannette E. South-Paul, MD

要点

- 产褥期感染常在产后 2～5d 发生。症状包括全身乏力、厌食、腹痛和发热。最常见的产褥期感染有子宫内膜炎、会阴感染、中毒性休克综合征。静脉注射抗生素用于这些感染的初始治疗。一线药物：克林霉素 2.4～2.7g/d，每天分成 4 次使用；庆大霉素 2mg/kg 负荷剂量，然后 1.5mg/kg 每 8 小时 1 次；头孢西丁 1g（严重则用 2g）每 8 小时 1 次（SOR ©）。
- 产后最常见的非产褥期感染是尿路感染或肾盂肾炎（表现为发热、小便困难、尿频、尿急）和乳腺炎（表现为乳房疼痛、触痛）。阿莫西林（500mg，口服，3 次/日，连用 10～14d）是尿路感染较好的一线治疗，乳腺炎常用抗葡萄球菌的抗生素如双氯西林，500mg 口服，4 次/日，连用 10d（SOR ©）。
- 其他常见的产后并发症包括血栓栓塞性疾病，深部栓塞时应使用肝素；产后出血应使用缩宫素，每 4 小时肌注 10U，直到出血停止。产后抑郁需要支持性治疗或抗抑郁药。
- 出院医嘱应包括日常休息、坐浴、指导何时开始性生活、鼓励母乳喂养哺乳（如果产前用维生素则继续使用）、何时复诊进行产后检查（产后 6～8 周）（SOR ©）。

一、简介

A. 定义：产后期或产褥期，是指从胎盘娩出后至子宫月经周期恢复为止的这段期间。无泌乳的女性大概是产后 6～8 周。

B. 病理生理学和流行病学资料

1. **子宫** 子宫大小在产后迅速缩小（复原）；1 周后重量大概为 500g，重新回到小骨盆。这种改变伴随着产后 2h 开始的渐进性子宫高水平活动（疼痛后收缩）并逐渐减小。胎盘植入部位脱落机化成血栓和闭塞的动脉，以预防瘢痕形成，保持正常的子宫内膜组织。

2. **宫颈** 产后 4～6 日宫颈外口 2 指大小，但其后收缩，2 周后恢复为"一字形"。

3. **阴道** 产后阴道腔扩大且阴道壁光滑，第 4 周后开始出现皱褶，第 6～8 周后恢复至未怀孕的大小。

4. **恶露** 子宫分泌物，产时为鲜红色，数日后变成棕红色血性恶露，由血和蜕膜、滋养层组织组成。浆液性恶露由陈旧性血、血清、白细胞、滋养层组织组成，产后 1 周出现，持续数日。接着出现白色恶露，包含血清白细胞、蜕膜、上皮细胞、黏液和细菌组成的黄白色分泌物，持续至产后 2～4 周。持续＞4 周的血性恶露提示胎盘残留或者胎盘息肉形成、胎盘碎片机化。

5. **尿道** 婴儿穿过骨盆的过程可使膀胱受到损伤，膀胱壁可能水肿。外伤或麻醉药也可能导致膀胱对内部压力改变不敏感，影响排尿感。尿失禁的症状随产次增加而加重。初产妇的骨盆肌肉锻炼能减少妊娠晚期和产褥期的尿失禁症状。肾小球滤过率在产后一周继续升高。24 小时内尿量往往达到 3L，超过摄入的液体量。这一时期这些排泄和无感觉的流失使体重减轻大约 5.4kg。妊娠导致的输尿管和肾盂膨胀在 6 周内恢复。

6. 腹壁 腹壁大概 6～7 周内开始恢复到未经产情况。皮肤仍然松弛,但肌肉经过适当锻炼恢复结实。

7. 心血管改变 产后 2～3 周心排血量降至无妊娠水平。下肢静脉曲张和骨盆血管曲张在此期间复原。血容量比细胞成分下降更为快速,以致红细胞比容在产后 72h 内轻微增加。

8. 体重改变 怀孕前 20 周增加的体重预示产后保留的体重。哺乳对于产后体重减轻的作用未明。女性在产后 2 周减去大概孕期平均增加的体重的一半(11kg),剩余的在接下来数周减掉。女性应该在大概 8 周内恢复到未经产的体重。

9. 乳房 随着雌激素水平下降和吸吮引起的催乳素升高,产后 3d 内开始产乳和充血。吸吮是单一最重要的维持泌乳的刺激因素。如果母亲希望停止哺乳,她只需要中断吸吮即可。乳汁在腺泡和主要输送管聚集从而增加了腺泡内和输送管内的压力,导致乳汁生成停止。以前的束胸行为也是通过这个机制起效的,但是现在不提倡这么做。产后束胸的女性比仅用一个结实胸罩的女性胸部触痛和渗乳更明显、需要更多镇痛药(C 级证据)。

10. 下丘脑-垂体-卵巢功能 40％的不泌乳女性会在产后 6 周内恢复月经,65％在 12 周内,90％在 24 周内。大约 50％的初次周期是排卵的。哺乳期的母亲中,只有 15％会在产后 6 周内恢复月经,45％在 12 周内;其中,80％的女性,初次排卵周期前有一次或更多次非排卵周期。产后血雌激素、黄体酮、人胎盘促乳素和胰岛素水平迅速下降。

二、诊断和治疗(表 98-1)

A. 产褥期异常

产褥期感染 是指生殖道感染,有时延伸到其他器官系统。起病隐匿,可发生在产后 2～5d。非特异性症状包括全身乏力、厌食、发热。除了最初 24h,很多患者在产后 10d 内的任何 2d 体温高于 38℃,提示产褥期感染。应除外生殖器外感染和非感染性原因。鉴别诊断包括尿道感染、乳腺炎、血栓性静脉炎和其他与产褥状态无关的发热原因。产后 10 天以后出现的发热往往是非产科原因。多种微生物的产褥期感染往往主要由厌氧菌导致,有时是需氧菌。大肠杆菌和 B 族链球菌群是最常见的病原体;但有时感染复发继发于 A 组 β 溶血性链球菌,可能导致组织损伤、中毒性休克和多器官衰竭。泌尿生殖道常见的多种低毒性细菌,可能因为血肿和组织的失活而变成致病因素。细菌培养用处不大,因为即使没有感染,患者体内也能检测出相同微生物(A 级证据)。

a. 危险因素

(1)产前。胎膜早破或迟破、营养不良、贫血都能增加产褥期感染的可能性。

(2)产时。软组织外伤、失活组织残留、滞产和出血都是危险因素。

(3)迟发性无痛乳腺炎是源于产前宫颈沙眼衣原体感染,但病原体没有及时隔离,导致感染发展到产后(C 级证据)。

b. 特定的产褥期感染

(1)子宫内膜炎。指子宫内膜浅层或蜕膜炎性病变,尤其是白细胞浸润。严重的情况,出现寒战、昏睡、下腹痛和发热。体温高达 40℃,通常提示败血症。腹部或阴道触诊不一定有子宫触痛。这种感染的患病率在过去 15 年从 2.5％下降至 1.3％,在不复杂的阴道分娩情况下这种情况比较少见,但在以下情况的高危妇女中患病率达到 6％:滞产、胎膜迟破、既往有产感染、血肿或失活组织、产后贫血、生产时年龄小于 17 岁、胎盘手工移除。在剖宫产术中常规使用抗生素之前,这些妇女患子宫内膜炎危险性非常高。既往报道术后子宫感染为 13％～50％,取决于产妇的社会经济状况。

子宫内膜炎的多种病原体导致广谱治疗成为必要。联用克林霉素与庆大霉素是常规用法(SOR ©)。克林霉素静脉使用,2.4～2.7g/d 分成 3～4 次使用;庆大霉素先给予负荷量 2mg/kg,然后每 8 小时给予 1.5mg/kg。近来其他治疗已经在进行评估,但入组患者数量很少。和克林霉素与庆大霉素联用同样有效的治疗还有头孢西丁、拉氧头孢、头孢哌酮、头孢噻肟、哌拉西林、头孢替坦、克林霉素＋氨曲南(SOR ⑧)。目前的

表 98-1

需要治疗的产后并发症

并发症	症状	病因	危险因素	治疗
产褥期感染	产后 2～5d,体温 >38℃,厌食	多种病原体;厌氧菌、需氧菌;大肠埃希菌;B组链球菌	胎膜迟破,营养不良,出血/贫血,软组织外伤	克林霉素 2.4～2.7g/d,分成 3～4 次使用＋庆大霉素先负荷量 2mg/kg,然后每 8 小时给予 1.5mg/kg,静脉用;或者氨苄西林 2g 静脉用＋舒巴坦 1g 每 6 小时静脉用;或者头孢西丁、拉氧头孢
子宫内膜炎/子宫周围炎	疲倦,体温>38℃,下腹疼痛	多种病原体	滞产和胎膜破裂,既往妇科感染,血肿,失活组织,生产时年龄小于 17 岁	同上
尿路感染	发热,腹痛,伴或不伴排尿困难	多种病原体	外伤导致膀胱张力减退,频繁导尿术	阿莫西林 500mg,口服,3/d,连用 10～14d
深静脉血栓	深静脉触痛,霍曼斯征,肢体肿胀	循环缓慢;雌激素导致的高凝状态	对骨盆静脉的外伤	肝素 5 000～10 000U 负荷量以达到部分促凝血酶原时间(PTT)达到 2 倍正常值,或者依诺肝素 1mg/kg 皮下注射,2 次/日,接着华法林口服以维持国际标准化比(INR)2.0～3.0
血栓性浅静脉炎	下肢可触及硬结,触痛,皮温升高		高雌激素状态	弹力袜,行走,休息时下肢抬高,局部湿热敷
骨盆静脉血栓(右卵巢综合征)	腹痛,发热,触痛,右腹中部香肠样团块		高雌激素状态	肝素抗凝(同上)
坏死性筋膜炎	产后 3～5d,症状同其他产褥期感染	多种病原体,尤其是厌氧菌	糖尿病;免疫抑制状态,剖腹产后状态	克林霉素 2.4g/kg 分成 4 次使用＋庆大霉素每 8 小时 1.5mg/kg,静脉用;手术清创
中毒性休克综合征	体温>39℃,红色斑疹,尤其在手掌和脚底	金黄色葡萄球菌产外毒素菌株	长期使用阴道塞	住院,补充液体、电解质、输血和凝血因子,苯唑西林、萘夫西林或甲氧西林 1g 每 4 小时静脉用或万古霉素每 6 小时 100mg

证据显示,氨苄西林(2g)和舒巴坦(1g)每 6 小时静脉使用,和克林霉素与庆大霉素联用对于临床治疗、灭菌、减轻症状同样有效(A 级证据)。所有患者静脉治疗应持续到症状消失 48h 以后。

(2)B 族链球菌败血症。这是产褥期感染的

主要病原体,通常表现为产后 12h 内发热,伴有心动过速和脊髓内膜炎。感染早期没有明显局部症状。B 族链球菌培养阳性的母亲(典型的是妊娠 35～37 周在阴道远端和直肠肛门进行培养)在产时接受抗生素治疗可以降低 30 倍的早期发生 B

族链球菌败血症的风险（A 级证据）。疾病预防与控制中心（CDC）和美国妇产科医师协会（ACOG）推荐青霉素 G 而不是氨苄西林，因为青霉素是窄谱抗生素，较少机会发生病原体耐药。

（3）子宫周围炎。这种感染累及子宫附近的阔韧带。子宫周围炎通常与子宫内膜炎相关。孤立的最轻的形式下，它可能继发于剖宫产术。治疗同子宫内膜炎（C 级证据）。

（4）会阴感染。这种感染更多见于不明显的小血肿。会阴检查发现水肿的红斑样损害，伴有化脓性分泌物。必须去除缝线以引流。

（5）乳腺炎（第 8 章）。

B. 非产褥期并发症

1. 尿路感染　产褥期尿路感染的高发病率往往是因为外伤导致的膀胱低张性和频繁导尿术。多数膀胱炎患者的初次筛查性培养结果是阴性，并且没有泌尿系统异常。在培养完成前应开始使用一个疗程（10～14d）的抗生素治疗（阿莫西林 500mg，口服 3 次/日，连用 10～14d），详见第 21 章（C 级证据）。对于青霉素过敏的患者可以使用第 21 章表 21-1 中的其他药物。膀胱炎常常有局部症状，无发热。相反，肾盂肾炎更严重，经常伴发腰叩击痛、寒战、发热 40℃。

2. 血栓性静脉炎和血栓疾病　这些情况在小于 1% 的产妇中出现，但与非怀孕妇女相比，在产妇中明显多发。

（1）产褥期深静脉病变是因为循环缓慢，继发于婴儿头部压力的骨盆静脉创伤和骨盆感染。深静脉血栓性静脉炎的特点是发热、深静脉触痛、霍曼斯征和静脉阻塞引起的肢体肿胀。静脉造影术是有效可靠的诊断技术（B 级证据）。多普勒超声检查的准确性取决于技师的水平（第 23 章）。

（2）血栓性浅静脉炎常累及隐静脉系统，体查时可触及。触痛和皮温升高也很明显。治疗包括弹力袜，行走，休息时下肢抬高，镇痛药和局部湿热敷（C 级证据）。为避免这类血栓性静脉炎，女性应经常活动，停止服用雌激素以抑制乳汁分泌或口服避孕药，因为这些药物增加血液高凝状态的风险。她们还应避免在孕期和排卵期使用抗炎药物，可能有胎儿动脉导管的过早闭合危险。

（3）右卵巢静脉综合征或骨盆静脉血栓，指的是卵巢静脉和其他骨盆血管的血栓性静脉炎。患者常主诉腹痛和发热。如果没有发现盆腔脓肿，而且 72h 内抗生素治疗对怀疑子宫内膜炎的患者没有改善症状，可以考虑卵巢静脉综合征的诊断。可触及右腹中部香肠样触痛团块。一旦使用肝素等抗凝药物，就能明显改善，但肝素治疗 4～5d 后才开始退热，剂量同肺栓塞的治疗（C 级证据）（第 23 章）。目前可用的成像检查（CT 扫描和超声）难以诊断这种情况，所以临床诊断很重要。

（4）肺动脉大面积栓塞表现为突然出现的胸膜炎性胸痛、咳嗽（伴或不伴有咯血）、发热、焦虑不安和心动过速。严重情况可出现摩擦音、胸腔积液和肺不张、低血压、出汗、心电图检查发现右心肌劳损和中心静脉压升高（第 20 章）。

3. 子宫旁蜂窝织炎　蜂窝织炎是骨盆触诊时子宫附近可及的一个立体团块，最常见于剖宫产后发热的评估后、使适时的抗生素治疗延迟。子宫旁蜂窝织炎指的是剖宫产术后的子宫内膜炎和伴随的子宫旁蜂窝织炎，阔韧带的硬结区域紧张。感染可能局限于腹膜后，表现为腹膜炎症状，如无动力性肠梗阻。治疗包括卧床休息，静脉输液水化治疗，肠道减压和维持电解质平衡（C 级证据）。静脉抗生素治疗（同子宫内膜炎治疗）后临床症状开始改善，但是通常指导治疗 5～7d 后才会改善。

4. 中毒性休克综合征　中毒性休克综合征毒素 1 是金黄色葡萄球菌产生的外毒素，通过引起严重的内皮损伤而导致中毒性休克综合征。研究发现近 10% 的孕妇中金黄色葡萄球菌移寄居阴道，有报道产妇会出现中毒性休克综合征。这一综合征最常见于月经期使用卫生棉条的年轻女性。这一严重的、多系统的、急性发热性疾病表现为发热 38.9℃ 以上；红色斑疹样皮疹，尤其是手掌和脚底，发病后 1～2 周脱屑；低血压，收缩压＜90mmHg，或者直立性眩晕；以及以下器官症状的 3 项或以上：胃肠道、肌肉、子宫内膜、肾、肝、血液、中枢神经。

初始治疗包括住院、液体和电解质复苏（可达到 12L/d），必要时输血和凝血因子（A 级证据）。除了基本的实验室检查，还应该马上行血和阴道金黄色葡萄球菌培养。应行 β-内酰胺酶类抗生素治疗，如萘夫西林、苯唑西林、甲氧西林；剂量为 1g 每 4 小时静脉使用。如果患者对青霉素过敏，万古霉素 100mg 每 6 小时 1 次也有效。

5. **坏死性筋膜炎**　这一深部软组织感染累及肌肉和筋膜,可能发展至肌筋膜边缘,包括手术切口和其他伤口。这一感染很少在健康妇女的产褥期出现,但可见于糖尿病和免疫抑制的妇女。症状多在产后 3~5d 出现。病原体和导致其他骨盆感染的病原体相似,但厌氧菌占优势。如果诊断可能性大,高度怀疑并迅速手术探查非常重要。治疗包括广谱抗生素(如克林霉素 2.4g/kg 分成 4 次使用)联用庆大霉素(每 8 小时给予 1.5mg/kg),或者其他上述药物以及彻底的手术清创。

C. 产后出血

1. **子宫张力缺乏。**这种情况是导致产后出血的最常见原因,由继发于羊水过多、多次怀孕、经产、滞产的子宫过度拉伸和某些全身麻醉药导致。初始治疗包括子宫按摩、去除所有的胎盘残留物和使用缩宫素(10U 肌注每 4 小时 1 次,或 10~40U 用 1000ml 生理盐水稀释静脉滴注)以改善张力(C 级证据)。马来酸甲麦角新碱(0.2mg 肌内注射每 4 小时 1 次,持续 48h)可以替代缩宫素。前列腺素类似物可以单用或者联合其他子宫收缩药(甲基前列腺素 $f_{2\alpha}$ 缓血酸胺 0.25mg 肌内注射每 15~90 分钟 1 次,最多 8 次;米索前列醇 1 000μg,单次通过直肠、阴道或口服用药)(C 级证据)。

2. **撕裂伤。**产后对宫颈、阴道和会阴进行常规检查可以有机会及时修补会阴切开术的延伸部分或撕裂伤。

3. **血肿。**会阴疼痛和明显肿块提示血肿,查体见于撕裂伤患处或会阴切开术修复处。如果在产后 24 小时内进行缝合、引流和结扎出血血管,可以用 8 字缝合术缝补。

4. **产后出血的少见原因**包括侵入性胎盘、子宫倒置、凝血障碍(如羊水栓塞或先兆子痫)、胎盘残留物滞留、子宫破裂。产后紧接着进行子宫及其下段的影像学检查可以发现子宫破裂,尤其是剖宫产后经阴道生产的情况。

D. 产后情绪障碍

1. **婴儿型情绪低落或产后情绪低落**　70%~80% 的产妇在产后第一周会出现这种暂时的忧郁症,通常始于产后第 2~3 天,可能伴有哭泣。这种自限性情况一般在 3~7d 缓解。12% 的女性在产后 6 周内出现相关的临床抑郁症,但其中 90% 与环境问题或长期问题相关。产后抑郁出现于产后 2 周至 12 个月,可能与有工作的产妇的雇佣问题相关,如工作时间、产假时间、疲惫和产前社会支持的情况。如果症状严重以至于影响新妈妈应付日常生活活动的能力,推荐心理咨询和药物治疗(A 级证据)(第 92 章)。个体化干预比群体干预更为有效。

2. **精神障碍**　如果患者表现为过度哭泣或不哭、对婴儿淡漠、在医院里过度担忧回家后的问题并超过 24h,或不回应咨询中的问题,则需要精神评估。这段时间不仅可能出现主要情感障碍,也可能有怀孕与分娩的压力导致的各种精神障碍。

三、治疗措施

A. 免疫接种

1. 非同种免疫 Rh D 阴性血型的产妇分娩了一个 Rh D 阳性血型婴儿,应在产后迅速给予产妇 300mg 抗 Rh 阳性抗原的免疫球蛋白(B 级证据)。

2. 产后住院期间适合对尚未接种风疹的妇女进行免疫接种,也适合在出院前进行破伤风类毒素加强针注射,除非有禁忌证(C 级证据)。

B. 出院医嘱

1. **产后一个月关于日间休息的建议**　所有产妇,尤其孕期静坐性的产妇,在妊娠最后 3 个月和产后应进行锻炼。如果在恢复锻炼时出现阴道出血,应停止活动 2~3 天让子宫恢复,然后再继续活动(A 级证据)。在不复杂的分娩后最早 2 周,产妇可以逐渐增加活动和锻炼水平。但是,只有一半的妇女可在产后 6 周恢复到正常的精力水平。

2. **坐浴**　使用有马桶坐垫设计的水盆,倒入温水和 31g 聚维酮碘溶液,或浴盆洗澡,每次 30 分钟,2~3 次/日,有助于改善会阴切开术或撕裂伤的疼痛。

3. **性生活**

a. 曾经有段时间推荐产后 6 周禁欲。最常见的问题是这段时间的精神性性交困难,精湛的会阴切开术可以减小这一问题。如果没有会阴切开术或者小心地进行会阴切开术修复,伤口很快痊愈,这段时间可以安全地缩短。如果会阴切开术瘢痕处或者阴道壁痊愈后持续疼痛,1:1类固醇:利多卡因(1～2ml赛洛卡因而不用肾上腺素和1～2ml曲安奈德,10mg/ml)疼痛区域注射有助于减轻疼痛(C级证据)。

b. 否则,产后第2～3周即可恢复性生活。当出血减缓并且有适当的避孕措施时,可以鼓励产妇恢复性生活。出院前应讨论避孕和选择避孕方式(第95章)。不推荐在产褥期使用宫内避孕器、阴道隔膜、阴道海绵栓和泡沫状避孕膏。

4. 母乳喂养

a. 母乳成分

(1)初乳。这是产后最初5天乳房分泌的液体。与日后分泌的成熟母乳比较,它含有更多蛋白,大部分是球蛋白,以及矿物质、少量糖和脂肪。母乳和初乳都含有母亲的抵抗力因素,如补体成分、巨噬细胞、淋巴细胞、乳铁蛋白、乳过氧化物酶、溶菌酶和免疫球蛋白。

(2)母乳。主要成分是蛋白质(α乳清蛋白、β乳球蛋白、酪蛋白)、乳糖、水和脂肪。每种维生素,除了维生素K,在母乳中的含量都不同。铁浓度较低,而且母乳中铁的水平不受母亲体内储存铁的影响。最主要的抗体是分泌型免疫球蛋白A。这些抗体在婴儿胃肠道局部作用。

b. 哺乳

(1)优点:①通过释放催产素加速子宫恢复。②提供理想的营养。母乳能满足婴儿的营养需要。③提供免疫益处。另外,母乳喂养的婴儿比奶粉喂养的婴儿更少患呼吸道和肠道传染病。④促进母子感情。哺乳能让婴儿很好地接受。⑤推迟排卵。

(2)缺点:①频繁哺乳需要隐私保护。②禁忌证包括同时服用某些药物(如氯霉素、链霉素、甲硝唑、磺胺药、抗甲状腺药物、抗癌药物、某些抗惊厥药、一些利尿药和放射性试剂)。患有某些疾病(甲型或乙型肝炎急性期、结核)的妇女不应哺乳(A级证据)。③对于已经很紧张的母亲,哺乳可能是另一个压力。

c. 乳房护理。乳头的清洁和注意有无裂口很重要。在哺乳前后,可以用水和柔性肥皂清洗乳晕。在哺乳的最初几周推荐使用含羊脂的乳霜以保护乳头,避免乳头皲裂和裂缝。如果乳头被严重刺激,应使用乳头罩至少24h。

5. 泌乳抑制 不希望哺乳的女性应避免所有乳房刺激、吮吸、推拿、沐浴,并应使用牢固的胸罩(而不是束胸),镇痛1周。触痛和胀满感很常见。除此以外,没有风险或副作用。并不推荐非口服的Deladumone或者口服的溴隐亭。在使用Deladumone后,经常出现反弹;25%的患者有血栓栓塞的危险,而且使用药物很少能明显减少泌乳(B级证据)。大约25%使用溴隐亭的女性也有反弹,而且还有低血压、恶心、头痛、眩晕、卒中和早排卵的风险(A级证据)。

6. 产后检查 产后复诊通常安排在产后6～8周,这时怀孕时的大部分体征都已恢复(C级证据)。近期评价产后检查的最佳时间的研究显示,宫颈涂片应安排在产后至少8周以后,而不是4～6周,这样需要随访或阴道镜检查的异常涂片结果数量可以减少大概30%(A级证据)。在正常分娩和产褥期后,产后评估应包括血压和体重检测、甲状腺触诊、乳房检查、骨盆检查包括宫颈细胞性检查、直肠括约肌情况评估、腹壁情况检查和尿分析。对于临床情况稳定、估计失血量<500ml的患者来说,血细胞比容不是产后常规检查。

(赵　晶　王家骥　译)

参考文献

[1] Briggs GG, Wan SR. Drug therapy during labor and delivery, part 2. Am J Health-Syst Pharm, 2006, 63 (12):1131-1139.

[2] Dennis C. Psychosocial and psychological interventions for prevention of postnatal depression:systematic review. BMJ, 2005, 331:15-22.

[3] Swift K, Janke J. Breast binding. is it all that it's wrapped up to be? J Obstet Gynecol Neonatal Nurs, 2003, 32(3):332-339.

第99章　性功能障碍

John G. Halvorsen, MD, MS

要点

- 有时候, 对于性反应的干预会影响大部分人的性关系。
- 简单的问题如"你对你的性生活感觉如何?"能帮助医生了解患者性生活方面存在的问题。对患者的调查显示, 人们愿意与医生讨论性, 但不愿意主动提起。
- 性功能障碍(如男性的勃起障碍和女性的性唤起障碍)可能是其他潜在的严重疾病(如糖尿病、高血脂、动脉粥样硬化、抑郁、吸烟、药物滥用)所表现的症状或体征。所以, 由最初的医生所进行的彻底的器质性和心理诊断性评估是综合治疗的必要组成部分。
- 多种治疗选择有助于改善每一种性功能障碍。

一、简介

A. **定义**:性功能障碍指的是性欲障碍和性反应周期中心理生理学改变障碍。

B. **常见诊断**:《精神病诊断与统计手册》(第4版)用以下方法对功能障碍进行分类。所有功能障碍必须是"持续或者复发的""导致明显痛苦或者人与人之间的障碍", 而且不能"用轴Ⅰ型障碍更好解释", 或者不是"完全因为某种物质在心身上的直接作用(如违禁药滥用、某种药物)或者全身健康问题"。所有障碍被进一步分为亚组, 以显示与每种障碍相关的初始病因(终生或后天性)、背景(普遍或环境性)和诱发因素(由心理因素或混合因素导致)。

1. **性欲障碍**

a. 活动减退性性欲障碍:性幻想和对性生活的渴望不足或缺乏。美国全国健康与社会生活调查随机抽取了一个有代表性的大样本, 15%的男性与33%的女性表示他们在过去12个月中至少1个月对性缺乏兴趣。夫妻关系的问题是导致性欲障碍最常见的原因。越来越多的证据显示雄性激素缺乏对于女性性动机和渴望减退起了一定作用。

b. 性厌恶:极度厌恶和避免与性伙伴生殖器接触。性厌恶是一种少见的性欲障碍, 有时与阴道痉挛和性交困难有关。患者通常既往遭受过性虐待, 而且感觉与配偶关系消极并且没有表达出来。

2. **性唤起障碍**

a. 男性勃起障碍:不能在性生活结束前充分勃起或维持勃起。

流行病学调查显示在美国至少1000万男性有勃起障碍。在一个横向的、随机大样本调查中, 40~70岁男性轻度勃起障碍的患病率是17%, 中度是25%, 完全勃起障碍是10%。这与多种器质性因素和心理因素相关(表99-1)。

b. 女性性唤起障碍:不能在性生活结束前充分润滑或维持润滑(性兴奋的膨胀反应)。

女性性唤起障碍的预计患病率在20%~48%。女性的病因尚不明确, 但推测与导致男性勃起障碍的很多因素有关。

3. **高潮障碍**

a. 女性性高潮障碍：正常性兴奋后，高潮延迟或没有高潮。

调查显示，5％～25％的女性性快感缺失，20％～48％因润滑或达到高潮的问题就诊。潜在的精神心理因素包括恐惧怀孕、阴道损伤或被性伴侣拒绝；对男性的敌意；以及对性冲动的内疚感。有些女性将高潮与失去控制、攻击性、暴力性、破坏性行为等同。这些女性可能通过抑制性唤起或高潮来表达她们的恐惧。对女性的文化期待和社会限制也可能是高潮障碍原因。

b. 男性性高潮障碍：正常性兴奋后，高潮延迟或没有高潮。

近期研究提示患病率为 4％～10％。很多患有这种障碍的男性是在严格、清教徒似的家庭中成长的，这种家庭认为性交有罪，而且外生殖器是"肮脏"的。这些男性也存在无法建立亲密的伴侣关系的问题。高潮障碍更多见于有强迫性人格和对女性有敌意但是未表达的男性。除了这些社会心理因素，很多器质性疾病与表 99-1 中的药物也可以影响男性的高潮和射精。

c. 早泄：在最低限度的性刺激下，在阴茎插入之前、插入过程中或刚刚插入之后在违背自己的主观意愿下就射精的一种病症。

在因为性功能障碍而就医的男性中，35％～40％的患者患有早泄。近期一项研究中，该病社区患病率为 36％～38％。在美国全国健康与社会生活调查中，28％的男性表示高潮出现过早。

大部分早泄的男性阴茎在插入阴道前或插入后 1～2min 射精。早泄在大学教育水平的男性中更多见，这可能与他们过度担心性伴侣是否满意有关。也和性表现焦虑、男性性角色的社会环境以及压力下的婚姻关系有关。近期数据显示，早泄男性的家庭中，其他男性也有快速射精，这可能与特异区的 5-羟色胺受体功能障碍相关。其他生物学原因可能包括阴茎超敏感、过度兴奋的射精反射、提高的性唤醒程度以及内分泌疾病。

4. 性交痛障碍

a. 性交困难：性交过程相关的男性或女性生殖器疼痛。

高达 30％的妇女生殖道外科手术会导致暂时的性交困难，在性治疗诊所因性交困难而就诊的妇女中，30％～40％有盆腔疾病。在美国全国健康与社会生活调查中，5％男性和 15％女性在过去 12 个月内有过性交困难。

很多健康问题可以导致女性的性交困难——阴道润滑不足、盆腔或尿道感染、阴道或处女膜瘢痕组织、子宫内膜炎、雌激素缺乏、过敏反应、胃肠道症状。刺激性阴道前庭痛（以前被称为外阴前庭炎）可能是最多见的慢性性交困难表现。至少 9％的女性在某个时候有过这种问题。它可能是由中枢介导机制导致阴道口区域疼痛阈值下降引起的。

阴茎结构性异常、阴茎纤维性海绵体炎、阴茎异常勃起、尿道狭窄、既往生殖器手术或生殖器感染都可以导致男性性交困难。性交困难的精神心理理论和阴道痉挛的相似，可能包含心理冲突、错误认知或者负面调节。

b. 阴道痉挛：阴道外 1/3 的非自主肌肉痉挛会影响性交。

性功能障碍诊所对阴道痉挛发病率的估计从 7.8％～42％不尽相同。这种疾病最常见于社会经济地位较高、教育程度较高的妇女。

大部分阴道痉挛是精神心理性的。危险因素包括性外伤（如强暴或乱伦）、严格的将性与罪相联系的宗教背景、对性伴侣或其他重要的男性未表达的负面感觉以及对性反应或性交的恐惧感。

5. 健康问题导致的性功能障碍　这一类型的性功能障碍可以由某些健康问题的直接生理作用导致。

6. 药物诱发性功能障碍　这一类型的性功能障碍在物质中毒或药物使用期间或 1 个月内出现，而且通常与药物使用相关。

表 99-1

常见的与性功能障碍相关的器质性和心理因素

器质性因素

1. 慢性疾病

　　a. 先天疾病或畸形

　　b. 内分泌疾病（如糖尿病；性腺功能障碍；脑垂体、肾上腺或甲状腺疾病）

　　c. 神经系统疾病（如多发性硬化、脊髓损伤）

　　d. 阴道或盆腔疾病（如阴道萎缩、感染、子宫内膜炎、分娩时损伤）

　　e. 生殖器外伤

　　f. 心血管和外周血管疾病

　　g. 术后并发症（如前列腺切除术后、腹部血管手术后、交感神经切除术后、妇科手术后）

2. 怀孕（尤其在早期和晚期）

3. 药物

	主要影响			
	性欲	唤醒	高潮	激素
a. 抗胆碱药		+		
b. 抗抑郁药	+	+	+	
c. 抗组胺药	+	+		
d. 抗高血压药	+	+	+	+
e. 抗精神病药	+	+	+	+
f. 抗焦虑药	+		+	
g. 麻醉药	+	+	+	+
h. 镇静催眠药	+	+		
i. 其他药物				
西咪替丁	+	+		+
氯贝丁酯	+	+		
洋地黄	+	+		
炔雌醇		+		+
左旋多巴			+	
锂		+		
酮康唑	+	+		
烟碱酸		+		
炔诺酮	+	+		+
苯妥英		+	+	
扑米酮	+			

4. 药物滥用

	性欲	唤醒	高潮	激素
a. 酒精	+	+	+	+
b. 苯丙胺	+	+	+	
c. 可卡因		+	+	
d. 二醋吗啡	+	+	+	
e. 大麻烟	+			
f. MDMA	+	+	+	
g. 美沙酮	+	+	+	
h. 苯环利定	+		+	
i. 烟草		+		

（续　表）

精神心理因素

1. 一般精神心理因素

    a. 个人问题（如抑郁、焦虑、自我贬损和内心冲突）

    b. 关系问题（如沟通不良、不实际的婚姻期待、不能解决的冲突、信任丧失、关系恶劣、家庭关系压力、性角色冲突、性价值观分歧）

    c. 精神性欲因素（如既往性生活失败、慢性表现波动、关于性的消极知识和观念、既往性外伤、性表现焦虑、性别认同冲突和性欲倒错）

2. 长期和近期因素

    a. 长期因素有历史原因（如童年的性负面知识、心境恶劣－抑郁、过往交友失败）

    b. 在性生活时出现的近期因素（如性焦虑、否认性冲动、无效的性行为、不能沟通性欲和感受）

性设定因素

技巧和知识不足（如阴茎刺激不足、阴道润滑刺激不足、不舒适的性交姿势）

MDMA：3,4-亚甲二氧基甲基安非他明

二、诊断

A. 症状：医生应在常规问诊中简单询问性关系。这有助于在谈话中将病史和性史相联系，如"对我而言，你的性功能和其他身体功能一样重要；所以，作为完整病史的一部分，我总是会询问一些关于性生活如何的问题"。

一般能发现疾病的问题包括"性生活怎么样？""你现在对你的性生活有什么问题或者担忧吗？""你对你的性生活有多满意？"如果患者愿意的话，这类问题"允许"他们与医生讨论性。

进一步的具体讨论性反应周期各个阶段的问题也是适合的。

1. 现病史　需要收集以下数据，以更好地阐明关于性的问题：起病日期和方式；问题持续时间（终生、近期和阵发性）；发病环境（对所有人都是如此或只针对某人）；目前配偶之间的性交往，包括性交频率或性游戏、患者与配偶倾向的频率、做爱的具体时间、做爱时是否疲乏、关于隐私是否存在困难、关于性欲的语言和非语言交流、性交前性游戏的类型和愉悦感、性交时唤醒水平、高潮频率、性交时的想法、视觉享受和幻想、性交时疼痛（如果有这种症状必须进一步询问）、问题的缓解或者加剧、已尝试的治疗是否有效、是否出现身体其他系统的相关症状、性问题本身导致患者和配偶的压力水平、患者认为是什么原因导致这个问题。

2. 性史　询问早期经历、情感反应、对性的态度、性知识、过去性行为的频率和类型、对文化习俗的接受度、目前性关系的起始和发展、自慰行为和幻想、同性间的性经历、过往消极的性经历（如乱伦或性攻击）、患者对自己身体的印象评价和性发育史。

3. 发育史与家族史　讨论源于家庭的对于性的态度、父母的模式、宗教影响、与父母和兄弟姐妹的关系、家庭暴力以及夫妻双方家族的功能水平。

4. 现有关系的性质　集中于询问现有关系的发展和稳定性、对配偶的感情转变、是否有未解决的冲突、信任或忠诚的丧失以及是否存在沟通问题（如不能倾听和理解、隐瞒行程或利用性获取配偶关系中的权利）。

5. 现有压力　询问家庭内双方的压力（如死亡、疾病、或孩子的问题）和家庭外的压力（如经济、职业或法律方面）。关注个人和家庭一生各阶段常常会出现的压力和应激，以及意外出现的压力和应激。

6. 既往病史　寻找可能影响性功能的急性或慢性疾病、损伤或手术。详细询问表 99-1 中的器质性因素。

很多常用药物可能引起性功能障碍（表 99-1）。关于药物的作用，个体与个体之间反应不同，这取决于年龄、吸收、体重、剂量、使用时间、代谢率和分泌率、是否使用其他药物、潜在疾病、患者

依从性和是否能接受建议。

7. 习惯 与常见药物滥用相关的性功能障碍类型见表 99-1。

8. 问卷

a. 国际勃起功能评分（IIEF）是一份包括 15 个问题的问卷，用于评价勃起功能、高潮功能、性欲、性交满意度和总体性满意度。它有效、可靠，并且能反映治疗的反应性。5 个问题的简化版本（IIEF-5）是评价勃起功能障碍的有用的筛查工具，敏感度 98%，特异度 88%。

b. 女性性功能评分包括 19 个问题，用于评价女性的性欲、主观唤醒、润滑、高潮、满意和疼痛。它能有效辨别正常女性和患有性唤起障碍、高潮障碍和性心理障碍的女性。

这些工具简明、可靠、有效，有助于医生针对性病史询问和监控治疗结果。

B. **体征**：全面的体查有助于发现并发的急性或慢性疾病，以及可能影响性功能或治疗的相关身体健康状况。

1. 注意以下信息

a. 一般情况：肥胖、恶病质、生命体征、第二性征、男子乳腺发育、女性溢乳。

b. 心血管：杂音（尤其股动脉）、周围血管搏动、静脉淤滞、动脉功能不全（尤其下肢）、搏动性上腹部肿块。

c. 腹部：疼痛、触痛、肿块、腹壁紧张、胀气、肠运动。

d. 神经系统：步态、协调性、深部腱反射、病理反射、感觉、运动力量、骶反射弧（$S_2 \sim S_4$）的完整性和会阴感觉、肛门括约肌张力及球海绵体肌反射（可见于 70% 的正常男性）。用酒精棉片检查阴茎温度感觉、用音叉连续放在阴茎头和中间部位来检查阴茎震动知觉阈值。

2. 男性生殖器 观察男性生殖器的睾丸大小和硬度、阴茎大小、畸形和结构性损伤。正常的未勃起成年男性阴茎长度>6cm，宽度>3cm。

对所有勃起障碍的男性测量阴茎血压有助于诊断动脉功能不全。在阴茎基底部缠绕 3cm 的儿科血压计袖带并充气，在放气时用 9.6MHz 多普勒听诊器在阴茎海绵体的中央动脉处听诊。听到第一声动脉脉搏时的血压就是阴茎收缩压。阴茎收缩压和肱动脉收缩压的比值，即阴茎臂指数，

应超过 0.75。如果低于 0.60，很可能存在严重阴茎血管功能不全。阴茎壁指数对于有外周血管疾病的患者最有用，这些患者没有其他危险因素，如糖尿病或使用会影响勃起功能的药物（SOR ©）。

3. 女性盆腔检查 注意以下信息：

a. 外生殖器：皮炎、外阴炎症、会阴切开术或其他瘢痕、阴蒂炎症和粘连。

b. 阴道入口：处女膜僵硬、皮赘或纤维化；尿道痛；前庭大腺炎症和触痛。用棉花拭子触碰前庭、外阴、处女膜、前庭小腺有助于发现和定位与刺激性阴道前庭痛相关的疼痛。

c. 阴道：阴道检查时阴道括约肌痉挛和大腿内收、萎缩、分泌物、炎症、狭窄、支持韧带松弛、盆腔肌肉力度以及沿着阴道尿道或膀胱后壁的触痛。

d. 双合诊：阴道穹窿肿块或触痛；附件肿块或触痛；子宫位置、大小、活动性和触痛。

e. 直肠阴道检查：痔、肛裂、便秘、触痛以及大便隐血阳性。

C. **实验室检查**

1. 全身疾病评估 基本检查包括全血细胞计数、空腹血糖水平、尿分析、性传播疾病检查、血脂，以及甲状腺、肝肾功能检查。

2. 具体病变评估

a. 性欲障碍：早晨对性欲障碍的男性进行血清睾酮检查，如果水平低或处于临界值，或者与手淫无关的性欲低下，行血清促乳素检查。性欲与促卵泡激素（FSH）、雄烯二酮、促黄体素（LH）和雌二醇之间的关系尚无定论。对于怀疑雄激素不足的女性，在月经周期第 8 天和第 20 天早晨行游离睾酮和总睾酮检测。如果水平低于 20～40 岁女性正常范围的 25%，有助于证实诊断（C 级证据）。

b. 女性性唤醒障碍：测量夜间阴道血流的试验性技术，使用特别设计的阴道探针，探查到女性在快速动眼睡眠期间的阴道充血周期与男性勃起周期频率一致。

c. 勃起障碍

（1）血清检测：早晨行血清睾酮检查以排除性腺功能减退症。如果水平低下，查 FSH，LH 和催乳素水平。如果 FSH 和 LH 低而催乳素正常，诊断是脑垂体或下丘脑功能减退。如果 FSH 和

LH高而催乳素正常,诊断是睾丸功能减退。如果FSH和LH低,但催乳素高,25%～40%的患者可能患有垂体腺瘤。这种情况下可以做蝶鞍CT扫描或MRI扫描。

(2)夜间阴茎勃起评估:因为睡眠可以消除抑制唤醒的心理因素,夜间阴茎勃起评估有助于鉴别心理性与器质性勃起障碍。一般来说,每晚在快速动眼睡眠周期出现3～4次勃起、总夜间勃起时间＞90min。器质性改变在睡眠时扰乱勃起。心理性勃起障碍在夜间睡眠期应出现勃起。有几种方式可用于评估和定量夜间阴茎勃起。

外径测量器是一圈由三条塑料窄条连接的"维可牢"搭链皮带。男性在睡前用其圈绕阴茎。在正常的夜间勃起中,所有窄条断裂,我们可以通过窄条断裂的条数估计睡眠时的最大勃起反应。这三条窄条断裂时紧张度大约对应的体内压力为80、100、120mmHg。因为便宜、简单而且可以在家使用,该筛查工具非常实用。如果使用时缠绕不够紧,可能出现假阴性结果。如果睡眠时翻身导致窄带破裂,则为假阳性。这一方法仅测量睡眠时最强勃起事件,而不能测量勃起持续时间、最多勃起次数或实际硬度。另外,勃起与快速动眼睡眠周期没有关联。

还有更多复杂的检查用于睡眠实验室,包括阴茎勃起功能综合诊断仪、NEVA系统和夜间阴茎勃起监测。

(3)在注射血管扩张剂前后,使用药物-阴茎双重超声扫描,可以提供高分辨率和实时超声影像和在海绵体动脉中流动的血液的脉冲多普勒分析。收缩初期血流速度是0.30cm/s时,正常血管的大小应增倍。

(4)阴部血管造影术:选择性阴部内血管造影可以发现是否有动脉阻塞,这种情况可以经阴茎血管重建加以改善。这一方法最常用于临床和非侵入性检查提示勃起障碍可能为动脉原因的年轻患者,这些患者都可以行血管重建术。

(5)海绵体灌流试验及海绵体造影:用于评估海绵体静脉闭塞的机制。医生将头皮针插入海绵体,注射血管活性药(45～60mg罂粟碱和1～2.5mg酚妥拉明或者20μg前列腺素E1),然后注射肝素化生理盐水,最后注射造影剂。X线用于发现静脉渗漏和评估阴茎头或海绵体渗漏。因为

纠正静脉渗漏的手术并没有预计的那样成功,所以现在很少用这些方法。

(6)球海绵体反射延迟测试测量骶反射弧的完整性(S_2-S_4)。在掐捏或挤压刺激阴茎头后,球海绵体肌肉里的肌电图针头记录肌肉收缩,以及从刺激到收缩的延迟时间。时间延长提示勃起功能障碍的神经性原因,有助于记录下由多发性硬化、脊髓外伤、脊髓肿瘤和椎间盘突出造成的疑似骶神经根、马尾或脊髓圆锥段损伤。

(7)阴部神经躯体感觉诱发电位记录骶骨(圆锥)和顶叶皮层对于背侧阴茎神经受刺激时的反应波形,有助于定位外周、骶或脊髓部位的神经损伤。

(8)震动知觉阈值检测用于筛查阴茎感觉传入路径的异常。将一个便携式手持电磁振动装置放在阴茎上,振动频率固定,振幅可变。感觉丧失或减退提示外周神经病变。

(9)会阴肌电描记术发现可能与代谢性或中毒性病变(如糖尿病和酗酒)的阴部运动神经路径的问题。

(10)勃起功能障碍评估的总结:在详细询问病史、查体和实验室检查后,应该提出关于男性勃起功能障碍最可能的假设。是精神心理性还是器质性? 如果是器质性,那么是神经性、血管性、内分泌性或以上因素的混合原因?

如果不能区分精神心理性和器质性病因,应考虑"夜间阴茎勃起评估"。如果考虑是器质性的:神经性或血管性的,可以用治疗勃起功能障碍的非侵入性药剂进行诊断性治疗。如果治疗成功则继续,失败则考虑进一步的神经或血管病因的评估。

如果诊断考虑器质性的:内分泌因素,则应进行血清睾酮水平检测。如果低,则进行FSH、LH和催乳素水平检查。如果睾酮正常,修改诊断并考虑用非侵入性药治疗。

d. 性交痛障碍:临床评估指导的实验室评估有助于发现相关器质性病因。

(1)门诊实验室步骤:包括用盐水和氢氧化钾湿涂片检查阴道分泌物,以诊断阴道炎或阴道疾病;尿分析、尿培养和前列腺分泌物检查用于诊断相关泌尿生殖系统感染,以及衣原体、单纯疱疹和淋球菌感染的检查(见第21、51、61和第64章)。

（2）阴道镜检查有助于诊断特殊阴道或宫颈疾病，如人乳头状瘤病毒感染。

（3）盆腔超声有助于诊断附件、子宫或阴道穹窿病变。

（4）腹腔镜检查有助于诊断或者治疗某些病例的附件或腹膜内病变。

（5）肛门镜检查或乙状结肠镜检查有助于发现相关结肠直肠病变（见第52章）。

三、治疗

A. 治疗方案： 医生可以从5个层次处理患者的性问题。

1. **层次1**　检出病例。最初询问性史方面的问题，然后转诊给其他专家进行评估和治疗。

2. **层次2**　评估主要问题。在日常工作中收集基本性方面病史的资料，并提供对于正常解剖、生理和性功能的基本教育。当患者有性方面的问题时，需进行有针对性的现病史询问和体格检查。如果需要安慰和基本教育以外的治疗，转诊给其他专家。

3. **层次3**　全面评估。收集详细的性方面病史，包括社会心理和健康病史，进行全面的体查并通过适当的实验室检查和诊断手段来评估器质性病因。

4. **层次4**　治疗器质性病变并转诊进行性心理治疗。治疗器质性病变，或者在需要特殊治疗（如阴茎植入）时与另一名医生共同治疗。继续提供心理支持，但最好转诊至性治疗专家处进行性心理治疗。

5. **层次5**　同时进行器质性病变的治疗和性心理治疗。选择一个所需层次，在主要医生决定起什么作用之前，他们必须确定他们自己对性疾病的兴趣以及他们想要提供的照顾。他们还必须建立专业转诊系统以提供能力或兴趣范围之外的照顾。以下机构的会员身份或认证是性治疗专家能力的认可标识：性治疗与研究协会，美国性教育、咨询与治疗学会，性科学研究协会。

B. 性心理治疗

1. **标准原则**　目前性心理治疗的几项基本原则。

a. 人们对自己的性行为负责。

b. 行为改变导致性态度、性表现和感受的成长。

c. 每个人都应得到健康的性。

d. 生理放松是性兴奋的基础。

e. 性功能障碍存在性与非性方面的分界线（如职业压力或婚姻问题）。

2. **认知-行为治疗**　认知-行为治疗包含行为治疗和其他治疗，是大部分性功能障碍的性心理治疗选择。行为治疗专家认为性功能障碍是习得适应不良的行为所导致的患者恐惧性交。在治疗中，医生为患者建立阶梯式焦虑诱发情境，然后帮助他或她通过系统的脱敏治疗以控制自身的焦虑。这个过程通过鼓励抗焦虑行为来抑制已习得的焦虑反应。

3. **马斯特斯和约翰逊的两人参与式治疗**　两人参与式治疗需要一对夫妻组成男女合作治疗小组，认知男性和女性的性体验、角色不同，从而确立性别平等和平衡的治疗重要性。因为其他治疗法很成功而且费用便宜，所以现在很少机构使用两人参与式治疗。

4. **感觉集中**　由马斯特斯和约翰逊发展的独创行为模式被称为感觉集中训练，因为其强调对触摸、视觉、声音和嗅觉的感官感受。当患者集中于自己的感觉时，他们往往放松并跨越阻抗自身生理反应的障碍。伴侣首先学习享受全方位的触摸、抚摸、探查、按摩，并欣赏对方身体，除外生殖器。当双方对于相互抚摸除生殖器以外的身体都习惯并觉得舒适时，增加生殖器抚摸训练。激发性欲的抚摸进展到阴茎插入阴道，一开始不进行抽插，然后进行完整的有高潮的性交。夫妻学习用幻想来分散他们关于强迫性行为的担忧，并用语言和非语言交流双方的需要。

5. **催眠疗法**　催眠疗法先进行一系列非催眠的步骤以建立医生-患者之间的安全的关系，设立治疗目标。治疗主要是去除症状和改变态度。患者开始在性生活之前使用放松的技巧，而且学习各种方式来处理诱发焦虑的性方面情境。

6. **集体治疗**　集体治疗能在一个强有力的支持环境下检查患者的内心和人际交往问题，这有助于解决性方面的问题、改变错误的观念，并为性解剖学、生理学和各种行为提供准确信息。由性功能障碍的夫妻组成小组，对于确认个人偏好、提高自尊和自我接受特别有效。

7. 传统夫妻治疗　夫妻治疗也很重要,因为有问题的夫妻关系会产生压力、疲惫和病理性心境恶劣,这些都是常见的性功能障碍的基础。治疗帮助伴侣发展沟通技巧,建立实际的关系期望,解决冲突,建立信任。

C. 具体的性治疗方法

1. 定向的自我刺激　这是迄今为止女性原发性高潮功能障碍最有效的治疗(B 级证据)。以性解剖学和生理学的基本教育开始,女性经过触觉和视觉自我探索阶段、用手刺激愉悦感觉部位的阶段、性幻想和印象发展阶段、独立感觉集中训练阶段,然后与伴侣共同进行感觉集中训练阶段,最后达到与伴侣分享有效刺激技术的阶段。

2. 刺激-中止或挤压术　Semans 的刺激-中止技术和马斯特斯和约翰逊的改良挤压术都用于治疗早泄(B 级证据)。这个技术以夫妻拥抱和互相爱抚开始,直到男方的阴茎勃起。然后他平躺下,他的伴侣开始刺激他的阴茎,而他集中注意力于自己的唤醒感觉。在马上要达到射精点时,告诉他的伴侣停止刺激。这时候,马斯特斯和约翰逊指导女性用拇指和示指牢牢挤压阴茎冠状沟下端。目前的治疗师大部分建议男性自己挤压。当女性挤压时,这自相矛盾地提示勃起在她的掌控中,而不是他的。不过通过挤压或没有挤压,夫妻等待数分钟,直到唤醒感觉消散。在男性射精前重复这个刺激和中止的过程数次。

在 4~5 次成功的刺激-中止练习之后,夫妻尝试阴茎在阴道里的刺激-中止技术。取男下女上位,男方的阴茎缓慢滑上滑下。当他快要达到射精点时,停止运动直到感觉减退。同样,在射精前,重复这一过程数次。

当男性在这个程度的刺激下可以控制射精时,他的伴侣开始以阴道插入来刺激阴茎,直到他开始感觉到要射精。这时候,他告诉她停止刺激,直到感觉消退。在他射精前同样重复数次。

夫妇至少每周完成一个刺激-中止的疗程,直到他们学会在性交时自然使用这个技术。最终,他们用其他体位来做这个治疗。但是,大部分男性在男上女下位时很难控制射精。夫妻侧体位往往成为最受欢迎的性交体位。

3. 系统脱敏　系统脱敏既能治疗性交困难又能治疗阴道痉挛(C 级证据)。治疗第一步是盆腔检查,操作时必须仔细,使患者安心,并进行适当教育。该检查是为了排除盆腔疾病,证实有可能获得阴道舒适的感觉,确认阴道问题在女性的掌控之下,让女性去了解功能障碍的心理生理组成(例如,妇女可以用镜子看到阴道口非自主收缩,让女性观察心理问题与生理问题之间的关系),该检查也可以使医生向女性保证她是正常的,并教导她克服此类问题的具体方法。在检查中,医生也教导她的伴侣学习解剖学和精神躯体生理学的内容,并保证他可以观察到阴道成功容纳的过程。

检查后,脱敏的第一步是向女性保证,情况完全在她的掌控下。当她说"停止"的时候,停止检查。演示无痛阴道插入可能需要几次课程。女性得到一面手持镜子,可以在检查全过程使用,医生可以教授她外阴和阴道解剖学知识,而她可以看到自己的肌肉收缩。她被教导先后收缩和放松她的腹部、大腿内侧和阴道口肌肉。通过辨认和收缩,她可以更容易地放松这些肌肉。

然后,教导女性在收缩阴道口肌肉时进行"向外用力和向内用力"(凯格尔运动)。当她可能很好地做此动作,医生(得到患者的允许)将他或她的示指指尖放在阴道口,让女性向外用力并挤开示指。这一过程进行几次后,手指尖会自然地进入阴道。女性常常觉得,手指是被阴道"捕获"的而不是插入阴道。她学习到,她可以主动控制物体进入她的阴道,而且是无痛的。

在女性舒适地容纳了医生的指尖后,她重复同一过程,先使用她自己的指尖,然后她配偶的指尖。当她收缩和放松包绕着手指的阴道肌肉时,她学到可以控制插入和体验无痛阴道容纳。

女性可以舒适进行这些训练后,她通过几小步来逐渐进行性交。在她被完全唤醒后,她将伴侣的阴茎插入阴道。双方必须达成一致:女方总是控制性交过程中的收缩度、放松度和插入程度,而且她不会经历阴道疼痛。

D. 活动减退的性欲障碍

1. 睾酮　正常水平的睾酮并不会使男性受益。事实上,它可以通过增加性欲但不同步增加性唤醒,而使勃起障碍的男性问题复杂化(C 级证据)。在睾酮值＜100ng/dl 的性腺功能减退的男性中,标准治疗是肌注睾酮庚酸盐或环戊烷丙酸盐(每 2～4 周 100～200mg)(C 级证据)。经皮治疗也是有效的睾酮替代疗法(睾酮贴剂 2.5～7.5mg/d,或者雄性凝胶 50～100mg/d)(A 级证据)。口服药物效果欠佳,而且可能导致肝脏问题(如胆汁淤积性黄疸)(A 级证据)。睾酮治疗的潜在危害包括前列腺特异抗原水平升高和前列腺增大。这些危害可能增加患前列腺癌的风险,因而应定期进行癌症筛查。

几个设计完美的研究显示,对于绝经后或手术后绝经女性,150～300μg/d 经皮睾酮能增加性欲和高潮愉悦(A 级证据)。2%睾酮阴道霜与舌下和口腔黏膜制剂正在临床试验阶段。雄激素必须与雌激素联合使用(B 级证据)。

2. 多巴胺能药物 能增加性欲的多巴胺能药物包括阿朴吗啡、溴隐亭、培高利特、左旋多巴、卡麦角林。甲磺酸溴隐亭特别用于治疗高催乳素血症。剂量从 1.25mg/d 开始,每 3～7 天增加1.25mg,直到血清催乳素水平正常(C 级证据)。常用治疗剂量为 2.5mg,2 次/日。

3. 抗抑郁药 一些研究显示,不同类别的抗抑郁药可以增加性欲(B 级证据)。这些药物包括安非他酮、诺米芬辛、曲唑酮、文拉法辛、芬氟拉明。更多关于剂量的信息见第 92 章抑郁症。

E. 性厌恶:性心理治疗包括认知-行为技巧、脱敏和解决过往虐待等联合个人和配偶治疗是性厌恶最有效的治疗方案。

F. 勃起障碍

1. 全身药物

a. 睾酮用于性腺功能减退的男性,见活动减退的性欲障碍。

b. 西地那非:是口服 cGMP PDE-5 抑制药,人海绵体里的主要同工酶。它增加氧化亚氮水平,放松内皮肌肉,增加海绵体血流。可以有效治疗器质性、精神心理性和多种病因的勃起功能障碍(A 级证据)。它以性刺激为前提激发勃起机制,没有刺激的话不能起效。男性在性交前 1h 左右一次口服 50～100mg。西地那非在 30min 内起效,持续 4h。最常见的不良反应有头痛(16%)、潮红(10%)、消化不良(7%)、鼻充血(4%)、尿路感染(3%)、视觉反应(3%)和腹泻(3%)。其他通过或抑制细胞色素 P450 系统代谢的药物可以增加西地那非的药物水平。西地那

非也可能使应用硝酸盐类药物的患者出现低血压反应,因此对于使用任何形式有机硝酸盐的患者是绝对禁忌。

伐地那非和他达拉非是较新的 PDE-5 抑制药,与西地那非的药动学和有效性类似,但也有些不同的特性。伐地那非有较高的生物化学效应。能很好地耐受,药理学和副作用都与西地那非类似。近期的研究显示 60% 使用西地那非无效的男性使用伐地那非有效(B 级证据)。其使用方式是性交前 1h 一次性使用 10～20mg。

与其他 PDE-5 抑制药相比,他达拉非起效较慢,但半衰期较长,使用后持续 36 小时有效。主要的不良反应是发病率为 6%～9%的背痛,但是这种背痛通常轻微而且具有自限性。使用方式是性交前 1～24h 内使用 10～20mg。

c. 育亨宾:α肾上腺素受体抑制药,通过限制阴茎静脉血液外流改善阴茎勃起,并且通过中央神经系统效应增加性欲。剂量是 6mg,口服,3次/日。一份最近关于 7 个合格的随机对照试验的系统综述推荐它作为有效的首选药物干预(A级证据)。一些研究同样表明,它可以有效治疗由选择性 5-羟色胺再吸收抑制药诱发的性功能障碍,而且可能与曲唑酮(睡前使用 100～200mg)有协同效应(B 级证据)。

d. 甲基磺酸酚妥拉明:口服肾上腺素受体抑制药,通过放松平滑肌组织和扩张动脉引起勃起。在各种原因导致的轻微勃起功能障碍的男性中均进行了该药的研究。男子大约在性交前 15min口服 20～80mg。不良反应包括头痛、面部潮红和鼻塞。结果显示这种药物治疗轻度勃起功能障碍是安全有效的。

e. 阿朴吗啡:作为多巴胺激动药降低勃起和射精反射的反应阈值而发挥勃起效应的(SORⒷ)。曾在轻度或不明显的器质性病变男性中进行该药的研究。这种药作为颊黏膜含服药物,使用剂量分别为 2、4、6mg。主要不良反应是恶心。其他观察到的不良反应包括持续性的呵欠、呕吐和低血压。

f. 纳曲酮:长效的阿片类拮抗药,可以促进勃起功能,剂量是 25～50mg/d(C 级证据)。与育亨宾联合使用具有协同作用。

2. 局部药物

a. 硝酸甘油：对于阴茎平滑肌有局部作用，放松肌肉后出现充血（C 级证据）。尽管支持其临床效果的对照研究很少，但有轻度血管性、神经性或混合性唤醒功能障碍的男性可能从硝酸甘油的尝试治疗获益，从而避免了侵入性治疗。男性在性交前将 1.25～2.5cm 2％软膏涂于阴茎上，在性交时用避孕套以避免伴侣的黏膜吸收硝酸甘油并发生全身副作用。经皮贴剂在性交前 1～2h 使用，也可以改善勃起。

b. 几项临床研究显示，阴茎头局部用 2％米诺地尔溶液可以改善勃起，甚至可能比硝酸甘油更有效（C 级证据）。

c. 局部联合用前列地尔和吸收促进剂正在临床研究中。

3. 海绵体腔注药　患者可以用 27G 注射针头将罂粟碱、前列腺素 E1 或各种混合物注射入海绵体内以诱发勃起。这个方法对于神经源性、轻度血管问题性或两者混合性的障碍，以及部分精神心理性病因但性心理治疗失败的男性都相当成功（A 级证据）。治疗从低剂量的罂粟碱或前列腺素 E1 开始，逐渐增加剂量直到能充分勃起并维持 1～2h。一般需要 10～80mg 罂粟碱或 10～40μg 前列腺素 E1。

Bimix 是 25mg 罂粟碱与 0.8mg/ml 酚妥拉明的混合制剂。注射剂量为 1.0～1.5ml。Trimix 是罂粟碱、前列腺素 E1 和酚妥拉明的混合制剂。

注射不得超过每周 3 次和每月 10 次。并发症包括阴茎异常勃起（0.33％）、海绵体组织纤维化（2.8％）、血肿、阴茎海绵体炎、疼痛和血压改变（往往是直立性低血压）。持续超过 4h 的勃起应用稀释的去氧肾上腺素冲洗海绵体来逆转。

0.025mg 血管活性肠肽与 2.0mg 酚妥拉明的混合制剂是正在进行研究的一种药物，该制剂是预先装满、随时可以使用的自动注射器，根据报道，总有效率为 80％，在其他海绵体内注药治疗失败的男性中有效率为 70％（B 级证据）。最常见的不良反应包括暂时性的脸部潮红（53％）。与其他注射治疗相比，这种治疗的阴茎异常勃起、纤维化和疼痛发病率都比较低。

海绵体内注药治疗可用于治疗早泄和勃起障碍。对于前者，它可以使男性在过早高潮后仍然可以继续性活动。

4. 前列腺素 E1 尿道内给药　前列腺素 E1 尿道内给药治疗指的是在排尿后用给药器把含有前列腺素 E1 的小药丸插入尿道。通过黏膜吸收后，前列腺素 E1 松弛平滑肌和扩张动脉。使用药物后，男性必须以手刺激阴茎 10s，然后走动 10min 来刺激勃起。最大反应发生在 20～25min。小药丸的剂量有 125、250、500 和 1000μg。不良反应包括阴茎疼痛（32％）、尿道灼烧感（12％）、尿道少量出血（5％）、睾丸疼痛（5％）、低血压（3％）和眩晕（2％）（A 级证据）。

5. 联合治疗　单一治疗失败的时候，联合治疗可能会成功（B 级证据）。一项研究联合使用西地那非和尿道内或海绵体腔内注入前列地尔的治疗显示，单一治疗失败后这一联合治疗的成功率为 47％～100％。各种对照试验正在研究联合其他药物与西地那非的治疗，包括前列地尔、多沙唑嗪、阿朴吗啡。其他联合（PGE$_5$ 抑制药机械泵或海绵体腔内、尿道内注入前列地尔；PGE$_5$ 抑制药与局部用药物）也可能成功，但这些尚未经研究证实。

6. 阴茎假体术　阴茎假体术在美国是最可靠的手术选择，最常见的是植入充气式阴茎假体（A 级证据）。制造商目前所提供的可靠假体，由直径和长度都可以膨胀的圆筒、一个阴囊泵和腹部储存器组成。为了减少多成分装置的机械故障，并模仿自然勃起，一体式可膨胀装置正在设计中，圆筒内包括充气室、储存器和机械泵。阴茎假体植入并不复杂，但多数装置需要在 48～60 个月后更换。可能的并发症包括机械故障（0～3.2％）、感染（1.9％～8.3％）、侵蚀、阴茎坏疽、假体大小不适和硅树脂脱落。

7. 机械治疗

a. 真空泵：阴茎真空泵也可以帮助勃起（A 级证据）。患者将润滑的圆筒置于阴茎上，使用附着的手持泵来泵出空气，产生真空从而使血液流入海绵体。当阴茎勃起时，用弹性带缠绕阴茎基底部来维持充血，去除圆筒。可能的并发症包括阴茎水肿、阴茎感觉减退、射精受损、皮下出血、阴茎坏死。目前这些装置不再需要医生处方就可以买到。

b. 收缩环：常常与真空泵一起包装销售，但对于患有轻至中度静脉渗漏却没有动脉功能不全的勃起功能障碍的男性来说,可能只需要收缩环这个装置(C 级证据)。Soft Touch 环(美国美信药业公司)的优势在于容易解除而不会缠绕阴毛,而 Pressure Point 环(美国 Osbon ErecAid)包括 V 形腹侧部分以减少尿道梗阻,因此改善精液流动。

G. 女性性唤醒障碍

1. 并发疾病和潜在疾病　治疗并发疾病和潜在疾病是处理女性性唤醒障碍的第一步。这种障碍很少作为单一疾病出现,往往作为先于唤醒障碍的并发疾病的伴发情况。如果生殖器疼痛、性快感缺失或慢性器质性疾病存在,这些问题应在唤醒障碍治疗前先行检查和治疗。

2. 全身药物

a. 西地那非(50～100mg)可以增加阴蒂海绵体的血流。评估该药治疗女性性唤醒障碍有效性的临床研究于 2004 年结束,但是对其有效性结论不一。

b. 在一项研究中,40mg 甲基磺酸酚妥拉明作为口服药或阴道溶液可以增加阴蒂血流、改善主观唤醒(B 级证据)。

c. 阿朴吗啡正在欧洲进行研究。

3. 局部药物　临床试验正在研究局部应用前列地尔。

4. 器械治疗　爱神治疗设备(UroMetrics 公司)是一个手持小设备,由软塑料杯与小真空泵连接组成。患者将杯置于阴蒂上,泵产生的柔和真空会增加生殖器血流,使阴蒂充血。阴蒂血流的增加也提高了阴道润滑、改善女性达到高潮的能力(B 级证据)。

H. 女性高潮障碍

1. 性心理治疗　在多项对照试验的治疗结果中,感觉集中、系统脱敏和定向自我刺激往往对于高潮功能障碍患者有很高的改善率(B 级证据)。

2. 全身药物　在一个非抑郁的女性样本的研究中,150～300mg/d 安非他酮能明显改善高潮能力(B 级证据)。

3. 器械治疗　曾有报道定期使用(每周 3～4 次)爱神治疗设备能改善女性高潮能力(B 级证据)。

I. **男性高潮障碍**:男性性快感缺失的常见病因是使用了干扰高潮的药物,尤其是抗抑郁药。性心理治疗,包括自我刺激训练,可能对部分男性有帮助(C 级证据)。

J. 早泄

1. 性心理治疗　刺激－中止－挤压术在有口服药前是早泄的标准治疗方法。现在最常与药物联合使用,用于治疗对药物反应不佳的男性。

2. 全身药物

a. 在一项研究中,在性交前 12～24h 服用氯米帕明 25～50mg,70% 的早泄男性阴道内性交时间能至少有效延长 2min。在另一项研究中,氯米帕明能使射精潜伏期延长 2～8min。服用药物到最大射精控制之间的最短时间尚不清楚。研究得知的最短间隔是 4～6h(B 级证据)。

b. 帕罗西汀的以下几种不同用法可以延长射精潜伏期:按照需要,性交前 3～4h 服用 20mg;或是长期使用,10mg/d;或是长期使用基础上,性交前 3～4h 按照需要再服用 20mg。所有方法都能延长射精潜伏期,长期每日服用 10mg 加上性交前服用 20mg 的方法的改善效果最明显(B 级证据)。另一项研究显示,10mg 加上 20mg 的基础上,性交前另外服用 50mg 西地那非能使患者进一步获益(B 级证据)。

c. 舍曲林也能通过其血清素能性效应延迟射精。常用剂量是性生活前 3～5h 服用 50～100mg。最常见的不良反应是嗜睡。

d. 氟西汀用于治疗早泄的剂量是 20～60mg。

e. 在临床试验中,达泊西汀是第一个在临床试验中经美国食品和药物管理局批准用于治疗早泄的药物。在已发表的试验研究中,男性在性交前 1～3h 服用达泊西汀 30～60mg,射精潜伏期时间延长 3～4 倍。尽管最初美国食品和药物管理局并没有批准该药的申请,制造商还是继续努力获得批准。

f. 三环类抗抑郁药可能因为它们抑制射精的胆碱能成分,所以有助于治疗早泄。患者在性生活前 3～5h 服用 1 次,初始为低剂量(如 25mg 阿米替林),随后逐渐增加,直至获得射精控制、出现副作用或达到最大药物推荐剂量(B 级证据)。

g. 硫利达嗪的标准抗抑郁的剂量也可能对

早泄男性有益(C 级证据)。它是本类药物中最有效的抗胆碱能和 α 肾上腺素能抑制药,可能正是通过这些效应来延迟射精。

　　h. 酚苄明是用于治疗高血压的 α 肾上腺素能抑制药。早泄男性的使用剂量为 20～30mg/d,酚苄明能在最小副作用时改善射精和勃起(C 级证据)。最适用于不想生育的男性,因为它能抑制精液泄出。

　　3. 局部药物　一种利多卡因-丙胺卡因霜(恩纳)有助于预防早泄(B 级证据)。在临床研究中,男性在性生活前 15～30min 使用 2.5g 涂于阴茎头和阴茎体上,然后在性交前戴上避孕套或者擦去药物。镇痛作用在用药后 2～3h 达到峰值。

　　K. **性交困难和阴道痉挛:**女性性交疼痛的所有器质性原因必须治疗。对于持续性性交困难和阴道痉挛的患者,系统脱敏治疗是最有效的治疗方法(C 级证据)。

　　L. **抗抑郁药相关性功能障碍:**抗抑郁药常常导致性功能障碍,40%～70%服用选择性 5-羟色胺再吸收抑制药的患者报告有性功能问题。医生必须有效控制这些治疗引发的功能障碍,以便患者坚持抗抑郁治疗,预防抑郁复发和严重抑郁反复。以下 5 种治疗选择可用于控制这些麻烦的副作用。

　　1. 抵抗副作用的处方药　各种受体激动药、部分激动药或对抗剂药物都已经进行过试验,但缺乏设计良好的、安慰剂对照的双盲研究来证实其有效性。关于赛庚啶、丁螺环酮、金刚烷和格拉司琼的少数研究并没有发现它们相对于安慰剂的显著作用。

　　2. 选择较少导致性功能障碍的抗抑郁药　当开始抗抑郁治疗时,选择较少导致性功能障碍的药物,如奈法唑酮、米氮平、安非他酮。

　　3. 增加或用另一种抗抑郁药替代　这种情况下最多使用安非他酮,可以用以下三种方法中的一种处方:性生活前 1～2h 按需服用 75～150mg;或者与一种选择性 5-羟色胺再吸收抑制药联用,每日服用;或者联用安非他酮与 5-羟色胺再吸收抑制药,在选择性 5-羟色胺再吸收抑制剂达到改善性功能障碍的剂量后,逐渐减少其剂量并且停药(B 级证据)。

　　4. 适应　一些患者可以自行改善,或者耐受了治疗引发的性功能障碍副作用。但是关于这种适应是否有临床显著性意义存在争议。因为有更好的治疗方法可以选择,目前这一观察方法较少使用。

　　5. 西地那非　研究显示对于服用选择性 5-羟色胺再吸收抑制药的勃起功能障碍男性,西地那非能显著改善射精和高潮(A 级证据)。另外,有勃起功能障碍的抑郁男性和其他亚组的男性对于西地那非同样有效(A 级证据)。研究剂量为性生活前 1 小时服用 25～200mg。使用西地那非的男性患者可以继续有效的抗抑郁治疗。

　　在标签公开和双盲的安慰剂对照研究中,女性和男性一样,在性交前服用西地那非 50～100mg 也可以逆转治疗导致的性功能障碍(A 级证据)。

四、预后

　　A. **性欲障碍:**很少研究显示,男女患者的性欲障碍均不会导致持久的行为改变(B 级证据)。一项研究显示,治疗后,初始改善维持了 3 个月,但 3 年后倒退回治疗前水平以下。如果是以下几种情况,预后会较好:继发性障碍、年轻伴侣、症状出现<1 年、婚姻关系稳定、伴侣情绪稳定和愿意接受治疗、伴侣双方认为对方可爱且有吸引力、双方在性行为中感觉愉快、双方在性定位或主要精神病理上没有分歧、夫妻认真完成治疗中的家庭功课。

　　B. **勃起功能障碍:**勃起功能障碍的自然病史和预后取决于很多因素,尤其是潜在病变。在近期诊断水平进步,能够鉴别诊断器质性和精神心理性病因之前,就已经获得了大部分性心理治疗成功的数据。成功率达到 50%～90%(C 级证据)。手术植入以达到有效勃起的成功率是 85%～95%,长期患者满意率达到 80%,伴侣满意率 60%～80%(A 级证据)。海绵体内注射的成功率为 60%～92%,但是只有 50%～80%从一开始自我注射的男性能够坚持长期使用这个方法(A 级证据)。对真空-收缩装置的满意度为 68%～92%,其中 60%的男性可以成功使用并长期坚持(A 级证据)。报道的尿道前列腺素 E1 给药的成功率大约 40%(A 级证据)。口服药物的成功率各不相同。在一份对随机对照研究的系统回顾中，育亨宾治疗的比值比（OR）为 3.85，为有效治疗（A 级证据）。70%～85% 使用西地那非和其他5 型磷酸二酯酶抑制剂的男性可以在性交时充分勃起（A 级证据）。有糖尿病和一些神经性功能障碍、脊髓受损、前列腺手术和盆腔放疗的男性的治疗有效率较低，为 35%～67%（A 级证据）。对于轻度勃起功能障碍的男性，酚妥拉明的剂量为40mg 时治疗成功率为 37%，80mg 时为 45%（B级证据）。用于轻度勃起功能障碍时，阿朴吗啡2mg 的治疗成功率为 46%，4mg 为 52%，6mg 为60%（B 级证据）。

C. 女性高潮障碍：未治疗的女性高潮障碍的自然病史尚不清楚。当治疗针对性方面因素时，女性高潮障碍对治疗反应快速而且成功率高。当传统的夫妻治疗联合性治疗时，继发性高潮障碍的女性治疗效果较好。马斯特斯和约翰逊报道的双性别疗法治疗原发性障碍的成功率是 83%，继发性障碍的成功率是 77%（C 级证据）。定向的自我刺激训练对于治疗原发性障碍，能够成功帮助 90% 女性在自我刺激时达到高潮、75% 与配偶同时达到高潮（C 级证据）。随着新药物的出现，以及把爱神治疗设备融入治疗，这些结果数据可能提高得更多。

D. 男性高潮障碍：因为这种情况较少，所以关于男性高潮障碍的结果研究很少。报道的成功率为 46%～82%（C 级证据）。

E. 早泄：马斯特斯和约翰逊的刺激-中止-挤压术的成功率为 95%（C 级证据）。其他约为60%。但是，长期的成功率很低。在一项研究中，早泄男性治疗后马上显示出性交前爱抚时间、性生活满意度、男性接受度、性交持续时间的改善。但是，治疗 3 年后，性生活的频率和欲望、性交持续时间和婚姻满意度全部下降，婚姻满意度和性交持续时间跌至治疗前水平。

最佳治疗药物是氯米帕明、舍曲林、氟西汀、帕罗西汀。根据报道，氯米帕明的性生活满意度达到 53%，并且射精潜伏时间显著性增加（B级证据）。舍曲林的性生活满意度为 42%～87%，射精潜伏时间明显增加（B 级证据）。关于氟西汀治疗成功的数据不一。一些研究提示氟西汀使射精潜伏时间显著增加，但另一些显示其与安慰剂

并无区别（B 级证据）。使用帕罗西汀的男性报告性生活治疗改善高达 75%（B 级证据）。当联合使用帕罗西汀和西地那非，射精潜伏时间进一步延长，总体性生活质量增加至 87.5%（B 级证据）。在利多卡因-丙胺卡因局部用药研究的预试验中，80% 的受试者评价结果为"很好"或者"改善"（B 级证据）。

F. 性交困难：预后取决于相关器质性问题的性质和何种治疗能够成功。纯心理因素性的女性的成功率大概为 95%（C 级证据）。

G. 阴道痉挛：阴道痉挛对于治疗反应非常好。在一组随访 4 年的女性中，95% 的患者获得并维持性功能（C 级证据）。以下情况的治疗效果都比较好：渴望生育、丈夫主导的咨询和夫妻认知到问题是心理因素导致的。以下因素与治疗失败有关：坚持认为病变是器质性的、既往有生理问题的、大量误导的性信息、对于外生殖器的负面态度、对性传播疾病的恐惧和父母对于性的消极态度。

（赵　晶　王家骥　译）

参考文献

[1] Bachmann GA，Avci D. Evaluation and management of female sexual dysfunction. The Endocrinologist，2004，14(6)：337-345.

[2] Basson R. Recent advances in women's sexual function and dysfunction. Menopause，2004，11(6)：714-725.

[3] Halvorsen JG. The clinical evaluation of common sexual concerns. CNS Spectrums，2003，8(3)：217-224.

[4] Lewis JH，Rosen R，Goldstein I. Erectile dysfunction：A panel's recommendations for management. AJN，2003，103(10)：48-57.

[5] Meston CM，Frohlich PF. The neurobiology of sexual function. Arch Gen Psychiatry，2000，57(11)：1012-1030.

[6] Rosen RC，Riley A，Wagner G，et al. The International Index of Erectile Function(IIEF)：A multidimensional scale for assessment of erectile dysfunction. Urology，1997，49：822-830.

[7] Rosen RC，Cappeleri JC，Smith MD，et al. Development and evaluation of an abridged，5-item version

of the International Index of Erectile Function(IIEF-5)as a diagnostic tool for erectile dysfunction. Int J Impotence Res,1999,11(6):319-326.

[8]　Rosen R,Brown C,Heiman J,et al. The female sexual function index(FSFI):A multidimensional self-report instrument for the assessment of female sexual function. J Sex Marital Therapy,2000,26:191-208.

第五篇
预防医学及健康促进

第100章 行为改变的咨询

David C. Pole, MPH, Ryan M. Niemiec, PsyD, & Laura B Frankenstein, MD

要点

- 为顺利与患者分离信息,必须了解①患者希望达到的效果是什么;②过往治疗中哪些方法是有效的,哪些是无效的;③患者面对的难题是什么。
- 供给方能够开展一项技能以便顺利地共享信息,如此才能帮助患者了解如何采纳医疗管理建议、顺利地践行自我管理以及采取预防行为。
- 同患者建立"行动计划"并培养其自我管理能力,这会增强自我能效以及积极效应。
- 供给方应根据患者改变意愿的强弱采取不同的方法与沟通。

一、引言

应制定明确的目标以使患者能完全参与到预防或治疗疾病和(或)保持健康状态的进程中。要想达到健康状况改进的效果,就必须依赖于技能熟练的供给方和积极主动的患者之间的配合,当然两者都要了解治疗的进程。患者并非时时都了解或主动配合,并会在参与健康行为时表现出高度的自我效能。以下技术准则旨在提供一个"工具包"来增强你对病患的不同健康行为进行有效的咨询指导能力。

二、能有效改变生活方式的短期干预的构成

A. 患者关注:要尽可能针对患者的需求和兴趣制定干预方案。

B. 健康关联:回顾干预对患者身心健康的预期影响。

C. 行为导向:注意患者行为的多样性,建立"行动计划"对制定干预方案很有帮助。

D. 可行性:要考虑到什么目标是患者当下有能力达到的,制定的干预方案是容易实现和有效

的"小步走"。

E. 可控性:制定的干预是患者可接受的(如让患者每天走1英里而非每周减少2磅)。

F. 可测性:跟进干预过程,鼓励患者自我监督。

G. 实用性:应在患者的日常生活中实施干预,并鼓励他们立即发生改变。

三、医师的心态

A. 要考虑到生命期限和背景因素:每个人都是由其生活中的许多因素导致当前的状态,如文化、环境、情感、信仰、遗传学、生物学、精神层面、卫生健康方面的教育水平等。

B. 专注于眼前:专注于你现在约见的患者,不要考虑上一个或下一个患者。

C. 诊断的是行为及选择,而非个人:不能说患者是有缺点的或者是错的,而只是他们的行为和选择是有缺陷、有问题的,要把这个观念当做一切考虑的前提。

D. 记住积极的一面:相对于错误的行为,除去他们在处理现状时的遭遇和面对的挑战,肯定每个患者身上有更多正确的方面。

E. 考虑优点:每个患者都有能被开发出来帮

助他们恢复的优点或长处,比如创造力、心存希望、团队合作、热情、感激等。

四、改变阶段

改变阶段模型几乎可以被实施到任何生活方式或行为的变化中(如戒烟、减肥、健康膳食等)。表 100-1 描述了改变阶段及其所对应的患者表现和供给方任务。

表 100-1

改变阶段

改变阶段	患者意愿	供给方任务
计划之前	无意改变、不知晓存在的问题	对健康方面的教育
计划阶段	知道存在的问题,但不愿改变,会感到拘束或承诺将来会改变	成本收益分析,指出患者目标与行为之间的不一致性
准备阶段	通常在 1 个月之内准备做改变	帮助制定明确的行动计划
行动阶段	致力于贯彻执行一项改变	鼓励追踪/监督行动;验证/提供反馈信息;讨论/得到社会支持
维持阶段	持续改变约 6 个月	考察进展情况,解决患者后顾之忧,强调成功,增强患者信心
处理或预防故态复萌	患者忽视行为,重拾旧习	评判选择而非患者;专注于以往的成功,注重过程而非完美的结果;为增强健康行为寻求新技能或支持

A. 确定改变意愿或目前阶段:评估患者对这件事重要性的认识程度和参与健康或不同行为的自信。患者的认识和信心程度能使你确定其内在动力水平和改变意愿的程度。请求患者回答下列关于具体行为的问题:

1. 在 0～10 的范围,对你来说_____(戒烟、锻炼、疾病管理等)有多重要? 0 是完全无关紧要而 10 是极其重要。

2. 在 0～10 的范围,若你决定_____(比如减肥)你有多大信心能做到? 0 代表完全没自信而 10 代表极其有信心。

3. 为什么你评分为_____?(比如 5)

4. 若将你的动力或自信提至 9 或 10 的水平需要什么因素?

5. 利用患者的回答来指导你决定合适的干预,如表 100-1。

B. 计划前的劝说阶段

1. 告知患者他的现状及其潜在对健康的负面影响。

2. 告知患者其行为与对现状的治疗或并发症预防的关系。

3. 提供适当水平的有关健康状况的教学资料。

4. 在随后的每次会面中持续询问患者的行为状况。

C. 从计划到行动

1. 使用决定平衡表或改变的成本收益来确定及突出患者在改变过程中可能遇到的冲突和矛盾心态,如表 100-2 所示。

2. 查阅患者的报表并突出显示其中的冲突(比如我听说戒烟就像失去一个朋友一样令人难受,但你同时又很担心自己的健康。)

3. 了解改变的成本并坚定患者的动力、自信以获得改变的收益。

D. 建立行动计划:鼓励患者确认以下几项:

1. 目标行为(锻炼、使用药物、戒烟、改变饮食习惯等)。

2. 该行为的特定目标(如我将开始行走锻炼)。

3. 行为的数量和频率(如每周一、三、五各走路 20min)。

4. 每天何时才需行动(如我每天上班前进行行走锻炼)。

5. 从 1～10 的范围中界定行动计划的自信度。

6. 为获得更多关于制定行动计划的信息和建议，可参阅 www.improvingchroniccare.org

（依次选取 Clinical Practice Change；selectSteps for Improvement 及 Self-Management Support）。

表 100-2

戒烟的决定平衡表图例

继续吸烟		戒烟	
成本	收益	成本	收益
担心健康；嗅觉疲劳；无法随时随地吸烟；社会声誉差；因呼吸不畅而无法从事某些活动	缓解压力；一直是"最好的朋友"；享受和朋友们一起吸烟的乐趣	更大压力；体重可能增加；失去唯一乐趣；断瘾症状	减少早晨的咳嗽；更有活力；节省金钱；对孩子是好榜样；不会再有人对我吸烟有意见

E. 坚持和防止反弹

1. 询问患者关于行动的进程，查阅患者保存的任何追踪工具或日志。

2. 对行为的任何进步给予正面评价。

3. 了解并帮助患者看到行为改变与健康结果或临床测量结果之间的联系。

4. 在行为改变的过程中下滑和倒退是自然的现象。只评判选中的行动步骤，不评判患者，讨论并明确引起方向偏离的诱因和能够保持令人满意的行为的支持是什么。

5. 问一些问题来帮助患者有意识选择及解决问题，要避免代替患者如何解决问题（建议性和指导性问题就可以）。明确资源并强化患者过往采取的有积极意义的步骤。鼓励追踪和监督并坚持到底。以下示例问题有助于从患者处得到额外的信息：

　　a. 发生了什么？

　　b. 失去了什么？

　　c. 接下来怎么办？

五、理解并解决健康教育水平较低的问题

　　A. 定义：个人获得、处理、理解并应用与健康相关的信息来作出明智的健康决定的能力。根据2003 年国家成人文化水平评估报告，不管学历有多高，超过 1/3 的患者在对医生提供的健康信息的理解和实施方面有困难。

　　B. 分组检视（每次只给 2~3 分，确认理解水平）。

　　C. 采用教学相长的方式（让患者将要点解释给你听）。

　　D. 采用明白的语言（在家里常说的话或者患者描述他们自己情况时用的词组）。

　　E. 语速尽量放缓（不要太大声）。

　　F. 运用一些图片、图表。

六、对健康行为的特别建议

　　A. **吸烟**：临床医师在戒烟过程中提供的咨询是很好的做法。每次和患者见面的时候都问一问他是否愿意戒除吸烟并告知其吸烟与健康状况相关的信息。当患者决定做出改变的时候，运用以下策略鼓励患者：

　　1. 建立一个特定的"戒除日期"。

　　2. 去除房间和车里一切与吸烟有关的用具。

　　3. 在他们原来吸烟的场所立起"禁止吸烟"的标示牌。

　　4. 告诉别人，他们已经戒烟并要求相应的支持。

　　5. 做一份继续吸烟会带来的影响及成本的列表，并将其贴在每天能看到的地方。

　　6. 张贴一份由于戒烟带来的健康和个人收益单。

　　7. 践行一种日常的压力处理活动（比如放松、自我催眠或全神贯注的冥想）。

　　8. 开始锻炼或提高锻炼强度。

　　9. 考虑尼古丁替代疗法（如嚼口香糖、喷雾吸入）。

　　10. 考虑药物治疗（如 Chantix、Zyban 等）。

　　11. 对于准备戒除烟草或者开始采取一些行为改变的患者来说，可以推荐一些自我帮助的网

站：

a. 美国家庭诊所学会——www. familydoc. org；进入之后搜索"戒烟"。

b. 美国肺病协会——www. lungusa. org；向下滚屏至"从吸烟中解放栏目"。

B. 营养：营养和饮食模式和肥胖一样会影响许多慢性疾病。做一个完整的饮食史研究，这可能需要与患者面谈并要一份每天的食谱。My Pyramid 网站（www. mypyramid. org）有评估工具和指南，饮食建议或饮食计划。这个站点在食物评估和寻找个人化的饮食建议方面做得很出色。

1. 未成年和成年女性需要额外补充钙质。

2. 怀孕妇女，婴儿和少年有特别的饮食需求。

C. 减肥的一般性建议

1. 需要时要包括注册的营养专家及其他受过培训的人员（如糖尿病教育师等）。

2. 建议均衡饮食，包含饮食金字塔指南中的五种主要食物类别以满足营养需求：谷物；水果；蔬菜；乳制品；肉和豆制品。

3. 除了正常的日常活动外还要增加体力活动水平和常规锻炼（目的就是每周多消耗1000卡路里或者每天增加10000步的步行）。

4. 确定一些简单的方法来减少脂肪卡路里的摄入以及反式脂肪和饱和脂肪（因其有导致心血管疾病风险）。

5. 少食多餐，且每餐应包含果蔬。

6. 践行日常的压力缓解活动（如放松、自我催眠、集中注意力呼吸）。

7. 建立一套特定的行动计划并追踪其效果。

D. 锻炼：建议所有患者定期做适当的有氧运动。某些人群因其年龄、性别或种群而存在特定风险而需给予额外关注，他们包括妇女、少数民族、文化水平较低的成人以及老年人。一般的体力活动应根据每个患者不同健康状况和生活方式"量体裁衣"。

1. 在这一过程中，成年人每周应在大部分日子里进行累计30分钟或更长时间的适当强度的体力活动（包括步行、栽花培木、跳舞等）。

2. 为安全锻炼提供指导说明。应建议那些可能加大受伤或医疗难度风险的患者从事适当的体力活动。参考疾病特殊锻炼指南或转诊至国家认证的训练专家进行锻炼。

3. 讨论 F. I. T. 三要素——频率、强度和时间。

4. 心血管功能正常者需要的热身和整理时间分别为5分钟。患有心脏病或高血压的患者可能需要最少7～10分钟的热身和整理时间。

5. 建议日常进行力量训练。为防止损伤，伸展运动一般建议在有氧运动之后进行。

6. 对于老年人来说，可以参看 AAFP 的治疗指导规范（www. aafp. Org/afp/20060801/437. html）。

7. 对糖尿病患者，可看 Position Statement：Physical Activity/Exercise and Diabetes. Diabetes Care. Vol. 27 Supplement 1，January 2004，S58-64。

E. 故意伤害

1. 自杀

a. 要警惕高风险患者的自杀想法，他们往往因为近期离婚、分居、失业、抑郁、酗酒和其他药物滥用、严重健康问题、独居以及近期丧亲之痛而具有较高自杀风险。青少年的自杀风险尤其高；风险因素包含在学校参与活动被拒绝、与同龄人之间形成孤立与关系发生变化、极度愤怒或打架行为。老年人也有超乎正常的自杀风险。

b. 应该询问有自杀想法的患者的计划施行程度（如分发个人财产、拥有武器、写过自杀笔记等）。若自杀倾向严重，医师应立即将患者转诊至精神疾病专家并考虑住院治疗的可能性。也应该把有自杀倾向的人告知给社区机构，像本地的精神健康机构以及犯罪预防中心。

2. 暴力

a. 不管是既往史（讨论之前的暴力经验与当前的风险因素，如家庭里的武器和同龄人之间及社区之间的纷争）还是身体检查（对于灼伤、瘀伤及其他令人痛苦的伤害的检测）都可被用于鉴别患者是否受虐待或是被忽视。若临床医生怀疑患者间存在暴力行为，他就应该把受害者和犯罪者都转诊到精神健康专家或其他社区机构以预防未来的暴力行为。

b. 儿童是否受到忽视或是虐待可以通过某些身体上的、行为上的以及医疗征兆来发现。对于这些可能遭受虐待的案例医生必须报告给当地的儿童保护服务机构。另外,临床医师应该对青少年的暴力风险信号保持警惕,比如打架、恐吓、长期撒谎、携带武器、有家庭暴力史或者与同龄人关系发生变化。

F.意外伤害

1. 机动车相关的伤害。极力主张所有患者使用联邦核准的乘坐者约束物(如安全带和儿童安全座椅),在骑乘摩托车、自行车、玩轮滑或溜冰(这些项目在跌倒时有很高摔伤头部风险)时佩戴安全头盔。

2. 受酒精或其他精神性药物影响的司机应避免驾驶或骑乘交通工具。

3. 为那些机动车驾驶受伤风险较高的个人咨询,如青少年和年轻人、酒或 其他药物服用者以及患有影响安全驾驶疾病的人。应鼓励这些人在参加社交活动时采取替代性的出行方式。

4. 车里的婴儿座位(完整的指南见美国儿科学会网站——www. aap. org/family/carseatguide. htm)

a. 要询问患者是否在车里使用儿童专用的座椅。

b. 在有安全气囊的汽车中,绝对不要把面向后方的汽车座椅在前排使用。

c. 所有小于 13 岁的孩子坐后排更安全。

d. 所有婴儿都应被放置在面向后方的座椅中,一直到他们长到 1 岁以后而且必须至少 20 磅重才能被放置在面向前方的座椅中。

e. 面向前方的车座或助力器可以一直用到孩子身高达到 4 英尺 9 英寸且年龄在 8～12 岁。

G.环境及家庭伤害:尽管被动的措施(如为防止中毒而设计的孩子打不开的容器)是防止伤害的最有效手段,但是临床医师应帮助患者减少家庭及环境中的伤害风险而进行咨询(比如跌落、溺水、火、毒药、窒息、枪支造成的意外。)

1. 安装烟雾探测装置并每月一检查,每年一更换电池。

2. 热水器温度设定在较低温度上——48.4℃

3. 鼓励在家带孩子的患者把全部药物、有毒物质、火柴以及枪支都收起来,放到孩子够不着的地方,并在电话旁边显著的地方放置紧急电话号码(比如警察局、消防局、911,当地毒药控制中心等)。

4. 有游泳池的患者应在游泳池和水疗池周围安装带有自碰锁和自动门的四面围栏。

5. 建议在所有窗户安装防护栏,指定为紧急消防出口的除外。

6. 骑自行车的人或以骑自行车(或速可达)孩子的家长应了解佩戴安全帽和护具。

7. 为避免老年人的摔倒事故,建议改造其居住环境。例如,钉牢地毯布置好家具确保通道没被杂物阻挡;降低厨房物品的高度以免过度地伸手够东西;定期测试他们的视觉敏锐度;严密检测会增加他们摔倒风险的药物的使用。建议年龄较大的患者进行适当的身体锻炼以保持、增加体力,柔韧性以及灵活性。患者如存在影响其灵活性的医疗状况应该就避免摔倒的特殊治疗方法进行咨询。

H.性行为

1. 性传播疾病(STIs)

a. 对未成年、成年及老年病患做一个全面的性以及药物使用历史的调查。并依据推荐的指南(见第 102 章)提供性传播疾病筛查。临床医师在讨论性的问题是应表示出尊重、同情并要保守秘密。要知道即使是年长者也具有很高被感染的风险并且不知道如何采取保护措施进行安全性行为。

b. 对有性行为的患者进行咨询,告知最有效的防治艾滋病或其他性传播疾病的策略是戒除性行为,或者与一个已知未被感染的伙伴彼此保持一对一的关系,并在发生性行为时使用避孕用具。还应该对患者进行常规筛查,因为大部分性传播疾病没有临床症状。鼓励患者减少性伴侣的数量并告诉他们如何与伴侣讨论感染状况。对育龄女性进行咨询,关于妊娠期间感染 HIV 和性传播疾病的危险性。

c. 患者应该警惕如果性伴侣在 HIV 检测前的 6 个月内曾经有过性行为,阴性的检测结果也并不能排除感染的可能性。应鼓励安全的(或者说更安全些的)性行为(如按摩、拥抱、接吻等)。

d. 就患者持续正确地使用避孕套进行咨询(见第 95 章)。

e. 静脉药物使用者应尽快加入药物治疗计划,反对共用、使用未消毒的医药用具,建议指引他们参加社区计划从而能够获得无污染的器械。

2. 意外怀孕。讨论可获得的避孕措施的效力、局限性以及正确使用(见第95章)。

I.牙病

1. 建议患者定期去看牙医,每天用含氟牙膏刷牙并用牙线清理牙齿。

2. 小孩在2岁时应该去看一次牙医。尤其是不到6岁的孩童,一定要教会他们把含氟牙膏沫吐出来而不是咽下去以避免牙齿氟化。通过可视诊发现的牙疾(如奶瓶蛀牙、牙齿挤在一起或者未对齐,龋齿或牙周感染)应转诊至牙医做进一步检测。

3. 应限制患者对含精制白糖食物的摄取,尤其是正餐之间的零食。有可能的话在工作期间也应带着牙刷和牙膏。

4. 为预防儿童早期龋齿风险,婴儿睡觉的时候不应该给予奶瓶。要是睡觉期间确实需要,尽可能只给白开水。

5. 若孩子生活区域水中氟化物含量不足,可按照推荐的指南使用氟化物滴剂或片剂进行日常补充。医师在开氟化物处方的时候必须先知道其饮水中的氟化物含量。

6. 为了降低口腔癌症风险,促使患者戒烟限酒。吸香烟、烟斗或雪茄或咀嚼烟的患者应该停止,对于不吸烟的青少年和青年应鼓励其不要因为压力而开始吸烟。

J.酒精和其他药物

1. 对所有的青少年和成年人的病史询问应包括葡萄酒、啤酒、烈性酒或其他药物的使用数量、频率及其他方式。对于饮酒问题,调查问卷更能系统地对其进行检测。

2. 讨论安全的饮酒数量——建议健康、未怀孕的妇女饮酒标准是每周喝酒不超过7杯或偶尔的场合不超过3杯;对于健康的男性来说是每周不超过14杯或偶尔的场合不超过4杯。对于超过65岁的患者,每天饮酒不要超过1杯。若患者饮酒量超过这个数量,就需要开展限酒戒酒行动健康计划(那些易于成瘾或是有物质滥用史者饮酒量应该小于安全饮酒量)。

3. 未怀孕期间摄入安全水平酒精量。为降低怀孕期间接触酒精(AEP)和酒精儿(FASD)的风险,或者那些想要怀孕的妇女都应该停止饮酒。那些有可能怀孕的饮酒女性则应该劝她们采取避孕措施。

4. 想了解更多关于AEP和FASD的相关信息可访问 www.mrfastc.org. 网站上的 Midwest Region Fetal Alcohol Syndrome Training Center 以及美国妇产科大学网址 www.acog.org,搜索 FASD Prevention Tool Kit。

5. 对药物滥用的患者应提供相关信息,如化学物质依赖、毒品的作用及其对健康的影响等。静脉药物使用者应及早转诊治疗并警告其使用污染的针头或是共用针头的危害,如传染 HIV、乙肝病毒以及其他致病生物。应根据患者及其家庭的个体需要以及滥用的药物来制定相应的治疗方案(见第88章)。

K.**癌症自我检测**:尽管使用广泛,但自我检测仍未被证明能有效的降低癌症死亡率。癌症自我检测的教学既没有被大力推荐也没有被禁止。

1. 美国癌症协会(ACS)建议年龄20~39岁的无临床症状的但是有平均危险因素的人每3年应做一次体检,筛查是否患有睾丸、卵巢、甲状腺、口腔以及皮肤方面的癌症,若40岁及以上者则每年做一次检查。

2. 就皮肤癌筛查的频率对患者进行咨询(那些有较高风险的则应每年看一次全科医生);皮肤的自我检测应每月进行。

3. 皮肤癌

a. 为避免皮肤癌,建议所有患者采用有效措施尽可能减少户外活动时紫外线照射。

b. 对于住在热带的人,因为职业关系或是娱乐而不可避免地暴露在阳光下,应该常规使用有 UVA/UVB 防护功能的广谱防晒霜。此外还应穿着防护服,比如宽沿帽、长袖衣裤并在早上10时到下午3时间尽可能减少户外活动。

c. 提醒父母们使用同样的方法减少孩子暴露在紫外线下的时间。

d. 不要使用鞣革制的床。

e. 筛查成年人癌症前期病损,如果需要转诊给皮肤病专家。

(周志衡 庞 严 译)

参考文献

[1] American College of Sports Medicine Guidelines. ACSM's Guidelines for Exercise Testing and Pre-

scription. 7th ed. Baltimore, MD: Lippincott, Williams and Wilkins, 2005.

[2] American Diabetes Association. Position statement: physical activity/exercise and diabetes. Diabetes Care, 2004, 27(Suppl 1): S58-64.

[3] Miller W, Rollnick S. Motivational Interviewing: Preparing People for Change. New York, NY: Guilford Press, 2002.

[4] U. S. Prevention Services Task Force(2007). An Independent Panel of Experts in Primary Care and Prevention. Web reference made October, 2007. Web publication of the Agency for Healthcare Research and Quality(ARHQ). Guide to Clinical Prevention Services, 2007. http: // www. ahrq. gov/ clinic/uspstfix. htm

A. www. aafp. org American Academy of Family Physicians—select Clinical Care; Patient ED; then Handouts.

B. www. webmd. com Multiple health topics.

C. www. womenshealth. gov Women's Health information and resources.

D. www. kidsheatlh. com Youth health information for parents, kids and teens.

E. www. 4girls. gov Girls Health website.

F. Health Literacy: www. nlm. nih. gov/medlineplus/tutorial. html Easy-To-Read Health Tutorials. www. ama-assn. org/ama/pub/category/8115. html AMA Understanding Health Literacy.

G. www. fda. gov/oc/seniors FDA Health information for seniors.

H. www. healthliteracy. worlded. org/teacher-2. htm Health and Literacy info and resources.

I. http: // mypyramid. gov/Steps to a Healthier You—nutrition and exercise info/tools.

J. www. eatright. org/ada/files/06 Referral MNT. pdf Guidelines for Medical Nutrition Therapy.

K. www. eatright/org/nnn Find a Registered Dietitian in your area for Nutrition Educ/Therapy.

第101章 免 疫

William Edward. Cayley,Jr. ,MD,MD

> 要点
>
> - 免疫接种是最经济有效的预防性保健措施,可显著降低传染病发病率。最近推出了 HPV 疫苗,预防宫颈癌。
> - 每一次健康检查对于免疫状况都是一次完善的机会。免疫接种应根据当前 CDC 国家免疫项目的计划来实施,详情可访问 www.cdc.Gov/nip/。
> - 给患者查体时,应检查疫苗使用禁忌证,并出具一份完整的包含风险和利益(包括对社会的利益)的报告,确定每个患者或其监护人知情同意。

一、简介

A.概述:免疫能够显著降低传染性疾病的发病率并且是最经济有效的预防性保健措施。但是在一般人群中疫苗的覆盖范围仍未达到最优,这主要是因为错失接种机会以及一些家长和医师的误解。

B.时机:每一次健康检查对于免疫状况都是一次完善的机会。免疫接种应根据当前疾病控制预防中心(CDC)所制定的国家免疫项目的计划来实施(www.cdc.Gov/nip/)。关注于儿童的计划每年都会更新,而对于青少年和成年人免疫的计划必要时才修订。在一次检查中接种多个疫苗是安全且有效的。灭活疫苗可以在活疫苗或者灭活疫苗之前或之后的任意时间接种,但是有活性的疫苗则需间隔最少 4 周才能继续接种。一种疫苗若接种出现中断或者延迟并不需要重新开始改种疫苗的接种,因为晚一点注射疫苗并不影响最终的抗体反应。如果以往的记录找不到,患者就应被考虑为未免疫者并开始合适的注射计划。

C.给药:每种疫苗的服用方法是由生产商推荐的。肌内注射是以 90°角度注入大腿前面偏向一侧(婴儿适用)或者三角肌(年龄稍大的儿童和成年人)的深层肌肉中。肌内注射不可在臀部实施,因为可能损伤坐骨神经。皮下注射(SC)是以 45°的角度注射到一岁或更小的婴儿大腿处,对于年龄大点的患者就在更靠上、靠外的上臂背部三头肌注射。皮内注射(ID)通常在前臂掌侧将针头平行于手臂长轴插入,同时保持针头斜面朝上以使其全部进入皮肤,这种注射会使局部形成一隆起的皮丘。若同时接种两种疫苗,应选在不同位置。

D.安全:患者对疫苗或疫苗中某一成分有严重过敏反应者,则不能再接受该疫苗注射。一些不太严重的疾病与注射疫苗并不冲突,研究表明患一些轻微疾病的时候注射疫苗并不影响产生足够抗体。若患有严重的疾病则需要等到其的急性期过后再行进行免疫接种,以免疾病和疫苗副作用使疾病复杂化。活疫苗可造成一些有免疫抑制的家庭面临风险,在这种情况下,灭活疫苗更合适。因为没有哪种疫苗是完全安全或有效的,因此使用疫苗的时候就要了解其中的利害关系一个人的利益和整个社会的利益,权衡个人风险。

二、儿童早期免疫(0～6 岁)

免疫应按照 CDC 每年在网站发布的计划进

行。

A.乙型肝炎病毒(HBV)

1. 概述　美国每年大约有 6000 人死于与乙型肝炎病毒相关的肝部疾病,包括肝硬化和肝癌。各地对婴儿乙肝免疫有以下建议:①不到 5 岁的孩子若被传染就有很高风险会患慢性疾病,因此我们要特别保护他们;②增加一般人群的免疫。HBV 疫苗是利用重组 DNA 制成的。

2. 时间和给药

a. 第一次注射。表面抗原呈阴性的母亲所生的孩子应该在出生后 8 周内进行第一次 HBV 单抗原疫苗注射。若母亲表面抗原呈阳性,则孩子出生后 12h 内就应接受注射,同时加入 0.5ml 乙肝免疫球蛋白(HBIG)。若母亲状况未知,则在出生 12h 内注射疫苗,同时母亲要进行检测,若检测呈阳性,则一周之内注射 HBIG。

b. 完成系列接种。每一系列通常从一个单抗原乙肝疫苗开始,并可能以单抗原乙肝疫苗或联合疫苗(Pediarix:HBV-DTaP-IPV 或者 COM-VAX:HBV-Hib)结束。对于推荐的注射计划,可参见表101-1。

c. 弥补免疫。较之前未特别接种过乙肝疫苗的应该接受完整的 3 次 HBV 单抗原疫苗注射。第一次和第二次之间需间隔至少 1 个月,第二次和第三次则最少间隔 4 个月。

3. 注意　最常见的反应是出现轻微的疼痛和轻度体温升高。但是 HBV 免疫和患有吉兰-巴雷综合征无关。

B.白喉-破伤风-无细胞百日咳(DTaP)

1. 概述　儿童时期接种白喉、破伤风及百日咳疫苗在美国自 19 世纪 40 年代已成惯例。早期的 DTP 疫苗使用灭活全细胞百日咳疫苗,现在已替换为新型的使用无细胞百日咳疫苗的 DTaP。对于百日咳的免疫效果,在注射 5~10 年后就所剩无几了,但是儿童用的 DTaP 却不能用于成年人。

2. 时间和给药　DTaP 需用肌内注射方式,将 0.5ml 的疫苗分别在第 2、4、6 个月注射。加强剂量在 15~18 个月注射(或距上次注射至少半年),4~6 年后再次注射。在 4 岁之后仍未注射第四次的就不需要第五次注射了。

3. 注意事项　相比从前的 DTP 疫苗来讲,若注射新型的 DTaP 后出现轻微的反应(发热、嗜睡)或者严重的反应(高热,体温>40.5℃或突然发热)的概率显著降低。若接受 DtaP 疫苗后 7 天之内出现脑部疾病,比如无反应或癫痫发作而又找不到其他原因,那么在之后的免疫治注射中应使用 DT(仅有白喉、破伤风毒素)。平稳的神经性状况或癫痫家族史和百日咳免疫接种并无禁忌。

C.B型流感嗜血杆菌

1. 概述　在开发有效的疫苗之前,每 200 个儿童中就有一个会在 5 岁之前被 B 型流感嗜血杆菌感染,这种感染经常导致脑膜炎、失聪或者智力落后。B 型流感嗜血杆菌疫苗对于预防侵袭性 B 型流感嗜血杆菌的有效率在 95%~100%。一般有三种 Hib 疫苗:

a. b 型嗜血杆菌白喉蛋白结合疫苗(HbOC)

b. b 型嗜血杆菌脑膜炎球菌蛋白结合疫苗(PRP-OMP)

c. b 型嗜血杆菌白喉毒素结合疫苗(PRP-D)

2. 时间和给药　Hib 疫苗不宜给不足 6 周的婴儿使用。建议的注射方案是在第 2、4、6 个月的时候注射并在 12~15 个月的时候给予加强针。在第 2 和第 4 个月时接受过 PRP-OMP 疫苗的儿童不需第 6 个月的注射。

3. 注意事项　Hib 疫苗的副作用很少,大多发生在第三次注射的时候,一般也仅限于轻微发热,局部红肿和发热。

D.脊髓灰质炎病毒灭活疫苗(IPV)

1. 概述　在西半球由于疫苗的使用,脊髓灰质炎已得到控制。由于口服的活性脊髓灰质炎疫苗有非常小的概率但是也确实存在导致与疫苗相关的麻痹性脊髓灰质炎的风险,因而在美国已被灭活脊髓灰质炎疫苗所替代。

2. 时间和给药　建议 IPV 的注射时间是 2 个月大、4 个月大、6~18 个月、4~6 岁。皮下注射 0.5ml。

3. 注意事项　并无与 IPV 相关的严重副作用。

E.麻疹、腮腺炎、风疹(MMR)

1. 概述　MMR 通过接种疫苗会降低麻疹、腮腺炎、风疹(德国风疹)的危害程度并且在上个世纪降低了 99% 的先天风疹综合征的发生,尽管偶尔仍会在未接种的人群中暴发。MMR疫苗包含三种病毒的减毒株。

2. 时间和给药 MMR疫苗的初次注射在出生后12~15个月的时候以SC方式实施,第二次在4~6岁。

3. 注意事项 疼痛、红肿以及局部过敏可能在使用三种疫苗后出现。风疹疫苗很少引起儿童广泛的淋巴结肿大或者年轻女性短暂的关节痛,而腮腺炎则很少引起男性短暂的睾丸炎。对鸡蛋的过敏反应并不是和MMR疫苗的禁忌,但是对凝胶新霉素过敏的应避免接种MMR疫苗。携带HIV的患者可以注射MMR疫苗,除了有按照年龄组别对照的低CD4计数。

F. 水痘-带状疱疹病毒(VZV)

1. 概述 VZV减毒活疫苗对中度的或者比较严重的水痘有97%的预防率,而且在7年内有不低于44%的预防患任何一种水痘的保护作用,抗体的活性可达20年之久。每年大概有1%的疫苗接种者会出现些轻微感染,但是突破性感染并不具有传染性。

2. 时间和给药 没长过水痘的儿童按惯例在出生后12~18个月皮下注射0.5ml VZV疫苗,在4~6岁进行第二次注射。水痘-带状疱疹免疫球蛋白(VZIG)应给予在暴露的水痘过敏者的人及分娩前5天至分娩后2天患水痘的母亲生下的婴儿。

3. 注意事项 疫苗禁用于免疫抑制个体。据报道接种者会有一过性带状疱疹感染和接种者会传染给易感人群。

G. 肺炎球菌共轭疫苗(PCV)

1. 概述 肺炎链球菌是小儿中耳炎、肺炎、脑膜炎及菌血症的主要诱因,在5岁以下的孩子身上发生的机会较高,这种病在婴儿中患病可能性最高。PCV疫苗包含从7种与载体蛋白共轭的肺炎球菌血清中提取的抗原,可减少侵袭性疾病和肺炎的发生率。

2. 时间和给药 PCV应在出生后2、4、6以及12~15个月时肌内注射0.5ml。儿童的传染病高发年龄是2岁以内,对于2~5岁未按时接种PCV的孩子,除非因为HIV、镰状细胞疾病、无脾脏或其他慢性疾病使得患病风险增加时,否则并不需要后续的疫苗接种。

3. 注意事项 接种部位的局部红肿和压痛是PCV疫苗唯一报道的不良反应。

H. 甲型肝炎(HAV)

1. 概述 甲型肝炎通常是通过粪-口途径传播的。急性病患常见于成年人,儿童因为一般没有临床症状,从而成为传染成人的重要源头。甲型肝炎免疫球蛋白数年前就有了,它会诱发被动免疫,并且自1995年以来两种对HAV有主动免疫的灭活病毒疫苗也被投入使用(Havrix和Vagta)。

2. 时间和给药 HAV疫苗对于12~23个月大的或者年龄更大但之前未免疫过的儿童来说都应该接种。两种疫苗的接种剂量,对于1~18岁的个体以肌内注射的方式注射两次,每次0.5ml;对于超过18岁的个体,注射两次,则每次注射1.0ml。每次注射必须间隔至少6个月。免疫开始于接种后的15~30d,保护至少持续10年。无需加强剂量。

3. 注意事项 HAV疫苗唯一报告过的不良反应是局部发热、疼痛及偶发头痛。

I. 流感

1. 概述 流感病毒感染是仅次于呼吸道合胞病毒的导致患有慢性病的儿童住院的第二大诱因。即便是在2岁以下的健康儿童中,由于流感而致住院的比率依然高至每10万人中就有187人。6~59个月大的儿童每年都应接种三价灭活流感疫苗(TIV)。5岁以上的儿童,若患有慢性代谢疾病、呼吸疾病、血液疾病或正接受长期的阿司匹林治疗,则仍需每年接种TIV。鼻内减毒流感疫苗只能给5岁或更大的儿童接种。

2. 时间和给药 流感疫苗接种应在每年10~11月份进行。6~35个月大的儿童肌内注射0.25ml,3岁以上儿童注射0.5ml。8岁以下儿童第一次接种流感疫苗应注射4针,相隔至少4周。不到6个月的儿童不建议接种,他们会因接触到接种免疫的家庭成员而受到保护。

3. 注意事项 对于认为流感疫苗会致病的患者,应告诉他们疫苗包含非传染的死亡病毒,它不会致病,但无法抵御其他病毒的同时感染。局部发红和压痛是最常见的不良反应,对培植病毒残余的卵蛋白的过敏反应很少听到。

J. 轮状病毒

1. 概述 全世界 1/3 的腹泻致死病例都是由轮状病毒导致的,且每年有超过 55 万人因感染轮状病毒住院治疗。轮状病毒很普遍,具有耐受性及很高的传染力,即便在卫生和接触上非常注意都不能阻挡其传播。早期的四价人猕因子疫苗因为会导致肠套叠而在 1999 年停止生产销售。新型的口服轮状病毒疫苗是一种活体病毒,既可以有效防止病毒危害又不会增加肠内翻的风险。

2. 时间和给药 免疫包括在 2、4、6 个月时口服 2ml 剂量。对于超过 12 周大的儿童未开始免疫者不需免疫。

3. 注意事项 2%～3% 的婴儿在接种轮状病毒疫苗后会出现轻微呕吐或腹泻。疫苗并不会增加肠套叠风险。由于疫苗采用活体病毒,感染 HIV 的母亲所生的小孩不能接种,除非确定其不是 HIV 感染者。疫苗在有其他抑制免疫的婴儿身上使用的安全状况目前未知。

K. 脑膜炎球菌多糖疫苗(MPSV4)

1. 概述 奈瑟菌属脑膜炎是当前儿童中最常见的细菌性脑膜炎,即便使用合适的抗生素,仍有 10% 的死亡率。MPSV4 疫苗可应对血清型为 A、C、Y 和 W-135 的奈瑟菌脑膜炎。对学龄儿童可达 85% 的有效率,疫苗在 3 年之后衰减。目前,建议年龄在 2～10 岁的儿童,伴有终末补体缺乏、低下或脾功能衰退(比如由镰状细胞异常或脾切除术导致)接种 MPSV4 疫苗。

2. 时间和给药 2～10 岁的儿童皮下注射 0.5ml MPSV4 疫苗。

3. 注意事项 在给予 MPSV4 疫苗后可能出现局部疼痛和发红、低热、易怒、头痛等症状,但并无严重不良反应报告。

三、童年晚期和青春期阶段的免疫(7～18 岁)

一般在 7～10 岁可进行某些疫苗的补种,之后按惯例在 11 岁或 12 岁时进行额外的疫苗接种,对高危患者还会有特定的疫苗接种建议。疫苗接种应按照 CDC 每年在网上更新的计划表执行。

A. 破伤风、白喉、无细胞百日咳(Tdap)

1. 概述 Tdap 疫苗和儿童的 DTaP 疫苗含有相同剂量的破伤风类毒素相同的剂量,但是白喉类毒素含量低得多。随着年龄的增长,儿童时期通过 DTaP 疫苗对百日咳的免疫逐渐减少,同时青少年的百日咳患者一直在增加。因此在青少年的疫苗中加入无细胞百日咳成分,从而用 Tdap 疫苗替代之前的 Td(破伤风-白喉)疫苗以扩展对百日咳的预防时间。

2. 时间和给药 对 11 岁以上的儿童或已接种过基本的儿科疫苗的人,肌内注射一次 0.5ml Tdap。未接种过最初破伤风类毒素疫苗系列的青少年应接种两剂 Td 和一剂 Tdap。

3. 注意事项 头痛、注射处疼痛、肌痛及疲劳是最常报告的不良反应。若患者在注射破伤风类毒素后出现 Arthus 超敏反应或体温超过 39.4℃,则再次注射时间应间隔 10 年以上。

B. 人类乳头瘤病毒(HPV)

1. 概述 大部分 HPV 感染无明显临床症状,其中 90% 可以在两年内消除。但是,持续的 HPV 感染会导致女性患子宫癌,男女都可能患生殖器疣。针对 6、11、16 和 18 型的 HPV 四价疫苗已于 2006 年注册,这种疫苗专门针对 9～26 岁的女性。最佳的情况是在开始性行为之前注射系列疫苗。即便是对那些开始性行为并感染 HPV 的女性,疫苗仍可预防其他血清类型 HPV 导致的进一步感染。

2. 时间和给药 按照惯例,11 岁或 12 岁的女性应接种 HPV 疫苗,13～26 岁未接种过疫苗的女性应补种疫苗。HPV 疫苗以分 3 次肌内注射,每次 0.5ml。初次注射与二次注射之间应间隔 2 个月,第二次和第三次之间应间隔 4 个月。

3. 注意事项 局部疼痛、红肿很常见,而且大约 4% 的患者会出现低热。还未得到严重不良反应报告。要认识到接种 HPV 疫苗并不能消除罹患宫颈癌的风险和检查的需要,因为疫苗并不能包含所有类型的致癌性 HPV。长期的持续免疫并未明确建立。

C. 脑膜炎球菌疫苗(MCV4)

1. 概述 新型的 MCV4 疫苗较之前的 MPSV4 提供了更长时间的免疫,但仅在 11～55 岁的患者得到证实。由于拥挤的居住环境是脑膜炎的一个风险因素,因此建议将居住在寝室的大学新生和军队新兵接种 MCV4 疫苗。

2. 时间和给药 MCV4 疫苗以肌内注射,每次 0.5ml。建议 11 岁、12 岁或者进入高中就读（大约 15 岁）的以前并未接种过的青少年注射疫苗。当没有 MCV4 时可用 MPSV4 作为替代。

3. 注意事项 接种 MCV4 疫苗后可能会出现低热、局部疼痛、红肿，但出现严重副作用的风险很小。

D. 补种免疫

1. 乙肝 之前未接种 HBV 疫苗的青少年应接受全系列的 3 次注射用单抗原 HVB 疫苗。第一次和第二次注射之间至少要间隔 1 个月，第二次和第三次注射则要至少间隔 4 个月。

2. 脊髓灰质炎 所有未接受完整的系列脊髓灰质炎疫苗接种的青少年应参与免疫。若之前注射的全是 IPV 或 OPV 且第三次注射是在 4 岁之后，就不需要第四次注射了。如果之前是 IPU 和 OPV 混用的则需要第四次注射。

3. 麻疹-腮腺炎-风疹 之前未接种的青少年应注射两次 MMR 疫苗，每次间隔至少 1 个月。

4. 水痘-带状疱疹病毒 所有无明确水痘疫苗接种历史的青少年都应注射水痘疫苗（如按年龄接种的记录档案、实验室的免疫确认或 1980 年前出生并得过水痘、或者医疗工作者得过水痘或带状疱疹）。疫苗要注射两次，13 岁以下儿童接种间隔 3 个月，13 岁以上间隔 1 个月。

E. 高危人群的免疫：患有特殊疾病的青少年需要额外的保护。

1. 肺炎球菌多糖疫苗（PPV4） 对于由心脏病、心肌病、糖尿病、免疫抑制、脾功能减退或缺失（如由镰状细胞或脾切除导致）而导致有高风险罹患肺炎的青少年，可以皮下注射方式注射一剂 0.5ml 的 23 价肺炎球菌多糖疫苗，若感染风险依旧很高，则可在 5 年之后再次接种。

2. 甲型肝炎 生活在有很高风险感染 HAV 的社区的青少年要接种两次 HAVRIX 或 VAQTA。

3. 流感 每年流感疫苗应接种给患有哮喘、糖尿病或其他慢性代谢疾病、血红蛋白病、因服药或疾病造成的免疫抑制反应或正在服用阿司匹林治疗的青少年（因为在患流感期间服用阿司匹林可增加患 Reye 综合征风险）。

四、成年人免疫

理想化的免疫教育应在每次例行健康咨询时进行，而成年人只在得了严重疾病或急性损伤时才会就医，因此可能没有建议过全面的免疫。然而，出现严重疾病的时候是评估和完善免疫状态的重要机会。成年人免疫计划也会公布在 CDC 网站并定时更新，它根据年龄和健康状况给出免疫接种建议。

A. 破伤风、白喉、无细胞百日咳（Tdap/Td）：成人如果在小时候接种过最初一系列的 Td 疫苗，应每隔 10 年接种一次破伤风增强剂。对于成年人的百日咳免疫最近被列为标准疫苗建议，目的是帮助减少未免疫或轻微感染的大人传染给更易得百日咳的儿童和青少年。在下一次计划破伤风免疫时应接受 Tdap 接种并每隔 10 年坚持注射 Td 增强剂。未完成最初接种的应注射三次破伤风类毒素接种（两次 Td，一次 Tdap），第二次注射与第一次相隔 1 个月，第二次和第三次间隔 6 个月。在一般的创伤处理中，破伤风类毒素并不是必须的，除距上次接种超过 10 年以上。而对于有污染的深度创伤，且 5 年以上未接种过破伤风疫苗或接种历史不明，则应注射增强剂。破伤风免疫球蛋白建议给（250U IM）对那些接种历史不明或少于三次最初 Td 接种的有污染性创伤的人。

B. 人乳头瘤病毒：≤26 岁未接种过 HPV 疫苗的女性应接种 3 次 HPV 疫苗，间隔期与青少年相同。

C. 麻疹、腮腺炎、风疹：所有 1957 年出生或之后出生的缺少接种过麻疹、腮腺炎、风疹疫苗的证据或没有在出生后 1 岁或之后接种过 MMR 的记录的人应以 SC 方式注射 0.5ml MMR。1956 年及之前出生的一般都认为已经进行过免疫。怀孕期间不可接种 MMR 或其他活病毒疫苗。未怀孕的妇女且没有接种 MMR 应接种 MMR 或风疹疫苗（0.5ml SC）并同意接种后 3 个月内不怀孕。易受感染的女性应在产后立即接种疫苗，方法同上。

D. 水痘-带状疱疹：没有确定接种历史的成年人都应被列为易感染人群并注射两次 0.5cc 的疫苗以降低罹患重症水痘、肺炎、肝炎或脑炎风险，两次注射间隔至少一个月。可信的水痘接种记录包括先前按年龄接种的记录档案、实验室的免疫确认或曾经患有水痘，在美国 1980 年前出生或者医务人员曾经患有水痘或带状疱疹。

E.**流感**：50 岁及以上的成年人应在每年 10 月或 11 月接种流感疫苗。住在疗养院或慢性疾病护理机构的患者以及有哮喘或其他呼吸紊乱疾病、糖尿病或其他慢性、代谢疾病、血红蛋白病、因药物、疾病导致的免疫抑制反应和长期使用阿司匹林治疗的任何年龄的成年人也应每年进行流感免疫。超过 13 周妊娠期的孕妇也应接种流感疫苗。对于健康的年轻人，流感疫苗对预防感染有 90% 的效果。但对于身体虚弱的年龄较大的免疫力低下的成年人就只有 30%～40% 的有效率。健康护理工作者应每年接种流感疫苗以防止传染给易受感染的个体。接种疫苗之后患上流感的人通常症状轻微且少有并发症。未与在特殊护理机构中那些免疫系统较弱的个体有亲密接触的健康的未孕成年女性可接种 LAIV 或 TIV 疫苗。所有人都应接种 TIV。

F.**肺炎球菌**：65 岁以上的人由于有很高风险会得肺炎球菌疾病的并发症，所以应注射 23 价的 PPV 疫苗（0.5ml SC）。年龄在 2～64 岁的慢性心血管疾病、慢性肺部疾病（慢性阻塞性肺部疾病，并非哮喘）、糖尿病、酒精中毒、慢性肝病、脑脊液瘘、脾功能减退或缺失，有免疫抑制反应患者或在慢性疾病护理机构居住的人都有患肺炎球菌疾病的风险，应该接种疫苗。5 年后的再次接种适合于：①65 岁以下因高风险健康状况接种过疫苗并长期免疫缺陷或免疫抑制的人。②65 岁及以上，第一次免疫注射在 65 岁之前的人。

G.**高危人群免疫**

1.**乙肝**　有职业风险（健康护理工作者和公共服务工作者）的、生活方式风险（同性或双性恋男人、异性恋但有多个性伴侣者或患有任何性传播疾病和使用注射毒品者）的、患有丙型肝炎或血友病并进行血液透析的、或环境风险因素（包括与 HBV 携带者共处一室或进行性接触、监狱囚犯、或 HBV 病区的移民者）的都应进行 HBV 疫苗接种。孕妇在生产前应进行 HBV 感染检查（HBsAg 阳性）。HBV 疫苗每次 IM 注射给药 1cc，一个月后注射第二次，第 6 个月后注射第三次。尽管并非惯例，但依据病人患病风险，免疫前后可进行血清检查和 HBV 增强剂注射。对于通过皮肤、黏膜和血液或呈 HBsAg 阳性的人的分泌物有接触的人，接触后的预防，除进行 HVB 系列疫苗接种后，可以 IM 方式再注射 0.06ml/kg 的 HBIG，接触后越快预防越好（72h 之内）。

2.**甲型肝炎**　在甲肝病区居住或去国外有甲肝病区的地方旅行的人应接种 HAV 疫苗。其他应接种甲肝疫苗的人有同性恋男人、使用毒品的人、凝血障碍、慢性肝病患者或职业与 HAV 有接触的人。成年人接种可以 IM 方式注射 1.0ml 的 HAVRIX 或 VAQTA。接触 HAV 后的立即预防可通过给予免疫球蛋白（ISG，0.02～0.06ml/kg IM）实现。与 HAV 携带者在家庭里或通过性方式发生接触的人以及健康医疗工作者、在救护中心与 HAV 携带者在一起的患者，都应在接触后的 2 周内接受 ISG 疫苗注射。HAV 免疫于注射后 4 周内建立起来，但是可提供最少 10 的对 HAV 的预防。对于出国旅行者，若在疫苗接种后 4 周内决定要出国，作为疫苗的补充，可能要在不同的地方接种 ISG。

3.**脑膜炎免疫**　住寝室的大学新生、因脾功能减退或缺失（如由镰状细胞病或脾切除导致）而导致患病风险增加的人、终端补体不足、在研究所或诊室的职业性接触，或到过病区（特别是从塞内加尔到埃塞俄比亚阴暗非洲地区的"脑炎带"）旅游的人都应接种疫苗。对于 55 岁以下的，虽然可用 MPSV4 代替，但如最好用 MCV4。所有 55 岁以上的人都可接受 MPSV4 疫苗注射，之前用 MPSV4 免疫过但仍有高感染风险的人可在 5 年之后再次注射。

五、组合疫苗

组合疫苗可以通过较少的注射次数提供足够的疫苗，但只有通过美国食品药物管理机构认证的组合疫苗才可使用。当疫苗间成分不是禁忌，使用联合疫苗是合适的。若可能，在进行完整系列疫苗注射时尽量使用同一生产商出产的疫苗。

（周志衡　庞　严　译）

参考文献

[1]　Childhood and Adolescent Immunization Schedules. http://www.cdc.gov/nip/recs/child-schedule.htm. Accessed July 29, 2008.

[2]　General Recommendations on Immunization：Rec-

ommendations of the Advisory Committee on Immunization Practices(ACIP). MMWR55(RR15):1-48. http://www.cdc.gov/mmwr/preview/mmwrhtml/rr5515a1.htm. Accessed July 29,2008.

[3] National Immunization Program of the Centers for Disease Control and Prevention. http://www.cdc.gov/nip

[4] National Immunization Program's Adult Immunization Schedule. http://www.cdc.gov/vaccines/recs/schedules/adult-schedule.htm. Accessed July 29, 2008. Shots Online(sponsored by the Group on Immunization Education of the Society of Teachers of Family Medicine). http://www.immunizationed.org/ImmunizationEDrog/ShotsOnline.aspx. Accessed July 29,2008.

[5] Zimmerman RK, Middleton DB, Burns IT, et al. Routine vaccines across the life span,2007. J Fam Pract,2007,56(2):S18-37,C1-3. http://www.jfponline.com/uploadedFiles/Journal Site Files/Journal of Family Practice/supplement archive/JFPSupp Vaccines07 0207.pdf. Accessed July 29,2008.

第102章　筛检试验

Larry L. Dickey, MD, MPH

本章推荐使用的是美国预防服务工作组（US Preventive Services Task force, USPSTF）的评级度。A、B、C、D 和 I 等级的含义见表 102-1 表 102-2。由于 USPSTF 没有对筛检试验进行评级，所以其没有给出推荐评级强度。也因为 USPSTF 被视为预防服务的科学证据评价方面的权威，所以对其他组织提出一些可用的推荐评级强度不做介绍。

表 102-1　适用于儿童和成年人的筛检试验

A. 儿童
1. 身体测量
    a. 头围（2 岁以下）
    b. 身长和体重
    c. 血压（3 岁开始）
2. 血液检查
    a. 甲状腺功能减退症（新生儿）
    b. 苯丙酮尿症（新生儿）
    c. 血红蛋白病（新生儿）
    d. 贫血（6～12 个月大的婴儿和高危的青少年女孩）
    e. 血糖（高危人群）
    f. 血铅（12～24 个月大的高危婴儿）
    g. 血胆固醇（2 岁以上的高危人群）
3. 感官筛检
    a. 听力（新生儿，儿童，青少年）
    b. 视觉（3～4 岁前弱视/斜视检查，3～4 岁起开始视力检查）
4. 精神卫生筛检
    a. 抑郁症（高危的青少年）
5. 感染性疾病筛检
    a. 丙型肝炎（高危）
    b. 艾滋病毒（HIV）（高危）
    c. 衣原体/淋病/梅毒（高危）
    d. 结核病（高危）

6. 癌症筛检
    睾丸检查（男孩在 15 岁后）

（续　表）

B. 成年人

1. 体检

    a. 身高和体重

    b. 血压

    c. 骨密度（女性，60 岁开始）

    d. 腹主动脉超声（男性，吸烟者，65～75 岁）

2. 血液检查

    a. 胆固醇（35～65 岁男性，45～65 岁女性）

    b. 血糖（高危）

    c. 甲状腺（高危）

3. 感官筛检

    a. 听力（65 岁起）

    b. 视力（65 岁起）

    c. 青光眼（高危）

4. 精神卫生筛检

  抑郁症

5. 感染性疾病检查

    a. 丙型肝炎（高危）

    b. 艾滋病毒（HIV）（高危）

    c. 衣原体/淋病/梅毒（高危的青少年）

    d. 结核病（高危）

6. 癌症筛检

    a. 乳房检查和乳房 X 线片（40 岁以后的女性）

    b. 子宫颈涂片（女性）

    c. 结肠直肠癌筛检（50 岁起进行粪便隐血测试，乙状结肠镜，钡灌肠或者结肠镜检查）

    d. 前列腺检查或前列腺特异抗原（PSA）（50 岁以上）

    e. 皮肤检查

    f. 睾丸检查（男性）

    g. 甲状腺检查

表 102-2

美国预防服务工作组（USPSTF）分级：各等级的意义和实践指南

等级	定义	实践指南
A	USPSTF 建议的服务，已确定其净效益很好	提供本服务
B	USPSTF 建议的服务，已确定其净效益中等	提供本服务
C	USPSTF 建议非常规提供的服务，本服务为某个体患者提供服务时候才用，但其净效益很小	仅当有其他的考虑支持本服务的作用，或者为个体患者提供服务时用

（**续　表**）

等级	定义	实践指南
D	USPSTF 建议不应该提供的服务,已经中等或者高度确定本服务无效益或坏处大于益处	劝阻使用本服务
声明	USPSTF 认为目前还没充分的证据去评价本服务的好处和害处,因证据缺乏、质量差,或有冲突,其好坏无法确定	阅读 USPSTF 推荐书中的临床考虑,如本服务提供给患者,他应该知道本服务的益处和害处还没确定

一、体格检查筛检

A.**头围**:美国儿科协会建议,2 岁前的儿童每次体检时均应测量头围,而其他组织没有反对或推荐本检查。

B.**身高和体重**:绝大部分的组织都建议对各个年龄人均应定期开展身高和体重测量。对儿童

和青少年,这些检查能绘制特定年龄的生长曲线图。对成年人来讲,标准身高和体重图(图 102-1)可作为评价准则。由于体质指数被认为比单纯的身高体重标准更能够反映身体脂肪总量的情况,所以有几个权威组织均建议周期性开展体重指数(BMI)的测量。BNI＝体重(kg)/身高^2(m^2)根据美国农业部的判断,成年人的 BMI≥25 时被判定

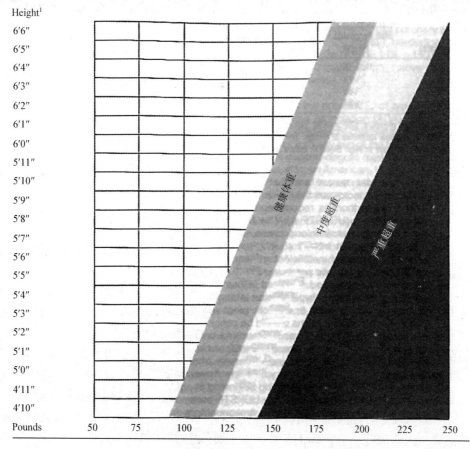

图 102-1　标准身高和体重图

*上图阴影的应用,反映出没有公认的确切截止点及在不同超重水平的疾病危险性。

注:应用本图表时,在表的左侧找到您不穿鞋子情况下身高的数值(英寸或英尺),沿着你身高相应的水平线与阴影的相交处垂直线查找你的体重(英镑)。身高水平线连接点相应的体重分别表示健康体重、轻度超重和严重超重。而更加重的标准主要是针对肌肉和骨骼更发达的男性。(转载自美国农业部,美国健康与人口服务部,美国营养与健康饮食指南.美国政府印刷办公室;1995.家庭和花园公告,232.)

为超重,这也是不良健康后果的开端。美国儿科协会把 BMI 大于一般儿童的 95 百分位数的儿童分类为肥胖,体质指数处于 85~95 百分位数的儿童为高危超重。

C.**腰围/臀围检查**:有些机构,如美国农业部和美国健康与人口服务部已经建议对成年人进行腰围和臀围检查,并计算腰/臀比(WHR)。研究表明,对于预测不良健康结果,这可能比用身高/体重或者 BMI 值来预测更加准确。健康的 WHR 值的上限通常女性为 0.8、男性为 1.0。国家心肺及血液研究指出,男性的腹围大于 40 英尺、女性的腹围大于 35 英尺即为腹部肥胖,这是

心血管疾病的一个危险因素。

D.**血压**

1. 儿童和青少年 美国儿科研究院(AAP)和心肺及血液研究(院建议,儿童 3 岁起定期进行血压筛查。儿童血压的第 75 百分位值已上升(表 102-3)。在 2003 年,美国预防服务工作组对于是否应该推荐或反对儿童和青少年定期筛查血压的证据不足,认为常规测量血压对准确地确认儿童和青少年心血管疾病的危险因素缺乏证据,治疗儿童青少年的高血压对减少心血管疾病发病率也缺乏证据(USPSTF I)。

表 102-3

不同年龄男女的血压第 95 百分位数、50 百分位数和 75 百分位数(mmHg)

年龄(岁)	女童的收缩压/舒张压		男童的收缩压/舒张压	
	第 50 百分位数	第 75 百分位数	第 50 百分位数	第 75 百分位数
1	104/58	105/59	102/57	104/58
6	111/73	112/73	114/74	115/75
12	123/80	124/81	123/81	125/82
17	129/84	130/85	136/87	138/88

摘自 National Institates of Health. The Sixth Report of the Joint National Committe on Prevention,Detection,Evaluation,and Treat ment of High Blood Pressure. US Department of Health and Human Services,1997. NIH publication 98-4080

2. 成年人 所有管理机构都建议对成年人定期筛检血压(USPSTF A)。心肺及血液研究院建议收缩压<130mmHg 和舒张压<85mmHg 的成年人每 2 年筛检血压一次,而对于血压高者应该筛检频次增加。USPSTF 已经发现一些证据去建议筛检的最佳间隔时间。对于成年人,收缩压≥140mmHg 和舒张压≥90mmHg 即被认为是血压值比正常值高。在诊断高血压前,应通过最少 1~2 的随访,来确定升高的血压值。心肺及血液研究院把成年人收缩压>120mmHg 或者舒张压>80mmHg 分类为"高血压前期",此时应该考虑改善生活方式。

E.**骨质密度测定**:USPSTF 建议对 65 岁或以上正常风险的妇女、60 岁或以上高风险的妇女进行定期的骨质密度筛检。虽然最佳的筛检间隔时间还没有确定,但最少间隔 2 年检查一次骨密度以发现变化是很必要的。其他机构,如美国家

庭医师协会建议对 60 岁的高危妇女进行更早期的筛检。

F.**腹主动脉超声**:USPSTF 建议对与曾经吸烟过的男性,在 65~75 岁间接受一次腹主动脉瘤的超声筛检(USPSTF B)。对于这类人群,手术带来的净效益大于潜在的危害。对于 65~75 岁的未曾吸烟的男性,USPSTF 还没有明确的建议和反对是否应该提供腹主动脉瘤的超声筛检(USPSTF C),而对于女性,则建议不要对此项开展筛检(USPSTF D)。

二、血液筛检

A.**胆固醇**

1. 儿童和青少年 还没有较大的管理机构建议对儿童或青少年进行血胆固醇的常规筛检。包括美国儿科研究院(AAP)、美国医学会(AMA)和心肺及血液研究院(NHLBI)一些机

构,建议对父母中有一个人的总血胆固醇水平高于 240mg/L 的 2 岁以上儿童和青少年进行总胆固醇筛查。这些管理机构同时建议对有父母或者祖父母有早年患心血管疾病家族史(55 岁前)的 2 岁以上儿童和青少年进行血液脂蛋白分析。国际胆固醇教育计划(NCEP)建议对高危的儿童和青少年每 5 年筛检 1 次。美国医学会认为如果青少年的血胆固醇值正常,则只需要筛检一次即可。NCEP 对儿童和青少年的血胆固醇的水平进行了如下分类:可接受值[总胆固醇<170mg/L,低密度脂蛋白(LDL)<110mg/L];边缘值(总胆固醇 170~199mg/L,LDL 110~129mg/L);高值(总胆固醇=200mg/L,LDL=130mg/L)。USPSTF 在近来的一篇文献综述里面发现,对正常危险度和高危险度的儿童和青少年是否建议进行血胆固醇筛检依然证据不足(USPSTF I)。

2. **成年人** 对于成年人进行血胆固醇筛检的建议,各机构有所不同。NCEP 最赞同本建议,他们建议对所有的成年人最少每 5 年进行一次血总胆固醇筛检,同时如果准确的结果是可用的,建议进行高密度脂蛋白(HDL)筛检。USPSTF 则建议对 35~65 岁的男性和 45~65 岁的女性进行筛检(USPSTF A)。但 USPSTF 不建议对年轻的没有高危因素的男性和女性进行筛检(USP-STF C),因为冠心病的其他危险因素(USPSTF B),还没有充分的证据去建议筛检三酰甘油(US-PSTF I)。USPSTF 认为还没有发现适当的筛检时间间隔。NCEP 对无冠心病的成年人血胆固醇水平进行如下分类:可接受值(总胆固醇< 200mg/dl,LDL<130mg/dl);边缘值(总胆固醇 200~239mg/dl,LDL 130~159mg/dl);高值(总胆固醇≥240mg/dl,LDL≥160mg/dl)。NCEP 认为血 HDL 浓度<35mg/dl 和≥60mg/dl 时,分别是冠心病的保护因素和危险因素。

B. 血糖

1. **儿童和青少年** 因为 2 型糖尿病在儿童和青少年中日益流行,所以,美国糖尿病学会(ADA)建议对超重(BMI>第 85 百分位数)的、并伴有以下危险因素中任意两项的 10 以上的儿童和青少年每隔 2 年筛检一次血糖:在一级或二级亲属中有 2 型糖尿病家族史;属于糖尿病高危的民族或种族(美国原住民、非洲裔美国人、西班

牙裔美国人和亚洲/南太平洋岛屿居民);有胰岛素抵抗的迹象或者有胰岛素抵抗性相关性疾病(黑棘皮病、高血压、血脂异常和多囊卵巢综合征)。

2. **成年人** USPSTF 已经发现一些证据,建议对正常危险度的成年人开展血糖筛检的证据不足,建议对伴有高血压或者有高脂血症的成年人开展血糖筛检(USPSTF B)。ADA 建议对 45 岁及以上成年人,特别是伴有 BMI>25 或者年龄小于 45 岁、超重、伴有另外一项糖尿病相关的其他危险因素者每 3 年进行 1 次血糖筛检。ADA 认为对于超重者或者有一项以上 2 型糖尿病危险因素者应在更年轻的时候筛检血糖,筛检的频次也应该更多。

C. 血红蛋白/红细胞比容检查

1. **儿童和青少年** AAP 建议对所有 9~12 个月大的婴儿进行一次贫血的筛检,对月经期的女青少年每年进行一次贫血的筛检。疾病预防与控制中心(CDC)指出,6 个月到 2 岁大的儿童贫血的诊断值为,血红蛋白≤11.0g/dl,血细胞比容≤33.0%。USPSTF 没有足够证据建议或反对对儿童进行贫血的筛检(USPSTFI)。美国妇产科学院(ACOG)建议对处于高危状态的青少年在 13 岁起进行筛检,因为加勒比人、拉丁美洲人、亚洲人、地中海人或者非洲人的祖先具有月经量过多的病史。

2. **成年人** 没有较大的机构建议对贫血症状的或没有怀孕的成年人进行常规筛查。ACOG 建议对有月经量过多史的妇女以及为加勒比人、拉丁美洲人、亚洲人、地中海人或者非洲人进行定期筛查。对未怀孕的妇女和 15 岁以上的青春期女性,贫血的诊断值为血红蛋白≤12.0g/dl,血细胞比容≤36.0%。

D. **血铅**:1997 年,美国 CDC 建议国家卫生部门开展基于铅暴露和国家特殊地区血铅筛检能力评估的儿童目标血铅水平筛检项目。针对筛检,CDC 建议对居住环境中有超过 27% 的房子建于 1950 年前的儿童进行铅筛检;对接受公共援助计划的穷人,如接受医疗补助或者食物补偿计划的妇女、婴儿、儿童或者他的父母对个人危险度问卷(表 102-4)的任意 3 个问题回答"是"或"不知道"的进行筛查(表 102-4);在来自于旧居住地的铅暴

露区域,CDC认为个人风险问卷应包含与其他因素有关的问题,比如父母的职业、对含铅的传统药物或瓷器制品的使用。当缺少目标性筛选计划或其他正规国立医疗机构的指导时,CDC建议对所有1~2岁或36~72个月大,未进行筛查的孩子进行全体筛查。

所有血铅含量水平提高($>10\mu g/dl$)的患者都应该进行静脉血液测试,后续测试间隔取决于BLL的提高程度。(见表102-5)。2006年,USP-STF改进了之前的建议,以取代高风险筛选并发现部分迹象以支持常规对1~5岁的高风险儿童的筛选(USPSTFI)、同时不建议对一般风险儿童进行筛选(USPSTFD)。

表 102-4
基本个人铅中毒风险简介
1. 你的孩子是否居住在或时常去建于 1950 年之前的房屋? 此问题可询问类似于家庭日间托儿机构或者保姆、亲戚家
2. 你的孩子是否居住在或时常去那些建于 1978 年前但在最近 6 个月之内进行过翻修或重建的房子
3. 你孩子的兄弟姐妹或玩伴是否患过铅中毒

(摘自 Centers for Disease Control and Prevention. *Screening Young Children for Lead Poisoning: Guidance for State and Local Public Health Officials*. US Department of Health and Human Services, 1997.)

E. 新生儿的筛选: 美国儿科研究院和其他管理机构建议新生儿筛选应根据每个州的相关制度进行。采用新型串联质谱技术,多个州近期都扩展了 30 个或更多情形下的筛选。国立管理机构建议了以下一些重要情况:

1. **甲状腺功能减退** 美国儿科研究院,美国甲状腺协会(ATA)和 USPSTF(USPSTF A)已建议所有刚出生 2~6 天的新生儿进行先天性甲状腺功能低下筛查。要注意确保出生在家里的、出生时患病的或在出生第一周转院的婴儿在 7 天内进行筛选。

2. **苯丙酮尿症(PKU)** AAFP 和 USPSTF (USPSTF A)已建议所有新生儿在出院之前进行 PKU 筛选。早产儿和患病者在出生后 7d 或接近 7d 大的时候都应进行筛选检查。在出生 24h 内检查过的婴儿应复查。依据 USPSTF 相关规定,复查应在婴儿 2 周大时进行。

3. **血红蛋白病** 卫生保健政策和研究机构下辖的镰状细胞疾病指导小组以及美国公共卫生服务机构建议对新生儿镰状细胞贫血病进行普遍筛查。这项建议已获 AAP,美国护士协会和 AMA 认可。USPSTF 亦建议镰刀血红蛋白病新生儿疾病筛选(USPSTF A),但它已表示,是否应普遍检查或只针对高危人群应依赖于检查区高风险人群的比例。所有检查的同时必须进行全面的咨询和治疗服务。

F. 甲状腺功能: 管理机构不推荐对有甲状腺功能失调的无症状的成年人进行筛查。ACOG建议对促甲状腺激素水平与有甲状腺疾病家族史或自身免疫性疾病的家族史(T6H)的成年妇女进行测量。USPSTF 没有足够证据证明要对无症状者筛查,指出尽管在某一高危险群(例如,产后妇女,患有唐氏综合征的人,老年人)中的筛选率较高,但并无明显证据表明,对这一群体的筛选会带来临床上重要的益处(USPSTF I)。

表 102-5	
对筛检中血铅水平升高的孩子的诊断测试计划	
筛检测试结果($\mu g/dl$)	实施静脉血液测试的时间
10~19	3 个月内
20~44	1 个月至 1 周*
45~59	48 小时内
60~69	24 小时内
>70	立即进行实验室检测

* 血铅水平越高,越急需诊断性的测试

(摘自 Centers for Disease Control and Prevention. Screening Young Children for Lead Poisoning: Guidance for State and Local Public Health Officials. Washington, D.C.: US Department of Health and Human Services, 1997.)

三、感官筛选检查

A.听力

1. 儿童 婴幼儿听力联合委员会(由美国出版商协会、美国语言与听力协会、美国耳鼻咽喉头颈外科学院和美国听力学研究院组成)已通过对于所有新生儿的普遍筛查。这些管理机构建议在新生儿出院前就筛查听力障碍,但最迟不晚于3个月。

婴幼儿听力联合委员会已确定将患复发性或持续性中耳炎伴积液达至少3个月作为一个需要筛查的风险因素。USPSTF 没有足够依据建议或反对新生儿普遍筛查(USPSTF I)。AAP 建议对无症状的儿童在3、4、5、10、12、15 和18岁时进行纯音测听的例行检查。

2. 成年人 所有主要机构都推荐筛查老年人的听力障碍。美国语言与听力协会推荐使用听力障碍问卷或纯音测听。USPSTF 建议先询问是否有听力障碍,然后对有异常报告的患者进行测听(USPSTF B)。通过听力检查发现有明显听力损伤的患者,应考虑进行一个全面的听力评估,特别是如果他们觉得因听力损失而致生活不利。由于仅有约10%有听力损失的人适合于医疗或手术治疗,而且由于一些患者在筛查确定听力损失后的错误认识,患者不应直接求助于助听器代理商。基层医疗临床医师应确保适当的后续管理,即提供给所有病人所接受的听力评估。患者可能需要相当多的支持和长时间的培训才能很好地使用助听器。

B.视力

1. 儿童 不同的机构对于儿童视力筛选的建议也不尽相同。AAP 建议在对于正常儿童的走访时询问其家长关于孩子的视力问题,3岁时做第一次视力客观测试。如果孩子不合作,应在6个月后重新安排测试。随后的客观测试,建议于4、5、10、12、15 和18岁时进行。USPSTF 建议在5岁以下的儿童中筛查检测弱视、斜视,以及儿童的视力缺陷(USPSTF B)并认为试验的选择应受儿童年龄的影响。在出生的第一年里,斜视可以由遮盖测试和希尔施贝格光反射测试检测。对3岁以下儿童的视觉筛选测试通常需要由经过专门培训的人员进行。对于这些孩子,可以采用较

新的自动化技术来测试。对于3岁以上儿童,立体视觉(即两只眼睛一起运动能力)评估可以通过随机点 E 试验或蒂默斯飞行立体测试来进行;视力可通过一系列测试来评估,比如 HOTV 图表,或翻转 E 测试。USPSTF 没有足够证据建议或反对针对学童的例行视力测试(USPSTF A),因为矫正镜片对于当前出现的屈光不正这一症状没有持续作用。

2. 成年人 不同机构对成年人的视力筛查建议有很大的不同。

a. 视力:所有较大的管理机构建议有一般风险的成年人在65岁时开始例行视力筛查(USPSTF B)

b. 眼科检查:美国眼科学会建议将青光眼检查作为成年人全面眼部医疗评估的一部分,从20岁起开始,检查频率随个人的年龄和与青光眼有关的其他风险因素而变:如果有适当的技能和设备,基层医疗机构可通过眼内压力和视神经评估来甄别检查频率。退伍军人事务部建议,对于每一个超过的40岁的老兵,将青光眼筛查作为基本医疗服务,其频率取决于他或她的年龄,种族和有家族史。USPSTF 没有足够迹象建议定期检查青光眼(USPSTF I),它同时指出,目前尚不清楚对眼内压力增加或早期原发性开角型青光眼的患者的早期检测与治疗是否会减少其对视觉相关功能或生活质量的损害。

美国国家眼科研究所建议全面眼科检查从60岁开始,每隔两年一次,对于非裔美国人,从40岁时开始检查。所有管理机构都建议经常性或每年由眼睛护理专家为糖尿病患者提供全面眼科检查。

四、心理健康与认知

A.抑郁:USPSTF 建议临床实践中对成年人的抑郁筛选应建立制度保障,以保证准确的诊断、有效的治疗和后续工作的开展(USPSTF B)。USPSTF 对儿童和青少年筛选的准确性、可靠性及儿童和青少年基层医疗保健机构确定的治疗方案的有效性都只能提供有限的证据(USPSTF I)。尽管有正规的筛选方法可供选择(如贝克忧郁量表或仁自评量表),USPSTF 指出,问两个简单的问题("在过去的2周,你感觉到失落、沮丧或绝望

了么?""在过去 2 周,你是否在做某事时感到没有一点兴趣或快乐?")可能和使用耗费很长时间的方式效果相同。AAP 建议儿科医生在采集青少年病史的过程中询问其关于抑郁的问题,AMA 建议在治疗有家庭问题、吸毒、酗酒或其他因素而有较高忧郁风险的青少年时对其进行筛检。

B.痴呆:简易精神状态检查等方法经常被用在老年人的筛选中,但是 USPSTF 还没有充分证据建议或反对无痴呆症状的成年人进行例行检查(USPSTF I)。USPSTF 建议临床医师无论何时,只要怀疑有认知功能障碍或衰退的现象,就要进行痴呆症筛选。

五、传染病

A.丙型肝炎:由于认识到丙型肝炎疾病造成的沉重负担(每年 1.8% 的美国人口受到感染并造成超过 6 亿美元的医疗和误工支出),CDC 建议对高危人群进行筛查。美国预防服务工作小组没有足够证据,建议对高危人群进行筛检,因为只有有限证据表明现有治疗手段在对无症状性丙型肝炎病毒感染患者预防其肝硬化的过程中有效(USPSTF I),并反对对一般风险的人群进行筛选,因为一些不必要的活组织切片、标记存在潜在的不利影响(USPSTF D)。

B.HIV:所有大的管理机构建议 HIV 筛选在以下高风险人群中进行:患有其他性传染病的人、同性恋和双性恋男子、曾经或正在注射毒品的人、曾与卖淫者发生关系或有多个性伴侣的人、过去(或现在)的性伴侣是艾滋病毒感染者或注射毒品使用者之一或两者都是的人、1978~1985 年有输血史的人、出生或长期居住于艾滋病盛行的区域(USPSTF A)。AMA 同时建议对正接受计划生育服务或接受手术的高风险人群提供检测和咨询。2006 年,疾病预防控制中心建议所有 13~64 岁的个人进行艾滋病毒检查,不论其是否存在公认的风险因素。2007 年 USPSTF 在回顾近几年的证据后认为对于不存在感染风险因素的个人,不能作出对筛选的建议或反对(USPSTF C)。由于产前进行抗病毒治疗的效率较高,因此各主要机构推荐所有孕妇自愿参加艾滋病毒检测(USPSTF A)。

C.其他性传染病

1. 衣原体 AAP 和 AMA 主张对所有性活

跃的青少年进行筛检。AAP 建议所有性活跃的青少年每年进行尿液的白细胞酯酶试纸测试。USPSTF 建议所有 25 岁以下的性活跃女性和其他高风险成年妇女进行衣原体检测(USPSTF A)。衣原体感染的危险因素包括其他传染病感染史、新的性伙伴或同时有多个性伴侣,不能连续采取避孕措施、宫颈糜烂及未婚。USPSTF 没有对 25 岁及以上的非高风险妇女的筛检做任何建议(USPSTF C),没有足够证据建议男子进行筛检(USPSTF I)。

2. 淋病 管理机构建议所有高风险妇女进行淋病筛查(USPSTF B)。这些有危险的女性包括商业性工作者、与淋病反复发作的人在一起的人、年龄小于 25 岁在过去 1 年里有两个或更多的性伴侣者。USPSTF 没有足够证据,建议或反对对高风险但无症状的男性进行淋病筛查(USPSTF I),不建议非高风险个人进行淋病筛查(USPSTF D)。虽然白细胞检测试纸方便且价格低廉,但我们同时发现其对衣原体淋病阳性的预测值却低至 11%~30%。因此,要想确认所有阳性结果需要更多的特殊检查,有更多的积极成果仍需进行特定测试。

3. 梅毒 所有较大的管理机构都建议对高感染风险者进行梅毒筛查(USPSTF A),包括已知梅毒病例的性伴侣、有多个性伴侣者——尤其是在梅毒高发地区、妓女或为毒品进行的性交易、与其他男性发生关系的男性。USPSTF 不建议对正常高危人群例行检查(USPSTF D)。因为梅毒病原体无法培养,因此筛检依赖于血清学检查。推荐在初步筛选时进行非梅毒螺旋体检测,无论是 VDRL 或 RPR,因为这些试验的特异性是有限的,后续的梅毒螺旋体试验,如 FTA(荧光梅毒螺旋体抗体),需要对阳性结果进行监测。由于在初期的梅毒筛检中非梅毒螺旋体检测的灵敏度可能低至 75%,所以近期与有记载的梅毒患者接触的人,即使血清测试呈阴性反应,也应该接受治疗。

D.结核:所有主要管理机构推荐对高风险患者进行结核病筛查(USPSTF A)。在一般情况下,管理机构没有具体说明高危人士应多久进行一次筛查,尽管 AAP 建议危险儿童每年进行检查。危险人群包括:①医疗服务不足,低收入群体,包括非洲裔美国人,拉美裔,亚裔,印第安人和阿拉斯加土著;②外国高发病率国家出生者(如亚洲、非洲和拉丁美洲);③与传染性结核病例亲密接触(在封闭区域里与之住在一起、一起玩耍或在一起工作);④酗酒者和注射毒品者;⑤高风险环境定居者,包括长期护理设备、惩教机构和精神病院的居民;⑥已知会大幅增加患结核病风险的健康状况,如艾滋病毒感染,糖尿病以及慢性肾衰竭。

界定皮肤试验反应呈阳性的合适标准取决于结核病的暴露的可能性和患上结核病的危险程度(若暴露已发生)。对于艾滋病毒感染者、与传染病病例亲密接触者或并胸透出现纤维损伤者,反应≥5mm 即可被认为是阳性的。对于其他处于危险的人,包括所有婴儿和 4 岁以下儿童,≥10mm 可被认为是阳性反应。那些不太可能感染结核分枝杆菌的人一般不必做皮试,因为在低风险人群进行阳性皮试价值较低。如果皮试对象不属于高风险类别或未暴露在高风险环境,则皮试反应≥15mm 被认为是阳性的,仍然不建议这部分人使用异烟肼进行预防预防。

2002 年,美国食品药品管理局批准了用于筛检的血液测试和 QuantiFERON-TB Test 测试。与皮试类似,该测试不应筛检一般风险的人。儿童(年龄不满 17 岁)、孕妇和有疑似肺结核病的人不宜使用此种方法。阳性检测结果应再次用皮试确认。

六、癌症筛检

A. 乳腺癌(表 102-6)

1. 临床乳房检查(CBE) 大部分主要管理机构推荐 50 岁及以上的妇女定期进行常规临床乳房检查。美国癌症协会和 ACOG 建议在这个年龄段的女性每年进行乳房检查。USPSTF 基于不完全迹象不建议任何年龄的女性进行临床乳房检查(USPSTF I)。ACS 则建议 20~39 岁的女性每 3 年进行一次 CBE 检查。ACOG 建议从 18 岁开始每年进行 CBE 检查。在进行 CBE 检查时,审查员应当让患者直立和仰卧并系统触诊乳房的每一部分。一般认为检验检查者准确性的最佳指标之一是他所花费的时间。

表 102-6

BRCA 突变检测风险因素

Askenazi Jewish
- 一级亲属患有子宫颈癌
- 家庭一方有两个二级亲属患有乳腺癌或卵巢癌

其他
- 两个一级亲属患有乳腺癌且其中一人在 50 岁或之前曾接受诊断
- 三个以上患有乳腺癌的一级或二级亲属的组合,无论她们何时被诊断的
- 一个一级亲属两侧乳房同时患有乳腺癌
- 两个或以上的一级或二级亲属患有卵巢癌
- 一个一级或二级亲属同时患有乳腺癌和卵巢癌
- 一个男性亲属患有乳腺癌

---

2. 乳房 X 线摄影及磁共振造影 大部分管理机构推荐 40 岁以上的女性进行常规乳房 X 线检查。ACS 建议从 40 岁开始每年进行筛查。USPSTF 建议所有 40 岁以上妇女每 1~2 年进行一次乳房 X 线检查(USPSTF B)。ACOG 和国家癌症研究所建议 40~49 岁的妇女每 1~2 年检查乳腺,之后每年都要检查。2007 年,美国医师学院认为临床医生对 40~49 岁女性的基础乳房摄影筛检决定取决于筛检的利弊,以及女性的偏好和罹患乳腺癌的风险。

临床医师应记住乳房 X 线检查的灵敏度是有限的,大约 90%。因此,症状和阳性体查发现不应仅以阴性乳房 X 线检查结果为基础而被忽略。其特异性仍然是有限的,因此,不能仅凭乳房 X 线阳性检测结果就惊慌失措。2007 年,美国癌症协会认为某些女性一生之中有 20%~25% 的

概率患乳腺癌,她们应该接受 MRI 筛查作为乳腺检查的辅助项目。这些高风险的女性包括 BRCA 基因发生突变者、有乳腺癌或卵巢癌家族病史及对霍奇金病放射治疗的女性。何时开始双重检查的迹象并不明显,虽然 ACS 已表示这些高风险女性应从 30 岁开始每年进行检查。

3. **基因检测** 2005 年,USPSTF 建议家庭病史中有 BRCA1 或 BRCA2 型基因突变风险的女性应进行基于遗传咨询和评估的 BRCA 筛检(USPSTF B)。有 BRCA1 或 BRCA2 型基因突变的女性在 70 岁的时候罹患乳腺癌风险较大(35%～84%)。具体见表 102-6 BRCA 基因测试的风险因素。USPSTF 不建议对没有增加风险的女性进行基因检测(USPSTF D)。

B. 子宫颈癌: 所有较大的管理机构建议对所有性活跃的青少年和成年妇女进行常规巴氏涂片(USPSTF A)。ACS 和 USPSTF 都建议在开始性行为的 3 年内或已年满 21 岁开始检查,哪个条件先满足按哪个条件执行。ACS 建议每年进行子宫颈涂片检查(或每 2 年 1 次,若采取液基细胞学检查)直至 30 岁。如果过去 3 年内子宫颈抹片检查都正常,则 30 岁之后可以每 2～3 年检查 1 次(采用常规或液基细胞学检查)。USPSTF 建议至少每 3 年筛查 1 次,不建议 65 岁以上女性进行子宫颈涂片筛查,如果最近的检查一直正常,并接没有患子宫颈癌的风险(USPSTF D)。ACS 建议如果 3 次或更多次筛查都正常,且过去 10 年无不正常记录,则可停止 70 岁以上女性的子宫颈癌筛查。USPSTF 建议年龄较大的未筛查过的、之前的筛查信息不确定的或过去不太可能进行过筛查的(如从没有检查方案的国家)女性都应该进行筛查。

使用宫颈管刷和木制小铲能够提供足够数量包含宫颈细胞的样品。虽然宫颈细胞的存在无法证实是临床改善的结果,但它仍然是判断巴氏涂片足够的可被接受的标准。USPSTF 不建议对因子宫切除术而失去宫颈的女性进行检测(USPSTF D)没有足够证据建议采用新的筛选技术,如液基细胞学检查、类乳头状瘤病毒检测及使用电脑复筛(USPSTF A)。ACS 指出,液基细胞学使用是可以接受的检测方法,运用 HPV 检测后那些 30 岁以上的女性宫颈细胞学检测可减少到每

3 年 1 次。

C. 肠癌

1. **数字直肠检查** 数字直肠检查不再被主要管理机构推荐为肠癌检测的方式之一,因为它的灵敏度较差(<10%)。

2. **粪便隐血试验** 所有主要管理机构建议每年为达到 50 岁的正常风险人群进行粪便隐血测试(USPSTF A)。如 USPSTF 和 ACS 等国立机构认为若定期进行乙状结肠镜或结肠镜检查,则隐血试验是可选性的。粪便隐血的敏感性和特异性检测是有限的,因而导致许多假阴性和假阳性结果产生。阳性预测值<10%。正在进行每年筛查者在其一生中会有 40% 的风险得到假阳性结果。筛检中死亡率的改善部分是由于在评估附带假阳性粪便隐血试验的过程中对乙状结肠镜和结肠镜检查的高使用率。样本在分化前用几滴水对其再水合化会提高灵敏度但会显著降低特异度。临床医生应该记住由于敏感度有限以及大肠癌间歇性出血,癌症不能因粪便隐血反复测试后的阳性结果就被排除。

3. **乙状结肠镜检查** 现在主要管理机构都认为乙状结肠镜是可接受的筛检工具,并建议 50 岁开始每 5 年进行一次检查(USPSTF A)。USPSTF 和 ACS 认为这项检查单独执行或与每年的粪便隐血试验结合进行。对乙状结肠镜检查的灵敏度因观测仪器的长度而呈现出局限性,使用 60cm 长的柔韧检查镜就大约有 40% 的恶性肿瘤不在其观测范围。因此,专家建议制定能够检查整个结肠的方法,如结肠镜和钡灌肠。

4. **结肠镜检查** 几个管理机构,包括 ACS,美国胃肠科协会(AGA)和 USPSTF 建议 50 岁以上的正常风险人群人每 10 年进行一次结肠镜检查,作为粪便隐血和乙状结肠镜检查的替代检查。USPSTF 认为,现在还不清楚相对于其他检查方法结肠镜检查较高的精度是否能弥补检查过程中带来的其他并发症、不便和成本。

5. **钡灌肠** 几个管理机构(ACS,AGA 以及 USPSTF)建议 50 岁以上正常高危人群每 5 年进行一次钡灌肠,作为其他检查方式的替代。USPSTF 说没有直接证据表明,钡灌肠检查会有效降低死亡率。

6. **虚拟结肠镜检查** 新的 X 线摄影技术的

发展使得不需使用内镜就可得到结肠详细的"造影"。但是,这种技术不允许同时进行活体组织检查,因此 USPSTF 和 ACS 都表示并无足够证据以支持将其用在常规筛查中。

D. 口腔癌:作为与癌症相关的检查,ACS 建议从 20 岁开始定期进行口腔检查。USPSTF 表明并无充分证据来支持或反对筛选检查(USP-STF I),但指出临床医生在治疗吸烟或喝酒患者是需要注意其罹患口腔癌的可能性。

E. 卵巢癌

1. **双手盆腔检查** USPSTF 和 ACOG 不建议通过双手盆腔检查来进行卵巢癌筛选。ACS 建议双手检查作为常规妇科检查的一部分进行。骨盆的筛选检查的主要局限性是敏感性有限,使得许多肿瘤在检测出之前就已经变得很大。

2. **肿瘤细胞表面标志** 主要管理机构都不建议对有正常风险的妇女使用肿瘤细胞表面标志作为筛查手段,如 CA-125 肿瘤细胞表面标志(USPSTF D)。在一次美国卫生研究院会议上,大家一致建议遗传性癌症综合征危险较高的女性每年使用 CA-125 检测和经阴道超声检测。由于其特异性有限和低传播性,在一般风险人群中使用肿瘤细胞表面标志会导致大量的假阳性结果出现。

3. **超声检查** 没有较大的管理机构建议使用超声筛选具有一般风险的女性,主要是因为它的阳性预测值较低(USPSTF D)。如前所述,一些管理机构已建议其与肿瘤细胞表面标志联合使用来筛选高风险女性。

4. **基因检测** USPSTF 建议有 BRCA1 或 BRAC2 型基因突变的高风险女性(见表 102-6)应基于基因测试接受咨询(USPSTF B)。BRCA1 或 BRCA2 型基因突变的女性有 10%～50% 的可能性在 70 岁之前罹患卵巢癌,可通过密集的检查或预防性手术减少该风险。

F. 前列腺癌:ACS 和美国泌尿科学会(AUA)建议一般风险男性从 50 岁开始每年进行数字直肠检查(DRE)和前列腺特异抗原(PSA)检查,对于高风险男性,如非裔美国人或直系亲属有前列腺癌病史的,则应从 45 岁就开始。USPSTF 没有足够证据建议或反对例行的 DRE 或 PSA 测试,并像其他机构一样,建议让男人知道前列腺癌筛查所带来的并不确定的利弊(USPSTF I)。在

对无症状的男性进行前列腺癌筛查时,DRE 敏感性(33%～69%)及阳性预测值(6%～33%)都有限。前列腺特异性抗原检测的阳性预测值为 10%～35%,从而导致很多不必要的活检。为完善 PSA 测试适用年龄、超声结果得到的前列腺尺寸及随时间而变的 PSA 变化率所做的努力可能导致敏感性和特异性的改善。目前没有哪个较大的管理机构建议使用直肠超声(PSA)进行前列腺癌筛检,因为直肠超声检查不能区分良性和恶性结节,且其阳性预测值比 PSA 测试更低。

G. 皮肤癌:ACS 建议从 20 岁开始定期进行皮肤检查。ACOG 认为应对那些有增加患皮肤癌的青少年和女性进行每年皮肤癌筛查,这些风险包括由于娱乐或职业原因而暴露在阳光下、家庭或个人的皮肤癌患病史或有癌前病变的临床依据。USPSTF 并没有充分的证据建议或反对初级保健医师进行例行的皮肤检查,同时建议他们对恶性皮肤损伤保持警觉,尤其是在处于危险的患者(USPSTF I)。高危人群包括超过 65 岁的皮肤白皙的男性和女性、有非典型痣的患者、或身上多于 50 颗痣的人。恶性黑色素瘤的可疑病灶的主要特征是可为以下四种:不对称、不规则多边界、色彩多变、直径＞6mm。

H. 睾丸癌:美国泌尿科协会建议 15 岁开始每年进行睾丸检查。ACS 建议在 20 岁时开始定期进行睾丸检查。USPSTF 不建议常规筛查(USPSTF D)并指出,在早期检测手段中,更好的睾丸疾病评估可能比普遍筛查更有效。反对筛查的主要因素是睾丸癌有极好的预后,而不必管它是如何被发现的。

I. 甲状腺癌:ACS 建议从 20 岁开始定期进行甲状腺触诊。USPSTF 未发现足够证据支持或反对例行的甲状腺触诊检查(USPSTF I),同时指出对在婴儿或儿童时有身体表皮辐射史的高危人群的筛检可能会证明是由其他原因造成的,比如病人的偏好或焦虑。

（周志衡　庞　严　译）

参考文献

---

[1]　American Academy of Pediatrics, Committee on Practice and Ambulatory Medicine: Recommenda-

tions for preventive pediatric health care. Pediatrics,2000,105:645. http://www. aap. org/health-topics/commped. cfm. Accessed August 30,2007.

[2] American Cancer Society:Guidelines for Early Detection of Cancer. American Cancer Society. www. acs. org. Accessed August 23,2007.

[3] American College of Obstetricians and Gynecologists. Committee Opinion No. 280. The role of the generalist obstetrician-gynecologist in the early detection of ovarian cancer. Gynecol Oncol,2002,87 (3):237-239.

[4] American College of Obstetricians and Gynecologists:Routine Cancer Screening. ACOG Committee Opinion. Obstet Gynecol,2006,108:1611-1613.

[5] American College of Obstetricians and Gynecolo-

gists. Primary and Preventive Care: Periodic Assessments. Committee Opinion 357. Obstet Gynecol,2006,108:1615-1622.

[6] American College of Physicians. Screening mammography for women 40 to 49 years of age:a clinical practice guideline from the American College of Physicians. Ann Intern Med,2007,146:511-515.

[7] American Diabetes Association. Standards of Medical Care in Diabetes—2007. Diabetes Care, 2007, 30:S4-41.

[8] Centers for Disease Control and Prevention. Screening tests to detect Chlamydia trachomatis and Neisseria gonorrhoeae infections—2002. MMWR, 2002, 51: RR-15: 1-27. http:// www. cdc. gov/ STD/LabGuidelines.

第103章 化学预防

Paul E. Lewis MD

要点
- 家庭成员暴露的时间和程度是考虑需要脑膜炎药物预防的因素。
- 阿司匹林已被证实在心肌梗死和缺血性卒中第一级和第二级预防中有效。
- 仅有一小部分患者在牙科治疗前需要药物预防脑膜炎。
- 所有准备怀孕的育龄妇女都应每天服用叶酸,以降低胎儿发生神经管畸形的可能性。
- 已患过风湿热的患者,需要长期预防甲型溶血性链球菌的感染。
- 为预防新生儿β链球菌感染,所有孕妇应进行筛查,对试验阳性者在分娩时用药物预防。

一、定义

"预防"一词来源于希腊语($pro\ phulax$),意思是"在认为有需要之前进行防护"。化学预防是指用化学制剂或药物来预防疾病。现代医学广泛利用化学预防的方法来预防传染病和治疗慢性病。

二、细菌性脑膜炎

A.病原体

1. 流感嗜血杆菌

a. 病死率约为5%,20%~30%存活者有神经系统后遗症。

b. 1996年的一项全美研究表明,1岁以下儿童感染的风险为6%,4岁以下儿童感染风险为2.1%,5岁以上儿童感染风险为0%。

c. 在美国,美洲土著、黑种人、社会经济地位较低的人群、补体或免疫球蛋白缺陷的人群发病率最高。

自1987年以来几乎广泛地注射B型流感疫苗,已显著降低了本病的发病率,因此对本病的预防需要也比较少见了。

2. 脑膜炎奈瑟菌

a. 病死率约为10%,1岁以下儿童感染风险最高。

b. 已研制出预防a和c血清型感染的疫苗,但美国超过50%的脑膜炎球菌感染为b血清型,目前还没有疫苗可以预防此型感染。

c. 15%的接触者咽部会携带脑膜炎球菌,但仅有3%~4%会携带致病菌株。根除咽部带菌状态、避免随后的传播,是化学预防该病的目标。

B.预防

1. B型流感嗜血杆菌脑膜炎

a. 预防标准

(1)当家中有流感嗜血杆菌脑膜炎患儿,在周围没有4岁以下儿童的情况下,对其家庭成员没有必要采取预防措施(C级证据)。

(2)如果家中还有4岁以下儿童,应对所有家庭成员(包括患儿)采取预防措施(C级证据)。

(3)当60天内出现2个及以上病例时,日托中心员工应接受预防措施(C级证据)。

(4)日托中心的所有儿童年龄都大于4岁时,无需采取预防措施。

(5)当有小于4岁的儿童时,在日托中心时间超过每周 20 小时者应接受预防措施。

b. 疗法:利福平,口服,剂量 20mg/(kg·d),1 次/日,连服 4 天(最大剂量 600mg/d)。

2. 脑膜炎奈瑟菌脑膜炎

a. 预防标准

(1)家庭、日托中心和幼儿园的接触者(B 级证据)。

(2)曾接触索引病例的口腔分泌物者(C 级证据)。

(3)曾短暂暴露于索引病例,并不是预防指征,包括大多数卫生保健人员,除非曾通过气管插管、吸痰、口腔护理等途径直接暴露于呼吸道分泌物(C 级证据)。

(4)在飞行中,坐在索引病例旁边超过 8h 者(C 级证据)。

(5)保护效果是短期的,预防 6~12 个月后,细菌定殖率快速上升至基线水平。

b. 疗法

(1)利福平,口服,每 12 小时 1 次,1 岁以下儿童每次 5mg/kg,1~12 岁儿童每次 10mg/kg,连服 4 次。12 岁以上儿童及成年人 600mg/d,连服 4 日(最大剂量 600mg/d)。

(2)环丙沙星,成年人一次性口服 500mg,效果等同利福平。用于利福平不耐受时。

(3)头孢曲松,12 岁以下儿童一次性肌内注射 125mg,成年人一次性肌内注射 250mg。

(4)上述 3 种方法,对根除鼻咽携带脑膜炎奈瑟菌状态并将传播率降至 0,有效率 90%~95%(B 级证据)。

(5)用药 24h 之内预防效果最好,14d 后仍然有效。

三、心血管疾病

A. 一级预防

1. 大规模的 meta 分析已证实,阿司匹林可降低至少 1/3 以上发生初次心肌梗死的危险(A 级证据)。

2. 在仔细权衡发病风险和询问患者的喜好后,应由医生作出是否开始阿司匹林治疗的临床决策。

3. 美国预防医学工作组"强烈推荐",所有弗雷明汉 10 年危险评分在 6% 或更高(表 103-1 和表 103-2)的患者考虑阿司匹林预防。其他全国性组织也作了相似的推荐(A 级证据)。

4. 一级预防推荐用药量。75~160mg/d 与更大剂量效果相同,且较少胃肠道副作用(B 级证据)。

5. 突发心血管疾病前如定期服用阿司匹林,似乎也能减轻新发作的严重程度。

B. 急性心肌梗死

1. 国际心肌梗死生存研究-2(ISIS-2)将急性心梗患者分为阿司匹林组、静注链激酶组、两种都用组、两种都不用组。阿司匹林被证实可明显降低 5 周病死率(23%),与静脉滴注链激酶相同。绝对病死率的降低是指,每 1000 个经过治疗的患者就成功阻止 24 例心血管死亡。阿司匹林也已被证实可明显减少非致命心肌梗死和卒中的发作次数。而且不会增加大出血的危险性。到目前为止,阿司匹林是性价比最高的药物。

2. 急性心肌梗死的推荐剂量

a. 急性心肌梗死发生 24h 内,无覆膜阿司匹林合适的负荷剂量为 325mg(A 级证据)。

b. 如果只有肠衣片可用,则应嚼烂或碾碎后服用。

c. 应使用 75~162mg(包有肠溶衣的)的剂量进行长期治疗(A 级证据)。

3. 多项临床试验已证实了阿司匹林对无 ST 段抬高的急性冠状动脉综合征、非 Q 波心肌梗死以及不稳定型心绞痛的疗效。应用阿司匹林后,能显著降低 5 天、30 天、90 天乃至 1 年后发生急性心肌梗死和死亡的危险性。

4. 尚未发生心肌梗死的冠状动脉综合征患者推荐使用阿司匹林

a. 有新发心绞痛、静息时心绞痛、递增型心绞痛的患者应使用阿司匹林(A 级证据)。

b. 有胃肠不适的患者可降低使用剂量,或同时服用氯吡格雷(或噻氯匹定)。

表 103-1

男性 FRAMINGHAM 评分※▲

年龄（岁）	分数
20～34	−9
35～39	−4
40～44	0
45～49	3
50～54	6
55～59	8
60～64	10
65～69	11
70～74	12
75～79	13

总胆固醇 mg/dl(mmol/L)	20～39 岁	40～49 岁	50～59 岁	60～69 岁	70～79 岁
<160(3.4)	0	0	0	0	0
160～199(3.4～5.15)	4	3	2	1	0
200～239(5.17～6.18)	7	5	3	1	0
240～279(6.2～7.21)	9	6	4	2	1
≥280	11	8	5	3	1

	20～39 岁	40～49 岁	50～59 岁	60～69 岁	70～79 岁
不吸烟者	0	0	0	0	0
吸烟者	8	5	3	1	1

高密度脂蛋白胆固醇 mg/dl(mmol/L)	分数
≥60(1.55)	−1
50～59(1.29～1.53)	0
40～49(1.03～1.27)	1
<40(1.03)	2

心脏收缩压(mmHg)	未治疗	已治疗
<120	0	0
120～129	0	1
130～139	1	2
140～159	1	2
≥160	2	3

总分数	10 年危险度(%)	总分数	10 年危险度(%)
0	1	10	6
1	1	11	8
2	1	12	10
3	1	13	12
4	1	14	16
5	2	15	20
6	2	16	25
7	3	≥17	≥30
8	4		
9	5		

　　总分数为各项分数之和，与 10 年危险度的关系见最后一栏。这些关于冠心病危险性的预测，并不包括所有的心血管危险因素。没有包括糖尿病、酒精摄入和 C 反应蛋白含量。资料来源于成人治疗准则第 3 版，参见网址 http://www.nhlbi.nih.gov/

表 103-2

女性 FRAMINGHAM 评分[※][▲]

年龄(岁)	分数
20～34	−7
35～39	−3
40～44	0
45～49	3
50～54	6
55～59	8
60～64	10
65～69	12
70～74	14
75～79	16

总胆固醇 mg/dl(mmol/L)	20～39 岁	40～49 岁	50～59 岁	60～69 岁	70～79 岁
<160(3.4)	0	0	0	0	0
160～199(3.4～5.15)	4	3	2	1	1
200～239(5.17～6.18)	8	6	4	2	1
240～279(6.2～7.21)	11	8	5	3	2
≥280	13	10	7	4	2

	20～39 岁	40～49 岁	50～59 岁	60～69 岁	70～79 岁
不吸烟者	0	0	0	0	0
吸烟者	9	7	4	2	1

高密度胆固醇 mg/dl(mmol/L)	分数
≥60(1.55)	−1
50～59(1.29～1.53)	0
40～49(1.03～1.27)	1
<40(1.03)	2

心脏收缩压(mmHg)	未治疗	已治疗
<120	0	0
120～129	1	3
130～139	2	4
140～159	3	5
≥160	4	6

总分数	10 年危险度(%)	总分数	10 年危险度(%)
<9	<1	18	6
9	1	19	8
10	1	20	11
11	1	21	14
12	1	22	17
13	2	23	22
14	2	24	27
15	3	≥25	≥30
16	4		
17	5		

总分数为各项分数之和,与 10 年危险度的关系见最后一栏。这些关于冠心病危险性的预测,并不包括所有的心血管危险因素。没有包括糖尿病、酒精摄入和 C 反应蛋白含量。资料来源于成人治疗准则第 3 版,参见网址 http://www.nhlbi.nih.gov/

C. 急性卒中

1. 国际卒中试验(IST)证实,使用阿司匹林治疗的患者能明显降低缺血性卒中的 14 天复发率(2.8% vs 3.9%)。非致命卒中在症状开始 48h 内使用阿司匹林,与皮下注射肝素或不处理相比,发生复杂并发症或死亡的危险也较低(11.3% vs 12.4%)。

2. 中国急性卒中试验(CAST)证实,阿司匹林治疗组与安慰剂组相比,能降低 14% 的 4 周病死率。

3. 以上两个试验表明,在急性卒中中使用阿司匹林治疗十分重要,经过 6 个月的随访,每 1000 例患者使用司司匹林后能阻止 13 例死亡或明显的后遗症的损伤。

4. 用于急性卒中时的推荐使用方法

a. 如无禁忌证,所有急性缺血性卒中患者都应使用阿司匹林治疗(A 级证据)。

b. 根据现有文献,用药量应在 162.5~325mg。肠衣片初次服用前应嚼碎或碾碎(A 级证据)。

c. 治疗应是长期的,对使用阿司匹林的风险和益处,应进行个体化的权衡。

d. 对不能耐受阿司匹林者,使用其他抗血小板药(氯吡格雷、噻氯匹定),或阿司匹林与双嘧达莫合用,能取得大致等同的疗效,但前提是一开始就要使用阿司匹林(B 级证据)。用药剂量参见第 86 章。

D. 心房颤动(AF)

1. 阿司匹林

a. 数项试验试图证明阿司匹林在阻止房颤血栓形成中的作用,但结果却相互矛盾。

b. 对多项试验(包括 AFASAK 试验和 SPAF-1 试验)进行的 meta 分析显示,尽管阿司匹林有适度的益处,但随着年龄和病情危险程度的不同而有巨大差别。

c. 在没有血栓栓塞的附加危险因素的情况下,应使用阿司匹林进行一级预防。危险因素包括:曾发生过血栓、左心室功能异常、心脏瓣膜病,特别是二尖瓣狭窄、高血压、年龄大于 60 岁者和糖尿病患者。

2. 华法林

a. 对 5 个初次卒中预防试验进行的 meta 分析,明确证明房颤患者使用华法林抗凝,与阿司匹林或安慰剂相比,能明显降低发生卒中的危险。总的来说,对房颤患者使用华法林,每年每 100 个患者中能阻止 3 次卒中的发生。

b. 对华法林和阿司匹林联用的累积效应评估试验证明,两者联用并无益处(A 级证据)。

c. 房颤时使用华法林治疗的指征

(1)在房颤患者发生血栓栓塞的危险性较高时,应使用华法林治疗。国际标准化比值(INR)应保持在 2.0~3.0(A 级证据)。

(2)对植入机械瓣膜的患者,INR 应至少为 2.5(B 级证据)。

E. 糖尿病:抗栓临床试验协作组(ATC)分析了 9 个关于评估阿司匹林在糖尿病患者中作为预防用药的效果的试验。基于对多种数据的分析,阿司匹林推荐用于所有 2 型糖尿病患者,以应对逐渐增加的发生心血管疾病的风险。糖尿病患者包括年龄大于 40 岁、有心血管疾病家族史、高血压、吸烟、血脂异常、蛋白尿的患者。

四、细菌性心内膜炎

A. 病理生理学

1. 感染性心内膜炎(IE)是一种局限性感染,由附着于心瓣膜上的纤维蛋白、血小板和微生物组成。感染性心内膜炎的发病起源于菌血症。

2. 口腔科的侵入性手术或穿刺可造成黏膜破损,由此导致的一过性菌血症引起了发病。泌尿生殖道或胃肠的侵入性操作不容易引起明显的菌血症。

3. 如果不进行适当治疗,病死率接近 100%。

4. 临床表现包括发热、心脏杂音、贫血、脾大、皮肤瘀点、脓尿、周围血栓。

5. 病原体为草绿色链球菌和其他链球菌(60%),金黄色葡萄球菌(25%),肠球菌(10%),其他革兰阴性菌(5%)。对置换 2 个月以上的人工瓣膜,草绿色链球菌和其他链球菌感染占病例数 30%,凝固酶阴性葡萄球菌占 20%,金黄色葡萄球菌占 15%,肠球菌和其他革兰阴性菌占 10%。

B. 预防

1. 2007 年 4 月,美国心脏病学会发布了新版的心内膜炎预防指南。推荐有以下心血管状况的患者在口腔疾病治疗前进行预防（C级证据）：

a. 置换过人工瓣膜的患者。

b. 有感染性心内膜炎病史者。

c. 先天性心脏病患者。

（1）未修复的发绀性先天性心脏病，包括姑息性分流术和导管修复术。

（2）先天性心脏病完全修复6个月以内。

（3）先天性心脏病修复后有后遗症者。

d. 因心脏瓣膜病接受心脏移植者。

2. 对接受泌尿生殖道和胃肠道治疗的患者，不推荐单独使用抗生素预防心内膜炎（B级证据）。

3. 对有发生感染性心内膜炎的患者，不可低估保持良好口腔卫生的重要性。这包括定期刷牙和使用牙线，使用抗菌漱口水，对痤疮样脓疱进行无创伤护理，避免咬甲癣和细致的牙龈护理（C级证据）。

4. 对青霉素过敏或不能耐受口服用药者，阿莫西林可选作心内膜炎预防用抗生素（表103-3）。

表 103-3

口腔、呼吸道或食管治疗的预防性用药方案

情形	药物	疗法：治疗前 30～60min 一次性给药*
标准的普通预防	阿莫西林	成年人：2.0g；儿童：50mg/kg 口服
不能口服药物者	氨苄西林	成年人：2.0g；儿童：50mg/kg IM 或 IV
青霉素过敏者	克林霉素 或	成年人：600mg；儿童：20mg/kg 口服
	头孢氨苄▲ 或	成年人：2.0g；儿童：50mg/kg 口服
	阿奇霉素或克拉霉素	成年人：500mg；儿童：15mg/kg 口服
青霉素过敏且不能口服药物者	头孢唑林▲ 或	成年人：1.0g；儿童：25mg/kg 治疗前 30min 内 IM 或 IV
	克林霉素	成年人：600mg；儿童：20mg/kg 治疗前 30min 内 IV

*儿童用药剂量不能超过成人剂量；▲对青霉素有速发型超敏反应（荨麻疹，血管性水肿，过敏反应）者应使用头孢菌素类；IM，肌内注射；IV，静脉注射

五、神经管缺陷（NTDs）

A. 研究显示，20%自然流产的妊娠妇女和30%习惯性流产的妇女，体内缺乏叶酸。数项研究显示，妇女在怀孕的前6周服用叶酸可降低胎儿神经管缺陷（NTDs）的发生率。这些研究包括补充叶酸试验、饮食叶酸摄入试验、血清和红细胞中叶酸含量试验。

B. 叶酸服用指南

1. 美国医学会公共卫生服务委员会和食品与营养委员会推荐，所有育龄妇女都应每天服用0.4mg叶酸，以降低生下神经管畸形婴儿的危险。而目前近半孕妇没有服用叶酸的计划（B级证据）。

2. 许多专家推荐给准备怀孕妇女的剂量远高于$800\mu g/d$。所有妇女在怀孕期间每天服用0.6mg叶酸，哺乳期每天服用0.5mg叶酸（A级证据）。

3. 曾生下神经管畸形婴儿的妇女，再次受孕前1个月和怀孕前3个月应每天服用4mg叶酸（B级证据）。

C. 1993年，美国食品与药品监管局决定，在每千克谷物中加入1.4mg叶酸。服用叶酸可掩盖老年人恶性贫血的血液学特征。在维生素B_{12}水平较低时，叶酸剂量每天不超过1mg，特别是胃酸缺乏和缺乏内因子的胃黏膜萎缩患者。

D. 适当增加叶酸摄入也能降低杂合子患者高同型半胱氨酸血症和高胱氨酸尿的浓度。高半胱氨酸水平可能是冠心病的一个强有力的独立危险因素。

六、风湿热

A. 风湿热：是一种 A 群 β 溶血性链球菌感染的并发症，由上呼吸道接触引起，最常见于 5～13 岁儿童。

B. 诊断标准：具有上述链球菌感染的两个主要证据或一个主要证据加两个次要证据。

C. 预防

1. 预防的目标是防止 A 群链球菌感染，以防止急性风湿热复发。复发率随年龄增长而下降，但也有年过五旬或六旬复发的记录。

2. 推荐治疗时间

a. 风湿热伴有心肌炎和有后遗症者，在最近一次发作后，药物预防应至少持续 10 年，直到 40 岁或持续终身（C 级证据）。

b. 风湿热伴有心肌炎但无后遗症者，在最近一次发作后，药物预防应至少持续 10 年或持续至成年，持续时间以较长的那个为准（C 级证据）。

c. 风湿热不伴有心肌炎者，在最近一次发作后，药物预防应至少持续 5 年或持续至 21 岁，持续时间以较长的那个为准（C 级证据）。

3. 推荐剂量

a. 苄星青霉素 G（120 万 U 肌内注射，每 3～4 周 1 次）。

b. 青霉素 V（250mg 口服，2 次/日）。

c. 磺胺嘧啶（体重小于 60 磅者，口服 500mg/d；体重大于 60 磅者，口服 1g/d）。

d. 红霉素（250mg 口服，2 次/日）。

4. 未来长期预防的替代品可能是链球菌疫苗。它通过阻止病原菌感染，将消灭原发性的风湿热。

七、B 群链球菌感染（GBS）

GBS 是定殖在胃肠道或泌尿生殖道的革兰阳性菌。它是新生儿最常遇到的病原体，经阴道分娩时预防 GBS 感染十分关键。

A. 产时抗菌预防史（IAP）

1. 2002 年前，产时抗菌预防有两种方法。分别为基于危险因素的预防和基于筛查的预防。

2. 1999 年的一项研究对这两种方法提出了质疑。采用基于危险因素预防的方法，有超过 50％的新生儿出现早发 GBS 感染。

B. 2002 修订的产时抗菌预防指南

1. 妊娠 35～37 周的所有孕妇，都应进行阴道和直肠拭子检查，以筛查是否有 GBS 定居（A 级证据）。

2. 妊娠时有 GBS 菌尿者和有分娩 GBS 阳性新生儿史者，无论如何都应进行产时抗菌预防（B 级证据）。

C. 推荐进行产时抗菌预防的孕妇

1. GBS 筛查阳性的孕妇，在产道和胎膜无破裂时行剖宫产术除外（A 级证据）。

2. 孕妇此前分娩的新生儿有 GBS 感染者（B 级证据）。

3. 妊娠时有 GBS 菌尿者（B 级证据）。

4. 孕妇状况不明且分娩时小于 37 周、破膜大于 18h，或体温超过 100.4℉（38℃）（A 级证据）。

D. 治疗方法

1. 青霉素 G（静脉注射，初次剂量 500 万 U，随后每 4 小时 250 万 U）（A 级证据）。

2. 氨苄西林（静脉注射，初次剂量 2g，随后每 4 小时 1g）。青霉素为窄谱抗菌药物，推荐使用（A 级证据）。

3. 头孢唑林（初次剂量 2g，随后每 8 小时 1g）（C 级证据）。

4. 如果患者对青霉素过敏，可改用克林霉素（每 8 小时静脉注射 900mg）或红霉素（每 6 小时静脉注射 500mg）（C 级证据）。

（王　超　庞　严　译）

参考文献

[1] Bilukha OO, Rosenstein N. Prevention and control of meningococcal disease. Recommendations of the Advisory Committee on Immunization Practices. MMWR. Recomm Rep, 2005, 54(RR-7): 1-21.

[2] Braunwald E, Antman EM, Beasley JW, et al. ACC/AHA 2002 Guideline update for the management of patients with unstable angina and non-ST segment elevation myocardial infarction summary article. A report of the American College of Cardiology/American Heart Association task force on practice guidelines. J Am Coll Cardiol, 2002, 40: 1366-1374.

[3] Fuster V, Ryden LE, Cannom DS, et al. ACC/AHA/

ESC 2006 Guidelines for the management of patients with atrial fibrillation. J Am Coll Cardiol, 2006,48:e149-e246.

[4] Lauer MS. Clinical practice. Aspirin for the primary prevention of coronary events. N Engl J Med,2002, 346:1468-1474.

[5] Pearson TA, Blair SN, Daniels SR, et al. AHA guidelines for the primary prevention of cardiovascular disease and stroke:2002 Update:consensus panel guide to comprehensive risk reduction for adult patients without coronary or other atherosclerotic vascular diseases. American Heart Association Science Advisory and Coordinating Committee. Circulation,2002,106:388-391.

[6] Sandercock P,Gubitz G,Foley P,et al. Antiplatelet therapy for acute ischaemic stroke. Cochrane Database System Rev,2003,2:CD000029. doi:10. 1002/ 14651858. CD000029.

[7] Smith SC Jr,Allen J,Blair SN,et al. AHA/ACC guidelines for secondary prevention for patients with coronary and other atherosclerotic vascular disease: 2006 update endorsed by the National Heart,Lung,and Blood Institute. J Am Coll Cardiol,2006,47:2130-2139.

[8] Wilson W,Taubert KA,Gewitz M,et al. Prevention of infective endocarditis. guidelines from the American Heart Association:a guideline from the American Heart Association Rheumatic Fever,Endocarditis,and Kawasaki Disease Committee,Council on Cardiovascular Disease in the young,and the Council on Clinical Cardiology,Council on Cardiovascular Surgery and Anesthesia,and the Quality of Care and Outcomes Research Interdisciplinary Working Group. Circulation,2007,116:1736-1754.

第104章　旅行医学

Mark K. Huntington, MD, PhD

要点

A. 了解你的旅客

1. 年龄、性别、是否患有慢性病或妊娠。

2. 目的地，旅行时间，旅行方式。

3. 高危活动或行为。

B. 非药物措施

1. 预防节肢动物叮咬。下列措施几乎可预防全部扁虱和蚊子的叮咬（SOR Ⓑ）：

- 减少暴露的皮肤面积。
- 暴露的皮肤处适当地给予 30％ to 35％ 避蚊胺。
- 使用氯菊酯浸润的衣服和蚊帐。

2. 食物和饮水的预防（C 级证据）

- "煮沸、去皮、烹调忽略"。
- 避免饮用未消毒的牛奶。
- 避免食用再次加热的食物（尤其是大排档的食品）。食物应该在煮沸后食用。
- 进食海鲜时尤其要小心。
- 仅饮用瓶装、煮沸、碳酸或处理过的水。

3. 防晒：使用 SPF≥15 的防晒霜。穿长袖的衣服或带帽子更有效。

C. 接种疫苗：参见 CDC 全民免疫程序（http：∥www. cdc. gov/nip/）和表 104-2（A 级证据）

D. 药物措施

1. 疟疾预防见表 104-3 和表 104-4（A 级证据）

2. 旅行腹泻见表 104-5（A 级证据）

3. 运动疾病和时差见表 104-6 和表 104-7（B 级证据）

E. 地理政治问题：对当前事件保持密切关注。可利用国家旅游局网站（www. travel. state. gov）了解关于目的地的最新的特殊事件、风俗习惯或其他情况。

F. 保持更新：CDC（http：∥www. cdc. gov/travel）和 WHO（www. who. int）网站提供当前的信息。

G. 旅行后疾病

- 旅行后发热除非确诊为其他疾病，均应考虑疟疾（B 级证据）。
- 持续腹泻并不一定是感染引起的。

一、前言

2006 年,84.2 亿人进行国际旅行。尽管经济衰退、恐怖袭击、地区冲突、突发事件不断,国际旅行人数仍在增长。旅行医学,也是一种经验医学,其关注的就是这部分人群的旅行健康问题。

A.旅行前检查:旅行前应尽早到诊所检查,以确保有足够的时间接种疫苗。旅行前几天检查尽管不太理想,但仍有益。

B.旅行疫苗

1. 常规疫苗　所有常规和儿童疫苗应按照既有的指南接种。加速的疫苗接种程序适用于旅行前接种延迟的儿童(见 101 章和 http://www.cdc.gov/nip/)。与指南相比,在旅行前接种也可能有一定的偏差(表 104-1)。

2. 旅行专用疫苗　表 104-1 总结了旅行专用疫苗。在给予不必要的疫苗前仔细审查旅行计划是必需的,因为有些疫苗相当昂贵而且可能有潜在的副作用。CDC 网站(www.cdc.gov/travel)是这一信息的可靠来源。

表 104-1

旅行中疫苗可预防性疾病的预防

疫苗 (最早起效时间)	适应证	接种方法	强化要求	禁忌证*	附加说明
霍乱 全B细胞亚组疫苗 Dukoral(最后一次注射后 7d)	拟长期前往霍乱流行或暴发活跃地区者	两剂(年龄＞6 岁)或三剂(2～6 岁)间隔 7～42d	＞2 岁每 3 个月 1 次以确保产肠毒性大肠杆菌(ETEC)保护,＞6 岁每 2 年 1 次;2～6 岁每 6 个月 1 次	虽然未批准妊娠女性应用,但风险仅在理论上成立,距现实遥远;获益可能大于风险	普通旅行者患病的风险小(百万分之二),所以霍乱疫苗是否有益还不确定。前往霍乱流行区长期旅行者或前往霍乱暴发活跃地区的旅行者可能从该疫苗中获益。接种两剂后可有效控制 ETEC 旅行者腹泻。美国可能买不到,可通过联系厂家购买:www.travellersdiarrhea.com
甲肝疫苗† (首次接种后 1 个月)	包括儿童在内的所有前往流行区的旅行者	两剂,间隔 6～24 个月	无		如果在旅行前 1 个月时未接种疫苗,那么推荐应用免疫球蛋白预防。虽然甲肝疫苗建议用于 2 岁以上儿童,但数据显示其在 1 岁左右的儿童也是安全和有效的。未接种疫苗的儿童旅行前应该给予注射免疫球蛋白
甲肝免疫球蛋白 (立即起效)	前往甲肝高水平流行区者、甲肝疫苗接种禁忌、旅行前 1 个月未接种疫苗者	短期(1～2 个月)覆盖:0.02mg/kg 肌注;长期(3～6 个月)覆盖:0.06mg/kg 肌注	强化免疫依赖于初始剂量和体内免疫球蛋白持续存在的时间。旅行前 1 个月接种甲肝疫苗者不需强化		

（续　表）

疫苗 （最早起效时间）	适应证	接种方法	强化要求	禁忌证*	附加说明
乙肝（第 2 次接种 后 2 周）	全部旅行者	三剂：在 0、1 个月 和 6～12 个月	无		
Hib（B 型流感嗜 血杆菌）	所有＜5 岁和以 前未接种的无 脾旅行者	＞5 岁的脾切除 者单一剂量；婴 儿旅行者可启 用加速免疫程 序（第 101 章）	NA		
流感‡ （2 周）	全部旅行者		每年 1 次	鸡蛋过敏	热带地区，流感是常年疾 病，发病高峰在一个半球 正好与另一个半球相反。 南、北半球的疫苗并不需 要完全一致，因此在一侧 半球接种的疫苗不一定 在对侧半球能提供免疫 力。跨半球的旅行者应 该考虑季节差异，在到达 目的地后立即接种疫苗。 参加国际性活动的旅行 者（可能来自不同的半 球）常聚集在狭小空间 （如假期乘船旅行和国际 会议）应该接种疫苗。在 无法获得流感疫苗时，预 防性应用药物（如金刚烷 胺、扎那米韦、奥司他韦） 是符合规定的，虽然不能 作为疫苗的替代品
日本脑炎疫苗（2 剂后）	前往东亚包括印 度次大陆农村 流行地区旅行 超过 1 个月者	3 剂，在 0、7 和 14 ～30d	每 3 年	疫苗接种（任何一 次接种）10d 后 出现超敏反应。 如果旅行区医 疗卫生条件差， 推荐至少延迟 旅行 10d	大多数旅行者患东南亚乡 村地方病的风险较低。 在农村地区旅行超过 1 个月者应该考虑接种这 一疫苗

（续　表）

疫苗（最早起效时间）	适应证	接种方法	强化要求	禁忌证*	附加说明
脑膜炎球菌疫苗（10d）	前往沙特阿拉伯、撒哈拉沙漠以南地区的旅行者，尤其是那些无脾者，应该接种	单次注射	每3年		进入沙特阿拉伯后前往麦加、Umra，季节性工作要求保护四倍体（A，C，W-135，Y），在到达前10天以上、3年以内接种脑膜炎球菌疫苗。尽管4倍体疫苗在儿童中的免疫原性很弱，但仍推荐前往高危地区旅行的儿童才接种。针对血清C型的单价结合疫苗在加拿大、澳大利亚和欧洲可买到，并且在各个年龄段的人群中均非常有效，但对非洲撒哈拉南部地区的主要血清型（A型）无效。对西半球和欧洲常见的血清B型，目前尚无有效疫苗
麻疹-腮腺炎-风疹（MMR）疫苗	年龄在6个月以上的所有旅行者。正常情况下，首次接种在12～15个月，前往发展中国家旅行的6～12个月大的儿童可从早期MMR或麻疹单体疫苗中受益	婴儿旅行者可启动加速疫苗接种程序	首次接种后4周以上强化	已知对新霉素、明胶过敏者。对鸡蛋过敏不是禁忌。CD4$^+$细胞记数<200/L	如果1周岁以前已经接种MMR，常规MMR疫苗接种程序必须在12～15个月时重新开始
肺炎球菌疫苗*（2周）	年龄>65岁，患慢性病、无脾旅行者	单次注射	在某些人群中5年后强化		
脊髓灰质炎［灭活的脊髓灰质炎疫苗（IPV）*或口服脊髓灰质炎疫苗（OPV），4周］	所有旅行者		前往流行区旅行前单次剂量注射IPV或口服OPV	已知对甲醛反应者，在免疫力低下者禁用OPV	除了儿童期免疫外，推荐前往流行区旅行的成人旅行前单次IPV强化1次

（续　表）

疫苗 （最早起效时间）	适应证	接种方法	强化要求	禁忌证 *	附加说明
狂犬病 *（末次注射后 1 周） 人二倍体细胞狂犬疫苗（HDCV）1ml 肌注或 0.1ml 皮下注射，纯化的鸡胚细胞（PCEC）1ml 肌注，可吸收的狂犬病疫苗（RVA）1ml 肌注	对高危旅行者，推荐暴露前预接种。包括动物、工人、旅行者、骑自行车者、兽医、洞穴勘探者、野外生物学家、儿童和传教士	暴露前预防：连续接种 3 次，分别在 0、7d 和 21～28d	2～3 岁取决于暴露风险。暴露前疫苗并未消除暴露后治疗的需要		预接种不应在臀部肌内注射，因为这一途径可能会减低疫苗效应。同时应用 HDCV 和氯喹或甲氟喹可能抑制免疫反应，所以不应在 1 周之内应用。预接种可以简化咬伤后狂犬病疫苗接种方案，但不能消除立即寻求医疗救助的需要
破伤风-白喉（Td）和破伤风-白喉-百日咳（DtaP，DTP，Tdp）	所有旅行者	对 7 岁以上或未接受全部破伤风-白喉 3 剂免疫程序者。首次 2 剂，间隔 4～8 周；第 3 剂在第 2 剂后 6～12 个月。假如最后一次剂量不能确保，第 3 剂可提前至第 2 剂后 4～8 周	如果最后一次儿科剂量至今已至少 5 年时间，那么在 11～12 岁时应强化一次。其他人每 10 年强化 1 次	接种 DTP 的儿童可能会高热。对于这些儿童，推荐用 DTaP。某些患神经系统疾病的儿童，可能不能给予百日咳成分，这些儿童推荐用 DT 配方	所有 7 岁以下儿童应该按照常规免疫程序接种 DTaP
扁虱传播性脑炎 *（第 2 次注射 2 周后）	前往欧洲乡村的高危旅行者	3 剂，肌注，0 天、4～12 周和 9～12 个月	3 年	硫柳汞过敏	在美国买不到，但在加拿大和欧洲可买到。扁虱叮咬或饮用未经消毒的牛奶可患该病
结核病（BCG）（4 周）	＜6 个月的婴儿和高危的健康护理人员	一剂，皮下注射	无	严重的免疫抑制者	美国很少接种，应该在年龄幼小的儿童和健康护理人员接种 BCG，因为他们可能会较长时间暴露在结核流行人群中
伤寒热 *（1 周）	推荐在高危地区逗留时间超过 1 个月者 注射制剂：年龄＞2 岁 口服制剂：年龄＞6 个月	注射制剂，一剂肌注。 口服制剂，4 剂，1、3、5、7d	注射剂：2 岁 口服剂：6 岁（停用氯胍、甲氟喹和抗生素 1 周前和口服疫苗后）	注射疫苗引起全身反应的可能性更高	母乳喂养可给予被动免疫

（续　表）

疫苗 （最早起效时间）	适应证	接种方法	强化要求	禁忌证*	附加说明
黄热病（10天）	非洲撒哈拉南部地区和南美洲热带地区	单次注射	10岁	鸡蛋过敏；免疫力低下者；6个月以下婴儿因可能增加疫苗接种后脑炎的风险而禁用，仅用于前往黄热病暴发流行区旅行的6～9个月大的婴儿；孕妇	管理严格，在核准的黄热病疫苗中心可获得。管理机构必须正确记录进入某些国家的疫苗国际证书（Form PHS-731），证明在免疫后10天内有效。对于接种黄热病疫苗有禁忌的个体，需要在医生专用信笺上开具弃权证，并加盖公章

* 任何疫苗均可发生过敏反应。既往发生过的过敏反应是以后接种疫苗的禁忌

† 免疫球蛋白推荐用于2岁以下儿童，甲肝疫苗在欧洲推荐用于1岁以上儿童

‡ 由于半球间季节变换，可在到达目的地后接种疫苗，任何时间前往热带地区均需接种

C.旅行中的药物治疗

1. 疟疾　预防疟疾是绝对关键的。在应用表104-2描述的方法前，应首先考虑当地居民的抵抗方式。表104-3给出了推荐剂量。对于在间日疟原虫或卵形疟原虫流行区延长旅行的人们，需要伯氨喹来做晚期预防。致死性极强的疟疾是恶性疟原虫所致疟疾。前往恶性疟流行区旅行、预计24h内不能接受治疗的人除了常规的药物预防措施外，还应该接受紧急抗疟疾治疗。

2. 旅行者腹泻（travelers' diarrhea，TD）

a. 预防。CDC不推荐对大多数TD预防性应用抗生素。然而，有些人，特别是生病会造成严重影响的人群（如外交人员、运动员、商务人士等）需要预防性应用抗生素：环丙沙星（500mg/d）、诺氟沙星（400mg/d）、氧氟沙星（400mg/d）、左氧氟沙星（500mg/d）和佩托比斯摩（2片，4次/日）都是合理的选择（C级证据）。

表 104-2

疟疾抵抗和预防药物选择

抵抗/易敏感区域	药物优先选择
氯喹易感地区	氯喹，甲氟喹，阿托喹酮-氯胍
氯喹抵抗地区	甲氟喹，强力霉素，阿托喹酮-氯胍
甲氟喹抵抗地区	强力霉素，阿托喹酮-氯胍

表 104-3

预防疟疾的化学药物及剂量

药物	成人剂量	儿童剂量/说明	妊娠/哺乳期说明	不良反应，预防措施和其他注意事项
氯喹（Aralen）	在旅行前12周每周500mg，返回后持续4周	5mg/kg，最大为成人剂量。在某些国家有液体制剂，可能需要药剂室配制	妊娠期和哺乳期安全。母乳中的药物浓度不足以保护婴儿	常见的不良反应较小：发痒感、皮肤丘疹、头痛，严重肝功能不全为禁忌证。治疗窗非常窄。有报道称300mg曾引起幼儿致命性过量反应。因此，精确的剂量对幼儿非常关键

（续　表）

药物	成人剂量	儿童剂量/说明	妊娠/哺乳期说明	不良反应,预防措施和其他注意事项
甲氟喹 (Lariam)	在旅行前 1～2 周每周 250mg,返回后持续 4 周	<15kg:每周 5mg/kg(可以要求药房混合成液体形式以求剂量精确) 15～19kg:每周 1/4 片 20～30kg:每周 1/2 片 31～45kg:每周 3/4 片 >45kg:成人剂量	在妊娠中晚期是安全的	25%～40% 有轻微副作用(恶心、头痛)。在预防剂量下神经精神方面的副作用罕见。在患癫痫、严重精神病或心脏传导系统异常。与 β 受体阻断剂增加了心脏停搏的风险
阿托喹酮-氯胍 (马拉隆)	在旅行前 1～2d 每日 250mg/100mg, 返回 1 周后停止	<11kg:无推荐剂量 11～20kg:每日 1 片儿童制剂(62.5/25mg)口服 21～30kg:每日 2 片儿童制剂口服 31～40kg:每日 3 片儿童制剂口服 >40kg:每日 1 片成人制剂口服	妊娠早期用法未研究过。母乳中的药物浓度不足以保护婴儿	严重肾功能不全(肌酐清除率<30ml/min)的患者禁忌服用
强力霉素 (Vibramycin)	在旅行前 1～2d 每日 100mg,返回后持续 4 周	>8 岁:2mg/(kg·d),最大为成人剂量 8 岁及更小的儿童禁忌服用	妊娠期和哺乳期禁忌	该药具光感性,日晒后危险增加。推荐用防晒霜
伯氨喹 (Palum)	对延长暴露间日疟和卵圆疟者,从离开流行区起,每日 1 次 26.3mg 口服 14d	0.5mg/kg,最大为成人剂量	妊娠期禁忌	G6PD 缺乏者禁忌

b. TD 治疗。大多数 TD 是自限性的。大多数病例应用抗生素可加快恢复(SOR Ⓑ)。表 104-4 列出了常用药物及剂量。补充足够的水分是关键,尤其是儿童(SOR Ⓐ)。

3. 症状的治疗　应建议旅客携带任何可能应急的药物,例如对乙酰氨基酚、布洛芬、常用抗生素和抗真菌药、抗组胺药等。并不是所有在国内可以买到的药在国外都容易买到,它们可能有不熟悉的商标或通用名。

二、疾病和外伤的预防

A. 预防节肢动物叮咬

1. N,N-二乙基-3-甲基苯甲酰胺(DEET,驱蚊胺)　是全球市场上最常用、最有效和研究最充分的直接应用的昆虫防护剂;其安全性极高(A 级证据)。植物来源的昆虫防护剂(防咬剂、皮肤柔软剂和香茅油)效果较差。市售的 DEET 浓度为 5%～100%;浓度越高提供的保护时间越长。缓释制剂在较低的浓度时可提供更长的作用时间。对于绝大多数旅客,包括妊娠妇女和儿童,30%～35% 的浓度就可以提供足够的保护。隔 4h 后可再次应用,经常是在大量出汗或游泳后。当同时应用防晒霜和昆虫防护剂时,应先用防晒霜。而疟蚊和库蚊是在夜间活动,传播黄热病和登革热的伊蚊是在白昼活动,所以在流行区域应全天防护。

表 104-4

旅行者腹泻的治疗(TD)

药物	成人剂量	儿童剂量/说明	妊娠期/哺乳期说明	不良反应,预防措施和其他注意事项
阿奇霉素 (Zithromax)	200mg qd×3d	从腹泻一开始 10mg/(kg·d)×3d	妊娠期可用	
水杨酸铋 (如 Pepto-Bismol)	524mg(2片或30ml)qid	9～12岁:1片或15ml qid 6～8岁:2/3片或10ml qid 3～6岁:1/3片或5ml qid <3岁:不推荐	妊娠后半期避免应用	旅行超过3周者不推荐 阿司匹林过敏、肾功能不全或痛风者禁忌
环丙沙星 (Cipro)	500mg bid×3d	5～20mg/kg,最大至成人剂量 一些专家推荐用于严重 TD 或痢疾	妊娠期相对禁忌:一些专家推荐用于严重 TD 或痢疾	儿童期和妊娠期相对禁忌是因为研究显示该药可引起幼年动物关节病
左氧氟沙星 (Levaquin)	500mg qd×3d	不推荐	妊娠期相对禁忌	
洛哌丁胺 (易蒙停)	首剂4mg,每次不成形大便后口服2mg 最大剂量为16mg/d	30～45kg:1/2成人剂量,最大6mg/d 22～29kg:1/4成人剂量,最大4mg/d <22kg或<6岁:不推荐	妊娠期可用	在发热或血性腹泻应用无效,因其可加重或延长病程
利福昔明 (Xifaxan)	200mg tid×3d	不推荐	非全身吸收,妊娠期和哺乳期可用	不推荐用于血性腹泻、症状严重或有全身症状者
甲氧苄啶/复方新诺明 (Bactrim)	160/800mg bid×3d	>2个月:10mg/(kg·d),最大为成人剂量 分2次服用	妊娠期安全	耐药越来越成为问题

2. 氯菊酯是一种应用于衣物的接触性杀虫剂 与 DEET 联合应用,氯菊酯可提供几乎100%的保护,避免扁虱和蚊虫的叮咬(A级证据),数次洗涤后杀虫效果缓慢消失。

3. 其他措施　睡觉时应用氯菊酯浸润的蚊帐,住有空调的客房,对飞虫喷洒杀虫剂(如"雷达"),穿浅色衣服,避免使用香水和香料可进一步减少节肢动物叮咬的风险。

4. 特别警告　多种传播疾病蚊虫,如睡病蝇、沙蝇和黑蝇,应用 DEET 效果差。对于蚊虫叮咬,屏障防护是必需的。旅行结束后对蚊虫传播疾病保持高度的警惕是非常重要的。

B.食物与饮水安全:腹泻和其他食物介导疾病是前往发展中国家旅行时发病率最高的疾病。

1. 水　在发展中国家不能直接饮用自来水。经过煮沸、净化或经卤素(氯、碘)消毒的水才是安全的。用冰镇饮料和自来水刷牙是常见的失误(C级证据)。

2. 蔬菜和水果　避免吃生的、未去皮的蔬菜和沙拉(B级证据)。西瓜和其他水果应该仔细检查是否被不道德的小贩注水以增重。

3. 奶制品　避免吃未消毒的奶制品(C级证据)。

4. 海鲜　鱼和贝壳类生物中寄生了许多病原体和毒素。适当的烹调消灭了大多数病原体,但毒素却不能被消除。

a. 贝壳中毒。四种最常见的表现为瘫痪、腹泻、失去记忆和神经毒性。这些毒素是无色、无味的,常常在新鲜的贝类生物中发现。这些毒素具有热稳定性,并不能被烹调破坏。红色和棕色海藻花期释放甲藻毒素可引起上述中毒反应。政府应该对海藻花期的贝类海鲜提出警告信息,但许多发展中国家并未对这些情况做可靠的调查。推荐联系当地政府官员和旅游、旅馆从业者了解这一危险情况。

　　b. 肉毒鱼类中毒。由鞭毛藻产生的这种毒素主要集中在大型食肉鱼,如梭鱼、红鲷鱼、石斑鱼、琥珀鱼和鲭鱼。这些毒素无色、无味,具有热稳定性,在刚捕获的鱼体内就可发现。胃肠炎症状之后伴随有如下症状:感觉迟钝、牙齿变松、冷热交替、虚弱。

　　c. 鲭鱼中毒。鲭鱼毒素是由冷冻不当的鱼类体内过度繁殖的细菌产生的,尤其是金枪鱼、鲭鱼、海豚鱼、琥珀鱼、竹荚鱼和鲱鱼。应避免食用超过 2h 未冷冻的鱼。

　　d. 河豚鱼中毒。河豚鱼是日本产的,味道鲜美。但如果制作不当,这一美味可变成河豚毒素的港湾,其致死率高达 60%。

　　C. **旅行中意外伤害:** 将近 1/4 海外灾难的原因是意外事故;最常见的原因是机动车事故和溺水。最常见的非致命性伤害是瀑布和水上娱乐项目相关的伤害。饮酒增加了旅行中意外伤害和死亡的风险。如果旅行者打算骑自行车或摩托车,就应该戴好头盔类的个人防护品,熟悉路况、法规和风俗。如果旅行者计划参加水上娱乐项目,尤其是像潜水这样危险度较高的活动,应该鼓励他们在活动前详细了解活动区域的情况。

　　D. **深静脉血栓:** 长途飞行相关的深静脉血栓形成和肺栓塞较少见,但对处于高凝状态的旅行者来说,风险就会增加。这些旅行者应该在飞行条件和大气层流适宜的情况下,经常伸展肢体和行走。弹力袜可以对这些患者提供一些保护性益处。未能证实阿司匹林对减少旅行者血栓栓塞有效,但服用阿司匹林可以降低栓塞风险。低分子肝素还未在这方面进行研究。

　　E. **晕动病:** 晕动病(晕机、晕船)被认为是视觉和前庭感觉的不同时性引起的。症状包括疲乏、头痛、恶心、呕吐。在预防和减轻晕动病症状方面,有一些药物证明是有效的(表 104-5)。临床试验中,预防晕动病的非药物方法(手镯按压法、姜精油法)未被证实有效。坐在汽车的前排或飞机的机翼可减轻晕动病的症状。

　　F. **时差感:** 快速穿越数个时区会打乱旅行者正常的睡眠节律。在朝东方旅行时,这一效应由于穿越了更多的时区而显得更加令人苦恼。每次调整时差通常需要一整天的时间。表 104-6 总结了减轻时差反应的策略。几项研究证实了褪黑素减轻时差反应的有效性。向东方飞行和穿越的时区越多,该药的效应越强。已有多种旅行前、旅行途中和旅行褪黑素剂量方案,其中一些还很复杂。褪黑素是一种未经调节的底物,配方变化很大。一种简要的剂量方案是途中在目的地就寝时服用 5mg,旅行结束后每晚口服 5mg,3～5 晚。短效药物,如安必恩和苯二氮䓬类可以以相同的方式服用。

　　G. **防晒:** 阳光下暴晒有短期和长期的后果,包括皮肤晒伤,光老化和皮肤癌。穿戴保护性的衣帽,避免白天太阳光最强的时间暴晒(上午 10:00 至下午 3:00),涂足量防晒霜减轻日晒的后果(B 级证据)。防晒指数决定了防晒霜的强度。如果一种防晒霜的防晒指数为 15,当直接应用时可提供 90% 以上的保护效果。大部分人用防晒霜时比较节约,涂抹次数也少于推荐次数。因而,推荐使用防晒指数更高的防晒霜以弥补这一不足。

　　H. **预防性传播疾病(STD):** 高达 15% 的国际旅行者报道在其旅途中至少邂逅一位新的性伴侣。在一些国家,人类免疫缺陷病毒(HIV)和乙肝病毒感染率非常高,特别是在妓女中。因而,强烈推荐节欲。对于不愿节欲者,坚持正确地使用乳胶避孕套可能会提供一些保护(A 级证据)。推荐这些旅行者在旅行前接种乙肝疫苗、旅行后筛查 STD。

表 104-5

晕动病预防措施

药物	剂量	不良反应	附加说明
氢溴酸东莨菪碱（Transderm Sc p, Scopace）	1.5mg 透皮贴,贴于耳后,3 次/日;0.4mg 片剂,1~2 片口服,每 8 小时 1 次	口干(66%),嗜睡(33%)	片剂更适合于短途旅行,透皮贴较片剂贵 10 余倍,放置透皮贴后6~8h 有效,口服制剂 1~2h 内有效,同时合用拟交感药物,如麻黄碱、D-苯丙胺、哌甲酯等可提高疗效,减轻嗜睡等并发症
异丙嗪(非那根)25mg,12.5mg 片剂,12.5mg/5ml 口服制剂	25mg,口服,每 6~18 小时 1 次,儿童 1mg/kg	与莨菪碱相比,口干较少而嗜睡更多	用药间隔为 12h
茶苯海明(乘晕宁)	50~100mg,口服,每 6~8 小时 1 次(12 岁及以上);25~50mg,口服,每 6~8 小时 1 次(6~12 岁);12.5~25mg,每 6~8 小时 1 次(2~6 岁)		疗效最好,非处方药咀嚼片,可获得配方
赛克利嗪	50mg,口服,每 4~6 小时 1 次	与其他抗组胺药相比镇静作用较弱	
美克利嗪(Antivert,博宁) 12.5mg,25mg,50mg 片剂	25~50mg,口服,1 次/日(12 岁及以上)		妊娠级别 B咀嚼片配方公开

表 104-6

减轻时差反应症状的策略

旅行方向	旅行前睡眠时间的调整	飞行途中的觉醒状态	到达目的地后强光暴露时间	到达目的地后活动时间
东向	出发前,每天晚上提前 1h 休息,连续 3d	飞行途中尽量休息,避免饮用含咖啡因的饮料	清晨亮光照射,在前几天避免戴太阳镜	上午 10 时左右活动
西向	出发前,每天晚上推迟 1h 休息,连续 3d	飞行途中尽量保持清醒,可饮用含咖啡因的饮料	下午较晚时接受亮光照射,在前几天避免戴太阳镜	下午晚些时间活动

三、特殊旅行者

A. 孕妇

1. 航空旅行　许多女性会旅行到她们的妊娠晚期。商业航空公司通常并不会指出旅行对妊娠者及其胎儿可能会造成的风险（SOR Ⓑ）。飞行高度在 1500~2500m 时,由于胎儿良好的血红蛋白氧离曲线,标准舱内 PaO_2 减低对胎儿氧合产生的影响较少。妊娠增加了血栓栓塞的风险,因而推荐孕妇旅途中在飞行条件和空气层流允许的情况下应经常行走。每条航线都有针对孕妇的明确规定。美国国内和欧洲内部旅行规定允许 36 周以内无并发症妊娠者可以旅行。远距离航空旅行,特别是跨洋旅行只允许 32 周内无并发症妊娠者参加。许多航空公司要求妊娠 28 周以上者在旅行前出示医学授权书。妊娠者应携带孕检记录总结或复印件。

血型和预产期是需要携带的重要数据。

2. 妊娠期疫苗 大部分疫苗在妊娠期接种是安全的。但麻疹-腮腺炎-风疹、水痘和黄热病例外,这些直到产后才能接种。其他活菌/病毒疫苗(口服伤寒、口服脊髓灰质炎和日本脑炎病毒疫苗)有相对禁忌证,但如果必须要前往上述疾病暴发或广泛流行地区,接种这些疫苗的益处大于任何可想像得到的危险(C 级证据)。其他灭活、减毒或分离病毒疫苗的适应证对孕妇来说无需更改。

3. 孕妇旅行腹泻和其他食物传播疾病 虽然孕妇禁用喹诺酮类药物,但许多专家认为对于那些严重腹泻(脱水或痢疾)的孕妇,不应该限制使用。阿奇霉素、头孢克肟、呋喃唑酮和复方新诺明(TMP-SMX)也是合理的选择。戊型肝炎常通过被污染的水或食物传播,但它不是接种疫苗可预防的。孕妇感染的病死率达 17%～33%。对妊娠期旅行者来说,严格遵守食物和饮水规定是关键。

4. 疟疾和孕妇 疟疾对于孕妇及其胎儿可能是灾难性的。母亲死亡率可接近 10%。尽一切可能避免妊娠期前往疟疾流行区旅游。万一必须前往疟疾流行区,疟疾预防和节肢动物载体控制是最重要的。氯喹和甲氟喹在整个妊娠期都是安全的。妊娠期应该避免前往甲氟喹耐药区域旅行,因为目前还没有安全的预防措施。强力霉素在妊娠期有相对禁忌证;这方面的有效证据较少。目前关于阿托喹酮-氯胍(马拉隆)安全性的数据还不完整,不能正式推荐妊娠期旅行者使用。伯氨喹在妊娠期也是禁忌的,因为胎儿葡萄糖-6-磷酸脱氢酶(G6PD)的状态还未知。在某些地区,伯氨喹晚期预防措施是必需的,氯喹应该一直用到分娩(即使返回后仍需治疗数月)。产后可开始应用伯氨喹。DEET 和氯菊酯在妊娠期按说明书使用是安全的。

5. 孕妇旅行中的各种风险 孕妇禁止潜水和滑水。怀孕前 3 个月不推荐应用乙酰唑胺作为高纬度疾病的预防。硝苯地平和地塞米松在整个妊娠期都安全的。

B. 儿童旅行者

1. 航空旅行 CDC 建议小于 6 周的婴儿应避免航空旅行,WHO 将截止点定为 1 周。这些建议并没有得到前瞻性或病例对照研究证实。大多数美国运输公司对航空旅行未作更低的年龄限制。然而,推荐旅行前与航空公司进行沟通。多

达 15% 的儿童旅行者报告在飞机上升和下降的过程中有耳痛。建议以奶瓶哺乳、看护和减充血剂减轻这些症状,但多项小型研究显示这些措施益处较小。

2. 儿童期疫苗 见第 101 章和 CDC 国民免疫程序网站(http://www.cdc.gov/nip/)。

3. 儿童疟疾的药物预防 患有恶性疟的儿童死亡率较高。适当剂量的氯喹和甲氟喹,在任何年龄均是安全的。这些药物过量却是致命的,所以完全混合和精确的剂量是关键。应该确保有一个无蚊小环境(如在摇篮上、折叠式婴儿车、游戏床或汽车座椅上使用氯菊酯浸润的蚊帐,并与 DEET 合用),这样的话可以延迟化学药物预防。

4. 儿童旅行腹泻 喹诺酮类药物对所有年龄组人群(包括儿童)均是最有效的治疗,剂量参见表 104-4。应用喹诺酮在骨骼未成熟的实验动物可引起长骨关节病,但是临床长期在囊性纤维化儿童应用却未出现这一危险。可以选用阿奇霉素、头孢克肟、呋喃唑酮和复方新诺明,但对于合并脱水或痢疾(血便伴高热)的严重腹泻患儿,喹诺酮仍应该是一线治疗药物。旅行腹泻患儿补充足量水分是必要的。WHO 推荐以下列剂量应用预先包装好的 WHO 口服补液盐补液:

a. 2 岁以内:每次稀便后 1/4～1/2 杯(50～100ml)。

b. 2～10 岁:每次稀便后 1/2～1 杯(100～200ml)。

c. 10 岁以上儿童和成年人:不限量(WHO 口服补液盐的替代品:6 平匙糖、1 平匙盐和 1 平匙烘烤用苏打加到 1L 安全饮用水中即可应用)。

C. 患有慢性病的旅行者

1. 规定的药物应该随身携带,并且准备足够全程的用量。储备的药物应该单独放在选中的包内。药物应该保存其原始包装和通用名标识。医生写在官方信头纸上关于药物剂量和使用说明的证明,尤其是关于计划用药、糖尿病用针头和注射器,可能会在某些国家边界避免某些法律问题;必要时可以获得帮助置换针头等。

2. 免疫抑制旅行者 免疫抑制的旅行者获得感染性疾病的风险会增加,这些人包括糖尿病患者、接受移植患者、化疗患者、风湿病患者、HIV 感染者。

a. 免疫抑制旅行者感染传染病。这类患者并不推荐常规使用抗生素预防传染病。然而,在

某些特定的环境中,如一旦感染疾病就很危险或疾病可能明显威胁旅行者的健康,预防性应用抗生素(环丙沙星 500mg,1/d,口服)是有理由的。HIV 阳性旅行者应用复方新诺明预防肺孢子菌病的同时也可预防传染病,但不应开给目前尚未服用此药的传染病患者,因为它可能存在潜在的副作用,并导致真正需要的时候产生耐药。表 104-4 介绍的急性期治疗方案在这组患者中也是有效的,但可能需要延长治疗 7d。

b. 免疫力低下旅行者的免疫接种

(1)HIV 阳性旅行者。在外周 $CD4^+$ 细胞计数<300/μl 的 HIV 阳性患者中,疫苗的免疫原性可能是降低的。通常,在严重免疫功能低下旅行者中应避免接种活疫苗。免疫力低旅行者是指存在机会性感染或外周 $CD4^+$ 细胞计数<200/μl。如果可能的话,应该用减毒活疫苗代替活疫苗(如脊髓灰质炎、伤寒、霍乱)。麻疹和黄热病疫苗应该只能给外周 $CD4^+$ 细胞计数>200/μl 的患者。灭活疫苗总体是安全的。

(2)其他免疫功能低下的旅行者。最近接受大剂量固醇类激素治疗超过 14d 者应该将疫苗接种延迟到激素治疗完全结束 2 周后。同样,许多接受放化疗的癌症患者可能也存在免疫抑制,在此期间应该避免接种疫苗。未经积极治疗的癌症患者可以接种疫苗。旅行者的白血病缓解超过 3 个月或移植后不再需要免疫抑制剂的可接受疫苗接种。

c. HIV 阳性患者的旅行限制。在大多数国家,小于 1 个月的旅行不需要出示 HIV 阴性证明。对希望逗留超过 1 月的旅行者,许多国家要求进行 HIV 检测,而大多数 HIV 阳性者将被拒绝入关。一些国家拒绝携带抗反转录病毒治疗药物的旅行者入关。HIV 阳性旅行者应该到美国国家政府网站(http://www.travel.state.gov/HIVtestingreq.html)咨询以获得更多信息。因为制度经常修改,所以推荐在临旅行前再到领事馆做咨询。

3. 糖尿病旅行者 糖尿病患者旅行时需要携带足够的药物及血糖监测设备,这一点非常重要。这些设备和药物(包括胰高血糖素)在旅行期间应该随身携带。胰岛素室温储存最多 30d 不会失效。但胰岛素应该避免阳光暴晒和极高温度。跨时区旅行者应该缩短或延长"24h 一天",随之改变胰岛素和进餐需要。朝东旅行者应该缩短一天并且减少胰岛素和进餐量。相反,朝西旅行者应该增加胰岛素和进餐量。而且有必要经常进行血糖监测。推荐预先准备好小点心以备低血糖发生时需要。用短效胰岛素可使餐前胰岛素剂量和旅行中不可预知的进餐时间的协调变得简单。胰岛素浓度从北美标准的 U100 浓度到其他国家的 U80 和 U40 浓度不等,不同浓度配备了不同的注射器。不同浓度胰岛素的混合注射剂增加了过量和剂量不足的概率。携带足够的糖尿病监测设备可以减小这一风险。严重的 TD 可使糖尿病旅行者陷入频繁的血糖波动和严重并发症中,如糖尿病酮症酸中毒等,所以应该积极治疗 TD。

4. 心血管病旅行者 最近的一份报告指出美国飞行相关死亡中约 2/3 是因为心血管疾病。低压缺氧病(随着高度的增加,氧气的压力减低)可增加心血管事件的风险。患有心血管疾病者在航空旅行时应该进行以下特别准备:

a. 充血性心力衰竭代偿期、稳定型心绞痛患者或海平面 PaO_2<70mmHg 时应该给予飞行中吸氧(C 级证据)。

b. 推荐携带 1 份最近的心电图及报告(起搏器置入者包括加磁和不加磁)。

c. 一个可以证明放置起搏器或 AICD 的卡包,以便可以快速通过机场安检。表 104-7 总结了航空旅行的心血管禁忌证。

表 104-7
航空旅行时心血管禁忌证
(1)2~3 周内无并发症的心肌梗死
(2)6 周内有并发症的心肌梗死
(3)不稳定型心绞痛
(4)充血性心力衰竭失代偿期
(5)未控制的高血压
(6)10~14 天内的冠状动脉旁路移植手术
(7)2 周内的卒中
(8)未控制的室性或室上性快速心律失常
(9)艾森门格综合征
(10)严重、有症状的瓣膜性心脏病

摘自 Aerospace Medical Association MGTF:Medical Guidelines for Airline Travel. 2nd ed. Aviat Space Environ Med,2003,74(5,Section II):A1.

5. 患肺部疾病的旅行者　同患心脏疾病的旅行者一样,患肺部疾病的旅行者也易受低压缺氧的影响。在常规飞行高度时,室内空气 $PaO_2>$ 70mmHg 通常不需要提供额外的氧气补充。如果旅行前不能进行动脉血气分析,一位可以轻松登上一层楼梯或步行 50m 而无严重呼吸困难的旅行者通常可以耐受飞行而不需额外氧气补充。一项更加复杂的试验方法,高海拔刺激试验(HAST)可在旅行前用来评估肺功能:吸入氧浓度 15% 的空气以模拟常规飞行高度时机舱内的氧气压力。如果飞行途中必须补充额外氧气,那么需要进行如下特别准备:

a. 商业飞机上不允许使用旅客个人氧气瓶。个人氧气瓶必须经过清洗后随行李托运。

b. 每条航线都可以安排飞行氧气。因此推荐旅客在旅行前与航空公司联系好。大部分航空公司需要医生的处方或信件说明。

c. 如果卧位时需要额外氧气支持,氧气必须安排在靠售货机的特殊位置。航空公司通常不提供这项服务。

航空旅行时肺部疾病禁忌证包括严重、不稳定、未控制的哮喘和气胸。对高危气胸患者(如大疱性肺气肿),飞行前应摄呼气末 X 线胸片。

四、国外健康保健

A. 获取保健:领事管官员可以协助定位合适的医疗服务机构,但如果需要空中救助,其花费通常由旅客自行负担。可提供英语服务的国家健康保健提供机构来源的名单如下:

1. 海外公民服务办公室:哥伦比亚特区华盛顿 N. W. 2201 C 街 4811 房间,20520。当你写信时,指出您感兴趣的国家或地区。

2. 旅行者医疗援助国际联盟(IAMAT),(519)836-0102。

3. 旅行医学国际协会,www.istm.org(诊所和从业者名单)。

如果会诊需要,旅行者应该携带其私人医生的姓名、电话号码、电子邮箱地址。

B. 提供保健

1. 医疗保险　如果旅行者的保险计划覆盖世界范围,那么有必要携带保险卡作为覆盖范围和索赔的证据。许多保险计划不提供即时服务,甚至在服务项目宣布结束前旅行者可能还需支付。某些计划将在返回后支付部分或全部,所以保存好所有收据非常重要。医疗保险并未涵盖美国以外的医疗支出。老年人可与全美退休人员联合会联系以了解关于提供覆盖国际范围医疗保险的补充条款。

2. 转运保险　由于发展中国家的医疗救护水平低于西方标准,在发生严重疾病或伤害后空中转运可能是最明智的选择。转运的花费相当昂贵,因而强烈推荐转运保险。

3. 来源　医疗和转运保险可在旅行社或网站以合理的价格购买。美国国家政府部门网址(www. travel. state. gov/medical. html)提供了一些私人保险和空中转运公司的名单。大部分保单包括了医疗服务和转运范围。

五、特殊活动

A. 高海拔地区旅行:高原病常发生在前往高海拔地区的旅行者中。这些疾病包括急性高山病(AMS)、高海拔脑水肿(HACE)、高山肺水肿(HAPE)、高海拔视网膜出血(HARH)和高海拔癫痫发作(HAS)。HACE 和 HAPE 有生命危险。这些疾病发生的风险取决于上升的速度、睡眠地海拔、旅行者家乡海拔和个人其他生理功能水平。AMS 是最常见和严重程度最低的高海拔疾病,在上升到海拔 1850～2750m 的旅行者中有大约 1/4 发病,上升到海拔 3000m 的旅行者中 >40% 的人发病。HACE 和 HAPE 的发病率是 0.1%～4.0%。AMS 和 HACE 可能是同一疾病发展过程中的不同阶段——HACE 可能是 AMS 非常严重的形式。大部分 HARH 无症状,2～8 周可自行恢复。可以认为 HARH 是 AMS 向 HACE 发展的迹象;应该评估 AMS 患者发展为 HARH 的可能性,并建议不要继续向高海拔位置上升。累及黄斑可能导致永久性视力损害,有症状的 HARH 应该迅速降低海拔。HAS 是最近才认识到的高海拔疾病的一种表现。尽管发病率低,但其似乎与中枢性或阻塞性睡眠呼吸暂停有关。重要的是旅行者应有高海拔疾病症状方面的知识,以便在疾病发生时能够立即采取矫正措施。表 104-8 总结了高海拔疾病的症状、体征、预防和治疗方法。

表 104-8

高原病的症状、体征、预防和治疗总结

	症状/体征	预防	治疗
急性高山病 (AMS)*	· 头痛(最常见) · 恶心 · 入睡困难 · 疲劳 · 厌食	· 海拔>3000m 后缓慢上升(<300m/d),每隔 2~3d 休息 1d · 睡眠地的海拔非常重要,可以爬得高,但睡眠地要低 · 乙酰唑胺 250mg,2/d,上升前 1 天开始口服 · 地塞米松 4mg,2/d,上升前 1 天开始口服 · 银杏提取物 120mg,2/d,上升前 5 天开始口服	· 休息 · 除非症状缓解,避免进一步登高 · 严重 AMS 应下降 · 止吐剂 · 吸氧 · 乙酰唑胺 250mg,2~3/d · 地塞米松 4mg,口服或静注,每 6 小时 1 次
高海拔脑水肿 (HACE)*	· 共济失调—不能竞走(纵排行走试验) · 意识水平的改变 · AMS 症状	· 避免低体温 · 保持充分水化 · 避免使用镇静/麻醉药,以免导致睡眠时低通气	· 立即下降到低海拔地区 · 吸氧 · 乙酰唑胺或地塞米松按上面提到的剂量给予 · 便携式高压舱
高海拔肺水肿* (HAPE)	· 劳力性呼吸困难 · 咳嗽 · 血丝痰 · 常与 AMS/HACE 共存 · 啰音,特别是 RML 早期	· 缓慢上升,避免低体温、水化和使用镇静、催眠药 · 硝苯地平缓释片 20mg,口服,3/d · 沙美特罗喷剂 2 次/日,每次 1~2 喷 · 有 HAPE 既往史的人复发的风险极高(一项研究提示复发率为 66%)。强烈推荐该人群避免快速增高海拔 · 在卵圆孔未闭者风险增加	· 立即下降高度 · 降低劳力程度 · 吸氧 · 持续正压通气 · 便携式高压舱 · 硝苯地平 10mg,之后缓释制剂 20~30mg 1~2/d · 吸入 β-肾上腺素能受体拮抗剂可能有所帮助
高海拔视网膜出血(HARH)	· 通常无症状 · 可有视力异常	· 与 HACE 相似	· 有症状的 HARH 不应该继续上升 · 一旦从高地返回,大多数 HARH 在 2~8 周内自行缓解
高海拔癫痫 (HAS)	· 在高原地区新发的癫痫	· 中枢性或阻塞性睡眠呼吸暂停病史者应该避免到高海拔地区 · 海拔>3000m 后缓慢上升(<300m/d),每隔 2~3d 休息 1d · 睡眠地的海拔非常重要,可以爬得高,但睡眠地要低 · CPAP 有益	· 抗癫痫药物(同治疗其他癫痫一样) · 吸氧 · 下降

B.淡水区活动

1. **血吸虫病的预防** 前往有地方病的地区(非洲、南美洲热带地区、南亚和东南亚以及加勒比海东部地区)旅行者应该避免在淡水中游泳,以免传染该病。在 CDC 和 WHO 网站可了解这些地方病的确切区域。

2. **钩端螺旋体病的预防** 在有地方病或疾病流行区进行像划独木舟、皮划艇、激流漂流或游泳这样的活动可增加患上这些潜在致命疾病的危险,尤其是在拉丁美洲和东南亚。近期暴雨和洪灾增加了患这些疾病的风险。对处于风险中的旅行者给予强力霉素预防(200mg,口服,每周 1 次,在活动前 1～2d 开始,活动进行时持续)具有保护性。强力霉素的这一用法和它在疟疾中的预防作用可以用一箭双雕来描述!

3. 水肺潜水　发达国家的水肺潜水活动管理的非常好。欠发达国家的普通潜水区管理不完善,针对初学潜水者的指导和监管最好的也只处于最基本的状态。强烈推荐旅行前向优秀的潜水教练学习,并能合格,最好能和有经验的潜水员共同潜水。潜水后航空旅行增加了患减压病的风险。推荐单次潜水到飞机起飞的最小水面间隔时间为 12h。对同一天多次潜水者,推荐飞行前水面间隔时间延长(至少 17h)。潜水员警戒网(www.diversalertnetwork.org)是一个关于潜水相关医疗事项的推荐网站。

六、关心地理政治

意外事故和感染并不是健康旅行需要面对的唯一威胁。对行将出发的旅行者,地理政治问题是一个不容忽视的问题。

自 9·11 事件后,所有人都应认识到恐怖主义的威胁。对环境的关心,包括联系大使馆或登录 www.state.gov 参阅官方“警戒水平”,能降低成为恐怖主义袭击受害者的风险。跨国恐怖主义者并不是唯一的威胁。任何时候,我们的星球都可能是战争区域。在某些地方,实际上的政府是由反叛势力建立的,他们可能不承认官方签发的签证(反之亦然)。在其他地方,犯罪对旅行者可能是一个重要威胁。其他不稳定区域可能在较短的时间内发展成国内战争。宣战或不宣战都可迅速使旅行者的健康受到威胁! 在 www.state.gov 网站仔细阅读旅行指南和领事通知单可能监控目的地的形势。

官方政策可能会禁止旅行。例如,海关可能会在入口贴有通知,禁止以色列人进入阿拉伯国家。类似的情况在相当一部分国家都存在;领事通知可能在这方面提供有价值的指导。双重国籍的旅行者应该知道,他们可能需要接受两个政府的法律约束和要求,包括服兵役。而一个国家可能不会为同时身为另一个国家公民的人去调停拘留事件。

七、旅行后保健

前往发展中国家的旅行者中有 20%～70%的人可能患有旅行相关的疾病或外伤。在这些旅行者中,1%～5%将在旅行中或旅行结束返回后立即寻求医疗帮助。尤其是前往发展中国家的旅行者,出现下列情况时都建议回国后立即寻求医疗帮助:

A. **发热**:除非确诊为其他疾病,旅行归来的发热可能是疟疾(C 级证据)。这是最常见的漏诊:在北美,疟疾从症状出现到诊断的平均时间将近 1 周。一旦漏诊将是不可挽回的。

发热伴严重的眼球后疼痛强烈提示登革热,如果伴随有淤点、淤斑和休克,一定要考虑登革热出血综合征或其他出血性发热。

其他可能迅速致死的热病也应该鉴别,包括脑膜炎球菌血症、钩端螺旋体病、非洲锥虫病、虫媒病毒脑炎、立克次体病和伤寒。许多其他原因引起的、不会立即有生命危险的发热,也可能是在国外获得的。这些内容可能超越了这章的范围,读者可以查阅附录中的参考文献。另外,确定健康、非妊娠旅行者发热病因的一个非常有用的网络工具可以在 www.fevertravel.ch 上找到。

B. **顽固腹泻或呕吐**:近一半的旅行者会患腹泻;尽管是自限性的,但约 10%会持续超过 2 周,有的甚至可能会持续 1 个月或更久。

在评价持续性腹泻时,了解相关的症状和体征很重要。关节痛可能与弯曲菌属、志贺菌、沙门菌和耶尔森鼠疫杆菌感染相关。发热、出血和剧烈疼痛提示腹泻的病因可能是侵袭性的,如弯曲菌属、梭菌属、内阿米巴属、大肠杆菌 O157∶H7、李斯特菌属、产气单胞菌属、弧菌和耶尔森菌。暴发性、吸收不良性腹泻提示贾第虫病或热带口炎性腹泻;嗜酸细胞增多症常见于寄生虫。

这些腹泻的实验室检查应保证持续 1 周以上。粪便白细胞和隐血提示侵袭性腹泻。常规粪培养仅包括代表性的沙门菌、志贺菌和弯曲杆菌,因而当临床怀疑其他微生物感染时提醒实验室做相关检查很重要。镜下查虫卵和寄生虫可能有助于诊断;要达到足够的敏感度,必须在 24～48h 的间隔内收集 3 份标本,如果怀疑隐孢子虫必须用特殊染色技术处理。粪便和血清酶联免疫吸附试验对许多病原体的诊断有效。少数情况下结肠内镜检查也可能有用。

应该知道,感染后肠易激惹和吸收不良综合征虽然是自限性的,但也可能会持续很久;在急性胃肠炎患者中可能有 1/4 会受此影响。因担心隐蔽性感染而不愿承认这一结果,可能导致过多和昂贵的检查,这对患者益处不大。

C. 黄疸:热带地区旅行后出现的黄疸(伴或不伴其他症状)都需要评估。黄疸最常见的原因是传染性肝炎。甲型肝炎是通过食物传播的,未接种疫苗的旅行者中常见。在国外有性接触史或其他体液暴露史者感染乙型肝炎的概率较高。在返回的旅行者中,血清学检验有助于急性病毒性肝炎引起的黄疸的诊断。

寄生虫感染也可引起黄疸或其他肝胆症状。在相关的解剖部位发现肝吸虫很自然,偶尔也能发现猪蛔虫或其他蛔虫。在诊断这些微生物时可做粪便虫卵或血清学检查。

如在疟疾及其治疗时遇到的过多的溶血可能和黄疸一起出现。甲氟喹和阿托喹酮-氯胍可以提升转氨酶水平,而 G6PD 缺乏患者应用伯氨喹更易可引起严重溶血。潜在的原因必须明确和处理。

其他感染原因包括从钩端螺旋体病到黄热病等疾病。引起肝毒性的非感染性原因包括黄曲霉毒素、肝毒性、草药治疗或工业用毒素等,这些都能在发展中国家旅行时遇到,在做鉴别诊断时都应考虑到。

D. 新发皮肤疾病:一项 1995 年的研究显示旅行者归来后最常见的皮肤病是幼虫迁移性皮肤病——匐行疹。这些由动物源性线虫引起的疾病对伊维菌素(12mg 单剂量)反应良好。十多年后,一项类似的研究发现传染性蜂窝织炎是第一位的,其次是疥疮(后者也是用伊维菌素治疗,剂量 0.2mg/kg)。在后来这项研究中,"来源不明的瘙痒症"位于第三位。

皮疹的特点可以指明诊断的方向。溃疡可能是因为利什曼病、炭疽或麻风病,及其他更常见的诸如静脉淤血。盘尾丝虫病、麻风病、蝇蛆病、疥疮、蚊虫叮咬等是斑丘疹的原因。分散性皮疹提示立克次体感染(如斑疹热)、伤寒、多处蚊虫叮咬、药物反应或条件致病性病毒——从麻疹到出血热。适当的活检、培养和血清学检验在诊断中具有重要价值。

(付治卿　李小鹰　译)

参考文献

General References

[1] Centers for Disease Control and Prevention. Yellow Book 2008; Atlanta; CDC, 2008. (Has information on vaccinations(routine and travel-related), travelers' diarrhea, precautions in consuming water and dairy products abroad, and air travel for pediatric travelers).

[2] Cook GC, Zumla A, Manson's Tropical Diseases. Edinburgh; Saunders/Elsevier, 2003.

[3] Jong EC, McMullen R. The Travel and Tropical Medicine Manual. 3rd ed. Philadelphia; Saunders, 2003.

[4] Strickland GT. Hunter's Tropical Medicine and Emerging Infectious Diseases. Philadelphia; Saunders, 2000.

[5] World Health Organization. International Travel and Health; Geneva; WHO, 2008. (Has information on vaccinations(routine and travel-related), travelers' diarrhea, fever onset from fly bite in trypanoso-miasis, precautions in consuming water and dairy products abroad, precautions in consuming food and water in pregnant patients, and air travel for pediatric travelers).

[6] World Tourism Organization. http://www.world-tourism.org/. Accessed July 18, 2008

High-Altitude Illness and Diving

[1] Basnyat B, Murdoch DR. High-altitude illness. Lancet, 2003, 361: 1967-1974.

[2] Divers Alert Network. http://www.diversalertnetwork.org. Accessed July 18, 2008.

[3] Maa E, Roach R, Patz M, et al. High altitude seizures: the epidemiology of an acute symptomatic seizure. Abstract, International Hypoxia Symposium, 2007: Hypoxia and the Circulation, February 27-March 4, Chateau Lake Louise, Alberta, Canada.

[4] Tingay TG, Tsimnadis P, Basnyat B. A blurred view from Everest. Lancet, 2003, 362: 1978.

Illness and Injury Prevention

［1］ Barbier HM,Diaz JH. Prevention and treatment of toxic seafoodborne diseases in travelers J Travel Med,2003,10(01):29-37.

［2］ Castelli F,Saleri N,Tomasoni LR,et al. Prevention and treatment of Travelers' Diarrhea. Digestion, 2006,73(suppl 1):109-118.

［3］ Chen LH,Wilson ME,Schlagenhauf P. Prevention of malaria in long-term travelers. J Am Med Assoc, 2006,296:2234-2244.

［4］ FradinMS. Mosquitoes andmosquito repellents:a clinician's guide. Ann InternMed,1998,128:931-940.

［5］ Matteelli A,Carosi G. Sexually transmitted diseases in travelers. Clin Infect Dis,2001,32:1063-1067.

［6］ Scurr J. Frequency and prevention of symptomless deep venous thrombosis in long-haul flights:a randomised trial. Lancet,2001,357:1485-1489.

Jet Lag and Motion Sickness

［1］ Herxheimer A,Petrie K. Melatonin for the prevention and treatment of jet lag(Cochrane Review). Cochrane Database Syst Rev,2003,2:CD001520.

［2］ Sherman CR. Motion sickness:review of causes and preventive strategies. J Travel Med,2002,9(05):251-256.

Skin Diseases

［1］ Ansart S,Perez L,Jaureguiberry S,et al. Spectrum of dermatoses in 165 travelers returning from the tropics with skin diseases. Am J Trop Med Hyg, 2007,76:184-186.

［2］ Caumes E,Carriere J,Guermonprez G,et al. Dermatoses associated with travel to tropical countries:a prospective study of the diagnosis and management of 269 patients presenting to a tropical disease unit. Clin Infect Dis,1995,20:542-548.

Travelers with Special Needs

［1］ Aerospace Medical Association MGTF:Medical Guidelines for Airline Travel. 2nd ed. Aviat Space Environ Med,2003,74(5,Suppl):A1-19.

［2］ AmericanCollege of Obstetrics and Gynecology Committee on Obstetric Practice:Committee Opinion Number 282·Immunization during pregnancy. Obstet Gynecol,2003,101(1):207-212.

［3］ Castelli F,Patroni A. The human immunodeficiency virus-infected traveler. Clin Infect Dis,2000,31:1403-1408.

［4］ Stauffer WM,Kamat D. Traveling with infants and children. Part II:immunizations. J Travel Med, 2002,9(2):82-90.

［5］ Stauffer WM,Kamat D,Magill AJ. Traveling with infants and children. Part IV:insect avoidance and malarial prevention. J Travel Med,2003,10(4):225-240.

［6］ Stauffer WM,Konop RJ,Kamat D. Traveling with infants and young children. Part I:anticipatory guidance:travel preparation and preventive health advice. J Travel Med,2001,8(5):254-259.

［7］ StaufferWM,Konop RJ,Kamat D. Traveling with infants and young children. Part III:travelers' diarrhea. J Travel Med,2002,9(3):141-150.

［8］ Teichman PG,Donchin Y,Kot RJ. International aeromedical evacuation. N Engl J Med,2007,356:262-270.

Vaccinations

［1］ CDC's National Immunization Program http://www.cdc.gov/vaccines. Accessed July 18,2008.

［2］ Duke T,Mgone CS. Measles:not just another viral exanthem. Lancet,2003,361:763.

［3］ Pollard AJ,Shlim DR. Epidemic meningococcal disease and travel. J Travel Med,2002,9(1):29-33.

［4］ LoRe V,Gluckman SJ. Travel immunizations. Am Fam Physician,2004,70:89-99.

［5］ Ryan ET,Calderwood SB. Cholera vaccines. J Travel Med,2001,8(2):82-91.

［6］ Watson D,Ashley R. Pretravel health advice for asplenic individuals. J Travel Med,2003,10(2):117-121.

［7］ U. S. State Department travel site http://www.travel.state.gov. Accessed July 18,2008.

第105章 术前评估

Sarah R. Edmonson, MD, MS

要点

- 术前评估的目的是发现和处理风险,并不能保证手术毫无问题。
- 手术最常见的并发症是感染、心脏和肺部问题。
- 术前检查应个体化,以发现某些病史和进行体检。没有哪种检查是所有患者都应该进行的。
- 术前评估的最终重要步骤是与患者和咨询的外科医师交流你的发现。手术计划应包括尽可能降低患者手术风险的内容。
- 图 105-1 给出了进行术前评估的建议程序。

一、前言

A.家庭医生的作用

1. 家庭医生经常要对手术患者进行术前评估。会诊后,明确的任务是对手术后发生负面结果的风险进行判断和量化。

2. 术前评估并不能消除患者所有的手术风险,所有手术都有一定程度的风险。评估将手术的需要与可能发生的负面医疗效果进行平衡,以作出有根据的决定。

3. 会诊可以让外科医生和家庭医生协同工作,以把术前、术中、术后已知的风险降到最低。

4. 术前评估的有效性在文献中没有得到较好的证实。然而,绝大多数组织都推荐进行术前评估,因为手术风险在门诊就被发现和控制,能缩短住院时间,取消或延迟的手术会更少(C级证据)。

B.时机

1. 术前评估的理想时间是术前数周。这将有充分时间评估问题并开始治疗,而无需推迟手术时间表。

2. 卫生保健组织评审联合委员会要求,所有手术患者在术前 30d 内都要进行病史采集和体格检查(C级证据)。

C.效果

1. 总体上,15%～20%的手术会出现至少一个并发症。最常见的负面医疗效果类型在表 105-1 中做了总结。

2. 尚未发表过术前评估是否可降低并发症发生率的前瞻性调查。然而,术前评估可帮助医生预测和处理并发症,无论并发症是否可避免。

3. 手术并发症的发病率和死亡率取决于手术的类型、手术部位和患者的状况。

4. 手术最常见的不良结果是感染,心血管事件和肺部问题。

a. 心血管事件在儿童中不常见;成年人发生时会导致致命后果。

b. 肺部问题最常发生于腹部和胸部手术后,以及过度肥胖患者;是儿童最常见的负面事件。

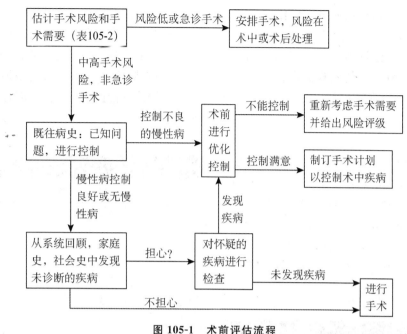

图 105-1　术前评估流程

表 105-1

可能的手术并发症

种类	例子
感染	伤口感染,肺炎,泌尿道感染,细菌性心内膜炎,全身性败血症
心血管	心肌梗死,心脏停搏,肺水肿,充血性心力衰竭并发症
肺	肺炎,肺不张,临时气管插管引起的呼吸衰竭,脱离呼吸机后呼吸无力,肺栓塞
血栓形成	外周静脉血栓栓塞,心肺血栓形成,肾脏或肠系膜动脉血栓形成
麻醉不良反应	恶性发热,药物或材料(如胶布)变态反应包括过敏反应
胃肠道	胃炎,消化性溃疡病,术后便秘,肠梗阻,剧吐
心理	术后谵妄,潜在的精神病恶化
社会	误工造成的经济和职业上的后果可改变机体功能,增加看护者负担

c. 超过半数术后静脉血栓栓塞没有症状,因此诊断困难。

二、术前评估流程

A. 流程:在表 105-1 中作了总结。

B. 考虑手术的紧迫性:如果延迟手术的危险超过了术前评估的益处,患者应立即开始手术。这种不考虑患者基础健康的情况是患者固有的高风险因素。急性创伤手术经常被归为此类别,如腹膜内器官脾、肠、膀胱破裂时的紧急手术。通常,择期或可以延期的手术要求进行术前评估。

C. 估计手术风险(表 105-2):作为一条通用规则,应该对进行高风险手术的患者进行更为彻底的病情检查。

1. 高风险手术是指发生心肺并发症的危险大于 5%。

2. 难以对关于手术风险的文献进行评价,因为手术和麻醉技术水平一直在提高。因此,根据所有文献作出的结论可能不准确,最新文献除外。

3. 胸腔内、腹膜内、血管和整形手术也通常认为是高风险的。

4. 可能持续时间较长的手术,造成大量失血或液体转移的手术也应被认为是高风险的。

5. 低风险手术包括浅表皮肤手术和眼科手术。

D. 检查已知慢性病的现状

1. 进行适当的化验和检查,以确定慢性病是否已得到理想控制。

2. 如果可行,术前对慢性病进行优化控制。

E. 对各系统、家族史、社会史和体检结果进行仔细回顾:以发现未经诊断疾病的线索。与已知的慢性病一样,术前评估新发现的慢性病应在术前可能的时候得到处理并使其稳定。

三、特别询问

A. 既往手术史:曾有出血并发症、麻醉反应(如恶性发热),或其他不良反应的手术患者,应对其既往史进行详细调查。病史将在很大程度上影响手术期间护理计划的制订。对之前有出血并发症的患者进行检查,可能会发现凝血障碍,可在术前补充凝血因子或手术即将开始前输入新鲜冰冻血浆。

表 105-2

特定手术的风险

高风险手术	高于预期的失血
	主动脉或周围血管手术
中度危险手术	腹部或胸部手术
	头颈手术
	颈动脉内膜切除术
	整形手术
	前列腺手术
低风险手术	乳房手术
	白内障手术
	浅表皮肤手术
	内镜检查

B. 心血管评估:因为手术期间存在心血管问题有着较高的发病率和死亡率,因此对每位患者都应进行细致的心血管评估。

1. 评估的时间和方式

a. 著名的术前算法可用于估计心血管危险。这包括 Goldman 心脏风险指数、Detsky 风险指数、美国麻醉学会术前指南、李氏风险指数、美国医师协会指南、美国心脏病协会/美国心脏病学会(ACA/AHA)指南。还没有对这些指南的优势进行对比研究,在临床中所有指南都遵循会很麻烦。

b. 心脏病危险因素的应用和计权随使用指南的不同而有所不同。总体上,使者易患冠心病的危险因素总结于表 105-3;存在 3 种以上危险

因素,表明需要进行附加的心血管评估。

c. 身体功能:可根据患者能经常从事的体力活动强度来预测心血管危险程度(A 级证据)。

(1)典型的身体功能测量是根据杜克活动度状态指数计算代谢当量(氧气消耗的代谢当量),见表 105-4。

表 105-3

心血管疾病的患者危险因素

高血压,特别是未控制的

卒中病史

糖尿病

老年

既往心电图异常

非窦性心律(无症状)

吸烟

肥胖

心脏病家族史,特别是男性直系亲属中有低于 50 岁患上心脏病的心脏病者,女性直系亲属有低于 60 岁时患心脏病者

表 105-4

杜克活动度状态指数

功能分级	氧气消耗的代谢当量	活动
Ⅰ	7.5~8	重家务劳动
		剧烈运动
		能短距离跑步
Ⅱ	4.5~5.5	登上一段楼梯
		性生活
		较轻的整理庭院的劳动
Ⅲ	2.5~3.5	轻家务劳动
		走两个街区
		生活自理(穿衣,洗澡)
Ⅳ	1.75	室内短距离行走

经 Hlatky MA 等人的同意,转载自《确定机体功能的自我管理文件摘要(杜克活动度状态指数)》一文。原文载于《美国心脏病学杂志》1989 年第 64 卷 651-654 页

(2)能从事中等体力活动强度(大于 4 个代谢当量)的患者不太可能患有严重的冠心病。

(3)身体功能差与冠心病高度相关,可能需要更多的术前准备工作。对中等身体功能的患者需进行评估,特别在存在一种或一种以上危险因素

的情况下。

（4）某些患者不能进行身体功能评估，因为有心血管危险因素之外的原因限制了其活动。例如，因骨关节炎不能走动而活动受限的患者，但其冠状动脉可能正常。当身体功能不明时，会使对危险因素的评估有适当误差。

d. 特定的手术程序与术中发生心肌梗死的

风险有关（表 105-2）。医生对将要进行高风险手术的患者应降低心脏检查的门槛。

2. 美国心脏病协会/美国心脏病学会（ACA/AHA）指南的概要总结见图 105-2。根据美国心脏病学会的程序，评估开始时应将患者分为以下群体（C 级证据）：

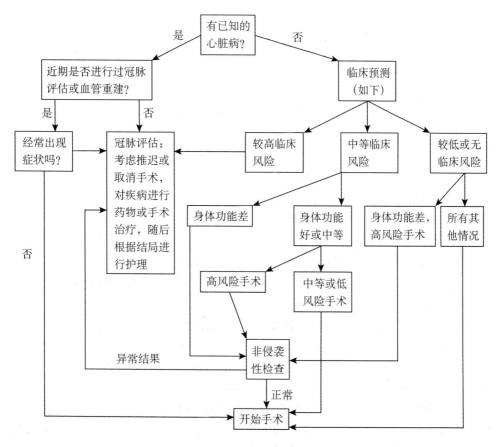

较高临床风险	中等临床风险	较低临床风险
不稳定冠脉综合征 失代偿的充血性心力 衰竭明确的心律失常 严重的心瓣膜疾病	轻度的心绞痛 曾经有过心肌梗死 代偿性充血性心力 衰竭糖尿病 肾功能不全	年老 异常心电图 非窦性心律 机体功能低 有卒中史 未控制的高血压

图 105-2　美国心脏病协会/美国心脏病学会关于术前心血管评估的指南（摘要）

a. 高风险：患者有明确的、未控制的疾病，如不稳定性冠心病、近 6 周内发生过心肌梗死、失代偿性充血性心力衰竭、明显心律失常或严重瓣膜

疾病，应推迟手术，直到疾病得到较好控制。

（1）如果患者近期发生过心肌梗死，那么在术中或术后有再次发生心肌梗死的高风险，只要有可能,手术就应延期。因为6周后发生再次心肌梗死的风险会下降,届时应对患者重新评估(B级证据)。

(2)患者患有临床严重的冠心病时,应推迟非心源性手术,直到血管重建后6个月再考虑进行手术(B级证据)。

(3)在过去6个月内曾经历心脏血管重建的患者应推迟手术,并在术前对冠状动脉进行再次评估(B级证据)。

(4)即使进行了优化治疗,对于有充血性心力衰竭、曾患心肌梗死、冠状动脉堵塞未治疗的患者,手术期间仍有较高的发生心血管事件的风险。应个体化的平衡手术风险与收益(C级证据)。

(5)左心室功能评估(如超声心动图)不会改变对充血性心力衰竭患者的处理,不予推荐(A级证据)。

b. 中等风险:包括那些患有稳定或轻度冠心病、心力衰竭、肾功能不全的患者,或患者有以前未经诊断的心脏病的症状,如劳累性胸痛、呼吸困难或机体功能低,应接受额外的检查,以更好地确定患病情况。具有多种心血管危险因素的患者(表105-3)应评估其心脏病患病情况(C级证据)。

(1)尚无足够证据显示,术前进行心电图检查对术中发生心血管风险具有预测能力;因此,推荐进行更深入的研究,以阐明中等风险患者存在的风险(B级证据)。

(2)如果系统回顾所发现的症状与心绞痛症状一致或等同,患者应接受非侵袭性(压力)检查,以查明是否有冠心病的可能(C级证据)。

(3)患者一直有持续且反复发作的绞痛,应在术前进行冠状动脉评估(通过导管或血管造影),以决定是否应在择期手术前进行血管重建(C级证据)。

c. 低风险:没有相关病史或症状的患者,以及少于两种危险因素的病人,发生心脏病的风险较低,可进行手术。

(1)部分专家建议,对大于55岁的无症状患者进行心电图筛查(C级证据)。

(2)近2年内压力试验正常、近5年内进行过心脏旁路移植手术,或近5年内做过血管成形术的无症状患者,不太可能发生严重的新疾病。对这些患者,无需进行更多的心脏检查,可进行手术。

术。

3. 手术期间的处理

a. 对已知的冠心病,手术期间使用β受体阻断药可降低风险(SOR Ⓐ);对低风险患者应用β-受体阻滞药未发现益处。(SOR Ⓑ)术前30min,静脉注射初始剂量的阿替洛尔。术后每12h静脉注射阿替洛尔5mg,或口服50~100mg,1/d,连服最多7d。这种疗法对低血压、活动性充血性心力衰竭、支气管痉挛、心动过缓、Ⅲ度心脏传导阻滞患者禁忌使用。

b. 对不能使用β受体阻断药的患者,可使用α₂受体激动剂替代治疗(B级证据)。

c. 尚未发现钙离子通道阻断剂和硝酸盐类可影响手术期间发生心血管风险(A级证据)。

d. 使用他汀类药物也与改善高风险患者手术期间效果有关,但缺乏随机试验数据(B级证据)。

e. 心律失常通常表明心脏某种程度的潜在损伤。对手术期间心律失常的处理包括:对心律失常引发的血流动力学不稳进行定位,处理心律失常可能造成的血栓形成。因为心律失常增加了血栓形成的危险(如房颤),可进行肺栓子或深静脉血栓形成的预防。

瓣膜疾病可引发血流动力学不稳和增加细菌性心内膜炎感染的风险。所有瓣膜病患者在术前和术中应接受抗菌药物预防性治疗(参考第103章以获取更多信息)。

C.肺部评估

1. 手术部位接近膈肌时,肺部并发症最为常见。

2. 手术前就存在的呼吸疾病,如哮喘、慢性阻塞性肺疾病(COPD),以及肺纤维化疾病(如结节病、肺炎、肺结核),或其他肺部疾病,都会增加不良后果发生的机会。

3. 吸烟、肥胖、呼吸困难和咳嗽史均是术后发生肺部问题的危险因素。

4. 评估

a. 胸部X线检查用于体检异常、有呼吸困难或咳嗽症状的评估。影像学检查也可能有助于查明先前确诊疾病的状态。但对所有手术患者都进行常规胸部X线检查并无益处。

b. 肺功能检查有助于评估那些怀疑有哮喘

或慢性阻塞性肺疾病(COPD)的患者。此项检查也有助于证实术前就存在这些问题(B 级证据)

c. 患者术前进行动脉血气分析用处不大。(B 级证据)当患者的肺功能减少到足以影响血氧浓度时,手术自然存在高风险;这些患者从病史和体检中就能轻易发现。

5. 肺部药物包括类固醇,在手术期间应连续使用。有严重慢性阻塞性肺疾病(COPD)或哮喘的患者,可在术前进行一段时间的类固醇预防性治疗(C 级证据)。鼻饲胃肠道减压可减少腹部术后发生肺部并发症的风险(A 级证据)。

6. 可给高风险患者在术前、术中、术后进行诱发性肺量测定,以减少发生肺部并发症的概率(B 级证据)。

D. 糖尿病:会增加在心血管事件和围手术期感染的风险。

1. 围手术期,血糖应尽量保持在正常水平,避免高血糖和低血糖(B 级证据)。对此,尚无最佳疗法。

2. 应对已确诊糖尿病患者目前血糖控制的情况和继发性器官损害进行评估。如近期未作评估,检查应包括血红蛋白 A_{1c}、尿中微量白蛋白水平、肾功能检查。另外,糖尿病患者应被认为具有心脏病高风险,并应对其风险进行评估(A 级证据)。

3. 所有手术患者应进行糖尿病体征和症状的筛查,包括多尿、口渴、体重减轻、视物模糊、黑棘皮病、躯干性肥胖。所有年龄大于 50 岁的患者、有糖尿病家族史的患者、或根据病史和体检发现有糖尿病可能的患者,都应进行空腹血糖检查(C 级证据)。

4. 新发现的或未经控制的糖尿病患者,术前应进行满意的血糖控制(C 级证据)。

E. 其他可影响手术期间风险的情况

1. 免疫力低下　某些患者有发生感染性并发症的高风险,包括有遗传性免疫缺陷、需免疫支持治疗的风湿病、艾滋病、糖尿病、接受化疗的患者。另外,无脾和有瓣膜性心脏病的患者,有发生极为严重的细菌感染的风险。对这些患者在术中应给予预防性抗菌治疗,而且在围手术期应进行严密监护(C 级证据)。

2. 贫血　贫血可由多种原因引起,在手术中失血导致的贫血会特别危险。系统回顾时可发现疲劳、晕厥、寒冷耐受不良,检查可发现皮肤苍白、黏膜苍白、脉搏快、功能性心脏杂音。对有贫血病史、手术史、体检阳性的患者,应检查其血红蛋白水平;在进行容易引起明显出血的手术之前,血红蛋白检查是有用的(C 级证据)。发现贫血,须在术前进行病情检查以确定原因。对无法推迟的手术,术前输血可能是必要的。术前进行血红蛋白优化的效果尚不明确,可能根据患者和手术的不同而有差别。

3. 营养不良　蛋白质-热量营养不良或特定维生素、矿物质缺乏的个体,发生术后并发症的概率较高。体重减轻、水肿、疲乏、晕厥、皮肤黏膜苍白、口腔疾病、经济或社会地位丧失、贫血、或经常生病,是营养不良的警告信号。评估营养不良的实验室检查应包括血细胞计数、白蛋白水平、特定维生素含量测定。术前和术后给予补充营养和静脉内高营养支持是有益的。对需要禁食的手术患者,可选择给予肠内或胃肠外营养,对营养不良患者进行支持治疗(C 级证据)。

4. 周围血管疾病　总体上说,周围血管病的风险与缺血性心脏病的风险是平行的。也就是说,一种疾病的存在对两者的评估都会产生影响。有跛行症状或有异常周围血管搏动的所有患者,应接受周围血管和心血管评估。非侵袭性周围动脉评估可包括超声多普勒或双重扫描、高分辨率CT、磁共振血管造影(MRA)。如果检查发现周围血管病的证据,术后护理计划应包括压疮预防(C 级证据)。

5. 血液高凝或低凝状态　应该向患者询问高凝状态和风湿性疾病的个人史和家族史。处于危险中的患者应预防手术期间静脉血栓栓塞,药物包括皮下肝素(每 8 个小时皮下注射 5000U)或低分子肝素(如依诺肝素,皮下注射 40mg,1/d),并进行间歇性的肢体加压。这并不表明应将凝血试验列为常规检查(B 级证据)。

6. 消化性溃疡病　大多数术后胃肠道并发症是新增的,因此所有患者都应进行密切监测。然而,之前有消化性溃疡病史的患者,或现有消化不良或反流症状者,应在手术前和手术期间接受预防性治疗(B 级证据)。

7. 肾脏或肝脏衰竭　晚期肝病或肾病患者

面临独特的手术挑战。维持这些患者的血压和体液平衡难度更大,许多药物在这些患者体内的代谢率也不同。另外,肾衰竭的患者通常会使造血作用中断,同时出现贫血。肝衰竭会导致凝血因子等重要蛋白质的合成减少。在发展至疾病晚期之前,手术的生理压力可使器官功能发生暂时或永久恶化。有明显肾脏病的患者在术前应做透析准备,包括留置长期或永久性静脉通路。除非生命受到威胁,有明显肝衰竭的患者不应手术。

8. **精神病**　所有患已知精神病的患者应进行症状控制的评估。另外,应对所有患者进行活动性精神病症状评估以及社会支持系统评估。有精神问题证据或倾向的患者应推迟手术,直到急性症状得到控制,并在术中和术后进行监测,防止病情恶化(C 级证据)。

9. 生活方式上的危险因素

a. 药物滥用或酗酒:对酗酒或药物滥用的患者必须评估有关器官的损害情况,如酒精性肝炎。另外,手术期间有出现戒断症状的风险。在理论上,上瘾的患者在手术前应在医学监测下进行戒毒治疗(见第 88 章)。如有静脉吸毒史,应进行 HIV 和丙型肝炎的检测。

b. 吸烟:吸烟者有更高的风险患心肺疾病,应对相关问题进行仔细评估。另外,应建议吸烟者在术前至少戒烟 8 周,以提高黏膜纤毛的功能,降低术后发生肺炎的概率。少于 8 周的戒烟与手术相关发病率和死亡率的改善并无关系。

c. 性行为:简要的问及性行为,将有助于了解女性患者怀孕的风险,也有助于发现有 HIV 感染危险性的患者。应对所有绝经前的性活跃女性进行尿妊娠试验(C 级证据)。

10. **药物**　某些药物可增加患者手术期间的风险。抗凝血药(如华法林或血小板聚集抑制剂),应在术前一周停用。对某些患者,即使短期中断抗凝血药,其风险也超出了手术风险。这些患者可从静脉注射普通肝素开始,逐步增加剂量,使部分凝血激酶时间保持在 $55\sim85\mathrm{s}$,或皮下注射低分子量肝素,典型剂量为 $1\mathrm{mg/kg}$。肝素可在术前数小时停用,以最大程度地减少术中出血的并发症。直接可以买到的某些抗炎药或用某些中草药,也会引发过量出血倾向,如没有经过特别

提示,患者可能不会想到这些药物。

四、特殊病例

A.**儿童**:儿童极少患冠心病,但有较高的风险患有未经诊断的肺部、免疫、解剖或遗传异常。术前病史应包括围生史、出生史、近期感染史。上呼吸道感染和肺炎应在术前进行彻底治疗(C 级证据)。

B.**不能提供病史的患者**:如果患者昏迷或不能与医生交流,可进行机体功能和现有症状的评估。对这样的病例,进行细致的体检是家庭医生发现风险的唯一方法。这种情况下开具预测性检查医嘱的门槛应降低(C 级证据)。

C.**孕妇**:除了危及生命的情况,所有孕妇均应避免手术(B 级证据)。

D.**老年患者**:发生严重医学问题的可能性随年龄的增长而增加,因此人们会认为老年患者术中风险更高。事实上,健康老年人的手术并发症发病率并不更高。对老年患者的医学问题和社会支持应进行仔细的评估,可以预期老年患者成功接受手术。因为与痴呆高度相关,主管检查者应对每位老年患者进行精神状况测试(C 级证据)。

五、手术期计划

A.**与外科医生交流结果**:家庭医生对手术的会诊应包括如下内容:

1. 列出关于患者的已知危险因素和医疗情况。

2. 评估这些危险因素将会如何影响患者的总体手术风险。

3. 提出使术前评估中发现的危险因素得到控制、最小化或消除的建议。

B.**患者咨询**:家庭医生应将手术的风险和益处明确的告知患者。患者应当理解明白:

1. 所有手术都可能发生意料之外的并发症。

2. 这个患者的所有高风险因素。

3. 你对患者降低手术风险的建议。

4. 你在检查中发现的某些医学问题进行长期随访的建议。

(王　超　庞　严　译)

参考文献

[1] Eagle KA,Berger PB,Calkins H,et al. ACC/AHA Guideline Update on Perioperative Cardiovascular Evaluation for Noncardiac Surgery：A report of the American College of Cardiology/American Heart Association Task Force on Practice Guidelines (Committee to Update the 1996 Guidelines on Perioperative Cardiovascular Evaluation for Noncardiac Surgery). Bethesda,MD：American College of Cariology Foundation,2002,Available at http：/www. acc. org/clinical/guidelines/perio/dirIndex. htm.

[2] Fleisher LA,Beckman JA,Brown KA,et al. ACC/AHA 2006 Guideline update on perioperative cardiovascular evaluation on noncardiac surgery：focused update on perioperative beta-blocker therapy. A report of the Americal College of Cardiology/American Heart Association Task Force. J Am Coll Cardiol,2006,47：2343-2355.

[3] Flood C,Fleisher LA. Preparation of the cardiac patient for noncardiac surgery. Am Fam Physician,2007,75：656-665.

[4] Institute for Clinical Systems Improvement(ICSI). Preoperative Evaluation. Bloomington,MN：Institute for Clinical Systems Improvement(ICSI),2006.

[5] Kapoor AS. Strength of evidence for perioperative use of statins to reduce cardiovascular risk：systematic review of controlled studies. BMJ,2006,333：1149.

[6] Lawrence VA,Cornell JE,Smetana GW,et al. Strategies to reduce postoperative pulmonary complications after noncardiothoracic surgery：Systematic review of the American College of Physicians. Ann Intern Med,2006,144：596-608.

[7] Smiley DD,Umpierrez GE. Perioperative glucose control in the diabetic or nondiabetic patient. Southern Med J,2006,99：580-589.